AF501507

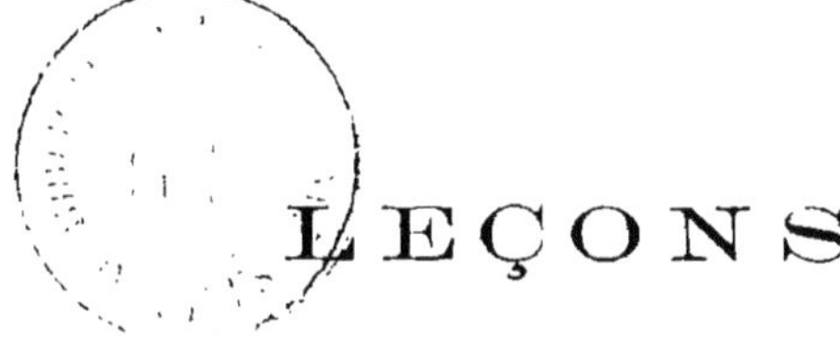

LEÇONS

D'ANATOMIE ET DE PHYSIOLOGIE

ANIMALES

Sur la demande de quelques Professeurs, nous faisons paraître en même temps que cet ouvrage, sous le titre de *Sommaire d'Anatomie et de Physiologie Animales*, une édition réduite aux questions les plus indispensables, à l'usage des candidats qui désirent *repasser* en vue de l'examen ou se préparer *strictement* au baccalauréat de l'*enseignement spécial.*

Cependant nous conseillons de mettre plutôt l'ouvrage complet entre les mains des élèves, parce que le nombre beaucoup plus considérable des figures qu'il contient facilitera grandement l'étude du texte. La différence des caractères employés indique dans ce dernier ouvrage les questions qui sont capitales, tout en permettant à l'étudiant d'examiner plus à fond les sujets sur lesquels il sent le besoin d'acquérir de plus amples connaissances.

Compiègne. — Imprimerie HENRY LEFEBVRE, rue Solferino, 31.

LEÇONS
D'ANATOMIE ET DE PHYSIOLOGIE
ANIMALES

SUIVIES D'UN EXPOSÉ DES PRINCIPES DE LA CLASSIFICATION

Ouvrage conforme aux programmes officiels des 28 janvier 1890 et 10 août 1886.

Pour la Classe de Philosophie, les Classes de V^{e} et VIe années de l'Enseignement spécial et les Candidats au Baccalauréat ès-sciences restreint

PAR

E. BESSON

ANCIEN ÉLÈVE DE L'ÉCOLE NORMALE SUPÉRIEURE,
AGRÉGÉ DE L'UNIVERSITÉ,

AVEC UNE PRÉFACE DE M. A. DASTRE

Ouvrage contenant 843 dessins répartis en 640 figures intercalées dans le texte.

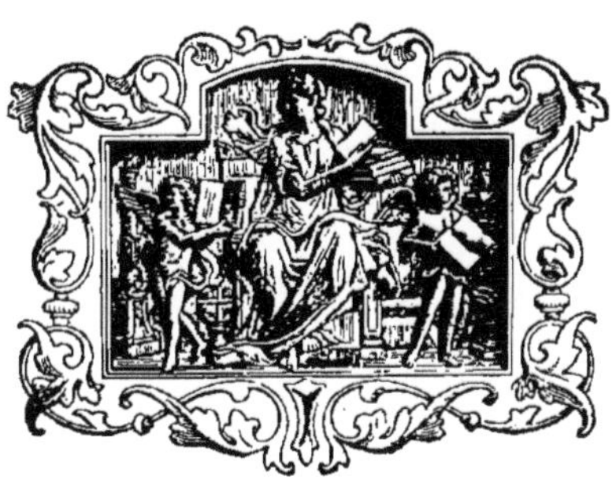

PARIS
LIBRAIRIE CHARLES DELAGRAVE
15, RUE SOUFFLOT, 15
1891

A MON CHER MAITRE

Monsieur A. Dastre

PROFESSEUR A LA FACULTÉ DES SCIENCES

Hommage de respectueuse reconnaissance,

E. BESSON.

PRÉFACE

Il est très difficile d'écrire un bon Traité Élémentaire d'Anatomie et de Physiologie animales. — Tous les auteurs qui s'y sont essayé l'ont bien prouvé. Il y a à cela des raisons très générales, et, par exemple, celle-ci que la Physiologie n'est pas une science aisément susceptible d'être réduite à des principes élémentaires que l'on puisse exposer dogmatiquement. Il y a aussi des raisons particulières tenant aux programmes classiques et aux conditions de l'enseignement dans les lycées.

Cependant il est nécessaire que quelques auteurs, passant outre à toutes difficultés, se risquent à cette besogne ingrate. Les élèves de nos lycées, les maîtres eux-mêmes réclament continuellement quelque ouvrage de ce genre, à la fois complet, élémentaire, simple et sûr : les éditeurs à qui parviennent ces réclamations sollicitent les professeurs d'y donner satisfaction. Pour mon compte, j'ai résisté plusieurs fois à des propositions de ce genre : j'ai reculé devant les difficultés de la tâche.

Un de mes anciens élèves de l'École normale, qui est maintenant un maître distingué de l'Enseignement secondaire, M. Besson, a été plus hardi. Je suis tout disposé à reconnaître qu'il a eu raison de ne pas s'arrêter aux scrupules qui m'ont retenu : il publie aujourd'hui un livre qui, s'il n'est pas sans défauts, présente cependant de sérieuses qualités et pourra rendre de grands services. Je n'hésite pas à le recommander très sincèrement au public enseignant et enseigné. Je voudrais donner l'une des raisons de ce jugement favorable.

La difficulté de l'enseignement élémentaire de la Physiologie tient à ce qu'il y a une sorte de contradiction entre les nécessités de la pédagogie et la nature même des sciences naturelles. Les règles pédagogiques exigent que l'on procède par affirmations nettes, en écartant de l'esprit des élèves toutes les incertitudes et toutes les raisons de douter. L'enseignement a horreur du doute; et il doit en avoir horreur. — La science naturelle, au contraire, répugne à l'affirmation rigoureuse. Sa méthode consiste à procéder par approximations successives, et à s'élever de vérités provisoires à des vérités provisoires plus générales qui tendent à serrer de plus près la réalité. En d'autres termes, il est difficile à un naturaliste d'adopter la méthode d'enseignement de la géométrie ou des mathématiques : et cette méthode est cependant la seule qui soit applicable, dans l'état d'organisation de notre enseignement secondaire.

Étant admise cette nécessité de donner à l'enseignement des sciences naturelles les procédés de l'enseignement des autres sciences, comment devra-t-on procéder? Il faudra poser toujours comme des vérités inébranlables les principes fondamentaux les plus généraux : il faudra distinguer ce qui est essentiel de ce qui est accessoire et sacrifier ce second ordre de faits au premier. En d'autres termes, il faut faire des schèmas qui écartent, dans la représentation des structures et dans l'explication des phénomènes, tout ce qui est secondaire et ne laissent plus subsister qu'une sorte de dessin simple et idéal.

Tel a été, en tout temps, le caractère de mon enseignement. C'est cet esprit que je retrouve à un certain degré dans l'ouvrage de M. Besson — et il est naturel que j'y applaudisse. Je le loue d'avoir compris qu'il fallait *schèmatiser la nature pour la rendre intelligible.*

Mais, cette façon de procéder présente des écueils. Tous les phénomènes de la vie se tiennent entre eux, s'entrelacent, se pénètrent, se modifient réciproquement. La vie n'est pas simple, tandis que nos conceptions schèmatiques sont la simplicité même. Ausi risque-t-on de s'écarter de la vérité définitive en s'attachant trop fortement à la vérité provisoire, et d'aboutir à l'erreur en voulant trop simplifier.

C'est là cependant ce qui est nécessaire. L'enseignement vit de clarté. On comprendra donc que l'auteur d'un ouvrage élémentaire tel que celui-ci soit condamné à donner aux faits des contours très arrêtés, trop arrêtés. Plus tard l'élève, devenu étudiant, ou maître à son tour, réformera ce qu'il y avait d'exagéré dans les formules qui l'ont guidé au début de ses études.

Je comprendrais l'enseignement des sciences naturelles d'une manière toute différente. Il se ferait non point entre quatre murs, devant un tableau noir et avec un morceau de craie; il se donnerait en plein air, dans des excursions au bord de la mer, dans des visites aux jardins zoologiques, dans les musées anatomiques ou dans les galeries d'histoire naturelle. En d'autres termes, pour que l'enseignement des sciences naturelles porte tous ses fruits, il devrait avoir lieu en présence de la nature même. Alors, il remplirait son but éducationnel. Tandis que les sciences mathématiques développent la réflexion interne et la faculté logique, l'étude des sciences naturelles aurait pour fonction de développer l'esprit d'observation. Les premières apprennent à l'enfant et à l'homme à regarder au dedans de lui-même ; les autres le transportent au dehors et le rendent attentif à l'immensité des phénomènes qui se déroulent sous ses yeux.

Mais, c'est là un rêve irréalisable. Nos lycéens dont la vie s'écoule entre quatre murs, sans la moindre échappée sur le monde réel, deviendront des logiciens et non pas des observateurs, des mathématiciens, mais non des naturalistes. D'ailleurs ils ont deux heures par semaine à consacrer aux sciences naturelles. On leur enseignera donc seulement les faits, que des esprits cultivés n'ont point le droit d'ignorer. Ils auront une idée de l'organisation de l'homme physique, des phénomènes dont leur corps est le théâtre en même temps que leur esprit en était le témoin inconscient. Cet enseignement indipensable leur fournira plus tard le moyen de comprendre les règles de la santé et de l'hygiène. A cet égard, aucun livre ne me paraît plus propre que celui de M. Besson à leur faciliter l'acquisition de ces indispensables notions.

A. DASTRE.

TABLE DES MATIÈRES

PREMIÈRE PARTIE

CHAPITRE PREMIER. — **Généralités.**

CHAPITRE II. — **Description générale du corps de l'homme.**

CHAPITRE III. — **Notions d'histologie.**

DEUXIÈME PARTIE. — Étude des Fonctions.

CHAPITRE PREMIER. — **Fonctions de Nutrition.**

CHAPITRE II. — **Fonctions de relation.**

CHAPITRE III. — **Fonction de locomotion.**

TROISIÈME PARTIE. — Notions sur la Classification du règne animal.

LEÇONS
D'ANATOMIE ET DE PHYSIOLOGIE
ANIMALES

Sur la demande de quelques Professeurs, nous faisons paraitre en même temps que cet ouvrage, sous le titre de *Sommaire d'Anatomie et de Physiologie Animales*, une édition réduite aux questions les plus indispensables, à l'usage des candidats qui désirent *repasser* en vue de l'examen ou se préparer *strictement* au baccalauréat *ès-lettres* et au baccalauréat de *l'enseignement spécial.*

Cependant nous conseillons de mettre plutôt l'ouvrage complet entre les mains des élèves, parce que le nombre beaucoup plus considérable des figures qu'il contient facilitera grandement l'étude du texte. La différence des caractères employés indique dans ce dernier ouvrage les questions qui sont capitales, tout en permettant à l'étudiant d'examiner plus à fond les sujets sur lesquels il sent le besoin d'acquérir de plus amples connaissances.

Compiègne. — Imprimerie HENRY LEFEBVRE, rue Solferino, 31.

LEÇONS
D'ANATOMIE ET DE PHYSIOLOGIE
ANIMALES

SUIVIES D'UN EXPOSÉ DES PRINCIPES DE LA CLASSIFICATION

Ouvrage conforme aux programmes officiels des 22 janvier 1885
et 10 août 1886.

Pour la Classe de Philosophie,
les Classes de V^{e} et VIe années de l'Enseignement spécial et les Candidats au Baccalauréat ès-sciences restreint

PAR

E. BESSON

ANCIEN ÉLÈVE DE L'ÉCOLE NORMALE SUPÉRIEURE,
AGRÉGÉ DE L'UNIVERSITÉ,

AVEC UNE PRÉFACE DE M. A. DASTRE

1er fascicule contenant 227 figures dans le texte.

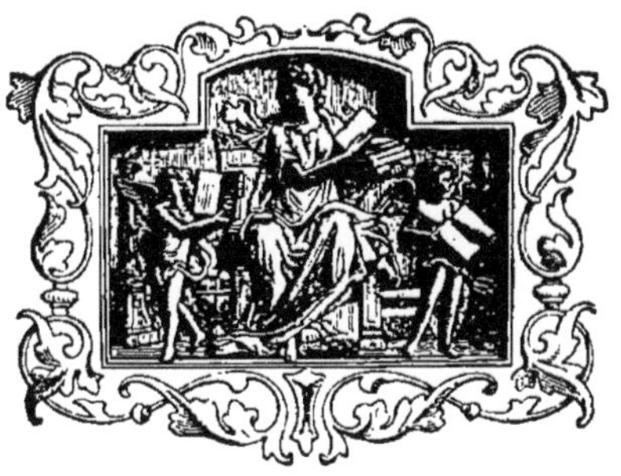

PARIS
LIBRAIRIE CHARLES DELAGRAVE
15, RUE SOUFFLOT, 15

1890

A MON CHER MAITRE

Monsieur A. Dastre

PROFESSEUR A LA FACULTÉ DES SCIENCES

Hommage de respectueuse reconnaissance,

E. BESSON.

PRÉFACE

Il est très difficile d'écrire un bon Traité Élémentaire d'Anatomie et de Physiologie animales. — Tous les auteurs qui s'y sont essayé l'ont bien prouvé. Il y a à cela des raisons très générales, et, par exemple, celle-ci que la Physiologie n'est pas une science aisément susceptible d'être réduite à des principes élémentaires que l'on puisse exposer dogmatiquement. Il y a aussi des raisons particulières tenant aux programmes classiques et aux conditions de l'enseignement dans les lycées.

Cependant il est nécessaire que quelques auteurs, passant outre à toutes difficultés, se risquent à cette besogne ingrate. Les élèves de nos lycées, les maîtres eux-mêmes réclament continuellement quelque ouvrage de ce genre, à la fois complet, élémentaire, simple et sûr : les éditeurs à qui parviennent ces réclamations sollicitent les professeurs d'y donner satisfaction. Pour mon compte, j'ai résisté plusieurs fois à des propositions de ce genre : j'ai reculé devant les difficultés de la tâche.

Un de mes anciens élèves de l'École normale, qui est maintenant un maître distingué de l'Enseignement secondaire, M. Besson, a été plus hardi. Je suis tout disposé à reconnaître qu'il a eu raison de ne pas s'arrêter aux scrupules qui m'ont retenu : il publie aujourd'hui un livre qui, s'il n'est pas sans défauts, présente cependant de sérieuses qualités et pourra rendre de grands services. Je n'hésite pas à le recommander très sincèrement au public enseignant et enseigné. Je voudrais donner l'une des raisons de ce jugement favorable.

La difficulté de l'enseignement élémentaire de la Physiologie tient à ce qu'il y a une sorte de contradiction entre les nécessités de la pédagogie et la nature même des sciences naturelles. Les règles pédagogiques exigent que l'on procède par affirmations nettes, en écartant de l'esprit des élèves toutes les incertitudes et toutes les raisons de douter. L'enseignement a horreur du doute; et il doit en avoir horreur. — La science naturelle, au contraire, répugne à l'affirmation rigoureuse. Sa méthode consiste à procéder par approximations successives, et à s'élever de vérités provisoires à des vérités provisoires plus générales qui tendent à serrer de plus près la réalité. En d'autres termes, il est difficile à un naturaliste d'adopter la méthode d'enseignement de la géométrie ou des mathématiques : et cette méthode est cependant la seule qui soit applicable, dans l'état d'organisation de notre enseignement secondaire.

Étant admise cette nécessité de donner à l'enseignement des sciences naturelles les procédés de l'enseignement des autres sciences, comment devra-t-on procéder? Il faudra poser toujours comme des vérités inébranlables les principes fondamentaux les plus généraux : il faudra distinguer ce qui est essentiel de ce qui est accessoire et sacrifier ce second ordre de faits au premier. En d'autres termes, il faut faire des schèmas qui écartent, dans la représentation des structures et dans l'explication des phénomènes, tout ce qui est secondaire et ne laissent plus subsister qu'une sorte de dessin simple et idéal.

Tel a été, en tout temps, le caractère de mon enseignement. C'est cet esprit que je retrouve à un certain degré dans l'ouvrage de M. Besson — et il est naturel que j'y applaudisse. Je le loue d'avoir compris qu'il fallait *schématiser la nature pour la rendre intelligible.*

Mais, cette façon de procéder présente des écueils. Tous les phénomènes de la vie se tiennent entre eux, s'entrelacent, se pénètrent, se modifient réciproquement. La vie n'est pas simple, tandis que nos conceptions schèmatiques sont la simplicité même. Ausi risque-t-on de s'écarter de la vérité définitive en s'attachant trop fortement à la vérité provisoire, et d'aboutir à l'erreur en voulant trop simplifier.

C'est là cependant ce qui est nécessaire. L'enseignement vit de clarté. On comprendra donc que l'auteur d'un ouvrage élémentaire tel que celui-ci soit condamné à donner aux faits des contours très arrêtés, trop arrêtés. Plus tard l'élève, devenu étudiant, ou maître à son tour, réformera ce qu'il y avait d'exagéré dans les formules qui l'ont guidé au début de ses études.

Je comprendrais l'enseignement des sciences naturelles d'une manière toute différente. Il se ferait non point entre quatre murs, devant un tableau noir et avec un morceau de craie; il se donnerait en plein air, dans des excursions au bord de la mer, dans des visites aux jardins zoologiques, dans les musées anatomiques ou dans les galeries d'histoire naturelle. En d'autres termes, pour que l'enseignement des sciences naturelles porte tous ses fruits, il devrait avoir lieu en présence de la nature même. Alors, il remplirait son but éducationnel. Tandis que les sciences mathématiques développent la réflexion interne et la faculté logique, l'étude des sciences naturelles aurait pour fonction de développer l'esprit d'observation. Les premières apprennent à l'enfant et à l'homme à regarder au dedans de lui-même ; les autres le transportent au dehors et le rendent attentif à l'immensité des phénomènes qui se déroulent sous ses yeux.

Mais, c'est là un rêve irréalisable. Nos lycéens dont la vie s'écoule entre quatre murs, sans la moindre échappée sur le monde réel, deviendront des logiciens et non pas des observateurs, des mathématiciens, mais non des naturalistes. D'ailleurs ils ont deux heures par semaine à consacrer aux sciences naturelles. On leur enseignera donc seulement les faits, que des esprits cultivés n'ont point le droit d'ignorer. Ils auront une idée de l'organisation de l'homme physique, des phénomènes dont leur corps est le théâtre en même temps que leur esprit en était le témoin inconscient. Cet enseignement indipensable leur fournira plus tard le moyen de comprendre les règles de la santé et de l'hygiène. A cet égard, aucun livre ne me paraît plus propre que celui de M. Besson à leur faciliter l'acquisition de ces indispensables notions.

A. DASTRE.

ANATOMIE ET PHYSIOLOGIE

ANIMALES

PREMIÈRE PARTIE

NOTIONS PRÉLIMINAIRES

CHAPITRE PREMIER[1]

GÉNÉRALITÉS

A. *Caractères généraux des Êtres vivants*

Les êtres vivants qui font l'objet de cette étude se reconnaissent aux caractères suivants :

1° **Nutrition.** — Le caractère fondamental des corps doués de vie est qu'ils sont le siège de transformations incessamment renouvelées. En effet sous peine de déchéance, de devenir corps inertes, ils sont constamment obligés de s'annexer des substances étrangères, ce qui constitue *l'assimilation ;* puis, après les avoir modifiées d'une certaine manière, ils les rendent plus ou moins rapidement au milieu extérieur d'où résulte la *désassimilation.*

C'est ce mouvement moléculaire continu que l'on a appelé le *tourbillon vital.*

Un cristal d'une substance saline plongé dans une dissolution saturée de ce sel s'augmentera bien aux dépens de la substance extérieure ; mais ce n'est pas de la nutrition, il y a simple apposition de matière, pas de phénomènes chimiques ni d'élimination ultérieure, tant que les conditions restent les mêmes.

Si quelquefois elle semble supprimée chez les corps vivants, exemple : œuf, graine, animal hibernant, ce n'est qu'une

1. Les paragraphes de cet ouvrage qui sont imprimés en petits caractères peuvent être négligés dans une première lecture ; ils sont cependant nécessaires pour une étude un peu approfondie.

apparence, le mouvement de nutrition persiste ; il est seulement ralenti et s'exerce aux dépens de matériaux mis en réserve dans l'intérieur du corps.

2° **Évolution.** — Par suite de l'inégalité qui existe entre les matériaux qui entrent et ceux qui sont rejetés, le corps des êtres vivants se modifie continuellement tant dans sa forme et grandeur que dans sa constitution. Ces changements se font d'après des lois déterminées ; ils constituent l'évolution de l'être.

3° **Reproduction.** — Arrivés à un certain état de développement, les êtres vivants produisent spontanément et mettent d'ordinaire en liberté des corps qui sont capables, s'ils rencontrent des circonstances favorables, de redonner un être vivant entier. Exemple : spores, œufs.

4° **Organisation.** — Les substances minérales pures sont constituées d'une manière homogène. — Exemple : un morceau de verre.

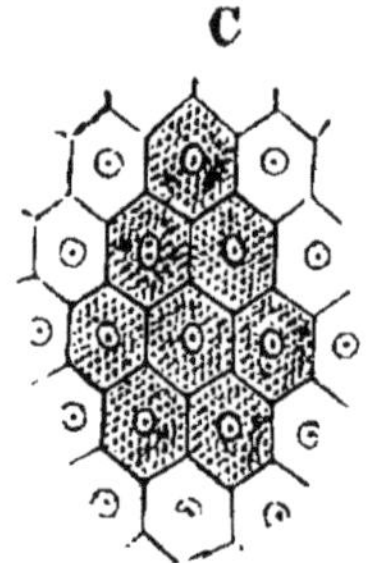

Fig. 1. — C. Épithélium pavimenteux à forme polyédrique.

Il n'en est pas de même pour les êtres vivants. Leur corps est généralement divisé en un nombre immense de petites masses (fig. 1) appelées *cellules*, dont la forme et le contenu varient selon la région considérée.

Ce caractère n'est pas absolu.

Il y a des corps vivants qui sont d'une pièce. — Exemple : moisissures, tandis que les fossiles, restes d'êtres vivants pétrifiés, gardent souvent quelques traces de leur organisation quoiqu'ils ne soient plus vivants.

Les phénomènes qui se passent dans les êtres vivants ne sont pas les manifestations de forces spéciales, comme on l'a cru pendant longtemps. Ils obéissent aux lois de la mécanique, de la physique et de la chimie générales. Si on l'a méconnu cela tient à la complexité des phénomènes. L'organisme ne crée ni matière ni énergie; tout provient par transformation du milieu extérieur.

B. *Les divisions de la Biologie.*

La *biologie* ou science de la vie peut être divisée en trois branches principales: la *morphologie,* qui s'occupe de l'étude des formes des êtres vivants; l'*anatomie,* qui s'occupe de leur structure, et la *physiologie,* qui s'occupe de leur fonctionnement.

A un autre point de vue, on la divise : en *zoologie* ou étude des animaux, et *botanique* ou étude des végétaux.

Nous discuterons à la fin de ce cours les caractères qui différencient ces deux classes d'êtres vivants.

CHAPITRE II

DESCRIPTION GÉNÉRALE DU CORPS DE L'HOMME

A. *Principales régions du Corps.*

Le corps de l'homme peut se diviser en trois parties principales : le *tronc*, la *tête* et les *membres* (fig. 2).

I. — Le tronc se divise en deux régions principales :

1° En haut, le *thorax* limité par une cage osseuse (colonne vertébrale, côtes, sternum) ;

2° En bas, l'*abdomen* qui a des parois molles, sauf en arrière et en bas où l'on trouve des parties dures : le prolongement de la colonne vertébrale et le bassin. Ces deux régions sont séparées par une cloison musculaire en forme de voûte convexe vers le haut, appelée *diaphragme* (fig. 3).

Le thorax contient de chaque côté les *poumons*, et sur le milieu le *cœur*.

L'abdomen contient presque sur la ligne médiane l'*estomac*, à droite le *foie*, à gauche la *rate*, à la partie inférieure l'*intestin* formant des replis nombreux masquant les deux *reins* qui se trouvent dans une situation un peu postérieure.

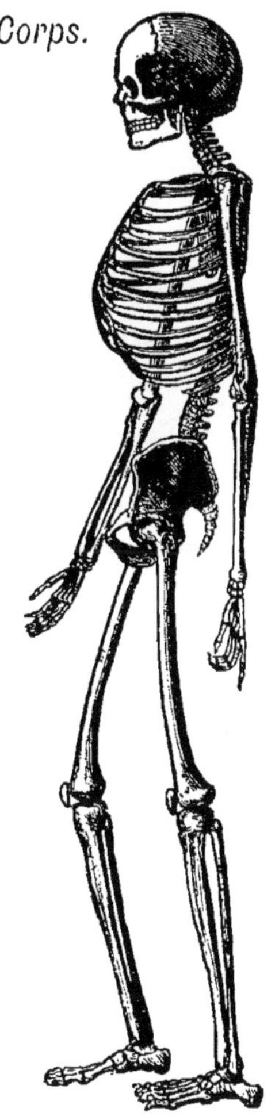

Fig. 2. — Squelette vu par la face latérale.

II. — La *tête* est formée de deux parties (fig. 4) :

1° En haut et en arrière, le *crâne* qui a la forme d'une boîte hémisphérique. Recouvert par le tégument pileux, le crâne contient le cerveau ;

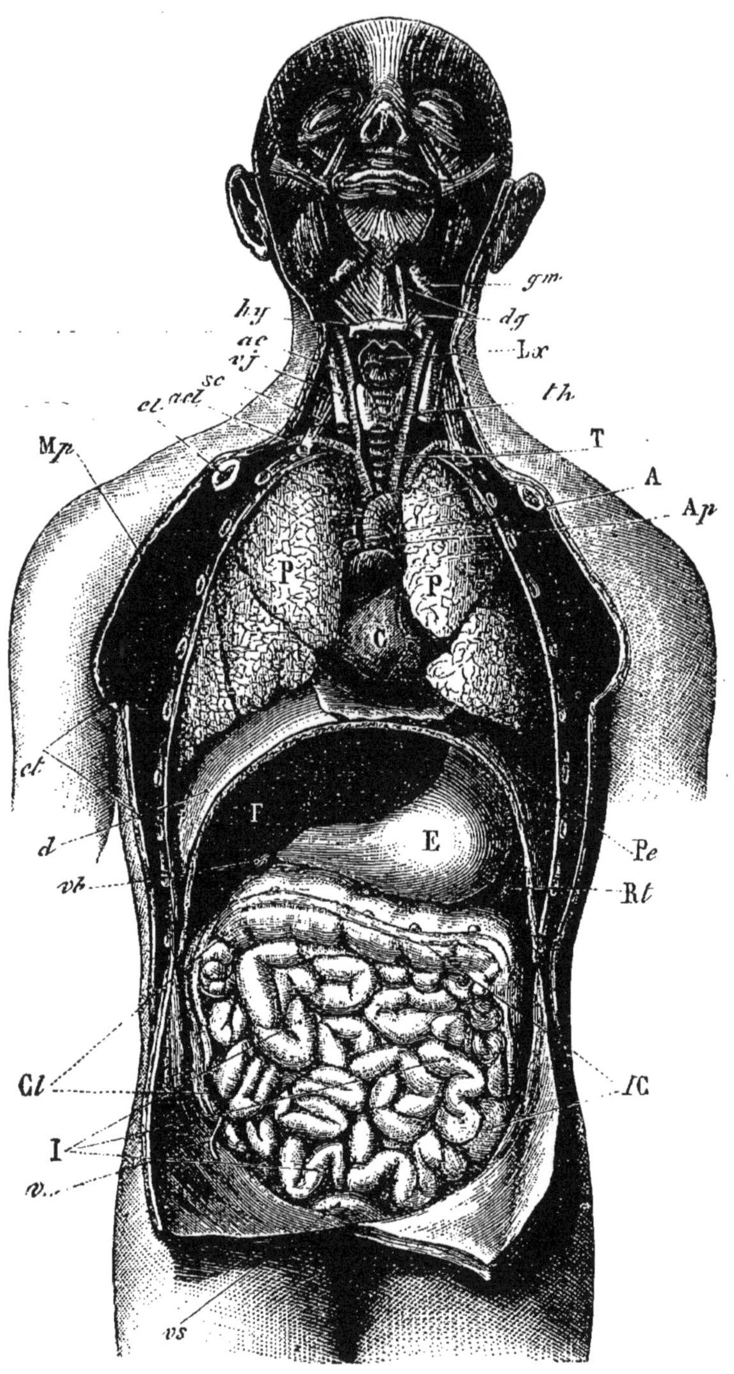

Fig. 3. — Organes du corps de l'homme, vus par la face antérieure ; *gm*, glande sous-maxillaire ; *dg*, digastrique ; *hy*, os hyoïde, *ac*, artère carotide ; *vj*, veine jugulaire ; *cl*, clavicule ; M*p*, muscle grand pectoral ; *ct*, côtes ; *d*, diaphragme ; E, estomac ; F, foie ; *vb*, vésicule biliaire ; C*l*, colon ; I, intestin grêle ; *v*, appendice vermiculaire ; *vs*, vessie ; P, poumon ; C, cœur ; L*x*, larynx ; *th*, corps thyroïde ; T, trachée-artère ; A, aorte ; A*p*, artère pulmonaire ; P*e*, péricarde ; R*t*, rate.

2° En bas et en avant, la *face* dont la forme rappelle celle d'une pyramide irrégulière et qui contient des cavités pour les organes des sens.

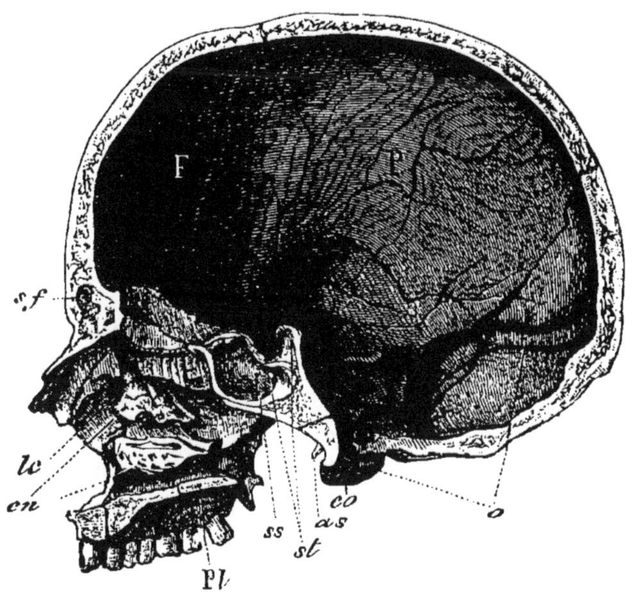

Fig. 4. — Coupe du squelette de la tête ; F, frontal : P, pariétal ; *o*, occipital ; *sf*, sinus frontal ; *lc*, lame criblée de l'ethmoïde ; *cn*, cornets du nez ; *ss*, sinus sphénoïdal ; *st*, selle turcique ; *co*, condyle occipital ; *as*, apophyse styloïde ; *Pl*, palais.

La tête se trouve réunie au tronc par une région rétrécie qu'on appelle le *cou*, qui lui permet de se mouvoir vers toutes les directions indépendamment du corps.

Cette région doit être considérée comme une portion du tronc étranglée.

III. — Les membres sont au nombre de deux paires : une supérieure qui sert plutôt à saisir les objets, et une inférieure qui sert plus spécialement à la marche. Ces deux paires de membres sont formées fondamentalement de la même manière. Chacun comprend trois segments, qui sont : pour le membre supérieur, *bras*, *avant-bras* et *main*, et pour le membre inférieur, *cuisse*, *jambe* et *pied*. La limite entre les deux premiers segments est marquée par le *pli du coude* dans le membre supérieur, et le *genou* dans le membre inférieur ; tandis que la main et le pied sont séparés des segments qui les précèdent par le *poignet* et le *cou-de-pied*. La main comme le pied se termine par *cinq doigts*, formés de trois articles ou *phalanges*, sauf le pouce qui n'en a que deux.

Cavités du corps. — Le tronc, avons-nous vu, est creux et divisé en deux compartiments principaux qui logent les viscères.

Les différents organes ne sont pas libres dans ces cavités. Ils sont fixés entre eux ou aux parois par un faisceau formé de vaisseaux nourriciers de nerfs et d'une membrane séreuse (fig. 5).

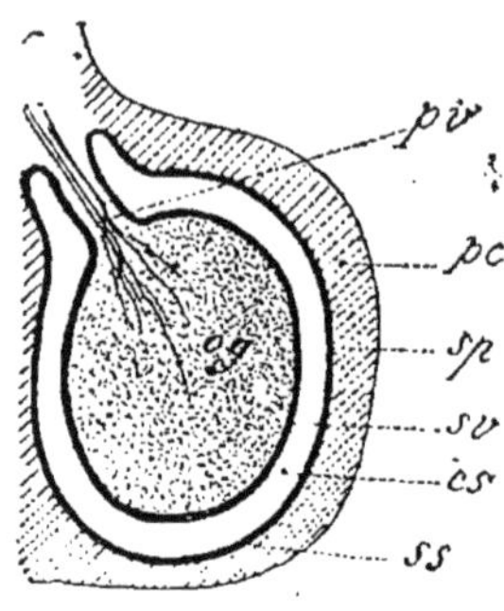

Fig. 6. — Schéma d'un organe dans sa séreuse; *pv*, pédicule avec les vaisseaux et nerfs; *pc*, paroi du corps; *sp*, séreuse pariétale; *sv*, séreuse viscérale; *cs*, cavité séreuse; *ss*, sac séreux; *og*, organe.

Séreuses ou sacs séreux. — Le pédicule vasculo-nerveux de chaque viscère est recouvert par une membrane qui se poursuit d'un côté à la surface de l'organe, qu'elle coiffe complètement. De l'autre côté, elle s'étend jusqu'à la paroi du corps ou aux organes que celle-ci porte, après quoi elle se réfléchit, tapissant la surface interne de la loge qui contient le viscère.

Il y a donc, pour chaque organe, une double enveloppe: l'une appliquée directement sur lui (*feuillet viscéral*), tandis que l'autre le recouvre à distance, tapissant la paroi interne du corps ou la face extérieure des sacs voisins (*feuillet pariétal*).

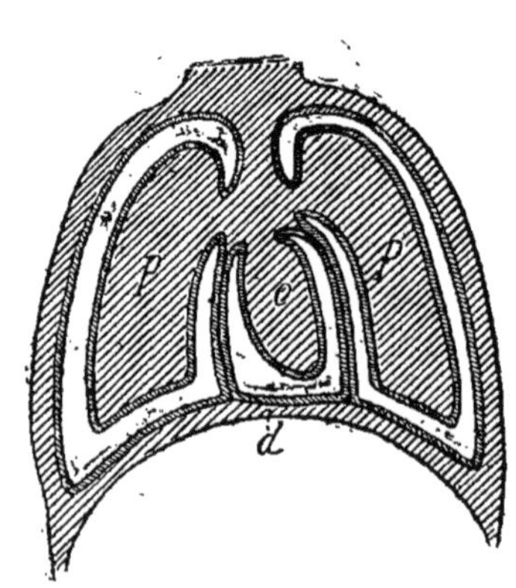

Fig. 6. — Disposition des séreuses du thorax sur une coupe verticale allant de gauche à droite; P, poumon; C, cœur; D, diaphragme.

Le point où les deux feuillets se rejoignent est le *hile* de l'organe.

Le compartiment thoracique renferme des deux côtés les *sacs pleuraux* qui contiennent les poumons, et entre eux le *sac péricardique* qui contient le cœur (fig. 6). Au contraire la cavité de l'abdomen ne contient qu'un seul sac séreux : le *péritoine* (fig. 7).

L'espace qui reste libre entre les deux feuillets de chaque sac est rempli d'un liquide séreux, d'où le nom de *sac séreux* donné à la membrane.

Les avantages de cette disposition sont :

1° Les organes sont fixés, ils ne peuvent s'empiler dans les parties déclives ;

2° Ils peuvent, sans se blesser, se mouvoir les uns par rapport aux autres dans des buts physiologiques ;

3° Ils peuvent fuir les pressions extérieures.

A l'état normal, le liquide séreux est en faible quantité, en sorte que les deux feuillets sont appliqués l'un contre l'autre ; il n'y a, en fait de sérosité, que ce qui est nécessaire pour adoucir le frottement et remplir les vides. Dans quelques maladies, il augmente de volume, les organes sont comprimés et le sac se gonfle. Exemples : l'ascite, quand l'accumulation se produit dans la cavité abdominale ; pleurésie, dans la plèvre ; péricardite, dans le péricarde.

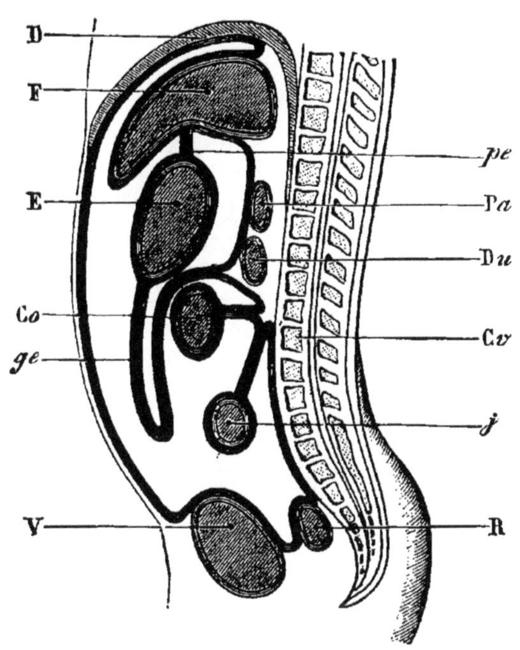

Fig. 7. — Disposition du péritoine ; D, diaphragme F, foie ; *p e*, petit epiploon ; E, estomac ; P *a*, pancréas ; D*u*, duodenum ; Co, colon ; *g e*, grand epiploon ; C*v*, colonne vertébrale ; *j*, jejunum ; V, vessie ; R, rectum.

Développement des séreuses. — La disposition des séreuses que nous avons décrite ne se retrouve pas chez tous les animaux, elle n'est pas non plus la même chez l'homme à tous les âges.

Dans les premières phases de la vie, la cavité du corps n'existe pas. Le petit être a la forme d'un tube (fig. 8).

La cavité intérieure donnera l'intestin.

La paroi ou *blastoderme* est formée de trois couches superposées :

1° Le revêtement épithélial extérieur, appelé *exoderme* ou *epiblaste* ;

2° Le revêtement épithélial qui tapisse l'intestin, nommé *endoderme* ou *hypoblaste* ;

3° Entre les deux : le *mesoderme* ou mésoblaste.

Cette disposition persiste chez les animaux inférieurs à l'état adulte (Hydre, vers plats).

Mais chez l'homme il apparaît bientôt une fente demi-circulaire au milieu du mésoderme ; elle s'étend d'une extrémité à l'autre du tronc, et donnera toute la cavité du corps d'où le nom de cavité *pleuro-peritonéale* ou *cœlome* qu'on lui a donné (fig. 9).

Des deux lames qu'elle sépare dans le mésoblaste, celle qui attient à la peau porte le nom de *fibro-cutanée*, tandis que celle qui double l'intestin s'appelle *fibro-intestinale*. Le sac séreux prend naissance par la condensation du tissu mésodermique qui borde la cavité.

Ce n'est que plus tard que le diaphragme se forme petit à petit sous la forme d'un bourrelet qui débute entre le foie et le cœur, puis gagne graduellement dans la région dorsale. Manquant chez les poissons, il est incomplet chez les grenouilles.

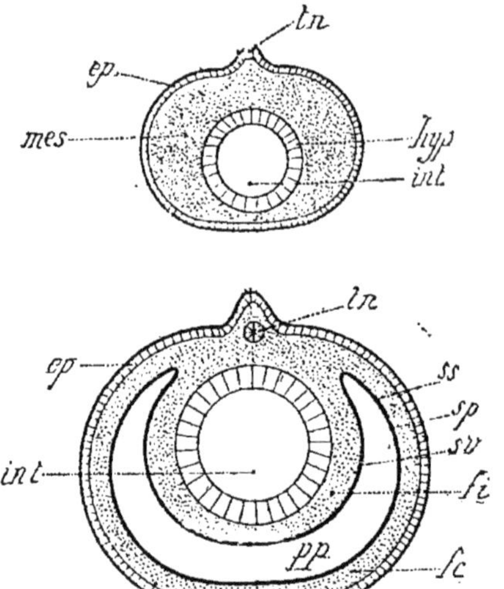

Quant aux différents organes ils naissent par un bourgeonnement du feuillet interne et de la lame fibro-intestinale. Ils s'avancent dans la cavité séreuse tandis que leur base s'étrangle, constituant le pédicule ou hile, par où continuent à passer les vaisseaux (fig. 10). L'intestin s'allonge également; il est obligé de se replier un grand nombre de fois par suite de son allongement relatif. Cependant, en arrière un double feuillet comprenant les vaisseaux continue à le relier à la colonne vertébrale dans presque toute sa longueur : il porte selon la région les noms de *mésentère*, *mésocolon*, etc.

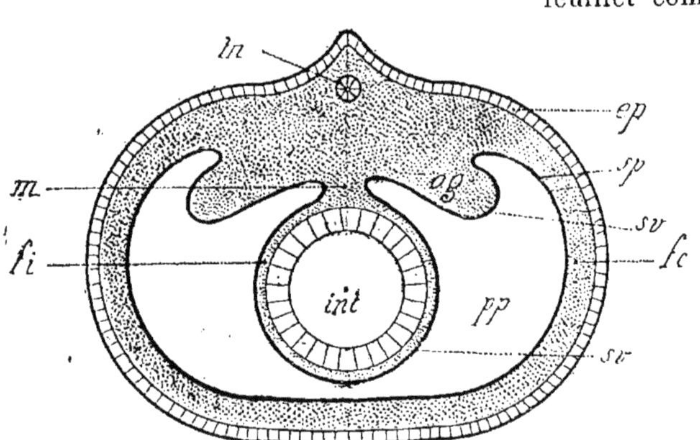

Fig. 8, 9 et 10. — Coupes transversales faites dans des embryons à des âges différents; *ep*, épiblaste; *mes*, mésoblaste; *hyp*, hypoblaste; *int*, intestin; *m*, mésentère; *sp*, séreuse pariétale; *pp*, cavité pleuro-péritonéale; *sv*, séreuse viscérale; *fc*, feuillet fibro-cutané; *fi*, feuillet fibro-intestinal; *ss*, sac séreux; *og*, organe en train de bourgeonner; *tn*, tube nerveux.

L'homme part donc de la disposition des animaux inférieurs, et pour atteindre l'état définitif il passe successivement par les formes qui restent permanentes chez les poissons, reptiles et oiseaux.

Paroi du corps. — La paroi du corps est constituée dans sa partie principale par deux espèces d'organes : les *os* qui forment la partie dure ou *squelette*, dont les différents segments sont réunis par un tissu spécial les *muscles*. Le tout est recouvert par la *peau*, qui se distingue des autres tissus parce qu'elle se continue sur toute la surface et qu'elle se sépare assez facilement des couches sous-jacentes, étant réunie aux muscles et aux os par un tissu lâche à savoir: le *tissu cellulaire sous-cutané.*

B. *Notions sur l'organisation du Corps.*

Pour faciliter l'étude de toutes les parties qui constituent le corps des animaux, on est obligé de les grouper d'après l'analogie de leur fonction, constituant ainsi des ensembles que l'on appelle des *appareils.*

Un appareil comprend toutes les parties reliées en vue de remplir l'une des fonctions de la vie. Nous étudierons six de ces appareils: digestif, circulatoire, respiratoire, excréteur, nerveux et locomoteur.

Chacun se décompose en *organes;* chaque organe étant chargé de remplir l'un des actes élémentaires dont se compose la fonction. Ainsi l'appareil digestif se composera des dents, des glandes salivaires, de l'estomac, du foie, du pancréas, de l'intestin.

Chaque organe se décompose à son tour en *tissus,* qui ont des propriétés différentes. Ainsi l'estomac comprend deux tissus principaux:

1° Le *tissu musculaire,* qui forme la majeure partie de la paroi. Il a pour fonction en se contractant de mélanger les aliments et de les faire progresser;

2° Le *tissu glandulaire*, qui tapisse la surface intérieure. Il sécrète les liquides digestifs.

Enfin, les tissus eux-mêmes nous paraissent formés d'un assemblage de *cellules* qui sont les éléments anatomiques, parce que ce sont les plus petites parties vivantes en lesquelles on peut décomposer le corps des êtres vivants. C'est justement l'un de leurs caractères d'être ainsi formés d'un assemblage de cellules juxtaposées. C'est de 1835 à 1840 que cette notion, déjà acquise sur les végétaux, fut étendue aux tissus animaux (Schwann, etc.).

Tous les êtres vivants sont des assemblages de cellules, qui proviennent toutes d'une cellule primordiale.

Ces cellules sont très petites ; il faut le microscope pour les voir, car elles n'ont que quelques millièmes de millimètre. Aussi en anatomie a-t-on pris comme unité de mesure le millième de millimètre qu'on désigne par la lettre grecque μ.

Chaque cellule vit pour son compte; ainsi, des fragments de tissus séparés du corps ont pu être maintenus vivants pendant quelque temps. La vie de tout l'être est la somme des phénomènes de toutes les cellules ; en sorte que pour étudier les phénomènes vitaux d'un animal, il faut d'abord étudier les cellules. L'étude des *tissus* est une branche de l'anatomie qui s'appelle l'*histologie*.

En se plaçant uniquement au point de vue de l'analogie de la composition et des propriétés des tissus, on a divisé le corps d'une autre manière, en *systèmes* dont les fragments sont éparpillés dans tous les appareils. Exemple : les systèmes squelettique musculaire, nerveux, sécrétoire, etc. Le système squelettique ne comprend pas seulement les os ou squelette véritable, mais encore les cartilages, les ligaments, les anneaux fibreux du cœur, les dents, etc.

CHAPITRE III

NOTIONS D'HISTOLOGIE

A. *Étude de la Cellule.*

Constitution de la cellule. — Toute cellule, au milieu de sa vie, est formée d'une petite masse d'une substance appelée *protoplasma ;* tout autour existe souvent une couche plus solide, la *membrane cellulaire*, qui en trace la limite (fig. 11). Au milieu du protoplasma se trouve un corps plus opaque et plus foncé, le *noyau* de la cellule. Dans le protoplasma il y a quelquefois des taches claires comme si ces régions étaient vides. Ce sont les *vacuoles;* en réalité les vacuoles sont remplies d'un liquide le *suc cellulaire*.

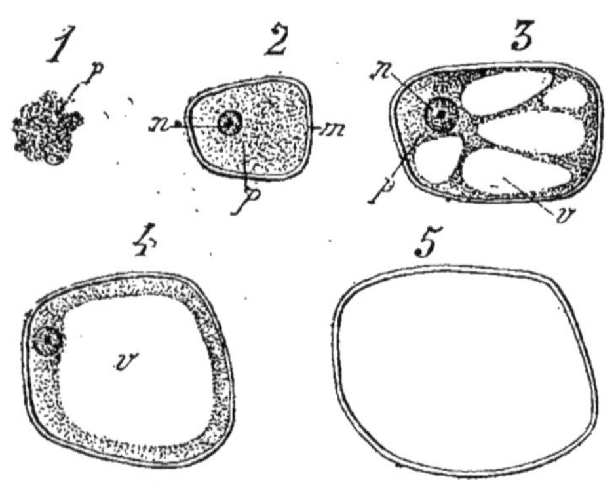

Fig. 11. — États successifs d'une cellule ; *p*, protoplasma ; *n*, noyau ; *v*, vacuoles ; *m*, membrane.

De toutes ces parties, celle qui est vivante c'est le protoplasma avec le noyau ; les autres parties semblent être simplement des productions surajoutées. Il suffit, pour s'en rendre compte, de suivre une cellule pendant son existence.

Évolution de la cellule. — Souvent au début de leur vie, les cellules ne sont formées que d'une masse de protoplasma. Plus tard seulement la couche superficielle se durcit, formant une membrane, et le noyau se concrète ; puis le liquide cellulaire apparaît. A mesure que la cellule vieillit, les vacuoles augmentent de taille et finissent par se rejoindre, rejetant le protoplasma et le noyau à la périphérie de la cellule, où ils occupent un volume de plus en plus petit ; finalement ils disparaissent. Une fois ce phénomène accompli, la cellule a perdu les attributs de la vie ; elle ne se nourrit plus, ne s'agrandit plus, ne se multiplie plus; c'est un corps inerte. La cellule ne tarde pas alors à se détruire, soit que l'organisme la rejette au dehors, soit qu'elle disparaisse par résorption moléculaire.

On admet que le noyau est également nécessaire, il est l'organe de la reproduction ; quand on ne le voit pas, c'est qu'il est disséminé en fragments au milieu du protoplasma où les réactifs colorés le décèlent.

Quelquefois la durée de leur évolution est beaucoup plus longue. Alors la substance de la cellule et souvent sa forme se modifient d'ordinaire profondément et d'une manière précoce ; puis leur évolution s'arrête. Elles semblent fixées dans leur forme et leur constitution, hormis le cas où l'on agit sur elles avec certains excitants. L'on voit alors que dans ce nouvel état elles possèdent à un très haut degré certaines des propriétés de la cellule primitive : élasticité, changement de forme, etc.

Exemples : les muscles, les nerfs.

Elles durent alors généralement autant de temps que l'individu tout entier.

Un organisme vivant contient des cellules de tous les âges. En effet, dès qu'une cellule en grandissant a atteint la limite qu'elle doit atteindre, elle se segmente et chaque partie devient une jeune cellule (fig. 12). Cette division est précédée, annoncée par la division du noyau.

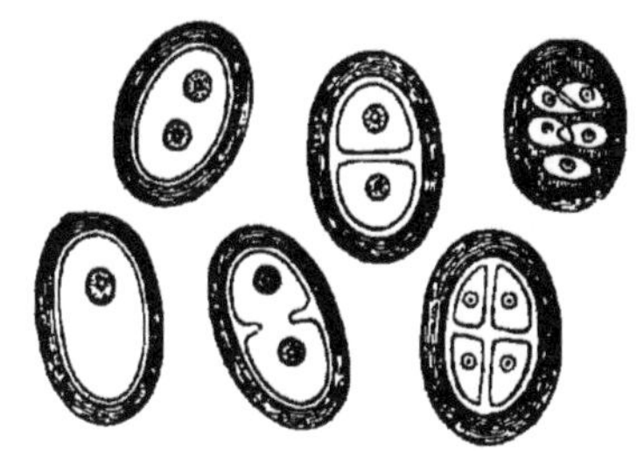

Fig. 12. — Cellule de cartillage et phases diverses de sa division.

Division du noyau. — Le noyau au repos est constitué par une membrane périphérique entourant une masse plus ou moins abondante de liquide ; le *suc nucléaire* dans lequel nage un réseau plus solide se colorant facilement par certains réactifs (vert d'aniline). Pelotonné sur lui-même et souvent fragmenté, on l'appelle le *réseau chromatique* (fig. 13).

Quand la division de la cellule va se produire on voit le réseau se raccourcir et s'épaissir, puis se disposer en rosette, comme d'anses en forme de V. La membrane du noyau a disparu et il apparait aux deux pôles de la cellule une figure en étoile constituée par la disposition radiée de granulations du protoplasma, ce sont les *asters*. La rosette se fragmente alors en morceaux dont la forme est un V à pointe dirigée vers le centre. Puis les asters se réunissent par des filaments achromatiques dessinant un tonnelet, dont le plan moyen perpendiculaire à l'axe ne tarde pas à être occupé par les fragments chromatiques qui constituent la *plaque nucléaire*. Chaque fragment se dédouble ensuite parallèlement à son axe et chacun des deux bâtonnets ainsi formés s'éloigne de l'autre en suivant les filaments achromatiques jusqu'à atteindre le pôle correspondant (*dédoublement de la plaque nucléaire*). Ils forment alors une rosette à chaque pôle, devenant légèrement tortueux et s'unissant par les extrémités. Enfin une membrane se reforme autour de chacun des deux noyaux qui sont donc formés semblablement.

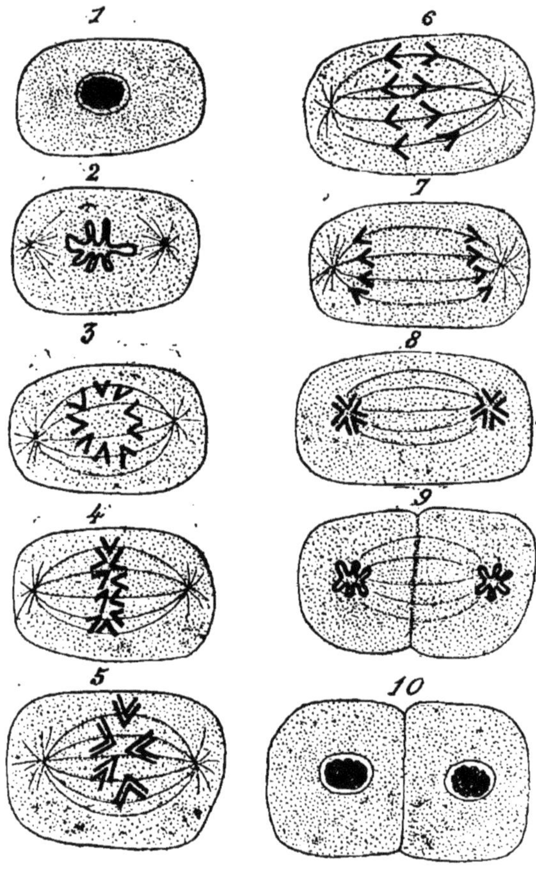

Fig. 13. — Phases successives de la division d'une cellule.

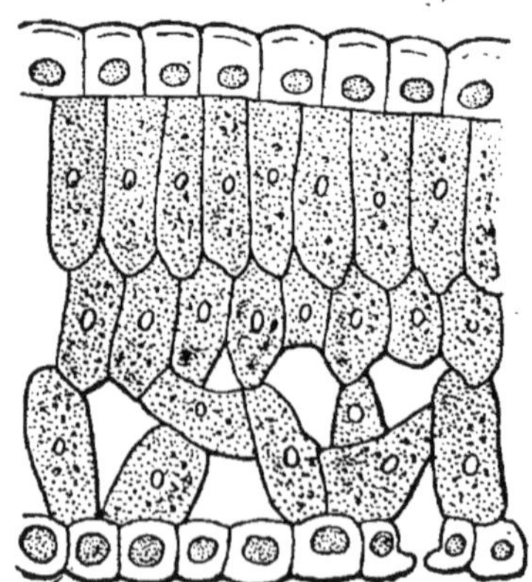

Fig. 14. — Coupe à travers une feuille.

Différences entre les tissus animaux et végétaux. — 1° Dans les tissus végétaux, les cellules sont placées l'une contre l'autre sans interposition appréciable d'un ciment (fig. 14). Au contraire, dans les tissus animaux, presque toujours les cellules nagent dans une substance de consistance variable qu'on appelle la *matière fondamentale* du tissu. C'est l'existence de cette matière qui a fait nier pendant longtemps l'existence des cellules chez les animaux (fig. 15).

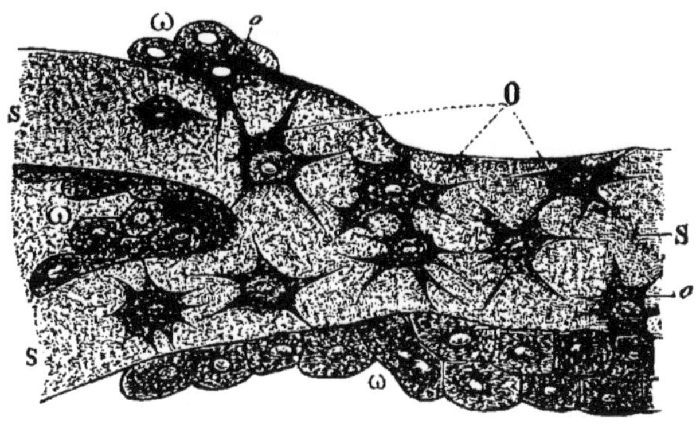

Fig. 15. — Ostéoblastes dans le pariétal d'un embryon; S, Trabécules osseuses avec leurs ostéoplastes étoilés; O, qui contiennent des ostéoblastes arrondis; ω, couche d'ostéoblastes; o, ostéoblastes se transformant en corpuscules osseux.

2° Chez les végétaux, les membranes des cellules sont solides, tandis que chez les animaux elles sont minces et élastiques ou ne sont pas visibles.

Différentes espèces de tissus animaux. — Toutes les cellules d'un animal dérivent d'une cellule primitive qu'on appelle *l'œuf*, mais en se multipliant elles ne gardent pas les mêmes caractères : c'est qu'elles se spécialisent, elles se partagent les différentes fonctions, et s'y adaptent pour le grand bien de l'ensemble. De là, la formation des tissus. En outre, elles se différencient par la matière fondamentale qu'elles produisent.

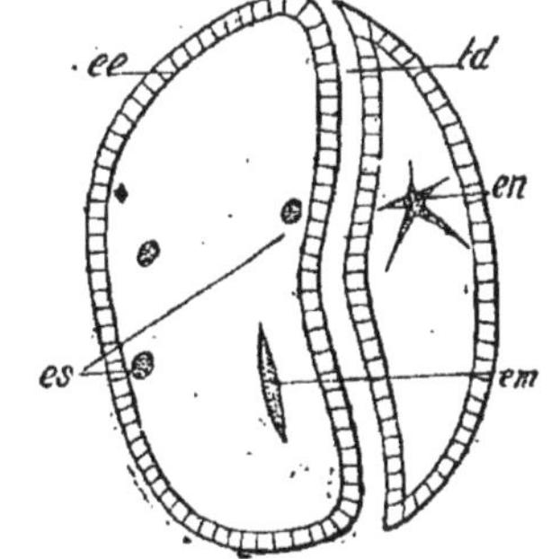

Fig. 16. — Schéma de l'organisme, position des différents tissus; *Td*, tube digestif; *Te.* tissu epithelial; E*n*, élément nerveux; Es, éléments sanguins; E*m*, élément musculaire.

Nous étudierons cinq variétés principales de tissus qui sont caractérisés par la forme, la situation, le rôle des cellules et la matière fondamentale (fig. 16). Ce sont :

1° Le tissu épithélial;
2° Le tissu nerveux;
3° Le tissu sanguin;
4° Le tissu musculaire;
5° Le tissu conjonctif.

Le tissu *épithélial* recouvre toute la surface du corps ; il est formé de cellules accolées sans qu'il y ait presque de matière fondamentale interposée (fig. 17). Il garnit non seulement la surface extérieure mais encore la surface interne du corps, c'est-à-dire celle du tube digestif (fig. 16). Il a pour fonction de protéger les autres tissus, de permettre la pénétration des aliments ainsi que le rejet des résidus de la vie par suite d'une activité nutritive spéciale. Généralement l'un des deux rôles prédomine, c'est-à-dire que tantôt l'épithélium sert davantage à la pénétration comme cela a lieu le long du tube digestif, tantôt comme dans certaines glandes, il a plus spécialement le rôle d'élimination : tels sont les reins.

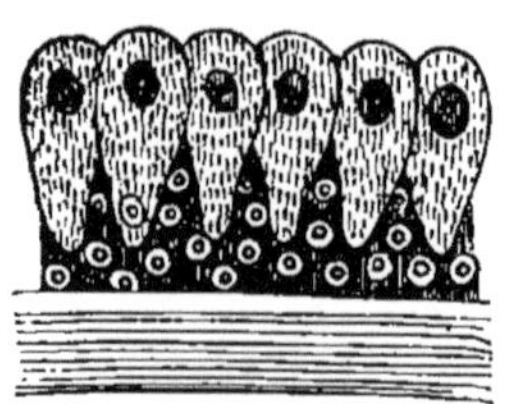
Fig. 17. — Épithélium cylindrique tapissant une membrane muqueuse.

L'élément nerveux est situé généralement dans les parties profondes. Les cellules sont étoilées et munies d'un gros noyau (fig. 18).

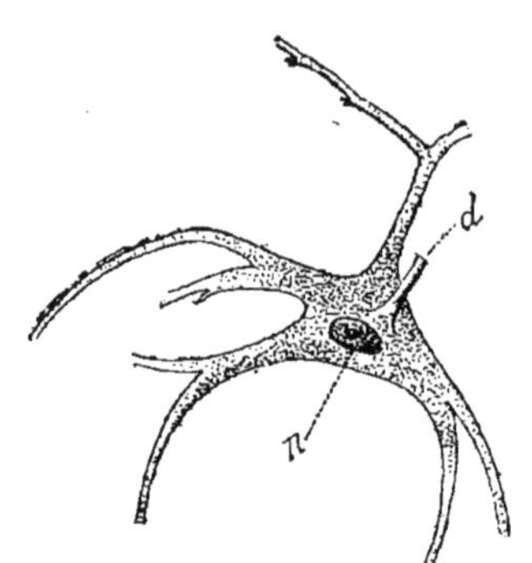

Fig. 18. — Cellule nerveuse des cornes antérieures de la moelle épinière de l'homme ; *n*, noyau ; *d*, prolongement de deiters.

L'élément sanguin n'a pas de position fixe au milieu de l'organisme (fig. 19). C'est un élément mobile et migrateur ; car il a pour rôle de servir d'intermédiaire entre le milieu extérieur et les cellules profondes. En effet, l'un des caractères des êtres vivants, c'est de détruire continuellement la matière dont ils sont formés ; la reconstitution doit être faite aux dépens du monde extérieur. Les éléments sanguins vont faire ces emprunts pour le compte des cellules profondes, puis ils vont rejeter les résidus, qui non seulement sont inutiles, mais même sont nuisibles et dangereux pour les cellules vivantes.

L'élément musculaire se trouve dans les couches moyennes de l'organisme ; il est chargé de produire les mouvements. Ce sont des cellules allongées, transformées en *fibres* (fig. 20). Les unes sont rouges et striées en travers d'où le nom de *fibres striées* (bras). Elles ont pour fonction de produire les mouvements volontaires. Les autres n'ont pas de stries, ce sont les *fibres lisses* dont la contraction est indépendante de la volonté (muscles de l'intestin).

Le tissu *conjonctif* sert à relier tous les autres tissus. Il contient une grande proportion de matière fondamentale. Il présente de nombreuses variétés tant par la forme des cellules que par la constitution de la matière fondamentale, amorphe ou fibrillaire, etc... Mais toutes ces variétés ont en commun la même origine : elles proviennent des modifications d'un même tissu, le mésoderme. Elles ont toutes le même rôle, de servir de soutien aux autres tissus, car elles s'insinuent partout entre les autres éléments : le tissu conjonctif forme la charpente du corps.

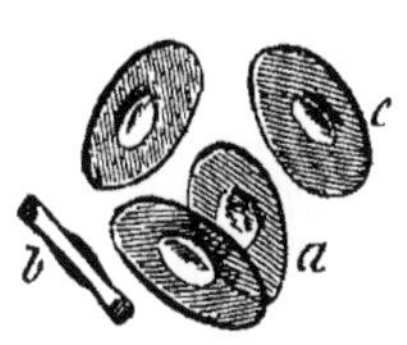

Fig. 19. — Globules du sang de la grenouille, grossis 225 fois, vus de profil en *b*, et de face en *a* et *c*.

Les principales variétés sont :

1° Le tissu conjonctif proprement dit ;
2° Le tissu adipeux ou graisse (fig. 21) ;
3° Le tissu muqueux, demi-liquide (fig. 22) ;
4° Le tissu osseux (fig. 15) ;
5° Le tissu cartilagineux (fig. 23).

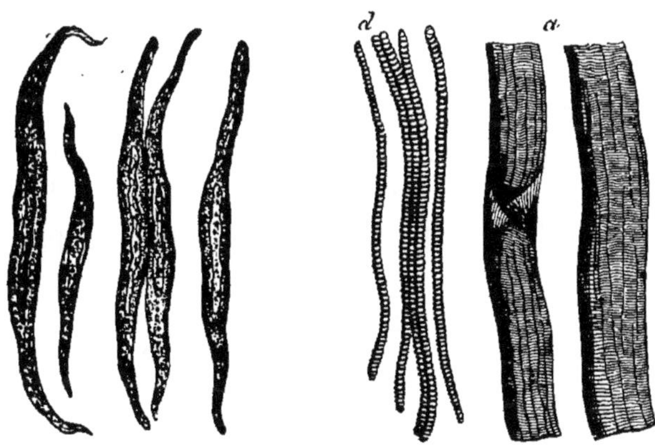

Fig. 20. — Fibres de muscles lisses.

Fig. 21. — Fibres de muscles striés*.

* *a*, fibre montrant le sarcolemme. — *d*, fibrilles primitives.

Nous étudierons plus loin ces divers tissus en même temps que les appareils qu'ils caractérisent pour ainsi dire. Nous ferons exception pour le tissu épithélial, dont nous avons besoin de connaître de suite les propriétés, puisqu'il sert de barrière entre notre corps et le milieu extérieur.

B. *Étude de la Peau.*

La *peau* est la partie superficielle du corps ; elle se sépare facilement des parties profondes parce qu'elle leur est reliée par un tissu souple, facile à déchirer, que l'on appelle le tissu

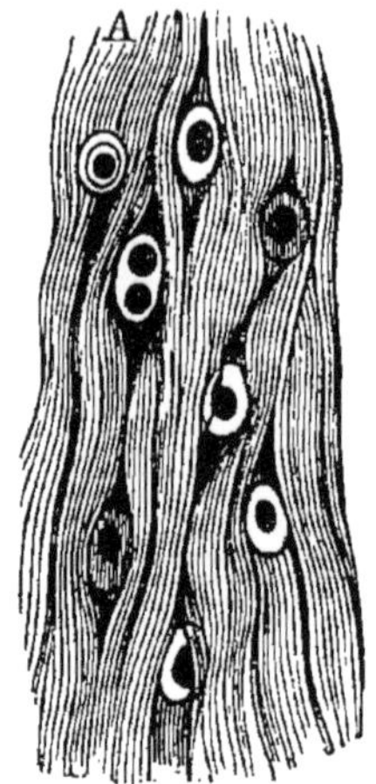

FIG. 22. — A, tissu muqueux à cellules arrondies (corps vitré).

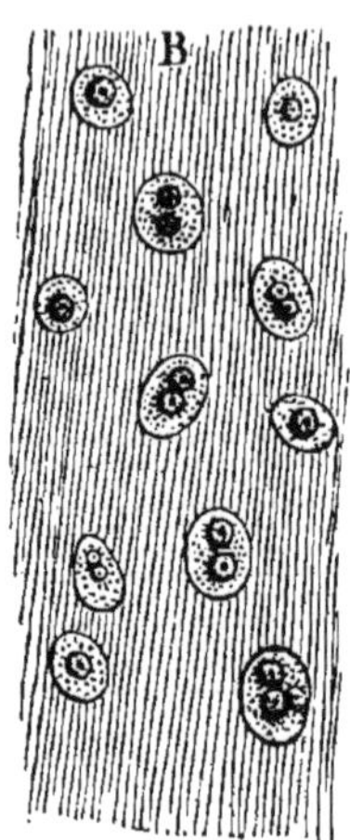

FIG. 23. — Tissu cartilagineux ; cellules et substance fondamentale.

cellulaire sous-cutané. On l'appelle cellulaire parce que lorsqu'on y insuffle de l'air, le gaz s'y répand facilement, formant des bulles irrégulières, disséminées dans toute la couche. Ces petites cellules remplies d'air ne sont pas primitives ;

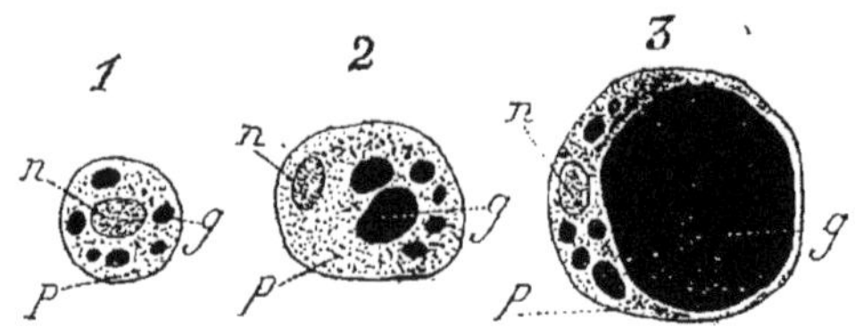

FIG. 24. — Cellules conjonctives en train de subir la transformation grasse ; *p*, protoplasma *n*, noyau ; *g*, graisse remplissant les vacuoles.

elles proviennent d'un déchirement plus facile du tissu dans certaines directions. On se sert de cette propriété pour enlever plus commodément la peau des animaux tués (fig. 24).

La peau est formée de deux couches. A la surface, on trouve *l'épiderme ;* au-dessous, le *derme*, beaucoup plus épais. La limite de séparation est très visible ; elle est ondulée ; le derme forme des saillies ou *papilles* dans l'intérieur de l'épiderme. Ce sont ces papilles disposées en séries linéaires, qui sont apparentes à la surface de la peau, produisant ces dessins que l'on remarque surtout à la pulpe des doigts.

Différences entre l'épiderme et le derme. — 1° L'épiderme est du tissu *épithélial*, il est formé de cellules empilées sans *matière fondamentale* apparente, tandis que le derme est du tissu *conjonctif* dans lequel la matière fondamentale est très développée.

2° L'épiderme ne contient *pas de vaisseaux sanguins*, la couleur rosée de la peau tient aux nombreux vaisseaux du derme qui forment plusieurs réseaux superposés. L'un d'entre eux envoie de nombreux prolongements dans certaines des papilles du derme appelées pour cela les *papilles sanguines* (fig. 26).

3° L'épiderme ne contient pas de *terminaisons nerveuses renflées*, tandis que dans le derme il y en a beaucoup. Ce sont des organes ovoïdes qui sont logés dans certaines papilles nommées pour cela *papilles nerveuses*. On trouve cependant des filets nerveux dans les couches les plus profondes de l'épiderme, mais ils s'y terminent librement.

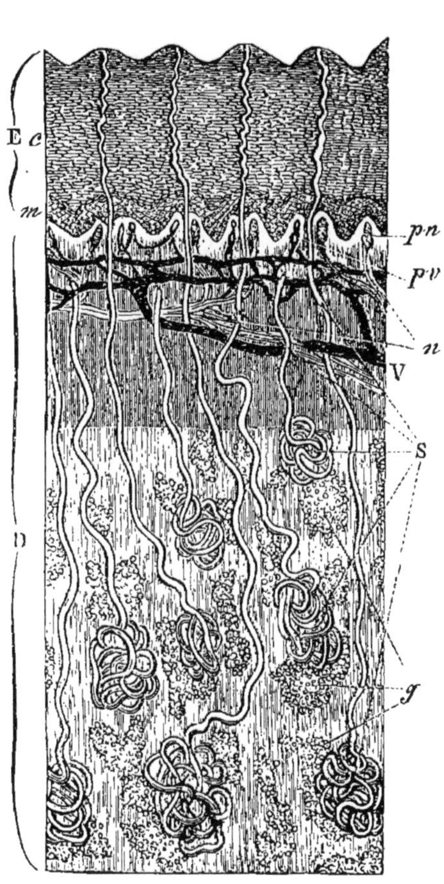

Fig. 25. — Coupe à travers la peau. — E, épiderme ; *c*, couche cornée ; *m*, couche muqueuse ; D, derme ; *pn*, corpuscule tactile dans une papille nerveuse ; *pv*, anse vasculaire dans une papille ; *n*, nerfs ; V, vaisseau sanguin ; S, glande sudoripare ; *g*, graisse.

Structure de l'épiderme. — Les cellules de l'épiderme n'ont pas le même aspect dans toute la hauteur de la couche. A la surface, elles sont aplaties, écrasées, desséchées, cornées, imbibées de graisse. A mesure que l'on s'enfonce, elles deviennent plus hautes. Au contact du derme, les cellules sont polyédriques, gorgées de liquide, présentant les caractères des jeunes cellules; il y en a en voie de division. Ce sont elles qui forment la couche vivante de l'épiderme. On l'appelle la *couche muqueuse de Malpighi*. En se divisant, les cellules détachent des éléments vers le haut qui tendent à augmenter l'épaisseur de la peau. Cela n'arrive pas parce que les cellules superficielles tombent. En effet, à mesure qu'elles s'élèvent, soulevées par les nouvelles formations, elles sont écrasées par les pressions, desséchées par l'air et privées d'une nutrition suffisante, puisque les vaisseaux ne pénètrent pas le tissu. Elles meurent et se détachent au moindre frottement donnant généralement une poussière invisible. Quelquefois elles tombent par petites plaques, ce sont les *pellicules*. Dans quelques cas de maladie, l'épiderme produit des mues sur de grandes surfaces (fièvre scarlatine, etc.). Chez quelques animaux, cette mue se fait normalement en grand (serpents).

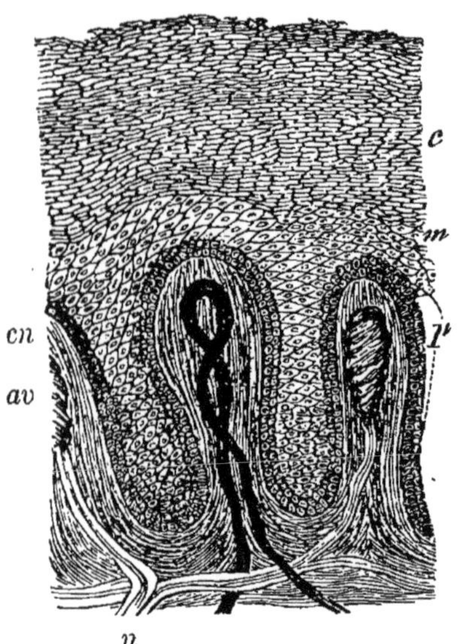

Fig. 26. — Coupe de l'épiderme. — *c*, couche cornée; *m*, couche muqueuse; *p*, papille du derme; *n*, nerf; *cn*, corpuscule du tact; *av*, anse vasculaire.

Greffe épidermique. — Comme la couche de Malpighi est génératrice de l'épiderme, qu'elle se nourrit de lymphe interstitielle, on a songé à transplanter des fragments de ce tissu, là où il manquait: par exemple sur les brûlures étendues. Ces expériences ont parfaitement réussi et constituent la greffe épidermique.

Enfin c'est cette couche délicate et très vivante qui produit les ampoules après irritation mécanique ou chimique de la peau.

Modifications de l'épiderme. — L'épiderme varie dans quelques régions.

Ainsi, à la surface des voies respiratoires, les cellules superficielles présentent un grand nombre de prolongements doués de mouvements très rapides à gauche et à droite ; on leur donne le nom de *cils vibratiles* (fig. 27). Ils ont pour rôle de faire remonter les mucosités englobant les poussières et les germes, introduits avec l'air, et de les rejeter à l'extérieur.

Quelquefois l'épithélium est *simple,* c'est-à-dire formé d'une seule couche de cellules au lieu d'être *stratifié;* tel est l'épiderme de la surface du poumon, de l'estomac (fig. 30).

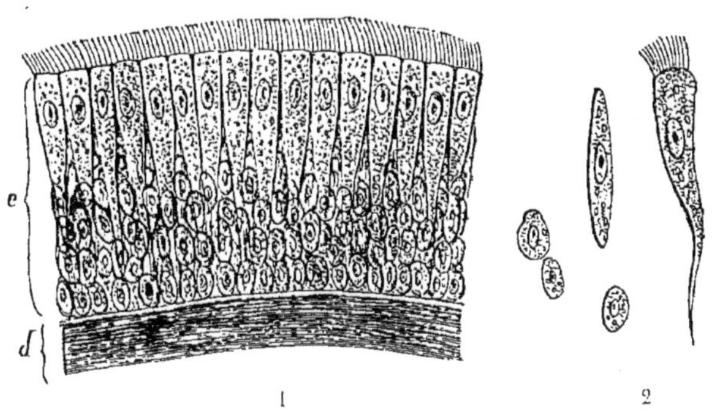

Fig. 27. — 1. Coupe d'un épithélium à cils vibratiles. — *e*, épiderme; *d*, derme; 2, cellules isolées.

Propriétés du derme. — Le derme a pour propriété curieuse de se combiner au tannin, en donnant un composé qui reste souple, quoique dur et résistant aux intempéries: c'est le cuir.

Sous l'action de l'eau bouillante, la matière fondamentale du derme se transforme en gélatine, ce qui fait employer les rognures de peau pour fabriquer de la colle-forte ou des gelées.

C. *Notions sur les Glandes.*

Les glandes sont des productions de l'épiderme soit extérieur soit intérieur, dont les cellules ont pour rôle de produire aux dépens des composés du sang ou de prendre directement dans ce liquide diverses matières et de les mettre en liberté dans le milieu extérieur. Les glandes sont donc formées par des éléments épithéliaux à activité spéciale. Ces cellules se sont enfoncées dans l'intérieur du corps y creusant une dépression, un sac, ce qui multiplie la surface active et en même temps protège ces éléments contre les pressions et contre la dessiccation.

Théories de la sécrétion. Historique. — Pendant longtemps les théories les plus diverses ont eu cours sur le fonctionnement des glandes. Les anciens croyaient que des vaisseaux sanguins débouchaient dans le fond de la cavité de la glande. Ils y laisseraient écouler une partie du sérum.

Goodsir a montré que les composés caractéristiques du liquide sécrété se trouvaient dans les cellules qui tapissent la glande (1840).

Premier procédé. — Prenons comme exemple les glandes mammaires ou les glandes sébacées (fig. 28). On voit le tissu

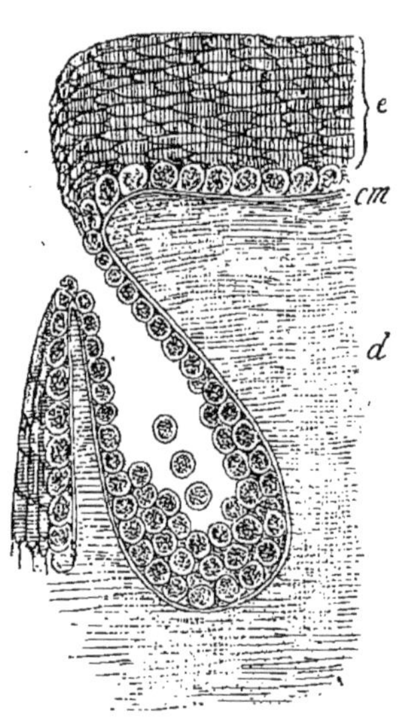

Fig. 28. — Représentation schématique d'une glande sébacée. — *e*, épiderme ; *cm*, couche de Malpighi ; *d*, derme.

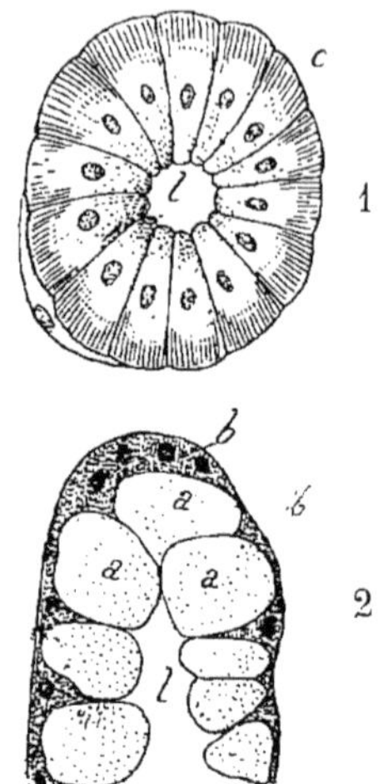

Fig. 29. — Coupes de la glande sous-maxillaire. — 1. dans le canal excréteur ; 2. dans un cul de sac ; *a*, cellules muqueuses sécrétrices ; *b*, amas de protoplasma avec nombreux noyaux ; *c*, revêtement du canal excréteur ; *l*, lumière de la glande.

épidermique former un revêtement de cellules cylindriques autour du canal qui s'enfonce dans l'épaisseur du derme et du tissu cellulaire sous-cutané où la cavité se termine en cul-de-sac. Là les cellules changent d'aspect ; elles deviennent volumineuses, sphériques, gorgées d'un liquide granuleux, riche en graisse. Le revêtement n'est plus simple. Tapissant l'extérieur de la masse cellulaire, on trouve des éléments jeunes, en voie de division. Si l'on examine maintenant le liquide qui s'écoule de la glande, on voit qu'il contient de nombreuses gouttelettes tout à fait semblables à celles qui remplissent les cellules ; il y nage des débris de cellules, quelquefois même des cellules entières. On en conclut que le liquide sécrété provient de la destruction des éléments qui tapissent le fond de la glande, de suite régénérés par la prolifération des cellules sous-jacentes.

C'est du tissu épithélial ; il se continue avec la couche de Malpighi. Il serait donc sujet à des mues qui se feraient en ces points sous la forme liquide. Ainsi se ferait également la sécrétion dans les glandes muqueuses : sous-maxillaire (fig. 29) et sublinguale, etc. Les matériaux de la sécrétion, proviennent du sang après élaboration, car chaque glande

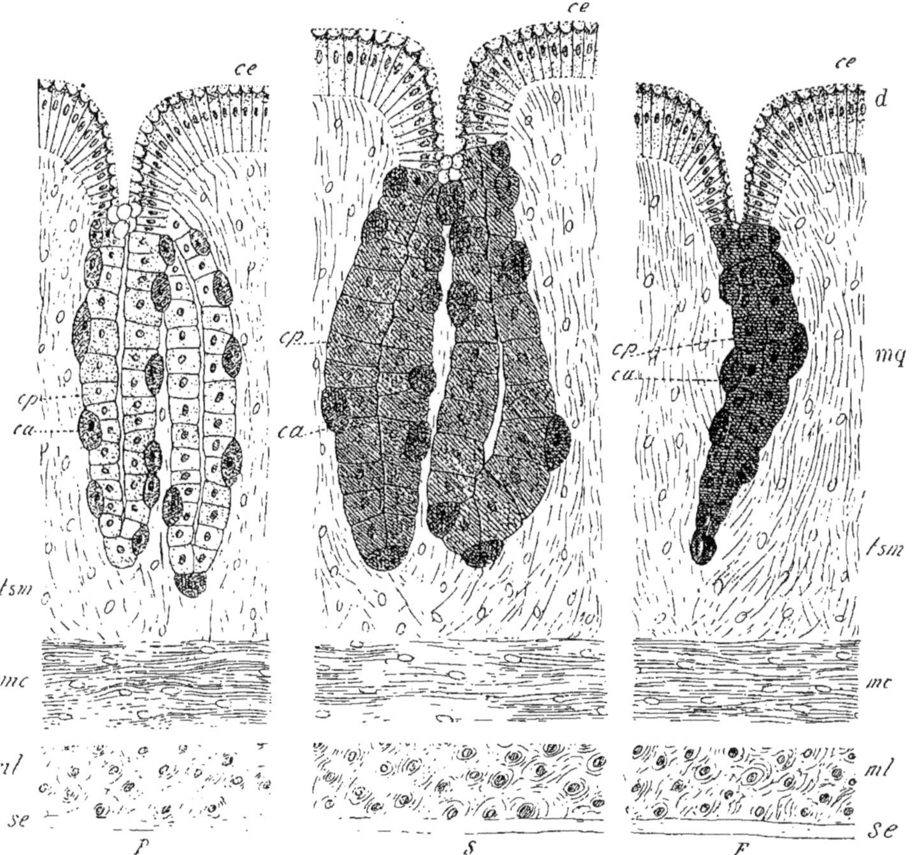

Fig. 30. — Coupe à travers la paroi de l'estomac. — (L'épaisseur des couches musculaires a été réduite); *R*, glande après repos ; *S*, glande en sécrétion ; *F*, glande à la fin de la sécrétion ; *mq*, muqueuse ; *tsm*, tissu conjonctif sous-muqueux ; *mc*, muscles circulaires ; *ml*, muscles longitudinaux ; *se*, séreuse ; *ce*, cellules caliciformes de l'épithélium ; *cp*, cellules pepsinifères ; *ca*, cellules donnant le liquide acide ; *d*, derme.

reçoit une artère qui donne de nombreux rameaux; une petite veine ramène le sang, une fois qu'il a irrigué les tissus.

Deuxième procédé. — Si maintenant on s'adresse à une glande de l'estomac, l'aspect sera un peu différent (fig. 30). C'est toujours du tissu épithélial qui tapisse la cavité glandulaire. Mais ici, même dans la partie profonde, il est simple.

Après une période de repos, c'est-à-dire de jeûne, les cellules sont cylindriques, claires ; puis lorsqu'une sécrétion va se faire, on voit les cellules profondes devenues troubles, tellement gonflées, que la glande a un aspect bosselé. A la

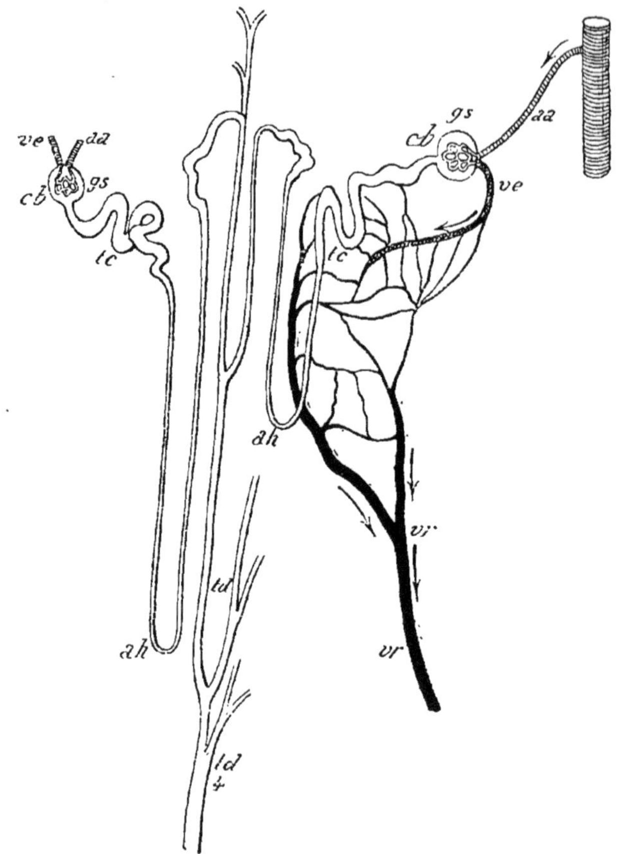

Fig. 31. — Disposition des canalicules du rein ; *cb*, capsule de Bowmann ; *tc*, tubes contournés de Ferrein ; *ah*, anses de Henle ; *td*, tubes droits ou de Bellini ; *gs*, glomérule sanguin; *va*, vaisseau afférent ; *ve*, vaisseau afférent ; *vr*, veine rénale.

fin de la sécrétion les dimensions de la glande sont très réduites ; les cellules sont contractées et contiennent de nombreuses granulations. Parmi les cellules gonflées il n'y en a pas en voie de division.

L'on en conclut que la sécrétion se fait ici par exhalation à travers la paroi des cellules, qui ne se détruisent pas pour fabriquer le liquide. L'épiderme se retrouve après la digestion à la surface des tubes glandulaires, sans que l'on observe de cellules en voie de division. Après avoir élaboré des principes, et s'être gorgées de matières, elles se dégorgeraient peu à peu donnant un liquide clair; on n'y retrouve pas de débris de cellules.

Ce mode de sécrétion se retrouve dans les glandes dites albumineuses : parotide, pancréas, etc.

Troisième procédé. — Il se présente dans les reins (fig. 31). Ici les canaux qui produisent le liquide sont recouverts d'un épithélium simple, cylindrique, qui a sensiblement le même aspect quel que soit le moment où on le considère, et il n'y a pas de cellules de remplacement ; tout autour, on voit appliqués des vaisseaux sanguins très fins et très ramifiés.

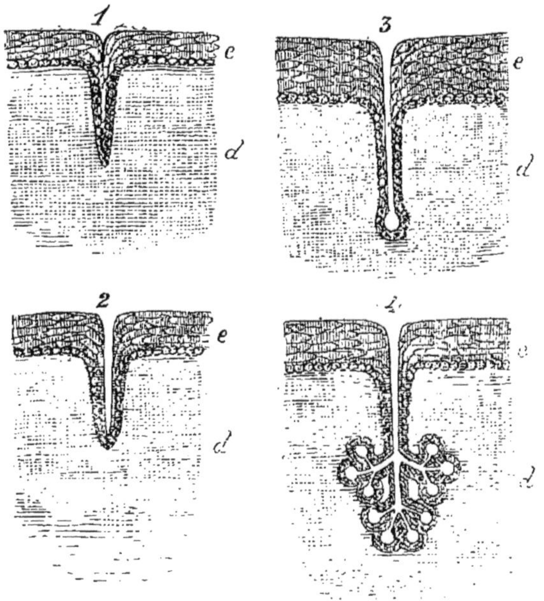

Fig. 32. — Schéma de la formation des glandes ; *e*, épiderme ; *d*, derme.

Le liquide sécrété n'est donc pas produit par le travail des cellules, mais par une filtration aux dépens du sang. Elles laisseraient passer certains éléments tandis que les autres seraient retenus. On a pu vérifier que les matières caractéristiques de l'urine existent dans le sang, et qu'elles s'y accumulent en plus grande quantité quand on opère l'enlèvement des reins.

Canal excréteur. — Dans tous ces canaux glandulaires, la partie active ne forme pas tout le revêtement ; elle ne recouvre que la partie profonde ; les cellules qui tapissent le canal près de son ouverture servent uniquement de pavage, d'où la distinction du *canal excréteur* d'avec la partie sécrétrice.

Développement des glandes. — Toutes les glandes proviennent d'un bourgeon de cellules issues de la couche de Malpighi ou du feuillet interne de l'embryon. Elles s'enfoncent dans la profondeur des tissus en même temps que les éléments centraux se détruisent, d'où résulte la cavité de la glande (fig. 32).

Modifications de forme des glandes. — Selon que le bourgeon n'a qu'une branche ou bien plusieurs, on distingue des glandes *simples* ou des glandes *ramifiées*.

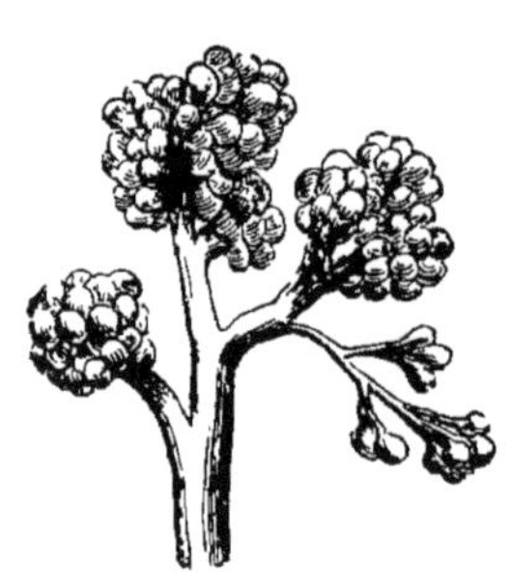

Fig. 33.— Fragment de glande parotide.

Quelquefois la partie sécrétrice se renfle comme un grain de raisin, d'où la distinction des glandes en *tubes* et des glandes en *grappes* (fig. 33).

Les glandes en tubes peuvent être *droites :* c'est le cas des *glandes de l'intestin* (glandes de Lieberkühn) (fig. 66).

Le tube peut être *enroulé*, *pelotonné* à son extrémité, c'est le cas des glandes sudoripares. Le peloton est logé dans la partie profonde du derme, entouré d'un petit amas de graisse (fig. 25).

Dans l'estomac on trouve des glandes en tubes *ramifiés*.

Dans le rein. on trouve des tubes *contournés* et *anastomosés*.

Comme exemples de glandes en grappes on peut citer les glandes salivaires, mammaires; la partie renflée de chaque canal glandulaire s'appelle l'*acinus* (fig. 33).

Produits de la sécrétion. — Au point de vue de la nature du liquide produit on distingue des glandes *excrémentitielles* dont le produit doit être rejeté et des glandes *récrémentitielles* dont le produit est réabsorbé soit directement soit après modification.

Variations dans la constitution. — Il y a des glandes dont les cellules ont un rôle double. Nous en parlerons à propos du foie.

Au contraire, dans l'estomac nous trouverons une division de travail physiologique plus avancée. Les cellules qui tapissent les tubes glandulaires se spécialisent dans la formation de principes différents qui, une fois mis en liberté, se mélangent, donnant le suc gastrique.

Dans les glandes sudoripares nous trouverons également une différence dans les éléments, mais elle est d'un tout autre ordre.

Toutes les glandes ont leur sécrétion sous la dépendance du système nerveux.

Les phénomènes de sécrétion sont accompagnés d'une grande production de chaleur, comme on le verra à propos de l'étude de la chaleur animale.

Généralisation. — Si l'on avait défini les glandes comme organes destinés à élaborer des produits, il faudrait ajouter à la catégorie des glandes celles qui interviennent dans la composition du sang, comme la rate, les ganglions lymphatiques. Enfin, il faudrait ajouter le poumon à la liste des glandes, si l'on considère son mode de formation ainsi que son action d'éliminer l'acide carbonique.

Résumé. — Les caractères des êtres vivants sont: nutrition, évolution, reproduction et organisation.

La biologie ou étude de la vie se divise en trois branches principales : morphologie, anatomie et physiologie.

Le corps de l'homme se divise en tronc, tête et membres.

Dans le tronc l'on trouve deux cavités principales séparées par le diaphragme.

Les organes contenus dans ces cavités sont reliés directement ou indirectement à la paroi par un pédicule et coiffés d'un sac séreux.

La paroi du corps comprend la peau qui recouvre les muscles et les os avec leurs organes nourriciers.

Le corps des animaux est décomposé en appareils formés d'organes eux-mêmes constitués de tissus.

Les tissus sont formés de cellules séparées par des quantités variables de matière fondamentale.

Dans chaque cellule, la partie importante est le protoplasme avec le noyau. La membrane et le liquide cellulaire sont des parties surajoutées.

Les principaux tissus sont: épithélial, nerveux, sanguin, musculaire et conjonctif.

La peau se compose de l'épiderme et du derme.

Les glandes sont des bourgeons creux de l'épithélium dont les cellules, par une activité spéciale, se gorgent de principes mis en liberté d'une manière variable.

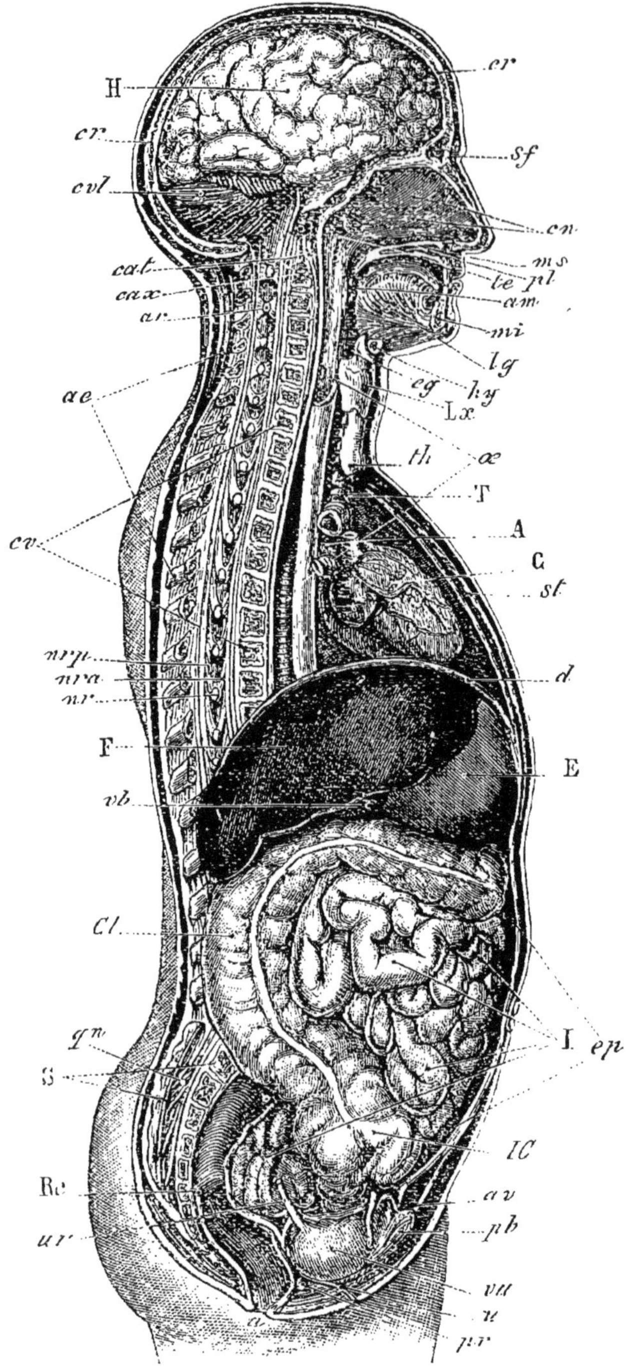

Fig. 34. — Viscères de l'homme vus par la face latérale : H, hémisphère ; *cr*, crâne ; *Lx*, larynx ; T, trachée ; A, aorte ; C, cœur ; E, estomac ; I, intestin grêle ; *Cl*, colon ; *IC*, cœcum ; Rc, rectum ; S, sacrum ; *sf*, sinus frontal ; *cn*, cornets du nez ; *pl*, palais ; *te*, trompe d'Eustache ; *ms*, maxillaire supérieur ; *mi*, maxillaire inférieur ; *lg*, langue ; *am*, amygdale ; *hy*, os hyoïde ; *eg*, épiglotte ; *œ*, œsophage ; *th*, corps thyroïde ; *cvl*, cervelet ; *cat*, atlas ; *cax*, axis ; *ar*, nerf rachidien ; *ae*, apophyse épineuse ; *cv*, colonne vertébrale ; *st*, sternum ; *nrp*, racine postérieure ; *nra*, racine antérieure d'un nerf ; *nr*, nerf ; *d*, diaphragme ; F, foie ; *vb*, vésicule biliaire ; Rc, rectum ; *ur*, uretère ; *vu*, vessie ; *pb*, pubis ; *u*, urèthre ; *a*, anus.

DEUXIÈME PARTIE

ÉTUDE DES FONCTIONS

CHAPITRE PREMIER

FONCTIONS DE NUTRITION

Les fonctions de nutrition qui assurent la conservation du corps de l'individu sont : la digestion, la circulation, la respiration et l'excrétion.

A. *Digestion.*

I. — GÉNÉRALITÉS

La digestion a pour but de donner des matériaux à notre corps: d'une part pour son accroissement, et d'autre part pour la reconstitution des matériaux et réserves constamment détruits par l'usure vitale.

En effet, faute d'aliments le corps perd de son poids. C'est d'abord la graisse qui disparaît, puis les muscles diminuent de volume; plus tard seulement le sang s'altère, le système nerveux est atteint ; alors la mort est proche, et le corps se refroidit plus rapidement. Les transformations que doivent subir les aliments pour pouvoir pénétrer dans les tissus sont souvent considérables. Le phénomène de la digestion comprend justement l'*ensemble de ces transformations physiques et chimiques, qui doivent amener les aliments à la forme assimilable*.

Une première condition évidente est que les aliments doivent devenir liquides, sans quoi ils ne pourraient traverser les membranes. Cette condition nécessaire n'est pas suffisante ; il faut que les aliments liquides prennent encore des formes chimiques déterminées. Ainsi le sucre que nous mangeons est un aliment qui se dissout dans la salive. Cependant si l'on prend de l'eau sucrée et si on l'injecte dans le sang, on constate que l'organisme rejette ce sucre par la sueur et l'urine. En le dosant avec soin, on retrouve tout le sucre introduit.

Il en est de même de l'albumine.

Si, au lieu de prendre le sucre ordinaire de betterave, nous prenons de la glucose, tout sera utilisé ; de même si au lieu d'albumine on prend des peptones rien ne sera rejeté.

Comme ces composés ont été retrouvés dans l'intestin, nous en concluons que la glucose est la forme assimilable du sucre et les peptones celles de l'albumine.

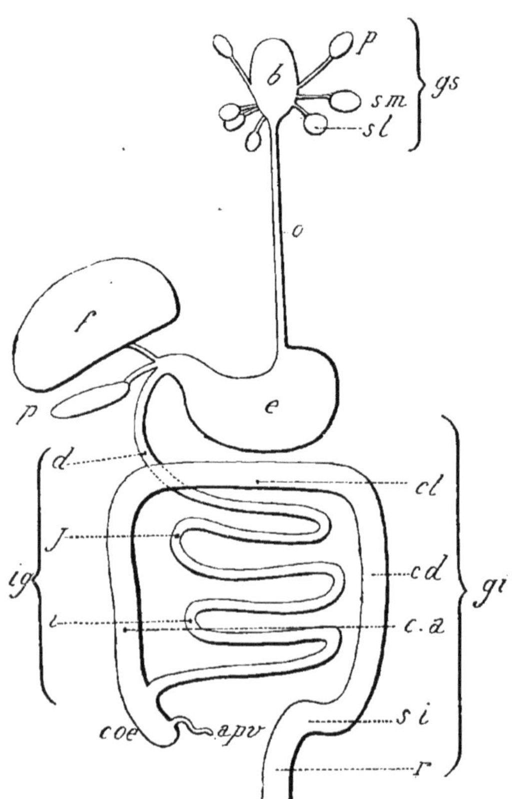

Fig. 35. — Disposition du tube digestif. — *b*, bouche ; *o''*, œsophage ; *e*, estomac ; *d*, duodenum ; *j*, jejunum ; *i*, iléon ; *coe*, cœcum ; *apr*. Appendice vermiculaire ; *ca*, colon ascendant ; *ct*, colon transverse ; *cd*, colon descendant ; *si*, s iliaque ; *r*, rectum ; *ig*, intestin grêle ; *gi*, gros intestin ; *gs*, glandes salivaires ; *p*, glande parotide ; *sm*, glande sous-maxillaire ; *sl*, glande sublinguale ; *f*, Foie ; *p*, pancréas.

Description du tube digestif. — C'est dans le tube digestif que se produit la digestion (fig. 35). Il se présente sous la forme d'un long canal qui s'ouvre à la bouche, puis descend verticalement tout le long du thorax, où il s'appelle *œsophage*. Il se dilate après avoir traversé le diaphragme formant une poche nommée *estomac*. L'estomac se continue par un long tube ou *intestin* que l'on divise en deux régions : la première longue et rétrécie est l'*intestin grêle;* la seconde plus courte et plus grosse s'appelle le *gros intestin*. L'intestin grêle est contourné d'une manière compliquée. On y distingue trois parties : près de l'estomac se trouve le *duodenum*, qui est limité inférieurement par le croisement de l'artère mésentérique supérieure, il se continue par le *jejunum* et l'*iléon* dont la séparation n'est pas précise. Le premier comprend les $\frac{2}{5}$ supérieurs ; l'*iléon* constitue le reste de l'intestin grêle. Celui-ci débouche par le côté dans le gros intestin. Une portion de ce dernier forme donc une poche terminée en cul-de-sac, appelée *cœcum*. La portion dilatée commence à la partie inférieure de l'abdomen du côté droit; elle s'élève jusqu'au bord du foie, elle traverse ensuite l'abdomen de droite à gauche, longeant le bord de l'estomac, puis elle redescend de l'autre côté. Le gros intestin décrit enfin une sinuosité en arrière et à droite en forme d'S, d'où le nom d'*S iliaque* que porte cette portion. Elle se termine par une petite partie droite appelée *rectum* qui s'ouvre à l'anus. La première portion du gros intestin proprement dit s'appelle *côlon* divisé en côlon ascendant, transverse et descendant.

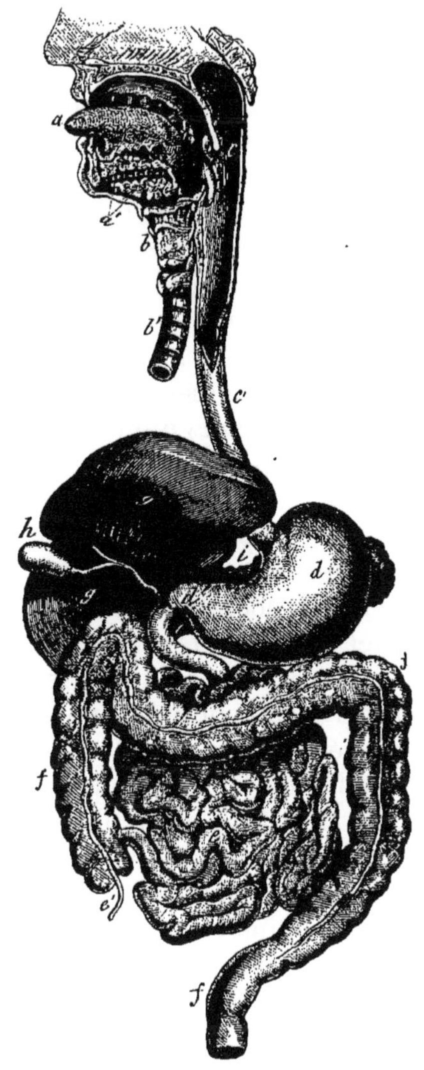

Fig. 36. — Vue d'ensemble de l'appareil digestif ; *a*, langue ; *a'*, glandes salivaires ; *b*. larynx ; *b'*, trachée ; *c*, pharynx ; *c'*, œsophage ; *d*, estomac ; *d'* duodenum ; *e*, intestin grêle ; *e'*, appendice cœcal ; *f*, *f*, gros intestin ; *g*, *g*, foie ; *h*, vésicule biliaire ; *i*, *i*, pancréas.

A ce tube se trouvent annexées des glandes qui sont :

1° Au niveau de la bouche, trois paires de *glandes salivaires*, auxquelles il faut ajouter de petites glandes cachées dans la peau de la cavité buccale ;

2° Toute la paroi de l'estomac est creusée d'un grand nombre de canaux qui débouchent à sa surface interne représentant une *glande* diffuse donnant le liquide *gastrique* (fig. 30) ;

3° Plus loin, à la partie supérieure du duodenum, arrive le canal excréteur du *foie*, grosse glande qui sécrète la *bile ;*

4° En même temps vient déboucher le canal d'une autre glande très importante : le *pancréas ;*

5° Enfin tout le long de l'intestin grêle la surface de la muqueuse est percée de petits orifices ; ils appartiennent aux *glandes intestinales* qui donnent le liquide intestinal (fig. 66).

Historique. — De tout temps, on a reconnu la nécessité de la fonction digestive, mais les idées les plus diverses avaient été exprimées au sujet de la nature des modifications que subissent les aliments.

Pour Hippocrate et Galien, la digestion est une cuisson ; en effet les aliments prennent la forme d'une bouillie ; Galien localisait le phénomène surtout près du foie.

D'autres prétendirent que la digestion était un phénomène de putréfaction.

Van Helmont la comparait à une fermentation ; mais comme la nature de ce phénomène n'était pas connue, cette comparaison n'expliquait rien.

Beaucoup enfin, remarquant que si l'on ouvre l'abdomen d'un animal vivant on voit l'intestin et l'estomac doués de contractions, avaient admis que la digestion consistait en une trituration surtout localisée dans le dernier de ces organes. L'on y retrouve en effet, réduites en miettes, des boules de cristal que l'on fait avaler à des poules ou à certains autres oiseaux.

C'est cette hypothèse que Réaumur a voulu vérifier dans des expériences célèbres datant de 1750. Il prit des tubes en verre et les fit avaler à des gallinacés. Ces objets furent réduits en menus fragments. Les tubes métalliques eux-mêmes sont généralement aplatis et tordus, ils ne résistent que quand ils sont très épais. Ces animaux ont un estomac à paroi excessivement épaisse, tapissée d'un revêtement corné. Il voulut voir si les oiseaux de proie et les animaux qui ont un estomac membraneux agissent de la même manière. Il prit alors des petits tubes métalliques ouverts aux deux bouts contenant de la viande ou des fragments d'os et il les fit avaler à un milan. Les oiseaux de proie vomissent spontanément les objets avalés qu'ils ne peuvent digérer. Si la digestion est une simple trituration, les tubes doivent ressortir avec la viande intacte. Il n'en fut rien, la viande était digérée ; les tubes étaient entiers. Il y avait donc eu phénomène chimique.

Au contraire, des graines, enfermées dans des tubes de laiton épais, avalées par des oiseaux de basse-cour n'étaient pas dissoutes. Il en conclut que la digestion est un phénomène mécanique chez ces animaux, tandis qu'elle consiste en un phénomène chimique chez les animaux à estomac membraneux.

Spallanzani (1780) répéta ces expériences avec les mêmes résultats; puis il montra la généralité des phénomènes chimiques, en faisant avaler à des oiseaux granivores des tubes métalliques assez solides pour résister à la trituration de l'estomac et cependant percés de trous. Les graines *broyées* ou la mie de pain qui y étaient renfermées furent digérées. Le phénomène chimique est donc général, mais il faut pour qu'il se produise que les aliments soient broyés, préparés mécaniquement. La forte musculature, le revêtement corné, les corps durs avalés parent chez les gallinacés au manque de dents. Si les phénomènes chimiques sont généraux, il doit être possible de produire des digestions en dehors du corps en mettant l'aliment en présence du liquide de l'estomac et à sa température. Il reprit des tubes ou des billes percées de trous, il y mit de petites éponges, les fit avaler à différents animaux (corneilles, etc.). Une fois vomis, il exprimait les éponges et ajoutait au liquide de la viande hachée, mettant le tout au soleil ou dans un bain chauffé à la température du corps. Il constata que la viande devenait molle, puis se résolvait peu à peu en une espèce de colle. Il répéta ces expériences sur lui-même et obtint le même résultat. L'inconvénient est que l'on opère sur de petites quantités de matières. On les répète maintenant facilement en grand (fistules gastriques).

On eut le tort de localiser le phénomène exclusivement dans l'estomac. Il fut reconnu plus tard que le suc gastrique jouit bien de la propriété de digérer les albuminoïdes, mais que le pain est digéré en partie par la salive et par le liquide pancréatique, les graisses par ce dernier et par la bile, le sucre uniquement par le liquide intestinal (Cl. Bernard). L'estomac d'ailleurs ne digère pas complètement la viande ; c'est le suc pancréatique qui termine cette digestion. Ce dernier liquide digère la viande très rapidement.

Il y a donc dans l'intestin plusieurs digestions successives, portant sur des sortes différentes d'aliments. Ce sont :

1° Les *minéraux*, c'est-à-dire divers sels ;

2° Les *farineux ;*

3° Les *sucres ;*

4° Les *graisses ;*

5° Les *albuminoïdes* comme la viande, le blanc d'œuf.

Les corps de ce dernier groupe contiennent : carbone, hydrogène, oxygène et azote ; tandis que les trois précédents ne contiennent que : carbone, hydrogène et oxygène.

Ferments. — On peut distinguer dans les liquides digestifs les principes actifs des transformations. On les extrait par la méthode suivante. Ce sont des albuminoïdes, en sorte qu'ils sont coagulés par l'action de l'alcool. Si l'on traite le précipité par l'eau, les autres albuminoïdes demeurent solides, tandis que le corps actif se redissout ; on le sépare par filtration. L'évaporation donne une poudre blanche qui conserve ses propriétés et que l'on emploie en médecine. Mise en dissolution dans l'eau en présence de l'aliment correspondant, elle le transforme et l'on est frappé de ce fait curieux qu'il faut des quantités minimes du corps actif tout comme il suffit d'une petite quantité de levure pour faire fermenter une cuve de moût. D'où la conception que les digestions sont des fermentations, et non pas de simples phénomènes chimiques.

On a divisé les ferments en deux classes : les ferments *solubles*, qui sont de simples agents chimiques, et les ferments *insolubles*, qui ne peuvent être dans l'eau qu'à l'état de suspension ; c'est que ce sont des cellules vivantes comme la levure de la bière ou du vin, d'où encore les noms de *ferments figurés* ou *organisés* qu'on leur a donnés.

Il est probable que ces ferments agissent sur le milieu extérieur par l'intermédiaire de matières chimiques qu'ils sécrètent, et ce sont ces matières chimiques qui constituent les ferments solubles. Le mode d'activité de ces derniers corps serait assez analogue à celui des actions de présence que l'on admettait autrefois en chimie.

Distinction des classes d'aliments. — 1° Les aliments *minéraux* sont les différents sels : chlorure de sodium, phosphates de soude et de chaux, carbonate de chaux, sels de fer, de potasse, de magnésie, de lithine, de silice. On ne sait pas quelles transformations ils subissent; probablement aucune. Ils passent sans doute avec l'eau dans le sang.

Le chlorure de sodium est presque indispensable à la digestion, c'est pourquoi les animaux recherchent ce corps. Le premier résultat de son emploi est qu'ils engraissent plus et sont plus vifs. Ce sel se retrouve dans presque tous les liquides digestifs. Il faut toujours le renouveler, parce qu'il se perd par l'urine, etc.

Les phosphates sont nécessaires pour donner aux os et aux dents leur solidité. On trouve des composés du phosphore dans la matière nerveuse ; ils proviennent également des phosphates de l'alimentation.

Le carbonate de chaux est nécessaire également aux os ; de jeunes pigeons que l'on prive de ce sel ont leurs membres tellement faibles qu'ils ne peuvent s'en servir.

Les sels de fer sont absolument indispensables au sang.

Le fluorure de calcium se trouve dans les dents.

2° Les aliments *farineux* sont transformés en *glucose*. Les principaux sont: l'amidon, la dextrine, le glycogène contenu dans le foie des animaux. La transformation se fait par l'action de la salive quand ils sont cuits, et du suc pancréatique qu'ils soient crus ou cuits. Le ferment qui agit dans la salive a reçu le nom de *diastase salivaire* ou *ptyaline;* celui du suc pancréatique est l'*amylase pancréatique*. Le phénomène de cette digestion consiste en une hydratation que l'on peut représenter par la formule

$$(C^{12}H^{10}O^{10})^5 + 10\,HO = 5\,(C^{12}H^{12}O^{12})$$

amidon + eau = glucose

3° Les *aliments sucrés* se transforment également en *glucose*. Le liquide actif est le liquide intestinal dont le ferment porte le nom d'*invertine ;* la réaction chimique est aussi une hydratation selon la formule:

$$C^{24}H^{22}O^{22} + 2\,HO = 2\,(C^{12}H^{12}O^{12})$$

sucre + eau = glucose

4° Les *aliments gras* ont pour types les huiles et les graisses. Leurs formes assimilables sont de deux espèces: les *émulsions* et les *savons*. Dans les émulsions, les graisses ne sont pas attaquées, elles sont simplement réduites en gouttelettes très-fines qui sont tenues en suspension dans l'eau. Ainsi le lait peut être considéré comme une émulsion naturelle de beurre. Quant aux savons, ils se tirent des graisses par réaction chimique. L'eau venant remplacer l'acide gras molécule pour molécule, met celui-ci en liberté et régénère la glycérine selon la formule

$$C^6H^2(C^{32}H^{32}O^4)^3 + 3\ H^2O^2 = C^6H^2(H^2O^2)^3 + 3\ (C^{32}H^{32}O^4)$$

graisse + eau = glycérine + acide gras (palmitique).

En général, dans le tube digestif ce sont surtout des émulsions qui se produisent. Le liquide qui produit cette transformation est le suc pancréatique et le corps qui agit est le *ferment émulsif*. La bile intervient sans doute aussi.

5° Les *matières albuminoïdes* comprennent : la viande et divers tissus animaux, le blanc d'œuf, la caséine tirée du lait, des pois, haricots, etc. Les formes assimilables de ces matières sont les *peptones*. Sous cette forme elles sont solubles et traversent facilement les membranes ; les peptones ne précipitent plus par la chaleur, tandis que cela se produit pour la plupart de ces substances avant leur transformation. Les liquides qui produisent cette modification sont : le suc gastrique, dont le ferment est la *pepsine* et le liquide pancréatique, grâce à la *trypsine* troisième ferment qu'il contient.

Enfin à ces cinq groupes d'aliments il faut ajouter deux catégories de corps : ceux qui, comme la cellulose des végétaux et le tissu élastique des tendons, ne sont *pas assimilés ;* puis des corps comme la caféine, l'alcool, la théine, qui ne sont pas des aliments proprement dits, parce qu'ils ne sont pas modifiés. Ils agissent sans doute simplement par leur présence en stimulant le système nerveux et par suite tout l'organisme. On a appelé ces substances des *aliments d'épargne*, parce qu'ils font mieux employer les autres aliments.

Faim et Soif. — Nous introduisons les aliments et les boissons dans notre tube digestif lorsque nous ressentons les sensations de faim et de soif.

On admet que ces sensations résultent surtout de l'appauvrissement de notre corps, avec localisations spéciales dans la gorge pour la soif et l'estomac pour la faim. Ainsi après les hémorrhagies les malades demandent à boire. On peut calmer la soif et la faim par des lavements ou encore par des injections faites directement dans l'appareil circulatoire.

TABLEAU DES PHÉNOMÈNES DIGESTIFS

Nature des aliments.	Formes assimilables.	Liquides digestifs.	Ferment actif.
Minéraux.	—	—	—
Farineux.	Glucose.	Salive, suc pancréatique.	Diastase salivaire. Amylase pancréatique.
Sucres.	Glucose.	Liquide intestinal.	Invertine.
Graisses.	Émulsions, savons	Suc pancréatique, bile.	Ferment émulsif.
Albuminoïdes.	Peptones.	Suc gastrique, suc pancréatique.	Pepsine, trypsine.

II. — ÉTUDE PARTICULIÈRE DES ORGANES DU TUBE DIGESTIF

A. *Bouche.*

La bouche est formée de parties dures : ce sont surtout les *os maxillaires* avec les *dents ;* puis de parties molles : les *joues* et la *langue*. Les dents ont pour rôle d'écraser les aliments de manière à faciliter les réactions chimiques qui se produiront plus loin. Quant aux parties molles, elles ont pour fonction de mettre et de ramener constamment sous les dents les aliments qui tendent à s'enfuir des deux côtés. La bouche est donc le lieu où se produit la *mastication*. En outre les aliments s'y mélangent avec la salive, ce qui constitue l'*insalivation*.

I. **Mastication.** — Elle est produite par les mâchoires et plus particulièrement par les dents, organes très durs qui les garnissent. Nous possédons deux mâchoires : l'une en haut, l'autre en bas. Elles présentent toutes deux une portion en forme de fer-à-cheval que l'on appelle *arcade dentaire* parce que les dents y sont fixées. La mâchoire inférieure seule est mobile dans les mouvements de la mastication. Le maxillaire inférieur porte en arrière un prolongement en forme d'olive appelé *condyle* (fig. 37). Il peut se mouvoir dans une dépression de même forme appelée *cavité glénoïde* que présente la base du crâne. Quant à la saillie antérieure que présente la branche montante du maxillaire, elle porte le nom d'apophyse *coronoïde;* elle sert à la fixation de l'un des muscles élévateurs de la mâchoire, le muscle temporal.

Muscles de la mastication. — Les mouvements d'abaissement de la mâchoire sont produits d'abord par le seul poids de la mâchoire inférieure. Il s'y ajoute l'action des petits muscles qui la relient à l'os hyoïde placé plus bas.

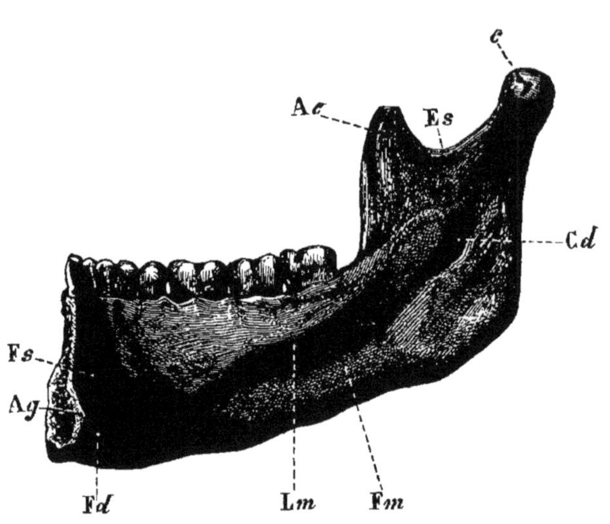

FIG. 37. — Face interne du maxillaire inférieur: *c*, condyle; *Ac*, apophyse coronoïde; *Es*, échancrure sigmoïde; *cd*, canal dentaire logeant les nerfs et vaisseaux des dents; *Fm*, fossette de la glande sous-maxilaire; *Fs*, fossette de la glande sublinguale; *Ag*, apophyses geni; *Fd*, fossette d'insertion du digastrique; *Lm*, ligne myloïdienne.

Abaisseurs. — Il y a trois paires de ces muscles abaisseurs :

1° Les muscles *génio-hyoïdiens*, ainsi appelés parce qu'ils vont des apophyses geni (face interne de l'extrémité antérieure du maxillaire inférieur) jusqu'à l'os hyoïde (partie supérieure de la gorge (fig. 38);

2° Les *mylo-hyoïdiens*, qui vont de la ligne myloïde (face interne de la branche horizontale du maxillaire inférieur) à l'os hyoïde;

3° Les muscles *digastriques*, dont le nom vient de ce que sur leur parcours ils présentent deux renflements ou ventres musculaires. Partant des apophyses géni, il y a un premier renflement qui cesse à l'os hyoïde, où le muscle est resserré par suite de son passage dans un anneau fibreux qui simule une poulie, puis il se renfle de nouveau avant de se relever pour venir se fixer à l'apophyse mastoïde de l'os temporal.

Élévateurs. — Les muscles élévateurs sont beaucoup plus puissants que les précédents. C'est que ce sont eux qui sont chargés d'écraser les aliments; ils produisent le travail utile. Il y en a également trois paires.

1° On trouve de chaque côté un muscle *temporal*, qui se fixe par une extrémité sur l'apophyse coronoïde du maxillaire inférieur. De là ses fibres s'élèvent en rayonnant et viennent se fixer sur tout le pourtour de la fosse temporale. C'est un élévateur direct (fig. 39);

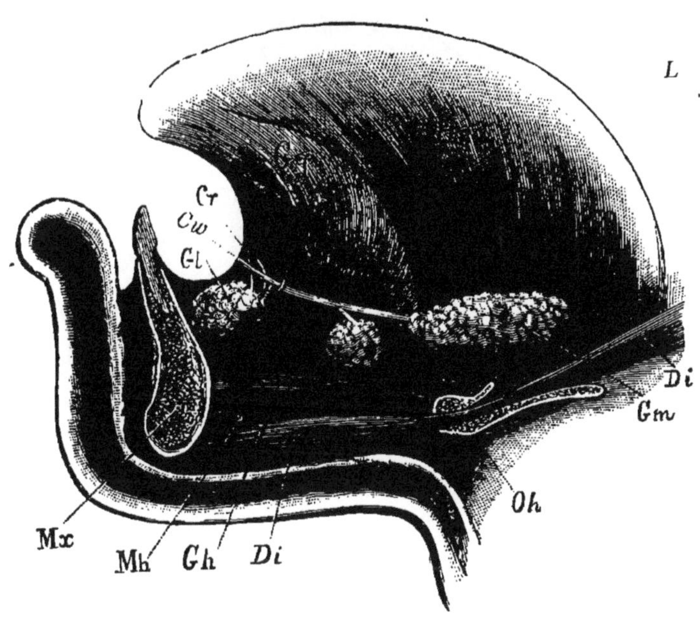

FIG. 38. — Coupe du plancher de la bouche. *Mx*, maxillaire inférieur ; *L*, langue ; *Gl*, glande sublinguale ; *Gm*, glande sous-maxillaire ; *Cr*, orifices des canaux de Rivinus ; *Cw*, orifice du canal de Wharton ; *Gg*, muscle génio-glose ; *Gh*, muscle génio-hyoïdien ; *Mh*, muscle mylo-hyoïdien ; *Di*, muscle digastrique ; *Oh*, os hyoïde ; *Hg*, muscle hyo-glosse.

2° Les muscles *masséters* qui s'étendent depuis la partie extérieure de la branche montante du maxillaire inférieur jusqu'à l'apophyse zygomatique qui prolonge en arrière l'os de la pommette des joues;

3° Les muscles *ptérygoïdiens* (fig. 40), qui partent de l'apophyse ptérygoïde de la base du crâne tandis que leur autre extrémité se trouve fixée à la face interne de la branche montante du maxillaire inférieur. Il résulte de leur situation que ces muscles ne sont plus des élévateurs directs, car ils ont un trajet oblique. Ce sont eux qui produisent les mouvements d'avant en arrière ou de latéralité du maxillaire inférieur.

Dents. — Les dents sont les organes qui divisent les

aliments (fig. 41, 42 et 43). On distingue dans toute dent trois parties : la *couronne* qui fait saillie dans l'intérieur de

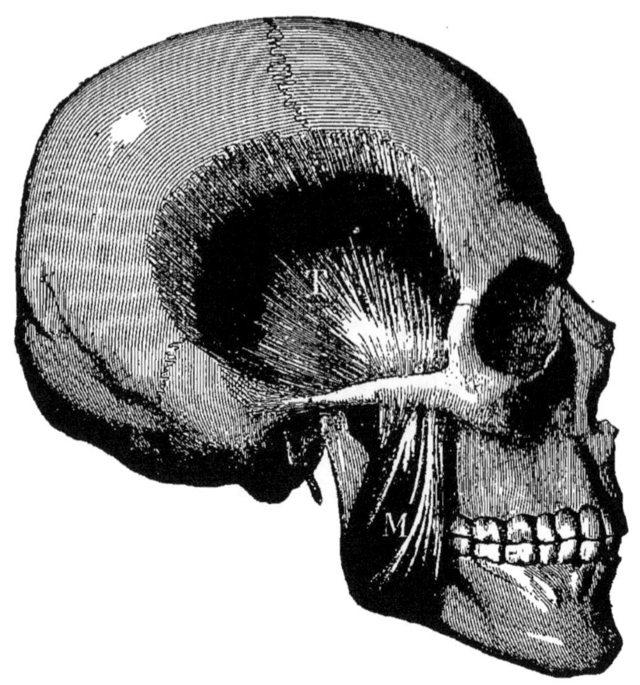

FIG. 39. — Muscles masticateurs: *T*, temporal; *M*, masséter.

la bouche ; puis une portion rétrécie nommée le *collet* de la dent ; enfin, la *racine*, qui est enfoncée dans les *alvéoles*, cavités creusées dans le bord des arcades dentaires.

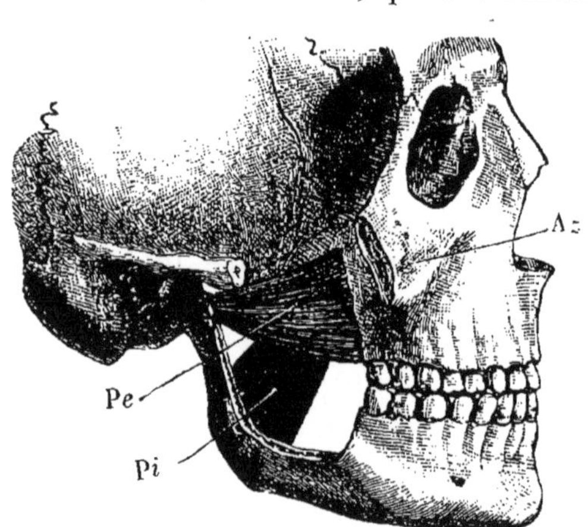

FIG. 40. — Muscles ptérygoïdiens : *Pe*, ptérygoïdien externe ; *Pi*, ptérigoïdien interne ; *Az*, arcade zygomatique.

Dans l'état de santé, le collet n'est pas visible parce qu'il est recouvert par les gencives.

Au point de vue de la forme on distingue trois espèces de dents (fig. 42). En avant se trouvent des dents coupantes ou *incisives;* il y en a quatre à chaque mâchoire. Elles ont une seule racine. De chaque côté, se trouve une dent à couronne pointue que l'on appelle *canine*, il y en a donc en tout quatre. En arrière se trouvent des dents plus volumineuses à couronne mamelonnée; ce sont les *molaires*. Chez l'enfant, on ne trouve que deux molaires à chaque mâchoire et de chaque côté. Chez l'adulte, il y en a vingt, cinq de chaque côté et à chaque mâchoire.

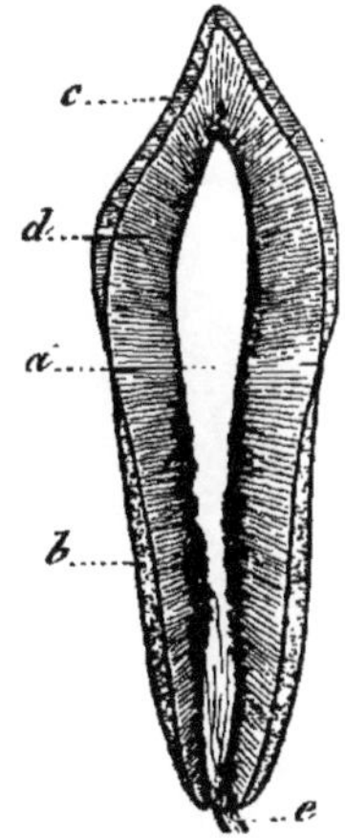

Fig. 41. — Section longitudinale d'une incisive de l'homme: *a*, cavité dentaire; *d*, couche d'ivoire; *b*, cément; *e*, orifice des vaisseaux et nerfs; *c*, émail.

Les incisives saisissent et coupent, les canines déchirent, les molaires broient les aliments. Parmi les molaires, on en distingue deux sortes : les deux antérieures de chaque quadrant sont moins développées que les autres, elles ne présentent que deux mamelons et seulement une ou deux racines, on les appelle *prémolaires ou petites molaires*. Les suivantes, nommées *grosses molaires*, ont trois, quatre ou cinq collines et deux, trois ou quatre racines.

L'enfant n'a donc en tout que vingt dents, tandis que l'adulte complet en a trente-deux. Enfin, le nouveau-né ne possède généralement pas de dents apparentes.

Apparition des dents. — Au moment de la naissance les gencives sont lisses, cependant les dents existent déjà, mais elles sont cachées dans l'intérieur des tissus. C'est en général du sixième au neuvième mois après la naissance,

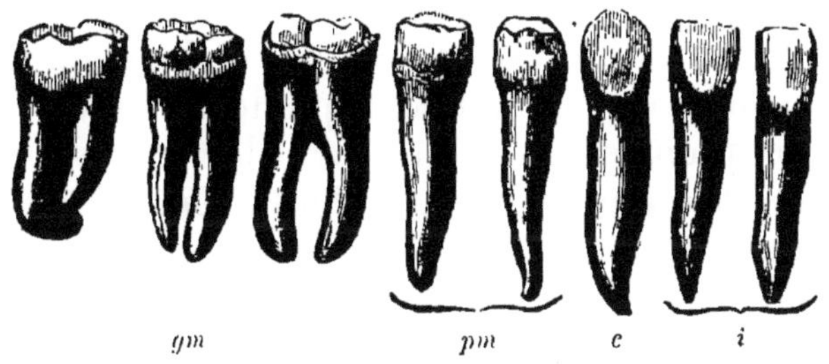

Fig. 42. — Dents de l'homme: *i*, incisives; *c*, canine; *pm*, prémolaires; *gm*, grosses molaires.

que les premières dents percent. Ce sont d'abord les deux incisives inférieures du milieu, puis les dents correspondantes d'en haut; les incisives latérales inférieures viennent ensuite précédant les dents correspondantes supérieures, et ainsi successivement jusqu'au fond de la bouche, avec cette exception que la sortie des canines se fait après celle des molaires antérieures. Ce travail est généralement fini vers l'âge de trois ans. Puis la dentition reste stationnaire jusque vers l'âge de sept ans. Alors la première grosse molaire définitive perce en arrière, et les premières dents ou *dents de lait* tombent successivement à peu près dans l'ordre d'apparition. Il y a chaque fois d'abord altération de la racine. — Chacune est remplacée par une dent semblable qui se développe émergeant des tissus à la même place, et la dentition se complète en arrière par l'apparition des secondes grosses molaires. Il se produit alors un repos à partir de l'âge de treize ans, quoique toutes les dents ne soient pas encore visibles. Les dernières grosses molaires ne percent d'ordinaire que de dix-sept à trente ans, on les appelle *dents de sagesse*. Avant de devenir visibles, les dents de la deuxième dentition existent depuis fort longtemps. Elles ont pris naissance en même temps que les premières, seulement leur évolution est plus lente ; nous le verrons plus loin.

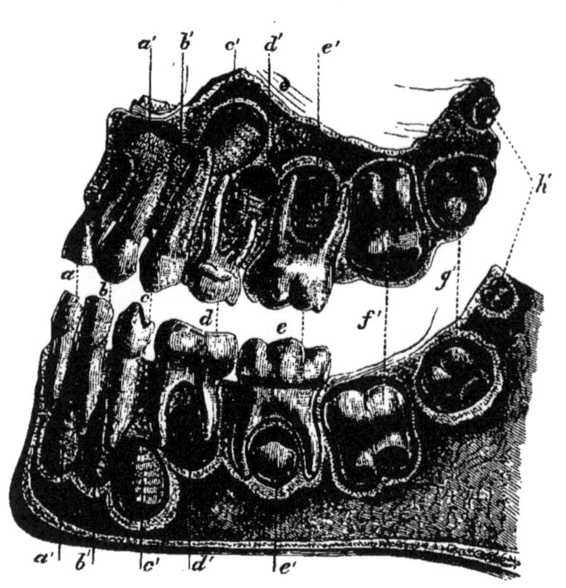

FIG. 43. — *a*, *b*, *c*, *d*, *e*, première dentition de l'homme ; *a'*, *b'*, *c'*, *d'*, *e'*, *f'*, *g'*, *h'*, germes dentaires de la seconde dentition.

Structure des dents. — Les dents sont formées par une écorce dure entourant une substance molle, la *pulpe dentaire*. Cette pulpe reçoit des vaisseaux sanguins et des nerfs qui pénètrent par des orifices ménagés aux extrémités des racines (fig. 41). La partie dure est formée presqu'entièrement par un tissu blanc-jaunâtre assez résistant appelé *ivoire* ou *dentine*. A la surface de la couronne il est recouvert par une substance excessivement résistante appelée *émail ;* à la surface des racines l'on trouve une troisième espèce de tissu : le *cément*. Cette partie est la plus molle de toute l'écorce, elle a la consistance de l'os dont elle a aussi la structure. Au collet l'émail et le cément arrivent en contact, et l'on constate que le cément recouvre légèrement l'émail.

1° L'*ivoire* contient peu de matières organiques et beaucoup de minéraux : phosphates de chaux et de magnésie, carbonate de chaux. Il présente des stries parallèles à la surface comme s'il était formé de couches superposées.

On y trouve de fins canaux appelés les *canalicules dentaires* qui partent de la pulpe, courant perpendiculairement à la surface en se ramifiant et s'anastomosant. Ils contiennent les *fibres dentaires* formées par des prolongements issus de cellules cylindriques appelées *odontoblastes* qui tapissent la surface de la pulpe. A leur autre extrémité les canalicules dentaires se terminent dans de petites lacunes de la couche des corpuscules qui se trouve au contact de l'émail ou du cément (fig. 44);

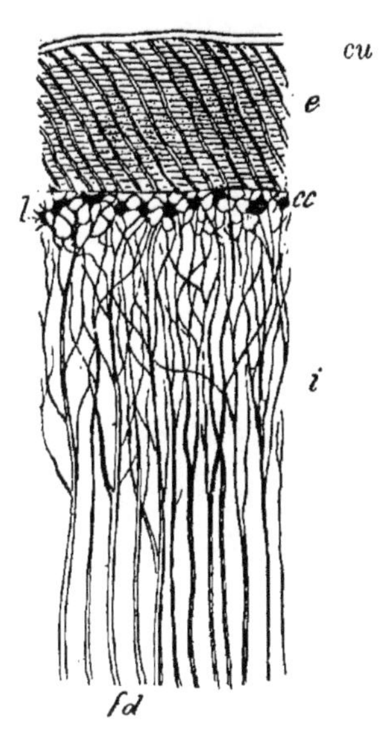

Fig. 44. — Structure des dents ; *e*, émail ; *cu*, sa caticule ; *i*, ivoire ; *cc*, coupe des corpuscules avec les lacunes ; *fd*, fibres dentaires.

2° L'*émail* est excessivement dur, formé par des prismes à base hexagonale, légèrement obliques par rapport à la surface. Ces prismes un peu ondulés présentent des stries transversales comme s'ils étaient formés de couches superposées. Ils sont formés d'un peu de matière organique et de beaucoup de phosphate de chaux mélangé à du fluorure de calcium. La partie superficielle de l'émail plus dure, forme une cuticule.

L'intégrité de l'émail est importante pour la conservation des dents. Dès qu'une fissure existe, des parasites microscopiques, qui vivent dans la bouche, s'y fixent et provoquent peu à peu la destruction de l'ivoire, mettant à nu la pulpe dont les nerfs irrités provoquent les douleurs souvent violentes de la carie dentaire ;

3° Le *cément* est simplement du tissu osseux avec les cellules (ostéoblastes) caractéristiques.

Formation des dents. — Les dents n'existent pas dans les premières semaines de la vie embryonnaire. Vers la fin du deuxième mois l'on voit l'épiderme s'enfoncer dans le derme tout le long du bord supérieur de la gencive, ce qui se traduit à l'extérieur par l'apparition d'une gouttière qui occupe le bord alvéolaire (fig. 45, 1).

Celle-ci disparaît bientôt par suite du développement de l'épithélium. En même temps la lame épidermique gagne dans la profondeur du derme, où elle donne des renflements correspondant chacun à une future dent. On les appelle les *organes adamantins*. Ils ne tardent pas à s'isoler les uns des autres; en même temps le cylindre épithélial qui les relie à la couche de Malpighi de la gencive s'étrangle peu à peu et finalement disparaît (fig. 45, 2, 3, et fig. 46).

La forme des organes adamantins ne tarde pas à se modifier. En effet le derme se condense au-dessous puis il refoule le fond de l'organe vers le haut, finissant par s'en coiffer complètement. Ce tissu dermique ainsi développé porte le nom de *germe dentaire*, car il va donner naissance à l'ivoire, à la pulpe et au cément. Pour cela il se forme dans son intérieur un riche réseau sanguin et des cellules conjonctives se disposent en une membrane à sa surface donnant les odontoblastes. Ceux-ci s'allongent en forme de poire, l'extrémité rétrécie regardant vers la surface de la dent où ils laissent exsuder une substance qui formera la matière fondamentale de l'ivoire. Cette couche sécrétée s'épaissit peu à peu, transformant le prolongement de l'odontoblaste en fibre dentaire, en même temps que l'ensemble prend la dispo-

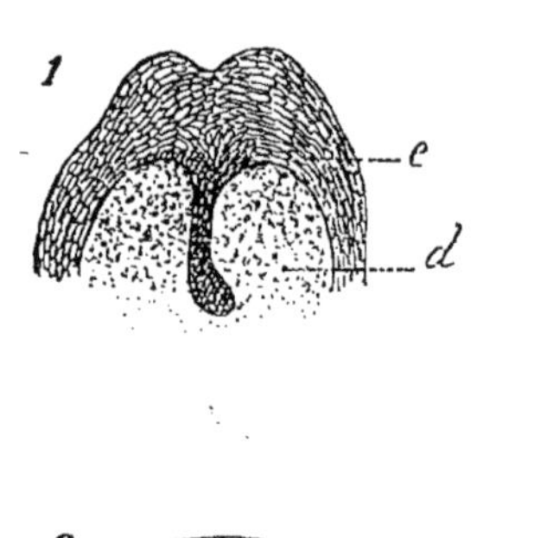

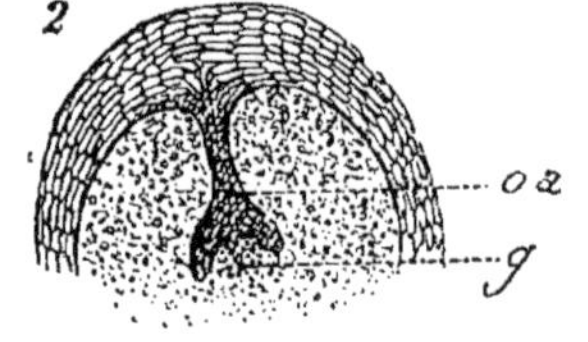

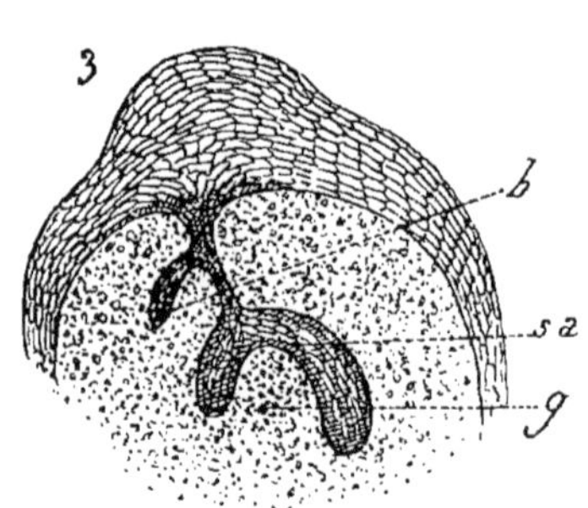

Fig. 45. — Coupe à travers la partie supérieure de l'arcade dentaire du maxillaire inférieur montrant le développement des dents; *e*, épiderme; *d*, derme; *g*, germe dentaire; *oa*, organe adamantin; *sa*, sac adamantin; *b*, bourgeon de la dent de 2e dentition.

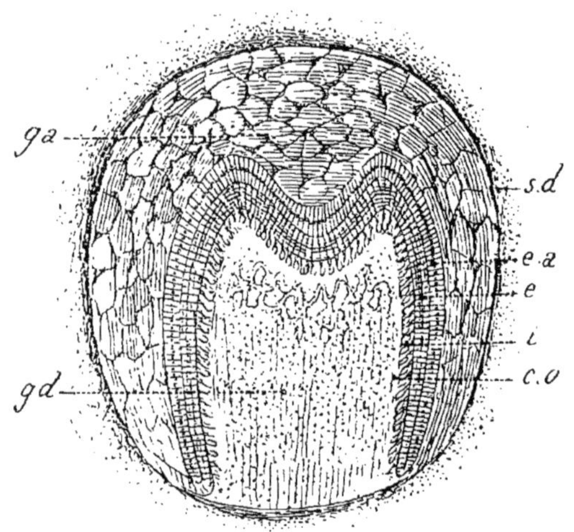

Fig. 46. — Sac dentaire de la première molaire à l'âge de 5 mois: *sd*, sac dentaire; *ea*, épiderme adamantin; *e*, émail; *i*, ivoire; *co*, couche des odontoblastes; *ga*, gelée adamantine; *gd*, germe dentaire.

sition de la couronne de la dent à former. La masse interne du germe reste molle, ce sera la pulpe.

L'organe adamantin coiffe la surface du germe et s'y moule; il se transforme en *sac adamantin* par suite d'une exsudation qui sépare les cellules internes donnant une gelée, tandis que celles qui recouvrent les surfaces concaves et convexes de l'organe adamantin restent contigués. C'est la membrane de la surface concave du sac directement appliquée sur l'ivoire qui donnera naissance à l'émail, sans doute par exsudation des cellules qui disparaissent après ce travail en même temps que le contenu et la paroi convexe du sac se résorbent (fig. 46).

Il ne se forme d'abord ainsi que la couronne largement ouverte vers le bas. Elle est recouverte, protégée par un *sac dentaire* qui s'est formé par condensation du tissu conjonctif périphérique.

Bientôt l'ivoire gagne vers le bas, rétrécissant l'ouverture de la dent, ce qui donne la racine. Cette nouvelle formation se fait très rapidement au moment où la dent doit percer.

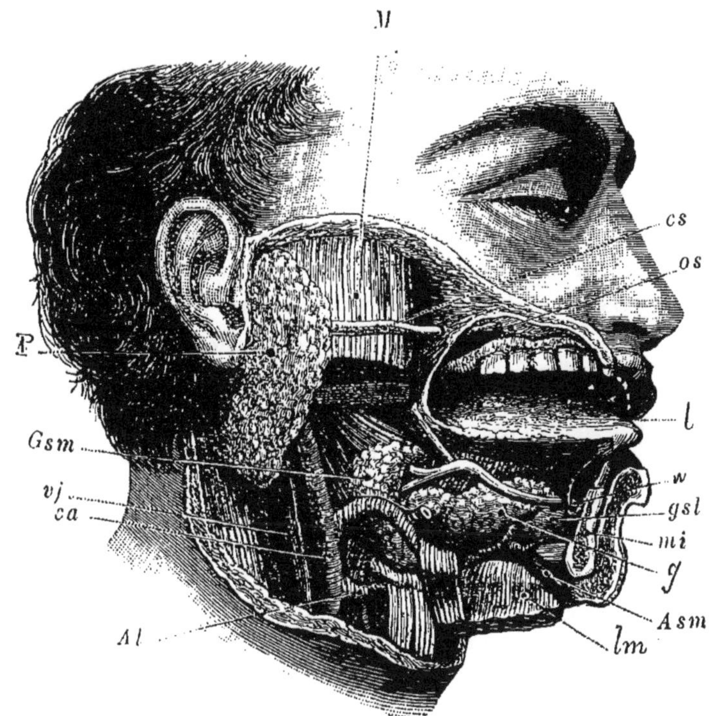

Fig. 47. — Glandes salivaires: *P*, glande parotide; *cs*, canal de Sténon; *os*, orifice du canal de Sténon; *Gsm*, glande sous-maxillaire; *g*, son lobe antérieur; *w*, orifice du canal de Wharton; *gsl*, glande sublinguale; *Al*, artère linguale; *Asm*, artère sous-mentale; *ca*, artère carotide externe; *vj*, veine jugulaire; *l*, langue; *M*, muscle masseter; *mi*, maxillaire inférieur.

Ce rétrécissement de l'ouverture inférieure de la racine gêne peu à peu l'arrivée du sang et la nutrition de l'organe, c'est ce qui fait sans doute que chez les vieillards les dents tombent souvent sans être cariées.

Au contraire, les incisives des rongeurs restent largement ouvertes et croissent pendant toute la vie de l'animal. Il en est de même pour les défenses des éléphants, etc.

Les dents de la seconde dentition prennent naissance presque en même temps que les premières sous la forme d'un bourgeon latéral du pédicule (fig. 45, 3).

L'évolution est la même, mais plus lente.

L'émail nous apparaît donc comme un tissu complètement mort. Aussi toute blessure de ce tissu reste ouverte. Il s'use peu à peu, c'est pourquoi chez les vieillards l'ivoire finit par être mis à nu au niveau de la couronne.

L'ivoire n'est pas un tissu tout à fait mort, à cause des fibres dentaires, prolongements des odontoblastes, en sorte que quand on combat une carie on constate souvent que l'ivoire se durcit à la surface ; la portion détruite ne se reforme pas, mais l'attaque ne va pas plus loin.

II. **Insalivation.** — En même temps que les aliments sont broyés, ils se mélangent avec la salive, ce qui les rend plus fluides. Il en résulte en outre le début des phénomènes chimiques.

Glandes salivaires. — Les glandes salivaires sont de quatre sortes :

1° On trouve de chaque côté, en avant et au-dessous de l'oreille, une grosse glande appelée *glande parotide.*

Leur produit s'écoule dans la bouche, au-dessus de la première grosse molaire supérieure, par un conduit appelé *Canal de Sténon* (fig. 47) ;

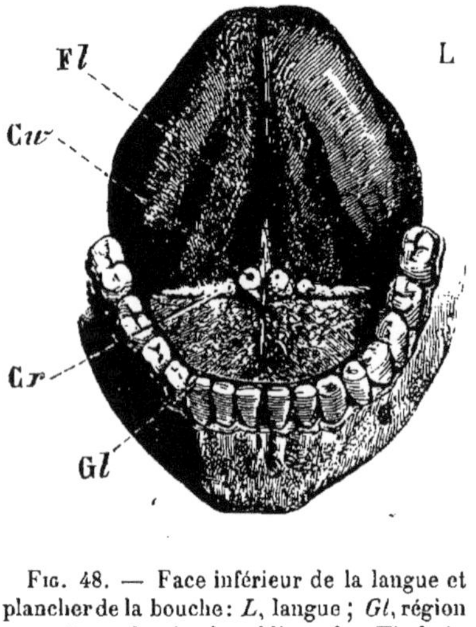

Fig. 48. — Face inférieur de la langue et plancher de la bouche : *L*, langue ; *Gl*, région occupée par la glande sublinguale ; *Fl*, frein de la langue ; *Cw*, orifice du canal de Wharton ; *Cr*, orifices des canaux de Rivinus.

2° Contre la face interne de l'os maxillaire inférieur, on trouve les glandes sous-maxillaires ; leur conduit vient s'ouvrir des deux côtés de l'extrémité du frein de la langue, il porte le nom de *canal de Wharton* (fig. 38, 47, 48) ;

3° Plus en avant et toujours au-dessous de la langue, se trouve une autre paire de glandes, les glandes *sublinguales*, dont le produit s'écoule des deux côtés du frein par les petits *canaux de Rivinus* (fig. 38, 47, 48) ;

4° Il y a des petites glandes dispersées dans toute la muqueuse de la bouche, ce sont les *glandules buccales*.

Toutes ces glandes sont des glandes en grappe (fig. 49) ; elles reçoivent une petite artère, une petite veine ; un nerf a pour fonction de régler la sécrétion.

a. **Fonctions mécaniques de la salive.** — La salive

parotidienne est très fluide. En considérant qu'elle s'écoule dans la bouche juste au-dessus des molaires, on a admis qu'elle avait surtout pour but de rendre les *aliments plus liquides*. En effet on a constaté que chez les chevaux et les bœufs, qui mangent du foin, ces glandes sont très développées.

Les glandes sous-maxillaires, au contraire, donnent un liquide épais, visqueux. Il se produit surtout quand on goûte des aliments sapides; on en a conclu que sa sécrétion aurait peut-être une part dans les *phénomènes du goût*.

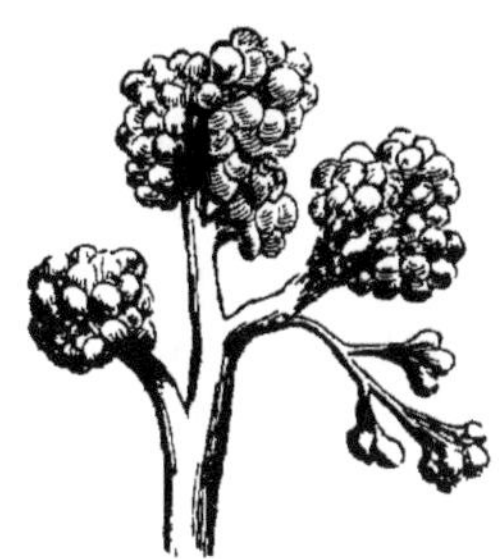

Fig. 49. — Fragment de glande parotide.

Les glandes sublinguales donnent un liquide très épais; il en est de même des glandules buccales. On admet que ces derniers liquides ont pour rôle de former plus particulièrement un enduit à la surface de chaque bouchée de manière à en faciliter le *glissement* en arrière.

On a pu isoler ces différentes salives en introduisant dans le canal excréteur un tube de platine ou d'argent dont l'extrémité se rend dans un flacon. La sécrétion se produit surtout quand on fait manger l'animal ou lorsque l'on excite le nerf qui se rend à la glande.

b. **Fonction chimique de la salive.** — Le mélange de ces quatre salives donne la *salive mixte* qui a pour fonction de transformer l'amidon cuit en glucose.

On le montre par l'expérience suivante : un pain azyme (sans levain) mâché, délayé dans de l'eau tiède donne un liquide qui, après filtration, contient de la glucose reconnaissable à la réduction en rouge qu'elle produit dans la liqueur de Fehling bouillante, tandis que la teinture d'iode n'étant pas modifiée montre qu'il ne contient plus d'amidon. Un pain azyme, simplement écrasé avec de l'eau, ne réduit pas la liqueur de Fehling, mais donne une coloration bleue avec l'iode.

La matière qui agit est la *ptyaline* ou *diastase salivaire* que l'on peut précipiter par l'alcool.

La salive pure est alcaline, elle peut devenir acide par suite du développement de différents ferments (bactéries, champignons) dans l'intervalle des dents. La salive contient fort peu de ptyaline. Pour 1.000 parties de salive mixte on trouve :

990 d'eau ;
2 de ferment ;
3 de mucus ;
5 de différents sels (chlorures et sulfates de sodium, de potassium, carbonates et phosphates de calcium et de magnésium, traces de sulfo-cyanure de potassium).

Quelquefois ces sels se précipitent à la surface des dents, où ils forment des enduits que l'on appelle improprement du *tartre*.

On s'est demandé quelle est celle des quatre salives qui donne à la salive mixte la propriété de digérer l'amidon. Il semble que cette propriété appartienne plus particulièrement aux glandules buccales. Elle n'apparaît qu'au moment de la sortie des premières dents : c'est pourquoi on ne doit donner auparavant aux enfants ni pain ni farineux (Bidder).

B. *Arrière-Bouche ou Pharynx.*

Les aliments sont réduits dans la bouche en une masse pâteuse qui doit descendre en arrière dans l'œsophage. Ce mouvement se produit parce que la langue se soulève en avant et s'appuie contre la voûte du palais. Le bol alimentaire ainsi pressé glisse peu à peu dans l'arrière-bouche. Mais là se trouve un passage difficile. Il y existe en effet trois orifices : vers le haut est un conduit menant dans la cavité du nez ; en bas on trouve deux canaux : en avant la *trachée-artère* qui conduit l'air au poumon, en arrière l'œsophage. Ce confluent porte le nom de *pharynx*. La bouche est limitée à sa partie supérieure par la *voûte du palais* qui, en arrière, se réfléchit vers le bas devenant membraneuse, ce qui lui a fait donner le nom de *voile du palais* (fig. 50 et 51). Son bord postérieur est flottant. Au milieu il se termine par un appendice appelé la *luette* qui ressemble au battant d'une cloche ; tandis que de chaque côté on trouve deux arcades placées l'une au-devant de l'autre. Ce sont les *piliers du palais* qui s'éteignent peu à peu vers le bas à la surface du pharynx. Les renflements situés de chaque côté dans l'angle qui sépare les piliers sont appelés *amygdales*.

Déglutition. — Quand le bol alimentaire se présente en arrière, le voile du palais se soulève, devient horizontal par la contraction des muscles péristaphylins ; en même temps le pharynx se rétrécit à ce niveau par l'action du muscle constricteur supérieur. Il en résulte l'occlusion de l'orifice supérieur (fig. 51). La masse alimentaire ne peut donc remonter que si un courant d'air violent s'échappe du poumon, ce qui arrive quelquefois dans le rire.

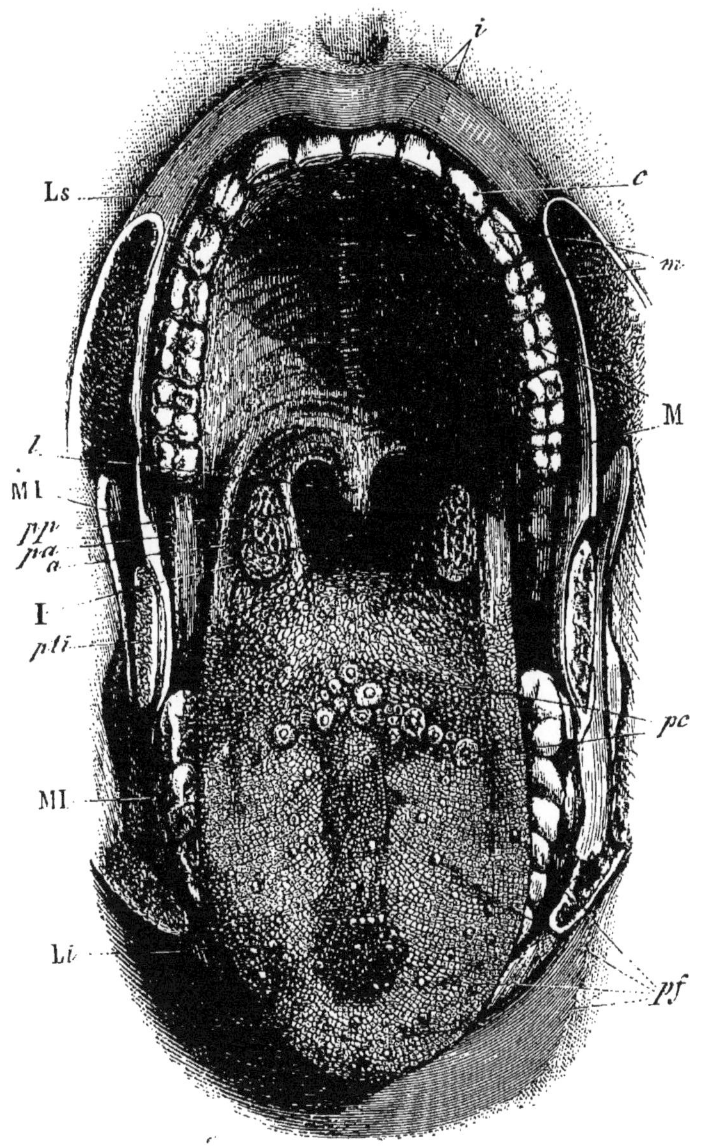

Fig. 50. — Vue du fond de la bouche : *Ls*, lèvre supérieure ; *MI*, maxillaire inférieur ; *Li* lèvre inférieure ; *i*, incisives ; *c*, canine ; *m*, petites molaires ; *M*, grosses molaires ; *l*, luette ; *a*, amygdale : *pp*, pilier postérieur : *pa*, pilier antérieur ; *pc*, papilles caliciformes ; *pf*, papilles fongiformes.

Quant à la trachée-artère, elle est évitée parce que sa partie supérieure ou *larynx*, soulevée par des muscles, tend à appliquer son orifice contre la base de la langue, tandis que l'œsophage soulevé également remonte au-devant de l'aliment (fig. 51). On vérifie cette ascension du larynx en portant le doigt à la pomme d'Adam en même temps que l'on avale.

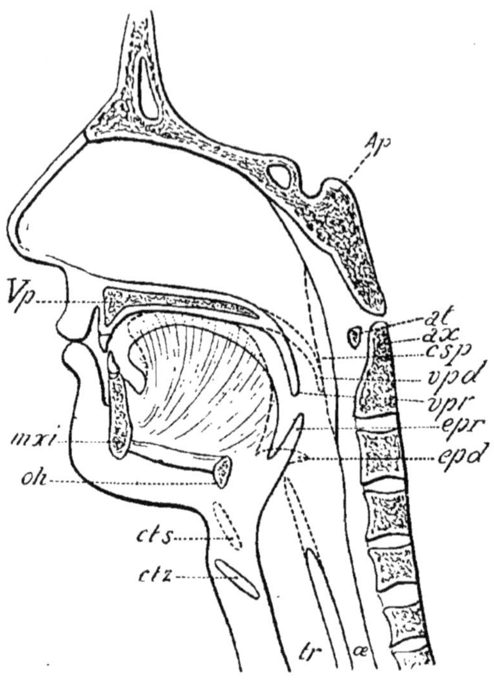

Fig. 51. — Disposition de l'arrière-bouche dans la respiration et la déglutition. Les traits pleins indiquent le contour dans le repos (respiration) et les traits brisés la disposition dans la déglutition : *Vp*, voûte du palais ; *mxi*, maxillaire inférieur ; *oh*, os hyoïde ; *cts*, cartilage thyroïde dans la déglutition ; *ctz*, cartilage thyroïde dans la respiration ; *Ap*, apophyse basilaire ; *at*, atlas ; *ax*, axis ; *csp*, constricteur supérieur du pharynx ; *vpd*, voile du palais dans la déglutition ; *vpr*, voile du palais dans la respiration ; *epd*, épiglotte dans la déglutition ; *epr*, épiglotte dans la respiration.

L'occlusion du larynx est encore complétée parce que la base de la langue est munie d'une languette cartilagineuse appelée l'*épiglotte ;* la langue se soulevant en avant fait basculer l'épiglotte en arrière du même angle, en sorte qu'elle vient former un toit oblique au-dessus de l'orifice du larynx (fig. 51), La masse alimentaire glisse sur ce toit et tombe en arrière dans l'œsophage, Le rôle de l'épiglotte est surtout important dans la déglutition des liquides comme le montrent les faits d'ablation de cet organe. La déglutition des solides se fait alors normalement mais celles des liquides est accompagnée de quintes de toux. C'est ainsi que l'organisme rejette les corps qui pénètrent dans le larynx. Les liquides arrivés en arrière seraient recueillis dans le sillon qui sépare la base de la langue de l'épiglotte.

Tous ces mouvements compliqués, s'exécutent d'une manière parfaitement régulière sans que la volonté intervienne et même malgré la volonté ; c'est un mouvement réflexe fatal. Ces mouvements s'exécutent spontanément dès qu'un corps arrive dans l'arrière-bouche, et lorsque nous croyons avaler à vide, la série de mouvements se produit par suite d'une petite accumulation de salive réunie à l'arrière de la langue.

C. Œsophage.

Arrivé dans l'œsophage, le bol est immédiatement saisi par un resserrement de ce canal qui siège surtout à l'arrière de la petite masse, en sorte qu'il la chasse devant lui et la fait refluer vers le bas, comme un noyau de cerise que l'on presse entre les doigts. Cette contraction se déplace dans le même sens tandis que la partie du canal située au-dessous vient au-devant de la masse alimentaire qui est poussée ainsi jusque dans l'estomac ; ces mouvements ont été appelés *mouvements péristaltiques*. Ils sont produits par une couche de muscles et se continuent tout le long de l'intestin empêchant les matières de s'accumuler.

En outre au début de chaque déglutition il se produit une légère contraction du diaphragme qui amplifie le volume du thorax. Il en résulte une diminution de pression dans l'œsophage et par suite une aspiration du bol alimentaire vers le bas.

Si le bol est petit et liquide son cheminement de la bouche à l'estomac se fait plus vite et plus simplement que nous ne l'avons décrit plus haut. Les mouvements de la langue et du gosier suffisent à le projeter jusque dans l'estomac. Le mouvement péristaltique se produit encore, mais plus tard, rassemblant seulement les miettes restées en retard.

Structure de l'œsophage. — Si l'on fait une coupe à travers la paroi de l'œsophage, on a l'aspect suivant (fig. 52). Extérieurement une membrane *séreuse ;* au-dessous vient la couche de *muscles* formée de deux séries, l'extérieure comprend des fibres longitudinales, l'intérieure des fibres circulaires (ce sont ces dernières qui produisent le resserrement) ; enfin, revêtant le canal se trouve la *muqueuse* formée comme partout du derme et de l'épithélium. Ce dernier contient un grand nombre de petites glandes qui sécrètent un mucus épais, mouillant la paroi de l'œsophage, ce qui facilite le glissement de la masse alimentaire.

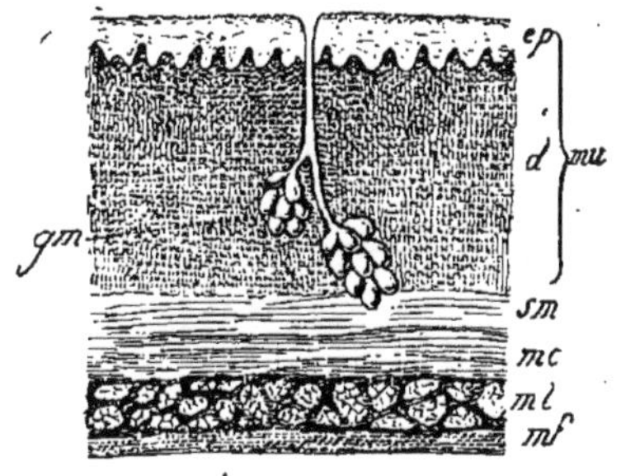

Fig. 52. — Coupe de l'œsophage : *mu*, muqueuse ; *ep*, épiderme ; *d*, derme ; *gm*. glande muqueuse ; *sm*, tissu conjonctif sous-muqueux ; *mc*, muscle à fibres circulaires ; *ml*, muscle à fibres longitudinales ; *mf* membrane fibreuse externe.

D. Estomac.

L'estomac est situé au-dessous du diaphragme, un peu à gauche de la ligne médiane du corps, partiellement recouvert par un prolongement du foie. Il est concave vers le haut, convexe vers le bas (fig. 53). Son volume varie beaucoup avec l'individu ; il est en moyenne d'un litre. L'estomac est fixé d'une part par l'œsophage, qui le soutient, et d'autre part par deux replis du péritoine : le *mésogastre*, qui le rattache à la colonne vertébrale et le *petit épiploon* qui le relie au foie (fig. 7). L'orifice d'entrée, situé à gauche, porte le nom de *cardia*, celui de sortie, situé à droite, s'appelle *pylore*. Ce dernier se trouve indiqué par un épaississement de la paroi de l'organe qui forme une valvule annulaire percée en son centre appelée *valvule pylorique*. Peu nette du côté de l'estomac, elle est très visible du côté du duodénum (fig. 54).

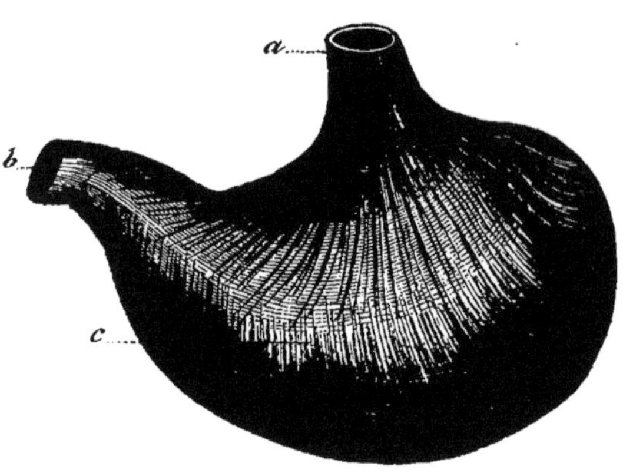

Fig. 53. — Estomac de l'homme, vu par sa face antérieure ; *a*, cardia ; *b*, pylore ; *c*, fibres musculaires.

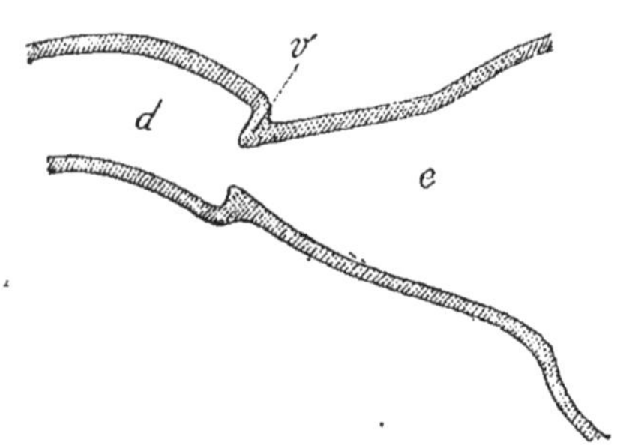

Fig. 54. — Coupe de la valvule pylorique : *e*, cavité de l'estomac ; *d*, duodenum ; *v*, valvule.

Structure de l'estomac. — C'est celle de l'intestin aussi bien que celle de l'œsophage (fig. 55) : membrane séreuse extérieure, puis couche musculaire très développée enfin couche muqueuse tapissant la cavité de l'organe. L'estomac éprouve des contractions constamment renouvelées qui mélangent les aliments avec les liquides digestifs, les matières y séjournant quelques heures. Elles tournent d'une manière continue (fig. 56) ; sur le bord supérieur et inférieur les aliments cheminent de gauche à droite ; les deux courants se rencontrent au pylore pour retourner au cardia par la région médiane et ainsi de suite. Parmi ces muscles, il en est un que l'on a distingué au point de vue théorique. Il est formé par des fibres qui s'étendent du cardia au pylore formant comme une ceinture à l'estomac. Si ce faisceau vient à se contracter, la cavité de l'organe se partagera en deux poches superposées : en bas un grand compartiment, en haut une espèce de canal reliant directement les deux orifices (fig. 57). Grâce à ce canal, les aliments liquides peuvent passer dans l'intestin sans séjourner dans l'estomac. Ce faisceau musculaire a reçu le nom de *cravate de Suisse*.

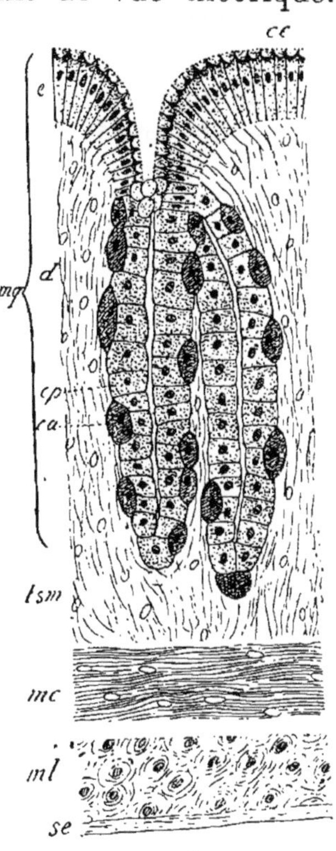

FIG. 55. — Coupe à travers la paroi de l'estomac de l'homme (l'épaisseur des couches musculaires a été réduite) ; *mq*, muqueuse ; *e*, épiderme ; *cc*, cellules calliciformes ; *d*, derme ; *tsm*, tissu conjonctif sous-muqueux ; *mc*, muscles circulaires ; *ml*, muscles longitudinaux ; *se*, séreuse ; *cc*, cellules caliciformes de l'épithélium ; *cp*, cellules pepsinifères ; *ca*, cellules donnant le liquide acide.

Glandes de l'estomac. — La *muqueuse de l'estomac* a environ

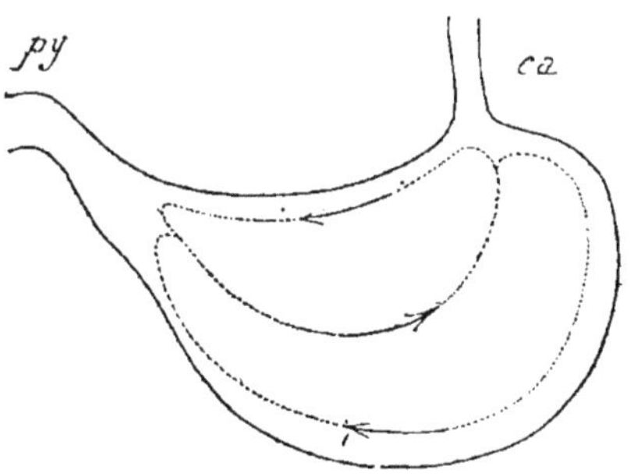

FIG. 56. — Mouvements que l'estomac imprime aux aliments : *ca*, cardia ; *py*, pylore.

un millimètre d'épaisseur. Elle est creusée de nombreuses glandes en tubes simples ou ramifiés.

Il y en a deux espèces :

1° Celles de la *région pylorique* n'ont guère qu'une espèce de cellules de revêtement, contenant sous forme d'une matière claire de la pepsine surtout abondante après un jeûne ;

2° Celles de la *grande courbure*, outre les cellules pepsinifères, contiennent beaucoup de cellules granuleuses ovoïdes qui fabriqueraient l'élément acide (fig. 55).

La matière claire ne serait pas de la pepsine véritable, mais de la *propepsine* ou *substance pepsinogène*, car on obtient des solutions de ferment beaucoup plus riches quand on ajoute du sel marin ou un peu d'acide chlorhydrique à des fragments d'estomac frais que l'on laisse infuser dans de l'eau.

L'on obtient ainsi le suc gastrique artificiel.

Ces glandes forment des tubes qui se touchent presque ; ils ne sont séparés que par une mince couche de derme.

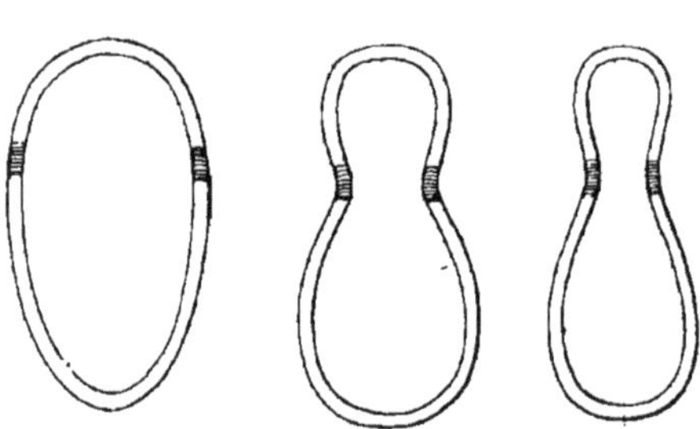

Fig. 57. — Coupes transversales de l'estomac montrant l'action de la cravate de Suisse dont les fibres sont ombrées.

Du côté de la cavité de l'estomac, le derme est revêtu par une couche simple de cellules épithéliales remarquables parce que la membrane semble absente sur la face libre (fig. 55). Ce sont les *cellules caliciformes*. On admet que ce sont des glandes muqueuses unicellulaires.

Réaumur (1750) puis Spallanzani (1783) ont établi que les phénomènes qui se passent dans l'estomac sont principalement des réactions chimiques. Leurs expériences ne portaient que sur de petites quantités de matière. Vers 1825 William Beaumont eut l'occasion d'observer un chasseur canadien qui avait reçu un coup de feu lui ayant perforé l'estomac. La blessure avait guéri, laissant un orifice de communication entre la cavité de l'organe et l'extérieur. D'ordinaire, il était bouché par un tampon. Beaumont put ainsi voir ce qui se passait dans l'estomac, recueillir de grandes quantités de liquide ou d'aliments à l'état de digestion plus ou moins avancée, etc.

On répète maintenant les mêmes expériences d'une manière courante. Le danger consiste, en ce que les matières contenues dans l'organe avec les nombreux germes qui y nagent, tombant dans la séreuse, y occasionnent une péritonite, emportant le sujet en quelques heures. On arrive à se mettre à l'abri de ces accidents, grâce au procédé suivant : l'estomac étant vide ou à peu près, on incise la peau du corps à son niveau. On le tire au dehors, et on le fixe par des points de suture, puis on l'ouvre à l'aide d'un coup de ciseau. On rabat les deux lambeaux de l'estomac de manière à les appliquer contre la peau, et après avoir posé quelques points de suture on introduit dans l'organe une monture en argent formée par un bouton portant un tube fileté sur sa face externe (fig. 59, 60). On laisse sortir ce tube à travers la plaie et l'on visse dessus une deuxième tubulure munie également d'un petit pavillon que l'on amène aussi près que possible du

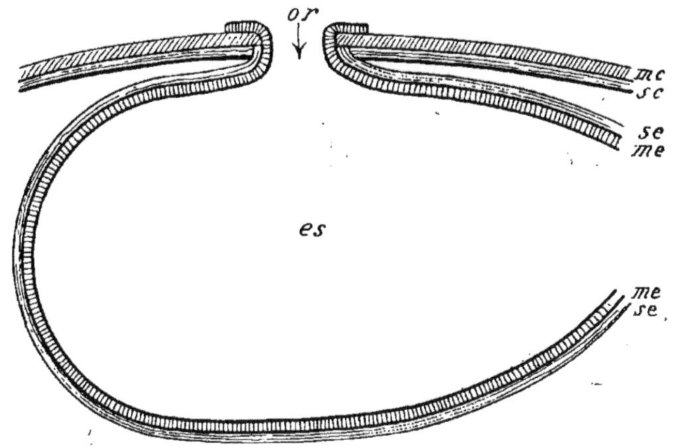

Fig. 58. — Disposition des tuniques dans la fistule: *mc*, muqueuse cutanée; *me*, muqueuse de l'estomac; *sc*, séreuse cutanée; *se*, séreuse de l'estomac; *es*. cavité de l'estomac; *or*, orifice.

bouton intérieur, serrant ainsi la peau de l'estomac contre celle du corps (fig. 58). Un pansement antiseptique est fait. La plaie guérit bientôt entre les deux disques d'argent, la séreuse de l'estomac se

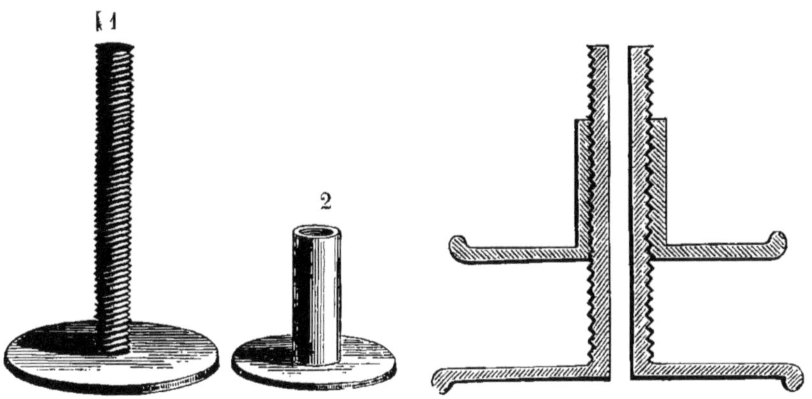

Fig. 59. — Canules pour la fistule.

Fig. 60. — Coupe des canules en position.

soudant à celle qui revêt la paroi du corps et la muqueuse à la peau. On a ainsi une ouverture permanente appelée *fistule gastrique* qu'à l'état de repos, on ferme à l'aide d'un bouchon.

Au contact d'un aliment la muqueuse devient rouge et les glandes sécrètent beaucoup de liquide formé par du suc gastrique. Pour ne pas l'avoir mélangé avec la salive il faut ligaturer l'œsophage.

Suc gastrique. — Ce liquide est légèrement jaunâtre, peu odorant, un peu acide, son volume est assez considérable ; un homme en donnerait plusieurs litres en vingt-quatre heures. Son acidité tient surtout à un composé peu stable : le *chlorhydrate de leucine.*

L'acide lactique qu'on trouve quelquefois proviendrait de la fermentation des aliments, résidus de digestions antérieures.

Propriétés digestives. — Au contact du suc gastrique on voit les *albuminoïdes* se gonfler, se ramollir, puis se réduire en petits fragments disparaissant peu à peu en liquide. Les substances ainsi élaborées portent le nom de peptones ; elles traversent facilement les membranes, ce qui explique leur absorption quand elles sont dans l'intestin. Le principe actif de cette transformation est la *pepsine* ou *gastérase* que l'on isole par l'alcool. Cette action est plus ou moins rapide ; elle dépend de la nature des aliments et de leur état de division, d'où l'importance de la mastication. La dissolution des divers principes de la viande ne se fait pas également ; le tissu conjonctif disparaît, réduisant les muscles en petits filaments. Le degré d'avancement de ce phénomène permet, en médecine légale, de déterminer à peu près à quelle heure, après le dernier repas, remonte le décès des cadavres que l'on trouve.

Ce même liquide n'agit pas sur les *farineux ;* mais s'ils sont imbibés de salive, la ptyaline continuera son action.

Les aliments sucrés ne sont pas digérés à moins de séjourner dix ou douze heures au contact du suc gastrique : or les liquides ne restent normalement que peu de temps dans l'estomac.

De même les *graisses* ne sont pas digérées dans l'estomac, cependant il s'y produit un petit travail préparatoire. La graisse que fournissent les animaux est formée par un tissu dont les cellules contiennent de la matière grasse à la place du protoplasma ; le suc gastrique digère les membranes albuminoïdes de ces cellules et met les gouttelettes de graisse en liberté.

Enfin, grâce à l'acidité du suc gastrique, des matières salines comme les phosphates ou le calcaire se dissolvent facilement.

Le résultat de cette action est une bouillie que l'on appelle le *chyme.* Elle est formée d'aliments digérés, d'autres qui sont seulement préparés, enfin d'autres qui sont encore intacts. Cette bouillie est vidée par petits jets dans le duodénum où le travail va se continuer.

Si l'on touche la paroi de l'estomac avec un corps quelconque, la région touchée devient rouge comme avec un aliment, mais le liquide qui s'écoule ne contient pour ainsi dire pas de pepsine. On avait cru que la différence dans le liquide produit était dûe à une sensibilité spéciale de l'estomac : le phénomène est plus compliqué. (Théorie des peptogènes.)

Le fait que la muqueuse devient rouge pendant la digestion montre que la circulation doit y être assez active ; aussi un exercice modéré est-il favorable mais un exercice violent appelant le sang ailleurs est nuisible.

Absorption gastrique. — Les aliments digérés ne sont pas sensiblement absorbés pendant leur séjour dans l'estomac. On s'en assure en faisant avaler à un cheval une forte dose d'un poison non corrosif comme la strychnine, après lui avoir ligaturé le pylore ; l'animal n'est pas empoisonné. Cependant si après quelque temps on dénoue le pylore, les aliments reprennent leur cours et le cheval n'est pas empoisonné. La strychnine a disparu. Il y a donc eu une absorption assez lente pour éviter tout accident, l'urine rejetant le poison au fur et à mesure de sa pénétration (Schiff).

Généralement lorsqu'au bout de cinq ou six heures l'estomac n'est pas arrivé à digérer ce qu'il contient, il rejette les aliments par son orifice supérieur. Il se produit alors des mouvements *antipéristaltiques* aidés par des contractions du diaphragme et de la paroi de l'abdomen. Magendie l'a montré en remplaçant l'estomac d'un chien par une vessie remplie d'eau. Il lui injecta de l'émétique et quoique inerte la vessie se vida par la bouche.

On admet que c'est par suite de l'action protectrice de l'épithelium, que l'estomac ne se digère pas lui-même. La pepsine n'agit qu'en solution acide ; le sang alcalin qui circule dans la paroi neutraliserait constamment l'acide du liquide qui y pénètre. En effet, quand la circulation est interrompue dans une portion d'estomac, celle-ci se digère. Un animal tué, maintenu dans une étuve à 40°, présente après quelques heures une auto-digestion de l'estomac et des organes voisins.

Phénomènes qui se passent dans l'intestin grêle. — Dès son entrée dans l'intestin grêle, le chyme se mélange avec la bile, venue du foie, et avec le liquide pancréatique qui vient du pancréas.

E. Foie.

Le foie est une grosse glande brune qui occupe l'hypocondre droit, s'avançant un peu au-delà de la ligne médiane. Sa face supérieure est hémisphérique, elle est en contact avec le diaphragme. Au contraire la face inférieure est mamelonnée (fig. 61), l'on y distingue quatre lobes: Un *lobe*

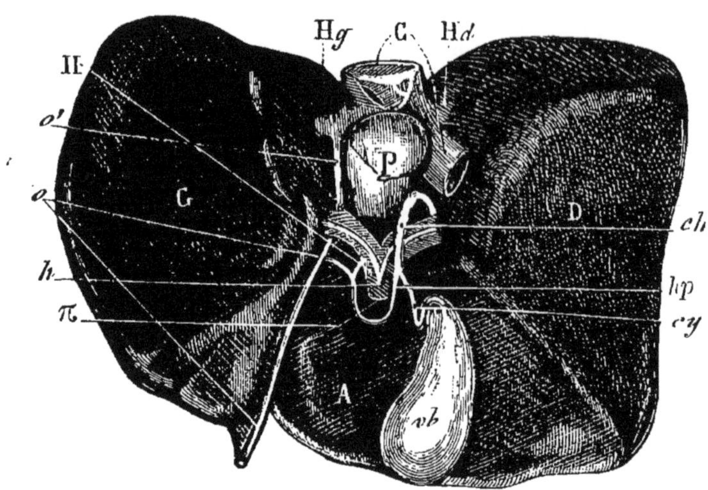

Fig. 61. — Face postérieure du foie: *D*, lobe droit; *G*, lobe gauche; *A*, lobe carré; *P*, lobule de Spiegel; *hp*, canal hépatique; *cy*, canal cystique; *vb*, vésicule biliaire; *ch*, canal cholédoque; *h*, artère hépatique; *H*, veine porte; *Hd* et *Hg*, veines sus hépatiques; *C*, veine cave inférieure; *o*, ligament remplaçant la veine ombilicale; *o'* canal veineux d'Arantius.

droit très volumineux, un *lobe gauche* moindre, puis au milieu deux lobes plus petits disposés l'un en avant de l'autre appelés : le *lobe carré* et le *lobule de Spiegel*.

La bile s'écoule par deux *canaux* venus des lobes gauche et droit; ils s'unissent bientôt donnant un tronc qui se jette dans l'intestin grêle, au fond d'une ampoule formée par la muqueuse intestinale et appelée *ampoule de Vater* (fig. 62).

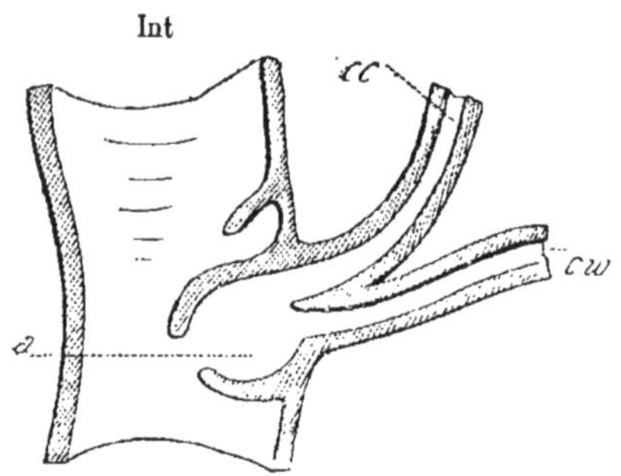

Fig. 62. — Coupe longitudinale du duodenum passant par l'ampoule de Vater et les canaux qui y débouchent; *Int*, intestin; *cc*, canal cholédoque; *cw*, canal de Wirsung; *a*, ampoule de Vater.

Près de l'union de ses deux racines, le canal biliaire présente un embranchement rétrograde qui se recourbe à droite en se dilatant, constituant le *canal cystique* terminé par la *vésicule biliaire* ou *vésicule du fiel*. Celle-ci est un simple réservoir pour la bile; le foie est seul à produire ce liquide. La partie du canal biliaire, qui est comprise entre le foie et l'origine du canal cystique, porte le nom de canal *hépatique*, tandis que entre le canal cystique et l'intestin il s'appelle canal *cholédoque*,

Fistule biliaire. — On peut obtenir de la bile par l'opération de la fistule biliaire. Pour cela on résèque le canal cholédoque et l'on fait pour la vésicule biliaire ce que l'on a fait pour l'estomac dans l'opération de la fistule gastrique.

Bile. — La bile de l'homme est un liquide visqueux jaune brun, d'une saveur d'abord amère, puis légèrement sucrée, elle est faiblement alcaline. Elle devient verte dans certaines circonstances. Ce changement de couleur se produit d'ordinaire lorsqu'elle séjourne quelque temps dans l'estomac; d'où la coloration de la bile vomie. La sécrétion est continue, mais l'écoulement est intermittent. C'est généralement au moment du passage du chyme que la vésicule se vide dans l'intestin. Entre les repas, l'orifice de l'ampoule de Vater se ferme.

L'écoulement se produit dès qu'on touche cet orifice avec un liquide acide; c'est la réaction du chyme qui sort de l'estomac.

1° **Composition.** — La bile est formée surtout par de l'*eau* contenant en dissolution des *savons*, c'est-à-dire des sels gras (cholate et choléate de soude); il y en a 7,5 0/0 chez l'homme. Ce sont eux qui donnent à la bile sa réaction alcaline. En outre on y trouve du *mucus* 1 0/0, des *phosphates de fer*, *de chaux* et *de magnésie*, du *chlorure de sodium*, des *graisses*, un peu de *diastase* (?); puis des matières de déchet comme les *pigments biliaires* (*bilirubine, bilifulvine*), la *lécithine*, l'*urée* et la *cholestérine*. Cette dernière ne serait soluble que grâce à l'alcalinité de la bile; de là l'explication du fait qu'il s'en dépose souvent en amas pierreux dans la vésicule ou dans les canaux hépatiques, constituant les *calculs biliaires*. C'est à leur cheminement que l'on attribue la production des coliques hépatiques;

2° **Propriétés digestives.** — La bile donne des émulsions peu stables lorsqu'on la mélange à des *graisses*, cependant quand elles sont rances elle est capable d'en dissoudre une certaine quantité, car l'acide gras libre donne alors avec elles un savon alcalin qui a des propriétés émulsionnantes énergiques.

C'est ce qui fait employer la bile de bœuf par les dégraisseurs

Les *albuminoïdes* ne sont pas attaqués par la bile.

Comme beaucoup d'autres liquides ou tissus de l'organisme elle transforme faiblement les farineux en glucose, grâce à une petite quantité de *ferment diastatique* qu'elle contiendrait.

F. Pancréas.

Le pancréas est une glande allongée, d'une couleur grise, disposée en arrière de l'estomac dans la boucle du duodenum (fig. 63). Comme les glandes salivaires, c'est une glande

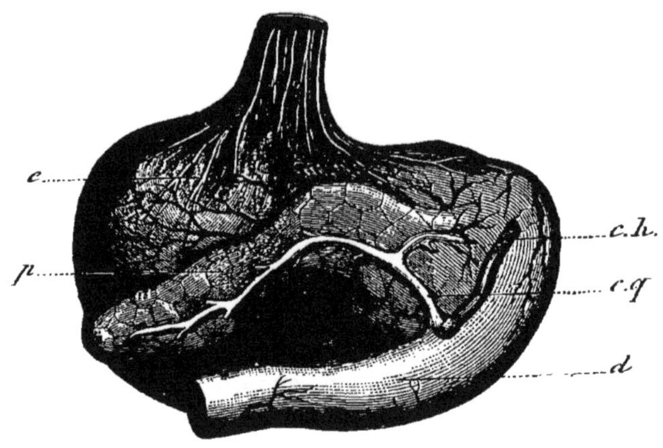

Fig. 63. — Pancréas de l'homme ; *e*, face postérieure de l'estomac ; *p*, pancréas ; *ch*, canal cholédoque ; *cq*, conduit pancréatique (canal de Wirsung) ; *d*, duodénum.

en grappe dont le produit se collecte dans un canal qui parcourt toute la longueur de l'organe, près de sa surface postérieure et vient s'ouvrir dans le duodenum avec le canal cholédoque au fond de l'*ampoule de Vater* (fig. 64). Ce conduit principal porte le nom de *canal de Wirsung*, d'après l'anatomiste qui l'a le premier décrit. Il y a un second conduit excréteur appelé le *canal accessoire*, communiquant avec le premier dans la glande mais qui débouche dans le duodenum deux ou trois centimètres plus haut (fig. 63).

Fistule pancréatique. — On pratique l'opération de la fistule pancréatique, en introduisant dans le canal de Wirsung une longue canule d'argent, dont l'autre extrémité débouche au dehors.

A l'état ordinaire, le pancréas a une sécrétion peu active ; mais au moment où les aliments sortent de l'estomac, c'est-à-dire de trois à cinq heures après l'ingestion, la glande devient rosée et une espèce de salive coule en grande abondance.

Il n'en est pas de même chez le lapin. Cet animal mange pendant presque tout le temps ; la sécrétion active du pancréas est aussi continue.

Propriétés du liquide pancréatique. — Le liquide que l'on recueille ainsi est visqueux, clair et alcalin, c'est-à-dire qu'il a une réaction contraire à celle du suc gastrique. Il jouit de propriétés importantes dans les milieux alcalins.

Mélangé à des *graisses,* il produit d'abord une saponification ; l'hydratation de la graisse donne de la glycérine et des acides que l'on constate au tournesol. Ces derniers se combinent à l'alcali du liquide pancréatique et les savons ainsi produits ont des propriétés émulsionnantes très énergiques. Il doit produire dans l'intestin la digestion de la graisse car ces émulsions sont très stables.

Si on le mélange avec de la *farine, crue ou cuite,* celle-ci est transformée rapidement et en grande quantité en glucose. Le liquide pancréatique termine donc la digestion commencée par la salive.

Si l'on ajoute à ce liquide des *albuminoïdes*, on constate leur dissolution très rapide et la production de peptones ; mais il faut pour cela que la masse alimentaire soit alcaline. Cette propriété est due à un ferment soluble, *la trypsine.*

Les propriétés du liquide pancréatique sont dûes non à un ferment unique appelé *pancréatine* comme on l'a cru pendant longtemps, mais à un mélange de trois ferments, car en traitant une dissolution de pancréatine par la magnésie calcinée, on constate qu'il se produit un précipité et le liquide a perdu la propriété d'émulsionner les graisses. Mais il digère encore les albuminoïdes et les farineux. Le liquide filtré traité par le collodion donne un nouveau précipité et perd cette fois la faculté de digérer les viandes. On a donc séparé le ferment qui agit sur les albuminoïdes ; ce n'est pas de la pepsine, car il lui faut un milieu alcalin pour agir et son action est beaucoup plus intense que celle du ferment gastrique. On obtient le ferment qui agit sur la farine en traitant le liquide restant après les deux opérations précédentes par l'alcool qui donne un précipité beaucoup plus actif que la diastase, car il attaque les farines mêmes crues.

Les ferments pancréatiques semblent ne pas exister en nature dans la glande, car les infusions aqueuses obtenues avec du pancréas frais n'ont pas d'action digestive. Ce n'est que par oxydation à l'air, ou par le contact des acides étendus qu'ils prendraient naissance aux dépens d'une substance appelée *zymogène.*

Le pancréas a donc des propriétés capitales dans la digestion ; il suffit à digérer trois groupes d'aliments.

Mais les digestions pancréatiques se compliquent très vite de putréfaction; le liquide de la glande offrant un milieu favorable au développement des micro-organismes.

G. Intestin Grêle.

Ce canal, d'une longueur de 8 à 10 mètres, a environ 3 centimètres de diamètre. Il se divise en *duodenum*, *jéjunum*, *iléon*. Ce dernier s'ouvre dans le gros intestin en en repoussant pour ainsi dire la paroi formant une valvule appelée : *valvule de Bauhin* ou *iléo-cœcale* qui empêche le reflux des matières dans l'intestin grêle (fig. 64). Le éjunum n'a pas de limite inférieure précise. On le distin-

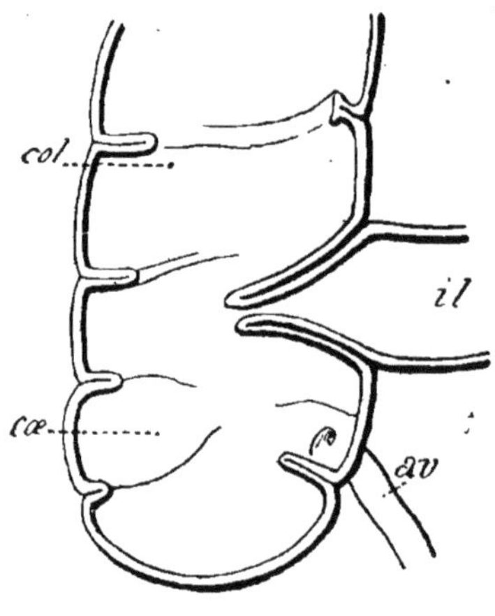

Fig. 64. Coupe du cœcum et de la valvule iléo-cœcale: *il*, iléon; *col*, colon; *cœ*, cœcum; *av*, appendice vermiculaire.

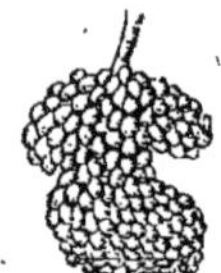

Fig. 65. — Glande de Brünner.

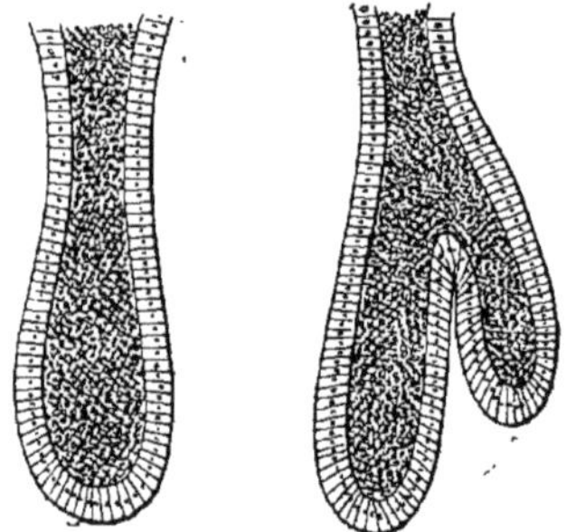

Fig. 66. — Deux glandes de Lieberkühn isolées.

gue parce que, comme son nom l'indique, les matières n'y séjournent guère.

Si l'on examine la muqueuse de cet intestin, on y voit un grand nombre de petits orifices qui se continuent avec les conduits excréteurs de nombreuses glandes comprises dans l'épaisseur de la paroi. Le long du duodénum, elles sont en forme de petites grappes appelées *glandes de Brünner* (fig. 65). Plus loin ce sont des glandes en tubes droits tapissés par un épithélium simple ; elles sont appelées *glandes de Lieberkühn* (fig. 66 et 73). Il y en aurait de quarante à cinquante millions. Leur sécrétion donne le liquide intestinal en se mélangeant au mucus que produisent des cellules *caliciformes* semblables à celles de l'estomac et qui sont dispersées à la surface de toute la muqueuse.

Fistule intestinale. — On la pratique en supprimant un segment de l'intestin du parcours des matières sans en détruire les connexions vasculaires et nerveuses. Il suffit de vider une anse d'intestin par des frictions ménagées, de faire deux sections à ses extrémités, dans des points où elles sont proches, de rejoindre les bouts périphériques, tandis que l'anse isolée est ligaturée d'un côté et munie de l'autre d'une canule (fig. 67). On isole ainsi un cul-de-sac qui est encore en rapport avec ses vaisseaux sanguins et ses nerfs, le mésentère étant respecté. Il en résulte que la sécrétion continuera sensiblement comme auparavant et que le liquide pourra être recueilli pur.

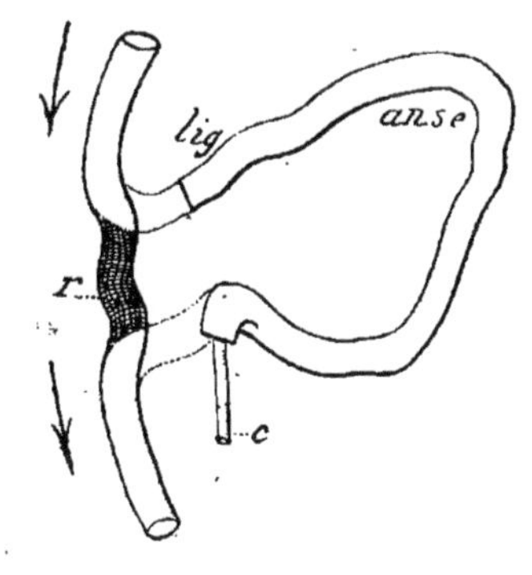

Fig. 67. — Schéma d'une fistule intestinale : Les lignes pointillées indiquent l'ancien parcours ; *r*, la portion ombrée correspond au raccord ; *lig*, ligature ; *c*, canule ; *anse*, anse isolée.

Propriétés du liquide intestinal. — Le liquide ainsi obtenu est transparent ; sa réaction est alcaline ; sa sécrétion dépend du système nerveux et c'est par suite d'une sécrétion anormale que la peur amène souvent la diarrhée. Ce liquide jouit de la propriété d'*intervertir* le *sucre ordinaire* en glucose, selon la formule :

$$C^{24}H^{22}O^{22} + 2\,HO = 2\,(C^{12}H^{12}O^{12}).$$

saccharose. + eau. = glucose.

C'est donc dans l'intestin que se produit la transformation des sucres, et ainsi se trouve close la série des transformations chimiques.

Dans certains cas, le liquide intestinal prend des propriétés digestives énergiques, sans doute par suite du développement de micro-organismes. Exemples : quelques cas de nutrition par fistule du duodenum sans que les liquides de l'estomac et du pancréas passent dans l'intestin.

Ces actions se poursuivent pendant tout le temps que les aliments séjournent dans l'intestin ; grâce aux mouvements péristaltiques qui se produisent d'une manière régulière, le mélange des matières est parfaitement intime et le liquide pancréatique ainsi que la bile continuent leur action.

Absorption. — Dès l'entrée du chyme dans l'intestin, les vaisseaux sanguins très volumineux absorbent à travers la paroi les aliments déjà transformés. Pour augmenter la surface de contact entre le sang et les aliments, la muqueuse forme tout le long de l'intestin 800 à 900 replis partiels qui font saillie dans l'intérieur du canal, on les appelle les *valvules conniventes* (fig. 68). En outre, toute la surface de la muqueuse a un aspect veloûté dû à ce qu'elle est couverte de gros poils absorbants qui font saillie dans l'intérieur du canal, ce sont les *villosités intestinales* (fig. 69). On a calculé qu'il y en a environ dix millions. Ils

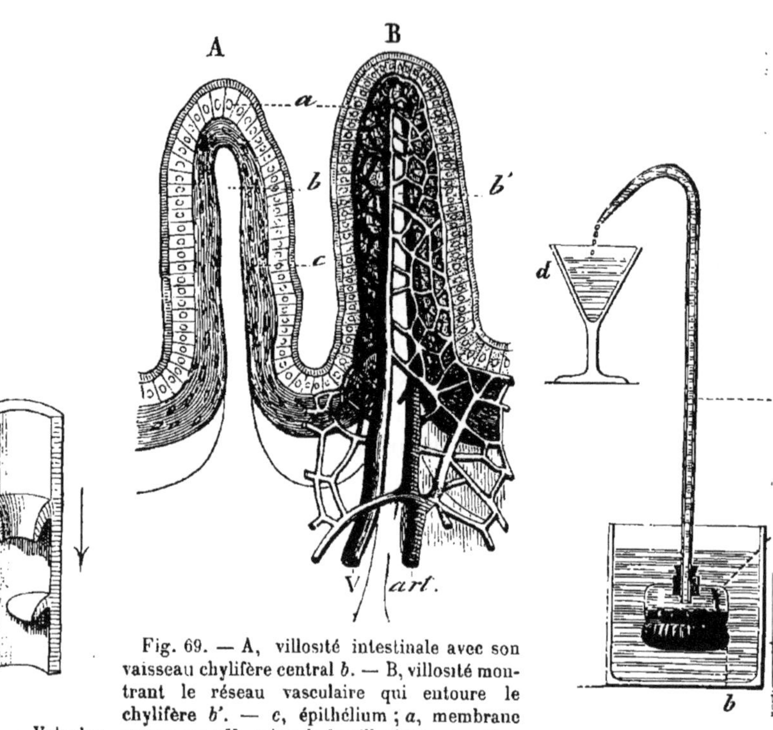

Fig. 68. — Valvules conniventes.

Fig. 69. — A, villosité intestinale avec son vaisseau chylifère central *b*. — B, villosité montrant le réseau vasculaire qui entoure le chylifère *b'*. — *c*, épithélium ; *a*, membrane muqueuse ; V, veine de la villosité ; *art*, artère de la villosité.

Fig. 70. — Osmomètre.

renferment un réseau artériel et veineux excessivement serré, ce qui montre que ce sont des organes absorbants. Les vaisseaux sanguins absorbent les matières dissoutes, c'est-à-dire : l'eau, les sels, la glucose et les peptones. Quant au mécanisme, on croyait que c'était un simple phénomène d'*osmose* de l'intestin vers le sang à travers la paroi, comparable à celui qui se passe dans l'expérience de l'osmomètre. Si l'on plonge dans de l'eau pure ou salée la membrane mince poreuse (vessie) qui ferme à sa partie inférieure une cloche remplie d'un liquide gommeux, on constate bientôt que le liquide s'élève peu à peu dans la cloche jusqu'à déborder par le tube que celle-ci porte à sa partie supérieure (fig. 70). De cette expérience nous concluons que le liquide visqueux intérieur traverse moins vite la membrane que ne le fait le liquide plus fluide extérieur. De même, le sang plus épais, s'enrichirait aux dépens du contenu intestinal.

Les bons effets de certains apéritifs et purgatifs seraient dûs à la concentration du sang qui suit la soustraction d'une partie de l'eau.

En réalité, le phénomène est plus compliqué ; le revêtement épithélial de la muqueuse n'est pas inerte, il joue un rôle prépondérant par les réactions qui peuvent s'y produire. Souvent le courant a un sens inverse de celui qu'il devrait avoir si le phénomène se passait entre le contenu de l'intestin et le sang. Ainsi, l'alcool dilué est absorbé très rapidement et entièrement.

Les *graisses* sont absorbées par une autre voie. Si l'on ouvre en effet l'abdomen d'un animal quatre ou cinq heures après l'ingestion de graisse ou de lait, on constate à la surface de l'intestin et du mésentère de petits vaisseaux gonflés par un liquide blanc (fig. 71). Ce sont les émulsions grasses, aux-

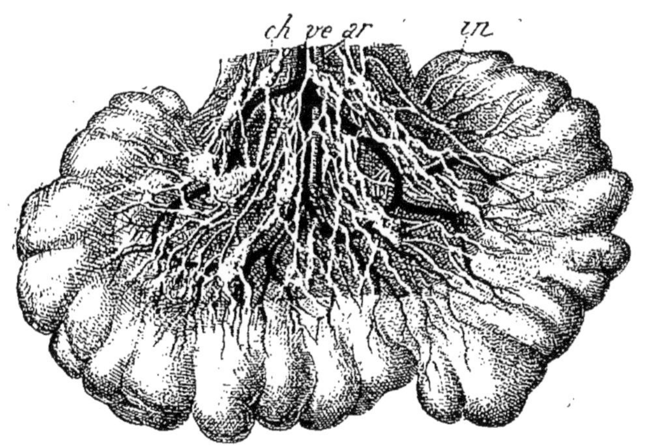

Fig. 71. — Fragment d'intestin avec le mésentère et ses vaisseaux ; *in*, intestin ; *ar*, artère ; *ve*, veine ; *ch*. chylifère.

quelles on réserve actuellement le nom de *chyle*, qui viennent d'être absorbées par des vaisseaux spéciaux nommés les *chylifères*. Ces canaux naissent dans l'épaisseur de la tunique de l'intestin par des prolongements en forme de doigts de gant occupant l'axe des villosités (fig. 69 et 73). Leur contenu se jette dans le sang de la veine sous-clavière gauche près de son entrée dans le cœur.

En faisant des coupes microscopiques, on peut suivre la pénétration des globules de graisse. Au début ce sont les cellules extérieures qui les contiennent, plus tard seulement ils pénètrent dans les chylifères.

En outre le chyle renferme certainement aussi de la glucose et des peptones, mais les émulsions y prédominent.

Ici l'on admet également l'action capitale du revêtement épithélial. Ses cellules seraient capables de produire des synthèses.

Le transport des globules de graisse se ferait par l'intermédiaire de cellules mobiles ou *leucocytes* que nous étudierons à propos du sang.

Digestion des graisses, rôles de la bile et du liquide pancréatique. — Il nous reste à déterminer la part de la bile et du liquide pancréatique dans la digestion des graisses.

Avant les travaux de Claude Bernard qui montrèrent les propriétés du liquide pancréatique, on avait attribué exclusivement à la bile la digestion des graisses; car dans certains cas d'ictère les matières grasses ne sont pas absorbées (probablement il y a alors aussi suppression du liquide pancréatique, par suite d'un catarrhe de la muqueuse).

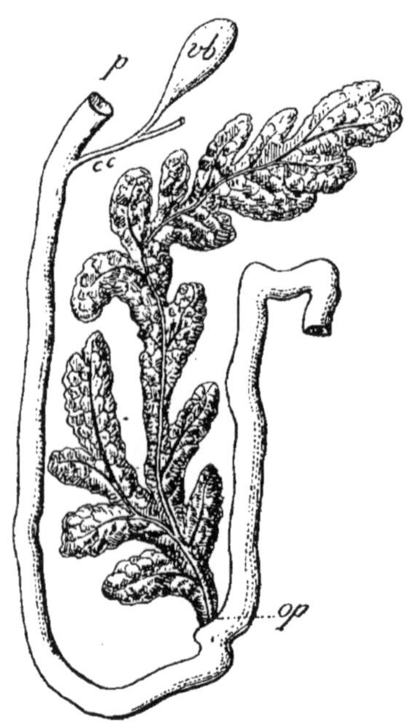

Fig. 72. — Pancréas de lapin : *p*, pylore *vb*, vésicule biliaire ; *op*, orifice du canal pancréatique dans l'intestin ; *cc*, canal cholédoque.

Il avait été conduit à essayer les propriétés de ce liquide par l'observation de l'intestin du lapin. Chez cet animal, le canal de Wirsung ne s'ouvre pas au même point que le canal cholédoque, mais à trente-cinq centimètres plus bas (fig. 72). Or, les chylifères bien qu'existant sur toute la longueur de l'intestin ne sont remplis de chyle qu'à partir du point de pénétration du liquide pancréatique. Ce liquide est donc nécessaire pour digérer les graisses. Après les expériences de Cl. Bernard qui établissaient les propriétés digestives du liquide pancréatique, on fut tenté de lui attribuer la transformation des graisses. On avait cependant bien vu que les animaux auxquels on a pratiqué une fistule biliaire et que l'on empêche de lécher leur bile deviennent très maigres bien qu'ils mangent le double ou le triple de la ration ordinaire. La perte de bile les appauvrit un peu, mais on doit surtout attribuer leur affaiblissement à ce que les graisses se retrouvent dans les excréments. L'on avait supposé alors que la bile a pour fonction de faciliter l'absorption de la graisse. Effectivement une expérience récente de M. Dastre est venue montrer que si le liquide pancréatique est nécessaire pour produire la transformation des graisses, la bile est au moins nécessaire à leur absorption.

Il a mis un chien dans l'état inverse du lapin, c'est-à-dire qu'ayant pris le canal cholédoque il l'a fait déboucher à un mètre au-dessous du canal de Wirsung, et ce n'est qu'à partir de cet endroit que les chylifères blanchissaient ; sur l'anse d'intestin qui ne recevait plus de bile, les graisses n'étaient pas absorbées.

Fonctions de la bile. — On peut donc admettre que les fonctions de la bile sont :

1° Par son *alcalinité*, elle aide à changer la réaction acide du chyme, qui est contraire à l'action des ferments que contient le liquide pancréatique ;

2° Elle donne, avec diverses graisses, des savons alcalins qui ont des propriétés *émulsionnantes* énergiques ;

3° Elle donne aux membranes qu'elle mouille une facilité beaucoup plus grande à se laisser *pénétrer* par les graisses ;

4° Elle *favoriserait la marche du chyle* dans les vaisseaux, en produisant des contractions dans le tissu des villosités ;

5° Elle favoriserait la *desquamation de l'épithélium* de l'intestin en dissolvant les élémentsqui tardent à se détacher ;

6° La bile produirait l'*accélération des contractions péristaltiques*, en agissant sur la tunique musculaire. Si l'on touche un muscle avec de la bile, il se contracte ;

7° Par la cholestérine, l'urée et la bilifulvine qui provient de l'hémoglobine des globules de sang, la bile est un liquide d'*excrétion* ;

8° Une partie de la bile serait *résorbée :* comme le soufre contenu dans le taurocholate de soude et qui est nécessaire au système pileux. Les chiens porteurs d'une fistule biliaire perdent leurs poils ;

9° On a attribué à la bile la propriété de ralentir la fermentation putride des aliments. Les animaux porteurs d'une fistule biliaire auraient les excréments particulièrement fétides, mais cela est exagéré.

II. Gros intestin.

Quand les matières arrivent dans le gros intestin, les transformations digestives des aliments sont ordinairement terminées. La paroi contient bien encore des glandes de Lieberkühn, mais leur liquide ne contient pas d'invertine comme celui de l'intestin grêle. La paroi est encore riche en vaisseaux sanguins, mais ils n'ont plus guère à absorber que de l'eau. Cependant on peut par la voie rectale faire absorber des peptones, du sucre, et des matières médicamenteuses.

En même temps grâce aux sillons produits par la contraction des muscles, les matières se fragmentent pour être évacuées. Elles progressent par des mouvements péristaltiques inconscients sauf dans les cas où ils deviennent trop intenses (*coliques*).

Une catégorie de purgatifs stimulent plus particulièrement ces contractions (huile de ricin, séné). D'autres agissent plutôt en produisant une hypersécrétion des glandes de Lieberkühn (purgatifs minéraux). Enfin certains agissent surtout en faisant sécréter une grande quantité de bile qui produit ensuite aussi des contractions (podophylline, rhubarbe, aloès). Au contraire, la morphine ainsi que les composés dans lesquels elle entre comme : l'opium, le laudanum, ralentissent les mouvements péristaltiques.

Follicules clos. — On trouve à la partie inférieure de l'intestin grêle, sur le côlon et surtout sur le cœcum de nombreux petits corps arrondis comme des grains de millet. Ce sont les follicules clos. Faisant légèrement saillie à la surface de l'intestin, ils sont formés par un tissu spongieux imbibé de lymphe et par un réseau sanguin serré (fig. 73).

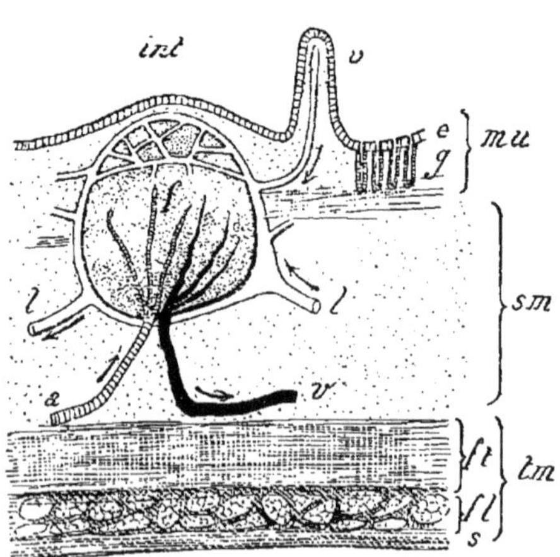

Fig. 73. — Structure de la paroi de l'intestin : *int*, cavité de l'intestin ; *v*, villosité ; *f*, follicule clos isolé ; *e*, épiderme ; *g*, glandes de Lieberkühn ; *l*, lymphatiques ; *a*, artériole, *v*, veinule ; *mu*, muqueuse ; *sm*, tissu conjonctif sous-muqueux ; *tm*, tunique musculaire ; *ft*, fibres transv. ; *fl*, fibres longit. ; *s*, séreuse.

Ce sont eux qui sont malades dans la fièvre typhoïde : ils s'ulcèrent, se détruisent et peuvent produire des perforations intestinales mortelles. A la partie inférieure de l'intestin grêle, ils sont disposés en amas, appelés les *plaques de Peyer*.

Action des microbes sur la digestion. — La digestion se fait de la même manière chez tous les animaux et végétaux. Si l'on met de la levûre de bière en présence d'une dissolution de saccharose, la fermentation ne se fait pas immédiatement. Il faut d'abord que ses cellules sécrètent de l'invertine transformant le sucre en glucose après quoi seulement la fermentation se produit. Quand on laisse cailler du lait, ce sont des microbes également qui agissent (ils résistent à une température de 100°) ; ils sécrètent une substance analogue à la pepsine qui fait coaguler le lait, phénomène qui se produit aussi dans notre estomac.

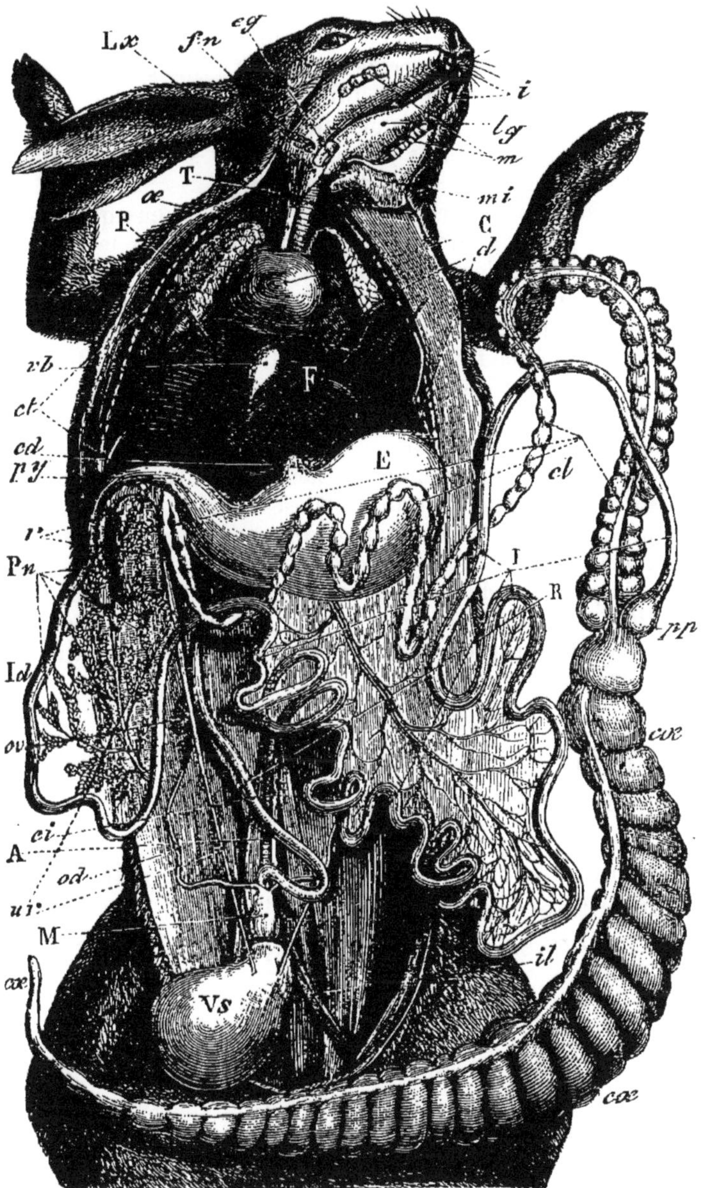

Fig. 74. — Organisation du lapin : æ, œsophage ; *E*, estomac ; *Id*, duodenum ; *I*, Jejunum *cæ*, cæcum ; *cl*, colon ; *R*, rectum ; *F*, foie ; *vb*, vésicule biliaire ; *Pn*, pancréas ; *C*, cœur ; *P*, poumon ; *T*, trachée *r*, rein ; *ur*, uretère ; *Vs*, vessie.

Or des microbes se trouvent partout avec les poussières. Dans notre tube digestif grâce à la température et à l'humidité qui y règnent, ils doivent se développer et ils se développent.

Chez les herbivores et les rongeurs, le cœcum est très développé, les matières y refluent et y séjournent quelque temps (fig. 74). Au bas de l'intestin grêle, la moitié des aliments ne sont pas digérés. Au contraire, dans le gros intestin tout est digéré. Or, la paroi du cœcum ne contient pas de glandes. La digestion est faite par les microbes que le microscope décèle dans le contenu. On les retrouve partout : sur la muqueuse buccale (salive examinée au microscope), sur celle de l'estomac et de l'intestin. On peut les isoler et les faire digérer *in vitro*. Comme ils transforment plus qu'ils n'absorbent immédiatement, on a supposé qu'ils ont un bon effet sur la digestion ; nous absorberions les résultats de leur digestion.

Alors la question s'est posée de savoir si ce sont eux qui produisent notre digestion, si nos glandes ne feraient que donner le liquide apte à les cultiver. Les colonies microbiennes ne peuvent se développer dans les milieux nutritifs au contact d'une atmosphère d'oxygène comprimé à 10 ou à 15 atmosphères. Du liquide gastrique mélangé à de la viande, étant traité de la même manière, on constate que toutes choses égales d'ailleurs, la digestion est presque arrêtée. Les microbes ont donc au moins une action prépondérante dans l'estomac. Dans l'intestin ils doivent agir bien plus encore.

M. Dastre a essayé d'obtenir du suc pancréatique débarrassé de ces organismes. La glande stimulée laisse écouler un flot de liquide ; on laisse perdre la première partie qui peut contenir des colonies libres, le reste du liquide s'écoule trop vite pour avoir le temps de se charger des produits des microbes qui peuvent rester sur la paroi. Passé au filtre Pasteur, le liquide est encore digestif. Si le filtre est parfait, l'expérience est décisive, la fonction se partagerait entre la glande et le microbe.

III. — PRINCIPALES MODIFICATIONS DE L'APPAREIL DIGESTIF DANS LA SÉRIE ANIMALE.

Chez la plupart des animaux, le tube digestif est constitué fondamentalement comme chez l'homme. Les différences peuvent s'expliquer par l'adaptation à un régime spécial.

A. Dentition.

Certains animaux ont toutes leurs dents semblables, exemples : poissons, dauphins; ils sont appelés *homodontes,* tandis que ceux qui ont des dents de plusieurs espèces sont dits *heterodontes*. Ces derniers seuls ont généralement deux dentitions successives d'où leur nom de *diphyodontes* tandis que les précédents qui n'en ont qu'une ont encore été appelés *monophyodontes*.

Formule dentaire. — On appelle *formule dentaire* une série de chiffres qui indiquent le nombre des dents de chaque espèce que possède un animal. On n'indique que celles d'un côté de la machoire car les deux côtés sont symétriques. Mais il est nécessaire d'exprimer la dentition des deux machoires, car elles diffèrent souvent (éléphant, lion).

On écrit successivement le nombre des incisives, canines et molaires de la mâchoire supérieure sur une ligne horizontale en les séparant par des points et au-dessous les nombres correspondants de la mâchoire inférieure. On sépare les deux lignes par un trait horizontal.

Exemples : Enfant .... $\frac{2 \,.\, 1 \,.\, 2}{2 \,.\, 1 \,.\, 2}$

Homme adulte... $\frac{2 \,.\, 1 \,.\, 5}{2 \,.\, 1 \,.\, 5}$

Eléphant .... $\frac{1 \,.\, 0 \,.\, 1}{0 \,.\, 0 \,.\, 1}$

Lion .... $\frac{3 \,.\, 1 \,.\, 4}{3 \,.\, 1 \,.\, 3}$

Le nombre et la forme des dents, ainsi que le mode d'articulation du condyle dépendent du régime. Quand une espèce de dents manque, la place reste vide, on l'appelle une *barre*.

Variations avec le régime. — Le développement des muscles masticateurs dépend du régime.

1° *Omnivores* (porc) et *frugivores* (singes) (fig. 75). Ils ont une dentition complète comme l'homme qui a leur régime ;

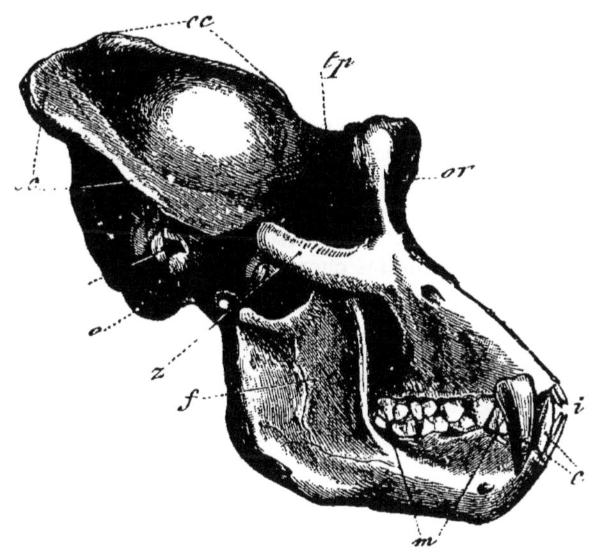

Fig. 75. — Dentition du gorille : *i*, incisives ; *c*, canines ; *m*, molaires ; *or*, orbite ; *z*, apophyse zygomatique ; *o*, occipital ; *au*, conduit auditif externe ; *cc*, crêtes pour l'insertion du muscle temporal ; *f*, branche montante du maxillaire inférieur ; *tp*, fosse temporale.

2° *Carnassiers*. La formule est $\frac{3 \,.\, 1 \,.\, n}{3 \,.\, 1 \,.\, m}$

La dernière fraction vaut : ours et chiens $= \frac{6}{7}$; hyène $= \frac{5}{4}$; chat, lion $= \frac{4}{3}$ (fig. 76.)

Les incisives sont petites et pointues.

Les canines longues, recourbées, pointues, viennent se loger, quand la mâchoire est fermée, dans des espaces réservés entre les dents de la mâchoire opposée. Elles servent à retenir, tuer et déchirer la proie.

Les molaires sont caractéristiques (fig. 77). En forme de trèfle, elles engrènent avec celles de la mâchoire opposée. Leur couronne est coupante, elle glisse sur celle qui lui fait face car la mâchoire supérieure déborde un peu l'inférieure. Elles fonctionnent donc comme une

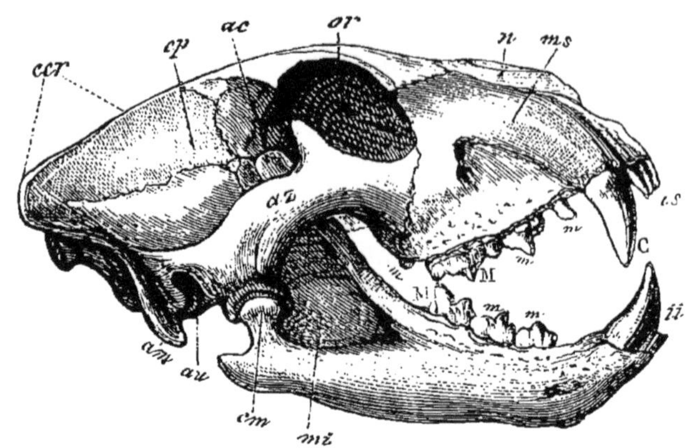

Fig. 76. — Dentition du lion ; *is*, incisives supérieures ; *cm*, condyle du maxillaire ; *ii*, incisives inférieures ; *ac*, apophyse coronoïde ; *m M*, molaires ; *or*, orbite ; *az*, apophyse zygomatique ; *ms*, maxillaire supérieur ; *mi*, maxillaire inférieur ; *au*, conduit auditif externe ; *am*, apophyse mastoïde ; *n*, os nasaux ; *ccr*, crête occipitale.

paire de ciseaux. Chez les chiens, ours, etc., il y a en arrière des molaires tuberculeuses ordinaires qui servent à broyer les os.

Le condyle étant allongé transversalement, la mâchoire ne peut se mouvoir latéralement.

Les muscles temporaux et masseters sont très développés d'où résulte la saillie des pommettes chez les chats, etc.

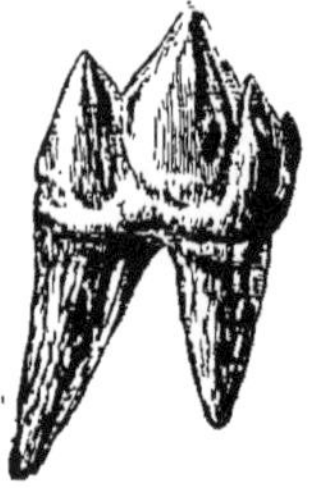

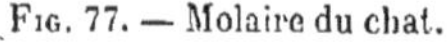

Fig. 77. — Molaire du chat.

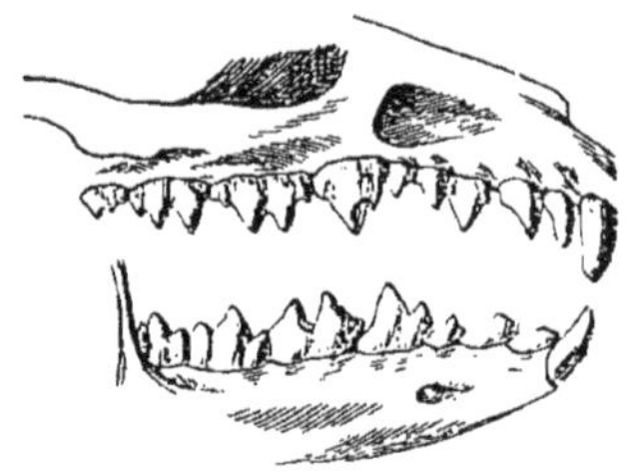

Fig. 78. — Dents d'un insectivore (le hérisson).

3° *Insectivores*. La formule du hérisson est $\frac{2 \,.\, 1 \,.\, 7}{2 \,.\, 1 \,.\, 5}$ (fig. 78). Par les formes de leurs dents, ces animaux ont une grande analogie avec les carnassiers : molaires hérissées de pointes.

4° *Rongeurs*. La formule du lapin est $\frac{1 \,.\, 0 \,.\, 5}{1 \,.\, 0 \,.\, 5}$

Les incisives sont à croissance continue.

Les molaires présentent des soulèvements d'émail transversaux comme une lime (fig. 79). Cet instrument pour fonctionner doit être mû d'avant en arrière ; aussi le condyle est-il allongé dans le même sens.

Muscles pterygoïdiens très développés.

5° *Ruminants*. La formule du mouton est $\frac{0 \,.\, 0 \,.\, 6}{4 \,.\, 0 \,.\, 6}$ (fig. 80).

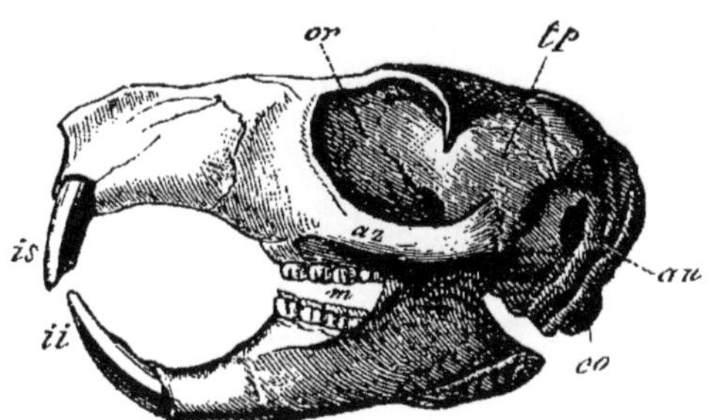

Fig. 79. — Dentition de l'écureuil : *au*, conduit auditif externe ; *is*, incisives supérieures ; *ii*, incisives inférieures ; *m*, molaires ; *co*, condyle occipital ; *or*, orbite ; *tp*, fosse temporale ; *az*, arcade zygomatique.

Les ruminants ne possèdent généralement pas de canines ; ceux qui sont dépourvus de cornes comme les chameaux font exception à cette loi. Il y a balancement dans le développement des organes défensifs (fig. 81).

Les molaires présentent des plis d'émail saillants dirigés d'avant en arrière. Le condyle est plat permettant un mouvement de meule.

Les muscles pterygoïdiens sont très développés.

6° Chez les *lacertiens et serpents*, outre les dents des mâchoires il y en a encore un grand nombre sur la voûte du palais ; chez *beaucoup*

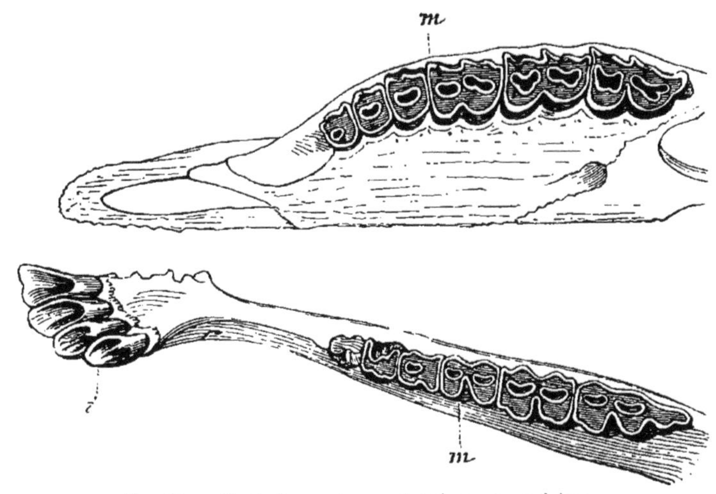

Fig. 80. — Dents du mouton : *i*, incisives ; *m*, molaires.

de poissons elles se renouvellent tout le temps et il y en a en plus sur la paroi du fond de la bouche ;

Chez beaucoup de *serpents* la mâchoire supérieure présente des dents venimeuses. Longues, recourbées, pointues, on les nomme les *crochets* (fig. 82); elles présentent un canal central ou latéral (cannelure) par lequel le liquide venimeux, sécrété par une glande, s'écoule dans la blessure.

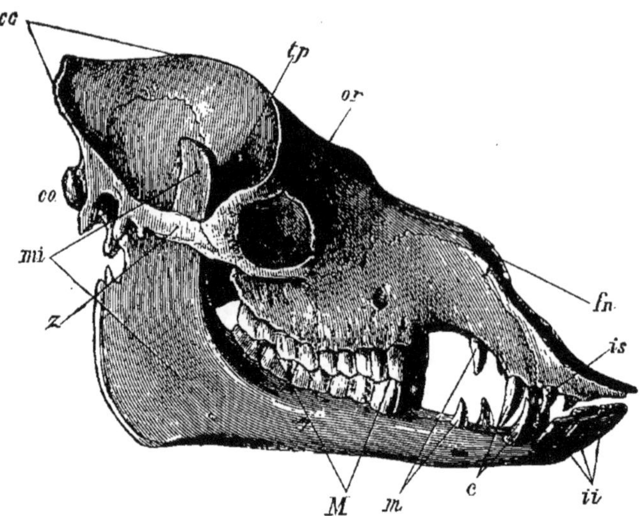

Fig. 81. — Dentition du chameau : *is*, incisives supérieures; *ii* incisives inférieures ; *c*, canines *M m*, molaires; *co*, condyle occipital; *z*, arcade zygomatique; *or*, orbite; *mi*, maxillaire inférieur; *tp*, fosse temporale; *fn*, fosses navales.

7° Chez la plupart des poissons et batraciens ainsi que chez certains sauriens et serpents les dents ne sont pas fixées dans des alvéoles, elles sont soudées sur les os.

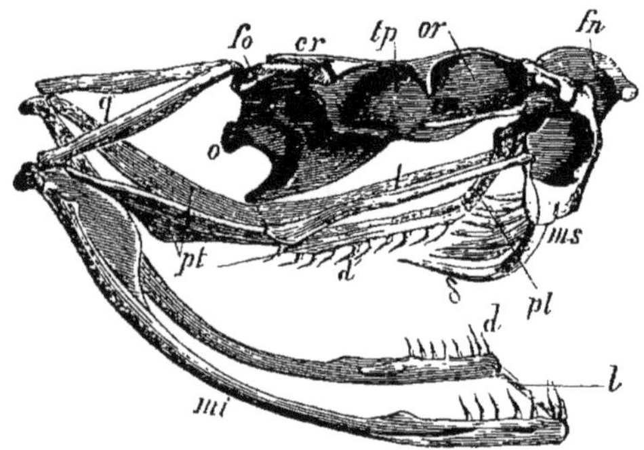

Fig. 82. — Crâne de serpent à sonnettes (crotale) : *mi*, maxillaire inférieur; *l*, ligament; *d*, dents; *ms*, maxillaire supérieur; δ, crochets; *pl*, palatin; *d'* ses dents; *pt*, ptérygoïde; *q*, os carré; *f*, transverse; *o*, occipital; *fn*, nasal; *or*, orbite; *tp*, fosse temporale.

8° Chez l'*ornithorhynque, les oiseaux et les tortues* les dents manquent mais les lèvres sont dures, cornées, constituant le *bec*. Cependant dans les périodes géologiques antérieures (Senonien), il y a eu des oiseaux dont les mâchoires étaient munies de dents. Ex. : Ichtyornis, Hesperornis.

9° Chez les *articulés* les organes masticateurs ont une origine spéciale. La base d'un certain nombre des pattes qui entourent la bouche porte un talon coupant qui fonctionne horizontalement vers l'organe symétrique comme une lame de ciseau.

B. Modifications de l'Estomac.

1° **Ruminants.** — L'estomac se décompose en quatre poches placées l'une au bout de l'autre (fig. 83). Elles ont reçu les noms de *panse, bonnet, feuillet et caillette.* Le ruminant avale l'herbe sans la mâcher. L'œsophage la mène dans la panse où elle se ramollit grâce à une macération qu'elle y subit. L'aliment passe ensuite dans le bonnet qui

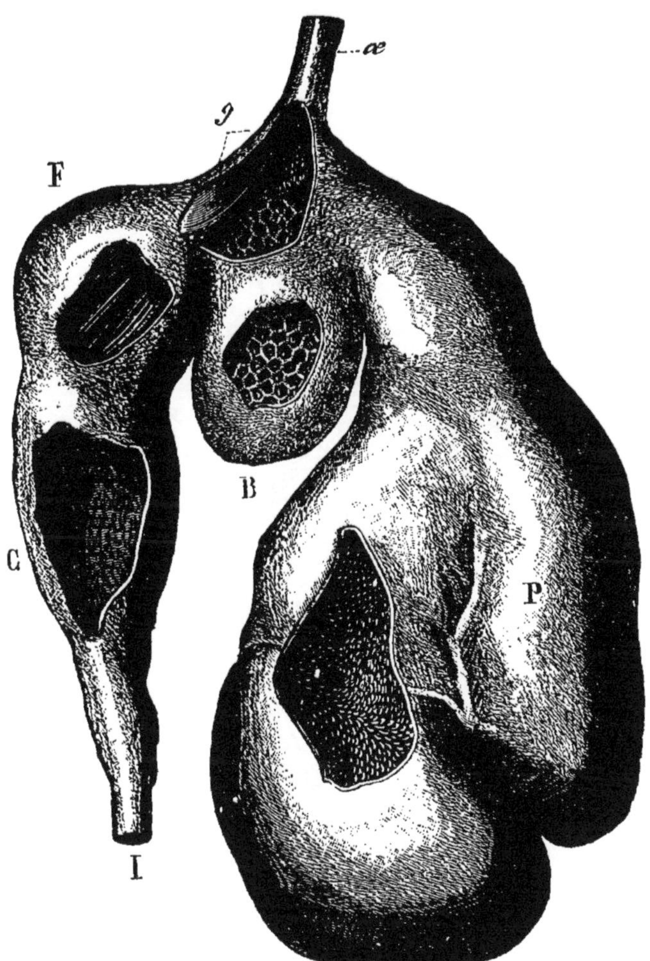

Fig. 83. — Estomac d'un ruminant : *æ*, œsophage ; *P*, panse ; *B*, bonnet ; *F*, feuillet ; *C*, caillette ; *I*, intestin.

doit son nom aux gaufrures de la muqueuse. Formé en boulettes il est renvoyé dans la bouche, l'animal le mâche alors quand il est au repos, ce qui constitue la rumination. L'œsophage le reprend ensuite et le mène dans le feuillet cette fois. Cette poche doit son nom aux soulèvements membraniformes parallèles de la paroi. Il passe enfin dans la caillette qui sécrète un liquide analogue à notre suc gastrique. Celui des veaux fait cailler le lait d'où son emploi dans les fromageries

2° **Estomac des oiseaux.** — L'oiseau avale également sans mâcher, ce qui explique la complication de son estomac.

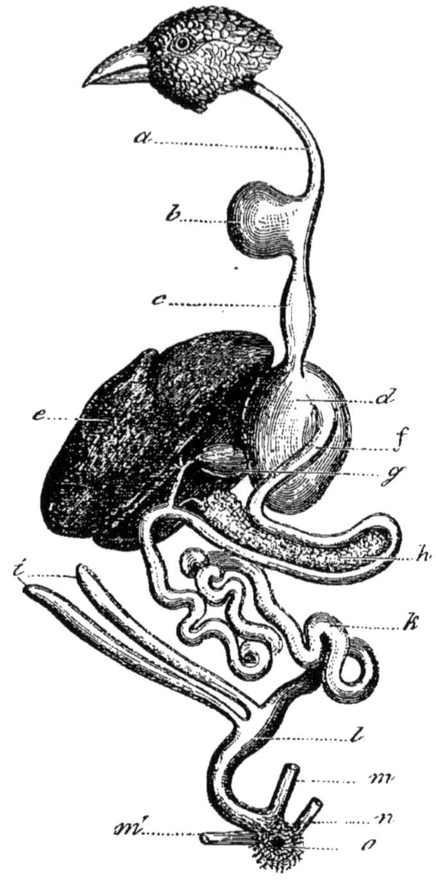

Fig. 84. — *a*, œsophage; *b*, jabot; *c*, ventricule succenturié; *d*, gésier; *f*, duodenum; *g*, conduits hépatiques et vésicule biliaire; *e*, foie; *h*, pancréas; *k*, intestin grêle; *l*, gros intestin; *i*, appendices cœcaux; *m*, *n*, uretères; *n*, oviducte; *o*, cloaque.

L'œsophage porte une poche appelée *jabot* qui est très développé chez les granivores (fig. 84). Les graines s'y ramollissent. Elles descendent ensuite dans le *proventricule*, ou *ventricule succenturié*, première poche de l'estomac très glandulaire; le liquide qu'elle sécrète est analogue à notre suc gastrique. Mélangé à l'aliment il passe dans la deuxième poche ou *gésier* dont les parois musculaires sont épaisses. Son revêtement corné aide les corps durs (cailloux, morceaux de verre) avalés à broyer les aliments.

C. *Modifications de l'Intestin et de ses Glandes.*

Chez beaucoup d'invertébrés le pancréas semble manquer. Il est alors simplement confondu avec le foie, car la bile a les propriétés digestives correspondantes (arachnides, crustacés, mollusques).

IV. — RÉSUMÉ DE LA DIGESTION

La digestion comprend l'ensemble des phénomènes physiques et chimiques qui amènent l'aliment à la forme assimilable.

Les différents groupes d'aliments sont : Minéraux, farineux, sucres, graisses et albuminoïdes.

Dans la bouche les aliments sont écrasés et mélangés à la salive.

Les dents sont divisées en : incisives, canines et molaires.

La mâchoire inférieure est soulevée par les muscles : temporaux, masséters et pterygoïdiens.

La salive, grâce à la diastase qu'elle contient, produit la transformation de la farine cuite en glucose.

Dans l'estomac, grâce à la pepsine, certains albuminoïdes deviennent des peptones.

Dans l'intestin grêle les aliments se mélangent avec le liquide pancréatique, la bile et le liquide intestinal.

Le liquide pancréatique, grâce à la trypsine, produit la transformation des albuminoïdes en peptones ; le ferment émulsif qu'il contient aussi transforme les graisses en émulsions et savons. Enfin il modifie les farines crues ou cuites en donnant de la glucose par suite de l'action de l'amylase pancréatique.

Le liquide intestinal transforme les sucres en glucose grâce au ferment appelé invertine.

La bile agit un peu sur les graisses, mais elle semble surtout nécessaire à leur absorption. Celle-ci se fait par les vaisseaux chylifères contenus dans les villosités de l'intestin, sous la forme d'une espèce de lait (chyle), qui se déverse dans le sang.

L'absorption des aliments dissous : glucose, peptones, se fait surtout par le réseau sanguin de l'intestin grêle.

Le gros intestin n'absorbe guère que de l'eau.

La digestion se fait fondamentalement de la même manière chez tous les animaux ; il y a adaptation de l'appareil au régime.

B. *Circulation.*

I. — GÉNÉRALITÉS

L'appareil circulatoire a pour rôle de servir d'intermédiaire entre les cellules vivantes et le milieu extérieur. Il a pour

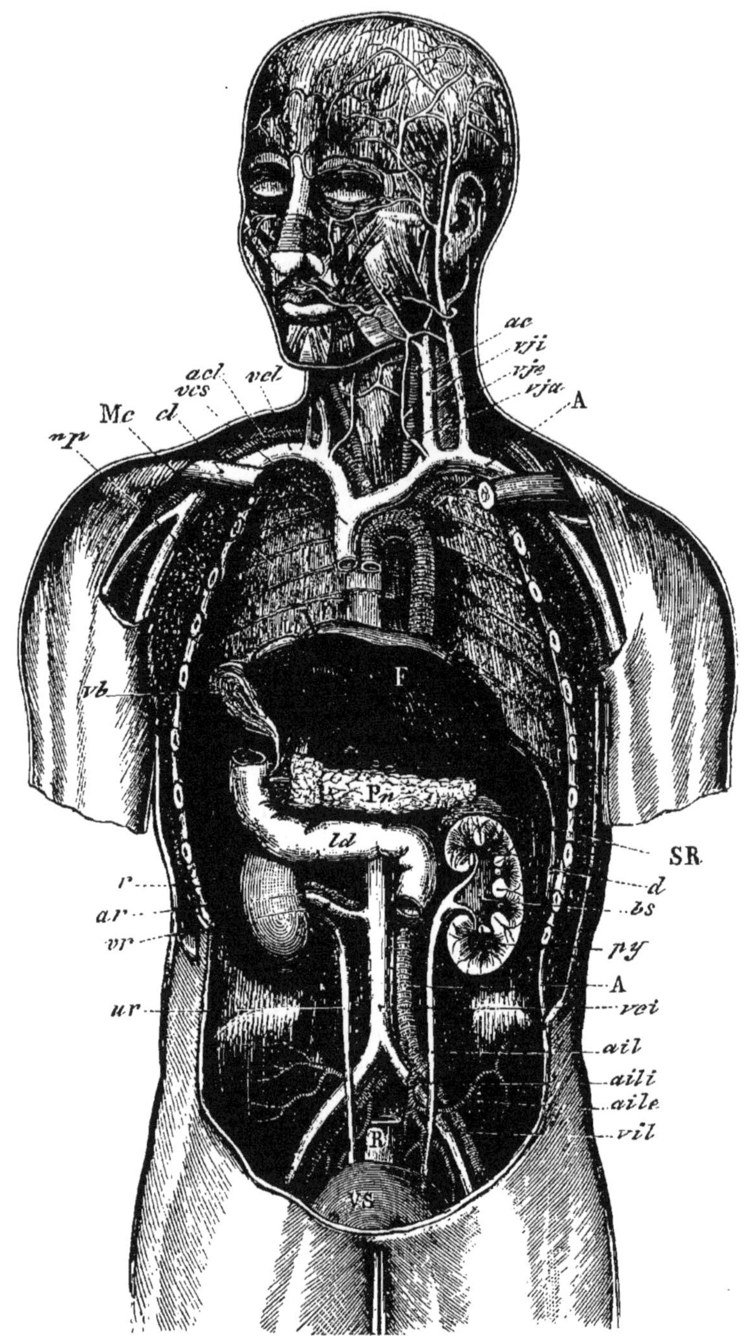

Fig. 85. — Viscères profonds de l'homme : A, aorte ; Mc, muscles intercostaux ; F, foie ; Pn, pancréas ; SR, capsule surrénale ; R, rectum ; VS, vessie ; *ac*, artère carotide ; *vji*, veine jugulaire interne ; *vja*, veine jugulaire antérieure ; *vje*, veine jugulaire externe ; *vcl*, veine sous-clavière ; *vcs*, veine cave supérieure ; *acl*, artère sous-clavière ; *cl*, clavicule ; *np*, tissu adipeux ; *vb*, vésicule biliaire ; *ld*, duodenum ; *d*, diaphragme ; *bs*, bassinet ; *py*, pyramide ; *vci*, veine cave inférieure ; *r*, rein ; *ar*, artère rénale ; *vr*, veine rénale ; *ur*, uretère ; *ail*, artère iliaque ; *aili*, artère iliaque interne ; *aile*, artère iliaque externe ; *vil*, veine iliaque.

fonctions d'une part d'amener aux cellules les matériaux nécessaires à leur reconstitution et d'autre part de leur enlever les déchets résultant du fonctionnement qui sont inutiles ou nuisibles.

Les phénomènes de vie consistent en effet essentiellement dans la destruction continuelle et le renouvellement des matériaux de l'individu. Les conséquences de l'inanition nous ont déjà montré la nécessité de la restauration, mais l'analyse permet de préciser davantage. Ainsi si l'on analyse des muscles longtemps reposés, on constate qu'ils renferment beaucoup plus d'hydrocarbures (glycogène) que les muscles semblables de l'animal fatigué, tandis que ces derniers sont beaucoup plus riches en acide lactique. D'où la conclusion que le travail musculaire est nécessairement accompagné de destruction d'hydrocarbonés et de formation d'acides lactique et carbonique. La circulation a pour but de renouveler les premiers et d'enlever les seconds. — Claude Bernard a donc donné fort justement le nom de *milieu intérieur* ou *organique* aux liquides de l'organisme dans lesquels vivent en réalité les cellules.

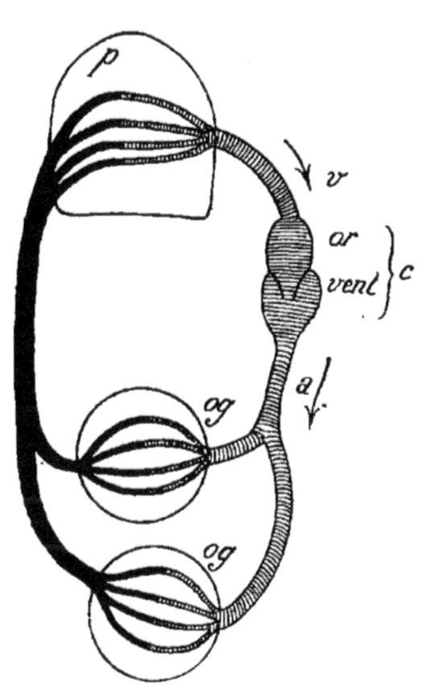

Fig. 86. — Disposition de l'appareil circulatoire avec cœur unique : c, cœur ; *or*, oreillette ; *vent*, ventricule ; *a*, artère ; *v*, veine ; *p*, poumon ; *og*, organe fonctionnel.

Description de l'appareil circulatoire. — On peut concevoir l'appareil circulatoire sous la forme d'un canal circulaire clos contenant le liquide nutritif ou *sang* animé d'un mouvement continuel toujours dans le même sens produit par un appareil nommé *cœur* (fig. 86). Le sang passe et repasse à intervalles déterminés en un point quelconque du système. L'appareil propulseur se compose de deux chambres superposées communiquant par un orifice muni de valvules ; elles portent les noms d'*oreillette* et de *ventricule*. Le fonctionnement en est simple. Le ventricule se contractant, les valvules s'adossent par suite de la pression du sang, il en résulte que ce liquide est chassé dans la direction opposée. Une fois la contraction terminée, l'oreillette se contracte à son tour et en même temps le ventricule se relâche ; le sang passe donc naturellement de l'oreillette dans le ventricule et ainsi de suite. Sur ce canal ou ses embranchements se trouvent disposés les organes. Comme le sang doit pénétrer jusqu'aux différentes cellules, il est nécessaire que le vaisseau s'y divise en canaux excessivement ténus, ce qui a valu aux plus petits le nom de *capillaires*. Une fois que le sang s'est ainsi répandu jusque dans les parties profondes, on voit les canaux se réunir de nouveau, donnant naissance à des vaisseaux de plus en plus gros qui convergent pour revenir se jeter dans le cœur.

Par suite du passage dans les tissus, on remarque que le sang a changé de couleur. A l'entrée, il était rouge vif ; à la sortie, il est devenu brun noir. On dit qu'il est alors *veineux,* impur, tandis qu'avant il était *artériel* et vivifiant. Ce sang a donc besoin de se purifier de nouveau. C'est pourquoi avant de rentrer dans le cœur, le sang traverse un deuxième organe : le *poumon*. Là, le gros vaisseau se divise de nouveau en capillaires qui se réunissent ensuite pour venir se vider dans le cœur ; après ce passage on constate que le sang est redevenu rouge vif.

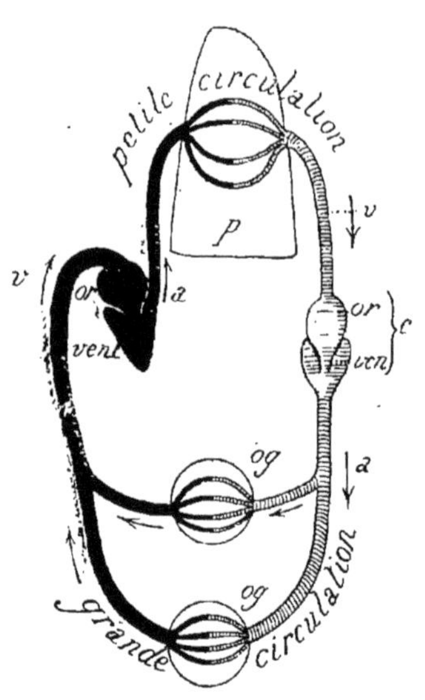

Fig. 87. — Disposition de l'appareil circulatoire avec deux cœurs : *c*, cœur; *or*, oreillette ; *vent*, ventricule ; *a*, artère ; *v*, veine; *p*, poumon ; *og*, organe fonctionnel.

Le système circulatoire existe avec cette simplicité chez beaucoup d'animaux, par exemple, chez les poissons, avec cette différence que le cœur se trouve placé avant l'entrée du sang dans l'appareil respiratoire. Au contraire, chez les mollusques, le cœur est situé comme l'indique la figure sur la partie artérielle du parcours (fig. 86).

Mais cette disposition a un inconvénient : il y a deux séries d'organes irrigués successivement ; le sang arrive avec force dans le premier, mais il coulera plus lentement dans le deuxième. C'est pourquoi il est avantageux d'intercaler un deuxième cœur avant l'organe épurateur ; cœur qui devra travailler dans le même sens que le premier. C'est ainsi que l'appareil est constitué chez l'homme (fig. 87). Seulement les deux cœurs sont placés l'un contre l'autre, ne formant en apparence qu'un seul organe : le cœur du vulgaire. Dans ce mouvement de rapprochement, le deuxième cœur s'applique à la surface du premier : oreillette contre oreillette et ventricule contre ventricule. Ils sont placés côte à côte : l'un à gauche et l'autre à droite, d'où les noms de *cœur gauche* et *cœur droit* qu'on leur a donnés (fig. 88). Les vaisseaux, au lieu de sortir par l'extrémité inférieure des ventricules sont fixés au contraire à sa partie supérieure.

On appelle *artères*, tous les vaisseaux situés au-delà de l'un des cœurs, c'est-à-dire ceux qui emmènent le sang en dehors des ventricules ; et l'on donne le nom de *veines*, aux vaisseaux qui se trouvent avant le cœur, c'est-à-dire à ceux qui se vident dans les oreillettes ; et cela, *quelle que soit la couleur du sang qu'ils contiennent*. C'est que ces deux espèces de vaisseaux n'ont pas la même apparence. Les artères devant résister à l'impulsion du cœur, ont des parois dures ; quand on les sectionne, elles restent béantes. Au contraire, les veines sont molles et flasques ; quand le sang en est sorti elles s'aplatissent. C'est d'après cette différence de structure que les noms leur ont été donnés par les Anciens qui ne connaissaient pas la circulation pulmonaire.

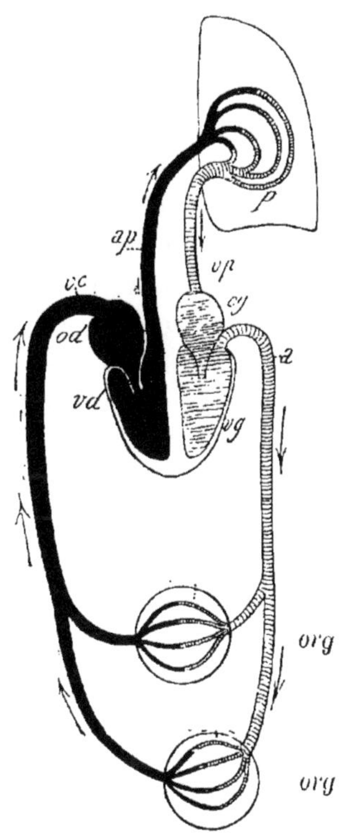

Fig. 88. — Appareil circulatoire de l'homme : *od*, oreillette droite ; *og*, oreillette gauche ; *ap*, artère pulmonaire ; *vc*, veine cave ; *P*, poumon ; *vd*, ventricule droit ; *vg*, ventricule gauche ; *vp*, veine pulmonaire ; *a*, aorte ; *org*, organe fonctionnel.

Chaque vaisseau, outre son nom d'espèce reçoit encore le nom de la région qu'il traverse ou de l'organe qu'il dessert. Exception est faite cependant pour les grosses veines qui se jettent dans l'oreillette droite, elles ont été appelées *veines caves* et la grosse artère qui sort du ventricule gauche a été appelée *artère aorte*.

Fonctionnement de l'appareil chez l'homme. — Partons du cœur droit. Le sang veineux que contient son ventricule est conduit dans le poumon par les *artères pulmonaires*. Redevenu rouge, il vient se jeter dans l'oreillette gauche par les *veines pulmonaires*. Après avoir pénétré dans le ventricule du même cœur, il va par l'*artère aorte* irriguer tous les organes du corps.

Puis, le sang redevenu veineux, se collecte dans deux grosses veines : les *veines caves* qui le déversent dans l'oreillette droite.

Le parcours du sang est donc divisé en deux parties inégales par les deux cœurs : celui qui traverse le poumon, constitue la *petite circulation* tandis que les rameaux de l'aorte qui ont presque tous un parcours beaucoup plus allongé forment la *grande circulation*. On admet qu'il faut de 20 à 30 secondes pour que une petite masse de sang parcoure tout le cercle et revienne au point de départ.

Historique. — L'étude de l'historique de la circulation est fort instructive ; elle montre le danger d'une interprétation trop hâtive de faits mal observés sans que l'on prenne la peine de vérifier expérimentalement dans toutes ses conséquences la théorie adoptée.

Ainsi, pour Aristote, les artères contiennent de l'air, les veines seules renferment du sang : c'est qu'il n'avait observé que des cadavres où effectivement les artères sont vides de sang tandis que les veines en sont gorgées.

C'est Galien (IIe siècle après J.-C.) qui reconnut que les artères étaient aussi remplies de sang. Quant à la circulation véritable, il ne la comprenait pas ; toute la circulation pulmonaire était inconnue. Il croyait que le sang dans les artères et dans les veines se déplaçait par un mouvement de flux et de reflux ; les artères auraient eu leur centre vital dans le cœur parce qu'elles sont sujettes au pouls qui correspond aux contractions du cœur ; les veines naîtraient du foie parce que cet organe présente beaucoup de ces vaisseaux. Galien avait reconnu que les deux systèmes de canaux communiquent, car en coupant une veine, tout le système se vide. Mais où communiquent-ils ? on n'en savait rien, on admettait des pertuis directs entre les deux cœurs.

Le problème ne commença à être élucidé qu'en 1553. *Servet* affirme accidentellement dans un livre de théologie que le sang passe de l'un des cœurs dans l'autre non par des trous directs mais par un chemin compliqué qui traverse le poumon. Ce livre fut brûlé l'année de son apparition avec son auteur. L'on ne connaît que trois exemplaires qui échappèrent à la destruction.

En 1559, Colombo décrit la circulation pulmonaire ; c'est à lui qu'il faut en rapporter la découverte. Il la présente comme le résultat d'observations personnelles, disant que l'autorité de Galien l'avait fait longtemps douter et qu'il n'a osé publier cette découverte qu'après mûre réflexion, après l'avoir fait constater par tous ses élèves. Servet avait étudié sous Colombo.

En 1576, Fabrice d'Aquapendente montre que dans beaucoup de veines il y a des valvules, qui sont disposées de telle manière que le sang ne puisse pas s'éloigner du cœur; cependant, il n'ose pas en conclure que le sang marche toujours dans ces vaisseaux en se rapprochant de cet organe. Il croit que les valvules empêchent seulement le sang de s'accumuler dans les parties inférieures du corps.

C'est *Harvey* (1624) qui coordonne tous ces faits et donne la théorie complète de la circulation. Il montre que le sang circule d'une manière continue, en expérimentant sur les biches du parc de Charles Ier. Si on ligature une artère, elle se renfle du côté qui regarde vers le cœur; tandis que si l'on comprime une veine, le renflement se fait du côté opposé au cœur. Ces expériences indiquent bien la direction du cours du sang, et que dans chaque vaisseau il a toujours le même sens. Si l'on incise une artère, le sang s'écoule avec des saccades qui correspondent aux contractions du cœur; au contraire, pour les veines on a un jet continu beaucoup moins fort; enfin en coupant un vaisseau, on voit que tout le système se vide.

Un seul point restait obscur: c'est la manière dont se fait la communication des deux systèmes de vaisseaux dans les organes. Le microscope n'était pas encore inventé. Malpighi, en 1661, montra le réseau capillaire.

II. — ÉTUDE DES DIVERSES PARTIES DE L'APPAREIL CIRCULATOIRE CHEZ L'HOMME

A. *Sang.*

Le sang est le liquide nourricier, ce n'est pas forcément un liquide rouge comme Aristote l'admettait, ce qui lui faisait dire que les animaux à sang incolore étaient privés de sang, tandis que les autres en avaient seuls.

Propriétés. — Le sang de l'homme est un liquide alcalin, légèrement salé. Le corps en renferme en moyenne de cinq à six litres; le volume varie un peu suivant l'état de jeûne ou de repas abondant.

En réalité, le sang est un tissu, parce qu'il renferme des

cellules vivantes : les *globules*, qui nagent dans une matière fondamentale très liquide. Il est préférable de donner aux éléments sanguins le nom de corpuscules, car ils ne sont pas sphériques. Il y en a deux espèces principales : les uns sont rouges, on les appelle *hématies* (fig. 89 et 90). C'est Swammerdamm, en 1668, qui les a décrits le premier chez la grenouille ; on les a retrouvés depuis chez presque tous les animaux. Ils donnent au sang sa coleuur, tandis que

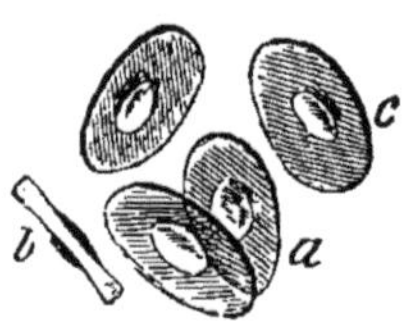

Fig. 89. — Globules du sang de l'homme.

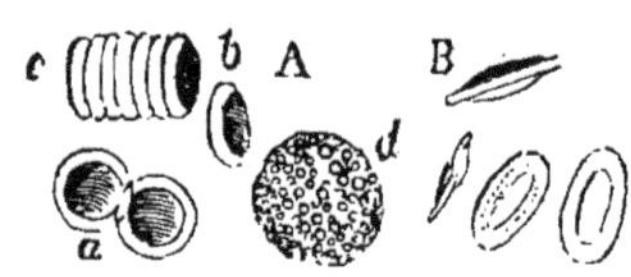

Fig. 90. — Globules du sang des mammifères et des oiseaux. *A*, globules de l'homme grossis 600 fois ; *B*, globules d'un oiseau. *a*, globules vus de face ; *b*, vus de profil ; *c*, globules empilés ; *d*, globule blanc.

le liquide qui a été appelé *plasma* est incolore et transparent. Les autres éléments du sang sont des cellules blanches, d'où leur nom de *leucocytes*. Il renferme encore de plus petits globules, peu connus, appelés *hématoblastes* ou *globulins*.

Étude des globules rouges. — Les globules rouges ont chez l'homme la forme de petits disques concaves en leur centre. Ils ressemblent donc à des lentilles biconcaves ; vus de face, ils sont ronds et plus obscurs au milieu. De profil, ils se présentent souvent en piles. Il y en a environ cinq millions dans un millimètre cube ; ils ont en moyenne un diamètre de 7 à 8 μ. Ceux de la grenouille sont plus grands ; c'est pour cela qu'on les a vus d'abord chez cet animal. Chez les oiseaux, les reptiles et les poissons, ils sont elliptiques.

Leur structure est celle d'une cellule dont le noyau manque ; une membrane très mince recouvre une petite masse de protoplasma, qui est imprégné d'une matière rouge appelée *hémoglobine*.

Hémoglobine. — Pour montrer que la coloration rouge n'appartient pas au protoplasma mais à une substance qui l'imprègne, on peut faire l'expérience suivante. Si l'on fait geler du sang, ou si on lui ajoute un peu d'eau, on constate que les globules existent encore après l'opération, mais qu'ils sont devenus incolores ; la matière colorante s'est diffusée dans le plasma qui est teinté en jaune.

On peut isoler l'hémoglobine. Pour cela on prend du sang défibriné et on l'agite avec de l'éther qui dissout l'hémoglobine du globule. En faisant refroidir cette dissolution, la matière colorante cristallise plus ou moins facilement, selon les espèces animales, en tablettes, octaèdres ou tétraèdres (cochon d'Inde) (fig. 91). Ces formes différentes des cristaux indiquent qu'il n'y a pas identité entre les hémoglobines des différents animaux.

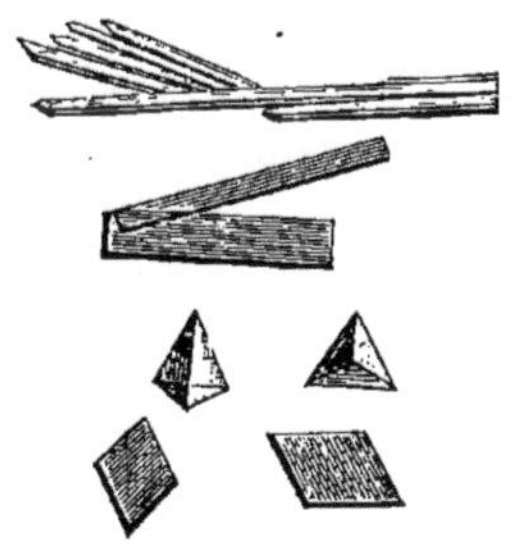

Fig. 91. — Cristaux d'hémoglobine de différents animaux.

Quant à sa constitution chimique, on constate que c'est une matière albuminoïde remarquable, parce qu'elle contient un peu de soufre et du *fer*. L'existence de ce métal est caractéristique. C'est ce qui explique le traitement des personnes anémiques par les sels de fer.

Modifications de l'hémoglobine. — Nous avons déjà vu que le sang se présente sous deux modifications : à l'état artériel, rouge vif, et, à l'état veineux, brun noir. L'analyse directe de ces deux sangs montre que le premier contient *plus d'oxygène* que le second. Le sang veineux contient, au contraire, *plus d'acide carbonique.* Nous pouvons vérifier que c'est bien la contenance en gaz qui produit le changement de couleur, car on peut transformer le sang noir en sang rouge en l'agitant avec de l'oxygène ou de l'air; il suffit que le gaz oxygène ait au-dessus de lui une tension supérieure à $\frac{3}{100}$ d'atmosphère. Au contraire, le sang rouge devient noir quand l'oxygène, au contact, a une tension inférieure à $\frac{3}{100}$ d'atmosphère; par exemple, dans le vide, ou en le faisant traverser par un courant de gaz inerte (azote, hydrogène). Enfin, quand on le traite par les désoxydants, on observe le même changement de couleur.

En sorte que l'on admet que dans le sang l'hémoglobine peut se trouver sous deux états : à l'état oxydé, où elle porte le nom de *oxyhémoglobine*, et, à l'état réduit, on l'appelle alors *hémoglobine réduite*. La première variété se trouve surtout dans le sang artériel, la seconde dans le sang veineux. Grâce à ces propriétés, le sang apporte par son passage l'oxygène aux cellules des tissus, qui sans cela mourraient. Le changement de coloration que subit le sang en traversant les tissus montre qu'il leur a donné son oxygène.

L'expérimentation le montre aussi. En plongeant un fragment de muscle dans du sang bien rouge, on voit le sang devenir noir. Le même changement de couleur se produit quand on lui ajoute des cellules de levûre de bière. Mais à ces expériences on peut objecter que dans la réalité le sang se trouve enfermé dans des canaux; les cellules des tissus ne nagent pas dans le sang, elles en sont séparées par la paroi du vaisseau.

Schutzenberger a fait une expérience qui lève cette difficulté. Dans une cuve contenant de l'eau tiède, il dispose une série de vaisseaux très minces en baudruche (fig. 92). Le système est ouvert aux deux extrémités de la cuve. On y fait passer du sang bien rouge; il reste rouge à la sortie. Mais si l'on fait flotter dans l'eau des globules de levûre, le sang change de couleur et sort noir, ce qui nous montre que les cellules vivantes fonctionnent comme des désoxydants par rapport à l'hémoglobine même quand ils sont séparés des globules par des membranes. Ce changement de couleur du sang est une propriété caractéristique de l'hémoglobine, mais il devient bien plus sensible quand on emploi le *spectroscope*. Les bandes d'absorption sont différentes avec le sang rouge et le sang noir même en solutions très diluées.

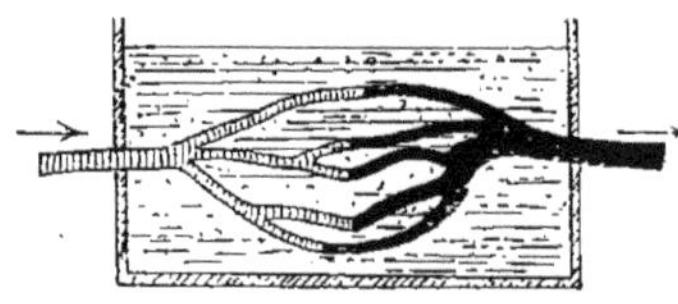

Fig. 92. — Expérience de Schutzenberger.

Spectre de l'hémoglobine. — Entre les deux raies D et E, qui existent toujours dans le spectre, l'hémoglobine oxydée donne deux bandes grises; avec du sang désoxydé, elles disparaissent et sont remplacées par une seule raie très noire résultant de leur fusion (fig. 93).

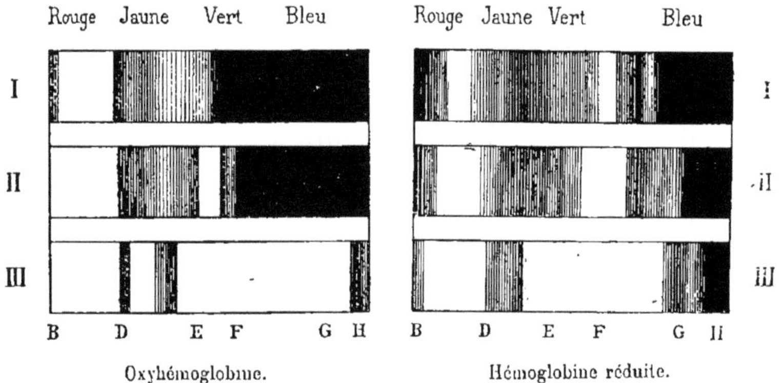

Fig. 93. — Spectres d'absorption des matières colorantes du sang. — I. Solution concentrée. II. Solution diluée. III. Solution très diluée.

On peut suivre pas à pas les changements de couleur du sang. Au fur et à mesure que l'on oxyde du sang noir, on voit la bande unique se dédoubler et donner les deux raies de l'oxyhémoglobine. Par cette méthode, on peut montrer la réduction du sang dans les tissus. En intercalant les deux doigts réunis sur le trajet d'un faisceau lumineux intense, on voit les deux raies de l'oxyhémoglobine. Mais si l'on vient à comprimer les doigts à leur base de manière à ralentir la circulation, les deux raies se fusionnent peu à peu en une seule. Les mêmes phénomènes se produisent non seulement avec l'hémoglobine pure dissoute dans l'eau, mais encore avec les produits de décomposition du sang. On se base sur ce caractère en médecine légale, pour déterminer la nature de taches que l'on soupçonne être du sang. Cette réaction est excessivement sensible : elle se montre encore avec des liquides tellement dilués qu'à l'œil ils semblent sans couleur.

Rôle des hématies. — De toutes ces expériences nous concluons que le globule rouge a un rôle capital : il sert de véhicule à l'oxygène, gaz absolument indispensable aux tissus. Arrivée dans les capillaires, l'oxyhémoglobine est décomposée, l'oxygène se portant sur les cellules, tandis que le globule appauvri s'en va dans le poumon reprendre un nouveau chargement.

On peut contrôler par l'expérience cette manière de voir. Si l'on plonge des poissons, des tanches, par exemple, dans du sang rouge défibriné, on constate qu'elles y vivent parfaitement changeant peu à peu sa couleur jusqu'à ce qu'il soit devenu noir ; alors seulement elles sont asphyxiées. Ces poissons sont donc capables de décomposer l'oxyhémoglobine qui est contenue dans les globules du sang d'animaux différents.

Transfusion du sang. — Ces phénomènes nous donnent la clef des grandes différences observées dans les cas de *transfusion du sang*. On est arrivé à admettre que la transfusion n'agit généralement pas par l'apport de matières nutritives, mais surtout par les hématies contenus qui sont des moyens de transport pour l'oxygène. Il n'y a d'ordinaire de résultats que dans les cas où la mort menace par suite du manque de globules (hémorrhagies) ou lorsqu'ils ont perdu la propriété de transporter l'oxygène (asphyxie par le charbon). Comme la taille des corpuscules varie chez les différentes espèces animales, on ne doit pas transfuser le sang d'une espèce à une autre, car si les globules sont plus gros dans le sang que l'on ajoute, ils pourront s'arrêter dans les capillaires ; le sang s'accumulera au-dessus et il en résultera des épanchements que l'on a signalés surtout dans les reins et les intestins. Il y a encore un autre danger. La constitution chimique du sang des différents animaux n'est pas la même ; en sorte que si l'on ajoute du sang de bœuf à celui d'un chien, il se produit des précipitations de matières jusque-là dissoutes ; l'obstruction de capillaires en est aussi la conséquence. Enfin, dans d'autres cas, le sang introduit dissout et détruit les globules de l'animal ; loin d'améliorer sa situation, il l'empire. Aussi, dans la transfusion du sang, se borne-t-on à transporter le sang d'un individu à un autre de même espèce.

Après les hémorrhagies abondantes la transfusion agirait encore en maintenant une pression suffisante dans l'appareil circulatoire.

Globules blancs. — Les globules blancs ou *leucocytes* sont plus grands que les hématies. Il y en a beaucoup moins. Ils ont en moyenne un diamètre de 10 à 14 μ. D'ordinaire on en trouve 1 pour 300, ou 1 pour 500 globules rouges. Quand cette proportion augmente, l'individu est atteint de diverses maladies : l'augmentation est faible (1 pour 200) dans le *lymphatisme;* elle est plus forte (1 pour 100, 1 pour 50) dans la *scrofule* et la *leucocythémie.*

Les globules blancs ont un aspect mamelonné ; ils contiennent souvent plusieurs noyaux, ce qui indique que ce sont des cellules vivantes en voie de division. Une propriété importante de ces globules, c'est qu'ils sont *automobiles*. Si l'on observe au microscope une goutte de sang à la température du corps, l'on voit les *leucocytes* donner d'un côté des prolongements appelés *pseudopodes* en même temps que le corps se retire de l'autre (fig. 94). Grâce à ces mouvements

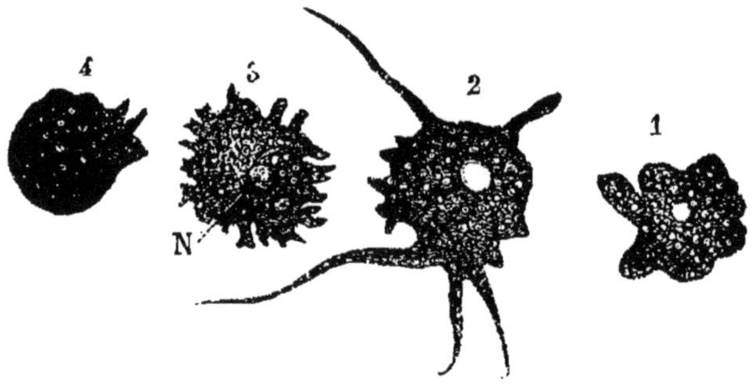

Fig. 94. — Mouvements amiboïdes d'un globule blanc : *N*, noyau.

dits *amiboïdes* les globules rampent dans les préparations que l'on examine. De cette manière, ils voyagent dans tous nos tissus, traversant même la paroi des vaisseaux. Ainsi, en entravant la circulation dans la patte d'une grenouille, on voit les globules blancs contenus dans les capillaires de la membrane interdigitale se fixer sur la paroi du vaisseau, s'insinuer dans son épaisseur et sortir dans le tissu environnant. Nous comprenons donc que les globules blancs se retrouvent dans tous les tissus ; ils ne sont nullement caractéristiques du sang.

Ce sont des globules analogues aux leucocytes qui forment la majeure partie du pus des abcès; et là on peut montrer leurs propriétés migratrices de la manière suivante. L'abcès étant ouvert, on le recouvre avec la membrane coquillère bien lavée d'un œuf d'oiseau. Après une demi-heure, déjà on constate que certains de ces globules ont passé au travers de la membrane et se trouvent au-dessus.

Le nombre des globules blancs contenus dans le sang n'est pas constant ; il augmente après le repas et diminue au contraire pendant le jeûne. On suppose que ceux qui disparaissent se transforment en globules rouges.

Leucocytes et bactéries. — Beaucoup de maladies proviennent du développement dans les tissus de micro-organismes voisins des champignons. Au microscope, on les voit et l'on constate souvent qu'il y en a dans les globules blancs des régions atteintes. Certains observateurs ont accusé les globules blancs de transporter ces germes dans les différentes parties du corps propageant ainsi la maladie. D'autres, au contraire, et cela semble plus probable, admettent que les globules blancs étaient en train de détruire les microbes se nourrissant de ceux qu'ils contenaient. On a pu suivre au microscope, dans le sang de grenouille, cette lutte entre les globules blancs et les bactéries. Le globule se rapproche d'un microbe qu'il entoure de prolongements. Ceux-ci, en se refermant, englobent la bactérie dont le contour devient ensuite de plus en plus flou ; elle est digérée. Ceci expliquerait l'insuccès souvent constaté des inoculations de diverses maladies quand elles sont faites avec des quantités insuffisantes de germes. Les globules blancs auraient suffi à détruire les germes qui ont passé dans le sang.

Des différences dans la composition du plasma, que l'on n'est pas encore arrivé à saisir par l'analyse, doivent aussi agir souvent dans le phénomène de l'immunité.

Hématoblastes, globulins. — On trouve encore dans le sang une troisième espèce de globules, ce sont les hématoblastes et les globulins beaucoup plus petits que les précédents (1 à 3 μ). Ils sont de forme ovoïde, très-altérables. Dès que le sang est sorti des vaisseaux, il se hérissent d'épines d'où partent les filaments de fibrine qui donnent la solidité au caillot. Pour certains physiologistes, ce sont simplement des amas de fibrine plus rapidement formés, tandis que pour d'autres ce seraient des noyaux destinés à donner par leur développement soit des hématies, soit des leucocytes, selon le mode d'évolution.

Plasma. — Le plasma sanguin est incolore ; on le voit au microscope ou encore en recueillant du sang, et en laissant les globules se déposer grâce à un artifice que nous indiquerons plus loin. En effet, d'ordinaire ce qui met obstacle à cette expérience, c'est le fait de la coagulation du sang. Dès que le sang est abandonné à lui-même, il se prend en une masse que l'on appelle le *caillot*. C'est un phénomène excessivement utile, car sans cela la moindre blessure serait mortelle : tous les vaisseaux se videraient.

Coagulation du sang. — Grâce au caillot qui se forme dans la blessure, celle-ci est bientôt bouchée et l'hémorrhagie cesse. Chez certaines personnes, le sang se prend difficilement; la moindre coupure peut alors avoir de graves conséquences (hémophilie).

Lorsqu'on abandonne le caillot à lui-même, on constate qu'il diminue de volume, abandonnant au-dessus de lui un liquide clair que l'on appelle *sérum* (fig. 95). Si l'on examine le caillot de plus près, on voit qu'il est formé de filaments d'une substance blanche, entremêlés dans toutes les directions, emprisonnant entre eux les globules. Cette substance, appelée *fibrine*, est blanche; si le caillot est cependant rouge, cela tient à ce qu'il renferme dans ses mailles des hématies. Nous concluons du fait de la coagulation que le plasma est formé de deux substances : la fibrine, qui devient solide, et le sérum, qui reste liquide. Au début, les filaments de fibrine occupent toute la masse du sang; puis ils se raccourcissent, expulsant le liquide interposé, tandis que les globules restent prisonniers.

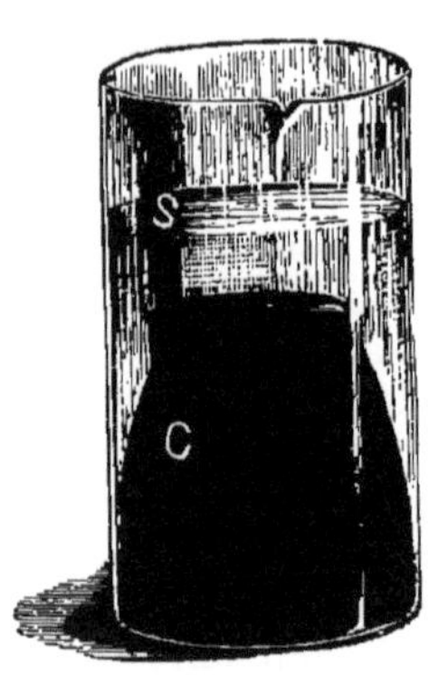

Fig. 95. — Sang abandonné depuis quelques heures au repos: *C*, caillot rétracté; *S*, sérum.

Sang défibriné. — On peut empêcher ce fait de se produire en battant le sang frais avec un petit balai : les filaments de fibrine sont rompus et lui restent fixés. Il suffit de les laver pour avoir de la fibrine pure. Quand aux globules, ils restent alors libres dans le sérum, et le sang ainsi traité s'appelle *sang défibriné ;* il ne se coagule plus. Dans l'opération de la transfusion du sang, on emploie toujours du sang défibriné, sans quoi des caillots pourraient s'y former et obstruer les vaisseaux.

Dans la coagulation, les filaments de fibrine semblent rayonner autour de centres où se trouvent les hématoblastes.

Certaines substances jouissent de la propriété de retarder la coagulation (potasse, soude, sulfate de magnésie, sucre, etc.). D'autres l'activent au contraire (perchlorure de fer, tannin, essence de térébentine), d'où leur emploi en médecine.

Cause de la coagulation. — On s'est demandé pour quelle raison cette coagulation ne se produit pas dans les vaisseaux de l'animal vivant.

On a d'abord accusé l'abaissement de température qu'éprouve le sang quand il est en dehors de l'organisme. Mais si l'on reçoit le sang dans un récipient plongé dans un bain à 37°, le caillot se forme encore plus vite que si on le laisse à la température ordinaire. Chauffé à 40° ou 45°, le sang se coagule presque instantanément; au contraire, s'il est rapidement porté à 0°, il tarde à se prendre, et on peut même l'empêcher ainsi de se coaguler pendant plusieurs jours. On constate alors que les globules vont au fond, tandis que le sérum surnage.

On a dit aussi que le contact de l'*air* causait la coagulation. Dans le corps, le sang n'est pas en contact direct avec l'atmosphère. Cependant si l'on verse du sang dans un vase plein d'huile, celle-ci surnageant empêche l'air de toucher le sang, et le caillot ne s'en forme pas moins vite. Dans un ballon où l'on a fait le vide, le caillot se forme aussi vite et même plus vite qu'à l'air.

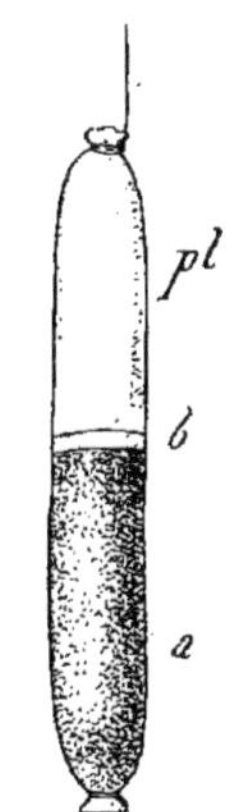

Fig. 96. — Veine jugulaire de cheval recueillie pleine de sang et suspendue verticalement : *pl*, plasma ; *b*, globules blancs ; *a*, bouillie de globules rouges.

On a incriminé ensuite l'absence de *mouvement* qui permettrait la séparation de la fibrine. Dans le corps, le cœur mélange sans cesse le sang. Cependant quand on bat le sang avec un balai, il se coagule. Si le repos produit la coagulation, en ligaturant la veine jugulaire d'un cheval à sa partie inférieure ; le cours du sang sera interrompu ; un caillot devra se former. En dénouant le vaisseau au bout d'une heure, la marche du sang ne devra pas y reprendre. C'est cependant ce qui arrive. On peut même poser une seconde ligature plus haut (fig. 96); le sang ne sera pas coagulé au bout d'un jour. En séparant alors de l'animal le vaisseau ainsi gorgé de sang, et en le sus pendant dansune chambre humide, au bout de huit jours le sang sera encore liquide, pourvu que la paroi interne du vaisseau n'ait pas été blessée sur la partie comprise entre les ligatures. Dès que cette paroi est blessée, un caillot se forme.

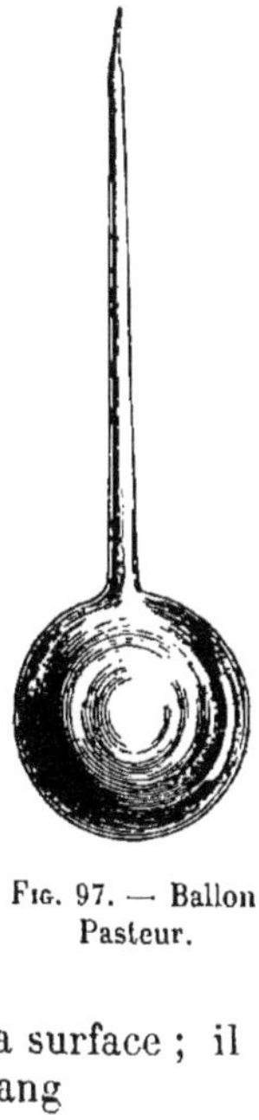

M. *Pasteur* s'est demandé si la coagulation ne proviendrait pas d'une fermentation que provoqueraient des organismes microscopiques apportés par l'air ou par la paroi des vases. Il prit un ballon à long col (fig. 97) et il y fit le vide; chauffé, le tube du ballon fond et se ferme. Il le porte alors dans une étuve chauffée jusqu'à 250°, de manière à calciner sûrement tous les germes qui pouvaient être déposés sur les parois. Ceci fait, le tube étant enfoncé dans le cœur d'un animal, il en brise la pointe ; le ballon se remplit de sang par aspiration. Retiré, puis fermé de suite à la lampe, il se forme cependant un caillot qui ne se décompose pas, en sorte qu'on en conclut qu'il ne contient pas de micro-organismes.

Fig. 97. — Ballon Pasteur.

Nous savons donc seulement que le sang se coagule dès qu'il est en contact avec un corps autre que la paroi des vaisseaux *en bon état*. En effet, si dans le boudin formé par la veine jugulaire on enfonce une aiguille, il se forme un petit caillot à sa surface ; il grandit peu à peu jusqu'à envahir toute la masse du sang

On admet maintenant que la fibrine n'existe pas toute formée dans le sang, tant qu'il est dans le corps, mais qu'elle se forme aux dépens d'une variété d'albuminoïde appelée *fibrinogène*, au contact *d'un ferment* qui se sépare des globules blancs ou des hématoblastes, quand le sang se trouve en contact avec des corps autres que la paroi intacte des vaisseaux.

En effet, du plasma que l'on empêche de se coaguler donne avec le sel marin en solution concentrée un précipité de flocons blancs, formé par le fibrinogène, car le résidu ne se coagule plus tandis que le précipité dissous dans de l'eau se prend en une masse de fibrine, quand on lui ajoute un peu de sang exprimé d'un caillot, liquide qui amènerait le ferment.

Étude du sérum. — Le sérum est surtout composé par de l'eau, qui tient en dissolution un grand nombre de corps que l'on peut classer, d'après leur rôle, en trois catégories principales : substances assimilables, déchets et série intermédiaire.

Les premières comprennent diverses variétés d'albumine, qui proviennent des peptones, de petits globules de graisse émulsionnée, de la glucose, du chlorure de sodium, des phosphates, des carbonates de chaux et de soude, un peu de sels de fer, etc.

Dans la seconde catégorie, on remarque l'urée, la cholestérine, l'acide carbonique, etc.

Enfin dans la dernière, on trouve la créatine, les acides urique et hippurique, des lactates surtout de soude. Selon ces substances, les circonstances de santé subissent des transformations plus profondes ou bien elles sont rejetées.

En outre, nous trouvons un gaz inerte constant, l'azote, et des corps accidentels, comme presque tous les médicaments absorbés.

Les corps de la première catégorie viennent de l'intestin. La glucose et la graisse peuvent avoir encore une autre origine ; lorsque la digestion ne fournit pas de sucre, le sang en contient quand même, il provient alors du foie. Cet organe contient donc une source du sucre de l'organisme ; il régularise la quantité de ce corps contenue dans le sang et fait que pendant toute la vie il y en a toujours environ 2,5 pour mille ; cette quantité ne diminue qu'au moment de l'agonie. Elle peut, au contraire, augmenter ; mais la glucose en excès n'est pas alors utilisée, elle s'échappe par la sueur et les urines, ce qui constitue le *diabète sucré*.

Dans cette maladie, c'est le foie qui fonctionne d'une manière exagérée.

L'urée est la matière de rebut des albuminoïdes. On admet que cette forme n'est pas atteinte immédiatement dans les tissus. Les peptones passeraient d'abord par des états d'oxydation intermédiaires. Quand les phénomènes de combustion se produisent mal, l'acide urique augmente et l'urée diminue. Comme l'acide urique est peu soluble, il se dépose alors dans les articulations ce qui produit la *goutte*, ou dans les voies urinaires ce qui constitue une variété de *gravelle* ou de *pierre*.

Gaz du sang. — Quand on fait le vide avec la pompe à mercure au-dessus d'une masse de sang chauffé, l'on constate qu'il mousse beaucoup par suite d'un dégagement de gaz qui sont : l'*oxygène*, l'*acide carbonique* et l'*azote*.

La proportion des gaz varie avec la nature du sang.

Chez le chien, on trouve pour 100 centimètres cubes de liquide :

	Oxygène.	Acide carbonique.	Azote.
Sang artériel.	20 à 24	39	1,5
Sang veineux	8 à 12	46	1,5

Ces gaz ne sont pas à l'état de simple dissolution mais surtout sous forme de combinaisons chimiques peu stables. En effet, en faisant le vide au-dessus du sang, s'il n'y avait que dissolution, tous les gaz devraient se dégager; or ce n'est pas le cas. Car si l'on vient ensuite à chauffer le sang en même temps que l'on fait encore le vide, on constate un nouveau dégagement de gaz.

L'oxygène réside surtout dans les globules, combiné à l'hémoglobine; il n'y en a presque pas dans le plasma. Même par le vide à chaud on n'extrait pas le tout, car l'indigo est encore décoloré au contact de ce sang quand on y ajoute de l'hydrosulfite de zinc, ce qui n'arrive que quand il se trouve en rapport avec de l'oxygène, soit libre soit faiblement combiné. Le sang, même artériel, ne contient pas tout ce qu'il en pourrait contenir.

Quant à l'acide carbonique, il y en a très-peu dans les globules; il réside surtout dans le plasma à l'état de bicarbonate et de phosphocarbonate de soude, sels très instables, puis il entre encore dans la constitution du carbonate de soude qui est plus stable. Le sang a en effet une réaction alcaline et il contient plus de gaz acide carbonique qu'une dissolution faite dans l'eau sous la même pression. Par l'action du vide seul on dissocie entièrement les deux premiers sels. Le carbonate de soude serait également décomposé dans le poumon, grâce au composé oxyhémoglobine qui agirait à la manière d'un acide en présence du vide, ce que l'on vérifie avec la pompe à mercure.

L'azote se trouve dans le plasma et dans les globules à l'état de dissolution.

B. Cœur.

Le cœur a la forme d'une pyramide. Il est situé à la partie médiane du thorax, la pointe dirigée légèrement en bas et à

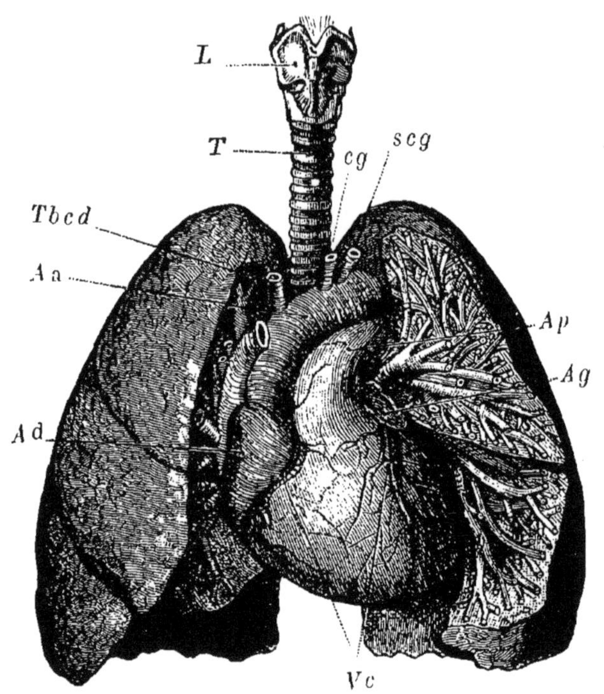

Fig. 98. — Face antérieure du cœur et des poumons: *L*, larynx; *T*, trachée-artère, *Ag*, auricule gauche; *Ad*, auricule droite; *Ap*, artère pulmonaire; *Aa*, artère aorte; *Tbcd*, tronc brachio-céphalique droit; *scg*, artère sous-clavière gauche; *cg*, artère carotide gauche; Vc, artères et veines coronaires.

gauche; en sorte que l'axe de l'organe ne coïncide pas avec celui du corps (fig. 98). Sa base correspond à peu près au troisième cartilage costal; sa pointe dépasse légèrement la cinquième côte. On peut en sentir les battements; il suffit d'appliquer le doigt dans le cinquième espace intercostal gauche, immédiatement au-dessous du sein.

Le cœur est fixé d'abord par les gros vaisseaux qui s'en échappent à la partie supérieure, puis par le *péricarde*, sac séreux qui l'entoure. Des deux côtés se trouvent les poumons, munis eux aussi de leurs séreuses ou *plèvres* dont les feuillets pariétaux médians sont unis au péricarde (fig. 99).

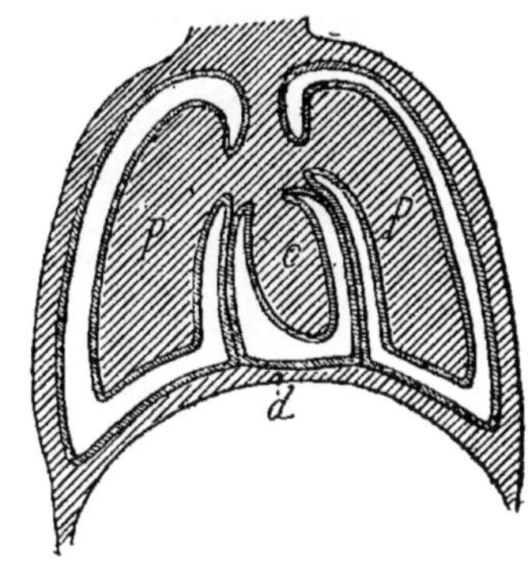

Fig. 99. — Disposition des séreuses du thorax sur une coupe verticale allant de gauche à droite; *p*, poumon; *c*, cœur; *d*, diaphragme.

Déjà à l'extérieur on voit que le cœur est formé de deux organes, de deux cœurs élémentaires, un gauche et un droit. Celui de gauche est repoussé en arrière, il forme la pointe du cœur, tandis que celui de droite est en avant, il a un volume un peu plus petit. Chacun se divise en deux parties par un sillon transversal. En haut se trouvent les *oreillettes*, petites et flasques, en bas les *ventricules* à parois épaisses et résistantes.

Les deux cœurs ne communiquent pas directement chez l'adulte. Chez l'embryon la communication existe entre les deux oreillettes par le *trou de Botal*, qui ne se révèle plus tard que par une partie plus mince de la cloison entourée d'un bourrelet appelé l'*anneau de Vieussens*. Chez l'adulte, la communication se fait par l'intermédiaire du poumon. Pour cela, le ventricule droit émet une grosse artère appelée artère pulmonaire qui se rend à cet organe. Le sang en revient par les veines pulmonaires qui se jettent dans l'oreillette gauche.

Au premier examen, on est frappé du peu d'épaisseur de la paroi des oreillettes en comparaison du développement de celle des ventricules (fig. 100). On s'explique cette différence en remarquant que les oreillettes ont à déployer peu de force, tandis que les ventricules sont obligés de pousser le sang dans un vaste réseau vasculaire.

Les divers orifices sont munis de valvules.

Valvules. — Considérons d'abord celles qui garnissent les orifices auriculo-ventriculaires. Dans le cœur droit, cette valvule est formée par trois panneaux qui flottent vers le bas, d'où son nom de *valvule tricuspide*. Dans le cœur gauche au contraire, la valvule ne se compose que de deux battants, ce qui lui a valu le nom de *valvule mitrale*, car elle rappelle une mitre d'évêque renversée. Le bord inférieur des valvules qui est libre porte des prolongements qui se continuent sous la forme de filaments, de cordages s'attachant sur les parois latérales du ventricule au sommet de petits soulèvements de cette paroi appelés les *muscles papillaires*. On admet que ces cordages ont pour rôle d'empêcher les panneaux de se relever dans l'intérieur des oreillettes sous l'action d'une contraction ventriculaire trop énergique.

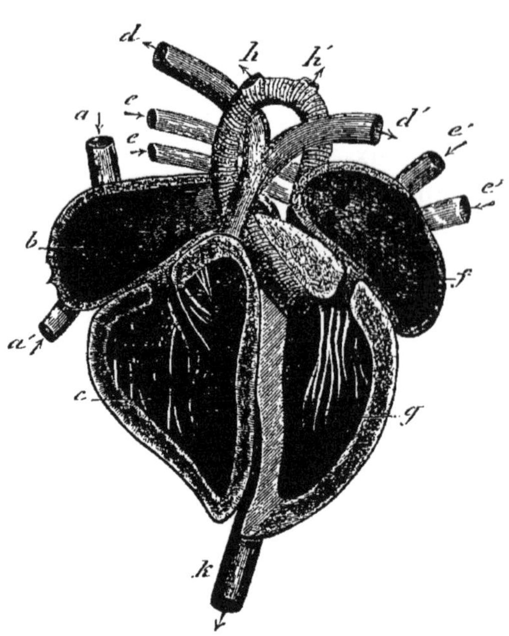

Fig. 100. — Coupe verticale du cœur de l'homme montrant les quatre cavités, l'origine des principaux vaisseaux et les valvules: *aa'*, veines caves supérieure et inférieure; *b*, oreillette droite; *c*, ventricule droit; *d'd'*. artères pulmonaires; *e,e,e',e'*, veines pulmonaires; *f*, oreillette gauche; *g*, ventricule gauche; *h,h'*, crosse de l'aorte; *k*, aorte descendante.

A l'entrée de certaines veines dans les oreillettes il y a aussi des valvules. Ainsi à l'entrée de la veine cave inférieure on trouve la valvule d'*Eustache* en forme de demi-lune. Elle joue un rôle très important chez l'embryon pendant que la cloison du cœur est encore incomplète.

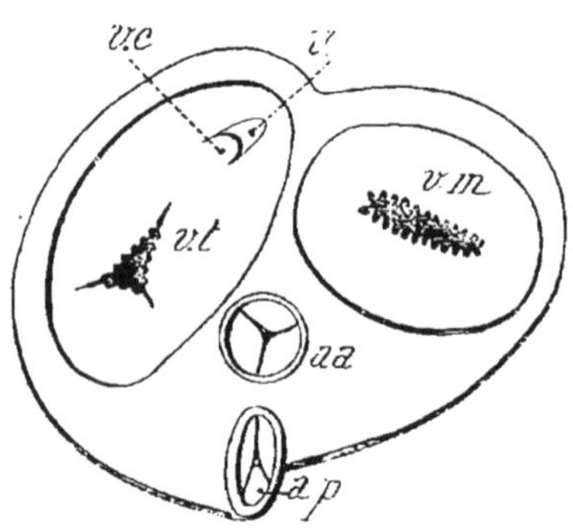

Face antérieure.

Fig. 101. — Coupe transversale du cœur faite au niveau de la cloison auriculo-ventriculaire: *vt*, valvule tricuspide; *vm*, valvule mitrale ; *vc*, veine coronaire ; *v*, valvule de Thébésius ; *aa*, aorte; *ap*, artère pulmonaire (on voit les valvules sigmoïdes).

La veine coronaire est munie elle aussi d'un clapet *(valvule de Thébésius)* (fig. 101).

La veine cave supérieure et les veines pulmonaires n'en ont pas.

L'orifice de chacune des artères dans le ventricule correspondant est muni de trois petites valvules. Chacune est formée par une membrane semi-lunaire fixée par son bord convexe, tandis que le bord concave est flottant du côté opposé au cœur. On les appelle les *valvules sigmoïdes* (fig. 102). Elles n'empêchent pas le sang de s'écouler tant que dure la contraction du ventricule. Mais quand cet organe se relâche, les valvules retombent sous la poussée du sang qui vient d'être chassé dans l'artère et ne le laissent pas rentrer dans le cœur. Au milieu du bord libre de chaque valvule se trouve un noyau cartilagineux, appelé le *nodule d'Arantius*. Il a pour but d'empêcher la membrane des

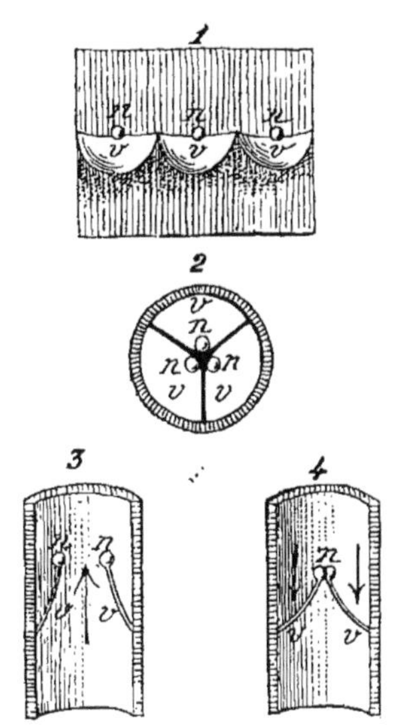

Fig. 102. — Valvules sigmoïdes: 1, base de l'artère fendue longitudinalement surface interne; 2, coupe transversale de l'artère vue par en haut; 3, coupe longitudinale pendant la systole ventriculaire; 4, coupe longitudinale pendant le repos et la diastole du ventricule; *v*, valvules; *n*, nodules cartilagineux.

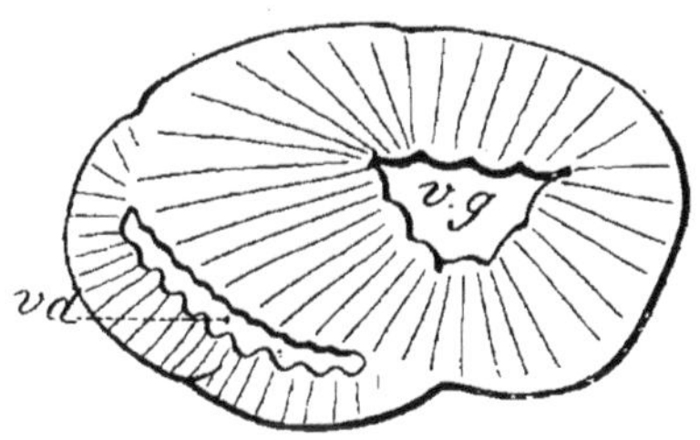

Face antérieure.
Fig. 103. — Coupe à travers les ventricules *vg*, ventricule gauche; *vd*, ventricule droit.

valvules de s'adosser trop exactement contre la paroi de l'artère, sans quoi le sang en redescendant pourrait glisser à sa surface sans la rabattre.

Si nous représentons une coupe faite à travers le cœur au niveau du sillon qui sépare les oreillettes des ventricules, nous verrons toutes ces valvules (fig. 101).

Une coupe faite à travers les ventricules montre que la paroi du cœur gauche est plus épaisse que celle du cœur droit (fig. 103). C'est que le cœur gauche doit envoyer le sang dans le réseau beaucoup plus allongé de la grande circulation. Elle montre aussi que la paroi interne des ventricules n'est pas lisse, mais qu'elle présente des colonnes charnues qui font saillie dans sa cavité.

Structure. — Le cœur est formé de trois tuniques comme

les artères et les veines. A l'extérieur se trouve le feuillet viscéral du *péricarde*, puis vient le *myocarde* qui constitue presque toute l'épaisseur de la paroi. Enfin l'on trouve l'*endocarde* qui est très mince, s'enfonçant dans toutes les dépressions de la paroi. Le *myocarde* est composé de fibres musculaires et de quatre anneaux fibreux situés autour des

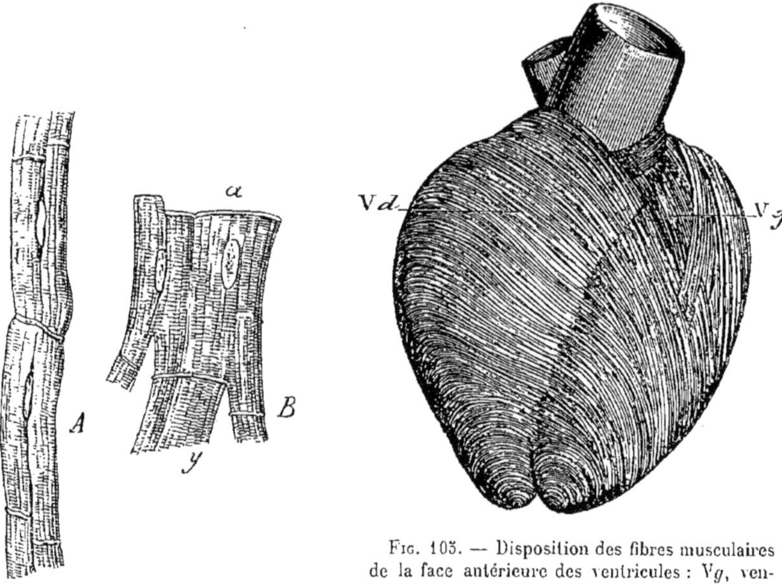

Fig. 104. — Fibres musculaires du cœur.

Fig. 105. — Disposition des fibres musculaires de la face antérieure des ventricules : *Vg*, ventricule gauche; *Vd*, ventricule droit; *Ao*, aorte; *Ap*, artère pulmonaire.

quatre orifices qui se trouvent dans la cloison auriculo-ventriculaire ; ils forment le squelette du cœur.

Parmi les fibres musculaires, les unes sont appelées *fibres communes* ou *unitives*, parce qu'elles réunissent les deux cœurs ; les autres sont dites *fibres propres* parce qu'elles ne font que le tour d'un ventricule (fig. 105). Toutes ces fibres décrivent une boucle autour de la pointe du cœur qui est ainsi la partie la moins résistante de l'organe (fig. 106). Ce sont ces fibres, en remontant, qui font saillie sous la forme de colonnes à l'intérieur du cœur.

Quand les fibres sont relâchées on dit qu'il y a *diastole ;* à l'état de contraction on dit qu'il y a *systole*.

Cardiographe. — On étudie le fonctionnement du cœur à l'aide du *cardiographe*. Cet instrument se compose essentiellement d'une ampoule élastique remplie d'air reliée par un long tube, avec un tambour enregistreur formé par une boîte rigide dont on a remplacé l'une des parois par une membrane élastique (fig. 107). Celle-ci supporte un levier dont l'extrémité munie d'un stylet s'appuie sur un cylindre noirci. Elle y trace une ligne lorsque le cylindre tourne autour de son axe. Si l'on comprime l'ampoule, l'air déplacé vient soulever la membrane du tambour d'une quantité correspondante. Il en résulte un déplacement du stylet, dont la pointe décrira une sinuosité. On dispose quatre de ces appareils sur un même cylindre; les ampoules exploratrices étant enfoncées dans les quatre chambres du cœur à l'aide de deux sondes introduites chacune dans l'un des cœurs par l'orifice de la veine.

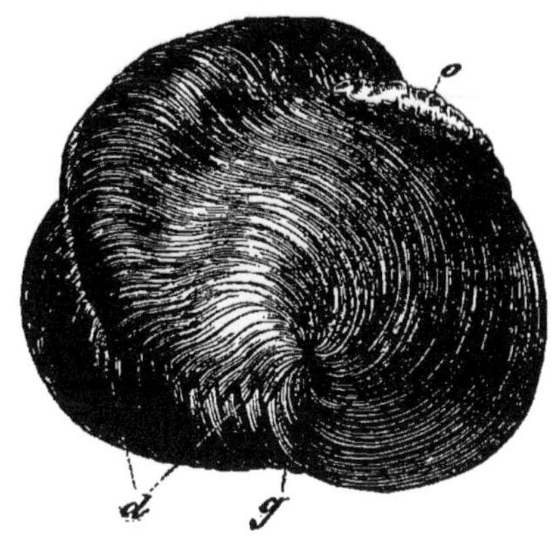

Fig. 106. — Cœur vu par la pointe : *g*, ventricule gauche; *d*, limite du ventricule droit; *o*, oreillette.

Pour répéter cette étude chez l'homme, on remplace les ampoules exploratrices par des tambours semblables aux appareils enregistreurs (fig. 108) et on les appuie contre les compartiments correspondants dans les cas d'ectopie cardiaque.

On constate alors que :

1° *Le cœur se contracte à l'état ordinaire de 60 à 80 fois par minute chez l'homme adulte ;*

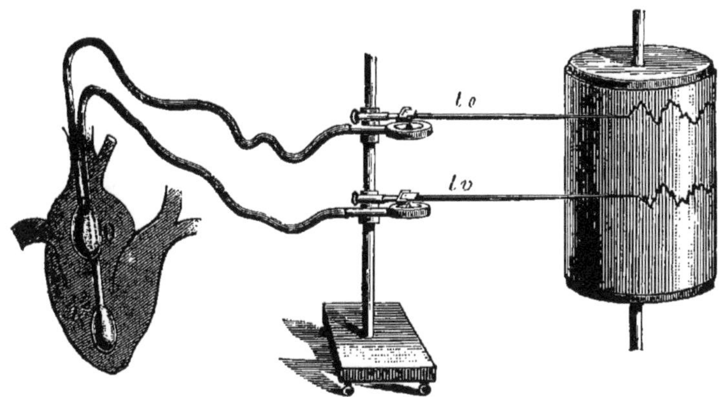

Fig. 107. — Sonde cardiaque droite indroduite dans le cœur : *o*, oreillette ; *v*, ventricule ; *to*, levier enregistreur de l'oreillette ; *tv*, levier enregistreur du ventricule.

2° *Les deux oreillettes se contractent en même temps*, car les deux courbes qu'elles donnent présentent des sinuosités correspondantes;

3° *Les deux ventricules se contractent simultanément ;*

4° *Les oreillettes se contractent pendant le repos des ventricules et réciproquement*, car les courbes données par les deux chambres d'un même cœur présentent des sinuosités inverses (fig. 107 et 109).

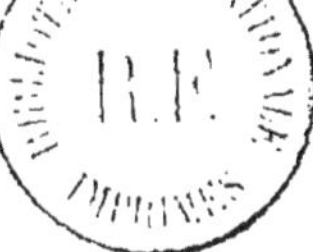

5° *Entre la contraction du ventricule et celle de l'oreillette il y a un moment de repos* (fig. 109).

Bruits du cœur. — Quand on applique l'oreille contre la poitrine au niveau du cœur, on entend des bruits comparables au tic-tac d'une montre : d'abord un bruit sec, puis un bruit sourd, et ainsi de

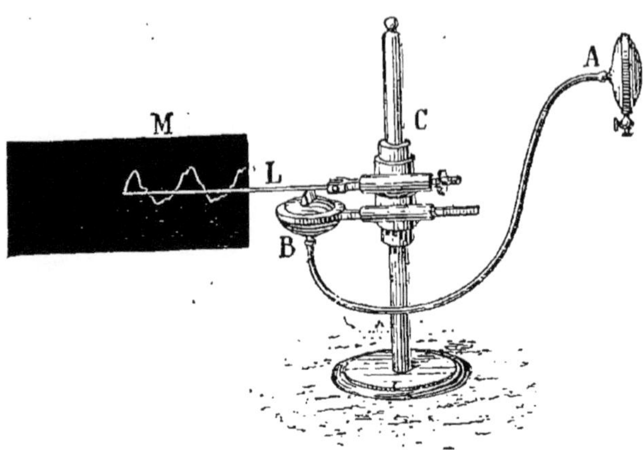

Fig. 108. — Appareil cardiographe de Marey pour l'inscription directe des pulsations du cœur; A, tambour récepteur des battements du cœur; B, tambour enregistreur surmonté d'une pointe qui porte le levier L; M, tableau mobile qui reçoit l'inscription des mouvements du levier représentant les battements du cœur.

suite. Ces bruits sont modifiés dans les maladies du cœur, c'est pourquoi Laënnec a parfaitement compris que par leur étude on arriverait à diagnostiquer la nature des lésions de cet organe. Pour connaître la cause

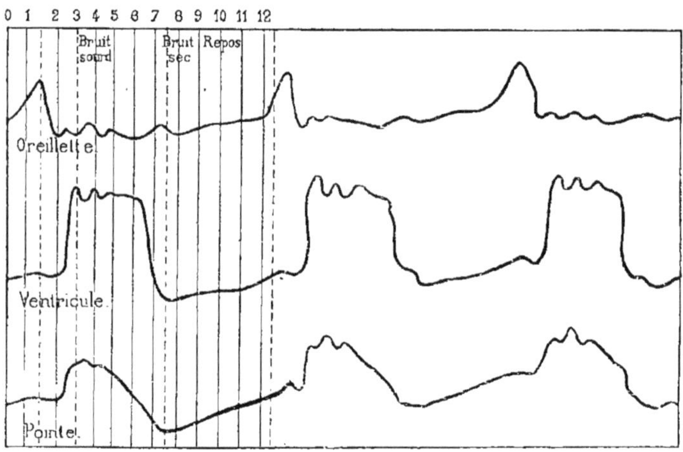

Fig. 109. — Graphiques obtenus avec la sonde cardiaque droite et l'appareil enregistrant le choc du cœur. Les soulèvements du levier correspondent aux contractions des organes.

de ces bruits, il suffit de les rapporter sur la courbe des contractions : le bruit sourd se place pendant la contraction du ventricule, le bruit sec pendant le repos du cœur.

Le premier est donc produit par le ventricule. Il est sans doute causé par les vibrations des colonnes charnues et des cordages qui rattachent à la paroi les valvules auriculo-ventriculaires au moment où se produit l'écoulement du sang; il est altéré dans les maladies de ces valvules.

Le second résulte du claquement des valvules sigmoïdes qui retombent; il disparaît quand l'on empêche artificiellement leurs mouvements et il est altéré par leurs maladies.

Choc du cœur. — Si l'on met le doigt dans le cinquième espace intercostal, il semble que le cœur vienne, à chaque contraction, frapper contre la paroi. Le cœur d'une grenouille étant mis à nu, on le voit, pendant la contraction, pivoter autour de sa base soulevant un peu sa pointe. Ce n'est cependant pas là la cause du battement, car si le cœur est pris avec la main, il ne peut y avoir de choc, et pourtant on en a la sensation. Le cœur ne peut pas quitter la paroi, à cause du vide qui existe dans le péricarde, l'illusion d'un choc provient donc de la différence de dureté du ventricule aux moments de la systole et de la diastole. D'ailleurs en appliquant un tambour contre la pointe du cœur, on enregistre le choc au moment où se produit la contraction du ventricule (fig. 109).

Cause du rythme du cœur. — Quand on arrache un muscle du corps d'un animal, il reste en repos tant qu'on ne l'excite pas. Au contraire, le cœur arraché de la poitrine et maintenu à la température du corps dans des conditions suffisantes de nutrition continue à battre d'une manière régulière, et cela pendant un temps plus ou moins long : quelques heures et même toute une journée chez la grenouille. Le cœur contient donc tout ce qu'il faut pour entretenir le mouvement. A la dissection on trouve en effet dans la paroi des amas de ganglions nerveux qui sont surtout répartis dans les cloisons auriculo-ventriculaires et interauriculaires; d'après les anatomistes qui les ont décrits, ils ont reçu les noms de ganglions de Ludwig, de Bidder et de Remak (fig. 110). Ce qui montre bien qu'ils produisent les contractions, c'est que si l'on coupe le cœur en travers à 1/3 à partir du haut, la partie supérieure continue à se contracter, tandis que la pointe du cœur qui ne contient pas de ganglions s'arrête.

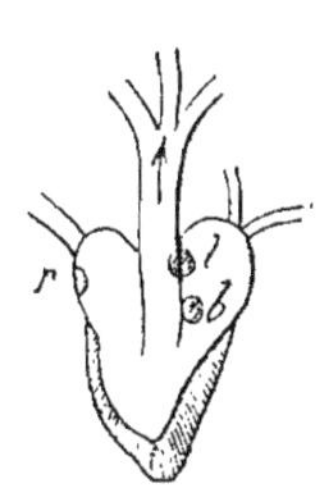

Fig. 110. — Cœur de grenouille; *r*, ganglion de Remak; *l*, ganglion de Ludwig; *b*, ganglion de Bidder.

Les trois masses ganglionnaires semblent ne pas avoir le même rôle.

Une ligature ou une section qui enlève les ganglions de Remak produit l'arrêt de la pointe après quelques battements, tandis que la partie supérieure continue ses contractions. On en conclut que la masse nerveuse de Remak a un pouvoir automoteur. Si maintenant, on sépare le cœur en trois fragments contenant chacun l'une des masses nerveuses l'on constate que ceux qui contiennent les ganglions de Remak et de Bidder, continuent à battre, tandis que celui qui contient le ganglion de Ludwig reste au repos.

On admet donc que ce dernier est modérateur, mais qu'il n'est pas assez puissant pour compenser la stimulation des deux autres agissant simultanément.

D'après ces expériences on pourrait croire que le cœur a un fonctionnement indépendant du reste de l'organisme; il n'en est rien. Les Anciens déjà avaient remarqué que les battements du cœur sont accélérés ou ralentis selon les impressions qui nous frappent. Ils avaient même fait pour cela du cœur le siège des passions. C'est que les ganglions du cœur sont en rapport avec le système nerveux général par de nombreux petits filets. Les uns viennent du nerf sympathique, ce sont des *accélérateurs*. Quand on les excite, les battements s'accélèrent. Les autres filets sont des *modérateurs* qui viennent du pneumo-gastrique. Quand on excite ce nerf les battements du cœur s'arrêtent; sa section est suivie d'une accélération des battements. C'est ce nerf qui entre en activité dans les syncopes émotionnelles.

C. Artères.

On appelle artères, les vaisseaux situés au-delà du cœur ; c'est-à-dire ceux qui emmènent le sang hors des ventricules et celà quelle que soit sa couleur. Dans le système de la grande circulation, les artères contiennent du sang rouge, mais dans la petite c'est du sang noir, veineux. Cette anomalie dans la dénomination provient d'une part de ce que ces vaisseaux ont été distingués d'après leur structure, qui est différente, et d'autre part de ce que quand l'on a plus tard caractérisé les deux espèces de sang (Galien), l'on ne connaissait encore que la grande circulation dont les artères renferment du sang rouge et les veines du sang noir.

Description. — Comme il y a deux cœurs, il y a deux systèmes d'artères.

1° *Système du cœur gauche :* L'artère qui part du ventricule gauche est la volumineuse *artère aorte* qui monte d'abord, puis presque aussitôt se recourbe en arrière et à gauche formant la *crosse de l'aorte* (fig. 111 et 113). Elle s'applique alors contre la colonne vertébrale le long de laquelle elle descend creusant une dépression à sa surface. Elle traverse ensuite le diaphragme au milieu de son insertion postérieure (fig. 125). Sur tout ce parcours l'aorte donne déjà des rameaux pour nourrir les différents organes. Dès sa sortie du cœur on trouve les *artères coronaires* nourricières pour cet organe, plus haut viennent les *artères carotides gauche et droite* qui irriguent la tête. Il part aussi de chaque côté un vaisseau pour le membre supérieur qui a été appelé *artère sous-clavière* parce qu'elle court derrière la clavicule. Les deux artères carotide et sous-clavière droites ne sont pas séparées dès leur origine;

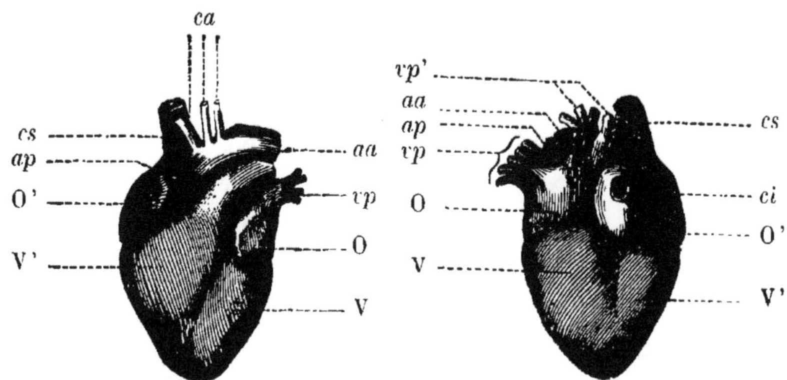

Fig. 111. — Face antérieure du cœur de l'homme.

Fig. 112. — Face postérieure du cœur de l'homme.

O, oreillette gauche; V, ventricule gauche; *aa*, aorte, O' oreillette droite; V' ventricule droit; *ap*, artère pulmonaire; *vp*, veines pulmonaires gauches; *vp'*, veines pulmonaires droites; *cs*, veine cave supérieure; *ci*, veine cave inférieure; *ca*, troncs qui naissent de la crosse de l'aorte.

elles ont un petit tronc commun appelé *tronc brachio-céphalique*. Cette disposition ne se retrouve pas d'ordinaire du côté gauche, là les deux artères ont des origines distinctes. Ensuite se détachent des artères moins grosses: *artères œsophagiennes, artères bronchiques, artères intercostales*. Ces dernières courent d'une manière régulière dans les espaces intercostaux de chaque côté. Dans l'abdomen la disposition sérielle se continue par les *artères lombaires* dont il y a une paire symétrique par espace intervertébral. Au-dessous du diaphragme se détache le *tronc cœliaque*, grosse artère qui se divise de suite en trois rameaux irriguant chacun l'un des trois organes principaux de cette région, ce qui leur a fait donner les noms de: *artères hépatique, gastrique et splénique*. Bientôt après on voit partir une artère pour l'intestin; comme elle court dans l'épaisseur du mésentère elle a été appelée *artère mésentérique supérieure*. L'*artère mésentérique inférieure* prend naissance un peu plus bas. Entre les deux, l'aorte porte une paire de gros vaisseaux appelés les *artères rénales*. Celle de gauche est fixée un peu plus haut que celle de

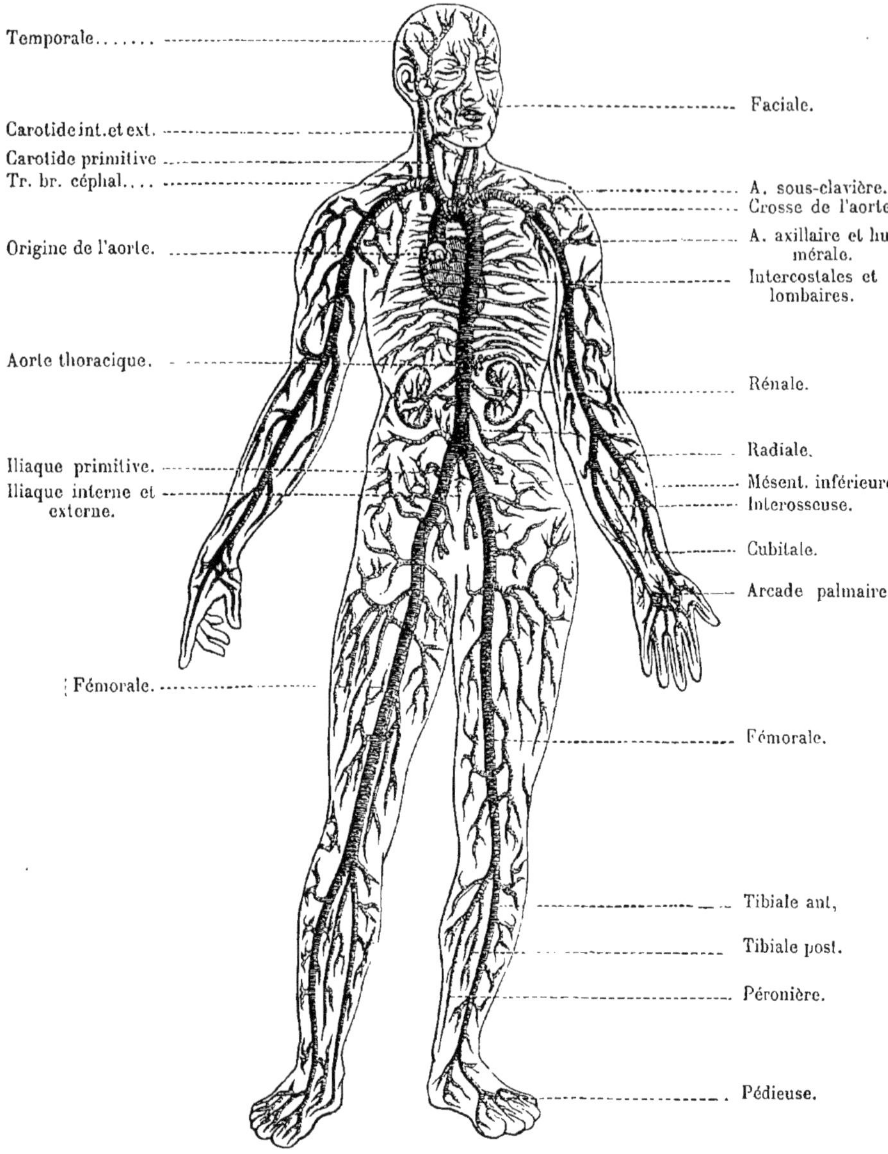

Fig. 113. — Ensemble du système artériel.

droite. L'aorte a alors diminué de volume, elle se bifurque ensuite donnant naissance aux deux artères *iliaques primitives* qui ne tardent pas à se diviser à leur tour chacune en deux rameaux. Le rameau interne sous le nom d'*iliaque interne* se rend aux organes du bassin et le rameau externe appelé *iliaque externe* va au membre inférieur. A partir de l'arcade crurale (pli de l'aine) elle porte le nom d'*artère fémorale* ou *crurale.*

2° *Système du cœur droit :* Du ventricule droit part une artère *pulmonaire* qui se divise à 4 ou 5 centimètres de son origine en deux rameaux symétriques qui vont chacun dans un poumon (fig. 112 et 113).

Fonctionnement des artères. — Dans l'intérieur de tous les organes, les artères se ramifient d'une manière dichotome ; la somme des sections des vaisseaux dérivés est plus grande que la section du vaisseau primitif. Il en résulte que, dans le système artériel, le volume offert au sang va toujours en augmentant à partir du cœur. On peut le représenter par un tronc de cône, dont le cœur occuperait la petite base (fig. 114). Ce système est toujours rempli de sang sous pression. En effet, un manomètre à mercure étant disposé sur une artère l'on constate que le liquide sera toujours soulevé à une certaine hauteur dans la branche libre. Dans les carotides, la pression est de 15 à 18 centimètres de mercure.

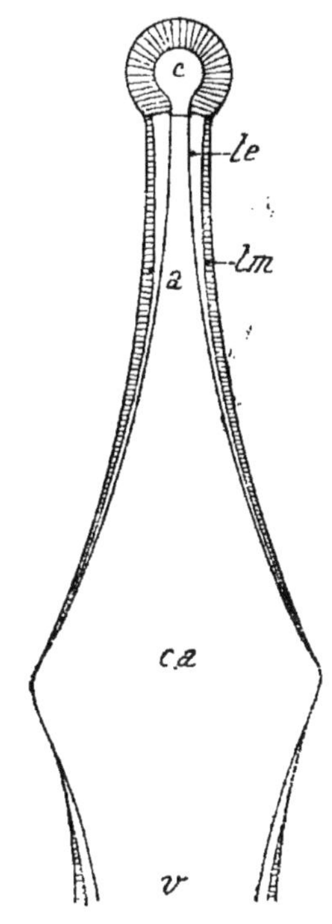

Fig. 114. — Schéma du cône artériel : *c*, cœur, *a*, artères ; *ca*, capillaires ; *v*, veines ; *tm*, tissu musculaire ; *te*, tissu élastique.

Pour inscrire les variations que subit cette pression on se sert du *kymographe*. Cet instrument se compose d'un manomètre dont le mercure de la grande branche supporte un flotteur surmonté par un stylet inscripteur libre. Celui-ci, par son extrémité, s'appuie (fig. 115) sur un cylindre noirci qui tourne autour de son axe. On empêche le sang de se coaguler dans le tube en versant une couche d'eau salée au-dessus du mercure.

On constate ainsi que la pression n'est pas constante dans les artères (fig. 116). A chaque contraction ventriculaire le sang est expulsé hors du ventricule, il en résulte que la pression est augmentée dans l'intérieur des vaisseaux. Cette augmentation de pression se communique plus loin et chemine ainsi jusqu'au bout de l'appareil artériel. Il faut bien distinguer ce cheminement de la pression de celui de la masse du sang. Après une contraction du ventricule la masse de liquide projeté occupe la première partie de l'aorte et ne va pas plus loin tandis que l'augmentation de pression se fait sentir jusqu'au bout de l'appareil. C'est elle qui produit les oscillations continuelles du mercure dans le manomètre et

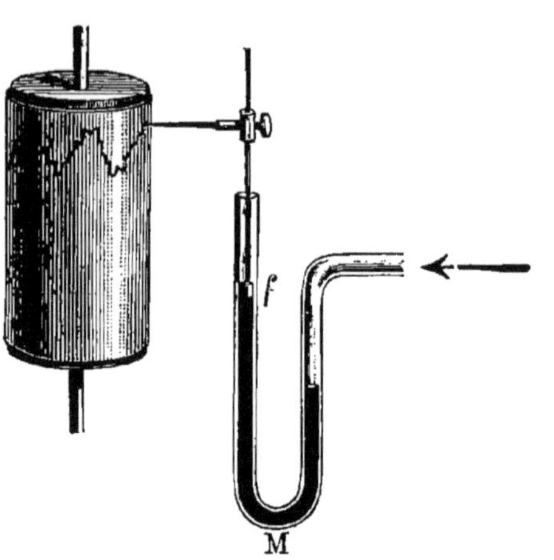

Fig. 115. — Kymographe: M, manomètre; *f*, flotteur.

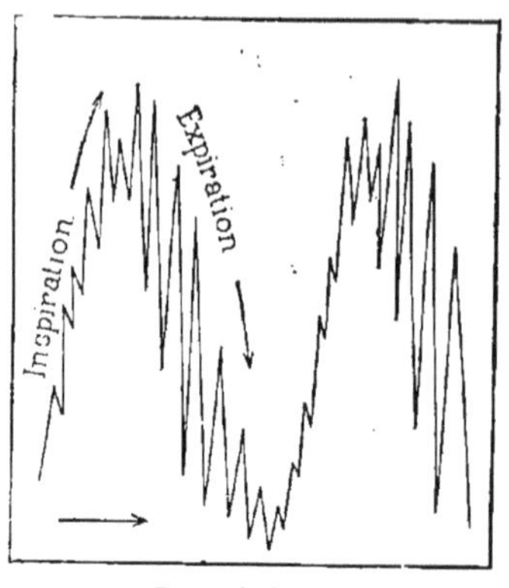

Fig. 116. — Tracé de la pression artériel chez le chien: Les petites oscillations co respondent aux contractions du cœur, l variations d'amplitude qui produisent les deu oscillations générales de la ligne sont dûes au mouvements respiratoires.

qui fait qu'une artère comprimée avec le doigt donne la sensation du *pouls*. Celui-ci est dû au gonflement et à l'augmentation de dureté de l'artère au moment où l'augmen-

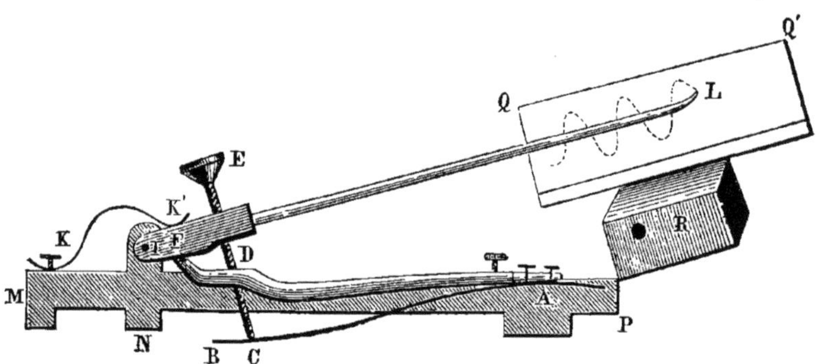

Fig. 117. — Sphygmographe: AB, ressort qui s'applique sur l'artère; EC, vis de pression; D, levier mû par le ressort (AB); FL, levier mû par D; KK', ressort; QQ' plaque mobile; R, moteur; MNP, support.

tation de pression se transmet au point considéré. Pour observer ce phénomène, l'on prend une artère superficielle située au-dessus d'un tissu dur contre lequel on puisse appuyer le vaisseau. (Artère radiale au poignet, artère sous-mentale, artère temporale). Cette transmission de la pression du sang ne se fait pas instantanément d'un bout à l'autre de l'appareil circulatoire. Le pouls au bras est en retard de $\frac{1}{8}$ de seconde par rapport au cœur.

Sphygmographe. — Pour étudier le caractère de l'ondée sanguine, on se sert du sphygmographe (fig. 117 et 118). C'est un appareil multiplicateur des variations du diamètre du

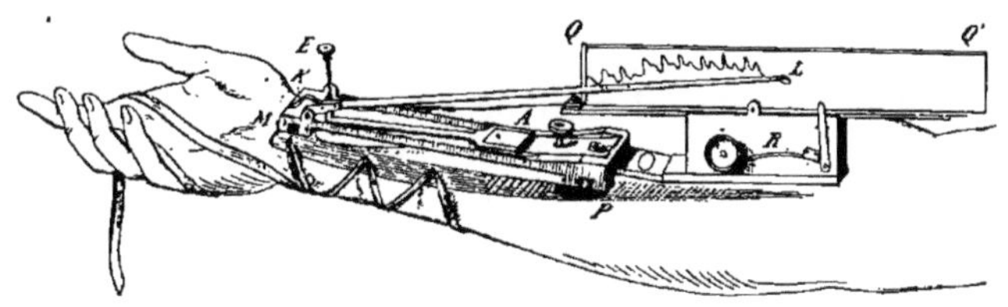

Fig. 118. — Sphygmographe en position: *KL*, levier; *QQ*, carton noirci sur lequel se fait l'inscription.

vaisseau. Il se compose d'un levier allongé pouvant tourner autour d'une de ses extrémités tandis que l'autre s'appuie sur un carton noirci qui s'avance d'une manière régulière par l'action d'un ressort. L'aiguille est munie près de son point de fixation d'une tige E D C que l'on appuie contre l'artère à étudier par l'intermédiaire de la languette B C A. Pour maintenir le levier bien appliqué, un ressort K K' appuie dessus (fig. 119).

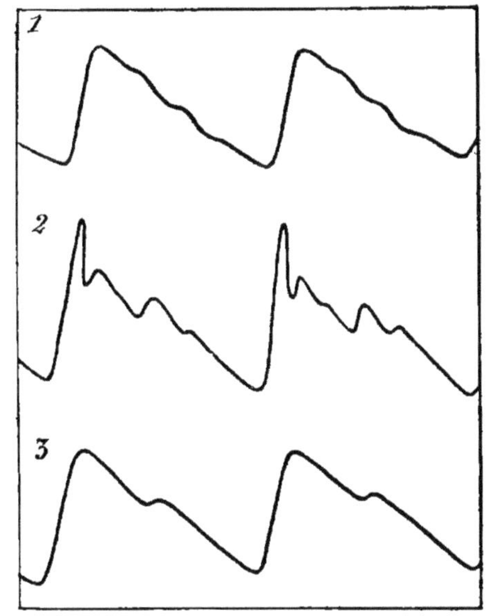

Fig. 119. — Courbes données par le sphygmographe : *1*, pouls normal ; *2*, pouls de l'insuffisance aortique ; *3*, pouls dicrote.

La courbe obtenue présente une ascension brusque correspondant à l'augmentation de pression, suivie d'une descente légèrement ondulée. Elle subit des variations caractéristiques des différentes altérations de l'appareil circulatoire (fig. 119).

Structure. — Pour résister à la pression du sang, la paroi des artères est rigide, constituée par trois tuniques.

La tunique externe est formée par des fibres conjonctives entrelacées, ce qui lui donne une assez grande résistance.

La tunique moyenne est surtout formée par des éléments circulaires, cette disposition explique que, souvent par une traction ou un simple froissement, il s'y produit une rupture dans laquelle le sang pénètre. Il est alors retenu par la tunique externe qu'il distend, formant sur le parcours du vaisseau sanguin une poche qui va en augmentant peu à peu de volume, s'insinuant entre les organes voisins. On l'appelle un *anévrisme*. La paroi en devient de plus en plus mince. Finalement, lorsque par suite d'une émotion ou d'un exercice violent, la pression sanguine augmente un peu, elle se rompt et il en résulte une hémorrhagie souvent foudroyante. D'ordinaire ces poches se forment sur la crosse de l'aorte ; il s'en produit aussi sur l'artère poplitée. Pour que l'anévrisme se produise il faut en général que la tunique ait subi des altérations nutritives préalables.

La tunique interne est formée d'une couche élastique avec revêtement endothélial.

La tunique moyenne, qui est la plus importante est formée par deux espèces d'éléments entremêlés : des *fibres musculaires lisses* et des *fibres élastiques* qui donnent aux parois des artères leurs deux qualités principales : l'*élasticité* et la *contractilité*. Le tissu élastique se trouve surtout sur les grosses artères, le tissu musculaire domine sur les petites (fig. 114). C'est grâce à ce dernier élément que la circulation peut être réglée dans les différents départements du corps.

Rôle de l'élasticité. — Au moment où le ventricule se vide la pression augmente brusquement dans l'aorte, elle devrait diminuer brusquement ensuite. Mais comme les grosses artères sont élastiques, elles se gonflent, emmagasinant une partie de la force développée par le cœur ; puis lorsque le maximum de pression, appelé *ondée sanguine*, s'est transporté plus loin, elles reviennent sur elles-mêmes, restituant la force, allongeant l'impulsion. Comme cette action se continue tout le long du système il en résulte que la marche du sang tendra à devenir continue à la périphérie tandis que près du cœur elle est intermittente. On peut le constater avec le sphygmographe par la différence d'aspect des courbes recueillies.

Rôle de la contractilité. — Considérons différents organes recevant les branches d'une même artère (fig. 120). Si les fibres musculaires de l'artère qui irrigue l'organe *a* viennent à en diminuer le calibre, la masse du sang qui y passera sera plus faible. La pression augmentera plus haut, et le sang se précipitera en plus grande quantité dans les artères collatérales qui nourrissent les organes *b* et *c*. Ceux-ci seront alors plus abondamment irrigués, surtout si en outre leurs artérioles se dilatent. C'est ainsi que se fait la régulation de la nutrition des divers organes qui sans ce mécanisme serait impossible, car lorsque le cœur accélère ses battements, c'est l'ensemble du corps qui en profite et non tel ou tel organe particulier.

C'est Claude Bernard qui a mis en lumière ces phénomènes en déterminant les nerfs qui les commandent; il les a nommés *nerfs vaso-moteurs*.

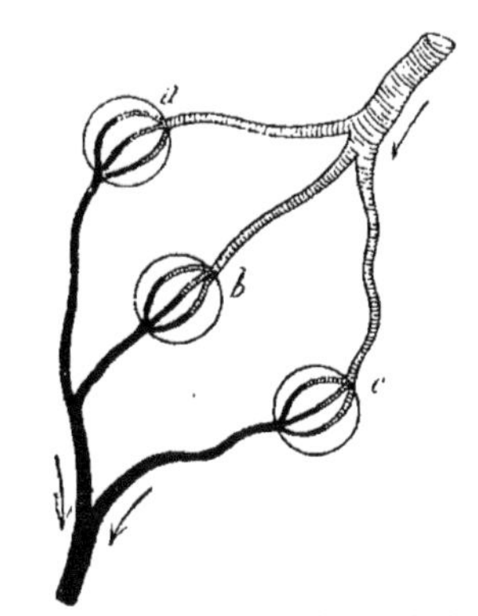

Fig. 120. — Régulation de la circulation.

Coupant chez un lapin le nerf sympathique au niveau du cou, il constate que cette opération est suivie d'une dilatation des artérioles de l'oreille du côté opéré. Elle devient rouge de sang, tandis que l'autre reste non modifiée. Les petits artères invisibles d'ordinaire, sont maintenant largement dilatées.

Ce phénomène se produit dans l'inflammation, il y a exagération du calibre des vaisseaux de la région enflammée.

Nous comprenons maintenant que les petites artères ne soient pas formées de la même manière que les grosses (fig. 114). Le tissu élastique domine dans ces dernières parce que ce sont elles surtout qui ont à résister à la poussée du sang, tandis que leur contractilité est faible. Leur rétrécissement ralentirait la circulation dans presque tout le corps, ce qui est obtenu plus simplement par modération du cœur. Au contraire les petites artères sont moins élastiques parce que l'ondée sanguine leur arrive affaiblie, mais elles sont bien placées pour diriger par leurs contractions le courant sanguin sur tel ou tel organe, ainsi que pour faire varier la pression générale de l'appareil circulatoire.

D. Capillaires.

Les capillaires forment la continuation des artérioles constituant des réseaux anastomosés de tous côtés. Leur calibre est variable, il est en moyenne de 10 μ.

Ces vaisseaux sont caractérisés par leur structure excessivement simple; il semble que leur paroi soit constituée uniquement par le revêtement endothélial des artères. Aussi est-ce là que se font surtout les échanges nutritifs ; c'est dans les capillaires que le sang artériel devient veineux. Cette paroi est extensible et élastique. La circulation y est pour ainsi dire continue et ne se fait plus par soubresauts; on l'observe avec le microscope à travers la membrane interdigitale ou le mésentère de la grenouille, la queue du têtard, etc.

Cette continuité résulte surtout, de ce que le volume offert au sang est plus considérable en même temps que la surface de frottement se trouve augmentée. Enfin l'élasticité des artères qui prolonge l'impulsion intervient aussi.

Dans l'axe du capillaire, le courant est souvent tellement rapide que l'on ne distingue pas le contour des globules; au contraire, sur le bord, il y a quelques hématies et beaucoup de leucocytes qui ne flottent plus dans le courant mais qui roulent lentement contre la paroi.

De place en place, il y a des globules blancs qui restent immobiles quelque temps; ils sont alors rattachés à la paroi par un prolongement amiboïde qu'ils ont émis et

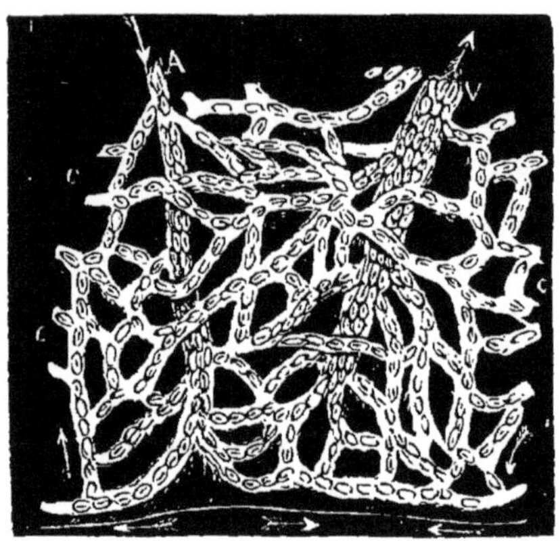

Fig. 121. — Réseau capillaire de la Grenouille grossi 250 fois en diamètre : A, artériole; cc, réseau capillaire; V, veinule.

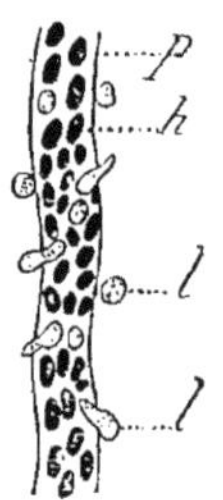

Fig. 122. — Diapédèse des globules du sang : p, paroi du capillaire; h, hématie; l, leucocyte.

qui s'est fixé à la surface du vaisseau tendant à s'insinuer entre ou à travers les cellules endothéliales, tandis que la partie libre est battue par le courant. La plupart d'entre eux continuent leur mouvement de pénétration, et finissent par émigrer dans les tissus (fig. 122). Ce phénomène appelé *diapédèse* est surtout fréquent dans les inflammations, quelques fois des hématies entrent dans les perforations à la suite des leucocytes. C'est principalement par suite d'un abondant passage de ces globules rouges que les crachats seraient colorés dans la pneumonie.

Souvent un globule rouge arrivant à la bifurcation de deux capillaires reste en équilibre sur l'éperon qui les sépare, plié sous l'effort du courant, jusqu'à ce que le choc d'un autre globule ou un changement dans la vitesse relative des courants l'entraîne dans l'une des branches.

Une fois que le sang a parcouru les capillaires, il ne tarde pas à se collecter de nouveau, il se réunit dans des vaisseaux plus gros ou veinules ; on les distingue des artérioles par la direction du cours du sang. Elles vont ensuite en se réunissant pour donner les gros troncs.

E. Veines.

Description. Il y a deux systèmes de veines comme pour les artères, car il y a deux cœurs. Les deux espèces de

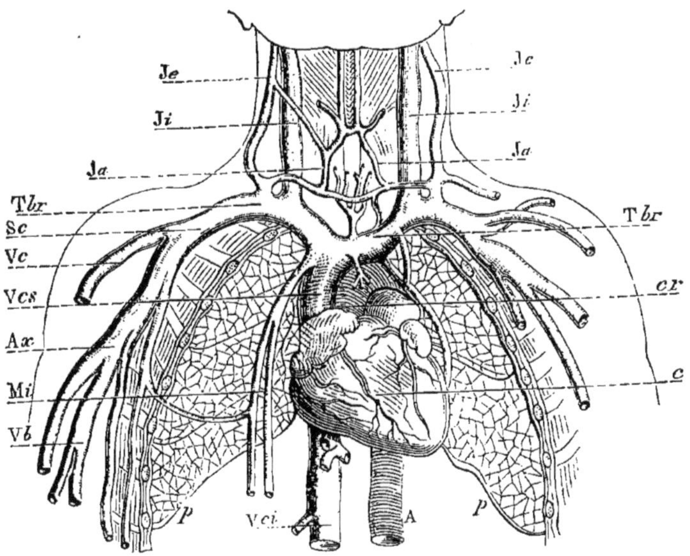

Fig. 123. — Veine cave supérieure et ses branches: *Je*, veine jugulaire externe; *Ji*, veine jugulaire interne; *Ja*, veine jugulaire antérieure; *Tbr*, tronc brachio-céphalique; *Sc*, veine sous-clavière; *Vcs*, veine cave supérieure; *Vc*, veine céphalique; *Ax*, veine axillaire et humérale; *Vb*, veine basilique; *c*, cœur; *cr*, crosse de l'artère; *Vci*, veine cave inférieure: A, aorte ascendante; *Mi*, mammaire interne; *p*, poumon.

vaisseaux marchent côte à côte, parallèlement, car chaque organe qui a reçu une artère donne naissance à une veine qui s'en sépare en général à côté de l'orifice d'entrée de l'artère. Les veines sont d'ordinaire plus superficielles que les artères. En outre, à la surface, il y en a généralement deux fois autant que d'artères. Comme celles-ci, elles se trouvent toujours du côté de la flexion dans les articulations, parce que de ce côté les vaisseaux sont moins exposés et moins tiraillés.

Remontons le cours du sang :

1° *Système veineux du cœur droit.* L'oreillette droite reçoit les deux veines caves qui, d'après les régions dont elles proviennent, ont reçu les noms de *veine cave supérieure* et *veine cave inférieure*.

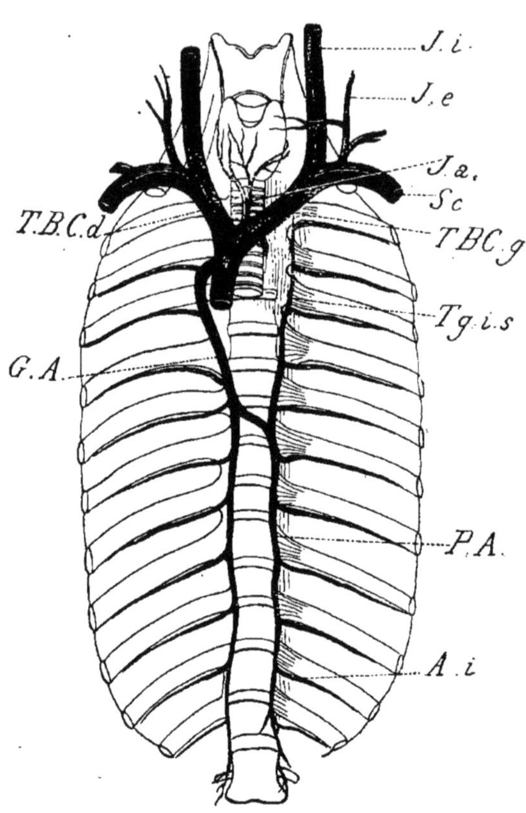

Fig. 124. — Système des veines azygos : Vcs, veine cave supérieure; TBC*d*, tronc brachio-céphalique droit; TBC*g*, tronc brachio-céphalique gauche; GA, grande azygos; PA, petite azygos; J*a*, jugulaire antérieure; J*e*, jugulaire externe; J*i*, jugulaire interne; Sc, veine sous-clavière.

La veine cave supérieure (fig. 124) naît à 5 ou 6 centimètres du cœur par la réunion des deux *troncs brachio-céphaliques gauche* et *droit* symétriques, provenant chacun de l'union d'une *veine sous clavière* qui vient du bras et de trois *veines jugulaires* qui viennent de la tête et du cou.

La veine cave inférieure traverse le diaphragme après quoi elle reçoit les *veines sus-hépatiques*, puis les deux grosses *veines rénales*, enfin les deux *iliaques primitives* provenant de chaque côté, chacune de l'union des deux veines *iliaque interne* et *iliaque externe* ou *crurale*.

Chaque organe qui reçoit une branche de l'aorte donne donc naissance à une veine qui se jette dans le système des veines caves. A cette systématisation il existe deux exceptions principales : le système porte-hépatique que nous développerons plus loin et le système des veines azygos.

Veines azygos. — Les veines qui correspondent aux artères intercostales ne se jettent pas dans la veine cave, mais dans deux troncs qui courent en avant de la colonne vertébrale rejetés un peu latéralement. Celui de droite appelé *petite veine azygos*, se jette dans le tronc gauche nommé *grande veine azygos*, qui se déverse dans la veine cave supérieure. Cette exception peut être expliquée comme résultant de la persistance d'une disposition embryonnaire (fig. 124).

2° *Système veineux du cœur gauche*. L'oreillette gauche reçoit *quatre veines pulmonaires;* chaque poumon en donne une paire.

Structure. — Les veines sont formées par une *tunique interne* semblable à celle que nous avons déjà trouvée dans les artères et les capillaires. Quant aux deux tuniques *moyenne* et *externe* elles sont difficiles à distinguer l'une de

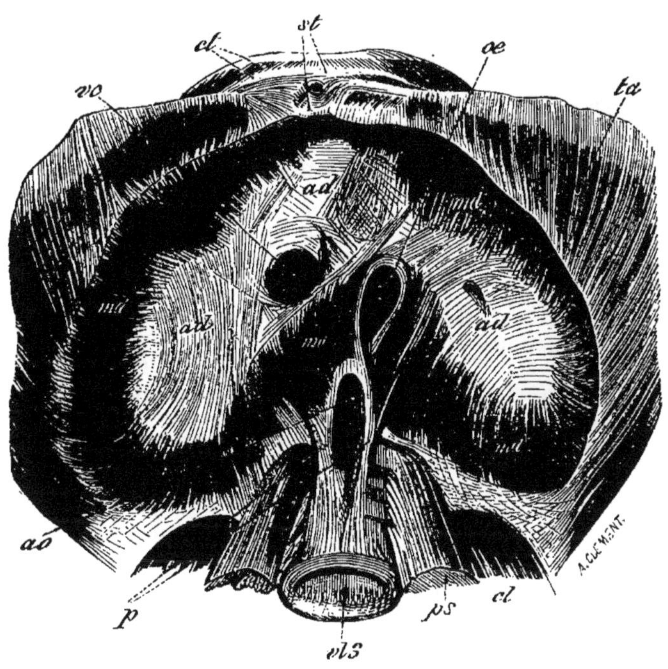

Fig. 125. — Face inférieure du diaphragme: *vl3*, troisième vertèbre lombaire; *p*, piliers du diaphragme; *ao*, orifice de l'aorte; *œ*, orifice de l'œsophage; *vc*, orifice de la veine cave; *ps*, muscle psoas; *cl*, carré des lombes: *st*, sternum; *ct*, côtes; *md*, fibres musculaires; *ad*, centre phrénique formé par des fibres tendineuses; *ta*, transverse de l'abdomen.

l'autre. Leur épaisseur est faible. Elles sont formées de tissu élastique et de tissu musculaire mélangés.

De place en place les veines, surtout celles des membres, présentent des renflements comparables aux grains d'un chapelet. En incisant le vaisseau à ce niveau, on voit que ces renflements sont dûs à des accumulations de sang qui est retenu par des *valvules* disposées en face l'une de l'autre comme les valvules sigmoïdes. Ces valvules ont un rôle important dans le retour vers le cœur du sang qui a irrigué les parties déclives. L'impulsion donnée par le cœur est en effet excessivement amortie par le passage à travers les capillaires comme le montre la continuité presque complète du jet qui sort d'une veine coupée. S'il n'y avait pas de causes extérieures qui fassent remonter le sang, il s'accumulerait dans les extrémités inférieures pendant la station debout où assise, malgré l'aspiration post-systolique qui se produit dans le cœur. Cette ascension est produite par les contractions musculaires. Pendant les mouvements de notre corps en effet, les vaisseaux se trouvent souvent comprimés entre deux muscles, ou entre un muscle et un os ou enfin entre un muscle et la peau. Le sang est alors chassé de la partie comprimée du vaisseau et comme les valvules l'empêchent de refluer, il remonte forcément vers le cœur.

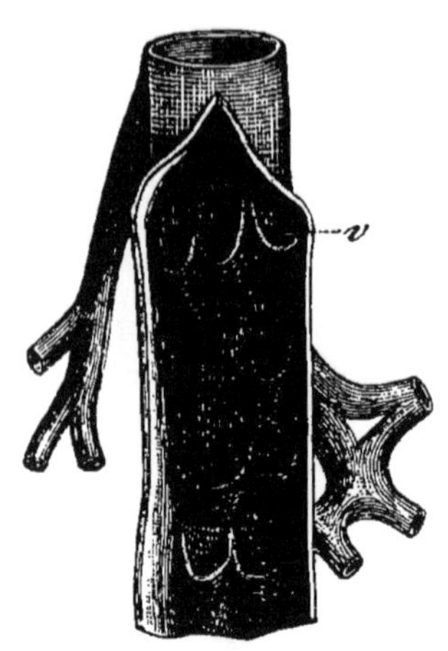

Fig. 126. — Veine fendue montrant les valvules *v*.

Chez les personnes dont l'exercice musculaire est défectueux, le sang s'accumule donc dans les membres. Les veines tendent à se distendre, formant des poches appelées *varices*. La prédisposition intervient certainement.

A la base du crâne les veines se dilatent normalement, constituant *les sinus* sanguins. Les valvules ne se retrouvent pas sur les veines de la tête; l'action de la pesanteur aide au contraire au retour du sang.

Causes du retour du sang. — Ainsi la circulation veineuse a pour causes :

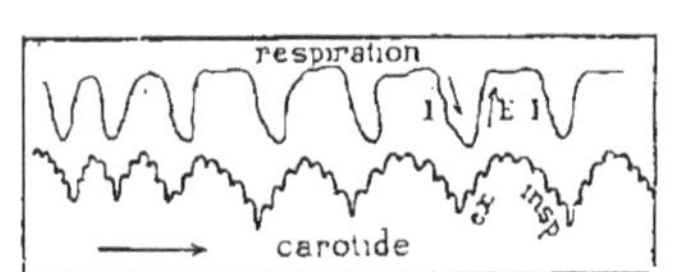

Fig. 127. — Tracés simultanés de la respiration et de la pression intra-carotidienne chez le lapin.

1° La force du cœur;

2° La pesanteur, pour les veines supérieures ;

3° Les pressions extérieures sur les veines des membres inférieurs ;

4° L'aspiration produite dans les grosses veines du thorax au moment de l'inspiration pulmonaire comme nous le verrons plus loin (fig. 127).

La contractilité des veines est faible; sur le cadavre, elles restent pleines de sang, tandis que les artères se vident complètement.

F. Circulations portes.

En général chaque organe reçoit une artère qui est une branche de l'aorte et il renvoie directement son sang dans la veine cave par une veine. Il y a cependant quelques organes qui font exception. En première ligne il faut citer l'intestin, la rate et l'estomac avec le foie. L'intestin reçoit, en effet, des artères mésentériques, venues de l'aorte; les veines qui en partent ne se rendent pas directement dans la veine cave; elles se jettent d'abord dans le foie par l'intermédiaire de la veine porte (fig. 128.) C'est seulement après avoir traversé un deuxième réseau capillaire dans l'intérieur de cet organe que le sang rentre dans la circulation générale.

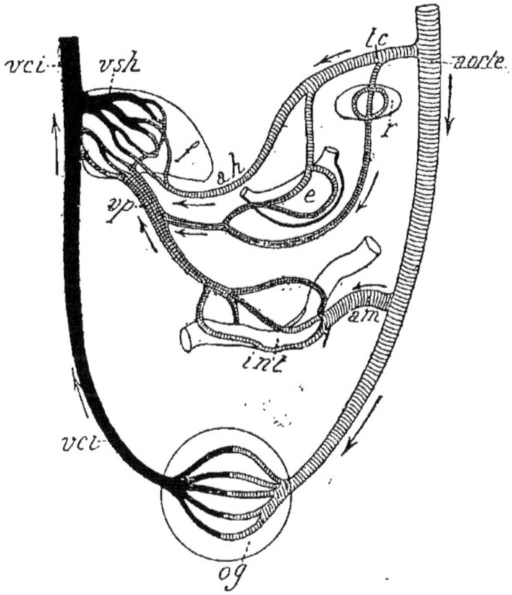

Fig. 128. — Système porte hépatique: *f*, foie; *r*, rate; *e*, estomac; *int*, intestin; *og*, organe à circulation ordinaire; *tc*, tronc cœliaque; *ah*, artère hépatique; *am*, artère mésentérique; *vci*, veine cave inférieure; *vp*, veine porte; *vsh*, veines sus-hépatiques.

On appelle système porte, tout système dans lequel le sang traverse ainsi deux réseaux capillaires avant de rentrer dans le système veineux général.

La circulation de l'estomac et de la rate se fait comme celle de l'intestin ; ils sont compris dans le même système porte. Ce système particulier tient au rôle de ces organes.

Dans le rein nous trouverons encore un deuxième exemple d'un système porte, nous le développerons à propos de cet organe.

ROLES DU FOIE

1° **Rôle biliaire.** — Nous avons vu, à propos du tube digestif, que le foie sécrétait la bile.

2° **Rôle glycogénique.** — Bichat indique déjà que le foie a un volume beaucoup trop grand par rapport à la quantité de bile produite. En outre, la disposition de l'appareil circulatoire dans cet organe l'avait fort intrigué ; il n'avait cependant pas pu l'expliquer.

Plus tard Magendie signale l'existence du sucre dans le sang des animaux herbivores.

Claude Bernard a généralisé ce fait. Le sang veineux contient en général très peu de sucre, mais il y en a beaucoup dans le sang des veines sus-hépatiques. Dans l'intervalle des digestions, le sang de la veine porte est très pauvre en glucose ; il est, au contraire, excessivement riche pendant la digestion. D'où l'explication suivante : la richesse en sucre pendant la digestion provient de l'absorption de la glucose. Ce grand excès de sucre que contient alors le sang passant dans le foie s'y déposerait en partie pour être ensuite repris dans l'intervalle des repas pendant que le tube digestif n'en donne plus tandis que tous les organes continuent à en réclamer. Tel serait le rôle de cette circulation particulière.

Cl. Bernard a établi cette théorie à l'aide d'expériences successives. En 1840, il commence par montrer que le tissu du foie contient toujours du sucre, que le mode d'alimentation soit végétal ou animal. Ce sucre est surtout considérable si la circulation de l'organe est entravée ; ainsi dans le foie des animaux morts, il y en a beaucoup. Ce sucre ne provient cependant pas de décompositions cadavériques. On le retrouve, en effet, et en grande quantité, dans le foie arraché à un animal dont on a lié la veine porte.

En 1855, Cl. Bernard complète cette première découverte en montrant que ce sucre provient d'une matière féculente qui est toujours contenue dans les cellules du foie et qu'il appelle *glycogène.* Cet amidon animal rougit par l'iode ce qui le distingue de l'amidon ordinaire qui bleuit par ce réactif. On peut le précipiter par l'alcool de sa solution aqueuse obtenue en écrasant du foie avec de l'eau bouillante. Le glycogène existe dans les cellules du foie à l'état amorphe et peut-être aussi sous la forme de petits grains brunissant par l'iode.

Enfin, en 1872, Cl. Bernard montre que la transformation du glycogène en glucose se produit par l'action d'un ferment, d'une diastase, qui se produit dans les cellules du foie de manière à satisfaire aux besoins de l'organisme. Elle agirait comme la diastase salivaire en hydratant l'amidon. La production continuelle de la diastase produirait continuellement du sucre rapidement enlevé par le sang, quand la circulation est libre, tandis qu'il resterait dans le foie et serait plus facile à déceler quand la circulation est interrompue par la mort ou par la ligature de la veine porte. On isole ce ferment en broyant du foie avec de la glycérine qui le dissout et l'empêche de se décomposer en attaquant le glycogène. Car si l'on étend cette liqueur avec de l'eau, la fermentation reprend et la diastase se détruit. On peut la précipiter par l'alcool comme les ferments du tube digestif.

Origine du glycogène. — Le glycogène a deux sources :

1° La plus importante, c'est la *glucose* du sang provenant de la digestion des hydrocarbonés. Ce sucre est arrêté par le foie tant qu'il y en a plus que 2 à 3/1000 ; ce n'est que cette proportion qui passe dans l'appareil circulatoire. On le montre par l'expérience suivante : On donne du sucre à manger à deux chiens dont l'un porte une ligature de la veine porte. Celui qui est intact a l'urine normale, tandis que l'autre est diabétique. Les mêmes phénomènes se reproduisent si l'on injecte directement dans le sang de ces animaux de l'eau sucrée avec de la glucose. Cette transformation de la glucose en amidon animal, se fait par un travail inverse de celui de la digestion. Quand l'animal est à jeun, il y a une véritable auto-digestion dans le foie ;

2° Les *aliments quelconques.* — Le foie peut, lorsque celà est nécessaire, transformer les aliments des autres groupes en sucre et en glycogène par un travail chimique compliqué. On l'établit en supprimant tout aliment farineux ou sucré de la nourriture d'un animal ; il peut continuer à vivre. Seulement cette formation d'amidon exigera une grande quantité de viande : il faudra doubler ou tripler la ration de l'animal. Il en est de même de la graisse. Elle donne assez facilement naissance à du glycogène dans le foie. Après le repas, les cellules de cet organe en contiennent de nombreux globules apportés par le sang, puis ils diminuent peu à peu jusqu'au repas suivant. Cette production lente du glycogène aux dépens des albuminoïdes et des graisses nous explique les effets du régime chez certains diabétiques. Si on leur supprime tout aliment farineux et sucré, le diabète cesse momentanément, ce qui montre que la source principale du sucre est tarie. La petite quantité produite aux dépens des albuminoïdes et des graisses n'est pas suffisante pour dépasser la proportion normale à partir de laquelle les reins ne peuvent plus la retenir. Mais cette guérison elle-même n'est généralement que temporaire, bientôt le foie exagère sa production de sucre. Le diabète reparaît mais avec moins d'intensité cependant aux dépens des albuminoïdes et des graisses.

Nous pouvons donc résumer le rôle du foie dans la glycogénie en disant qu'il constitue un grenier d'abondance dans lequel le sucre se dépose sous la forme d'amidon pendant le temps de prospérité sucrée tandis qu'il redonne de la glucose lorsqu'il y a insuffisance dans l'alimentation, par exemple dans le jeûne. Il régularise donc la quantité de sucre que contient le sang. Le diabète n'est qu'une suractivité du foie ; aussi peut-on l'obtenir expérimentalement en irritant cet organe soit par l'injection de chloroforme dans la veine porte, soit par l'intermédiaire du système nerveux, au moyen d'une piqûre faite à la moelle au niveau de la base du crâne (Claude Bernard).

3° **Production de la graisse aux dépens des aliments.** — On attribue au foie la production de matières grasses lorsque la ration alimentaire n'en contient pas assez. Elle pourrait s'exagérer donnant le foie gras (lactation et cas pathologiques).

4° **Destruction des hématies.** — Le foie détruirait encore les vieux globules rouges.

Le sang qui entre dans le foie renferme en moyenne un globule blanc pour 600 ou 700 hématies ; à la sortie il y en a un pour 170. D'après ce que l'on connaît du foie, on ne peut admettre que des globules blancs se soient ajoutés. Si le sang de la veine sus-hépatique est plus épais que le sang de la veine porte, cela ne tient pas à une fabrication de globules, mais à une perte de liquide provenant de la sécrétion de la bile. Enfin, la matière brune qui colore la bile est proche parente de l'hémoglobine et de ses produits de décomposition.

5° **Combustion des albuminoïdes.** — On admet généralement que le foie a encore pour rôle de terminer la combustion des albuminoïdes introduits sous la forme de peptones et qui doivent être rejetés sous la forme d'urée en partie par l'urine, en partie par la bile et la sueur.

Le rein ne fabriquerait pas d'urée, il rejetterait simplement les matières que le sang apporte. D'un autre côté, le cerveau et les muscles qui brûlent une partie des peptones ne contiennent pas d'urée. La combustion des albuminoïdes y est donc incomplète ; elle donne naissance à de la créatine, de la leucine, de l'acide urique. C'est alors le foie qui terminerait cette combustion. En effet, cet organe contient beaucoup d'urée et d'autres produits uriques. En outre, il y a deux fois plus d'urée dans le sang des veines sus-hépatiques que dans celui de la veine porte. Enfin, l'un des premiers signes des maladies de dégénérescence du foie est la formation incomplète de l'urée ; l'urine contient alors de l'acide urique qui est peu soluble et donne naissance à une variété de gravelle ou de pierre.

En résumé, le foie a deux rôles :

1° Production de la bile ;

2° Modification du sang par la régulation de sa contenance en sucre, la destruction des vieux globules et la production de l'urée.

On a donc cherché à reconnaître dans cet organe deux éléments mélangés : une glande biliaire et une glande sanguine.

Structure du foie. — Il pénètre dans le foie, au niveau du hile trois espèces de canaux : l'artère hépatique, la veine porte et les canaux excréteurs de la bile. De sa partie supérieure partent les veines sus-hépatiques qui se jettent dans la veine cave.

Les trois premières espèces de vaisseaux s'enfoncent dans le foie et se ramifient parallèlement, formant finalement un réseau autour d'un paquet de cellules qui a un diamètre d'un millimètre environ appelé *lobule* du foie (fig. 129). Ce sont ces lobules que l'on voit sous

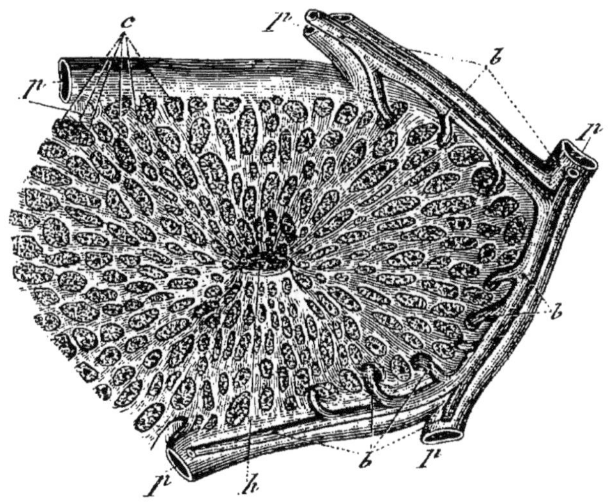

Fig. 129. — Coupe d'un lobule du foie : *h*, veine sus-hépatique ; *p*, rameau de la veine porte ; *b*, rameau de l'artère hépatique ; *c*, cellules hépatiques.

la forme de petits grains quand on déchire le tissu du foie ; le tissu qui entoure le lobule se rompant le plus facilement. Quant aux veines sus-hépatiques elles naissent au milieu des lobules par un rameau qui les traversent de part en part. Ces rameaux d'origine des veines sus-hépatiques sont en rapport avec les vaisseaux sanguins qui courent autour du lobule par l'intermédiaire de capillaires très riches communs à l'artère hépatique et à la veine porte. Les mailles de ce système de capillaires sont remplies par deux ou trois des cellules du foie (fig. 130). Ces cellules sont polyédriques (fig. 131) ; elles n'ont pas de membrane apparente ; elles contiennent un ou deux noyaux et un protoplasma rendu trouble par un grand nombre de petits grains constitués les uns par du glycogène (?) les autres par des globules de graisse. Outre celui qui serait sous forme de grains, les cellules contiennent encore du glycogène dissous reconnaissable à la coloration que donne l'iode. Il faut donc admettre que ce sont ces cellules qui ont le rôle glycogénique ; elles exerceraient leur action sur le sang pendant qu'il passe de la veine porte aux veines sus-hépatiques. Les canalicules biliaires, arrivés à la surface des lobules y forment un réseau d'où partent des capillaires biliaires anastomosés entre les cellules des lobules.

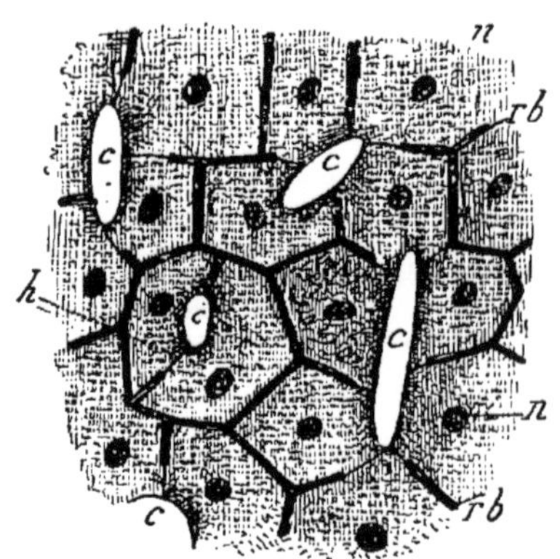

Fig. 130. — Coupe microscopique du foie : *c*, capillaires sanguins ; *rb*, réseau d'origine des canaux biliaires ; *h*, cellule hépatique ; *n*, noyau.

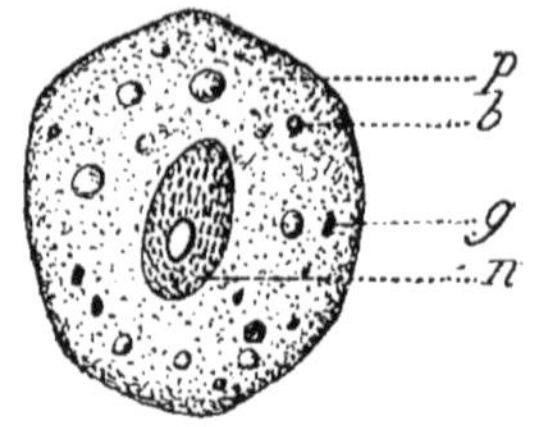

Fig. 131. — Cellule du foie isolée : *p*, protoplasma ; *n*, noyau ; *g*, granules de graisse ; *b*, pigment biliaire.

Discussion de l'unité du foie. — L'on voudrait localiser dans des cellules différentes les deux fonctions biliaire et glycogénique. En effet, elles ne marchent pas parallèlement ; l'une peut être beaucoup plus active que l'autre. Puis, dans l'organisme, l'on est habitué à voir les fonctions différentes remplies par des organes différents.

Les canaux biliaires présentent sur leur parcours des glandes en grappe (fig. 132). On leur avait attribué la sécrétion de la bile, mais la découverte des canalicules biliaires inter et intralobulaires, a ruiné cette théorie. Il est prouvé qu'elles ne donnent que du mucus délayant la bile et lui amenant quelques sels enlevés au sang. La matière colorante et les acides biliaires viennent du foie même. Le revêtement épithélial qui tapisse la surface interne des canalicules biliaires interlobulaires semble se continuer à la surface des capillaires intralobulaires sous la forme d'une cuticule que l'on a cru être formée par de petites cellules. Histologiquement ce devraient être les éléments sécréteurs et non les grosses cellules hépatiques qui sont situées derrière la cuticule. Mais il est plus probable que les cellules hépatiques remplissent les deux fonctions, car l'on y a constaté l'existence de la matière colorante et des acides de la bile, ce qui semble trancher la question.

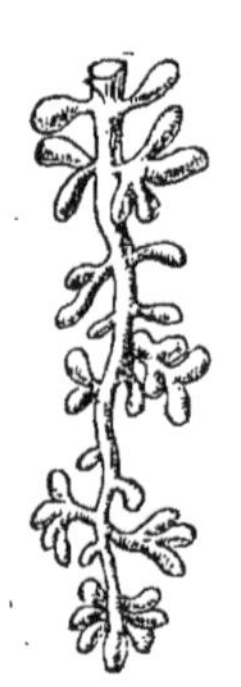

Fig. 132. — Glande muqueuse en grappe des canaux hépatiques.

Nous admettrons donc que les cellules hépatiques remplissent simultanément des fonctions différentes : biliaire et modificatrice du sang.

G. Système lymphatique.

Historique. — Le système lymphatique n'était pas connu des Anciens. Cependant, déjà dans l'antiquité quelques observateurs avaient signalé des veines blanches issues de la tunique de l'intestin chez les jeunes animaux qui venaient de boire du lait, mais ils ne s'en étaient pas autrement préoccupés et n'avaient pas cherché pourquoi elles n'étaient pas toujours visibles. Ces vaisseaux blancs semblaient se diriger vers le foie.

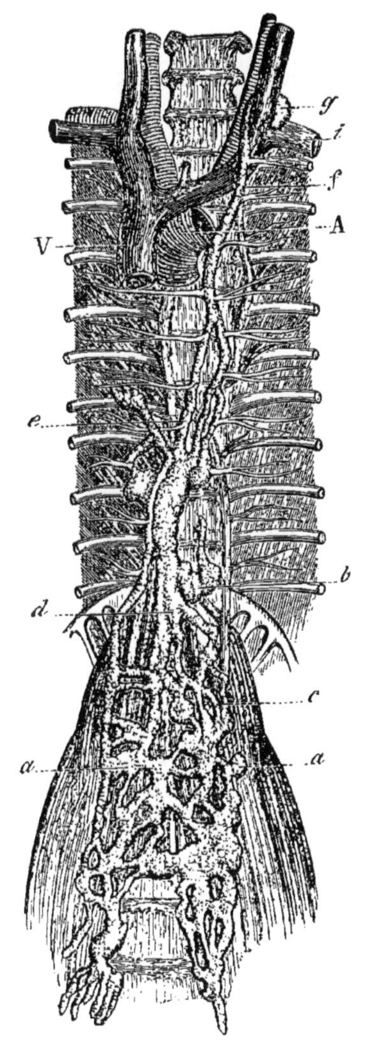

Fig. 133. — Vaisseaux chylifères et canal thoracique ; *a*, *a*, chylifères et ganglions lymphatiques ; *d*, citerne de Pecquet ; *b*, *f*, *g*, canal thoracique aboutissant en *g* à la veine sous-clavière *i* ; *e*, origine de la grande veine lympatique ; A, crosse de l'aorte ; V, veine cave supérieure.

En 1622, *Aselli* ouvre par hasard un chien qui avait mangé une soupe grasse. Il voit à la surface de l'intestin et du mésentère les mêmes vaisseaux blancs qui couraient vers le foie. Ils étaient gorgés d'un liquide blanc laiteux, le *chyle*, enlevé au contenu de l'intestin et renfermant des matières grasses. Il avait ainsi découvert les *vaisseaux chylifères* qui sont les lymphatiques de l'intestin. Par des dissections variées il s'aperçut que ces vaisseaux disparaissent après la digestion.

Ce n'est qu'en 1648 que Pecquet s'aperçoit que tous ces vaisseaux blancs se réunissent en arrière de l'intestin dans une ampoule appelée la *citerne de Pecquet* (fig. 133). Il en part le *canal thoracique* qui remonte le long de la colonne vertébrale jusqu'au dessus du cœur où il se recourbe en avant et à gauche pour se jeter au confluent de la veine jugulaire et de la sous-clavière.

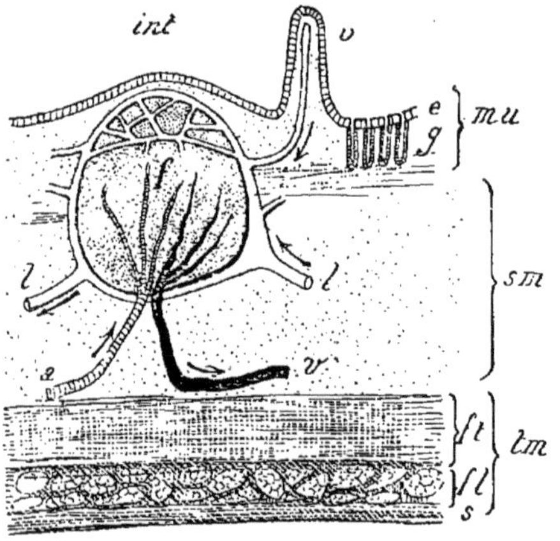

Fig. 134. — Structure de la paroi de l'intestin : *int*, cavité de l'intestin ; *v*, villosité ; *f*, follicule clos isolé ; *e*, épiderme ; *g*, glandes de Lieberkühn ; *l*, lymphatiques ; *a*, artériole, *v*, veinule ; *mu*, muqueuse ; *sm*, tissu conjonctif sous-muqueux ; *tm*, tunique musculaire ; *ft*, fibres transv. ; *fl*, fibres longit. ; *s*, séreuse.

Plus tard, l'on a généralisé ce système et l'on a montré que tous les organes ont des conduits semblables venant déboucher en des points variables du canal thoracique. S'ils n'ont pas été décrits plus tôt, c'est parce qu'ils contiennent un liquide transparent comme l'eau et que leur paroi mince est aussi transparente, il en résulte qu'ils sont invisibles tant qu'on ne les injecte pas avec des matières colorées. Si les chylifères ne sont pas visibles lorsque l'animal est à jeun de matières grasses, cela tient à ce qu'ils sont remplis du même liquide transparent ou lymphe ; s'ils deviennent visibles pendant l'absorption de la graisse c'est uniquement grâce à l'adjonction de globules de graisse émulsionnée qui la rendent opaque.

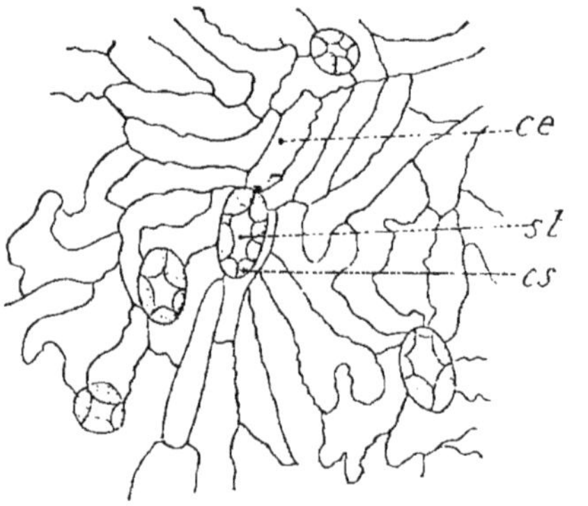

Fig. 135. — Endothélium et stomates de la surface péritonéale (grenouille) : *ce*, cellules de l'endothélium qui revêt la face interne du péritoine ; *st*, stomate ; *cs*, cellules qui le bordent.

Étude de la lymphe. — La lymphe est un liquide comparable au plasma sanguin dépourvu de ses hématies mais contenant encore des globules blancs. Elle se coagule également donnant un caillotin colore. On y retrouve tous les principes contenus dans le plasma. Il y a seulement un peu plus d'urée mais un peu moins d'acide carbonique, ce qui n'est pas encore expliqué.

Pour 100 centimètres cubes de liquide on trouve :

	Oxygène.	Acide carbonique.	Azote.
Lymphe.	1	40	1.5
Sang veineux. . . .	8 à 12	46	1,5

Les globules blancs sont parfois légèrement teintés de rose ; on croit qu'ils sont en train de se transformer en globules rouges. Dans l'intestin, au moment de la digestion, il s'y ajoute encore de petits globules de matière grasse entourés chacun d'une couche d'albumine qui les empêche de s'accoler. On les retrouve ensuite pendant quelque temps dans le sang qu'ils rendent trouble. Sans doute, ils se déposent ensuite dans le foie ou dans le tissu adipeux.

Terminaisons des lymphatiques. — Les conduits lymphatiques se terminent de plusieurs manières.

Un premier mode se trouve dans les *villosités* de l'intestin sous la forme d'un canal terminé en doigt de gant dans le tissu conjonctif (fig. 134). Il y a encore de ces terminaisons dans la peau, dans les muscles, dans les os, en général dans tous les tissus.

En second lieu, beaucoup de lymphatiques viennent s'ouvrir *dans les cavités séreuses* d'où il résulte que la sérosité ou la *synovie* n'est autre chose qu'une variété de lymphe. Ce fait explique que des épanchements liquides considérables puissent disparaître en quelques heures. En examinant la surface du péritoine on y voit de petits orifices bordés de cellules spéciales ; dans leur fond s'ouvrent des vaisseaux lymphatiques (fig. 135).

Enfin, Sappey admet une troisième espèce de terminaison. Il y aurait des *capillicules de* 2 μ de diamètre qui mettent en communication les artères avec les lymphatiques comme les capillaires ordinaires mettent les artères en communication avec les veines. Ces capillicules seraient tellement étroits que les globules sanguins ne pourraient pas y passer : c'est pourquoi la lymphe est transparente, elle est formée uniquement par du plasma sanguin.

Nous devons donc considérer le système lymphatique comme un système de draînage pratiqué au milieu des tissus et qui aurait pour fonction de permettre au liquide sanguin d'aller plus loin entre les cellules que ne le permettent les capillaires ordinaires. Nous serons donc obligés de compléter la figure que nous avons donnée de l'appareil circulatoire en adjoignant au système veineux un canal collatéral, le canal thoracique (fig. 136).

Suppléance des veines et des lymphatiques. — On peut vérifier expérimentalement que les veines et les lymphatiques sont des systèmes parallèles, car si l'on découvre la veine et le vaisseau lymphatique d'un organe, en comprimant la veine de manière à empêcher le sang de revenir facilement, on voit aussitôt le lymphatique correspondant se gonfler par suite d'un plus grand écoulement de liquide. Quand la pression cesse le vaisseau reprend son volume primitif.

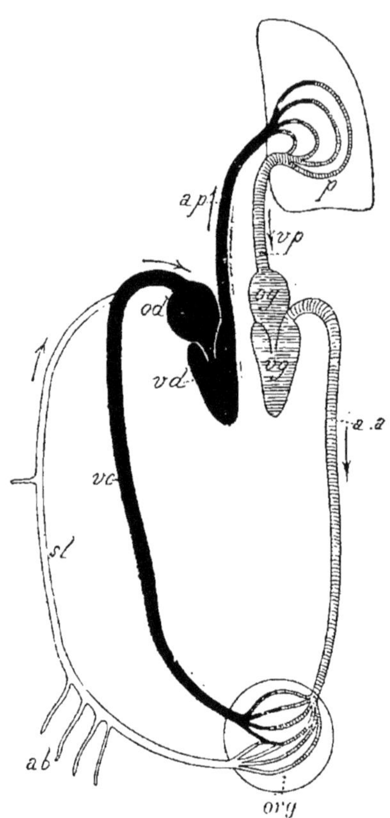

FIG. 136. — Schéma complet de l'appareil circulatoire : *og*, oreillette gauche ; *od*, oreillette droite ; *ap*, artère pulmonaire, *aa*, aorte ; *sl*, système lymphatique ; *p*, poumon ; *vg*, ventricule gauche ; *vd*, ventricule droit ; *vp*, veine pulmonaire ; *vc*, veine cave ; *ab*, racines absorbantes ; *org*, organe.

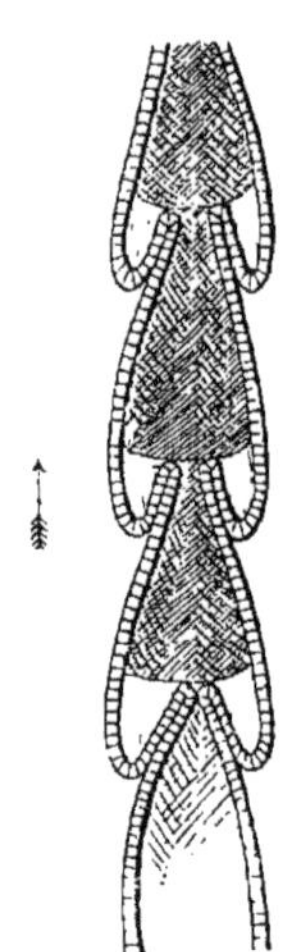
FIG. 137. — Vaisseau lymphatique.

Le système lymphatique sert à irriguer les organes ; en outre, il enlève plus facilement que les veines les matières de déchet. Dans la lymphe, en effet, on trouve plus d'urée que dans le sang veineux.

Vaisseaux lymphatiques. — Les vaisseaux lymphatiques sont tout à fait comparables à des veines, sauf que les parois sont plus minces. Comme ces vaisseaux, ils présentent de place en place des renflements occupés par des valvules qui servent à donner la direction au cours du liquide. Elles sont formées par l'ensemble des trois tuniques se relevant à l'intérieur (fig. 137).

Ganglions lymphatiques. — De place en place les vaisseaux lymphatiques portent des corps de grandeur variable, pouvant atteindre plusieurs centimètres de diamètre (fig. 138). On les trouve surtout près des viscères, puis à la face interne des articulations.

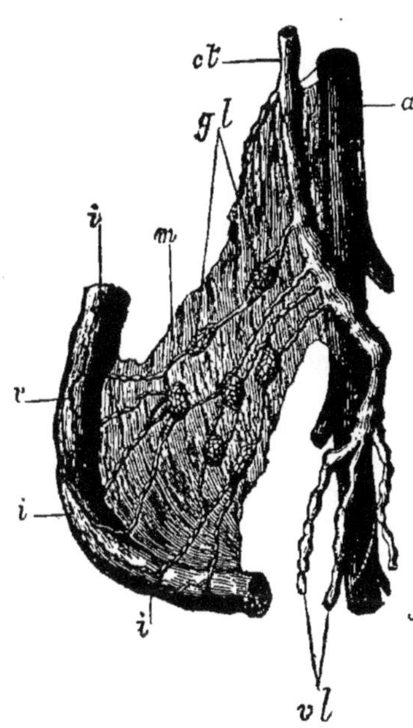

Fig. 138. — Vaisseaux chylifères : *i*, *i*, *i*, intestin grêle ; *r*, racines des vaisseaux chylifères ; *vl*, vaisseaux chylifères ; *ct*, canal thoracique ; *a*, aorte ; *m*, mésentère ; *gl*, ganglions mésentériques.

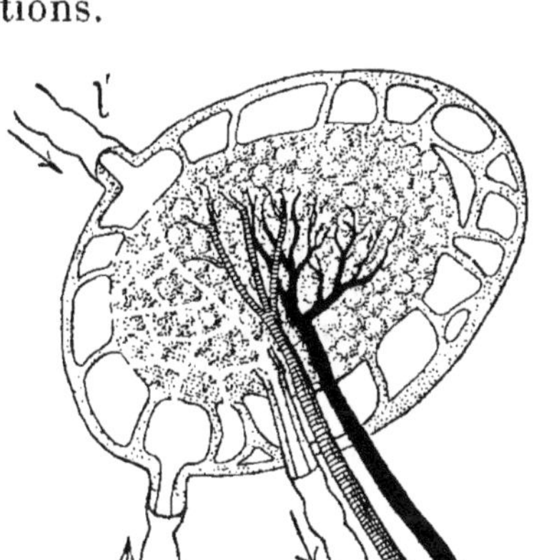

Fig. 139. — Schéma d'un ganglion lymphatique : *l'*, lymphatiques afférents ; *l*, lymphatique efférent ; *a*, artériole ; *v*, veinule.

Sur une coupe ils présentent une membrane fibreuse enveloppant du tissu conjonctif spongieux dont les vides qui communiquent entre eux sont remplis de lymphe. Vers le centre les alvéoles sont très petites, mais il n'en est pas de même sur le pourtour où se trouve un système de grandes cavernes. La lymphe vient se répandre dans les cavernes extérieures par plusieurs canaux (fig. 139) ; elle s'échappe du ganglion par un canal qui prend naissance dans les lacunes de la partie finement spongieuse. Une artère amène du sang dans les cloisons qui divisent la masse du ganglion et une petite veine le remporte quand il a irrigué l'organe.

Le rôle de ces ganglions est encore peu connu. Il est probable que la lymphe s'y modifie par suite d'une multiplication des globules blancs qui semble se produire à la surface des alvéoles ; la circulation s'y fait d'une manière très lente. Ce qui est d'accord avec cette manière de voir, c'est le fait que dans le lymphatisme, la scrofule, et surtout dans la leucocythémie, où il y a multiplication des globules blancs, ces ganglions deviennent très gros.

Follicules clos. — A côté des ganglions il faut ranger les *follicules clos* qui ont à peu près la même structure (fig. 134). Ils se trouvent à la surface de l'intestin formant au nombre de 3 à 60 des accumulations appelées *plaques de Peyer*.

Le système lymphatique et les maladies infectieuses. — La considération du système lymphatique est devenue très importante pour expliquer la genèse de la plupart des maladies infectieuses. Nous avons vu que beaucoup de petits conduits lymphatiques viennent se terminer près de la surface du corps, il en résulte que par les moindres excoriations de la peau ils sont souvent entamés. Les bactéries peuvent alors pénétrer dans le système lymphatique et y trouvent un milieu convenable pour leur culture; elles s'y développent, enflammant la région. Cette inflammation gagne ensuite dans la direction du cours de la lymphe, produisant un gonflement des ganglions correspondants. Les anciens médecins avaient remarqué depuis longtemps que l'on peut s'apercevoir de diverses maladies limitées à un organe déterminé par l'inspection des ganglions qui lui sont reliés. Ainsi souvent les ganglions moyens du pli de l'aîne deviennent très volumineux et même s'ulcèrent pour une simple éraillure de la peau du pied; le lymphatique qui a amené l'inflammation est alors dessiné sur la peau de la jambe par une ligne rouge (lymphangite).

H. Glandes vasculaires sanguines.

L'on désigne sous ce nom des organes dont le rôle serait d'intervenir dans la constitution du sang comme les ganglions lymphatiques le font pour la lymphe soit en agissant sur les globules soit en élaborant les principes nutritifs absorbés à la surface de l'intestin.

Ils comprendraient : la rate, le corps thyroïde, le thymus, les capsules surrénales, etc.

1° *Rate.*

La rate est un organe rouge qui occupe l'hypocondre gauche, en arrière de l'estomac. Sa structure est comparable à celle d'un gros ganglion lymphatique dont les cavités au lieu de contenir de la lymphe contiendraient du sang.

Le rôle de la rate est fort discuté. Elle n'est pas indispensable à la vie, on peut l'enlever. Si l'opération n'est pas immédiatement mortelle, on constate que les ganglions lymphatiques grossissent souvent ultérieurement, d'où l'hypothèse que dans cet organe il se produirait une multiplication des globules blancs.

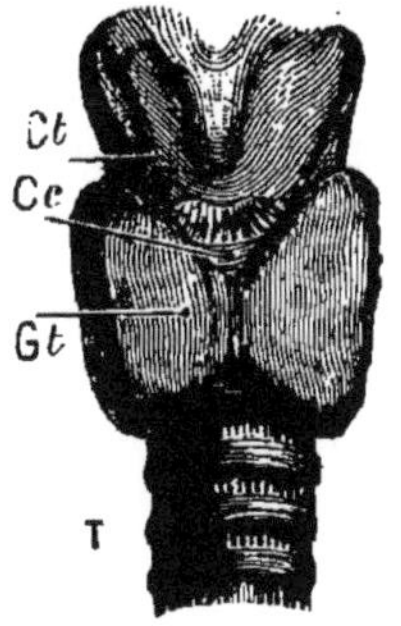

Fig. 140. — Face antérieure du larynx : *Ct*, cartilage thyroïde ; *Cc*, cartilage cricoïde ; T, trachée ; *Gt*, glande thyroïde.

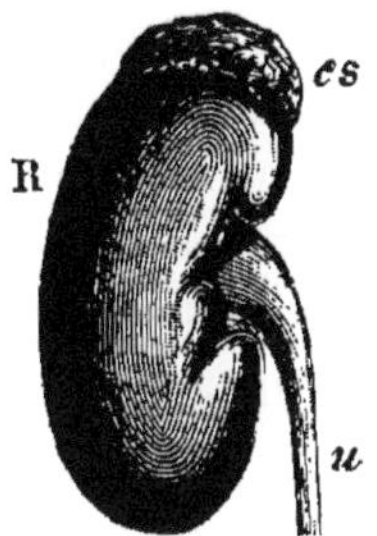

Fig. 141. — Rein et capsule surrénale : R, rein ; *cs*, capsule surrénale ; *u*, uretère.

La numération des globules blancs confirme cette supposition. On trouve 1 globule blanc pour 220 rouges dans l'artère splénique et 1 blanc pour 60 rouges dans la veine splénique.

Il s'y produit aussi une destruction de globules rouges.

Dans les fièvres paludéennes, on trouve une hypertrophie de la rate. Il s'y accumule alors des débris bruns de la nature de l'hémoglobine provenant d'une plus grande destruction de globules.

En même temps il se forme de jeunes hématies.

On y a décrit des leucocytes roses, et si l'on stimule les nerfs qui se rendent à la rate, l'on constate que les globules rouges augmentent de nombre et l'organe analysé est moins riche en fer.

2° *Corps thyroïde.*

Le *corps thyroïde* se trouve en avant du larynx (fig. 140). C'est un organe généralement bilobé. Il s'hypertrophie dans le goître. Son rôle est discuté.

3° *Thymus.*

Le *thymus* situé au-dessous de la glande thyroïde est très développé chez les jeunes animaux ; il constitue le ris du veau. Il diminue ensuite et disparaît chez l'homme vers l'âge de dix ou douze ans.

4° *Capsules surrénales.*

Les *capsules surrénales* sont de petits organes placés au-dessus des reins (fig. 141). On admet que ce sont également des glandes modificatrices du sang. Dans la maladie bronzée, la peau prend une couleur foncée, puis le malade dépérit et meurt. A l'autopsie l'on constate une altération des capsules.

Dans les maladies microbiennes, ces divers organes sont généralement affectés.

I. Modifications dans la constitution du sang. Sa régénération.

Le sang se modifie tout le long de son cours suivant l'organe qu'il traverse. Au niveau de la veine sous clavière il se mélange à la lymphe ; dans la paroi de l'intestin, il est modifié par l'absorption ; dans le foie par la fonction glycogénique ; dans le rein par la soustraction de l'urée, etc.

On désigne sous les noms de sang artériel et de sang veineux deux sangs de composition moyenne : le premier rouge-vif, riche en fibrine et en oxygène, le second brun, riche en albumine et en acide carbonique. D'ailleurs il y a des organes dont le sang veineux est encore parfaitement rouge ; telles sont les glandes pendant la sécrétion.

La composition générale du sang présente chez l'homme et les animaux supérieurs une constance remarquable, malgré les modifications que l'on peut apporter dans l'alimentation. Notre organisme est de ce côté beaucoup mieux armé que les animaux inférieurs.

Le plasma provient du mélange de toutes les variétés de lymphe.

Les globules blancs se multiplient par division, les hématies proviendraient de la transformation des leucocytes.

III. — CIRCULATION DANS LA SÉRIE ANIMALE

A. Disposition générale de l'appareil circulatoire

D'après ce que nous avons vu nous devons nous attendre à trouver un appareil circulatoire chez tous les animaux dont le corps est un peu volumineux.

Il manque chez les infusoires et les éponges, la nutrition s'y fait directement, presque toutes les cellules plongent dans le milieu extérieur.

Chez les cœlentérés (anémone de mer) l'appareil circulatoire se présente sous la forme d'un prolongement du tube digestif, ce sont des canaux qui partent de l'estomac allant jusqu'au bout des tentacules (fig. 142 et 143).

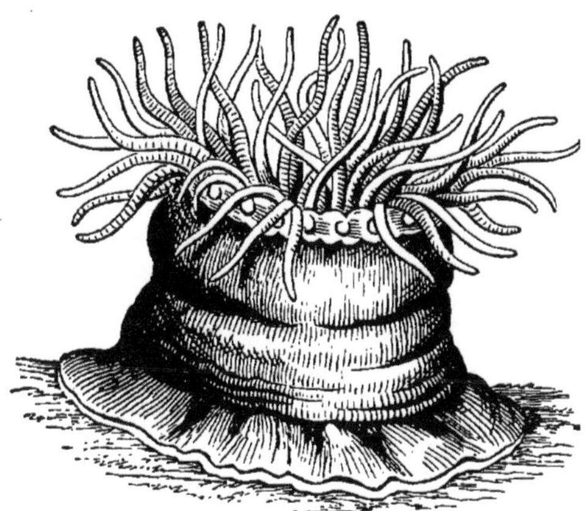

Fig. 142. — Actinie ou anémone de mer.

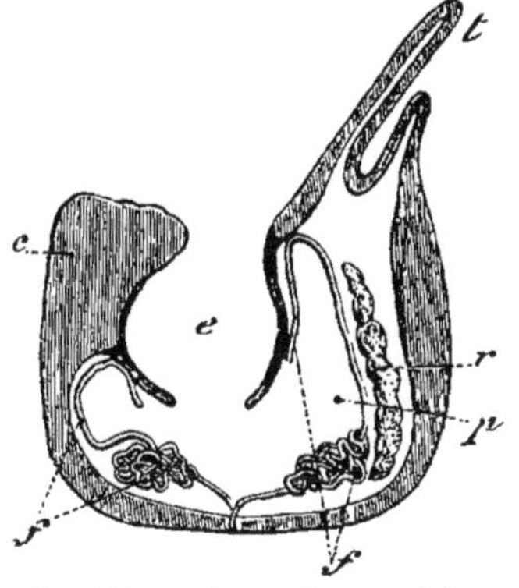

Fig. 143. — Coupe d'une actinie : *t*, tentacule; *e*, estomac; *f*, filament mésentéroïde; *c*, paroi du corps,

Chez les échinodermes il se forme comme prolongement du tube digestif dont il se sépare ensuite, mais il reste en communication avec l'eau extérieure.

Chez les mollusques l'appareil reste généralement aussi ouvert vers l'extérieur ; en outre, au niveau des capillaires, la paroi des vaisseaux n'existe plus, le sang est infiltré dans les tissus. (Circulation lacunaire.)

Chez les arthropodes des lacunes se retrouvent également, mais le système est clos vers l'extérieur.

Chez les vers annelés, tuniciers et vertébrés l'appareil est tout à fait clos.

B. Sang.

Tous les animaux possèdent un liquide nourricier; seulement au lieu d'être rouge, il est presque blanc chez la plupart des invertébrés. Les hématies ont disparu; il ne nage plus dans le plasma que des leucocytes. Cependant l'hémoglobine si importante pour le transport de l'oxygène ne manque pas absolument chez beaucoup de ces animaux. Il y en a un peu à l'état de dissolution dans le sérum, l'examen au spectroscope y montre les raies caractéristiques et leurs modifications (ver de terre, apus, etc.).

Chez les mollusques céphalopodes (seiche, poulpe), le sang oxygéné a une couleur bleu indigo. Il devient bleu clair quand il est réduit. Ce changement de teinte est produit par une substance dissoute que l'on a isolée : l'*hemocyanine;* elle contient du cuivre à la place du fer de l'hémoglobine qu'elle remplace.

Chez les écrevisses le sang devient bleuté dans l'oxygène et brun dans l'acide carbonique. Il doit donc y avoir ici encore un corps qui sert de véhicule pour l'oxygène.

Ainsi se trouve assuré le transport de l'oxygène, mais en proportion beaucoup plus faible que chez nous, ce qui explique la moindre vitalité de ces animaux.

C. Cœur.

L'organe propulseur se montre chez les animaux invertébrés (mollusques, arthropodes, vers annelés) comme une portion dilatée et contractile du vaisseau sanguin qui court suivant l'axe du dos (fig. 144).

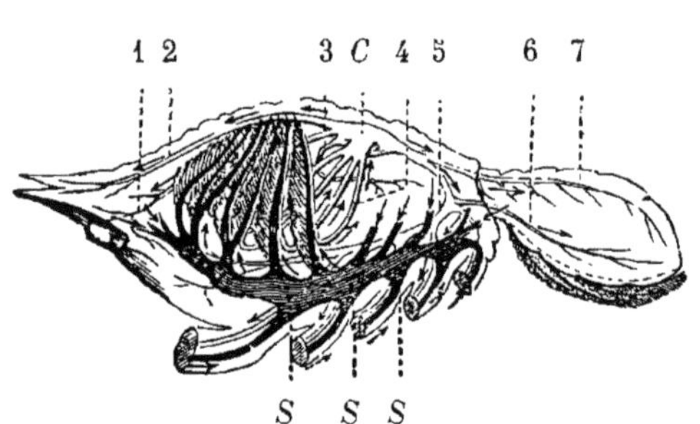

Fig. 144. — Circulation chez le crabe *maïa*. *C*, cœur ; 1, artère de l'œil ; 2, artère de l'antenne ; 3, artère du foie ; 4, les veines branchio-cardiaques qui ramènent le sang des branchies au cœur ; 5, l'artère qui se rend à la face sternale du corps ; 6, artère inférieure de l'abdomen ; 7, artère abdominale supérieure ; *S*, sinus veineux qui rassemble le sang revenant des organes et le renvoie aux branchies.

Au contraire, chez les vertébrés le cœur est ventral. Son étude est très intéressante parce que l'on voit le système très simple des poissons se compliquer chez les reptiles, pour se simplifier de nouveau chez les oiseaux et mammifères par suppression d'une partie ou de l'autre des canaux.

Ce qui augmente encore l'intérêt de cette étude, c'est que chez l'embryon de l'homme ou de l'oiseau le système passe sans nécessité apparente successivement par les états des poissons puis des reptiles. A peine réalisés, il se fait des atrophies, qui simplifient le système, l'amenant à l'état définitif correspondant.

Dans la nature, la loi des moindres efforts est la règle.

l'on est donc amené à se demander si les reptiles ne sont pas des poissons modifiés, les oiseaux et les mammifères des reptiles différenciés dans un sens ou dans l'autre. Pourquoi sans cela trouvons-nous aux deux extrémités de l'embranchement des vertébrés (poissons et oiseaux ou mammifères) des appareils qui sont parfaitement adaptés au mode de vie de l'animal, leurs organes reçoivent du sang artériel parfaitement pur et leur appareil respiratoire du sang

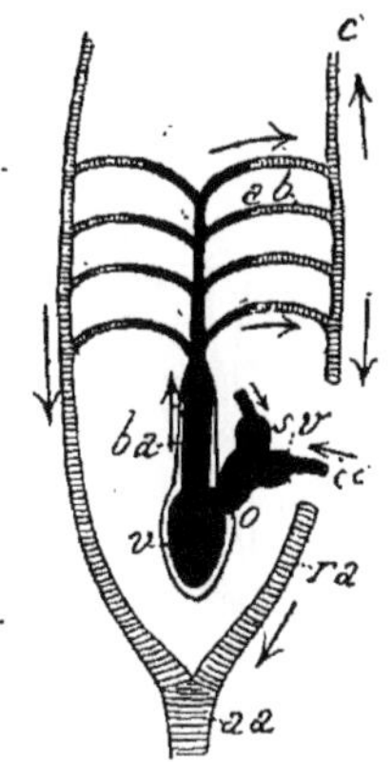

Fig. 145. — Cœur et les vaisseaux qui en partent chez les poissons ordinaires (face antérieure) : ▤ sang artériel; #### sang mélangé; ■ sang veineux.

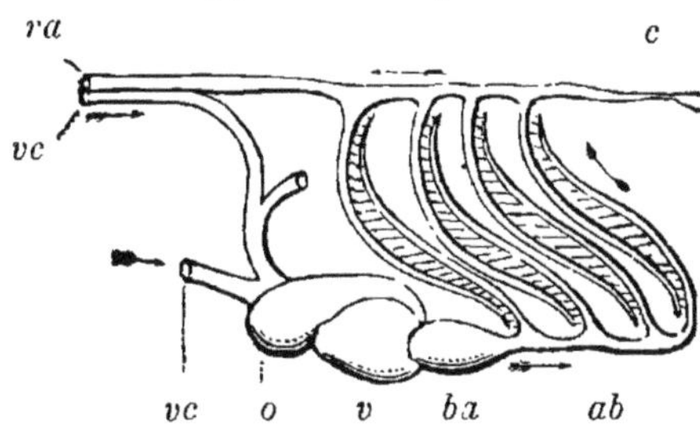

Fig. 146. — Circulation d'un poisson (face latérale).

o, oreillette non cloisonnée; *v*, ventricule non cloisonné; *ba*, bulbe aortique; *ab*, arcs branchiaux; *ra*, racine aortique; *aa*, artère aorte; *sv*, sinus veineux; *c*, artère carotide; *cc*, canal de Cuvier; *vc*, veines cardinales.

veineux non mélangé, tandis que les reptiles présentent des formes intermédiaires et imparfaitement adaptées à la vie aérienne. L'animal prendrait dans son développement embryonnaire, par hérédité, successivement et en les abrégeant les formes des ancêtres (souvenir ancestral). Le développement de l'individu donnerait, en raccourci, l'histoire de la différenciation de l'espèce.

Nous retrouverons d'autres faits analogues plus loin : rein, squelette.

I. *Poissons ordinaires.* — Le cœur est simple et veineux (fig. 145 et 146). Il comprend une oreillette et un ventricule d'où le sang est chassé dans les arcs branchiaux en passant par le bulbe souvent contractile également et muni de valvules. Devenu artériel par son passage dans les branchies, il se collecte dans deux arcs aortiques symétriques qui se réunissent dans une aorte dorsale, irriguant les organes.

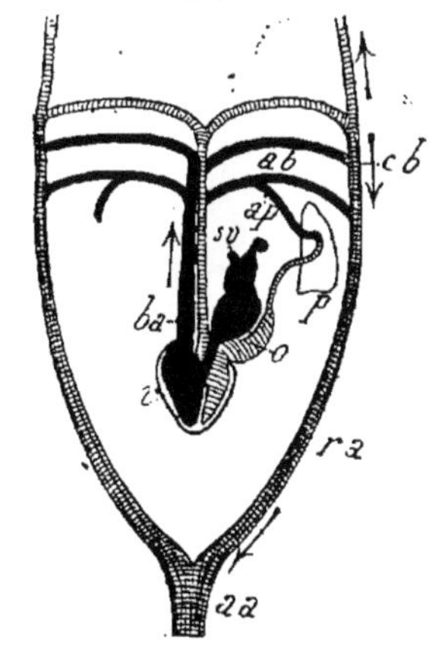

Fig. 147. — Cœur et les vaisseaux qui en partent chez les poissons dipneustes, l'on suppose la respiration branchiale supprimée : *p*, poumon ; *ap*, artère pulmonaire; *vp*, veine pulmonaire; *cb*, canal de Botal. (Voir la légende de la fig. 145).

II. *Poissons dipneustes.* — Ici la veine branchiale inférieure envoie une branche au poumon (fig. 147). Ce sang se déverse ensuite dans un com-

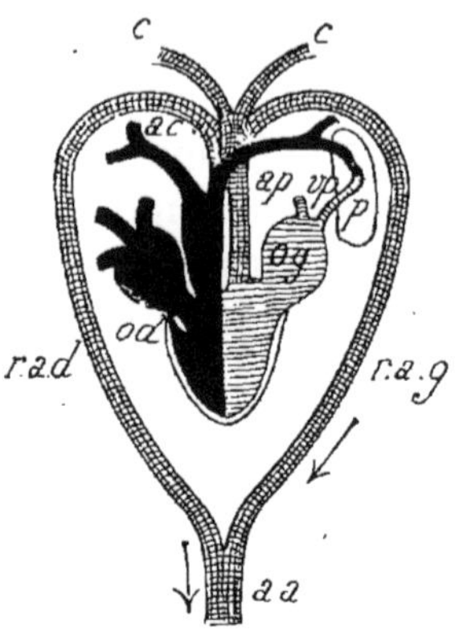

Fig. 148. — Cœur et les vaisseaux qui en partent chez la grenouille: *og*, oreillette gauche; *od*, oreillette droite; *ac*, artère cutanée; *rag*, racine aortique gauche; *rad*, racine aortique droite (Voir les légendes des fig. 145 et 147).

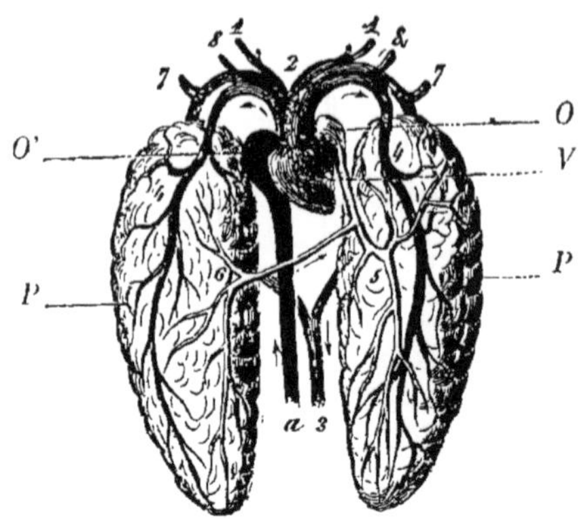

Fig. 149. — Cœur, poumons et vaisseaux d'une grenouille: *O*, oreillette gauche; *O'*, oreillette droite; *V*, ventricule unique; 1, artères carotides; 2, crosses de l'aorte; 3, aorte descendante; 4, artères pulmonaires; 7 et 8, artères qui vont aux bras et au cou; *a*, veine-cave inférieure; *P*, *P*, poumons.

partiment incomplètement séparé sur la gauche de l'oreillette; de là il est dirigé dans les arcs branchiaux supérieurs, grâce à un repli longitudinal formé par les valvules du bulbe.

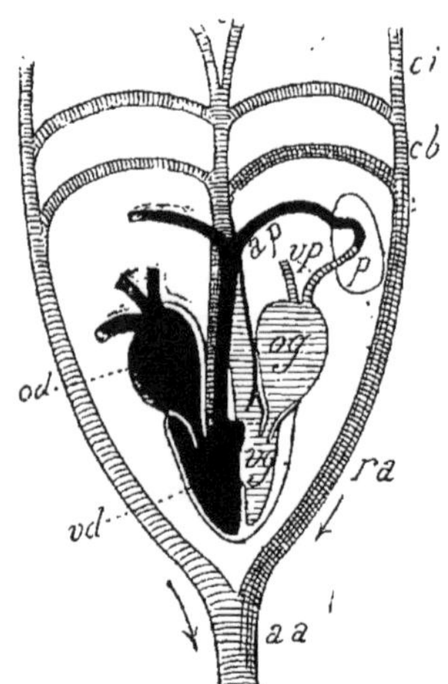

Fig. 150. — Cœur et vaisseaux chez les sauriens: *vg*, ventricule gauche; *vd*, ventricule droit (Voir les légendes des fig. 145, 147 et 148).

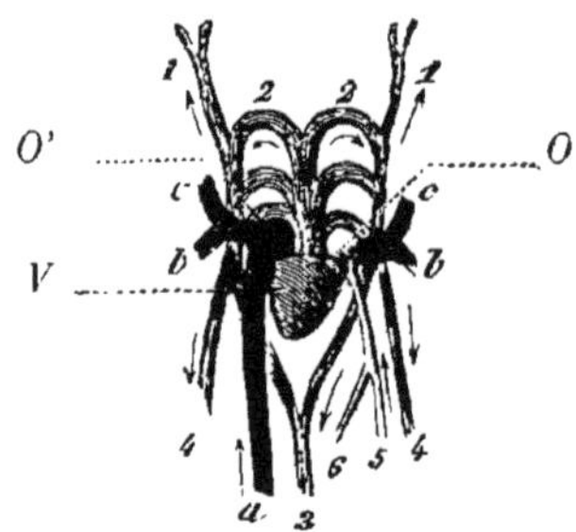

Fig 151. — Cœur et vaisseaux d'un lézard : *O'*, oreillette droite; *V*, ventricule unique; *a*, veine-cave inférieure; *c*, veines qui reviennent de la tête; *b*, veines qui reviennent du bras; 1, artères carotides; 2, 2, crosses aortiques; 3, aorte descendante; 4, artères pulmonaires; 5 et 6, veines pulmonaires revenant à l'oreillette gauche.

Cette disposition assure à ces poissons la possibilité de vivre dans la vase des marais desséchés. La tête reçoit alors du sang presque complètement artériel, le reste du corps du sang mélangé.

III. *Batraciens* (grenouille adulte). — Le cœur possède deux oreillettes complètement séparées, celle de gauche reçoit le sang qui vient des poumons (fig. 148 et 149). Il n'y a qu'un ventricule, aussi le mélange des sangs se produirait si le bulbe n'était séparé en deux canaux par une lame spirale. Celui qui part du côté gauche se déverse dans les 2 arcs supérieurs dépourvus de branchies qui irriguent tout le corps. Celui qui part du côté droit reçoit surtout le sang veineux de l'oreillette droite, venant du corps et le même par l'arc inférieur aux poumons et à la peau qui est le siège d'une respiration assez énergique.

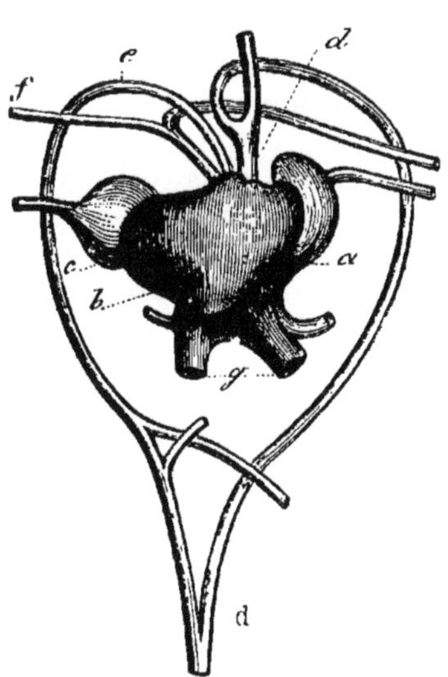

Fig. 152. — Cœur et gros vaisseaux de la tortue : *a*, oreillette gauche ; *c*, oreillette droite ; *b*, ventricule ; *d*, aorte ; *f*, artère pulmonaire ; *g*, veines-caves.

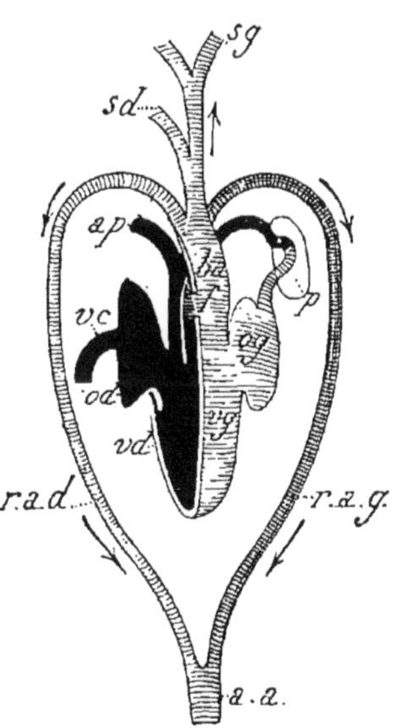

Fig. 153. — Circulation chez les crocodiliens : *sd*, artère sous-clavière droite ; *sg*, sous-clavière gauche ; *f*, foramen de Panizza ; *vc*, veine cave.

(Voir les légendes des fig. 145, 147, 148 et 150).

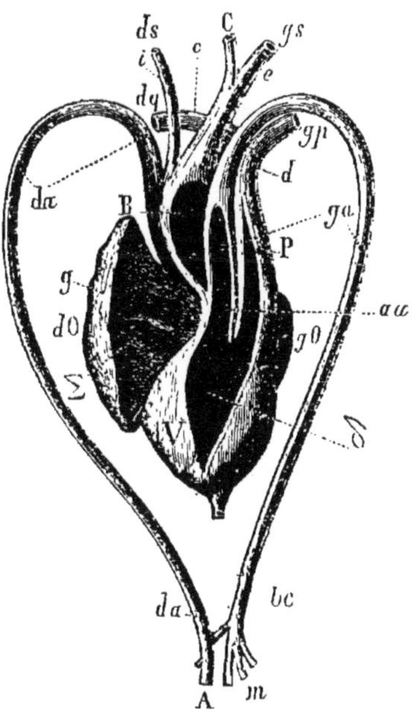

Fig. 154. — Cœur d'alligator lucius : *d*0, oreillette droite ; Σ, son orifice veineux ; *g*0, oreillette gauche ; δ, orifice auriculo-ventriculaire droit ; V, ventricule droit ; B, bulbe artériel ; C, carotide primitive ; *ds* et *gs*, sous-clavières droite et gauche ; *da*, arc aortique droit ; *ga*, arc aortique gauche ; P, artère pulmonaire ; *bc*, branche de communication des deux arcs aortiques ; *m*, artère mésentérique ; *aa*, foramen de Panizza.

IV. *Sauriens.* — Il y a deux oreillettes et un ventricule incomplètement cloisonné (fig. 150 et 151). Les deux rampes du bulbe (artère pulmonaire et bulbe aortique) restent distinctes; en outre un nouveau cloisonnement longitudinal sépare le bulbe aortique en deux nouveaux canaux qui continuent chacun jusqu'au cœur les racines aortiques de l'un des côtés. Ces deux racines contiennent encore du sang mélangé; mais vu la situation de son orifice celle qui puise à gauche et qui tourne à droite ne contient presque rien que du sang artériel. En effet au début de la contraction du ventricule le compartiment veineux se vide surtout dans l'artère pulmonaire car la pression y est moindre que dans la grande circulation, puis le ventricule gauche se vide dans celui de droite d'où le sang artériel s'écoulera surtout dans les racines aortiques où la pression doit être moindre parce qu'elles n'ont encore rien reçu.

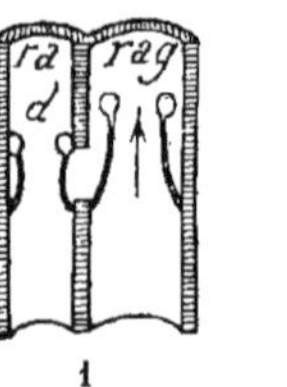

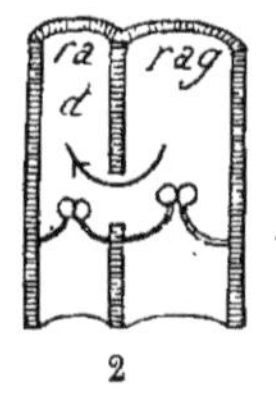

Fig. 155. — Jeu des valvules au niveau du foramen de Panizza : 1, pendant la systole ventriculaire ; 2, pendant le repos des ventricules; *rad*, racine aortique droite; *rag*, racine aortique gauche.

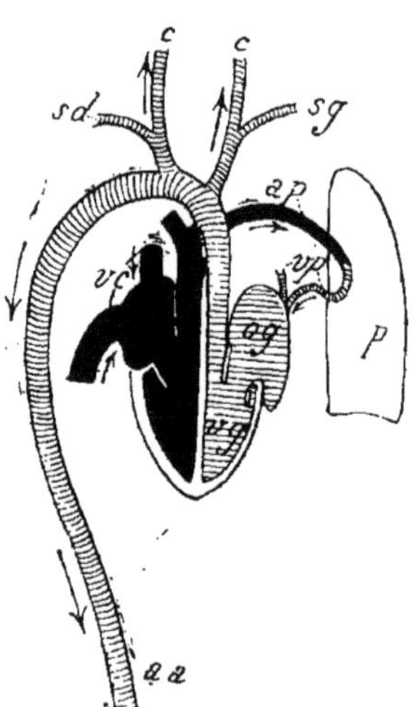

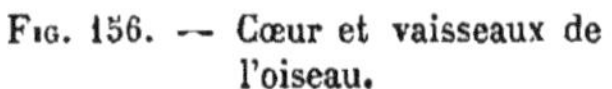
Fig. 156. — Cœur et vaisseaux de l'oiseau.

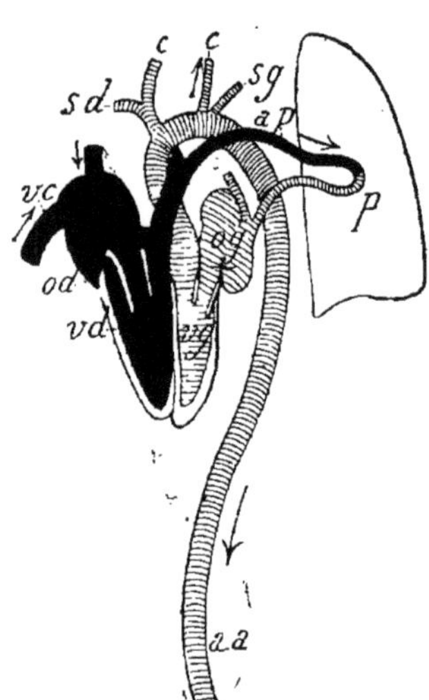

Fig. 157. — Cœur et vaisseaux des mammifères.

(Voir les légendes des fig. 145, 147, 148 et 153.)

V. *Crocodiliens.* — Nous trouvons chez ces animaux le maximum de complication. La cloison des ventricules s'est complétée, mais de telle manière, que la racine qui va du côté gauche contienne le sang venu du ventricule droit, tandis que la racine qui tourne à droite puise dans le ventricule gauche (fig. 153 et 154). C'est cette dernière qui donne les carotides et les sous-clavières. Ce système semble très défectueux, car la racine aortique qui va du côté gauche devrait contenir du sang veineux. L'analyse du sang montre que cela n'est pas. La raison en est que les deux racines aortiques communiquent à leur base par le foramen de Panizza (fig. 155). Comme chez les sauriens le sang veineux monte presque entièrement dans l'artère pulmonaire vu la moindre pression qui y règne au début, puis au moment de la fin de la systole ventriculaire les valvules qui obstruaient le foramen se rabattent. Il en résulte que le sang artérialisé de la racine-gauche passe partiellement dans celle de droite où la pression est moindre, rendant vivifiant le peu de sang veineux qui y est entré.

VI. *Oiseaux.* — Le cœur ne présente plus à l'état adulte qu'une racine aortique qui tourne à droite. C'est la crosse de l'aorte orientée de la même manière, l'autre racine est atrophiée (fig. 156).

VII. *Mammifères.* — On retrouve le type de l'homme. Il persiste l'arc qui va du côté gauche, mais il vient s'aboucher dans le ventricule gauche (fig. 157).

Il n'en est pas de même chez l'embryon. On trouve successivement les états I, II, III, IV et V (fig. 158), puis par atrophie il apparaît l'état VII.

Chez les oiseaux on passe de la forme V à la forme VI. Nous avons vu les conclusions que l'on en tire.

De plus, par arrêt de développement ou modification dans les atrophies l'on comprend la production des formes anormales que l'on rencontre quelquefois chez l'homme.

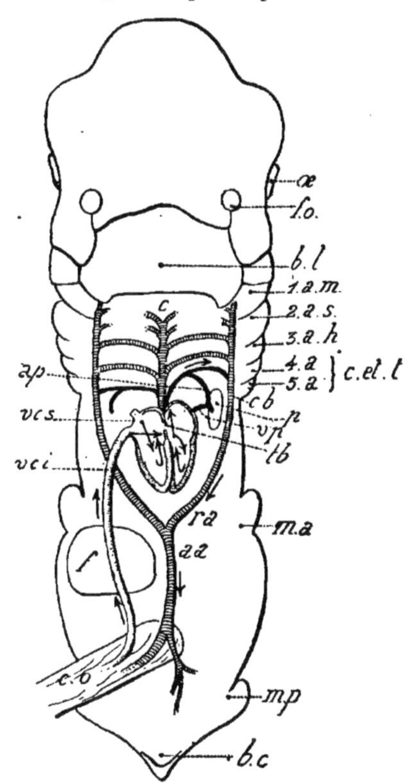

Fig. 158. — Circulation chez l'embryon de mammifère : *œ*, œil ; *fo*, fossette olfactive ; *bl*, bouche avec langue ; *1.am*, 1er arc maxillaire ; *2.as*, 2e arc styloïde ; *3.ah*, 3e arc hyoïde ; *4.a*, 4e arc ; *5.a*, 5e arc ; *c.et.t*, cricoïde et thyroïde ; *f*, foie ; *co*, cordon ombilical ; *ma*, membres antérieurs ; *mp*, membres postérieurs ; *bc*, bourgeon caudal ; *tb*, trou de Botal.

IV. — RÉSUMÉ DE LA CIRCULATION

L'appareil circulatoire sert d'intermédiaire entre le milieu extérieur et les cellules des tissus.

Le sang, liquide nourricier, contenu dans un système circulaire de canaux clos marche toujours dans le même sens, continuellement poussé par le cœur.

Au niveau de l'intestin, il se charge des produits de la digestion ; dans le poumon, il prend de l'oxygène à l'air (sang artériel) qu'il abandonne aux tissus tandis qu'il leur enlève l'acide carbonique, l'urée, etc. (sang veineux) qu'il rejette par le poumon, le rein, etc.

Le transport de l'oxygène se fait grâce à la matière rouge, l'hémoglobine qui colore des corpuscules en forme de disques appelés hématies; les autres matières sont à l'état de dissolutions ou de combinaisons peu stables dans la partie liquide du sang appelée plasma.

Un cœur est formé de deux chambres superposées communiquant par un orifice muni de valvules : en haut se trouve l'oreillette, en bas le ventricule.

Pour activer la marche du sang, le canal circulaire possède deux cœurs qui travaillent dans le même sens : l'un avant, l'autre après le passage du sang à travers les poumons. Le parcours du cœur droit au cœur gauche, qui se fait à travers le poumon, forme la petite circulation et celui qui passe par les organes constitue la grande circulation.

Les vaisseaux appelés artères, conduisent le sang à partir des ventricules. On les reconnaît à leurs parois résistantes; quand on les sectionne, elles restent béantes, tandis que les veines qui ramènent le sang dans les oreillettes sont flasques. Ces deux catégories de vaisseaux communiquent entre elles par les capillaires que contiennent les organes. Chaque vaisseau prend, outre son nom d'espèce, celui de l'organe où il va où dont il vient; exception est faite pour les veines caves qui vont à l'oreillette droite et l'artère aorte qui part du ventricule gauche.

Le foie, outre la production de la bile a encore pour rôle de régulariser la quantité de sucre contenue dans le sang. Pour cela, le sang qui revient de l'intestin traverse le foie avant de rentrer dans le système veineux général, ce qui constitue une circulation porte. Très riche en glucose pendant la digestion, il laisse déposer son excédent sous la forme de glycogène dans cet organe, pour le reprendre à l'état de glucose quand il en manque dans l'alimentation.

Le système lymphatique recueille le plasma (lymphe) dépourvu de globules rouges qui a filtré dans les tissus et va le rejeter dans la veine cave près du cœur.

C. *Respiration.*

I. — GÉNÉRALITÉS

La respiration comprend *l'ensemble des échanges gazeux qui se produisent entre tout être vivant et le milieu extérieur.*

Les animaux et les végétaux exigent du gaz oxygène pour entretenir les phénomènes vitaux. Les êtres vivants ont donc besoin d'un aliment gazeux tout autant que d'aliments solides et liquides. Mais une différence apparaît de suite, c'est qu'ils ne contiennent pas de réserve un peu considérable de ce gaz; il en résulte que dès qu'il manque, la mort arrive rapidement. C'est pourquoi, dans le vulgaire, l'on a pris la suspension de la respiration comme caractère de la mort.

De même que les êtres vivants ont besoin d'un aliment gazeux, ils produisent un déchet gazeux : l'acide carbonique, qui doit constamment être éliminé sous peine de désordres graves et quelquefois mortels.

Respiration cutanée. — Chez les animaux aériens les échanges gazeux peuvent se faire directement à travers la peau. C'est en effet ce qui a lieu. Pour le constater, il suffit d'enfermer le bras dans un manchon en caoutchouc et d'analyser l'air qu'il contient après quelques heures. Il manquera de l'oxygène et il y aura adjonction d'acide carbonique. Mais cette respiration est très faible et insuffisante chez l'homme et les animaux voisins; elle suffit à certains animaux inférieurs. Même chez la grenouille, on peut empêcher les poumons de fonctionner sans amener la mort immédiate.

Respiration pulmonaire. — Chez les animaux supérieurs aériens, il s'est formé un appareil spécial constitué par une dépression de la surface du corps qui a pénétré dans la profondeur, formant une grande poche remplie d'air: le *poumon* (fig. 159). Le canal qui le met en communication avec l'extérieur s'appelle la *trachée-artère*. Il s'est constitué ainsi une grande surface épithéliale baignée par l'air. Comme elle est protégée contre les agents extérieurs, l'épiderme peut y être très mince, tellement, que son existence a été longtemps contestée; les échanges gazeux y sont par suite très-faciles. La circulation se fait en outre très-activement à la surface de cette poche; le sang noir y traverse un réseau de capillaires très serré; à sa sortie il est devenu rouge, il va alors nourrir les tissus.

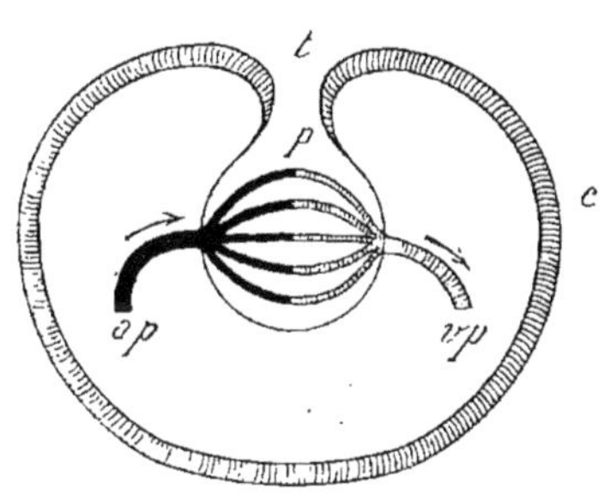

Fig. 159. — Schéma de l'appareil pulmonaire: *t*, trachée; *p*, poumon; *e*, épiderme; *ap*, artère pulmonaire; *vp*, veine pulmonaire. Les ramifications des vaisseaux ne sont pas situées dans le plan de la figure, elles tapissent le fond de la cavité pulmonaire.

Historique.— L'historique de la respiration va de pair avec celui de la combustion, parce que ces phénomènes sont en étroite relation. Chez les anciens, nous trouvons successivement deux opinions basées sur des phénomènes physiques pour ainsi dire accessoires. Les phénomènes chimiques étaient encore inconnus, ils passaient inaperçus quoiqu'ils aient une importance capitale.

Première opinion. — Pour *Aristote* la respiration a pour but de *rafraîchir le sang*; Galien croyait qu'il y avait de plus dégagement de vapeurs ou fuliginosités.

Deuxième opinion. — Quand on découvrit la petite circulation l'on a dit que l'ampliation du poumon était nécessaire pour que le *sang pût le traverser* et compléter son cercle.

Troisième opinion. — Phénomènes chimiques. — En 1648 Van Helmont découvre l'air crayeux (acide carbonique).

En 1670, Boyle montre que l'air respiré ne peut servir de nouveau, même quand on le refroidit ; le vide tue également à froid, ce qui faisait justice de l'opinion d'Aristote.

En 1674, Mayow montre que l'air n'est pas un élément simple car il contient un principe igno-aérien qui augmente le poids du métal que l'on chauffe en sa présence et qui rougit la surface du sang. Cette distinction des composants de l'air est complétée en 1757 par Black qui montre qu'il contient en outre de l'air crayeux.

En 1772, Rutherford découvre l'azote dans l'air.

En 1774, Priestley et Scheele y découvrent de nouveau l'oxygène entrevu déjà par Mayow. Ils ne lui donnent pas encore ce nom ; ils ne comprennent pas la valeur de cette découverte car ils l'appellent air déphlogistiqué. Ils constatent qu'il entretient mieux la respiration et la vie que l'air ordinaire, donnant de l'air crayeux ou fixe. Les végétaux au contraire transforment l'air fixe en air déphlogistiqué ou vital. Priestley le montra en enfermant une souris sous une cloche ; elle y meurt. Au contraire l'animal y vit parfaitement si l'on y met en même temps une plante verte.

En 1777, Lavoisier montra que l'air crayeux était un composé de carbone et d'oxygène dont la formule est CO^2 (acide carbonique) ; il établit la théorie de la respiration en énonçant les lois suivantes :

La respiration n'a d'action que sur la portion d'air qui est pure (oxygène), elle la transforme en air crayeux (acide carbonique).

La partie méphitique (azote) est un milieu passif.

En enlevant l'air crayeux (acide carbonique) par un alcali et en lui redonnant le gaz respirable (oxygène) l'on rend l'air respirable de nouveau.

II. — ÉTUDE PARTICULIÈRE DE L'APPAREIL RESPIRATOIRE DE L'HOMME.

A. Description.

L'appareil respiratoire s'ouvre à l'extérieur par le *nez*. Le conduit aérien descend ensuite et croise au niveau de l'arrière-bouche obliquement d'arrière en avant le tube digestif qui court en arrière et en bas, venant de la bouche.

Le canal aérien se continue en avant de la gorge ; appliqué contre l'œsophage il constitue le *larynx* puis la *trachée-artère* (fig. 160). Celle-ci, arrivée un peu au-dessus du cœur, se bifurque donnant naissance aux deux *bronches primaires* qui se rendent aux poumons correspondants. Elles pénètrent dans ces organes et se ramifient dichotomiquement un grand nombre de fois (fig. 161). Ces rameaux, nommés *bronchioles*, se terminent par les *alvéoles*, petites ampoules qui ont environ $\frac{1}{4}$ de millimètre de diamètre. Leur paroi présente des soulèvements qui limitent des anfractuosités appelées *vésicules pulmonaires*. Il en résulte une grande multiplication de la surface qui n'est pas inférieure à 200 mq. Les alvéoles sont groupées en petits amas nommés *lobules* que l'on distingue à la surface du poumon sous la forme d'un pavage polygonal. Ils sont séparés les uns des autres par du tissu conjonctif peu abondant dans lequel courent les gros vaisseaux et les nerfs. Les lobules s'unissent eux-mêmes pour former des *lobes* plus gros dont les limites sont marquées par des sillons profonds que l'on remarque à la surface des poumons. Du côté gauche il n'y a que 2 lobes, tandis qu'il y en a 3 dans le poumon droit (fig. 162). Le premier est en effet

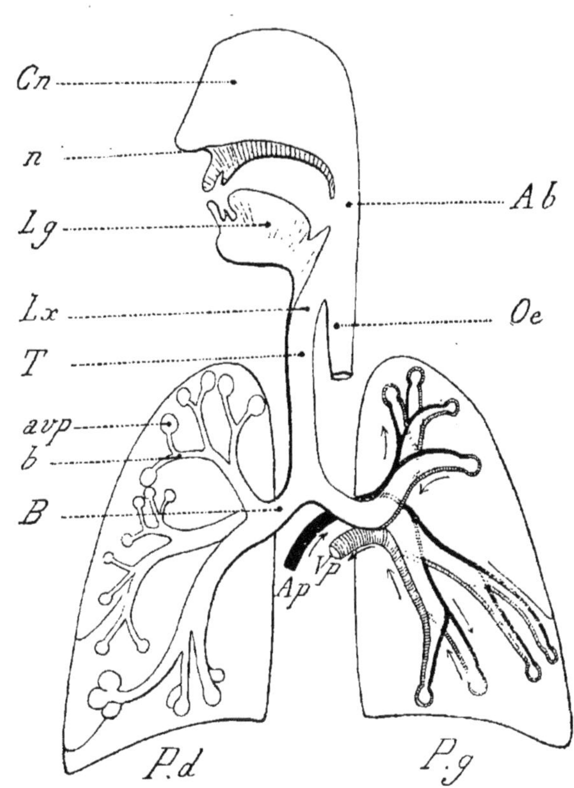

Fig. 160. — Disposition de l'appareil respiratoire. — Dans le poumon droit l'on n'a représenté que les conduits aériens. dans le poumon gauche se trouve indiquée la disposition générale de la circulation pulmonaire. — *n*, narine ; *Cn*, cavité nasale ; *Lg*, langue ; *Ab*, arrière-bouche ; *Lx*, larynx ; *T*, trachée-artère ; *Oe*, œsophage ; *B*, bronche primaire ; *Pd*, poumon droit ; *Pg*, poumon gauche ; *b*, bronchioles ; *avp*, alvéoles pulmonaires ; *Ap*, artère pulmonaire ; *Vp*, veine pulmonaire.

plus petit, étant refoulé par le cœur. Chaque poumon a la

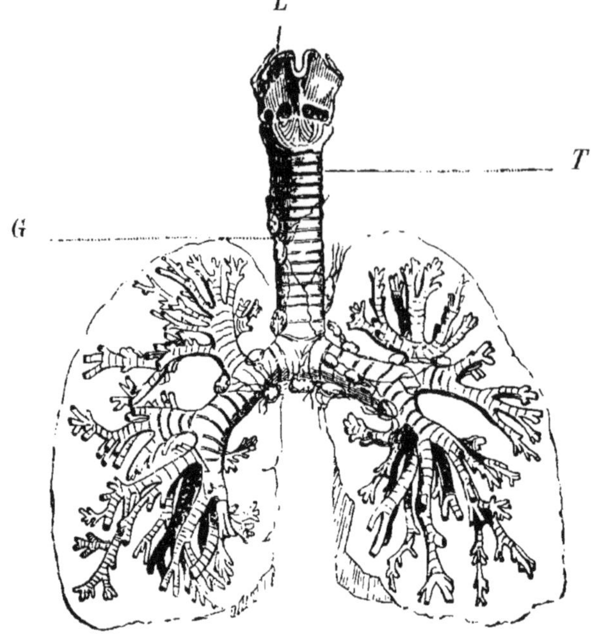

Fig. 161. — Trachée et ramifications bronchiques : *L*, larynx ; *T*, trachée ; *G*, ganglions lymphatiques.

forme d'une pyramide triangulaire dont la base courbe

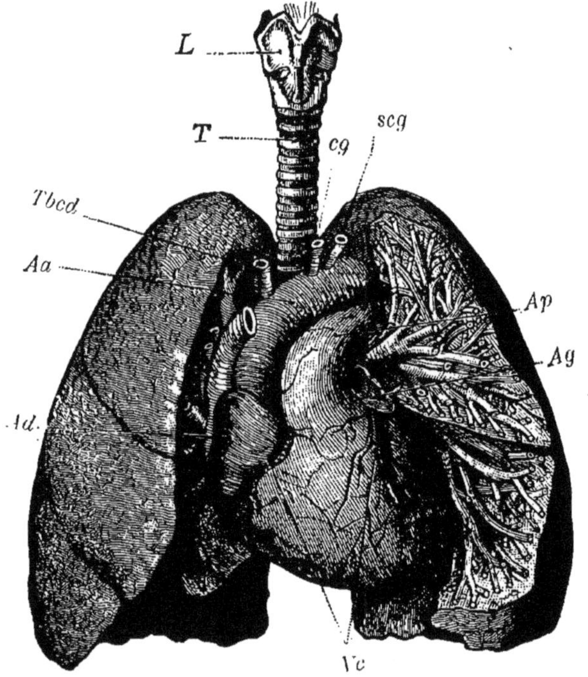

Fig. 162. — Face antérieure du cœur et des poumons ; *L*, larynx ; *T*, trachée-artère ; *Ag*, auricule gauche ; *Ad*, auricule droite ; *Ap*, artère pulmonaire ; *Aa*, artère aorte ; *Tbcd*, tronc brachio-céphalique droit ; *scg*, artère sous-clavière gauche ; *cg*, artère carotide gauche ; Vc, artères et veines coronaires.

s'appuie sur le diaphragme tandis que le sommet se trouve sous l'épaule. Ils sont fixés par les bronches et les vaisseaux sanguins qui y pénètrent au niveau du hile. La *plèvre*, membrane séreuse, les recouvre.

Structure de l'arbre aérien. — La paroi des canaux aériens est formée de deux tuniques superposées : Extérieurement l'on trouve une membrane fibro-cartilagineuse tapissée intérieurement par une muqueuse. Il est indispensable pour que le renouvellement de l'air se fasse, que les canaux aériens soient maintenus béants. Leur tunique externe contient à cet effet des cerceaux cartilagineux, qui forment des anneaux complets autour des petites bronches, tandis que dans la trachée-artère et les bronches primaires ce ne sont que des arcs en forme de fer à cheval, convexes en avant (fig. 164). Cette dernière disposition a sans doute pour but de permettre à l'œsophage qui est en arrière, de se dilater aux dépens de la trachée quand une masse alimentaire trop volumineuse est avalée. Les noyaux cartilagineux sont réunis par du tissu riche en fibres élastiques et conjonctives ainsi qu'en fibres musculaires lisses. Cette tunique s'amincit peu à peu dans les bronchioles à mesure que l'on se rapproche des alvéoles ; les noyaux cartilagineux disparaissent aussi.

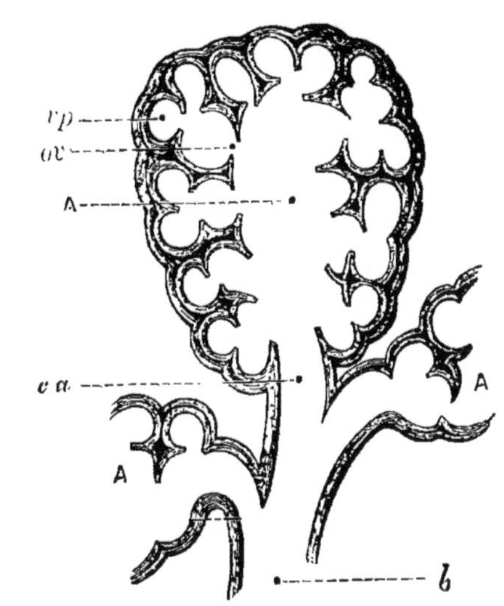

Fig. 163. — Coupe d'un lobule du poumon formé de 3 alvéoles : A, alvéoles ; *b*, bronchiole ; *ca*, canal alvéolaire ; *vp*, vésicule pulmonaire ; *ov*, orifice des vésicules dans l'alvéole.

La muqueuse contient de nombreuses glandes à mucus. L'épithélium épais, stratifié dans la partie supérieure des voies respiratoires devient simple dans les bronches ; dans les vésicules il est très plat (fig. 165). Sauf au niveau du larynx, ses cellules présentent sur la face qui est libre dans le canal un revêtement de cils vibratiles très-actifs (fig. 166) qui aident

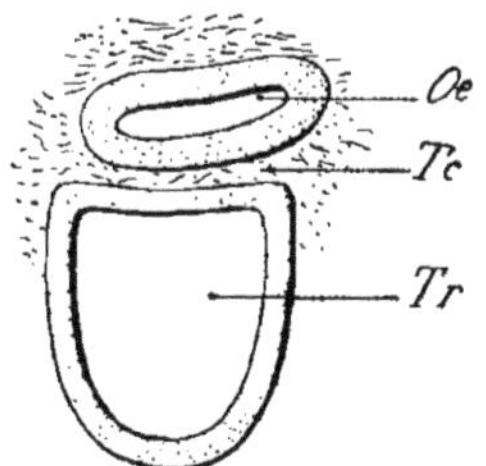

Fig. 164. — Coupe transversale de la trachée artère et de l'œsophage : *Tr*, trachée-artère ; *Oe*, œsophage ; *Tc*, tissu conjonctif.

à faire remonter les mucosités avec les matières étrangère poussières et germes, introduits avec l'air.

Circulation pulmonaire. — Le poumon reçoit deu espèces de vaisseaux sanguins :

1° Les *artères et veines bronchiques* qui viennent de l'aort nourricières pour le tissu du poumon.

2° Les gros *vaisseaux pulmonaires*. L'*artère pulmonaire* issu du ventricule droit, amène du sang noir ; elle donne d rameaux parallèlement aux bronches, se répandant en capi laires à la surface des vésicules. Ces capillaires, se réunisse ensuite en sens inverse, donnant naissance aux *veines pu monaires* qui ramènent dans l'oreillette gauche le sang dever rouge. C'est pendant ce trajet à la surface des vésicules qu le sang entre en contact avec l'air par une surface qui n'e pas moindre de 150 mq. Ce qui augmente encore cette su face, c'est le fait que les capillaires soulèvent la paroi d

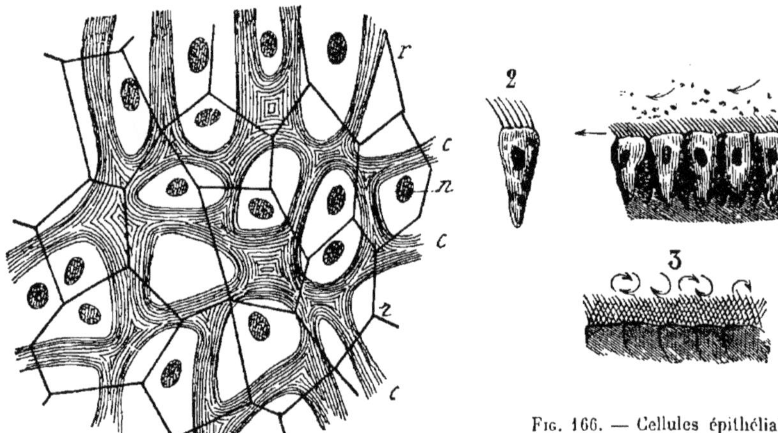

Fig. 165. — Portion de la surface d'une vésicule avec es capillaires pulmonaires : *c*, capillaires ; *r*, cellules de revêtement ; *n*, noyaux de ces cellules refoulés dans les espaces dépourvus de vaisseaux.

Fig. 166. — Cellules épithéliale avec cils vibratiles : 1, couc épithéliale montrant les poussièr entraînées par le mouvement d cils vibratiles ; 2, une cellule isolé 3, cils vibratils à mouvement tou nant.

vésicules lorsqu'ils sont bien remplis de sang ; il en résult qu'ils baignent alors dans l'air par trois de leurs faces. Ce capillaires ont un calibre très petit, 10 μ. environ. Mai comme il y en a un grand nombre, le volume du sang conten est cependant compris entre 1 et 2 litres.

En outre il pénètre dans le poumon au niveau du hile des lymph tiques et des filets nerveux issus du pneumo-gastrique et du symp thique.

B. Renouvellement de l'air.

Le contact du sang modifie la composition de l'air que contient le poumon. Pour le renouveler, cet organe présente des alternatives de dilatation et de réplétion qui produisent les phénomènes d'inspiration et d'expiration. Dans ces phénomènes, le poumon est passif, étant formé d'un tissu mou. C'est la paroi du thorax qui s'amplifie, le poumon suit ce mouvement, grâce au vide qui existe dans la séreuse pleurale.

Inspiration. — La paroi du thorax est en effet constituée par une cage osseuse comprenant la colonne vertébrale en arrière et les côtes, arcs osseux qui se réunissent en avant au sternum (fig. 167 et 168). La paroi est complétée par les muscles *intercostaux* qui relient le bord des côtes voisines. A la partie inférieure, la cavité thoracique est limitée par un muscle en forme de dôme convexe vers le haut : le *diaphragme* (fig. 169). Quand les fibres du diaphragme se contractent, il se raccourcit, la flèche du dôme diminue. Les cavités pleurales sont alors agrandies, le vide tend à s'y faire, mais cela n'arrive pas parce que le poumon est élastique et que sa cavité est en communication avec l'air extérieur. Le poumon se gonflera donc, il remplira l'espace qui s'est ajouté à la cavité thoracique, produisant un appel d'air dans sa cavité (fig. 168). L'expérience suivante rend compte de ce fait. On prend une cloche munie d'une tubulure à sa partie supérieure (fig. 170). Elle est fermée à l'aide d'un bouchon traversé par un tube qui porte un ballon élastique dont

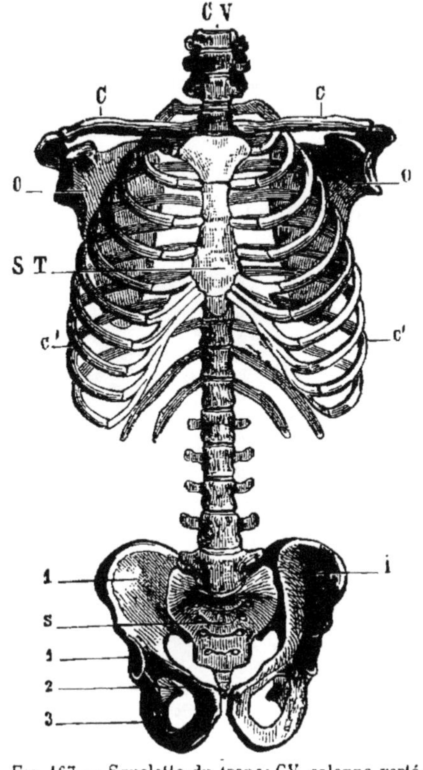

Fig. 167.— Squelette du tronc : CV, colonne vertébrale; C, clavicule; O, omoplate; ST, sternum; c, côtes; 1, os iliaque (iléon); S, sacrum; 2, pubis; 3, ischion.

la cavité est ainsi en communication avec l'atmosphèı extérieure. La partie inférieure de la cloche est fermée ave

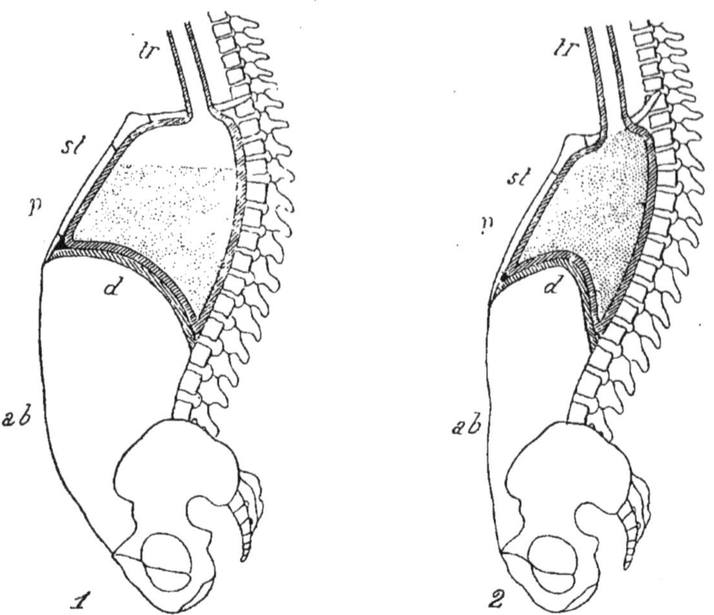

FIG. 168. — Dispositions du diaphragme dans l'inspiration et l'expiration : 1, inspiration ; 2 expiration ; *tr*, trachée-artère ; st, sternum ; *d*, diaphragme ; *ab*, paroi abdominale ; *p*, poumon la partie pointillée correspond à l'air résidual.

une lame de caoutchouc que l'on peut abaisser ou relever. En même temps l'on voit alors le ballon se gonfler ou se dégonfler.

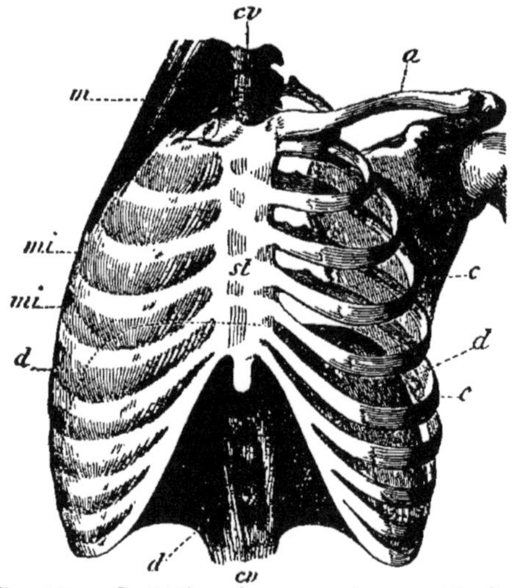

FIG. 169. — Cavité thoracique : *cv*, colonne vertébrale ; *c,c*, côtes ; *st*, sternum ; *m*, muscles élévateurs des côtes ; *mi*, muscles intercostaux ; *d*, diaphragme.

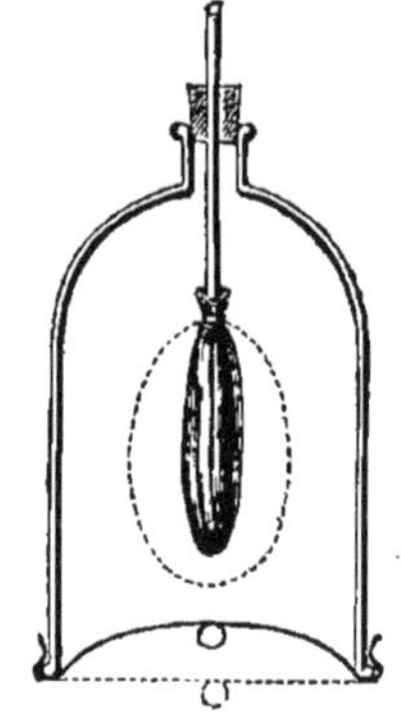

FIG. 170. — Action du pleural vide.

Cette expérience nous explique ce qui se produit lors d'une perforation assez étendue de l'une des plèvres. Le poumon correspondant s'affaisse puisque le vide pleural n'existe plus, et il reste affaissé, l'air entrant et sortant par la blessure. La respiration s'arrête de ce côté. Si l'autre poumon est en assez bon état pour suppléer par un jeu plus actif à la diminution du champ respiratoire, le danger d'asphyxie immédiate sera conjuré.

Dans la réalité les phénomènes ne sont pas aussi simples parce que l'insertion du diaphragme est mobile sauf en arrière. Il est fixé au pourtour de la base du thorax, sur le bord des côtes ; or ces arcs ne sont pas fixes. Quand le diaphragme se contracte, son sommet étant partiellement maintenu par les viscères abdominaux, il en résulte un soulèvement de la partie périphérique des côtes. Celles-ci sont obliques de haut en bas, d'arrière en avant et de dedans en dehors parce que l'insertion antérieure s'en fait plus bas qu'à la partie postérieure et que la partie moyenne est déprimée vers le bas par rapport aux deux extrémités (fig. 171 et 172). Le soulèvement causé par le diaphragme produira donc une obliquité moindre des côtes dans les deux directions horizontales ; il en résultera une dilatation antérieure et traverse de la cage thoracique. L'on peut vérifier que chaque inspiration est accompagnée d'un refoulement de l'intestin en appuyant la main sur la paroi abdominale. Rien que par le jeu du diaphragme, les trois diamètres de la cage thoracique sont donc augmentés.

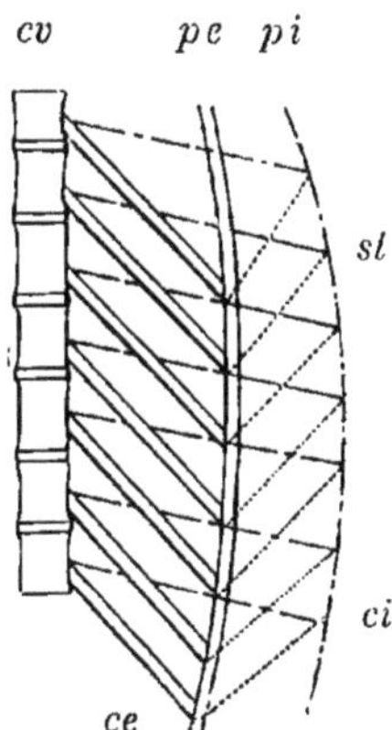

Fig. 171. — Augmentation du diamètre antéro-postérieur de la poitrine résultant d'une diminution de l'obliquité des côtes : *pe*, profil dans l'expiration ; *pi*, profil dans l'inspiration.

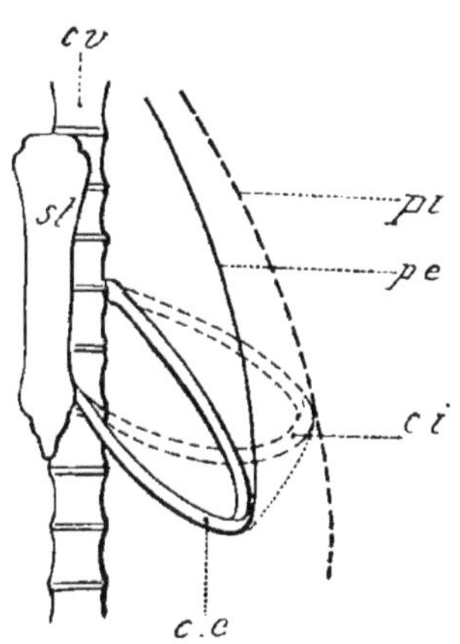

Fig. 172. — Augmentation du diamètre transverse de la poitrine ; *st*, sternum ; *cv*, colonne vertébrale ; *ce*, côte dans l'expiration ; *ci*, côte dans l'inspiration ; *pe*, profil de la poitrine dans l'expiration ; *pi*, profil dans l'inspiration.

Il y a des muscles qui viennent en aide au diaphragme pour produire l'agrandissement des diamètres horizontaux du thorax. Pour le diamètre antérieur, ce sont les muscles *scalènes*, fixés d'un côté sur la colonne vertébrale et par leur autre extrémité sur les premières côtes ; le *sterno-cléïdo-mastoïdien*, les *surcostaux*, le *petit dentelé postérieur et supérieur* etc., ont aussi la même action. Pour produire la dilatation transverse interviennent encore les muscles *pectoraux*, *trapèze* et *grand dentelé* ; ils agissent surtout dans l'inspiration forcée.

Expiration. — L'expiration est généralement passive ; les tissus qui ont été violentés pendant la dilatation reviennent dès que les muscles cessent d'agir.

Tout d'abord, il intervient l'*élasticité* du poumon, qui tend à reprendre sa forme, puis celle des cartilages costaux. La forme naturelle du poumon est, en effet, d'être tout à fait contracté. On le voit chez les animaux dont on ouvre la poitrine pendant la vie. Le poumon s'affaisse alors et ne renferme plus que très-peu d'air. C'est sous une forme encore plus compacte que se trouvent les poumons des animaux et des enfants morts avant d'avoir respiré. Ils ne contiennent pas d'air, il en résulte qu'ils sont plus denses que l'eau. Dès que l'enfant a respiré une fois, il reste toujours un peu d'air dans les vésicules, les fragments flottent sur l'eau (médecine légale).

Dans l'expiration laborieuse de la dyspnée, des muscles interviennent activement, ce sont surtout ceux de la paroi abdominale. (*Grand-oblique, petit-oblique, transverse et droit de l'abdomen*).

L'on a discuté pendant longtemps sur le rôle des muscles *intercostaux externes* et *internes* qui réunissent les bords des côtes voisines. Certains anatomistes voulaient qu'ils fussent tous des muscles expirateurs. D'autres au contraire en faisaient des inspirateurs. D'autres enfin admettaient que les premiers intervenaient pour augmenter la capacité thoracique en soulevant les côtes, tandis que les seconds agissaient dans l'expiration ou inversement.

Il semble que la nature utilise ici la forte élasticité et la contraclité du tissu musculaire empêchant la plèvre qui recouvre les espaces intercostaux de se déprimer pendant les mouvements d'inspiration ou de se soulever pendant l'expiration active. Ces muscles se contracteraient ou se relâcheraient, non pour faire mouvoir les côtes, mais pour suivre les dimensions variables des espaces intercostaux.

Le vide thoracique et l'augmentation de pression intra-abdominale qui se produisent à chaque inspiration ont encore pour effet d'aspirer le sang des veines vers le cœur. Il suffit d'examiner la courbe de la pression artérielle pour s'en rendre compte (fig. 173 et 174). La gravité des blessures des grosses veines du cou s'explique par cette aspiration ; le mélange de l'air, avec leur sang, amène des embolies gazeuses.

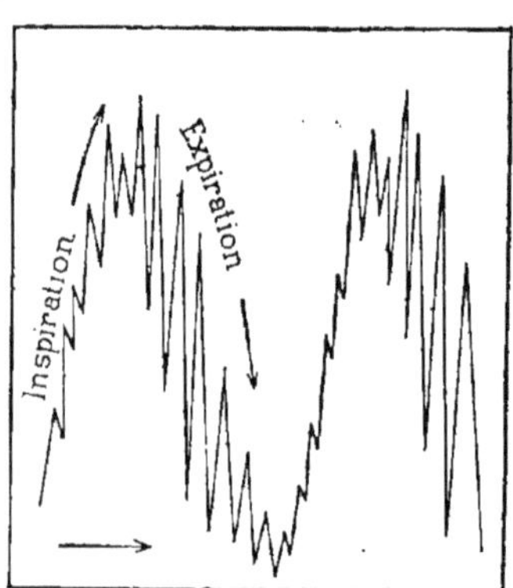

Fig. 173. — Tracé de la pression carotidienne chez le chien : Les petites oscillations correspondent aux contractions du cœur, les variations d'amplitude qui produisent les deux oscillations générales de la ligne sont dues aux mouvements respiratoires (d'après Frédéricq).

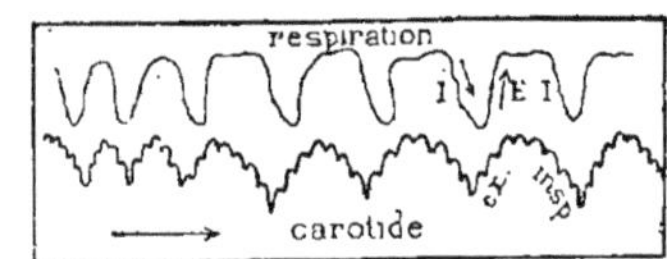

Fig. 174. — Tracés simultanés de la respiration et de la pression intra-carotidienne chez le lapin (d'après Moreau et Lecrénier).

Murmure vésiculaire. — Quand on appuie l'oreille contre les parois thoraciques d'une personne qui respire, l'on entend un murmure doux causé par les mouvements de l'air; ce bruit est altéré, dans les maladies des poumons d'où l'importance de leur auscultation (Laënnec, 1820).

Résultats produits par les mouvements respiratoires. — Ces phénomènes d'inspiration et d'expiration se succèdent régulièrement. Chez l'adulte ils se produisent en général, de 16 à 20 fois par minute ; en moyenne nous introduisons à chaque fois $\frac{1}{2}$ litre d'air et nous restituons à peu près le même volume de gaz. En vingt-quatre heures nous introduisons ainsi 10 mètres cubes d'air dans les poumons.

Les mouvements respiratoires sont accélérés et amplifiés par le froid, la digestion et le travail musculaire.

Modifications subies par l'air. — L'air à sa sortie se trouve modifié dans sa composition.

1° *Assimilation d'oxygène.* — D'abord il a perdu de l'oxygène, environ $\frac{3}{10}$ de celui qui est entré. Par vingt-quatre heures, nous absorbons donc 530 litres de ce gaz ou 750 grammes sur 2.500 qui sont introduits dans le poumon. D'où la nécessité de ventiler ou d'employer des chambres de grande capacité ;

2° *L'air a gagné de l'acide carbonique.* — On le montre en soufflant par un tube dans de l'eau de chaux ; il se produit un trouble dû à la formation de carbonate de chaux.

$$CaO + CO^2 = CaOCO^2$$

Ce phénomène est beaucoup moins accentué avec l'air ordinaire poussé à l'aide d'un soufflet.

Nous rejetons ainsi par vingt-quatre heures environ 480 litres ou 850 grammes d'acide carbonique. En volume, nous avons donc gain de gaz ;

3° De plus l'*air devient chaud;* sa température s'élève à peu près à 36°, ce qui avait fort frappé les anciens;

4° *Il devient humide ;* nous perdons en moyenne 500 grammes d'eau par vingt-quatre heures ;

5° *L'azote de l'air n'est pour ainsi dire pas modifié;* tout au plus un peu de ce gaz est-il éliminé ;

6° Enfin l'air expiré contient des traces d'hydrogène, de gaz des marais, d'ammoniaque, etc.;

7° Toutes les poussières en ont disparu, fixées sur les parois humides des canaux aériens. Même les poitrinaires rejettent de l'air absolument dépourvu de germes tant qu'ils respirent lentement de manière à ne pas projeter de mucosités.

Cause de la modification de l'air. — C'est le sang veineux qui a pris l'oxygène, perdu l'acide carbonique, une partie de l'eau et de la chaleur.

La voie normale de la respiration n'est pas la bouche mais le nez parceque l'air s'y trouve en contact avec une grande surface très compliquée et humide, où il prend de l'eau et de la chaleur et laisse une partie de ses poussières.

Il y a des animaux qui ne peuvent respirer que par le nez par suite d'une disposition particulière de l'arrière-bouche. Chez les chevaux, l'épiglotte très développée monte presque jusqu'à l'orifice postérieur des fosses nasales ; aussi ces animaux suffoquent-ils quand on leur serre les narines. Les cétacés présentent une séparation encore plus marquée des voies respiratoire et digestive, le larynx étant reçu dans une boutonnière du voile du palais. Leur respiration n'est donc pas suspendue pendant la déglutition.

Lavoisier admit que l'acide carbonique expiré provient de l'oxygène inspiré qui brûle le carbone des aliments pour donner la chaleur à notre corps.

C. Point où se fait la combustion.

Comme l'on n'avait pas encore étudié les gaz contenus dans le sang, la question se posait : la combustion se fait-elle dans le poumon ou dans les tissus?

Lavoisier admit d'abord que la chaleur se produisait dans le poumon, le sang la distribuerait ensuite dans l'économie animale. Il hésite plus tard entre les deux opinions, faute d'expériences décisives.

Lagrange se prononce pour les tissus, disant que si la combustion se faisait dans le poumon, ceux-ci deviendraient tellement chauds qu'ils se détruiraient. Des mesures précises ont montré depuis qu'ils résisteraient fort bien à la température développée.

Spallanzani est de la même opinion. Il prend un escargot, en aplatit le poumon de manière à vider complètement l'air qu'il contenait, puis il introduit l'animal dans une cloche remplie d'azote. Il constate que cette atmosphère s'enrichit en acide carbonique. La combustion, intégrale au moins, ne se produit donc pas dans les poumons.

William Edwards étend cette démonstration aux vertébrés. Il répète l'expérience sur une grenouille, animal qui n'a pas de côtes complètes (fig. 175), ce qui permet de vider les poumons par compression.

Nous avons vu que le sang veineux contient beaucoup moins d'oxygène que le sang artériel tandis qu'il est beaucoup plus riche que lui en acide carbonique. Comme le sang devient artériel dans le poumon et veineux dans les tissus, nous concluons que le poumon est simplement un appareil de purification. La combustion se fait dans les tissus.

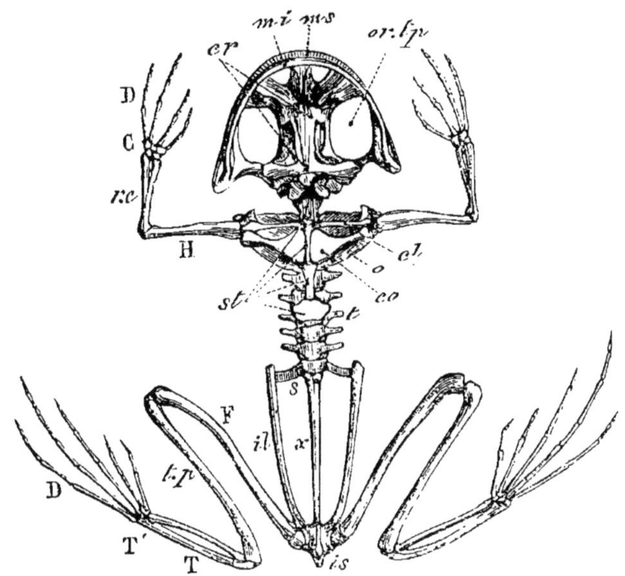

Fig. 175. — Squelette de grenouille vu par la face ventrale : *mi*, maxillaire inférieur ; *ms*, maxillaire supérieur ; *cr*, crâne ; *or*, orbite ; *st*, sternum ; *t*, apophyses transverses ; *cl*, clavicule ; *o*, omoplate ; *co*, os caracoïde ; H, humérus : *rc*, radius et cubitus ; C. carpe ; D, doigts ; *s*, sacrum ; *il*, iléon ; *x*, coccyx ; F, fémur ; *tp*, tibia et péroné ; T, tarse ; T', métatarse ; D, doigts,

Un dernier point reste à éclaircir. Est-ce dans les capillaires ou dans les cellules que se produit l'acide carbonique ?

Tout indique que c'est dans les cellules ; elles dégagent ensuite simplement le gaz à travers la paroi dans le sang.

Il y a d'abord l'expérience de Schutzenberger qui rendait veineux le sang d'un appareil circulatoire artificiel en le plongeant dans un vase où nageait de la levure de bière (fig. 92).

Une autre démonstration a été donnée par l'expérience des grenouilles salées de Oertmann. Incisant la veine abdominale d'un de ces animaux, il y injecte de l'eau légèrement salée jusqu'à avoir balayé tout le sang ; le liquide ressortait incolore par l'autre bout du vaisseau, ce qui n'empêcha pas ces animaux de continuer à vivre, une fois que la plaie fut refermée. Les phénomènes de leur respiration sont presqu'aussi actifs qu'avant la suppression du sang.

Enfin l'on a une preuve directe de la respiration des cellules en plongeant un fragment de tissu vivant arraché à un animal dans une cloche contenant de l'oxygène ; l'on constate la formation d'acide carbonique.

En résumé, la respiration se compose donc de trois phénomènes successifs : *combustion dans les cellules, transport des gaz par le sang et purification du sang au niveau du poumon.*

Le sang est simplement un intermédiaire, infidèle cependant, parce qu'il absorbe un peu des gaz qu'il transporte. Du sang artériel contenu dans un flacon devient veineux en peu de temps. Ce fait explique que certains animaux résistent plus longtemps à l'asphyxie que d'autres : ils contiennent une plus grande proportion de sang et, partant, plus d'oxygène.

D. Mécanisme de l'échange des gaz.

Nous avons vu que l'oxygène est surtout contenu dans les globules à l'état de combinaison avec l'hémoglobine. Comme ce composé a une certaine tension de dissociation, les cellules des tissus sont capables de le décomposer. La saturation du sang en oxygène n'est pas complète même dans le sang artériel; pour que cela ait lieu il faudrait un cinquième de plus de pression.

L'acide carbonique au contraire existe surtout dans le plasma, également combiné, formant du bicarbonate et du phosphocarbonate de soude, sels très peu stables; ils sont décomposés par l'action du vide.

L'azote est lui, à l'état de simple dissolution dans le plasma et les globules en très petite quantité.

Du sang veineux exposé à l'air devient artériel, même à travers une membrane, comme on le voit dans le mésentère, tiré en dehors du corps, d'une grenouille vivante. Les veines mésentériques d'abord noires deviennent rouge vif.

L'on disait que le poumon présente des circonstances plus favorables encore pour l'hématose, parce qu'au début de l'inspiration l'air ne pénètre pas immédiatement dans sa cavité; le vide doit tendre à s'y former un très court instant; alors les composés se dissocieraient dans le sang, l'acide carbonique serait aspiré au dehors. Au contraire pendant l'expiration, l'air s'y trouverait comprimé: l'oxygène se combinerait alors avec l'hémoglobine, et l'oxyhémoglobine produite décomposerait les carbonates du sang dont le gaz se dégagerait.

Résidu respiratoire. — Cependant il y a une objection à faire, c'est que même lorsque l'expiration est la plus complète possible, le poumon contient encore de l'air appelé résidu respiratoire qui empêche le vide de se produire.

L'on s'en assure et l'on en mesure le volume par l'expérience suivante. L'on expire tant que l'on peut dans l'air, puis l'on inspire et expire rapidement à plusieurs reprises dans un flacon contenant un volume V_b d'hydrogène à la pression H. L'on constate après cette expérience qu'il manque de l'hydrogène bien que l'on ait prolongé la dernière expiration. Dans le flacon l'hydrogène n'a plus qu'une pression $\frac{H}{n}$, il est mélangé à de l'acide carbonique et à de l'oxygène. Comme le sang ne contient pas alors d'hydrogène, le gaz manquant ne peut être que dans le poumon, logé dans une cavité maintenue malgré l'expiration. Représentons son volume par V_p. A la fin de la dernière expiration le volume de l'hydrogène était la somme $V_b + V_p$ sous la pression $\frac{H}{n}$. On a d'après la loi de Mariotte

$$V_b H = \left(V_p + V_b\right) \frac{H}{n},$$

d'où l'on tire la valeur de V_p, le résidu respiratoire. On le trouve égal à 1 lit., 51.

A l'état ordinaire, le volume d'air maintenu est plus grand encore parce que l'expiration n'est jamais profonde. Il y reste alors en plus encore environ 1 lit., 51 appelés *réserve respiratoire*. Ceci n'empêche cependant pas la pression de s'abaisser suffisamment pour que la dissociation des composés formés par l'acide carbonique ne se produise. En effet l'orifice de la bronchiole dans le lobule est rétréci (fig. 163), et il faut un certain temps pour que l'air extérieur vienne combler le vide produit par la dilatation.

P. Bert a vérifié directement que l'air extérieur ne vient pas immédiatement combler le vide produit par le déplissement des vésicules. Pour cela, il enferme un animal dans un récipient de petite dimension. dont la cavité communique avec un manomètre. Au début de chaque inspiration l'on constate que le mercure s'élève dans la branche libre, ce qui indique bien que l'air ne s'est pas précipité immédiatement pour remplir le poumon dilaté. Puis il y a une petite diminution de pression dans l'air de la cloche au moment où l'expiration commence ce qui montre que l'air est comprimé à ce moment dans le poumon.

L'analyse montre que le résidu qui reste dans le poumon est très riche en acide carbonique (environ 8 °/o) tandis que dans l'air ordinaire il n'y en a que 3 à 4/10.000. Il en résulte que la pression de l'acide carbonique doit encore être sensible dans l'air même raréfié du poumon pendant l'inspiration. Tous les composés ne doivent pas être dissociés, c'est ce qui fait que l'on a admis que le composé oxyhémoglobine doit agir comme un acide sur les sels formés par l'acide carbonique. Effectivement nous avons vu que cette combinaison décomposait même le carbonate de soude dans le vide.

Voici comment M. Frédéricq admet que se répartissent les tensions des deux gaz expliquant leur cheminement.

	Air extérieur		Air des alvéoles		Sang artériel		Tissus.
Oxygène	20,8 °/o d'at.	$>$	16 °/o d'at.	$>$	3,9 à 10 °/o	$>$	environ 0.
	Aix extérieur		Air des alvéoles		Sang veineux		Tissus.
Acide carbon.	0,03 °/o d'at.	$<$	2,8 °/o d'at.	$<$	3,81 à 5,4 °/o	$<$	5 à 9 °/o.

E. Respiration des différents gaz.

Quand l'on mélange des gaz à l'air, ils se comportent selon leur nature de 4 manières différentes.

1° Un seul gaz peut être utilisé par les phénomènes de vie, c'est l'*oxygène*;

2° Certains gaz sont *inoffensifs*. Tels sont : l'azote et l'hydrogène. Cependant, ce dernier pris en grande quantité produit déjà une certaine somnolence ;

3° Certains gaz sont *anesthésiques*. Exemple : Le protoxyde d'azote, l'éther, le chloroforme, etc. Le sommeil ne s'établit pas immédiatement parce que les différentes parties du système nerveux sont inégalement impressionnables. Il se produit d'abord une excitation cérébrale, le patient rêve, puis l'on observe des mouvements désordonnés ; quand la dose devient plus forte, le sujet devient insensible et immobile. Cette phase est recherchée pour les opérations chirurgicales. En augmentant la dose, le sommeil atteint les centres placés dans le bulbe, la partie qui stimule les mouvements du cœur et de la respiration cesse de fonctionner ; la mort se produit ;

4° Certains gaz sont franchement *vénéneux*, tels sont : l'acide carbonique, l'oxyde de carbone, les composés du cyanogène, l'hydrogène arsénié, l'acide sulfhydrique, etc. L'acide carbonique a faible dose endort seulement. C'est pourquoi, l'on a fait des mélanges anesthésiques rien qu'en ajoutant de l'acide carbonique à l'air. Il n'est vénéneux que quand le sang en contient assez pour empêcher les cellules de se débarrasser de ce gaz qu'elles produisent.

L'oxyde de carbone agit en se combinant à l'hémoglobine, donnant un produit trop stable pour que ni l'oxygène dans le poumon, ni les cellules des tissus puissent le décomposer. Tous les globules dont l'hémoglobine est atteinte ne peuvent plus servir ; la mort résulte d'asphyxie, et le meilleur remède est la transfusion du sang.

Presque tous les autres gaz vénéneux agissent sur les cellules nerveuses, troublant la marche des appareils respiratoire et circulatoire, ou bien les échanges nutritifs des cellules.

Influence de la pression. — Ce qui domine la respiration de tous les mélanges de gaz possibles, c'est l'influence de la pression de chaque gaz ou de la part qu'il a dans la pression du mélange. On le montre par l'expérience suivante.

Un moineau étant mis sous le récipient d'une machine pneumatique, on fait lentement le vide ; lorsqu'il n'y a plus qu'une pression de 25 centimètres de mercure, l'oiseau trébuche et quand on arrive à 18 centimètres, il tombe. En laissant rentrer de l'oxygène pur l'oiseau se remet rapidement ; en raréfiant de nouveau le gaz l'on arrive à 12 centimètres de pression sans que l'animal s'en aperçoive et il ne tombe alors que lorsqu'elle s'est abaissée à 3 ou 2 centimètres de mercure.

La différence des résultats provient de ce que dans le premier cas l'oxygène était mélangé à une grande quantité d'azote.

Les gaz qui entourent le corps ne pénètrent dans le sang qu'individuellement et en raison de leur pression dans l'atmosphère, selon les lois de la dissolution et de la dissociation, et ce ne sera aussi que dans la même proportion qu'ils agiront sur l'organisme.

Diminution de pression. — Ainsi, pour que la vie des animaux supérieurs soit possible il faut que la tension du gaz oxygène qui les entoure soit plus grande que $\frac{3}{100}$ d'atmosphère. A 6, 8, 10 % d'atmosphère il y a déjà de la gêne, surtout si l'animal se donne du mouvement. C'est qu'alors l'absorption est ralentie et par suite de la grande consommation interne on arrive dans le sang à la tension critique de 3 % d'atmosphère.

L'expérience suivante le montre. Sous une cloche remplie d'air introduisons un moineau ; il se débat d'abord puis finit par rester tranquille. Si après quelque temps on introduit un second moineau, celui-ci se débattera d'abord également mais presqu'aussitôt tombera mort, tandis que son camarade continuera encore à vivre pendant quelque temps sous la cloche s'il reste tranquille :

1. Dans *l'air confiné*, la mort se produit par deux causes simultanées. Au moment où le dénouement fatal se produit, l'on constate que d'une part l'oxygène commence à être insuffisant et d'autre part l'acide carbonique commence à être vénéneux. Ces deux effets se superposent et hâtent la mort car si l'on débarrassait l'atmosphère de l'acide carbonique à l'aide d'un alcali, la proportion d'oxygène serait encore suffisante pendant quelque temps. D'autre part on pourrait ajouter de l'acide carbonique à condition de restituer de l'oxygène, avant que l'acide cause la mort par son action propre. L'air confiné ne devient irrespirable que quand il n'y a plus assez d'oxygène pour entretenir la combustion d'une bougie, c'est le critérium du vulgaire. Dans l'asphyxie par le charbon, ce caractère n'est pas suffisant, parce que l'empoisonnement est produit par l'oxyde de carbone.

2. Quand *l'anesthésie* devient mortelle, cela peut tenir à deux causes : ou bien à ce que le sang contient une trop forte proportion du gaz actif, ou bien à ce qu'il y a trop peu d'oxygène. P. Bert a déterminé la proportion de vapeur de chloroforme nécessaire pour produire l'anesthésie sans toucher au bulbe. Puis il a fait des mélanges d'air avec cette quantité de chloroforme ; il fait respirer le mélange au patient qui dort alors pendant des heures sans aucun danger puisque la respiration est assurée et que la proportion de l'anesthésique contenu dans le sang ne peut augmenter.

3. Ces considérations indiquent le remède à employer contre le *mal des montagnes*, des *aéronautes*. Lorsqu'on s'élève à une certaine altitude, l'on ressent des bourdonnements d'oreille, des saignements de nez et d'oreilles, des lourdeurs de tête, de la fatigue et de la défaillance. L'on croyait que ces phénomènes étaient dûs à la diminution de la pression extérieure, à l'effort des gaz contenus dans le corps. Les trois derniers symptômes proviennent de l'insuffisante quantité d'oxygène que contient le sang, ce dont souffrent nos cellules. P. Bert a indiqué le remède : emporter des ballons remplis d'oxygène. Si Crocé-Spinelli et Sivel sont morts, dans l'ascension du Zénith, à 8.600 mètres d'altitude, c'est qu'ils sont montés si brusquement qu'ils n'ont pas eu le temps de s'en servir.

Variations brusques de pression. — Jusqu'à une chute de pression de 3 atmosphères, il ne se produit rien. Quand l'on arrive à une diminution rapide de 5 atmosphères, les animaux en expérience sont pris de convulsions, de paralysie suivie de mort. Il n'y a pas d'hémorrhagies internes comme on le supposait. Mais si l'on examine le cœur, les veines et les capillaires on voit que le sang qui y est contenu est transformé en mousse par suite de l'interposition de bulles d'un mélange d'azote et d'acide carbonique. Les gaz qui s'étaient dissous dans le sang, grâce à la haute pression, se sont dégagés brusquement sans laisser aux poumons le temps de les rejeter. Or l'interposition de bulles de gaz dans un tube étroit contenant un liquide en mouvement produit un frottement énorme comme Jamin l'a montré ; il en résulte que la circulation s'arrête ce qui a des conséquences graves surtout dans les capillaires du cerveau. Si dans les artères il n'y a pas de gaz dégagés, cela tient à ce que le sang qui y est vient de passer par le poumon et s'y est débarrassé de l'excédent de gaz. Avec les mélanges riches en oxygène le danger est moindre, car ce gaz dégagé dans l'appareil circulatoire est pris par les cellules.

De là, l'indication de décomprimer lentement l'atmosphère environnant les ouvriers qui travaillent dans les cloches à plongeurs employées pour construire les piles de ponts dans les fleuves profonds, etc.

Augmentation de pression de l'oxygène. — Quand on augmente la pression de ce gaz, il n'y a d'abord pas de phénomènes sensibles.

Mais quand cette pression dépasse $\frac{3}{5}$ d'atmosphère les troubles commencent ; le sujet est pris de convulsions. Quand l'oxygène pur atteint 3 atmosphères de pression la mort se produit. La même proportion est nuisible dans les mélanges. L'on ne peut vivre dans une pression H d'air, exprimée en atmosphères, telle que l'on ait $\frac{21\,H}{100} = 3$. Car l'oxygène pris individuellement atteint alors la tension critique. Si dans le fonçage des piles de ponts ou dans les explorations sous-marines on est obligé d'arriver au voisinage de cette tension, on ajoute de l'azote pour compléter la pression car ce gaz est inoffensif. L'oxygène sous pression est donc un véritable poison.

F. Action du système nerveux.

C'est le sytème nerveux qui règle les mouvements respiratoires. Les centres qui semblent les commander se trouvent dans le bulbe.

Legallois puis Flourens ont montré que si l'on pique un certain point de cette moëlle l'animal tombe foudroyé. Ils l'avaient appelé le *nœud vital.* Ce n'est pas par arrêt de la respiration, mais par un phénomène beaucoup plus compliqué que nous expliquerons à propos des actions suspensives.

Les centres respiratoires sont voisins de ce point. Ce sont en effet les nerfs phréniques issus de cette région qui commandent les mouvements du diaphragme.

Quand l'un de ces nerfs est coupé, la mort peut se produire brusquement si par d'autres voies la régularité des mouvements respiratoires ne se rétablit pas.

L'excitant habituel serait le défaut d'oxygène et l'excès d'acide carbonique du sang de cette région. Ainsi quand on ligature les artères carotides et les artères vertébrales d'un animal il se produit des mouvements respiratoires tellement énergiques et convulsifs que presque tous les muscles du corps entrent en action. Les mêmes phénomènes se produisent quand il y a excès de veinosité du sang de l'appareil de la circulation générale d'où l'explication des convulsions qui accompagnent l'agonie des personnes qui meurent de beaucoup d'affections des appareils respiratoire et circulatoire, y compris les morts par hémorrhagie, strangulation et submersion. Il y aurait donc automatisme de ces centres.

Cependant l'excitation de divers nerfs périphériques et particulièrement des pneumogastriques peut modifier le rythme des mouvements respiratoires.

III. — MODIFICATIONS DE L'APPAREIL RESPIRATOIRE.

Chez tous les vertébrés aériens, la respiration se fait à quelques détails près comme chez l'homme :

1° Les *oiseaux* ont des *sacs aériens* qui s'insinuent entre les organes de presque tout le corps, se continuant même dans l'intérieur des os longs, tandis que leur autre extrémité débouche dans des bronches, qui ont traversé le poumon de part en part (fig. 176). Ils produisent une plus active circulation de l'air dans ces organes. Cela est sans doute nécessité par l'activité plus grande des combustions qui se produisent dans leurs tissus, car malgré leur taille plus petite ils ont une température plus élevée que celle de l'homme.

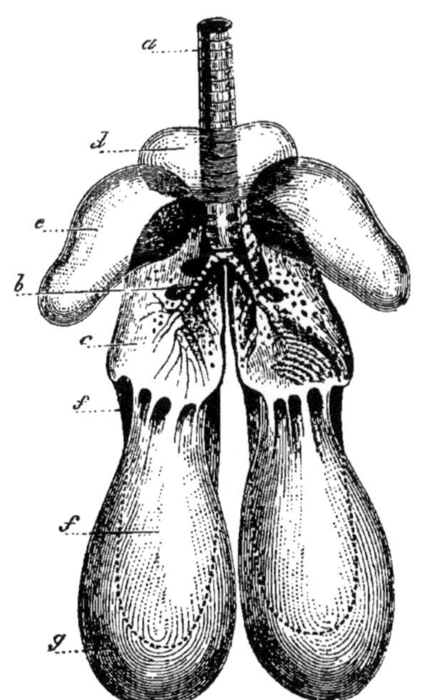

Fig. 176. — Appareil respiratoire de la poule : *a*, trachée-artère ; *b*, *c*, bronches ; *d*, sac aérien claviculaire ; *e*, sacs cervicaux ; *f*, sacs diaphragmatiques ; *g*, sacs abdominaux.

En outre ces sacs permettent à ces animaux d'avoir des os plus résistants sans augmentation de poids puisqu'ils sont creux ; de faire varier la position du centre de gravité et de diminuer la densité de leur corps en changeant de volume ce qui leur permet de flotter sur l'eau ;

2° Chez les *grenouilles*, comme il ne peut pas y avoir de vide pleural, les côtes et le diaphragme étant incomplets, la pénétration de l'air dans le poumon se fait par déglutition ;

3° Des différences se montrent chez les invertébrés aériens. Ils n'ont pas de poumons véritables et cependant ils respirent. L'on s'en assure en les enfermant dans un espace clos : l'atmosphère s'appauvrit en oxygène et s'enrichit en acide carbonique. La différence provient de ce que la circulation se faisant d'une manière imparfaite, le sang ne

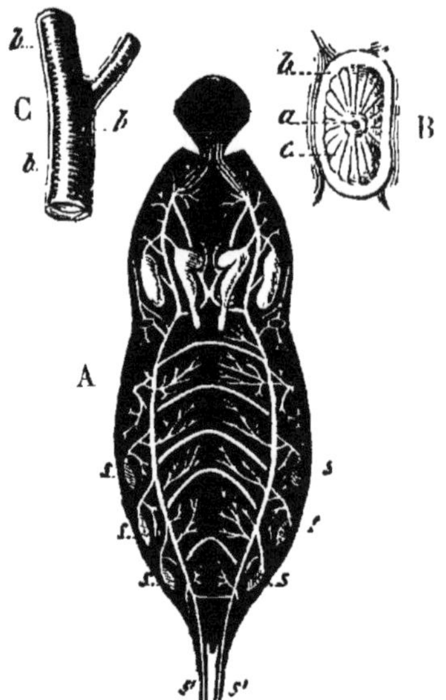

Fig. 177. — A, appareil trachéen de la Nèpe cendrée montrant les trachées avec des dilatations en forme de sacs; *s, s, s, s*, stigmates; B, stigmate isolé; *a*, orifice; *b*; cercle corné; *c*, valvule; C, portion de trachée; *b*, membrane externe.

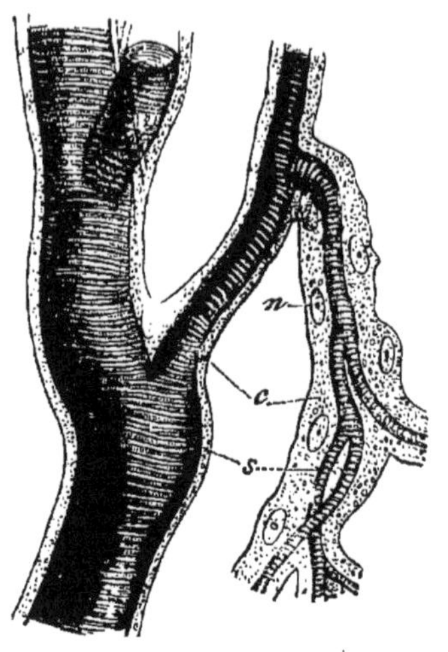

Fig. 178. — Trachée d'un insecte fortement grossie: *c*, couche extérieure cellulaire; *n*, noyau; *s*, épaississement spiral de la membrane interne.

transporterait pas une quantité suffisante de gaz. Alors l'air va directement jusque dans les tissus (fig. 177 et 178). Sur les côtés des anneaux du corps on trouve des orifices appelés *stigmates*, d'où partent des canaux abondamment ramifiés, qui vont jusqu'aux extrémités des pattes et des ailes. Pas une portion de tissu n'en est dépourvue. Ces canaux s'appellent des *trachées*. On les reconnaît à ce que leur tunique interne présente des épaississements chitineux simulant un filament enroulé en spirale qui soutiendrait la paroi;

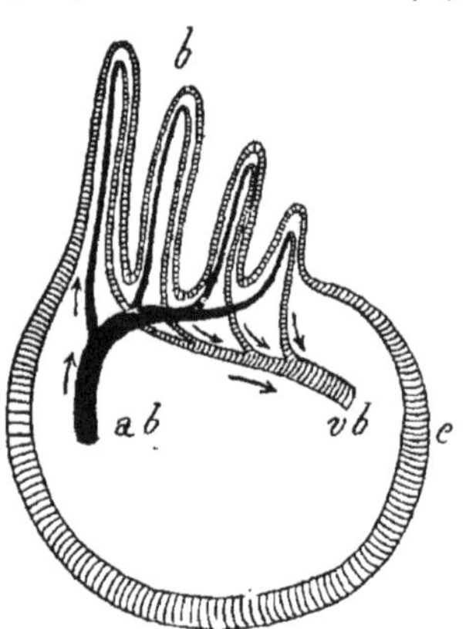

Fig. 179. — Schéma d'un appareil branchial: *e*, épiderme; *b*, prolongements branchiaux; *ab*, artère branchiale, *vb*, veine branchiale.

4° *Branchies*. — Bernouilli a montré que les poissons prenaient de l'oxygène à l'eau et dégageaient de l'acide carbonique. D'où la nécessité des injections d'air ou du renouvellement fréquent de l'eau dans les aquariums.

Spallanzani a étendu cette fonction aux crustacés.

Les échanges seraient insuffisants à l'aide d'un poumon, car le coefficient de solubilité de l'oxygène est très faible. L'appareil respiratoire appelé *branchie* se présente par suite sous la forme de prolon-

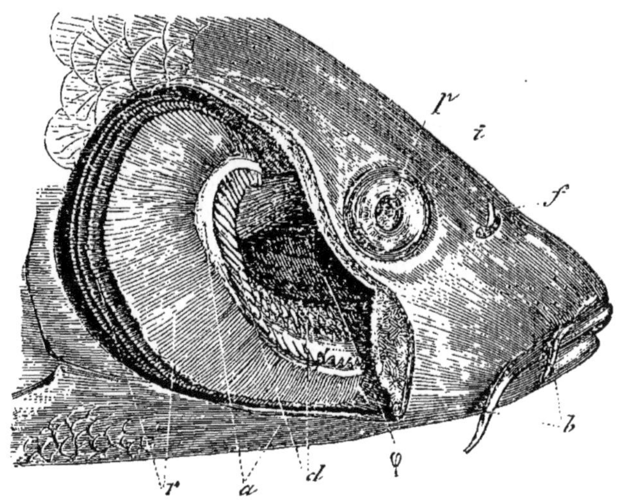

Fig. 180. — Appareil branchial de la carpe ; l'opercule est enlevé : φ arrière-bouche ; *a*, arcs ranchiaux ; *d*, dents que portent les arcs ; *r*, rayons branchiaux ; *b*, barbes ; *f*, fossette olfactive.

;ements du corps qui plongent dans l'eau extérieure (fig. 179). Ils ontiennent un riche réseau sanguin. Le sang entre d'un côté à l'état

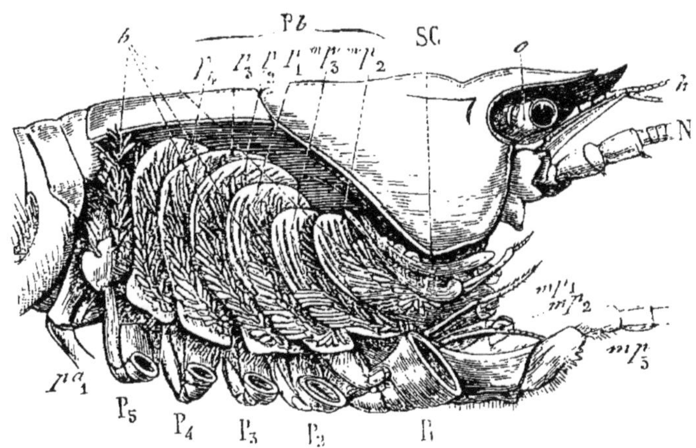

Fig. 181. — Branchies de l'écrevisse ; *o*, œil ; *h*, antennule ; N, antenne ; mp_1, mp_2, mp_3, pattes-âchoire ; P_1, P_2, P_3, P_4, P_5, pattes ambulatoires dont la première paire porte les pinces ; pa_1, ttes natatoires ; *b*, panaches branchiaux portés par les membranes interarticulaires ; P*b*, panaes branchiaux portés par les articles basilaires des pattes ; SC, scaphognathite, plaque portée par la euxième mâchoire dont le déplacement d'avant en arrière provoque le renouvellement de l'eau.

oir ; il en sort quand il est redevenu artériel aux dépens des gaz de eau (fig. 180 et 181). Le renouvellement de l'eau dans laquelle bainent les branchies est assuré d'une manière variable.

Généralisation : fermentations. — A la surface des grains de rais l'on trouve de petites cellules isolées ou réunies en petits groupes car ell se multiplient par bourgeonnement (fig. 182). Ce sont des champigno qui vivent là aux dépens des liquides qu'ils peuvent puiser dans l tissus de l'enveloppe et ils respirent l'oxygène de l'air. Quand l grains de raisin sont écrasés dans la cuve, ces organismes sont priv d'oxygène libre ; il en résulte que quand ils ont consommé tout ce g qui est dissous dans le liquide, ils sont condamnés à l'asphyxie moins qu'ils n'arrivent à décomposer les substances dissoutes pour extraire l'oxygène nécessaire. C'est ce qu'ils font. Ils décomposent glucose, donnant de l'alcool, de la glycérine, de l'acide succinique de l'acide carbonique. En outre il s ajoute l'acide carbonique provenant leur respiration avec l'oxygène air produit. La *fermentation alcoolique donc un phénomène d'asphyxie incompl* Ce qui montre bien que le phénomè doit être compris ainsi, c'est que p suite de cette lutte contre l'asphyxi le ferment dépérit ; ses cellules devie nent plus petites et la fermentation ralentit à moins que l'on n'ait soin revivifier le ferment en le plongea passagèrement dans de l'oxygène de l'air, ce que font les brasseurs. Cette explication qui semb hasardée le devient moins quand on se rappelle que nos cellul n'ont pas non plus à leur disposition de l'oxygène pur, et qu'ell doivent décomposer l'oxyhémoglobine. — D'ailleurs l'on a retrou cette fermentation chez beaucoup d'autres organismes. Ainsi d champignons (mucors) et même des végétaux supérieurs (racine carotte, pruneaux) se mettent à fermenter quand on les enferme da un récipient où ils manquent d'oxygène, donnant de l'alcool a dépens du sucre contenu. Chez ces organismes, la respiration asphyx que est exceptionnelle ; c'est une lutte momentanée. Chez d'autr ferments ce mode de vie est devenu ordinaire, voir même néce saire. Le ferment butyrique (bacillus amylobacter) est tué par contact de l'oxygène libre.

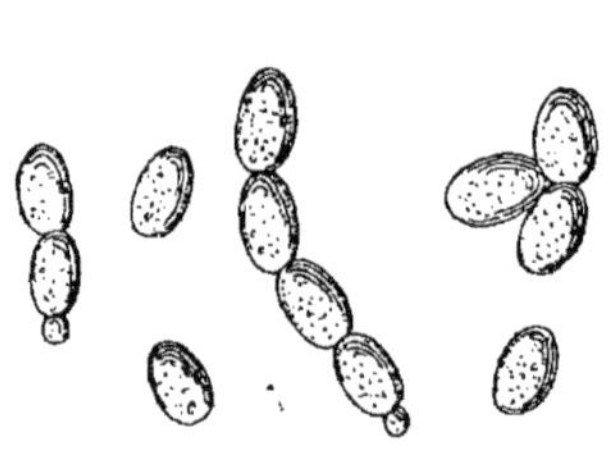

Fig. 182. — Levure de bière (fort grossissement).

IV. — RÉSUMÉ DE LA RESPIRATION

La respiration comprend l'ensemble des échanges gazeux qui produisent entre tout être vivant et le milieu extérieur.

Tous les êtres vivants ont besoin d'absorber de l'oxygène et i produisent de l'acide carbonique qui doit être rejeté.

Chez l'homme et beaucoup d'animaux, un appareil spécial prési à ces échanges. Il est constitué par un canal qui s'ouvre aux narine Après avoir croisé d'arrière en avant le tube digestif au niveau l'arrière-bouche, il prend le nom de trachée-artère. Celle-ci arrivée a dessus du cœur se bifurque donnant les deux bronches primaires qui ramifient chacune dans le poumon correspondant. Les plus petits rameau sont renflés à leur extrémité constituant les alvéoles pulmonaires do la paroi est tapissée de capillaires sanguins. Le sang y entre à l'état veineux par l'artère pulmonaire et il en sort artérialisé par les veines pulmonaires, grâce à la grande surface de contact avec l'air. L'air devenu impur est renouvelé par les contractions du diaphragme; le poumon suit passivement les variations de volume du thorax.

Le sang transporte l'oxygène à l'état de combinaison peu stable formée avec l'hémoglobine jusqu'aux cellules qui l'absorbent; elles dégagent ensuite de l'acide carbonique, que le sang reprend surtout dans son plasma. C'est ce phénomène d'oxydation lente des cellules qui dégage la chaleur des animaux.

L'oxygène est le seul gaz qui puisse être employé pour la respiration des tissus. Les autres sont ou inertes, ou anesthésiques sous certaines doses ou vénéneux.

D. *Chaleur animale.*

I. — CALORIFICATION

Historique. — Dès la plus haute antiquité l'on avait remarqué que le corps de l'homme et celui des animaux supérieurs donnent à la main une sensation de chaleur plus grande que les objets inertes. La cause de cette chaleur était mystérieuse. Elle disparaît après la mort; aussi les prêtres indous avaient-ils identifié la chaleur avec la vie. Platon, Aristote et Galien etc., en placent la source dans le cœur ; la respiration a pour rôle de débarrasser le corps de l'excédent de chaleur qui est nuisible. On ne pouvait en expliquer l'origine avant que le phénomène chimique de la respiration ne fût élucidé. On avait cherché à en donner des explications mécaniques. Ainsi encore en 1750 Martine soutient que la chaleur provient des frottements des muscles et de celui du sang dans les vaisseaux.

Ce fut Lavoisier qui élucida le phénomène. Il montra que l'air crayeux est un composé de carbone et d'oxygène; sa production est accompagnée d'un dégagement de chaleur. L'on peut donc écrire l'égalité suivante :

$$\text{Carbone} \left(\begin{matrix}\text{énergie}\\ \text{potentielle}\end{matrix}\right) + \text{oxygène} = \begin{matrix}\text{acide}\\ \text{carbonique}\end{matrix} + \begin{matrix}\text{énergie}\\ \text{actuelle}\end{matrix} \text{ (chaleur.)}$$

Ce phénomène se produit dans un fourneau allumé, dans une lampe qui brûle. Il semble se produire aussi dans le corps des animaux. D'un côté il entre des aliments et de l'oxygène, de l'autre il sort de l'acide carbonique et de la chaleur, les animaux en abandonnent en effet to le temps au milieu extérieur. Nous devons admettre qu'il y entre ces deux termes relation de cause à effet; notre cor pourrait être assimilé à une lampe qui brûlerait les aliment

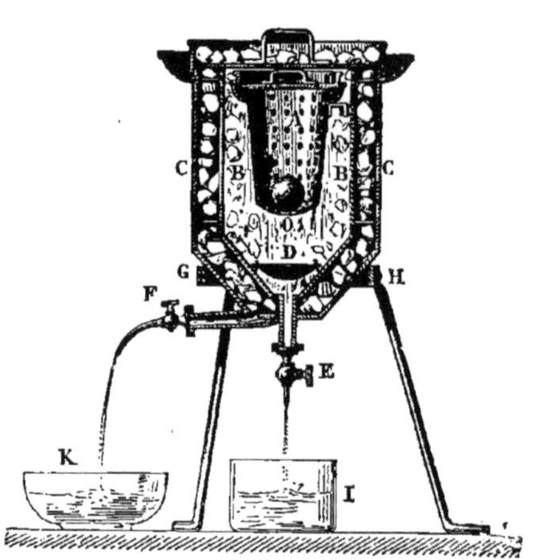

Fig. 183. — Calorimètre de Lavoisier et Laplace : A, enceinte contenant le corps dont on mesure la production de chaleur; B, glace dont la fusion mesure le dégagement de chaleur; I, récipient dans lequel l'eau de fusion est recueillie; C, enceinte extérieure remplie de glace empêchant la fusion de la glace B, par suite du rayonnement extérieur; F, K, eau de fusion provenant de cette enceinte extérieure.

Lavoisier, cherchant vérifier cette hypothès fit avec Laplace l'expé rience suivante. Ils er fermèrent des cochon d'Inde dans une cavit complètement entouré par de la glace, jusqu' ce que ces animaux eus sent produit, par leu respiration, un volum déterminé d'acide carbo nique. Ils mesurèrent pa le poids de l'eau fondu la chaleur produite pen dant ce temps, la tem pérature des animau n'ayant pas varié, et la comparèrent à celle que dégage la combustion d'un morceau de charbon donnant le même volume d'acide carbonique, chaleur également mesurée par la fusion de la glace du calorimètre. Ils trouvèrent qu'il y avait sensiblement égalité. Aussi dès 1780, Lavoisier énonça-t-il les trois lois suivantes :

1° *L'air fournit l'oxygène, le sang donne le combustible, les aliments restituent au sang ce qu'il perd par la combustion;*

2° *Le mouvement et le travail produisent une élévation de température, parce qu'ils amènent une production plus grande d'acide carbonique;*

3° *La transpiration règle la quantité de chaleur perdue.*

Restaient à déterminer deux points : la région où se produit la combustion et la nature exacte de cette réaction.

Détermination du point où se produit la combustion. — *Première méthode.* Nous avons indiqué à propos de la circulation et de la respiration comment l'on avait prouvé par la détermination du point d'apparition de l'acide carbonique que la combustion se produit dans les tissus, et non dans le poumon ou dans le sang.

Deuxième méthode. C'est la méthode thermométrique. *Le siège de la combustion sera indiqué par l'endroit où la chaleur devient sensible.*

Pour étudier la température du corps, l'on employa d'abord des thermomètres, mais par suite du rayonnement l'on n'obtient ainsi que difficilement la température exacte des organes ; les résultats dépendent du dispositif employé. Quand l'on se met à l'abri de cette cause d'erreur, l'on constate que la température profonde du corps est sensiblement constante chez une espèce donnée. Pour avoir cette température, il faut, soit placer le thermomètre au creux de l'aisselle, soit dans la bouche en respirant lentement (température que Fahrenheit a prise pour déterminer son 100e degré), ou bien encore prendre la température rectale. On trouve ainsi une température d'environ 37°,5 pour l'homme. Chez le chien et le lapin le thermomètre accuse un peu plus de 39° et chez les oiseaux : poules et pigeons il indique 42 à 43°.

La détermination de la température locale des organes profonds est beaucoup plus difficile.

Plusieurs expérimentateurs, dominés par la découverte de Lavoisier, cherchaient à vérifier la théorie de la combustion pulmonaire. Si elle est exacte, le sang artériel doit bénéficier de la chaleur produite au niveau du poumon par la formation de l'acide carbonique. Ils ouvraient la poitrine d'un animal et mesuraient la température des deux espèces de sang à la sortie des vaisseaux. Quelquefois leurs résultats semblèrent conformes à la théorie qu'ils voulaient vérifier. Mais le procédé employé est excessivement défectueux. Dès que le thorax est ouvert, la stagnation du sang se produit, entraînant des changements dans la distribution de la chaleur.

L'on ne peut d'autre part enfoncer l'appareil loin dans les tissus à cause des désorganisations que l'on produit. Aussi au lieu de prendre directement la température des organes, Cl. Bernard, imagina-t-il de mesurer simplement celle du sang qui en sort. Il introduisait les thermomètres par les gros vaisseaux au moment où ceux-ci se rapprochent de la surface du corps.

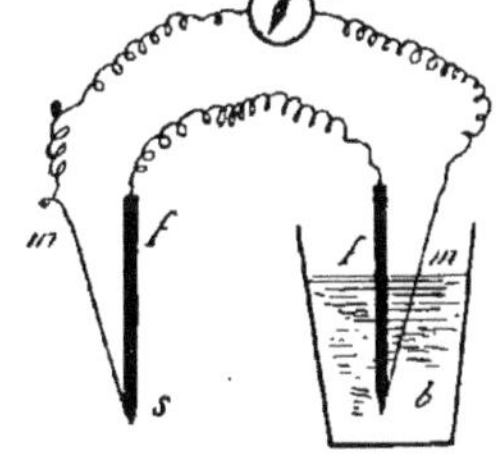

FIG. 184. — Schéma de l'appareil thermo-électrique : *b*, bain à température connue ; *s*, sonde; *G*, galvanomètre ; *f*, fer ; *m*, maillechort.

Même avec ces précautions et en prenant des thermomètres à maxima dont l'échelle est fractionnée pour augmenter leur sensibilité, l'on ne peut avoir facilement et avec exactitude les températures. C'est ce qui décida Cl. Bernard à employer ensuite des couples thermo-électriques déjà utilisés par Becquerel et Breschet pour le même usage.

Les avantages de ces appareils sont : la rapidité des indications, la sensibilité (on peut aller jusqu'à $\frac{1}{4000}$ de degré) et la facilité des dé-terminations (parce qu'ils se prêtent à des modifications de formes e que leur usage nécessite moins de muti-lations). Il prenait d'abord deux aiguilles l'une de fer et l'autre de maillechort soudées à leur pointe qu'il enfonçait dan les tissus; le circuit comprenait un secon couple semblable, plongé dans un bai de température connue (fig. 184). L déviation donnait la différence de tem-pérature entre les deux couples.

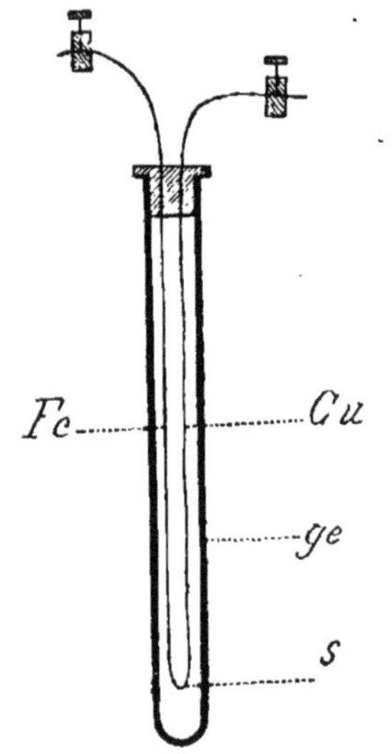

Fig. 185. — Sonde thermo-électrique de Claude Bernard : *Fe*, lame de fer; *Cu*, lame de cuivre ; *s*, soudure ; *ge*, enveloppe de gomme élastique.

Il avait la précaution de vernir l pointe de la sonde, mais souvent, l vernis étant usé, les deux métaux atta-qués par les liquides de l'organisme for-maient une pile secondaire dont le cou-rant troublait les résultats. Cl. Bernard remédia en enfermant les tiges métallique soudées dans une sonde de gomme élas-tique bien close. Il s'était assuré qu cette disposition ne nuisait pas à la sen-sibilité de l'appareil.

Il dressa ainsi la carte de l température du corps en suivant l marche du sang.

Si l'on part du ventricule gauche, on trouve dans l'aorte et dans ses branches une température constante de 37°5. A

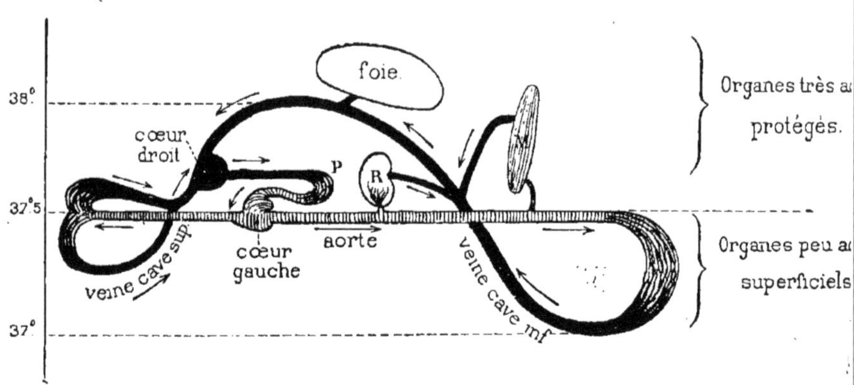

Fig. 186. — Carte de la température du sang dans les diverses régions du corps : P, poumon ; R, rein ; M, muscle.

la périphérie la température varie de deux manières. Si l'on a affaire à des organes actifs (rein, foie, cœur, muscles en contraction) la température s'élève par le passage dans les capillaires, car dans les veines correspondantes la température peut atteindre 38° et plus. Au contraire, le sang se refroidit en traversant la peau et les organes peu actifs superficiels qui rayonnent considérablement (muqueuses, os, cartilages, tendons, muscles au repos). Il peut s'abaisser jusqu'à 37° et même au-dessous. Puis à mesure qu'il se rapproche de l'intérieur du corps il se réchauffe par suite de son passage dans des tissus mieux protégés contre le rayonnement, et aussi par suite de son mélange avec du sang plus chaud qui s'en trouve refroidi. Revenu dans l'oreillette droite, le sang a un peu plus de 37°5; dans le poumon il se refroidit un peu par suite du contact de l'air, et revient enfin à la température de 37°5 dans l'oreillette gauche.

Examen des sources de chaleur. — Les sources principales de chaleur sont donc au nombre de quatre : les muscles, les glandes, le système nerveux et la combinaison de l'oxygène avec l'hémoglobine, qui se produit dans le poumon.

Tel est, dans sa généralité, le phénomène de la calorification.

Nature exacte de la réaction. — En déterminant la composition de l'acide carbonique, Lavoisier s'était aperçu qu'un volume déterminé de ce gaz contient un volume d'oxygène égal au sien. Il en résulte que si la respiration est un simple phénomène de combustion il doit y avoir égalité de volume entre l'oxygène absorbé et l'acide carbonique dégagé. L'on doit avoir en volume $\frac{CO^2}{O} = 1$. Par des mesures précises, Lavoisier s'est assuré que, comme nous l'avons vu, il n'en est rien. L'on a $\frac{CO^2}{O} = \frac{400}{530}$. Il disparaît donc de l'oxygène. Lavoisier émit l'hypothèse qu'une partie de ce gaz oxygène s'était peut-être uni à de l'hydrogène fourni par les aliments et avait donné naissance à de l'eau; de là viendrait la vapeur d'eau dégagée par la respiration. Cette hypothèse n'est pas complètement exacte. Les corps qui sont oxydés dans notre corps ne sont pas seulement des composés ternaires; il y a en outre des albuminoïdes qui produisent de l'urée ou de l'acide urique, avec de l'eau et de l'acide carbonique faisant disparaître de l'oxygène. Les phénomènes qui se passent dans les tissus sont beaucoup plus compliqués qu'il ne le semblait au début : *ce sont des phénomènes d'oxydation lente et d'hydratation de toutes sortes de principes, carbonés et azotés.* On peut en donner une autre preuve. Si, avec un calorimètre, on mesure la quantité de chaleur dégagée par le corps et celle que donne du charbon brûlant pour produire le même volume d'acide carbonique, on trouve la première quantité supérieure en général à la seconde.

Dans le corps des animaux, à côté des réactions exothermiques qui y dominent, il y a des réactions endothermiques masquées d'ordinaire par la plus grande valeur des réactions contraires.

Cependant les phénomènes peuvent quelquefois être renversés. Comme preuve on peut citer les œufs en incubation. Ils respirent et pourtant ils absorbent de la chaleur. Le même phénomène se produit normalement chez les plantes ; les réactions endothermiques dominent, emmagasinant la chaleur solaire par suite de la décomposition de l'acide carbonique que produit la chlorophylle.

1° **Muscles.** — Nous verrons que les muscles peuvent être sous trois états. A l'état d'activité, de contraction, ils dégagent beaucoup de chaleur ; ils en produisent beaucoup moins dans l'état de repos, de relâchement ordinaire, et ils n'en donnent presque pas dans l'état de paralysie, quand leur nerf a été sectionné. Ainsi le biceps s'échauffe de 1° après 5 minutes de contraction (Bunsen). L'on objecta avec raison que dans le muscle actif, le sang venant en plus grande abondance apporte plus de chaleur des parties profondes. Mais le muscle n'en dégage pas moins de la chaleur, comme on l'a montré en isolant complètement le muscle du mollet d'une grenouille. La température s'élève par la contraction bien que le sang n'arrive plus. Ce n'est pas la substance du muscle qui brûle ; la chaleur est produite par la combustion des hydrocarbures apportés par le sang qui proviennent surtout des aliments féculents, sucrés et gras ; tout comme une machine à vapeur ne brûle pas sa propre substance, mais le charbon introduit dans le foyer. Si à l'état de repos apparent, le muscle donne encore de la chaleur, c'est qu'il est en demi-contraction ; la combustion y continue. Il est complètement relâché quand il est paralysé, et alors la combustion est presque arrêtée.

De là sans doute dans le tétanos, l'élévation de température qui peut aller jusqu'à 44°. Comme le cœur gauche est plus épais que le cœur droit, ses contractions doivent aussi donner plus de chaleur ; de là, le fait que, à l'état de contraction violente, le sang contenu dans le ventricule gauche est plus chaud que celui du cœur droit. Au repos on observe la répartition inverse.

2° **Glandes.** — Les réactions des glandes sont jusqu'ici impénétrables, mais elles produisent beaucoup de chaleur. Pendant la sécrétion la glande s'échauffe à tel point que le liquide sécrété : la salive, par exemple, peut atteindre jusqu'à 1°,5 de plus que le sang artériel. Chez le chien à jeun depuis quatre jours, la température du sang des veines sus-hépatiques est de 38°,4 ; au commencement de la digestion elle monte à 39°,5 et en pleine digestion elle atteint 41°,3.

En second lieu, les glandes produisent de la chaleur grâce aux réactions que le liquide produit sur les aliments, les phénomènes de la digestion étant presque tous exothermiques. De là, l'augmentation de la quantité d'oxygène consommé au moment des repas, accompagnée souvent d'une élévation de la température interne malgré la dilatation des vaisseaux cutanés.

3° **Tissu nerveux.** — Nous savons seulement que le fonctionnement nerveux donne de la chaleur, parce que le sang qui sort de la substance cérébrale en activité est plus chaud que celui qui y entre. Le fonctionnement nerveux donnant de la cholestérine et de l'urée, l'on admet que ce sont surtout les albuminoïdes qui sont consommés dans ces organes.

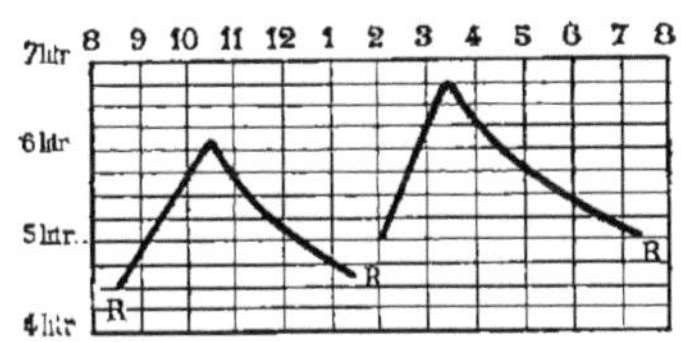

Fig. 187. — Courbe représentant en litres (4, 5, 6) la quantité d'oxygène consommée en 15 minutes aux différentes heures de la journée (8 h. matin à 8 h. soir): R, repas d'après Frédéricq.

4° **Poumon.** — La formation du composé oxyhémoglobine dégage un peu de chaleur qui masque partiellement le refroidissement que subit d'ordinaire le sang dans cet organe par suite de la mise en liberté de l'acide carbonique, de l'échauffement de l'air et de la vaporisation pulmonaire. D'après M. Berthelot cette réaction dégagerait $\frac{1}{7}$ de la chaleur totale mise en liberté dans l'organisme.

En résumé, la chaleur animale est produite par l'oxydation et l'hydratation lente des tissus et des aliments, grâce au concours de l'oxygène fourni par la respiration. Dans la fièvre, il y a exagération de la production de la chaleur et altération de la régulation.

Relation entre la chaleur et le travail. — Le travail musculaire est accompagné d'un grand dégagement de chaleur. Ce fait a été remarqué depuis longtemps, mais l'on n'avait pas saisi les liens qui unissent ces deux phénomènes. Il est établi maintenant que la chaleur et le travail sont deux formes différentes d'un même principe: l'*énergie;* on peut les transformer proportionnellement l'une dans l'autre, ce que l'on exprime en disant qu'il y a un *équivalent mécanique de la chaleur*..

Ainsi la destruction du travail produit de la chaleur. Ex. : Le frottement de deux corps est souvent accompagné d'un échauffement suffisant pour les porter au rouge; on ne peut tenir à la main une balle de fusil qui vient de rebondir sur un mur.

Inversement la chaleur se transforme en travail dans les machines à vapeur, etc.

En 1824, Sadi Carnot indiqua le premier qu'il existe une relation entre le travail produit et la chaleur mise en œuvre, mais il l'avait énoncé d'une manière abstraite, sous la forme d'une équation, sans parler de la *quantité* de chaleur.

D'autres avaient repris cette hypothèse sans la démontrer et sans insister autrement.

En 1842, Meyer par un raisonnement faux crût démontrer l'équivalence de la chaleur et du travail. Médecin à Java, il voyait que le sang extrait des veines par la saignée était rouge au lieu d'être noir. Il en conclut que le sang n'était pas devenu veineux parceque la circulation était plus active ; la chaleur extérieure activerait la circulation du sang, elle se transformerait en mouvement. Rien de plus fantaisiste.

C'est Joule qui a démontré expérimentalement l'équivalence en se servant de calorimètres précis.

Il reste à expliquer ce fait qui semble être en contradiction formelle avec la loi : Notre corps s'échauffe par l'exercice musculaire quoiqu'il produise simultanément du travail extérieur.

En 1857, Hirn, et en 1860 Béclard, montrent que toutes choses égales d'ailleurs, pendant la contraction musculaire la *quantité de chaleur sensible et le travail extérieur sont inversement proportionnels.*

Hirn construit une chambre calorimétrique contenant un escalier ; la personne qui y était en expérience tantôt le montait et tantôt le descendait, chargée de poids de manière à augmenter l'effet final. Il constate que la chaleur dégagée est beaucoup plus grande quand la personne descend que quand elle monte, *en rapportant les deux phénomènes à une même consommation d'acide carbonique.*

Béclard annule le travail extérieur en fixant les deux extrémités du muscle qu'il fait contracter par l'excitation de son nerf. Il constate alors que la chaleur sensible est beaucoup augmentée.

Il faut donc considérer notre corps comme une machine imparfaite qui n'emploie pas toute l'énergie des combustions internes pour produire du travail effectif. Ce n'est qu'une fraction qui devient travail ; le reste apparaît sous la forme de chaleur, tout comme dans une machine à vapeur l'énergie de la combustion du foyer n'est pas employée entièrement en travail extérieur ; une partie rayonne au dehors. Ainsi se trouve expliqué ce fait de la chaleur musculaire ; la loi de l'équivalence est étendue à la machine animale. La comparaison de la machine humaine avec les machines à vapeur est exacte. Quoique imparfait notre organisme est cependant plus perfectionné que les meilleures machines que nous construisons. Ainsi on admet que nous employons en travail extérieur environ $\frac{1}{5}$ de l'énergie des combustions des tissus tandis que les machines les mieux combinées n'en transforment que $\frac{1}{10}$ ou $\frac{1}{12}$, le reste est perdu.

Dans une machine à vapeur, énergie latente, chaleur, travail sont des formes successives du même principe. En est-il de même chez nous ? Doit-on considérer l'échauffement du corps pendant l'exercice musculaire comme provenant d'un excédent donné par la combustion qui se produit en vue de parer au refroidissement que subissent les muscles par suite de la production du travail ou bien la chaleur dégagée est-elle une forme d'excrétion de l'énergie, utilisée cependant dans l'organisme pour parer à l'insuffisance des autres sources de chaleur ? Pour résoudre cette question, Gavarret mesure la température d'un muscle avant, pendant et après une première contraction. Il a vu dans certain cas le muscle se refroidir au début de la réaction. Il en a conclu que le muscle jouissait de la propriété de transformer la chaleur du corps en travail et que si ultérieurement le muscle s'échauffe, c'est parce que le système nerveux stimule la combustion pour parer à ce refroidissement, et que le résultat dépasse les besoins. On a objecté que le phénomène de refroidissement constaté par Gavarret est simplement physique. Une lame de caoutchouc se refroidit quand on la laisse se contracter après l'avoir étirée. La question n'est donc pas résolue.

Ration alimentaire. — Les aliments solides que nous prenons doivent contenir suffisamment d'énergie pour parer aux pertes de l'organisme (ration d'entretien) ainsi que pour pourvoir au travail extérieur.

On admet que la ration d'entretien pour un homme doit comprendre :

300 gr. de carbone + 40 gr. d'hydrogène + 20 gr. d'azote + 200 gr. d'oxygène qui peuvent être par exemple sous la forme de

130 gr. d'albumine + 84 gr. de graisse + 404 gr. de fécule.

Quant à l'aliment gazeux, oxygène, il servirait presqu'uniquement à la calorification et à la production du travail extérieur, c'est pourquoi les animaux à sang froid en absorbent si peu.

On calcule que cette ration mettrait en liberté 2.906 calories. Helmholtz classe ainsi l'importance des pertes que le corps subit et qui compensent ce dégagement.

2,6 % serviraient à échauffer les aliments et boissons.

2,6 % serviraient à échauffer l'air inspiré.

14,7 % serviraient à l'évaporation de l'eau à la surface du poumon.

80,1 % se perdraient par la peau : rayonnement, contact, évaporation. Cette grande proportion qui se perd par la peau nous explique pourquoi les petits animaux sont obligés de manger relativement beaucoup plus que les grands. En effet, lorsque le poids augmente de 1 à 8 la surface n'augmente que de 1 à 4 dans les corps semblables. Aussi tandis que par kilog. et par heure l'homme adulte produit 1,5 calorie, un pigeon de 300 gr. en produit 10,5 par kilog. et les moineaux 36.

Généralisation : animaux à sang froid. — Si, au lieu d'un animal couvert de poils ou de plumes on examine un animal comme un serpent, une grenouille, un poisson, l'on constate que, semblables aux corps inertes, ils sont d'ordinaire sensiblement en équilibre de température avec le milieu extérieur et donnent à la main une sensation de froid. De là leur nom d'*animaux à sang froid*. Cependant ils respirent et produisent de la chaleur ; mais c'est généralement en petite quantité. D'ordinaire l'on ne s'en aperçoit pas. Dans certaines circonstances cette chaleur peut devenir très apparente. Ainsi un boa qui couvait ses œufs au Jardin des Plantes dans une atmosphère dont la température était de + 22° avait au-dessous de lui une température de + 41°5. Si l'on plonge un thermomètre dans un essaim d'abeilles ou dans une ruche en hiver, l'on constate une température bien plus élevée que celle de l'air extérieur. A l'état ordinaire tous ces animaux produisent de la chaleur, comme le montrent des études faites avec des thermomètres très sensibles. Quand on a soin de les maintenir longtemps dans des étuves à température constante, l'on constate que leur corps a alors quelques degrés ou quelques dixièmes de degrés de plus que le milieu extérieur.

II. — RÉGULATION DE LA TEMPÉRATURE

A. Généralités.

Influence du froid sur les phénomènes vitaux. — Le refroidissement du corps amène l'engourdissement et la mort. — Les phénomènes de la vie, chez les animaux comme chez les végétaux, sont favorisés par une température moyenne comprise entre 25° et 40°. Ils sont alors dans toute leur activité. Les fermentations se ralentissent quand on refroidit les moûts. Il en est de même pour les phénomènes qui se passent dans les tissus. Les mains sont engourdies quand on les a laissées au froid.

Les lézards, grenouilles et serpents, très vifs quand il fait chaud s'engourdissent les jours où il fait froid et pendant l'hiver.

Effets de la constance d'une température moyenne ou de sa variation. — Les animaux à sang froid ont donc leur vie complètement interrompue dès que la température extérieure s'abaisse; ils sont à la merci du milieu qui les entoure.

Au contraire nous en sommes indépendants, nos tissus se maintiennent à la température optima ce qui nous assure la suprématie dans la lutte pour l'existence. Mais d'un autre côté nos cellules étant habituées à cette température ne peuvent plus s'en passer. Lorsque le mécanisme de la régulation se trouve en défaut et que la température interne s'abaisse, la vitalité diminue rapidement pour s'éteindre complètement, lorsque le thermomètre est tombé à + 21°.

Un lapin rasé mis dans une chambre dont la température est de + 10° mange beaucoup plus qu'un lapin muni de ses poils, il maigrit cependant d'une manière très appréciable et sa température baisse. Quand elle approche de 25°, il est pris d'un engourdissement précurseur de la mort qui se produit lorsque le thermomètre est tombé entre + 20° et + 22°. Ce fait de l'engourdissement lorsque la température s'abaisse est général.

Au contraire, parmi les animaux à sang froid, il n'a survécu que ceux qui résistent à un refroidissement modéré, ceux dont l'engourdissement n'est alors qu'incomplet, de telle sorte que leur vie reprend lorsque les conditions redeviennent bonnes. La résistance peut aller très loin : les grenouilles, les œufs de poules, pourraient être complètement transformés en blocs de glace sans perdre la faculté vitale quand les circonstances redeviennent favorables. Certains microbes peuvent supporter — 13°.

Parmi les animaux à sang chaud quelques-uns jouissent aussi de cette propriété de s'endormir par le froid et de reprendre dès que la température s'élève de nouveau. Ce sont les loirs, les marmottes, les ours bruns, les hérissons et autres *hibernants*.

Il en résulte que l'on peut représenter la vitalité lorsque la température varie chez les animaux par les courbes ci-contre (fig. 188).

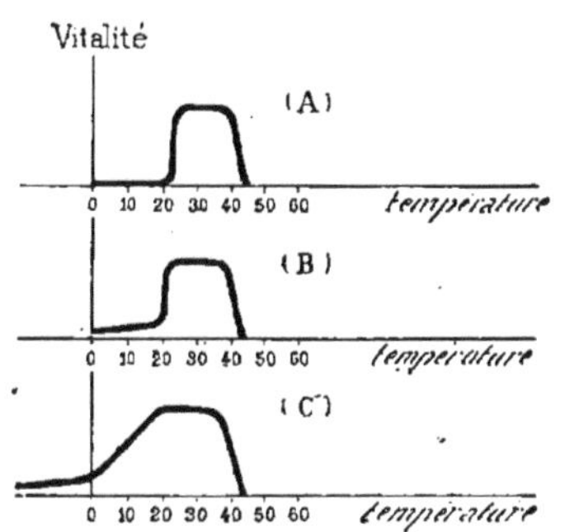

Fig. 188. — Courbes de la vitalité d'après la température: (A), animaux à sang chaud; (B), animaux hibernants ; (C), animaux à sang froid.

Au point de vue de la calorification dans les circonstances ordinaires, on peut donc distinguer deux grands groupes d'animaux : ceux qui ont une température *invariable* et ceux dont la température *varie* comme les nouveaux-nés, les hibernants et les animaux dits à sang froid.

Parmi ces derniers, les premiers meurent, les seconds s'engourdissent seulement, quand leur température descend à +20°; quant aux derniers, ils s'engourdissent aussi, mais à un niveau plus ou moins bas de l'échelle thermométrique selon l'espèce.

Action de la chaleur sur les organismes. — Si l'abaissement de la température est nuisible, l'excès de chaleur l'est tout autant.

La limite supérieure compatible avec la vie dépend des animaux considérés et des conditions dans lesquelles ils se trouvent.

L'écrevisse ne peut aller au-delà de + 23°, la plupart des poissons de mer succombent à + 24°, les mammifères ne peuvent dépasser + 44° à 45° et les oiseaux meurent quand la température *interne* approche de + 50°.

De même pour les végétaux; cependant quelques algues pourraient aller jusqu'à + 55°; et une température de + 60° à 100° tuerait les œufs, les graines et les spores de presque tous les êtres vivants.

De là, la désinfection des objets soumis à un bain de vapeur surchauffée et l'explication des bons effets que retirent les habitants de certains pays de la coutume de ne boire que de l'eau bouillie (thé). Ils enlèvent ainsi la vitalité à la plupart des organismes microscopiques qui flottent dans l'eau.

Cependant des microbes de certaines espèces demanderaient pour être tués, surtout lorsqu'ils sont à l'état de spores, des températures supérieures à 100°.

L'excès de chaleur nuit d'une part en paralysant les muscles, notamment le muscle cardiaque et d'autre part en provoquant la coagulation de divers albuminoïdes.

B. Dispositions qui luttent contre les variations de température.

La température du corps résulte de l'équilibre qui s'établit entre la production de chaleur et la perte de calorique qu'il subit par suite du rayonnement, de l'évaporation et de l'échauffement des ingesta.

I. — Protection passive.

1° La plupart des animaux à sang chaud vivent dans *l'air*, corps mauvais conducteur, tandis que les animaux à sang froid sont en grand nombre aquatiques ;

2° A la surface de la peau des premiers il existe une couche *cornée* qui les isole du milieu extérieur et qui rayonne très peu. Au contraire les seconds ont le corps nu (vers, batraciens), ou recouvert par une cuirasse qui rayonne très bien (reptiles, insectes) et ils offrent une plus grande surface *relative*.

L'influence de l'enveloppe cornée est montrée par l'expérience suivante. Un animal étant recouvert de vernis, puis plaqué à l'aide de feuilles d'or, l'on constate qu'il s'endort et meurt au bout de quelques heures. On croyait que ce dénouement fatal provenait de ce que les échanges de gaz à travers la peau étaient arrêtés ; mais si l'un de ces animaux dorés est mis dans une étuve chauffée, la mort ne se produit pas.

3° La peau des animaux à sang chaud est recouverte de plus par des *poils*, des *cheveux*, du *duvet* ou des *plumes*, etc., qui diminuent le refroidissement tant par leur mauvaise conductibilité que par celle de l'air emprisonné.

L'influence des poils et des plumes est manifeste. Nous avons vu que si l'on met un lapin complètement rasé dans une chambre dont la température est de +10° à +15° avec un lapin témoin au naturel, le premier se refroidit peu à peu, bien qu'il mange le double de l'autre. Au bout de huit ou dix jours, sa température arrive aux environs de 20°, il meurt. L'influence des poils est encore montrée par ce fait que parmi les races de chevaux, chiens ou chats, celles qui ont les poils longs ont jusqu'à 0°,5 de plus que les autres. L'on constate une absence presque complète des plumes chez les descendants des poules transportées sous l'équateur ;

4° Parfois encore, pour mieux défendre contre le refroidissement, la peau est doublée d'une couche de lard, le *pannicule adipeux*, formé aux dépens du tissu cellulaire sous-cutané. Elle est surtout développée chez les animaux glabres : porcs, ou chez les mammifères marins : baleines, ou chez ceux qui vivent dans les pays froids : ours blancs.

Il y a balancement dans le développement des organes protecteurs.

Ce qui montre bien l'importance de ces moyens de défense passifs, c'est que si l'on plonge un animal à sang chaud dans de l'eau froide, sa température baisse bientôt comme celle d'un animal à sang froid : le système nerveux suffisamment armé pour les circonstances ordinaires est vaincu par ces faits exceptionnels.

Comme le milieu extérieur est généralement plus froid que la température optima et que nous ne produisons d'ordinaire pas d'excès de chaleur, ces dispositions protectrices ont dans les cas normaux, une action bienfaisante.

Ces organes protecteurs constituent au contraire un obstacle à la régulation de la température lorsque le corps risque de trop s'échauffer par cause interne. Ils sont encore gênants dans ces cas parce qu'ils s'opposent au fonctionnement de l'appareil principal de la réfrigération active, la *vaporisation cutanée*.

II. — Lutte active, action du système nerveux.

A. **Lutte contre le refroidissement**. — Par suite de cette protection passive, les animaux à sang chaud sont capables, grâce au perfectionnement qu'a atteint leur système nerveux, de lutter contre le refroidissement. Il leur est possible de maintenir la température interne du corps à un degré à peu près constant :

a. Il se produit d'abord des phénomènes *conscients*. Lorsqu'il fait froid, l'animal diminue autant que possible la surface qui rayonne : il se roule en boule, ramène les membres contre le corps. L'homme se protège en outre en se couvrant d'habits, de fourrures.

b. Les phénomènes *inconscients* sont de deux ordres différents :

1° Il se produit une *diminution du rayonnement*. La circulation superficielle languit, il y passe aussi peu de sang chaud que possible; la pâleur de la peau en résulte.

2° L'on remarque encore une *stimulation de l'activité nutritive*. La respiration est accélérée, plus d'oxygène est consommé et l'appétit est augmenté. Les Lapons et les Esquimaux boivent de l'huile de poisson et mangent du suif, tandis que les peuples du midi sont très sobres. Ce sont surtout les muscles qui sont le siège d'une activité oxydante plus considérable, en dehors de toute contraction; de là sans doute le sentiment de tension, de raideur et de tremblement que l'on ressent dans les membres sous l'influence d'un froid vif.

En outre, ils sont encore très souvent le siège d'une exagération *nutritive volontaire* quoique inconsciente. L'homme se livre à des exercices musculaires plus ou moins violents qui sont accompagnés d'une grande production de chaleur. Aussi est-il dangereux de s'endormir dans les neiges; il faut au contraire résister à la somnolence qui vous envahit; ceux qui s'endorment sont perdus.

Variations périodiques et normales de la température de l'homme. — Ce qui montre bien que l'action du système nerveux prédomine dans la régulation de la température, c'est que celle-ci n'est pas tout à fait constante, mais qu'elle suit les variations de l'activité nerveuse.

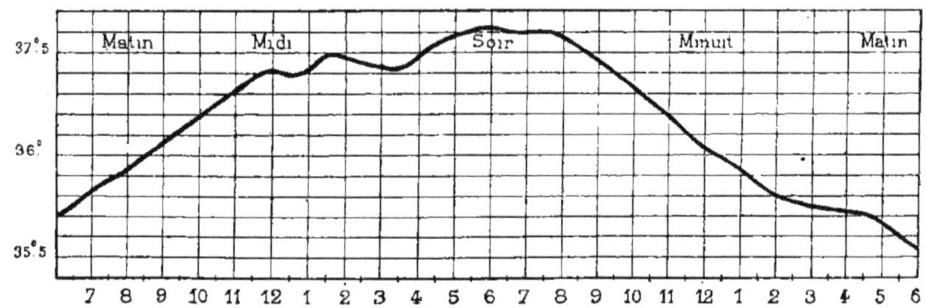

Fig. 189. — Courbe représentant les variations de la température rectale chez l'homme, prise de 6 h. matin à 6 h. soir.

Pendant le sommeil, la température profonde baisse peu à peu pour atteindre un minimum de 36°5 vers six heures du matin (fig. 189). La température remonte ensuite lentement en même temps que l'activité nerveuse augmente, pour passer par un petit maximum vers midi, et, un maximum définitif de 37°5, vers six heures du soir. A partir de ce moment, la température baisse, même si l'on fait des repas ultérieurs. La même courbe se produit que l'homme soit à jeun ou à l'état ordinaire. Chez les personnes actives la nuit, la courbe est inverse. Cette exagération de la température vers le soir se retrouve dans l'hyperthermie (fièvres). Aussi est-on obligé de spécifier le moment de la journée où l'on prend la température d'un malade.

Différences entre les animaux à sang froid et à sang chaud. — La différence entre les animaux à sang chaud et les animaux à sang froid tient d'abord à ce que les premiers vivent généralement *dans des conditions telles que le milieu extérieur ait une action limitée sur l'organisme;* en outre, leur corps est entouré *de moyens de défense passifs* qui entravent le refroidissement. Enfin ils ont un *système nerveux suffisamment perfectionné* pour pouvoir lutter contre les variations de la température extérieure : ils produisent ou ils perdent plus ou moins de chaleur, selon les conditions, d'après les commandements du système nerveux.

En résumé les animaux à sang chaud maintiennent la température à peu près constante parce qu'ils possèdent des moyens de lutte suffisants pour les conditions ordinaires.

Les animaux à sang froid n'en diffèrent que par un faible développement de ces armes, et les mauvaises conditions où ils se trouvent.

Les jeunes des animaux du premier groupe ne présentent pas, d'ordinaire, la constance de température que nous avons remarquée chez leurs parents; c'est qu'ils n'ont pas encore le système nerveux assez développé pour soutenir la lutte.

B. **Lutte contre l'excès de chaleur.** — Notre organisme lutte de plusieurs manières contre l'élévation de la température.

a. Il y a d'abord des phénomènes *conscients*. Pendant les grandes chaleurs, les êtres animés se reposent volontiers.

b. Les phénomènes *inconscients* comprennent :

1° Une plus grande *émission de vapeur d'eau* dont la vaporisation enlève de la chaleur au corps. Cette évaporation se fait par le poumon et par la peau;

2° Une *accélération des mouvements respiratoires* sans qu'il y ait fixation plus considérable d'oxygène ; l'air introduit ne fait alors que rafraîchir le sang par son contact;

3° Une *augmentation de la circulation superficielle* ce qui produit un plus grand rayonnement. C'est que d'ordinaire nous sommes entourés d'un milieu plus frais tandis que les sources de chaleur sont surtout internes (aliments trop chauds, travail musculaire). Ce mécanisme se trouve quelquefois en défaut dans les pays chauds. Il en résulterait l'élévation de température de quelques dixièmes de degré que l'on constate dans ces pays chez les européens habillés. Ce rayonnement cutané n'intervient guère que chez les organismes glabres ;

4° Une *diminution de l'activité des combustions ;* l'expérience directe ne semble cependant pas favorable à cette hypothèse.

Vaporisation pulmonaire. — On peut calculer à peu près le refroidissement qu'éprouve notre corps du fait de l'évaporation pulmonaire en remarquant que nous rejetons à peu près 600 gr. d'eau par 24 heures et que la vaporisation de 10 gr. d'eau refroidit de + 1° un poids de 5 kilogs de notre corps.

Grâce à cette transpiration pulmonaire, nous possédons un appareil *régulateur automatique* de la température pour les cas où elle menace de s'élever par le fait d'un travail musculaire excessif. En effet, quand la respiration se trouve activée par l'exécution d'un travail, la production ainsi que l'émission de chaleur se trouvent augmentées simultanément. Il pourra y avoir compensation.

Vaporisation cutanée. — Chez les animaux à pelage mince et surtout chez l'homme, l'émission de vapeur d'eau se fait principalement par un autre mécanisme ; grâce à la vaporisation de la sueur répandue à la surface de la peau.

Lorsque l'air est humide, cette vaporisation se fait difficilement; elle peut même être supprimée, c'est pourquoi nous supportons plus difficilement la chaleur humide que la chaleur sèche.

Des hommes peuvent rester dans des fours chauffés à 70°, 80° pendant plusieurs heures (ouvriers des hauts-fourneaux, surveillants de la dessiccation de la farine). Dans des bains de vapeur on supporte difficilement 50° ou 55° et l'on n'a pas d'exemple que l'on ait pu supporter plus de quelques minutes un bain d'eau chaude à 45° ou 46°.

Chez les animaux à pelage épais (chien, lapin) ce mécanisme est presque supprimé ; ils ne possèdent que la vaporisation pulmonaire, aussi la chaleur rend-elle ces animaux de suite haletants. Il est dangereux de museler les chiens en été, parce qu'ils ne peuvent plus alors se refroidir suffisamment. Exposés au soleil, ils peuvent être frappés de mort (Richet).

L'importance de la vaporisation cutanée est encore montrée par le fait que les animaux couverts d'écailles et ceux qui vivent dans l'eau suivent pour ainsi dire passivement les élévations de température que subit le milieu ambiant. Ces animaux ne peuvent lutter ni contre les échauffements, ni contre les refroidissements du monde extérieur.

Nerfs calorifiques. — La lutte inconsciente est surtout dirigée par deux espèces de nerfs :

Les *vaso-constricteurs* qui font resserrer la tunique des artères quand on les excite et les *vaso-dilatateurs* qui font au contraire dilater les petites artères après irritation.

Les premiers sont des nerfs *frigorifiques,* les seconds ont été appelés *calorifiques.*

En outre, il y a des nerfs qui agissent directement sur la nutrition des cellules, ce sont les nerfs *trophiques.*

III. — APPENDICES DE LA PEAU

A. Poils et cheveux.

Les poils et cheveux sont des végétations de l'épiderme implantées au fond du *follicule pileux*, cavité en forme de bouteille creusée dans l'épaisseur de la peau. Les poils sont constitués par des portions d'épiderme qui ont végété plus vite que les parties voisines. Ses cellules au lieu de se séparer restent intimement accolées.

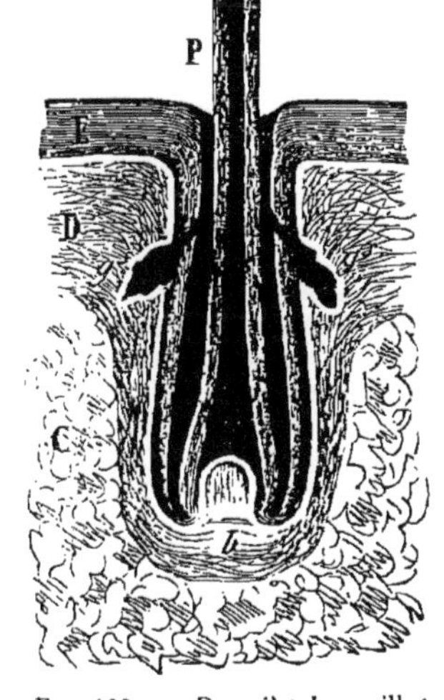

Fig. 190. — P, poil ; *b*, papille ; E, épiderme ; D, derme ; *g*, *g'*, glandes sébacées ; C, substance corticale du poil ; *m*, substance médullaire.

Pour donner une base de fixation plus solide, la partie inférieure de la racine appelée le *bulbe pileux*, s'est enfoncée dans le derme dont elle coiffe un prolongement en forme de bouton nommé la *papille* (fig. 190).

La partie du poil qui fait saillie au-dessus de la surface de la peau est appelée la *tige*, elle est presque morte et sèche ; c'est la *racine* qui est surtout vivante et particulièrement le *bulbe*. On y trouve des cellules en voie d'accroissement qui soulèvent la partie morte et font croître le poil.

Glandes sébacées. — Dans les follicules pileux débouchent en général une ou plusieurs glandes *sébacées* qui produisent une matière grasse destinée à humecter le poil, le rendant souple.

La sécrétion de ces glandes se fait par destruction de cellules (fig. 28).

B. Plumes.

Les plumes qui couvrent le corps des oiseaux sont des productions épidermiques analogues aux poils.

A partir d'une certaine hauteur la tige est aplatie des deux côtés, elle présente dans cette région des fentes parallèles, obliques par rapport à la direction générale de l'organe donnant naissance aux barbes de la plume.

C. Ongles.

Les ongles peuvent être considérés comme formés par des séries de poils parallèles, soudés les uns contre les autres, et naissant tous sous le repli de la peau qui recouvre la base de l'organe (fig. 191 et 192).

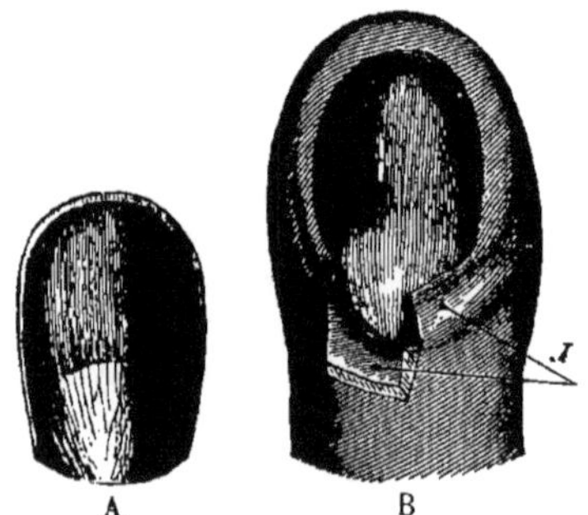

Fig. 191. — A, ongle extrait ; B, ongle en place ; *x*, repli de la peau qui recouvre sa matrice.

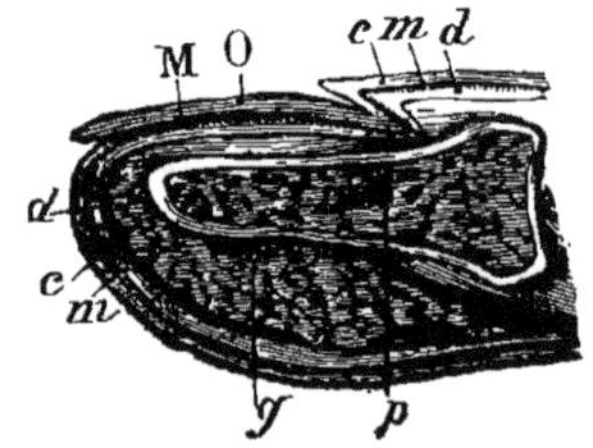

Fig. 192. — Coupe de la petite phalange d'un doigt : O, ongle ; *p*, phalangette ; *c*, couche cornée de l'épiderme ; *m*, couche de Malpighi ; M, lit de l'ongle ; *d*, derme ; *g*, tissu gras.

C'est par cette région, en effet, que l'ongle s'accroît ; la portion plus ancienne reste adhérente sur une certaine longueur à la face dorsale du doigt qui a été appelée pour cela le *lit de l'ongle ;* mais son extrémité est libre.

Les griffes (fig. 193) et les sabots (fig. 194) qui garnissent les extrémités des membres des animaux sont des ongles modifiés en vue d'un rôle particulier.

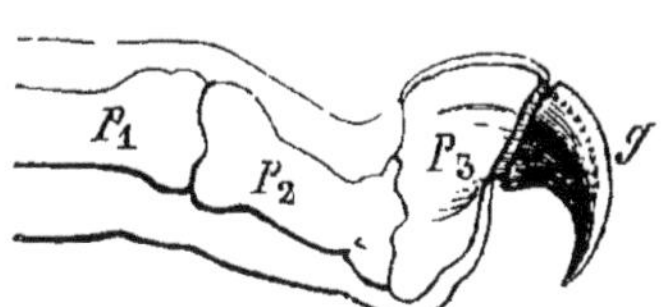

Fig. 193. — Extrémité de la patte d'un carnassier : p_1, phalange ; p_2, phalangine ; p_3, phalangette ; g, ongle (griffe).

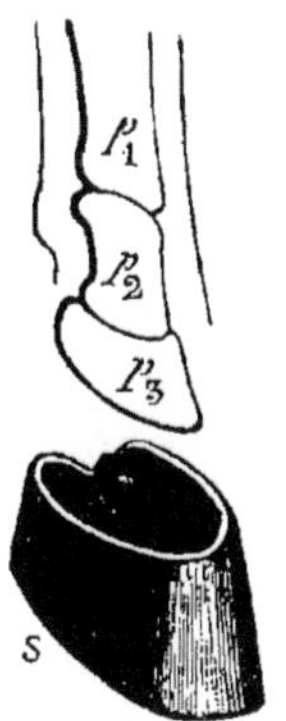

Fig. 194. — Extrémité du pied d'un cheval : p_1, phalange ; p_2, phalangine ; p_3, phalangette ; s, sabot.

IV. — RÉSUMÉ DE LA CHALEUR ANIMALE

La chaleur des animaux est produite par des phénomènes d'oxydation (respiration) et d'hydratation qui se passent dans les tissus.

Les phénomènes d'oxydation sont surtout énergiques dans les muscles et spécialement quand ils se contractent. Comme autres sources de chaleur il faut signaler les glandes, le système nerveux et les poumons.

Les glandes agissent non seulement par le fait de la sécrétion mais encore par suite des réactions que produisent les liquides sur les aliments dans le tube digestif. Dans les poumons il y a un petit dégagement de chaleur qui accompagne la formation du composé oxyhémoglobine.

Ces sources de chaleur combattent le rayonnement qui se fait à travers la peau ; elles réchauffent les aliments, maintenant la température interne de notre corps à un degré constant (37°,5) grâce à la régulation qu'exerce le système nerveux.

Le corps des mammifères est protégé passivement contre le froid par les poils qui le recouvrent, la couche cornée de l'épiderme et la couche de graisse qui se trouve dans le tissu cellulaire sous-cutané. Les animaux à sang froid diffèrent des animaux à sang chaud par le moindre développement de ces moyens de protection ainsi que par l'insuffisance du système nerveux. Il en résulte qu'ils sont à la merci du milieu extérieur ; leurs oxydations sont presque toujours peu intenses.

Une faible partie de l'énergie dégagée par la combustion qui se produit dans les muscles est en outre transformée en travail extérieur.

Notre organisme lutte contre l'élévation de température interne par une plus grande activité de la circulation cutanée ainsi que par la vaporisation pulmonaire et cutanée.

E. *Excrétion.*

I. — GÉNÉRALITÉS

Dans les tissus il se produit des phénomènes d'oxydation autres que ceux qui donnent de l'acide carbonique. Nous l'avons conclu de ce fait que dans la respiration le volume d'oxygène assimilé est plus grand que celui de l'acide carbonique qui est éliminé. Ces phénomènes compliqués par des faits d'hydratation donnent naissance à des composés qui ne sont pas gazeux ; pour les rejeter, il a fallu un appareil éliminateur différent du poumon. Il est constitué par les reins, les glandes sudoripares et le foie.

II. — ÉTUDE PARTICULIÈRE DE LA FONCTION D'EXCRÉTION CHEZ L'HOMME

A. *Reins.*

Les reins sont au nombre de deux. Ils sont situés dans l'abdomen, fixés contre sa paroi postérieure, des deux côtés de la colonne vertébrale (fig. 195). Le rein droit est un peu plus bas que celui du côté gauche. Ces organes ont la forme de haricots, et la grosseur du poing. Ils sont maintenus en place par les vaisseaux qui y pénètrent et par le péritoine. Cette séreuse se comporte ici différemment que pour les autres viscères de l'abdomen (fig. 196). Il ne lui forme pas une enveloppe interrompue seulement au niveau du pédicule ; le péritoine recouvre seulement la face antérieure des reins, les appliquant contre la paroi du corps. L'on peut donc, dans les opérations chirurgicales, attaquer ces organes par la face postérieure sans ouvrir la séreuse.

Chaque rein reçoit une artère très volumineuse venue de l'aorte et appelée *artère rénale* ; chacun émet une ou plusieurs *veines rénales* qui se réunissent avant de se jeter dans la veine cave inférieure. Ces vaisseaux pénètrent au *hile* de l'organe. Il sort, en outre, du rein, au même point mais un peu en arrière des vaisseaux, un canal appelé *uretère* qui emmène le liquide produit. Les deux uretères, canaux excréteurs, se jettent à la partie inférieure de la cavité abdominale dans un réservoir appelé la *vessie*, destinée à l'accumulation du liquide, la sécrétion étant continue comme la respiration et la nutrition.

Structure du rein.— Sur une coupe longitudinale et médiane de l'organe, passant par l'uretère, l'on voit que ce canal se dilate en pénétrant dans le rein, formant un réservoir de forme grossièrement conique appelé le *bassinet* (fig. 197). A son extrémité élargie, sa cavité se termine par une douzaine de tubes divergents appelés les *calices*. Leur fond est occupé par les *papilles rénales*, éminences coniques arrondies, formées par les sommets de portions différenciées de la paroi du rein appelées les *pyramides de Malpighi*. Souvent deux d'entre elles font saillie dans le même calice. Dans chaque rein il y en a de 10 à 20.

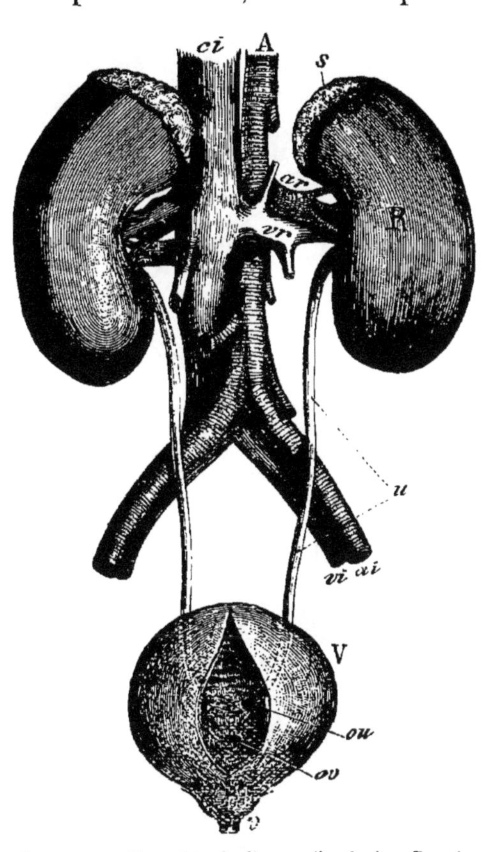

Fig. 195. — Ensemble de l'appareil urinaire : R, rein ; *s*, capsule surrénale ; *u*, uretère ; V, vessie ; A, aorte ; *ci*, veine cave inférieure ; *ar*, artère rénale ; *vr*, veine rénale ; *ai*, artère iliaque primitive ; *vi*, veine iliaque primitive ; *ou*, orifice de l'uretère dans la vessie ; *ov*, orifice de l'urèthre dans la vessie.

La surface de l'uretère et du bassinet est tapissée par un épithélium stratifié aplati qui présente des perforations au niveau du sommet des papilles, chacune en présente de 10 à 25. L'épithélium est peu vasculaire ; ce ne peut donc être lui l'élément sécréteur. Les vaisseaux en pénétrant dans le rein, se ramifient des deux côtés du bassinet, s'enfonçant dans le tissu de l'organe.

Déjà à première vue, la substance du rein se divise en deux parties : une écorce parsemée de petits points rouges appelés les *glomérules de Malpighi*, et une substance médul-

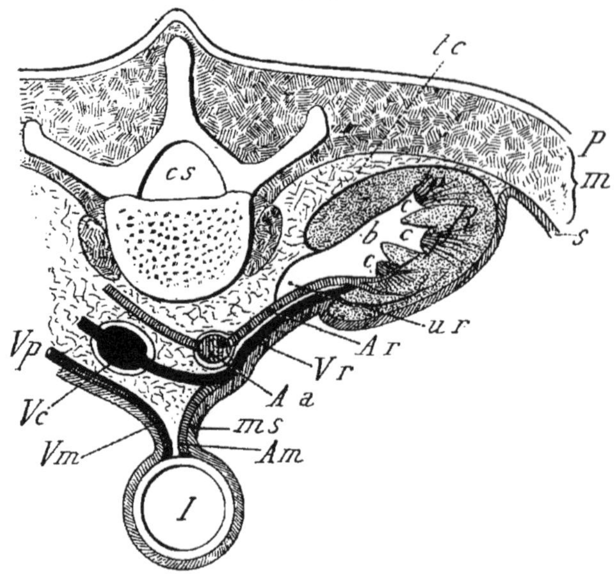

Fig. 196. — Coupe horizontale de la région postérieure de l'abdomen au niveau de la deuxième vertèbre lombaire: *cs*, canal spinal; *Vc*, veine cave; *Aa*, artère aorte; *R*, rein; *Ar*, artère rénale; *Vr*, veine rénale; *I*, intestin; *Am*, artère mésentérique; *Vm*, veine mésentérique; *Vp*, veine porte; *p*, peau; *m*, muscles; *s*, séreuse; *ms*, mésentère; *ur*, uretère; *b*, bassinet; *c*, calices; *p*, pyramides; *tc*, tissu conjonctif imprégné de graisse.

laire présentant une disposition striée. Cette dernière est divisée par des prolongements de la substance corticale en îlots coniques qui forment les *pyramides de Malpighi*.

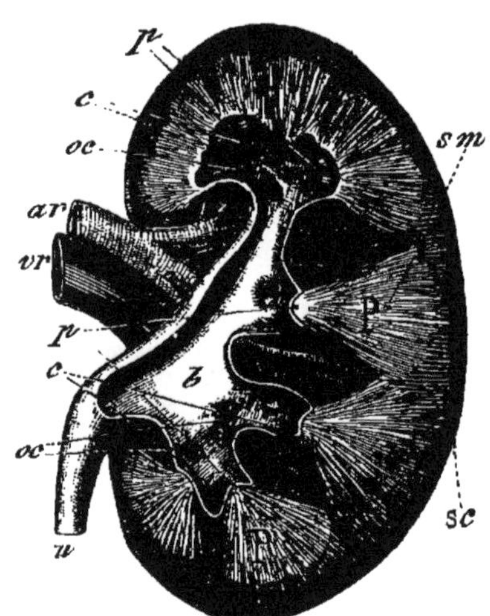

Fig. 197. — Coupe verticale du rein: *ar*, artère rénale; *vr*, veine rénale; *u*, uretère; *b*, bassinet; P, pyramides; *c*, calices; *oc*, sommets des pyramides entourés de leurs calices; *p*, orifices des tubes urinifères; *sm*, substance médullaire; *sc*, substance corticale.

Les stries ou fibres partent en rayonnant des ponctuations que nous avons distinguées au sommet des papilles. Ce sont en réalité des canaux appelés *tubes urinifères*; ils déversent l'urine d'une manière continue dans le bassinet.

Chacun de ces tubes en partant du sommet des pyramides se divise d'abord dichotomiquement (fig. 198), puis chaque branche arrivée à quelques millimètres de la surface du rein se réfléchit vers la profondeur de l'organe, rétrogradant jusqu'au voisinage du bassinet, après quoi elle décrit des sinuosités pour continuer son chemin dans la substance corticale où elle se termine en formant une espèce de gobelet autour d'un glomérule de Malpighi. Cette dilatation s'appelle la *capsule de Bowmann*. La

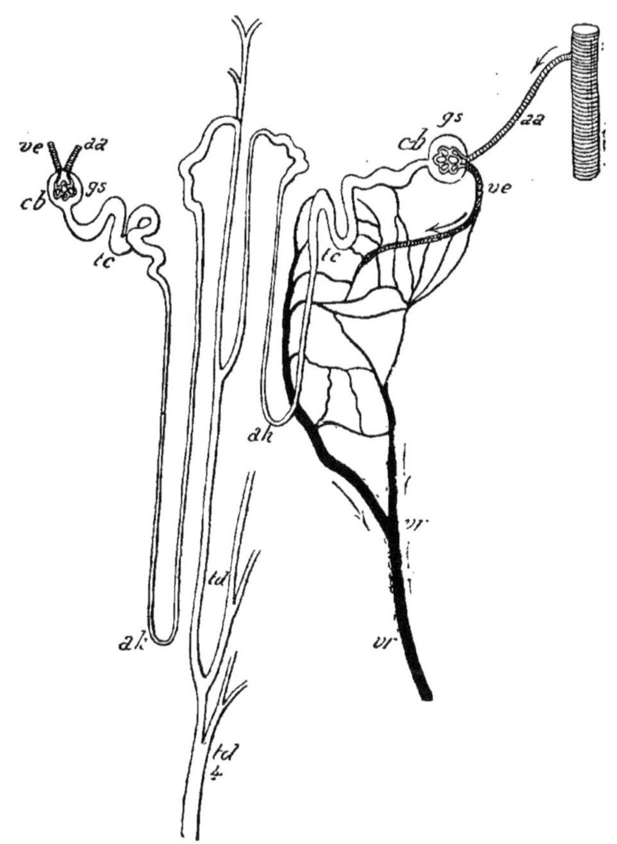

Fig. 198. — Disposition des canalicules du rein; *cb*, capsule de Bowmann; *tc*, tubes contournés de Ferrein; *ah*, anses de Henle: *td*; tubes droits ou de Bellini: *gs*, glomérule sanguin: *aa*, artère afférente: *ve*, vaisseau efférent: *vr*, veine rénale.

cavité des tubes urinifères est tapissée d'une couche d'épithélium simple.

Plat dans la capsule, il devient plus épais dans la portion contournée et dilatée *(tube de Ferrein)* qui lui fait suite. Dans cette région, chaque cellule, présente dans sa portion périphérique des granulations disposées en bâtonnets perpendiculaires à la surface du canalicule (fig. 199). Le protoplasma trouble contient souvent des cristaux d'urates ou d'acide urique. Plus loin l'épithélium devient cylindrique, clair.

Les artérioles du rein se ramifient abondamment dans le tissu de l'organe; elles se terminent dans les glomérules qui sont constitués par un paquet de leurs ramifications.

Celles-ci se réunissent encore dans l'intérieur de ces formations, donnant naissance à un vaisseau appelé *artère efférente* qui émerge de la capsule tout à côté de l'orifice d'entrée de l'*artère afférente* venue de l'artère rénale. Ces artères efférentes s'en vont ensuite le long des sinuosités des tubes urinifères se ramifier dans une deuxième série de capillaires qui embrassent ces tubes donnant naissance aux *veines rénales*. Il y a donc un *système porte intrarénal*.

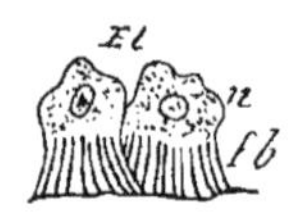

Fig. 199. — Deux cellules de l'épithélium à bâtonnets des canalicules contournés: *El*, extrémité libre ; *n*, noyau ; *fb*, formations batonnoïdes ; *m*, membrane limitante externe du tube glandulaire.

Urine.— La composition de l'urine est telle, que l'on peut la définir une dissolution des sels du sang avec concentration particulière de l'urée. L'on comprendra toutes les particularités de la sécrétion en admettant qu'elle est un produit de filtration du sang avec électivité.

A l'état normal, l'homme sécrète en général 1 ½ litre à 2 litres par vingt-quatre heures. Son volume varie en raison directe de la quantité des boissons et en raison inverse de l'abondance des liquides excrétés par d'autres voies (sueur, diarrhée, vaporisation pulmonaire). Dans le diabète et d'autres affections, le volume de l'urine peut atteindre 3, 4 et jusqu'à 7 litres par vingt-quatre heures.

La coloration dépend de la concentration. Après les repas copieux l'urine est abondante et diluée tandis que après le sommeil elle est rare et plus concentrée. Malgré les variations de volume qu'elle peut subir dans l'état de santé, la partie solide qu'elle contient est à peu près constante pour un régime donné. D'après la plus ou moins grande richesse de l'alimentation en matières animales le résidu obtenu par l'évaporation de l'urine, émise en vingt-quatre heures, varie de 30 à 70 grammes. Sa composition moyenne est :

Eau	960
Chlorure de sodium	8
Sulfates de potasse soude et chaux	3
Phosphates	3
Urée	20
Urates	1
Hippurates	1
Créatine	1,4
Résidu (mat. colorantes, etc.)	2,6

L'urine peut en outre présenter diverses substances introduites par l'alimentation. Les animaux nourris de betterave rouge ou dont les aliments sont mélangés de bois de campêche ont l'urine rouge; la matière colorante s'élimine par les reins. Il en est de même pour l'opium, le safran, la saccharine et en général pour beaucoup de médicaments. L'essence de térébenthine s'élimine par la même voie sous la forme d'un corps qui communique à l'urine l'odeur de l'essence de violettes. Il suffit de très petites quantités pour que le parfum soit sensible ; par exemple celle qui est absorbée en se frictionnant la main avec l'essence ou en aspirant quelques bouffées de sa vapeur.

L'urine de l'homme est généralement limpide et un peu acide au moment de son émission. L'acidité provient du phosphate acide de sodium, des urates et souvent d'un peu d'acide urique libre. Abandonnée à l'air, elle se trouble et devient alcaline par suite du développement de bactéries *(Micrococcus ureœ)* qui produisent du carbonate d'ammoniaque aux dépens de l'urée.

Chez les animaux carnassiers l'urine est également limpide, sa réaction est très acide.

Chez les herbivores au contraire elle est alcaline et trouble *(urine jumenteuse)* par suite de la présence d'une grande quantité de carbonates alcalins et terreux, tandis que la proportion des phosphates est très réduite; en outre l'acide urique et les urates sont remplacés par l'acide hippurique et les hippurates. Mais quand on les fait jeûner, leur urine devient également claire et acide; on a dit qu'il y avait alors autophagisme, mais le phénomène est sans doute plus compliqué.

Chez l'homme l'aspect et la réaction de l'urine pourraient varier avec le régime, même dans l'état de santé. Presque toujours dans les états de maladie elle est modifiée.

Quand la proportion d'acide urique augmente outre mesure, ce corps ne peut rester dissous, il se précipite en petits cristaux anguleux (fig. 200). Quelquefois cela se produit déjà dans le rein. Ce sont eux qui irritant alors les tubes urinifères par leur déplacement, donnent lieu aux *coliques néphrétiques*. Quelquefois cette cristallisation se produit dans la vessie ce qui donne naissance à une variété de *pierre* assez commune. D'autres fois elles sont formées par des concrétions de phosphate et carbonate de chaux ou de phosphate ammoniaco-magnésien ou encore d'oxalate de chaux, etc.

Mécanisme de la sécrétion. — On doit admettre que l'urine est le résultat d'une filtration du sang avec électivité.

Nous avons déjà vu que les particularités de la sécrétion

s'accordent bien avec l'hypothèse d'une filtration, mais on peut aller plus loin et montrer que l'urée préexiste dans le sang ; que le passage de ce liquide à travers les reins l'appauvrit en composés uriques.

Si on ligature les uretères d'un animal, il ne tarde pas à être pris de convulsions suivies de mort comme dans les empoisonnements violents. A l'analyse l'on constate alors que le sang contient beaucoup plus d'urée qu'à l'état ordinaire. L'urée est bien la cause des accidents observés car si l'on en injecte une dissolution dans les veines d'un animal, il se produit les mêmes phénomènes.

On peut objecter que le rein étant resté dans le corps, l'accumulation de l'urée provient de la diffusion dans le sang de cette substance qui continue à s'y produire. On a levé cette difficulté en pratiquant la *néphrectomie* (ablation des reins). Cette opération est suivie des mêmes désordres que la ligature des uretères. Ce ne sont donc pas les reins qui produisent l'urée.

Enfin l'analyse du sang des artères et des veines rénales a montré qu'il y avait plus d'urée dans le sang qui entre que dans celui qui sort de l'organe.

Un point est alors en discussion. Comment se fait-il que l'urée passe en se concentrant tandis que d'autres produits diffusibles restent dans le sang? L'urine en renferme en effet 2 °/₀ tandis que dans le sang on n'en trouve que 0,2 °/₀. Il ne s'agit évidemment pas là simplement d'une filtration physique.

Tout le monde est d'accord pour attribuer aux glomérules l'émission de la partie liquide de l'urine aux dépens du sang. L'une des raisons que l'on met en avant est qu'il doit y exister une forte pression grâce à la large communication qui existe entre eux et le système artériel. D'ordinaire, la quantité d'urine dépend de la pression vasculaire.

Pour expliquer la concentration de l'urée deux théories principales sont en présence.

1° D'après Bowmann et Heidenhain, au niveau des glomérules il ne passerait dans les tubes urinifères que de l'eau avec quelques sels. L'urée du sang s'accumulerait dans les cellules à bâtonnets qui bordent les tubes contournés de Ferrein; elle se diffuserait ensuite dans l'eau qui coule par ces canaux, venant des glomérules.

L'on a constaté la présence de l'acide urique dans les cellules à bâtonnets; en outre si l'on injecte de l'indigo dans le sang d'un lapin, cette matière colorante s'élimine par cet épithélium ; il le teinte en bleu et l'on ne trouve de grains de cette substance, dans les tubes urinifères qu'à partir de ce niveau.

2° La théorie de Küss s'appuie sur ce que, quand le sang laisse filtrer une portion de liquide passivement par excès de pression à travers des membranes, il passe du sérum complet. Telle est la constitution du liquide de tous les épanchements produits par des obstacles à la circulation. Ex. : ascite par suite de gêne dans le retour du sang à travers les veines de l'abdomen (cirrhose du foie, etc.).

Il admet donc que la filtration au niveau des glomérules donne du sérum, tandis qu'il passerait dans les vaisseaux efférents un sang très épais, presque réduit aux globules. Celui-ci réabsorberait au niveau des tubes contournés une partie de l'eau, l'albumine et en général les produits utiles par action élective à travers la paroi des capillaires qui les entourent tandis que l'urée et le reste de l'eau continueraient leur chemin donnant l'urine. D'après cette théorie l'albuminurie proviendrait d'un défaut dans la résorption ; l'on constate alors, en effet que l'épithélium des canalicules est lésé, tandis que dans la première théorie il faut admettre qu'il se produit alors une filtration complémentaire, anormale, à travers l'épithélium malade.

De même que dans l'intestin le courant osmotique dominant qui va de l'extérieur aux cellules et des cellules au sang se trouve produit et réglé par la constitution chimique des différents milieux; de même dans le rein le courant exosmotique n'est pas une filtration passive même en ce qui concerne uniquement l'eau. La quantité d'urine produite ne dépend pas de la pression du sang dans le rein, mais de l'activité de la circulation dans ces organes. En ligaturant les veines rénales le sang atteint la pression maxima dans les artérioles et les glomérules et cependant la sécrétion est tarie. Ce fait est fort difficile à expliquer par la théorie de Küss. Comme dans les conditions ordinaires l'activité de la circulation est en rapport avec la pression du sang dans l'aorte l'on comprend les troubles apportés à la sécrétion de l'urine par les maladies de l'appareil circulatoire.

Quoiqu'il en soit, les matériaux utiles restent dans le sang, sauf la glucose quand il y en a une trop forte proportion. Elle s'échappe dès que la richesse en est supérieure à 5 pour 1.000 (diabète). Un diabète léger serait presque normal, et il en serait de même pour l'albuminurie; on l'a constatée passagèrement après des repas riches en albumine.

C ombustion des matières azotées. — Chez tous les animaux la quantité de principes azotés contenus dans l'urine est en rapport avec la richesse de l'alimentation en albuminoïdes. L'excrétion tombe à un minimum quand l'alimentation n'en contient que peu ou pas. On en a conclu :

1° Que quand un animal absorbe plus d'albuminoïdes qu'il n'est nécessaire pour maintenir l'intégrité des tissus, l'excédent est détruit (combustion de luxe) et ne sert pas généralement à construire de nouveaux tissus;

2° Que les composés uriques sont les formes d'oxydation, d'excrétion des albuminoïdes avec l'acide carbonique et l'eau qui se forment en même temps.

Généralement, quand par altération nutritive, il y a diminution de la richesse de l'urine en urée, il se produit simultanément une augmentation de l'acide urique. En outre, si l'on introduit de l'acide urique dans l'alimentation de chiens, c'est la proportion de l'urée et non de l'acide qui se trouve augmentée dans l'urine. L'on en conclut que *l'acide urique est une forme d'excrétion moins avancée que l'urée.*

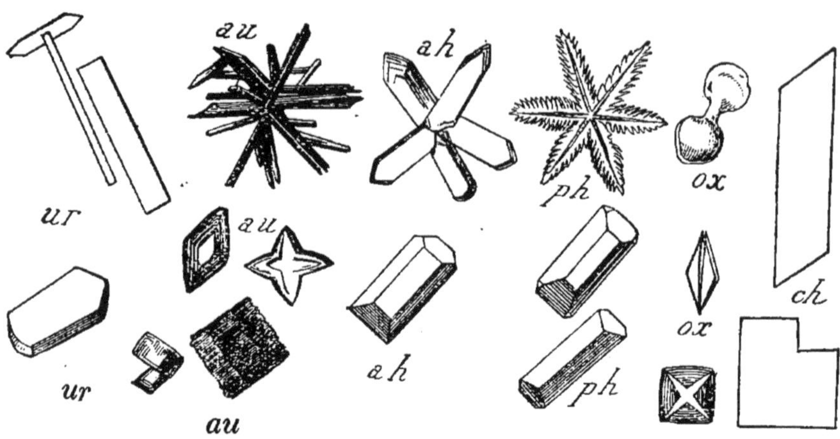

Fig. 200. — Formes cristallines que l'on peut rencontrer dans les sédiments de l'urine : *ur*, urée ; *au*, acide urique ; *ah*, acide hippurique ; *ph*, phosphate tribasique de chaux ; *ox*, oxalate de chaux ; *ch*, cholestérine.

C'est dans le foie et dans la rate que se produirait cette transformation ultime des composés azotés.

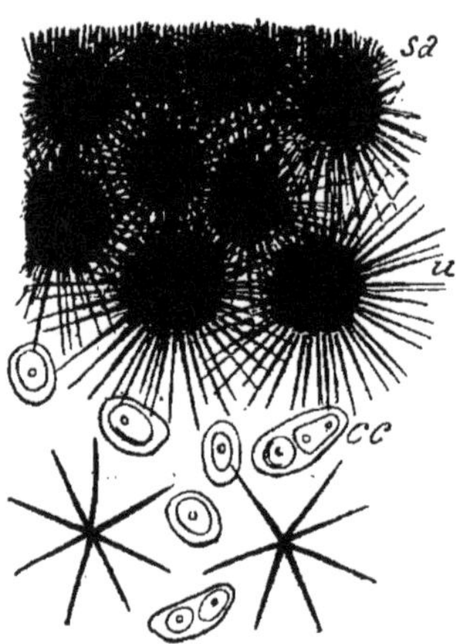

Fig. 201. — Cartilage articulaire chez un goutteux : *sa*, surface articulaire ; *u*, cristaux d'urate de soude ; *cc*, cellules de cartilage.

L'augmentation de la proportion d'acide urique se présente souvent chez des personnes de mœurs sédentaires dont l'alimentation est très-riche surtout en albuminoïdes. L'excédent d'acide urique et d'urates se montre souvent d'abord par les cristaux qui se déposent dans l'urine refroidie. Puis, lorsque les troubles nutritifs s'exagèrent sous l'influence d'un refroidissement ou d'un écart de régime, il se dépose des concrétions dans les articulations (fig. 201), ce qui donne lieu à une crise de goutte ou bien dans les voies urinaires constituant une variété de pierre ou de gravelle. Ces maladies sont très rares chez les ouvriers, et le meilleur remède est le régime : suppression de l'excès des albuminoïdes, avec augmentation progressive de l'exercice physique (voir muscles).

B. Glandes sudoripares.

Nous avons vu que ce sont des glandes en *tubes* dont l'extrémité sécrétrice forme un peloton logé dans le tissu cellulaire sous-cutané (fig. 202) ; il est souvent entouré d'un petit amas de graisse. A l'union du canal excréteur avec la portion sécrétrice se trouve une dilatation en forme d'ampoule.

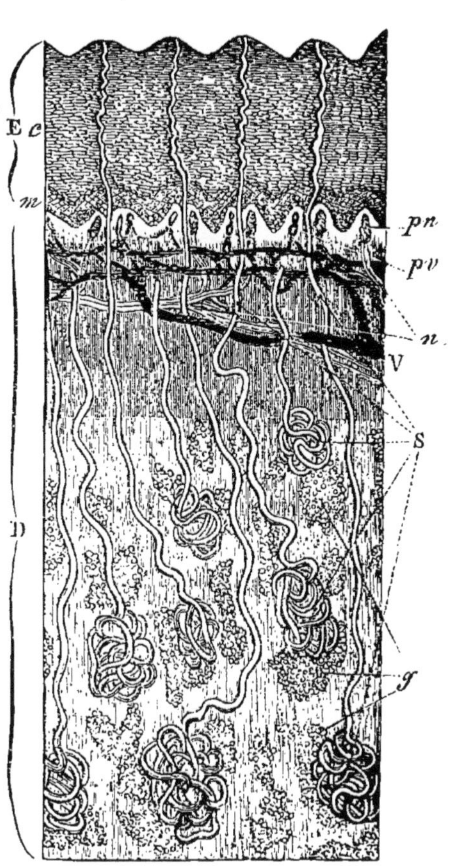

Fig. 202. — Coupe à travers la peau. — E, épiderme ; *c*, couche cornée ; *m*, couche muqueuse ; D, derme ; *pn*, corpuscule tactile dans une papille nerveuse ; *pv*, anse vasculaire dans une papille ; *n*, nerfs ; V, vaisseau sanguin ; S, glande sudoripare ; *g*, graisse.

Le canal excréteur est tapissé par une cuticule qui est portée par des cellules épithéliales cylindriques disposées sur deux rangs (fig. 203). Dans la partie sécrétrice, il n'y a qu'une couche d'éléments glandulaires, semblables à ceux qui tapissent les tubes de Ferrein, du rein. Ils contiennent des granulations disposées en bâtonnets perpendiculaires à la surface du canal. Leur base ne repose pas par toute son étendue sur la membrane conjonctive qui limite extérieurement le tube glandulaire. Elle en est séparée en certains points par des cellules musculaires lisses disséminées qui garnissent une partie de la surface de la membrane limitante, y prenant insertion. Ces éléments qui ont une direction oblique par rapport à l'axe du tube proviennent, tout comme les cellules sécrétrices, des éléments qui étaient contenus dans le bourgeon glandulaire primitif. Ce fait est remarquable ; il constitue une exception à la loi de la spécialisation des trois feuillets du blastoderme. D'ordinaire les éléments musculaires proviennent du mésoblaste ; ici ils proviennent de l'épiblaste.

Sueur. — Le produit de leur sécrétion, appelé *sueur,* est formé surtout par de l'eau contenant en dissolution quelques sels du sang (chlorure de sodium, urée) et des acides gras (acides urique, propionique, formique, sudorique, etc.). Le rôle de la sueur n'est donc pas seulement de refroidir le corps par son évaporation quand la température menace de s'élever au-dessus du degré optimum, mais elle sert aussi un peu à débarrasser l'organisme des déchets. C'est une succursale du rein.

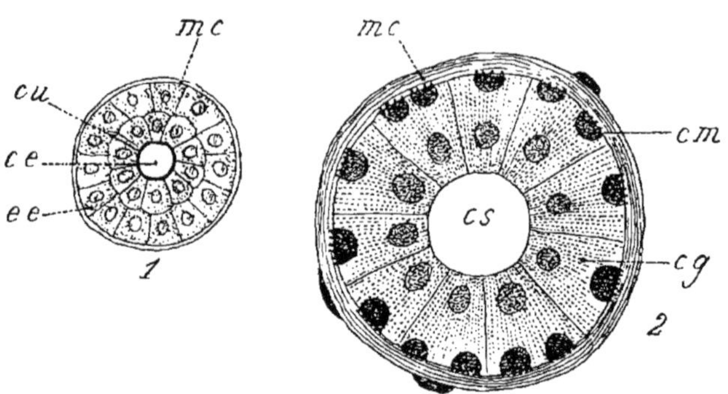

Fig. 203. — Coupes faites à travers une glande sudoripare: 1, dans le canal excréteur; 2, dans la portion sécrétrice: *ce,* lumière du canal excréteur; *cs,* lumière du canal sécréteur; *mc,* membrane conjonctive limitante externe; *ee,* éléments épithéliaux; *cg,* cellules glandulaires; *cm,* cellules musculaires; *cu,* cuticule.

Le rôle éliminateur des glandes sudoripares est encore indiqué par le fait que la sueur est généralenent modifiée dans le même sens que l'urine dans les diverses altérations nutritives. Elle devient sucrée dans le diabète, d'autres fois elle contient beaucoup d'urée, d'oxalate de chaux, etc.. etc.

Sécrétion. — Les glandes sudoripares ont à l'ordinaire une sécrétion ralentie de telle sorte que le liquide n'apparaît pas à l'extérieur. Il se perd, bû par la couche cornée à la surface de laquelle il s'évapore d'une manière insensible.

Mais quand la sécrétion est activée, la sueur arrive jusqu'à la surface de la peau, formant une gouttelette à l'orifice du canal excréteur. La circulation cutanée est d'ordinaire activée en même temps ; mais l'hypersécrétion peut se produire sans qu'il y ait de modifications apparentes dans l'appareil circulatoire. Les nerfs peuvent stimuler directement les éléments sécréteurs. Ex. : les sueurs froides émotionnelles. Quand la quantité de sueur augmente beaucoup, il y a diminution du volume d'urine ; inversement pendant l'hiver la quantité d'urine est augmentée.

C. Foie.

Nous avons vu que la bile contient des principes d'excrétion : urée, cholestérine, pigments.

D. Desquamation de l'épiderme.

On peut encore considérer comme produit d'excrétion les cellules mortes qui se détachent de la surface de l'épiderme.

Lorsque la desquamation se fait trop activement, il en résulte un appauvrissement de l'organisme ; de là découle un danger des maladies accompagnées de mûes de l'épiderme.

III. — FONCTION D'EXCRÉTION DANS LA SÉRIE ANIMALE

A. Organes urinaires.

Les reins se retrouvent avec leur structure chez tous les vertébrés. Seulement ils ont une forme plus allongée, remplissant les gouttières vertébrales (fig. 210, 212 et 213). Chez les batraciens et certains poissons les canalicules urinifères de la partie supérieure du rein au moins, présententune disposition régulière: il y en a une paire pour chaque segment vertébral et de plus à côté du glomérule, le canalicule porte un prolongement qui s'ouvre dans la cavité péritonéale par un pavillon cilié appelé *néphrostome* (fig. 204). Cette disposition sérielle et l'existence d'un néphrostome se retrouve dans les organes segmentaires, des vers annelés. Ces animaux possèdent une paire de ces organes dans chaque anneau du corps ; ils débouchent séparément au dehors (fig. 205). Ce sont aussi des organes urinaires. On a signalé à l'intérieur du tube un épithélium glandulaire avec contenu trouble.

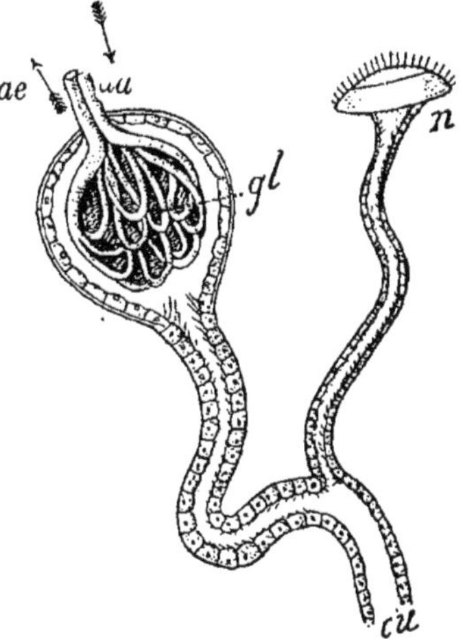

Fig. 204. — Pavillon cilié (néphrostome) avec glomérule de Malpighi et canalicule urinifère : *n*, néphrostome ; *gl*, glomérule, *aa*, artère afférente ; *ae*, artère efférente ; *cu*, canalicule urinifère.

La disposition segmentaire des canalicules et glomérules rénaux se retrouve transitoirement dans le rein primitif des embryons de poissons (fig. 206), d'oiseaux et de mammifères.

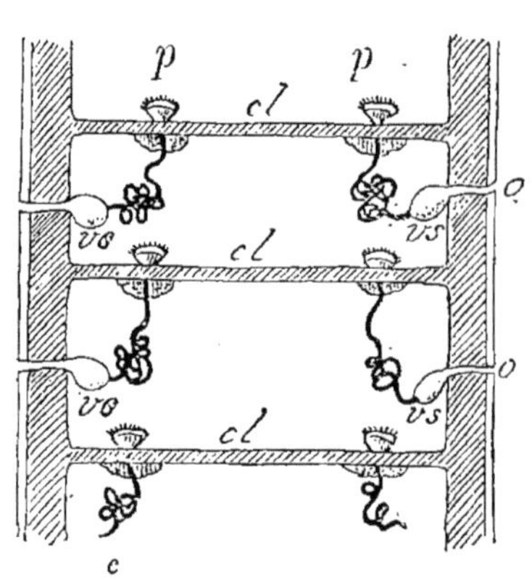

Fig. 205. — Organes segmentaires d'un ver annelé : *cl*, cloisons des anneaux ; *p*, pavillons ciliés ; *o*, orifices extérieurs ; *c*, canaux contournés ; *vs*, vésicules.

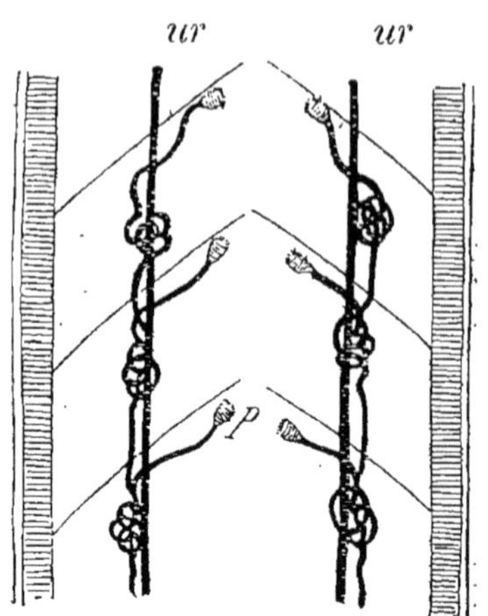

Fig. 206. — Organes segmentaires d'un embryon de squale : *ur*, uretère primitif ; *p*, pavillon cilié.

L'existence de ces organes si semblables à ceux des vers, jointe au fait qu'ils dégénèrent presque aussitôt qu'ils se sont formés, n'est pas

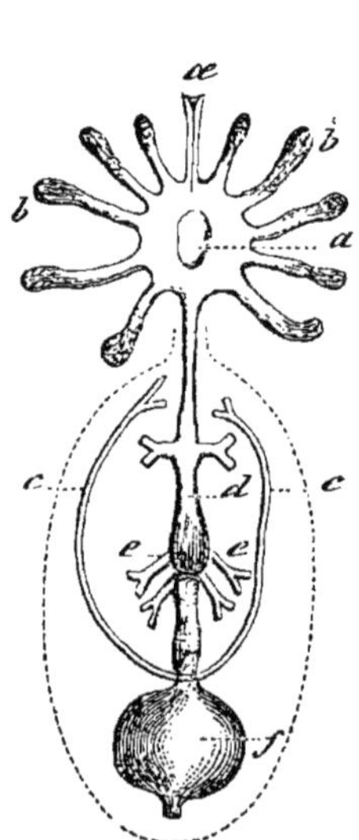

Fig. 207. — Appareil digestif d'une araignée : *œ*, œsophage ; *a*, estomac avec ses prolongements tubuleux *b*, *b* ; *d*, intestin ; *e*, *e*, appendices hépatiques s'ouvrant dans l'intestin ; *c*, *c*, canaux urinaires ; *f*, cloaque.

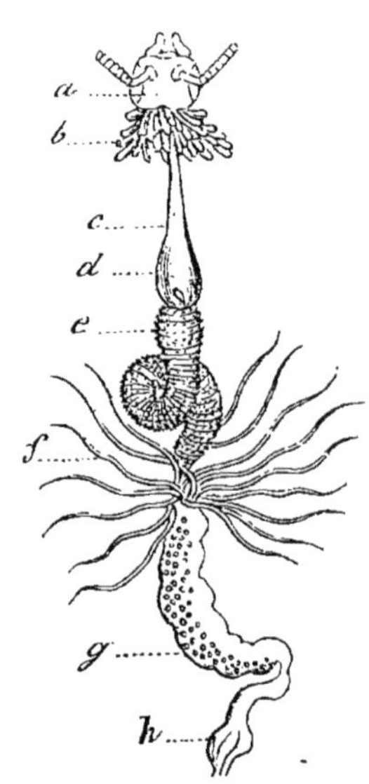

Fig. 208. — Appareil digestif de l'abeille : *a*, tête et cavité buccale ; *b*, glandes salivaires : *c*, œsophage : *d*, jabot : *e*, estomac : *f*, tubes de Malpighi : *g*, intestin : *h*, rectum.

l'un des moindres arguments en faveur de l'unité d'origine de ces animaux.

Chez les *vers inférieurs* plats, qui n'ont pas de cavité péritonéale, on trouve des canaux aquifères ramifiés dans le parenchyme qui remplit le corps.

Chez les *arthropodes* à respiration aérienne ainsi que chez quelques *crustacés*, les organes urinaires sont constitués par les appendices de l'intestin terminal appelés les canaux de Malpighi (fig. 207 et 208).

Chez les *mollusques* la fonction urinaire serait remplie par le ou les *corps de Bojanus*, glandes qui débouchent d'un côté dans le milieu extérieur et de l'autre dans la portion péricardique de la cavité générale.

B. Urine.

Le produit de la sécrétion urinaire n'est pas liquide chez tous les animaux. L'urine des oiseaux et des reptiles est pâteuse ; elle est très riche en acide urique. La majeure partie de l'acide urique du commerce est tirée de l'urine des serpents qui en est presque entièrement formée.

Les batraciens ont au contraire de l'urine liquide. Chez les insectes on retrouve des urines solides.

IV. — RÉSUMÉ DE LA SÉCRÉTION URINAIRE

L'urine, liquide excrémentitiel, est formée par une dissolution des sels du sang avec concentration de l'urée. Les matériaux utiles : glucose, albumine n'y passent pas d'ordinaire. Ce liquide est produit dans les reins, glandes en nombre pair fixées des deux côtés de la colonne vertébrale. Il ne s'y produit qu'une espèce de filtration du liquide. Celui-ci s'écoule par les deux uretères symétriques dans la vessie ou il s'accumule.

L'urée représente la forme d'élimination des albuminoïdes.

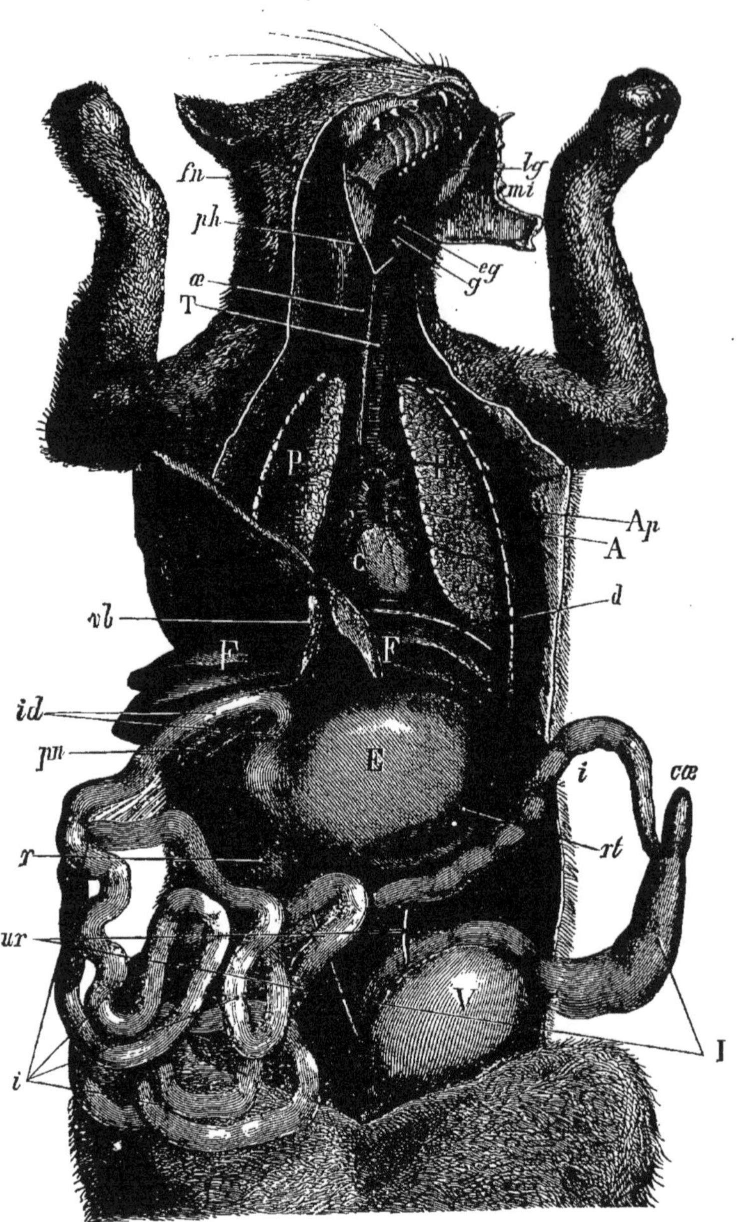

Fig. 209. — Organisation du chat : T, trachée-artère ; *œ*, œsophage ; P, poumon ; C, cœur ; A, aorte ; **Ap**, artère pulmonaire ; *d*, diaphragme ; E, estomac ; F, foie ; *vb*, vésicule biliaire ; *rt*, rate ; *id*, duodénum ; *pn*, pancréas ; *i*, intestin grêle ; *cœ*, cœcum ; I, gros intestin ; *r*, rein ; *ur*, uretère ; V, vessie ; *lg*, langue ; *mi*, maxillaire inférieur ; *eg*, épiglotte ; *g*, glotte ; *ph*, pharynx ; *fn*, orifice postérieur des fosses nasales.

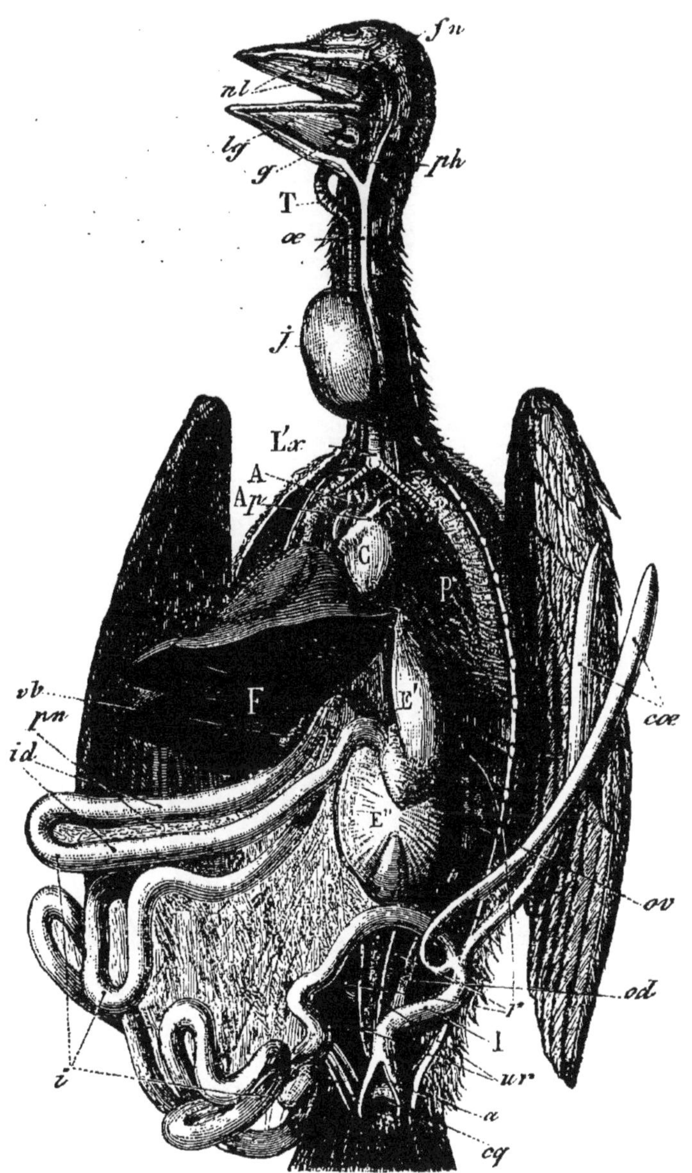

FIG. 210. — Organisation de la poule : T, trachée ; P, poumon ; *œ*, œsophage ; *j*, jabot ; E', proventricule ; E'', gésier ; *id*, duodenum ; *pn*, pancréas ; F, foie ; *vb*, vésicule biliaire ; *i*, intestin ; I, gros intestin ; *cœ*, cœcum ; C, cœur ; A*p*, artère pulmonaire ; A, aorte ; *lg*, langue ; *g*, glotte ; *ph*, pharynx ; *fn*, orifice postérieur des fosses nasales ; L'*x*, sirynx ; *r*, rein ; *ov*, ovaire montrant les œufs ; *ur*, uretère ; *od*, oviducte ; *a*, anus ; *cq*, cloaque.

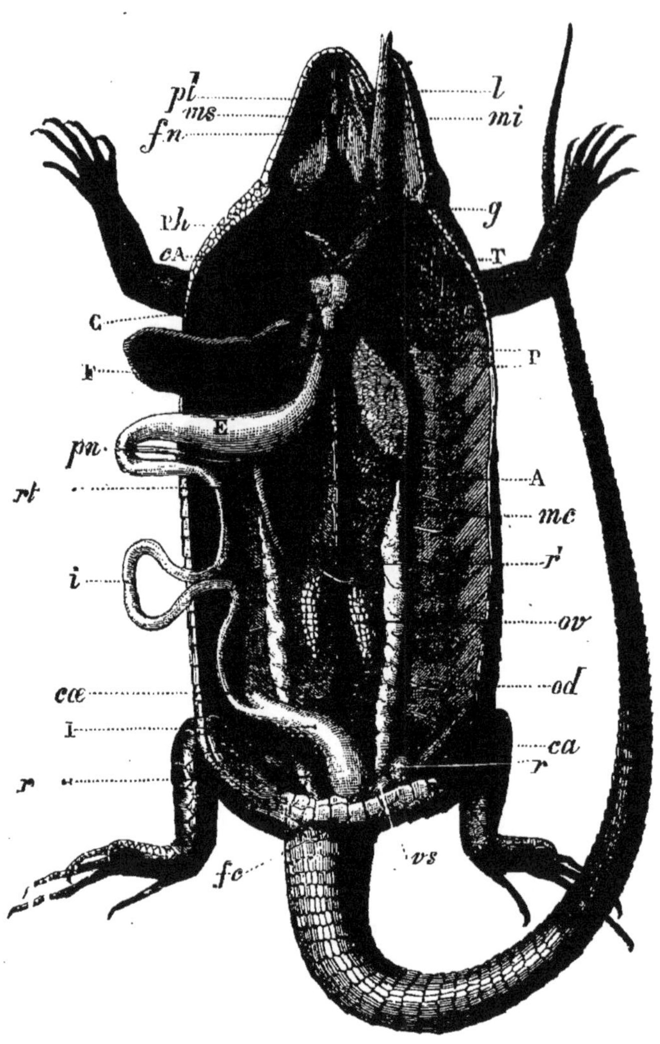

Fig. 211. — Organisation du lézard : *Ph*, pharynx ; T, trachée-artère ; C, cœur ; P, poumon ; F, foie ; E, estomac ; A, aorte ; *i*, intestin grêle ; *cœ*, cœcum ; I, gros intestin ; *ms*, maxillaire supérieur ; *pl*, palais ; *fn*, orifice postérieur des fosses nasales ; *mi*, maxillaire inférieur ; *l*, langue : *g*, glotte ; *cA*, Arcs aortiques ; *pn*, pancréas ; *rt*, rate ; *mc*, muscles intercostaux ; *r'*, reste du rein primitif ; *ov*, ovaire ; *od*, oviducte ; *ca*, corps adipeux ; *r*, rein ; *vs*, vesicule incubatrice ; *fc*, fente du cloaque.

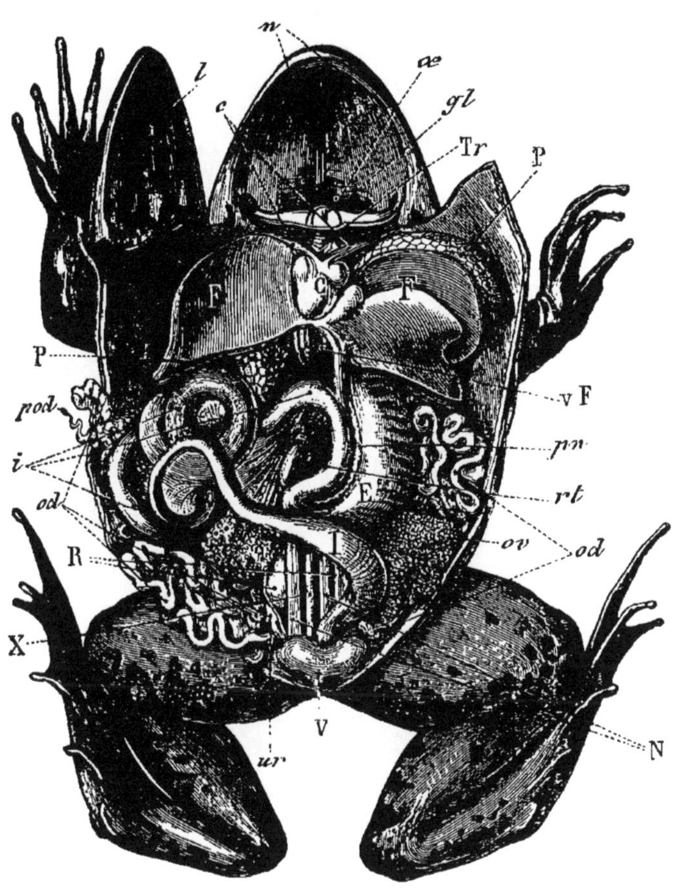

Fig. 212. — Organisation de la grenouille (femelle) : *Tr*, trachée-artère ; P, poumons ; C, cœur ; *c*, arcs aortiques ; F, foie ; E, estomac ; *i*, intestin grêle ; I, gros intestin ; *pn*, pancréas ; *rt*, rate ; *n*, orifice postérieur des fosses nasales ; *l*, langue ; *œ*, œsophage ; *od*, oviducte ; *ov*, ovaire avec les œufs ; *pod*, pavillon de l'oviducte ; R, rein ; X, coccyx ; N, nerfs sciatiques : *ur*, uretère : V, vessie.

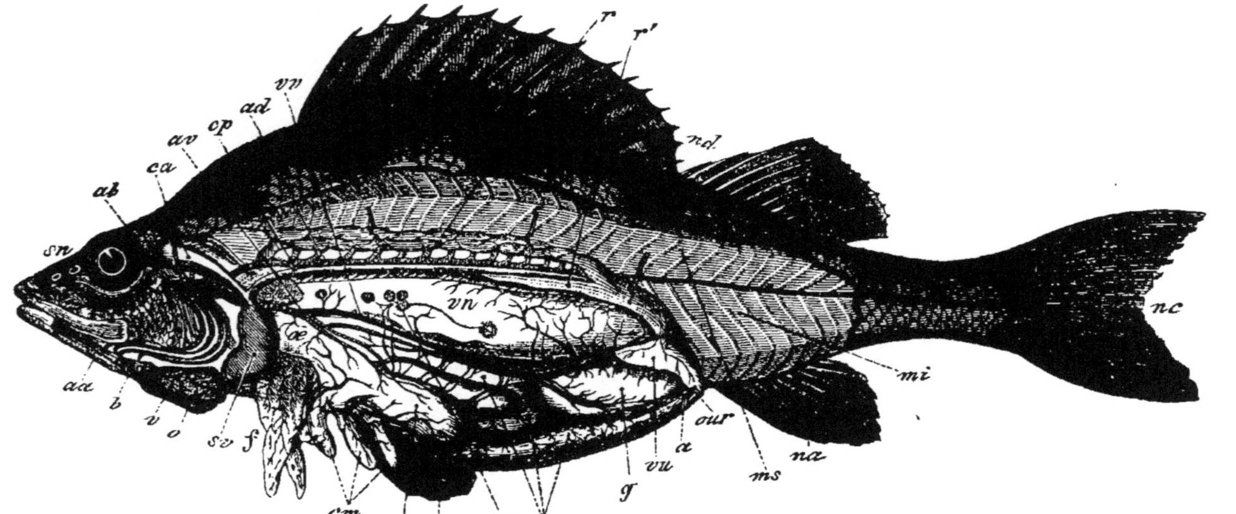

Fig. 213. — Anatomie de la perche : *sn*, sacs nasaux ; *ab*, artères branchiales ; *ca*, veine cave antérieure ; *av*, artère viscérale ; *cp*, veine cave postérieure ; *ad*, aorte dorsale ; *vv*, veine viscérale ; *r* et *r'*, reins ; *nd*, nageoire dorsale ; *nc*, nageoire caudale ; *ms*, muscles (masse supérieure) ; *mi*, muscles (masse inférieure) ; *na*, nageoire anale ; *our*, orifice urinaire ; *a*, anus ; *vu*, vessie urinaire ; *g*, glande reproductrice ; *i*, intestin ; *np*, nageoire pectorale ; *s*, estomac ; *cm*, appendices pyloriques ; *f*, foie ; *sv*, sinus veineux ; *o*, oreillette ; *v*, ventricule ; *b*, bulbe aortique ; *aa*, aorte ascendante ; *æ*, œsophage ; *vn*, vessie natatoire.

CHAPITRE II

FONCTIONS DE RELATION

Les fonctions de relation servent à nous mettre en rapport avec le monde extérieur.

Les appareils qui remplissent ces fonctions comprennent : le système nerveux avec les organes des sens et l'appareil de la phonation.

A. *Système nerveux.*

I. GÉNÉRALITÉS

Le système nerveux a pour fonctions de nous mettre en rapport avec le milieu extérieur et de régler le fonctionnement harmonique des organes. C'est lui qui donne aux animaux supérieurs leur forte individualité en reliant intimement toutes leurs parties.

A. Constitution du système nerveux.

Organes nerveux. — Le système nerveux comprend trois espèces d'organes : les *appareils terminaux,* les *filets nerveux* et les *centres.*

Comme exemple des premiers citons les terminaisons nerveuses de l'un des organes des sens : bâtonnets rétiniens de l'œil. Les filets nerveux sont des cordons blancs étendus à travers le corps, reliant les appareils terminaux à des masses grises ou blanches appelées les centres.

Ces divers organes sont reliés fonctionnellement de la manière suivante. La propriété caractéristique des terminaisons sensorielles est d'être facilement ébranlées par les divers agents qui nous entourent, ce qui produit des *impressions.* Ils communiquent alors un influx à certains des filets nerveux qui en partent, lesquels communiquent l'ébranlement aux centres. Ceux-ci irrités à leur tour, transmettent une stimulation aux organes actifs : muscles et glandes, à l'aide d'autres filets nerveux. Il en résulte que l'impression se termine par la réaction d'un organe actif.

L'ébranlement ou *influx nerveux* reçoit dans la partie de sa course où il s'éloigne du centre le nom *d'ordre* de *mouvement*; les nerfs qui le transmettent sont pour cela nommés *nerfs moteurs*, tandis que ceux qui réunissent les organes des sens aux centres sont appelés *nerfs sensitifs* (fig. 214). Comme les ébranlements y cheminent vers les centres on les appelle aussi *nerfs centripètes*, tandis que les nerfs moteurs sont encore nommés *nerfs centrifuges*. A la périphérie, les nerfs centrifuges présentent dans les muscles une deuxième catégorie d'organes terminaux, ce sont les *organes moteurs* qui servent d'intermédiaires entre les nerfs et les muscles.

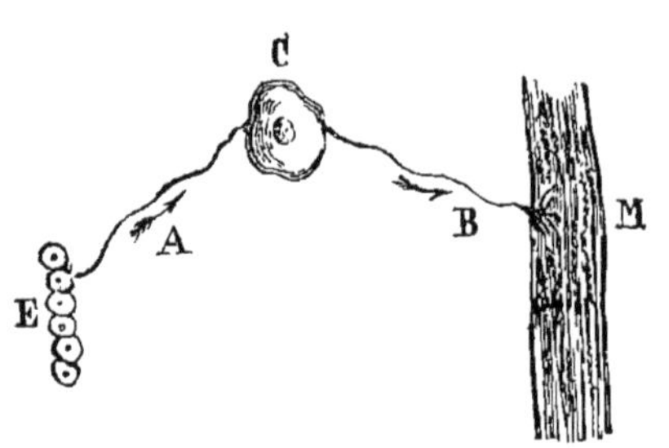

Fig. 214. — Schéma d'un réflexe nerveux : C, cellule nerveuse, centre ; E, éléments sensoriels ; A, nerf sensitif ; B, nerf moteur ; M, muscle.

Actes réflexes. — Dans cette conception simplifiée du système nerveux, l'on voit que les centres peuvent être considérés comme réfléchissant vers la périphérie les ébranlements sensitifs qui les atteignent. C'est pourquoi l'on appelle cet acte nerveux simple un *acte réflexe*. Les phénomènes qui semblent les plus compliqués dans le système nerveux sont : soit des réflexes simples, soit des combinaisons de réflexes.

Quelquefois avant que la réflexion vers la périphérie se produise, il y a des phénomènes compliqués qui se produisent. L'ébranlement nerveux prend les qualités d'une *sensation* qui est perçue par notre sens intime. Puis par comparaison avec des ébranlements antérieurs, il se produit un choix dans la voie de retour à suivre. Il en résulte un *jugement* donnant naissance à la *volonté* et à l'ordre de mouvement. Ces phénomènes compliqués ont leur siège dans une région limitée des centres que l'on appelle les hémisphères cérébraux. C'est là que l'influx nerveux se transforme en *sensation*.

Cette conception du système nerveux se vérifie par l'expérience.

Vérifications. — 1° Si l'on sectionne le nerf du membre d'un animal, celui-ci pousse des cris et se débat au moment de l'opération. Le nerf est donc sensible. Cependant cette sensibilité ne lui appartient pas en propre ; elle lui est seulement communiquée par suite de sa continuité avec les centres car après la section l'on constate que le fragment périphérique du nerf est devenu insensible. Comme la peau a perdu sa sensibilité, l'on en conclut que c'était le nerf qui lui donnait cette qualité. Les muscles de la région périphérique correspondante sont également frappés de paralysie, le fragment de nerf qui leur est encore attenant ne suffit donc pas seul pour produire les stimulations.

Au contraire, au-dessus du point de section, rien n'est changé.

Les deux ordres de phénomènes, sensitifs et moteurs, appartiennent à des filets différents, généralement mélangés en un seul faisceau, mais chaque filet a sa fonction spéciale. Il est sensitif ou moteur ; ce qui le montre c'est que souvent par suite de lésions nerveuses un membre peut être frappé de paralysie tout en restant sensible, ou inversement. En remontant le long du nerf, l'on peut saisir la séparation des deux ordres de fibres en nerfs spéciaux. Enfin il y a des nerfs qui ne contiennent que des fibres sensitives (nerf optique), tandis que d'autres sont uniquement moteurs ; on peut les couper sans que l'animal s'en aperçoive (nerf moteur oculaire commun, etc).

2° Si l'on sectionne avec précaution le système nerveux de telle manière que le nerf sensitif soit encore rejoint au nerf moteur par un *fragment de centre*, on constate que l'impression est suivie de réaction, c'est donc par le centre que se produit la transmission de l'ébranlement du nerf sensitif sur le nerf moteur.

Comparaisons. — L'on peut donc comparer le système nerveux au réseau téléphonique d'une grande ville. Les organes terminaux seraient représentés par les appareils d'appel et les récepteurs, les cordons nerveux correspondraient aux câbles transmetteurs et les centres seraient figurés par le bureau central chargé d'établir les communications convenables entre les différents cordons. Cette comparaison nous rend compte de l'importance du rôle des centres, étant donné le nombre si considérable de filets qui s'y rendent.

B. Disposition des centres nerveux chez l'homme.

Les centres nerveux sont formés principalement de deux parties : la moëlle épinière et le cerveau.

a. **Moëlle épinière.** — La moëlle épinière est logée dans le *canal spinal* formé par la superposition des trous vertébraux. Elle n'occupe pas tout le calibre du canal (fig. 215 et 216) ; elle n'en remplit que $\frac{1}{5}$ environ. Le reste de l'espace loge divers organes.

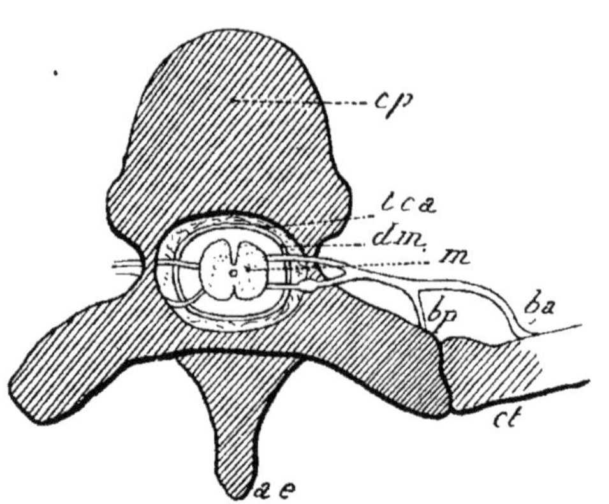

Fig. 215. — Coupe à travers une vertèbre dorsale : *cp*, corps de la vertèbre ; *tca*, tissu cellulo-adipeux ; *dm*, dure-mère ; *m*, moëlle ; *ba*, branche antérieure du nerf ; *bp*, branche postérieure du nerf ; *ct*, côte ; *ae*, apophyse épineuse.

A la périphérie unissant les vertèbres consécutives, l'on trouve des *ligaments* très résistants qui empêchent leur chevauchement.

A la surface de la moëlle, directement appliquées, se trouvent trois membranes superposées, les *méninges spinales*. Du *tissu cellulo-graisseux* comble l'espace qui subsiste entre les méninges et les ligaments, il amortit les chocs.

Topographie de la moëlle. — La moëlle se présente sous la forme d'un cordon blanc, un peu aplati d'avant en arrière, divisé en deux moitiés symétriques par deux sillons longitudinaux. Le *sillon médian antérieur* est beaucoup moins profond que le *sillon médian postérieur*, mais il est plus large (fig. 216). Sur les côtés, mais très peu marqués, se trouvent les *sillons collatéraux antérieur* et *postérieur* qui divisent chaque moitié de la moëlle en trois cordons qui, d'après leur position, ont reçu les noms de *cordons antérieur*, *latéral* et *postérieur*.

La moëlle présente deux régions renflées (fig. 217). L'une est située au niveau du cou d'où le nom de *renflement cervical* qu'on lui a donné, l'autre appelée *renflement lombaire* se trouve dans la région abdominale. Ces renflements correspondent au départ des nerfs des membres (fig. 227).

La moëlle n'occupe pas toute la longueur du canal spinal,

elle s'arrête au niveau de la deuxième vertèbre lombaire ; un cordon formé simplement par les méninges superposées la continue et se fixe à la base du coccyx ce qui lui a fait

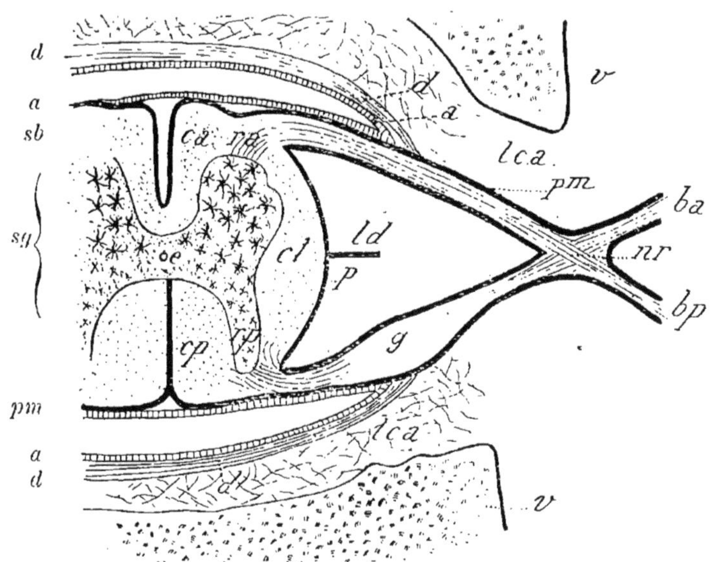

Fig. 216. — Coupe transversale de la moëlle et de ses enveloppes (d'après Tillaux) : *ca*, cordon antérieur; *cl*, cordon latéral; *cp*, cordon postérieur; *ra*, racine antérieure ; *rp*, racine postérieure ; *g*, son ganglion ; *lca*, tissu cellulo-adipeux ; *d*, dure-mère ; *a*, arachnoïde ; *pm*, pie-mère ; *e*, canal de l'épendyme ; *nr*, tronc du nerf rachidien ; *ba*, branche antérieure du nerf rachidien ; *bp*, branche postérieure du nerf rachidien ; *v*, tissu osseux de la vertèbre ; *ld*, ligament dentelé ; *sg*, substance grise de la moëlle ; *sb*, substance blanche.

donner le nom de *ligament coccygien.* Le canal spinal renferme en outre à ce niveau le faisceau des nerfs qui émanent de la partie inférieure de la moëlle. Ils sont appelés *nerfs de la queue de cheval.*

Méninges spinales. — La membrane externe, la plus résistante des trois, porte le nom de *dure-mère*. Elle recouvre l'*arachnoïde* beaucoup plus mince, divisée en deux feuillets entre lesquels se trouve une mince couche liquide, on l'a assimilée à une séreuse (fig. 216).

Au-dessous de son feuillet viscéral se trouve la *pie-mère* intimement adhérente à la moëlle à laquelle elle donne sa consistance, car elle est assez épaisse et résistante. Riche en vaisseaux, elle s'enfonce dans toutes les anfractuosités de la moëlle tandis que l'arachnoïde passe au contraire à la manière d'un pont par dessus toutes les dépressions laissant entre elle et la pie-mère, de petits espaces qui sont remplis par de la sérosité appelée *liquide céphalo-rachidien.*

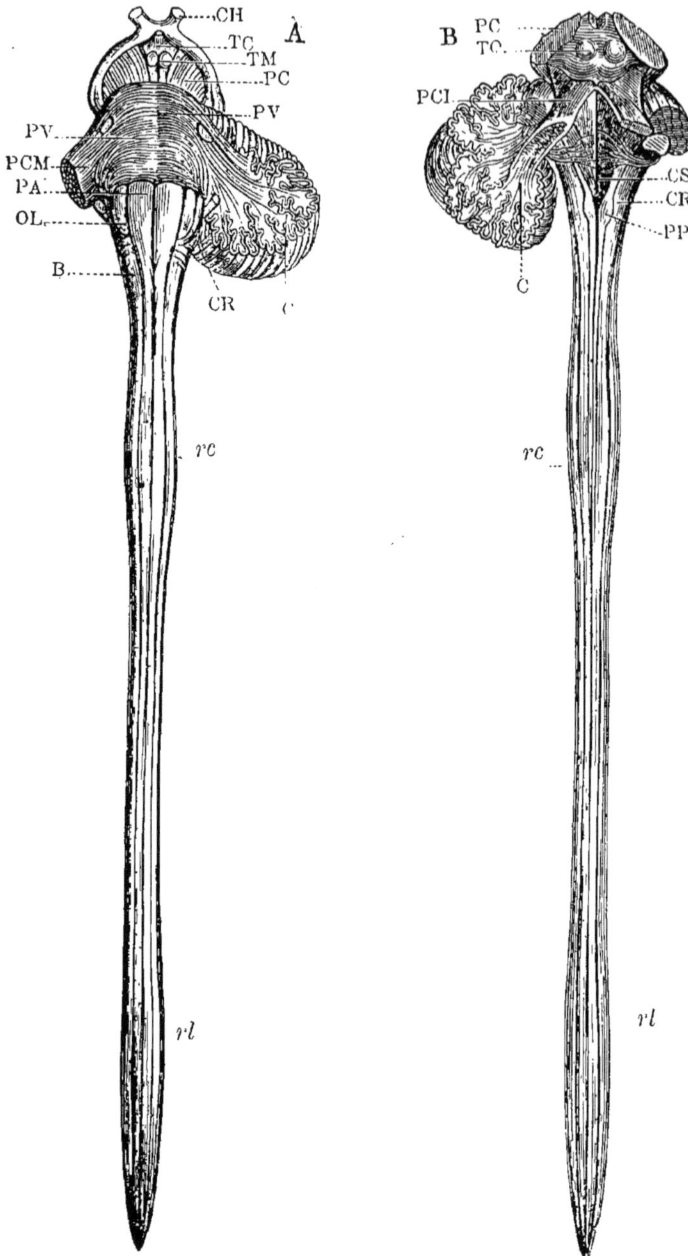

Fig. 217. — Moëlle allongée : vue par sa face antérieure.

Fig. 218. — Moëlle allongée, vue par sa face postérieure.

A. CH, chiasma des nerfs optiques : TC, tuber cinereum : TM, tubercules mamillaires : PC, pédoncules cérébraux : PV, protubérance ou pont de Varole ; PCM, pédoncules cérébelleux moyens ; PA, pyramides antérieures ; OL, corps olivaires ; CR, corps restiformes ; B, bulbe ; C, cervelet ; *rc*, renflement cervical de la moelle épinière ; *rl*, renflement lombaire.

B. PC, pédoncules cérébelleux supérieurs ; TQ, tubercules quadrijumeaux ; PCI, pédoncules cérébelleux inférieurs ; CS, calamus scriptorius ; CR, corps restiformes qui se continuent en haut avec les pédoncules cérébelleux inférieurs ; PP, pyramides postérieures ; C, cervelet ; *rc*, renflement cervical ; *rl*, renflement lombaire de la moëlle.

II. **Cerveau**. — Le cerveau semble être une portion renflée de la moëlle. Il est logé dans le crâne, dilatation du canal spinal, qu'il remplit presqu'entièrement. Il n'y a d'interposé que les méninges cérébrales qui prolongent les méninges spinales ainsi que des couches liquides.

Topographie du cerveau. — A la base du cerveau les cordons de la moëlle sont entrecroisés, renflés, constituant le *bulbe rachidien* ; plus haut ils sont écartés, gonflés par endroits, donnant l'apparence de corps nouveaux.

En pénétrant dans le cerveau, les cordons antérieurs et les cordons latéraux du bulbe, symétriques deux par deux, restent accolés sur la ligne médiane, tandis que les cordons postérieurs *semblent* se séparer des deux côtés, laissant entre eux un espace triangulaire appellé le *bec du calamus* (fig. 217 et 219). Au sommet de cet angle se trouve le trou borgne communiquant avec le *canal de l'ependyme* qui parcourt toute la longueur de la moëlle suivant son axe. Dès que les faisceaux postérieurs se sont séparés, l'on trouve sur leur face postérieure un gros renflement: le *cervelet*. Celui-ci est relié aux cordons de la moëlle par deux espèces de faisceaux. En bas et en arrière se trouvent les *pédoncules inférieurs* ou *postérieurs* du cervelet, il y en a une paire, symétriques ; en avant et en haut courent les *pédoncules*

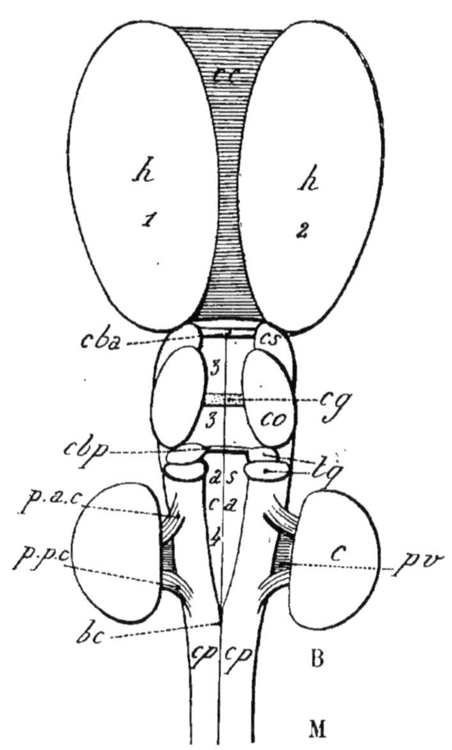

FIG. 219. — Constitution du cerveau (vue par en haut les hémisphères étant rabattus en avant): M, moelle ; B, bulbe ; *cp*, cordons postérieurs; *ca*, cordons antérieurs découverts par l'écartement des cordons postérieurs ; *bc*, bec du calamus ; *c*, cervelet ; *p.a.c.*, pédoncules antérieurs du cervelet ; *pv*, pont de varole ou pédoncule moyen ; *p.p.c*, pédoncules postérieurs du cervelet ; *tq*, tubercules quadrijumeaux ; *cbp*, commissure blanche postérieure ; *co*, couches optiques ; *cg*, commissure grise ; *cs*, corps striés ; *cba*, commissure blanche antérieure : *h*, hémisphères ; *as*, aqueduc de Sylvius ; *cc*, corps calleux ; 1, 2, 3, 4, ventricules du même nom.

antérieurs ou *supérieurs* du cervelet. En outre, entre les deux, il y a les *pédoncules moyens* qui réunissent en avant les deux extrémités latérales du cervelet, passant en sautoir au devant de toute la moëlle, formant le *pont de Varole* ou *protubérance annulaire*. Le cervelet n'est réuni à la partie postérieure de la moëlle que par les pédoncules qui sont situés un peu latéralement. Sur la ligne médiane un espace appelé *quatrième ventricule* le sépare des cordons antérieurs et latéraux qui *semblent* continuer tout droit leur marche en avant. Il est ouvert en arrière. On peut introduire par là un stylet au-dessous du cervelet sans déchirer de tissus (fig. 225).

A peine les faisceaux postérieurs se sont-ils dégagés du cervelet qu'ils portent quatre corps nouveaux, groupés en deux paires, d'où leur nom de *tubercules quadrijumeaux* (fig. 219 et 220). Ceux de la paire antérieure sont les plus grands, ils sont réunis en travers par un pont de substance blanche appelé la *commissure blanche postérieure*. Les tubercules quadrijumeaux sont réunis sur la ligne médiane parce qu'ils débordent les cordons qui les portent ; il reste entre eux et la région antérieure un petit espace libre appelé *aqueduc de Sylvius* qui fait suite au quatrième ventricule.

En avant des tubercules quadrijumeaux, les cordons postérieurs supportent une paire de corps plus gros : les *couches optiques*. Elles sont réunies entre elles par la *commissure grise* ou *moyenne*, pont de substance grise. Les deux couches optiques ne sont pas absolument accolées sur la ligne médiane (fig. 221) ; il reste entre elles une fente qui constitue le *troisième ventricule*. Il communique en arrière et en bas avec l'aqueduc de Sylvius.

En avant des couches optiques, se trouve une nouvelle paire de corps qui les bordent, ce sont les *corps striés*. Ils sont réunis en avant par un pont de substance blanche, la *commissure blanche antérieure*.

Enfin viennent les *hémisphères cérébraux* qui sont très développés, terminant le cerveau en avant. Ces deux organes symétriques sont réunis par le *corps calleux*, large pont de substance blanche qui règne sur presque toute leur longueur.

Les cordons latéraux et antérieurs *semblent* continuer tout droit devant eux en restant unis sur la ligne médiane. Ils forment le plancher des cavités successives que nous avons rencontrées : quatrième ventricule, aqueduc de Sylvius et troisième ventricule. Ils s'arrêtent en se rendant à la partie antérieure des corps striés. Au dessus du pont de Varole ils portent le nom de *pédoncules cérébraux*.

Pour avoir la figure exacte, il faut faire subir trois modifications au dessin que nous avons représenté (fig. 219) :

1° Infléchir en avant la moëlle au niveau des tubercules quadrijumaux, ce qui constitue la *flexion crânienne* (fig. 220);

2° Rabattre les hémisphères cérébraux en arrière par dessus tous les autres corps, débordant même le cervelet;

3° Rapprocher tous ces corps les uns des autres (fig. 223).

Par suite de leur mouvement, les hémisphères emprisonnent au-dessous d'eux un espace limité inférieurement par les corps qui forment la base du cerveau. Cette cavité est divisée en deux compartiments situés chacun sous l'un des hémisphères, on les a appelés *premier et deuxième ventricules* ou *ventricules latéraux* ; ils communiquent entre eux par l'intermédiaire du troisième ventricule.

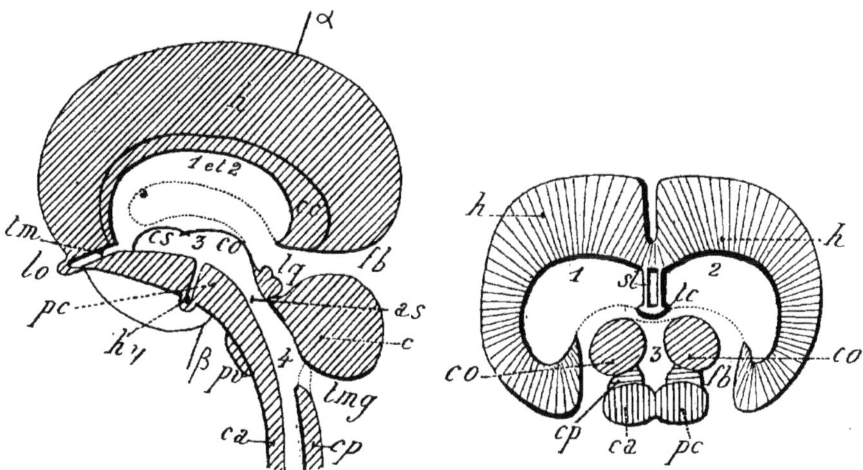

FIG. 220. — Coupe médiane antéro-postérieure du cerveau.

FIG. 221. — Coupe transversale du cerveau suivant α et β.

h, hémisphères; *cs*, corps striés; *co*, couches optiques; *tq*, tubercules quadrijumeaux; *c*, cervelet; *ca*, cordons antérieurs; *cp*, cordons postérieurs; *hy*, hypophyse; *sl*, septum lucidum; *tc*, trigone cérébral; *cc*, corps calleux; 1, 2, 3, 4, ventricules du même nom; *as*, aqueduc de Sylvius; *tm*, trous de Monro; *tmg*, trou de Magendie; *fb*, fente cérébrale de Bichat; *pv*, pont de Varole; les traits pointillés indiquent les parties qui s'atrophient; *pc*, pédoncules cérébraux.

En effet, du corps calleux, il pend sur la ligne médiane un voile antéro-postérieur appelé le *septum lucidum*, qui arrive jusqu'au niveau du sommet des couches optiques, mais dans l'intervalle qui les sépare (fig. 221 et 222). Il se termine sur toute sa longueur par un bord épaissi qui forme le toit du troisième ventricule. Peu développé en avant, ce bord, devient plus ample en arrière. Il a donc la forme d'un triangle à sommet antérieur d'où son nom de *trigone cérébral* ou *voûte à trois piliers*. En arrière le septum diminue peu à peu de hauteur, il en résulte que la base du trigone se confond avec le bord postérieur du corps calleux.

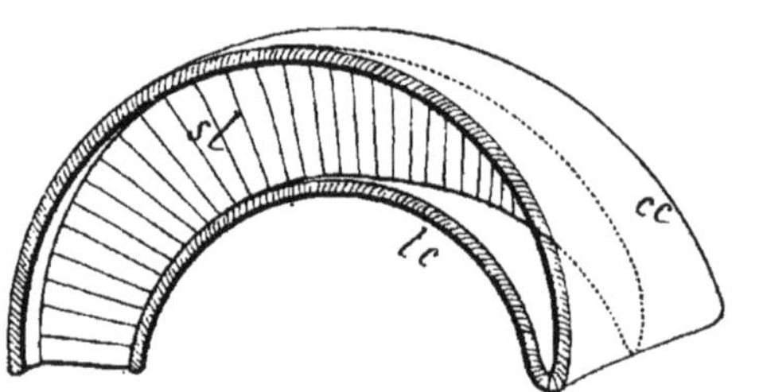

Fig. 222. — Schéma de la disposition du corps calleux et du trigone cérébral. On suppose ces deux organes extraits du cerveau avec le septum qui les relie : *cc*, corps calleux ; *tc*, trigone ; *sl*, septum lucidum.

Les deux ventricules latéraux sont ainsi séparés l'un de l'autre, mais il reste entre chaque bord du trigone et le sommet de la couche optique correspondante une petite fente qui les fait communiquer avec le troisième ventricule.

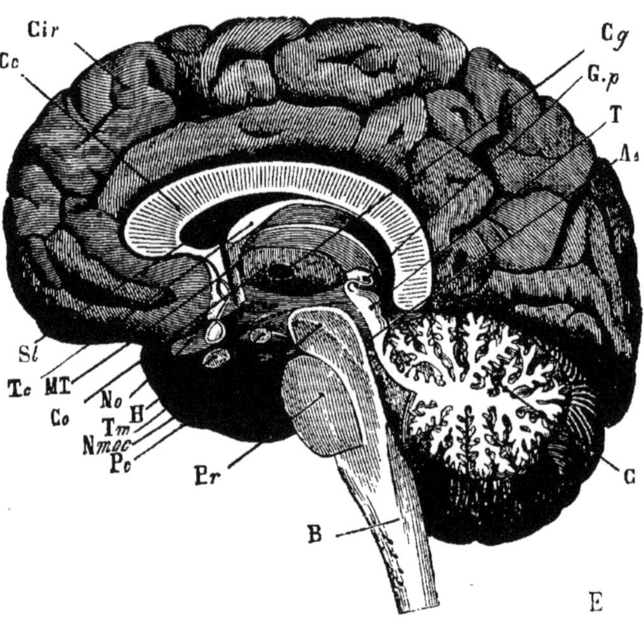

Fig. 223. — Section verticale et médiane de l'encéphale : *Cir*, circonvolutions du cerveau ; C*c*, corps calleux ; T*c*, trigone ou voûte à trois piliers ; S*l*, cloison transparente ou septum lucidum. C*o*, couches optiques et corps striés ; C*g*, commissure grise ; G*p*, glande pinéale ; T, tubercules quadrijumeaux ; P*c*, pédoncules cérébraux ; *Pr*, Protubérance annulaire ; B, bulbe rachidien ; T*m*. tubercules mamillaires ; C, cervelet montrant l'arbre de vie ; N*o*, nerf optique ; MT, trous de Monro ; H, hypophyse ou corps pituitaire ; N*moc*, nerf moteur oculaire commun.

Cette fente est bouchée dans presque toute sa longueur par une expansion de la pie-mère appelée *plexus choroïde ;* mais en avant et en bas elle est plus large et subsiste sous le nom de *trous de Monro*.

La fente en forme de fer à cheval qui subsiste entre le bord postérieur des hémisphères et les corps qu'ils recouvrent porte le nom de *fente cérébrale de Bichat*.

Le septum lucidum est formé par deux feuillets laissant entre eux un petit espace *(cinquième ventricule)* rempli de liquide (fig. 221). Ce ventricule ne communique pas avec les autres, il a une autre origine.

En avant, au-dessus du pont de Varole, les pédoncules cérébraux portent un prolongement appelé la *tige* et le *corps pituitaire* ou *hypophyse*. Cet organe contient une cavité qui communique avec le fond du troisième ventricule.

Au-dessus et entre les deux couches optiques, l'on trouve en arrière la *glande pinéale* ou *épiphyse* (fig. 225) petit corps de couleur grise qui leur est rattaché par 3 paires de cordons. Elle est constituée également par un diverticule du troisième ventricule ; sa cavité est tapissée de cils vibratiles comme tout le canal de l'épendyme.

Développement des centres nerveux. — On se rend mieux compte de la disposition de l'encéphale si l'on se rappelle son mode de formation. Les centres proviennent du développement d'un tube épithélial qui s'est formé aux dépens de l'épiblaste (fig. 224). Ses parois donneront la substance nerveuse de la moëlle et du cerveau, et sa cavité formera le canal de l'épendyme ainsi que les ventricules. Au début ce tube présente un simple renflement en avant. Bientôt cette partie dilatée augmente de volume et deux étranglements divisent sa cavité en 3 compartiments ou *vésicules cérébrales : antérieure, moyenne et postérieure* (fig. 224).

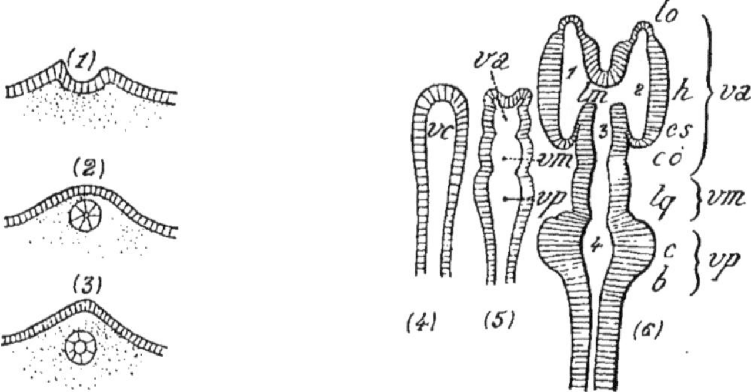

Fig. 224. — Développement du système nerveux : *(1) (2) (3)*, coupes transversales montrant la formation du tube ; *(4) (5) (6)*, coupes longitudinales ; *va*, vésicule cérébrale antérieure : *vm*, vésicule cérébrale moyenne : *vp*, vésicule cérébrale postérieure (V. légendes des fig. 220 et 221).

La vésicule postérieure donnera naissance à la partie renflée de la moelle qui touche le cerveau (bulbe) ainsi qu'au cervelet. Pour celà sa paroi postérieure se gonfle beaucoup en arrière ; la cavité également agrandie donnera le 4e ventricule. C'est par suite de la destruction d'une partie des tissus en arrière du cervelet que se produit le trou borgne et le trou de Magendie (fig. 220).

La vésicule moyenne renfle également sa paroi supérieure, donnant naissance aux tubercules quadrijumeaux; sa cavité deviendra l'aqueduc de Sylvius.

La vésicule antérieure donne naissance par sa cavité au 3e ventricule et par ses parois latérales renflées, aux couches optiques et aux corps striés.

Quant aux hémisphères, ils apparaissent sous la forme de bourgeons creux, issus de la vésicule antérieure, des deux côtés de la ligne médiane; les cavités formeront les 1er et 2e ventricules. Ceux-ci communiquent avec le 3e par deux orifices : les trous de Monro. Ces bourgeons ne pouvant se développer dans le crâne en avant se recourbent en haut et en arrière puis s'envoient réciproquement un double pont de substance blanche donnant naissance au trigone et au corps calleux.

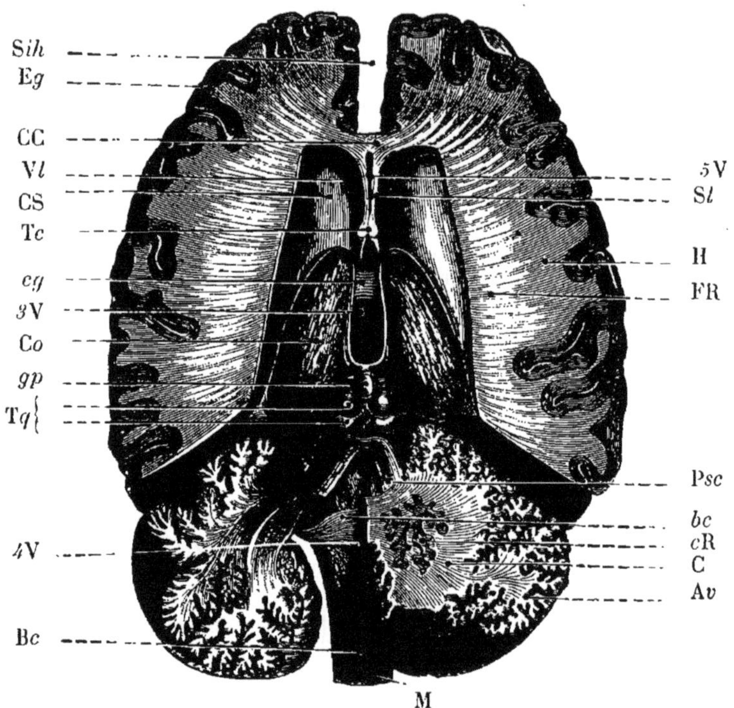

Fig. 225. — Coupe horizontale faite à travers le cerveau enlevant le corps calleux : Sih, scissure interhémisphérique ; Eg, écorce grise ; Vl, ventricule latéral ; CS, corps strié ; Tc, piliers antérieurs du trigone ; cg, commissure grise ; Co, couche optique ; gp, glande pinéale ; Tq, tubercules quadrijumeaux ; Bc, bec du calamus ; 5V, 5e ventricule ; Sl, septum lucidum ; H, hémisphère ; 3V, 3e ventricule ; FR, fibres rayonnantes issues du corps calleux; CC, extrémité antérieure du corps calleux ; Psc, pédoncules supérieurs du cervelet ; Bc, bec du calamus bc, barbe du calamus : cR, corps rhomboïdal ; C, cervelet ; Av, arbre de vie ; 4V, 4e ventricule ; M, moëlle.

Une deuxième destruction de tissu se produit là où les hémisphères reposent sur les couches optiques; sans doute par suite de la pression des parties sus-jacentes. Cette partie se résorbant, le plancher des 1er et 2e ventricules est finalement formé par les couches optiques, les corps striés et le trigone (fig. 221). C'est par suite de cette résorption de substance nerveuse que nous voyons les 1er et 2e ventricules communiquer avec l'extérieur par la *fente de Bichat*. Un manque de développement en épaisseur des parois verticales et médianes des bourgeons hémisphériques donne naissance aux deux feuillets du septum lucidum.

Méninges cérébrales. — Les méninges spinales se continuent à la surface du cerveau.

La *pie-mère* cérébrale est très-mince, vasculaire, nourricière pour le tissu nerveux, à la surface duquel elle est exactement appliquée, pénétrant dans toutes les anfractuosités.

Elle se continue même par la fente de Bichat dans l'intérieur des ventricules qu'elle tapisse en grande partie. La pie-mère est surtout épaisse au-dessous du trigone cérébral où elle porte le nom de *toile choroïdienne;* ses bords appelés *plexus choroïdes* produisent la fermeture partielle des fentes qui font communiquer le troisième ventricule avec les deux ventricules latéraux, le long des bords du trigone.

La pie-mère pénètre aussi au-dessous du cervelet, circonscrivant un orifice appelé *trou de Magendie*. Le liquide des

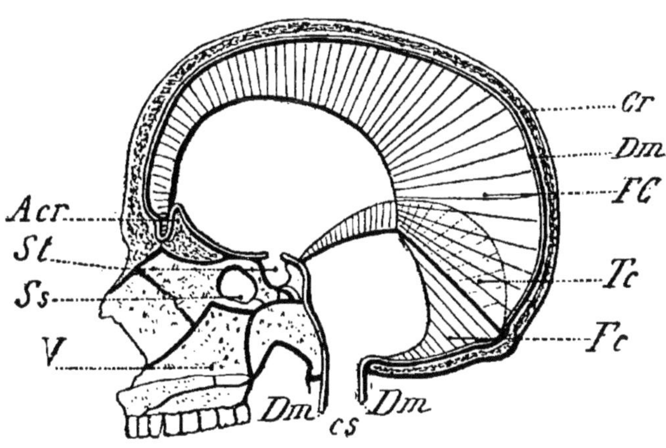

Fig. 226. — Dure-mère cérébrale et ses prolongements: *Cr*, crâne; *Dm*, dure-mère; *FC*, Faux du cerveau; *Tc*, tente du cervelet; *Fc*, faux du cervelet; *cs*, canal spinal; *Acr*, apophyse crista-galli; *St*, selle turcique; *Ss*, sinus sphénoïdal; *V*, vomer.

ventricules communique par cette ouverture avec le liquide céphalo-rachidien. Mais la *dure-mère* et l'*arachnoïde* qui passent au-dessus sans pénétrer dans les dépressions empêchent ces liquides de se perdre dans les tissus environnants. Il subsiste donc entre la pie-mère et le feuillet viscéral de l'arachnoïde trois espaces principaux. L'un se trouve en arrière, au-dessous du cervelet ; l'autre en avant du pont de Varole. Le troisième situé entre les deux hémisphères cérébraux. Pour mieux assurer le rôle de protection, la dure-mère est réunie en un grand nombre de points aux os du crâne. Elle s'oppose donc, au moins, partiellement à des compressions du cerveau lorsque la boîte crânienne se trouve fracturée. En outre elle donne divers prolongements de manière à mieux soutenir les corps nerveux. L'un d'entre eux verticalement tendu d'avant en arrière empêche les deux hémisphères de s'entrechoquer pendant les mouvements de latéralité de la tête. Il a la forme d'un croissant de lune et porte le nom de *faux du cerveau* (fig. 226). La dure-mère envoie encore un deuxième repli dans la fente de Bichat, à sa partie postérieure, on le nomme la *tente du cervelet*. En arrière, la dure-mère donne encore un petit repli sur la ligne médiane, entre les deux hémisphères cérébelleux. On l'appelle la *faux du cervelet*. L'arachnoïde revêt non seulement la face interne de la dure-mère, proprement dite, mais encore tous ses prolongements.

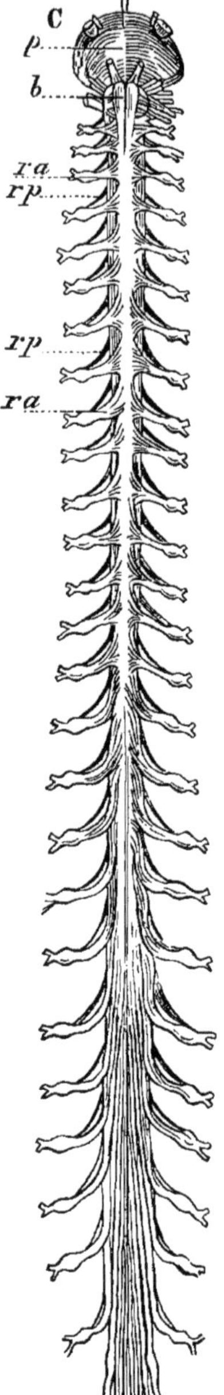

Fig. 227. — Face antérieure de la moëlle : *p*, protubérance ; *b*, bulbe rachidien ; *ra*, racine antérieure ; *rp*, racine postérieure.

C. Disposition générale des nerfs chez l'homme.

a. **Nerfs rachidiens.** — La moëlle donne naissance sur toute sa longueur à des *nerfs rachidiens symétriques* (fig. 227). Régulièrement disposés, une paire par chaque espace intervertébral, ces nerfs s'échappent du canal spinal par les *trous de conjugaison* ménagés à l'union des vertèbres consécutives (fig. 228). Chacun d'entre eux nait par deux racines insérées dans les sillons collatéraux antérieur et postérieur. La *racine postérieure* se distingue de l'antérieure parce qu'elle présente un *renflement ganglionnaire* (fig. 229). Comme Magendie l'a montré, en 1822, elle contient uniquement des *fibres sensitives*, tandis que la racine antérieure est *motrice*. C'est donc en ce point que se fait la séparation annoncée des deux espèces de filets ; plus loin les nerfs rachidiens sont *mixtes*, mais à la périphérie les filets moteurs se séparent de nouveau des filets sensitifs.

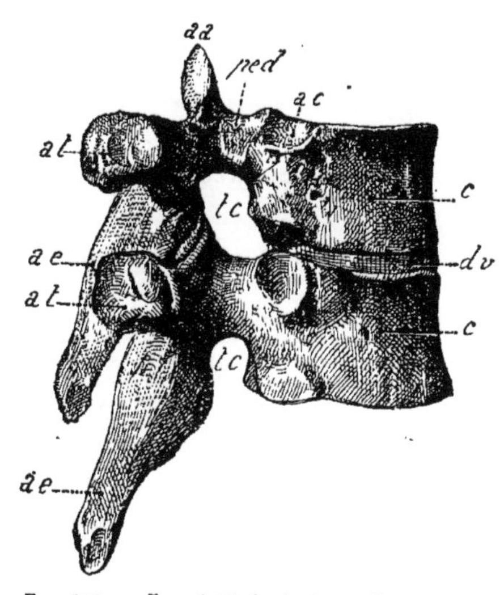

Fig. 228. — Face latérale de 2 vertèbres dorsales : *c*, corps ; *at*, apophyse transverse ; *ae*, apophyse épineuse ; *aa*, apophyse articulaire ; *ped*, pédicule ; *ac*, surface articulaire vertébro-costale ; *tc*, trou de conjugaison ; *dv*, disque intervertébral.

Dès que le tronc d'un nerf est sorti du trou de conjugaison il se divise en deux branches. Les rameaux postérieurs se répandent dans la peau et les muscles de la nuque et du dos, tandis que les branches antérieures courent en avant soit isolées, soit en formant des enchevêtrements appelés *plexus* (fig. 256).

b. **Nerfs crâniens.** — Douze paires de nerfs partent de l'encéphale. Ils s'échappent tous en avant et en bas, sortant du crâne par les nombreux trous que l'on trouve sur la base de cette boîte osseuse. On les désigne souvent par le numéro d'ordre de leur paire en allant d'avant en arrière (fig. 230) ou par les noms suivants :

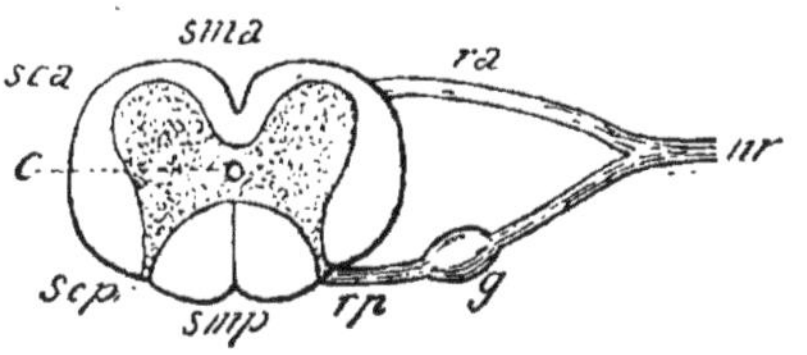

Fig. 229. — Coupe transversale de la moelle débarrassée de ses enveloppes : *sma*, sillon médian antérieur ; *smp*, sillon médian postérieur ; *sca*, sillon collatéral antérieur ; *scp*, sillon collatéral postérieur ; *c*, canal de l'épendyme ; *nr*, nerf rachidien ; *ra*, racine antérieure ; *rp*, racine postérieure ; *g*, ganglion.

1° *Olfactif ;* 2° *Optique ;* 3° *Moteur oculaire commun ;* 4° *Pathétique ;* 5° *Trijumeau ;* 6° *Moteur oculaire externe ;* 7° *Facial ;* 8° *Acoustique ;* 9° *Glosso-pharyngien ;* 10° *Pneumo-gastrique ;* 11° *Spinal ;* 12° *Grand hypoglosse*.

D. Histologie du système nerveux.

I. — Éléments du tissu nerveux.

Le tissu nerveux comprend deux espèces d'éléments : les *fibres* et les *cellules nerveuses*.

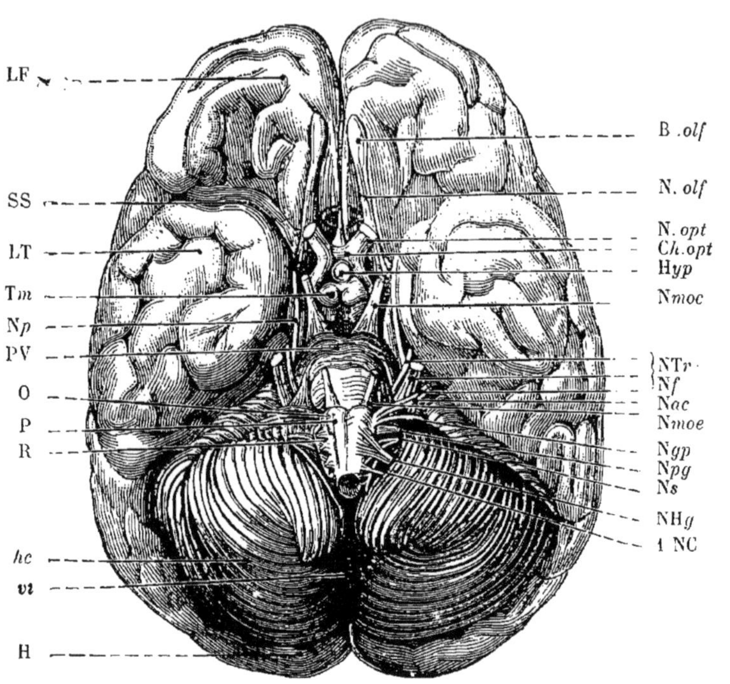

Fig. 230. — Face inférieure de l'encéphale : LF, lobe frontal ; B. *olf*, bulbe olfactif ; N. *olf*, nerf olfactif ; N. *opt*, nerf optique ; *Ch. opt*, chiasma des nerfs optiques ; H*yp*, hypophyse ; SS, scissure de Sylvius ; LT, lobe temporal ; T*m*, tubercules mamillaires ; N*moc*, nerf moteur oculaire commun ; N*p*, nerf pathétique ; PV, pont de Varole ; NT*r*, nerf trijumeau ; N*f*, nerf facial ; N*ac*, nerf acoustique ; N*moe*, nerf moteur oculaire externe ; N*gp*, nerf glosso-pharyngien ; N*pg*, nerf pneumo-gastrique ; N*s*, nerf spinal ; NH*g*, nerf grand hypoglosse ; 1 NC, 1er nerf cervical ; R, racines des nerfs glosso-pharyngien, pneumo-gastrique et spinal ; O, olive ; P, pyramide antérieure ; H, hémisphère cérébral ; *hc*, hémisphère du cervelet ; *vi*, vermis inférieur.

a. **Cellules nerveuses.** — Les cellules nerveuses sont remarquables parce qu'elles n'ont pas de membrane, leur noyau est gros ; leur protoplasma granuleux de couleur grise présente des prolongements en nombre variable, qui s'unissent à ceux des cellules voisines, sauf l'un d'entre eux caractérisé parce qu'il ne se ramifie pas et semble partir du noyau ; on l'appelle le *prolongement de Deiters* (fig. 231). Il est formé par un grand nombre de fibrilles parallèles.

b. **Fibres nerveuses.** — Les fibres se trouvent spécialement dans les nerfs, cordons blancs, qui en contiennent un grand nombre, réunies par du tissu conjonctif. Au premier aspect, chacune des petites fibres semble se composer de trois couches superposées (fig. 232).

1° Au centre un *cylindre-axe*, transparent comme une tige de cristal, dans lequel on peut distinguer une décomposition en petites fibrilles parallèles ;

2° Il est entouré par un manchon d'une substance blanche éclatante, constituée par une graisse particulière appelée la *myéline ;*

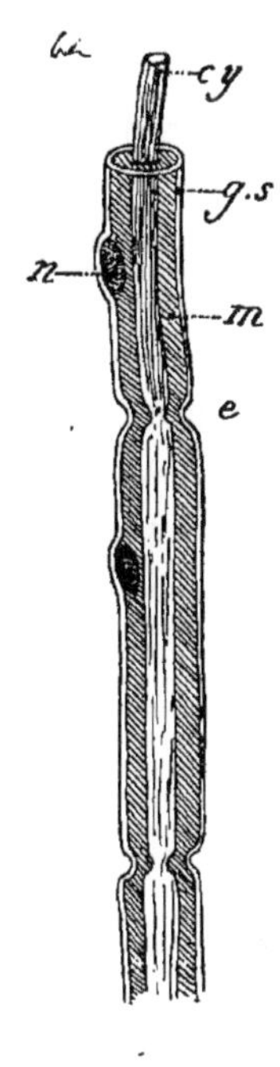

Fig. 232. — Constitution des fibres nerveuses : *cy*, cylindre axe ; *m*, myéline ; *gs*, gaîne de Schwann ; *e*, étranglement ; *n*, noyau du segment interannulaire avec amas protoplasmique.

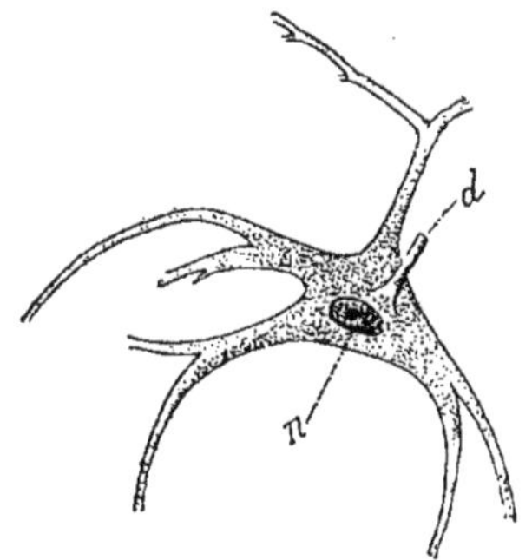

Fig. 231. — Cellule nerveuse des cornes antérieures de la moelle épinière de l'homme : *n*, noyau ; *d*, prolongement de Deiters.

3° Plus superficiellement se trouve une membrane mince, élastique, la *gaîne de Schwann.*

Nous avons vu que l'on devait considérer tous les corps vivants comme des assemblages de cellules. Les fibres nerveuses, malgré leur apparence particulière, n'échappent pas à cette loi. De place en place, elles présentent des étranglements annulaires qui décomposent la fibre en segments. Chacun d'entre eux contient un noyau revêtu d'une mince couche protoplasmique situé à la face interne de la gaîne de Schwann. Il ne faut cependant pas en conclure que la fibre nerveuse est *uniquement* formée par une pile de cellules représentées par les divers segments. Les étranglements indiquent bien les limites de cellules superposées qui entrent dans la constitution du filet nerveux. La gaîne de

Schwann provient certainement de la soudure des membranes des cellules, la myéline résulte bien d'une transformation grasse partielle du protoplasma, analogue à celle qui se produit dans le tissu adipeux ordinaire ; mais le cylindre-axe *n'est pas* le résultat d'une modification différente qu'a subie une autre partie du contenu cellulaire, située suivant l'axe et qui se serait rejointe d'un élément au suivant. L'étude des dégénérescences le montre.

Dégénérescence Wallérienne. — Si l'on sectionne un nerf, le tissu nerveux se détruit dans le bout périphérique. Le cylindre-axe s'infiltre de graisse ; il n'est plus irritable tandis que le bout central se maintient intact. Cette différence ne devrait pas exister entre les deux fragments, si la fibre était formée par une simple pile de cellules.

Rapport des cellules avec les fibres. — Constitution des filets nerveux. — Les fibrilles des prolongements de Deiters, issus des cellules, semblent souvent dans les préparations se continuer avec celles du cylindre-axe des fibres nerveuses voisines (fig. 233).

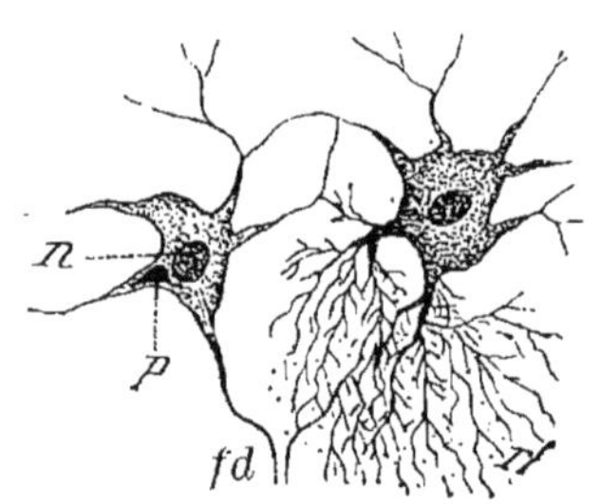

Fig. 233. — Deux cellules ganglionnaires isolées d'une corne antérieure de la moelle de l'homme : *p*, pigment; *n*, noyau ; *fd*, filaments de Deiters ; *rf*, réseau de filets.

Le cylindre-axe des fibres serait donc formé par un prolongement, longuement étiré, des cellules nerveuses auxquelles se rend le nerf. Cette conception explique la dégénérescence graisseuse du bout périphérique signalée par Waller. Le bout central restera vivant, parce qu'il est encore en rapport avec la cellule dont il émane; sa nutrition sera assurée. Au contraire, le bout périphérique ne sera plus normalement nourri ; de là sa nouvelle apparence.

Les segments interannulaires sont constitués par des cellules qui ont subi une transformation grasse et sont transpercées par le cylindre-axe, émanation des cellules nerveuses. Un peu de leur protoplasma subsiste autour du noyau ; il en part des filaments qui cloisonnent la myéline, produisant les *incisures de Lantermann.*

Cette constitution rend compte des phénomènes de soudure des nerfs, récemment pratiquée. Quand il n'y a pas trop d'écartement entre les surfaces de section d'un nerf, on constate qu'il se produit un bourgeonnement des cylindres axiles du bout central au-dessus de la surface de section, bourgeons qui s'insinuent dans le trajet préformé par le tronc nerveux dégénéré, lui restituant ses propriétés.

Fibres de Remak. — A côté des fibres blanches avec myéline, le système nerveux contient encore des *fibres grises* ou *fibres de Remak*. Elles diffèrent des précédentes en ce que la myéline est remplacée par du protoplasma de couleur grise, et en ce que les fibrilles du cylindre-axe sont plus dissociées. Les étranglements y sont moins marqués et les noyaux plus nombreux. On les trouve surtout dans les nerfs qui se rendent aux viscères (système sympathique).

c. **Assemblage des éléments nerveux.** — Les éléments de même espèce sont groupés en îlots.

Les fibres forment la *substance blanche* colorée par la myéline.

Les cellules constituent la *substance grise* qui doit sa couleur aux granules de pigment qu'elles contiennent.

Les cellules constituent les éléments des centres ; aussi ne les trouve-t-on que dans les ganglions, la moelle et l'encéphale.

Les nerfs, au contraire, ne renferment que de la substance blanche. On trouve encore de cette substance dans les centres ; elle est constituée par les fibres qui vont aux cellules centrales.

Dans la moelle, nous distinguerons un axe gris et une écorce blanche ; dans les hémisphères cérébraux et cérébelleux, au contraire, nous trouverons une écorce grise et un centre blanc.

II. — *Propriétés des éléments nerveux.*

Les éléments nerveux sont caractérisés par la facilité avec laquelle on peut y faire naître un mouvement moléculaire qui se transmet ensuite jusqu'au bout de l'élément. Il en résulte leurs deux propriétés caractéristiques : l'*excitabilité* et la *conductibilité*.

a. **Propriétés des cellules nerveuses.** — α *Excitabilité.* — Il semble prouvé que les cellules nerveuses ne sont pas directement excitables d'une manière artificielle. Mais, par leur seule nutrition, ou par la présence dans les liquides interstitiels de certains principes chimiques constants, elles pourraient ébranler les filets nerveux allant à la périphérie, donnant ainsi naissance à des mouvements *spontanés*. C'est ce qui constitue le pouvoir *auto-moteur*.

L'état d'excitation de certaines cellules seulement

(hémisphères) serait accompagné des phénomènes de *conscience*.

β *Conductibilité*. — La conductibilité, c'est-à-dire la propagation des ébranlements, est représentée par le pouvoir *excito-réflexe*. Les cellules sont en effet capables de transmettre aux filets moteurs qui en émanent un influx après qu'un ébranlement sensitif leur est arrivé ; ce phénomène constitue l'*irritabilité*.

Irritabilité des cellules. — L'irritabilité des cellules est variable. Elle est augmentée par l'afflux sanguin, par des excitants particuliers comme la *strychnine*, la *nicotine*, et par le *repos non trop prolongé*. Elle est diminuée par la *fatigue*, les *calmants* et les *soporifiques :* codéïne, morphine, bromure de potassium, chloral, chloroforme, éther.

L'injection du *curare* dans le sang agit différemment ; il paralyse les muscles, ce qui le fait rechercher par les sauvages pour empoisonner leurs flèches. Les phénomènes de sensibilité et de volonté persistent, seulement le sujet ne peut plus réagir. C'est Cl. Bernard qui a montré cette action particulière du curare sur les terminaisons nerveuses du muscle. Il pose pour cela à une grenouille, entre les trains antérieur et postérieur, une ligature assez serrée pour empêcher les liquides de passer d'une des moitiés du corps dans l'autre (fig. 234). Si l'on injecte une solution de curare sous la peau du train antérieur, celui-là seul sera frappé de paralysie ; le train postérieur peut encore être le siège de mouvements réflexes et de mouvements volontaires. Le curare n'a donc agi ni sur les centres, ni sur les nerfs.

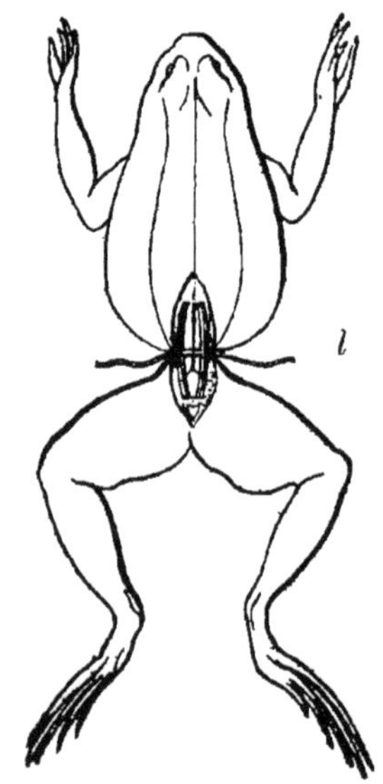

Fig. 234. — Grenouille préparée pour l'expérience du curare : *l*, ligature qui ne respecte que les nerfs sciatiques.

La mort se produit à la suite de blessures curarisées, parce que les muscles respiratoires sont pris à leur tour. On peut souvent empêcher ce dénouement de se produire en entretenant la respiration artificielle ; le rein éliminant assez rapidement le curare.

b. **Propriétés des fibres**. — α *Excitabilité*. — Quel que soit le nerf sur lequel on opère, on *peut l'impressionner dans toute son étendue par les mêmes agents*. En pinçant le nerf qui se rend aux muscles d'un membre, celui-ci s'agitera ; en opérant de même sur le nerf optique, le sujet croira voir un éclair passer devant ses yeux. Si l'on comprime un nerf de la peau, l'on provoquera de la douleur. Ex. : Nerf cubital au niveau du coude.

Excitants des nerfs. — Les agents qui peuvent impressionner le nerf comprennent : le *pincement*, le *contact de diverses substances chimiques* (acides, alcalis, etc.), l'*élévation de la température*, l'*application d'un courant électrique*, surtout s'il est discontinu, car ce qui importe pour tous les agents ce sont les *variations d'intensité de l'excitant* qui agit sur le nerf.

Ainsi, en comprimant lentement un nerf on pourra le détruire sans presque l'impressionner; la chaleur graduellement augmentée produit le même effet sur les nerfs moteurs.

β *Conductibilité.* — A l'état normal, par suite de dispositions anatomiques, les fibres ne sont excitées que par l'activité des éléments qui les terminent, elles n'ont que le rôle de *conduction.* En effet, par la section d'un nerf on peut paralyser à distance l'organe auquel il se rend ou bien l'anesthésier si c'est un organe sensitif.

Particularités de la conduction des fibres. — On peut les résumer dans les propositions suivantes :

1° *Quelque soit le procédé (normal ou artificiel) employé pour exciter un filet nerveux, la réaction qui en résulte dépend uniquement et absolument, dans les conditions ordinaires, de la nature de l'appareil auquel il se rend.* Si c'est un appareil moteur, il se produira du mouvement ; si c'est ún centre sensoriel, il se produira une sensation.

2° *Le fluide nerveux peut se déplacer le long des fibres dans n'importe quel sens; mais il n'a généralement d'effet que s'il va dans la direction ordinaire.*

P. Bert l'a montré ainsi : Mettant à vif l'extrémité de la queue d'un jeune rat, il l'introduit sous la peau du dos et la fixe dans cette position; quelque temps après elle s'est soudée aux tissus. Si l'on coupe alors la queue à sa base naturelle, quoique les nerfs soient sectionnés en même temps, elle reste sensible. L'animal pousse encore des cris de douleur si on la pince. Cette sensibilité vient de ce que les nerfs du dos se sont soudés à l'extrémité des nerfs de la queue. L'influx y chemine donc maintenant en sens contraire de l'ordinaire.

Une meilleure démonstration vient de ce que si l'on ébranle un nerf en son milieu, il y a variation négative de chaque côté (voir p. 218).

3° *Il y a indépendance des fibrilles du nerf.*

En effet, il suffit de dissocier un faisceau et d'exciter une portion des fibres pour obtenir des effets partiels.

4° Quand un nerf sensitif est ébranlé en un point quelconque de son parcours, l'*impression est toujours rapportée à la périphérie* d'où *elle vient habituellement* (illusions des amputés qui croient encore souffrir de leur membre absent). Cette *excentricité des sensations* explique quelques hallucinations.

5° *Vitesse de l'influx.* — La vitesse de l'influx nerveux, quoique considérable, peut être mesurée.

Il ne suffit pas de connaître l'intervalle de temps qui s'écoule entre le moment où l'on excite un nerf et celui où se produit la réaction, car il y a toujours une perte de temps dans l'organe avant que celui-ci réagisse. Pour obtenir un résultat indépendant de ce retard, on fait deux expériences comparatives sur le même nerf à des distances différentes d'un muscle. La différence des temps écoulés entre l'ébranlement et l'apparition des contractions correspondantes mesure le temps employé par l'influx nerveux pour aller d'un point d'excitation à l'autre.

On trouve ainsi que chez les animaux à sang chaud, l'influx parcourt 35 m. par seconde ; chez la grenouille, 25 m. seulement.

La température du nerf modifie considérablement la vitesse des ébranlements nerveux. Elle diminue quand on le refroidit ; au contraire, elle augmente quand on le chauffe d'une manière modérée.

6° *L'intensité* de la réaction dépend de l'intensité de l'excitation, quand celle-ci ne dépasse pas certaine valeur.

c. **Nature de l'influx nerveux.**

Les anciens croyaient que l'âme siégeait dans le cœur et qu'elle commandait les mouvements à distance sans intermédiaire.

Aristote montra que les nerfs servaient de conducteurs; mais cette notion était obscurcie, parce qu'il confondait les nerfs avec les tendons (extrémités des muscles).

Galien distingua les véritables nerfs qui transmettent les impressions et commandent les mouvements ; ils partent du cerveau et non du cœur et conduiraient des vapeurs subtiles.

Descartes modifie cette théorie, matérialisant ces vapeurs qu'il appelait *esprits animaux*. Il supposait que les nerfs étaient creux ; les esprits y circuleraient guidés par des séries de valvules.

Analogies de l'influx nerveux avec le fluide électrique. — On peut indiquer les analogies suivantes entre les ébranlements nerveux et le fluide électrique :

1° Grande *rapidité* dans la conduction ;

2° *Excitabilité* des nerfs *par l'électricité;*

3° Existence chez des poissons comme la torpille (fig. 235), d'*appareils producteurs d'électricité très riches en tissus nerveux ;*

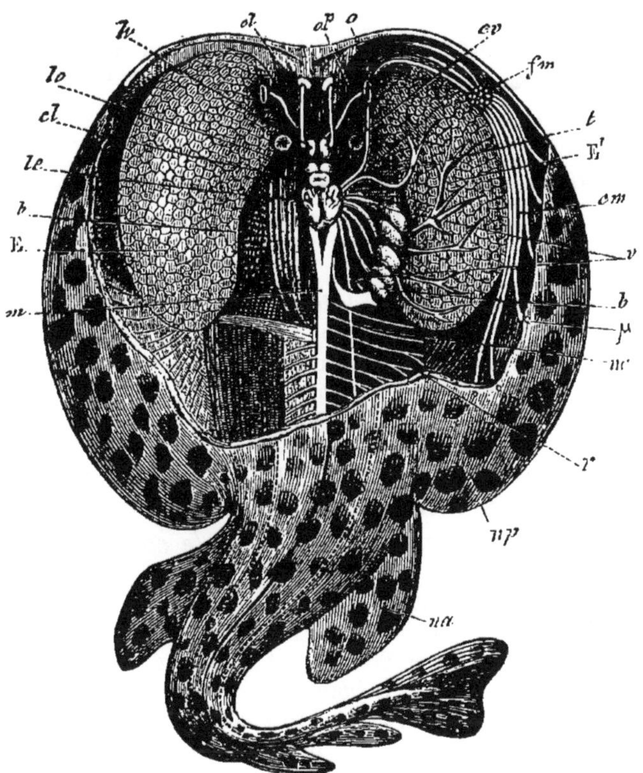

Fig. 235. — Torpille marbrée disséquée par la face dorsale pour montrer la disposition des organes électriques : *ol*, nerf olfactif; *o*, œil; *op*, nerf optique; *ev*, évent; E, organe électrique non entamé; E', organe électrique disséqué; *h*, hémisphères; *lo*, lobes optiques; *cl*, cervelet; *le*, lobes électriques; *m*, moelle épinière; *nc*, nerf récurrent; *r*, nerfs rachidiens; *t*, portion électrique du trijumeau; *v*. branches électriques du pneumo-gastrique; *b*, sacs branchiaux, du côté droit ils sont isolés par l'ablation d'une couche musculaire respectée au contraire du côté gauche; *np*, nageoire pectorale; *na*, nageoire abdominale; *fm*, extrémités ampullaires avec terminaisons nerveuses des tubes muqueux *cm* qui s'ouvrent en μ à la surface de la peau.

4° *Constatation de courants électriques dans les nerfs;*

Si la surface extérieure d'un nerf est réunie à un point de sa section par l'intermédiaire d'un circuit portant un galvanomètre, on constate qu'un courant électrique parcourt le fil, allant de la surface vers la section (fig. 236).

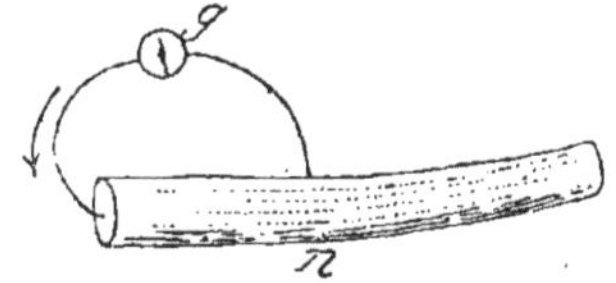

Fig. 236. — Courant électrique du nerf : *n*, nerf; *g*, galvanomètre.

5° *Variation de l'excitabilité du nerf quand il est traversé par un courant constant;*

L'on constate effectivement que dans ces conditions l'excitabilité est augmentée au pôle négatif, tandis qu'elle est diminuée au pôle positif. Ce phénomène constitue l'*électrotonus*.

Différences entre le fluide nerveux et les ébranlements électriques. — Mais on peut signaler de nombreuses différences entre le fluide nerveux et les ébranlements électriques.

1° *Sa vitesse est infiniment moins grande* que celle des courants électriques : 30 m. au lieu de 460.000 kilom. à la seconde.

On ne peut expliquer cette différence par le fait que dans la fibre nerveuse il existe une enveloppe isolante qui peut produire des phénomènes de condensation retardant la transmission, comme cela se produit dans les câbles sous-marins, car la différence dans les vitesses de propagation est beaucoup trop considérable.

2° *Si l'on écrase un nerf*, de manière à ce qu'il y ait cependant encore continuité dans le cylindre-axe, *les courants électriques sont encore transmis*, mais *le courant nerveux ne passe plus;*

3° Le courant nerveux fait *boule de neige;*

Si un excitant de force donnée est appliqué sur un nerf successivement en deux points inégalement distants d'un organe, on constate que la réaction sera plus intense lorsqu'elle aura eu à parcourir la plus grande longueur de nerf ; c'est l'inverse de ce qui arrive dans un conducteur électrique.

4° *Existence de la variation négative;*

Supposons qu'un nerf étant au repos, l'on installe un circuit avec galvanomètre unissant sa surface à un point intérieur. Si le fluide nerveux est de même nature que l'électricité, au moment où l'on irrite le nerf d'une manière quelconque, le courant qui parcourt le circuit devra être renforcé. C'est l'inverse qui se produit : l'aiguille revient vers le zéro.

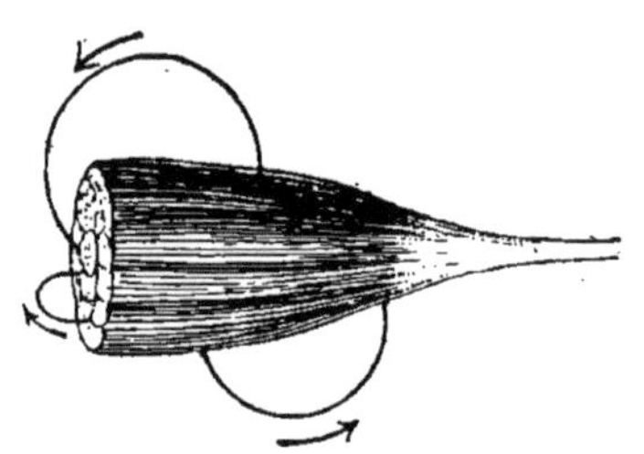

Fig. 237. — Schèma des directions des courants électriques d'un muscle à l'état de repos.

La production d'électricité est générale dans les tissus. — Tous les organes donnent naissance à de l'électricité par le fait de leur nutrition. En reliant à l'aide d'un circuit métallique la surface d'un muscle à un point d'une de ses sections, on constate l'existence d'un courant semblable (fig. 237) à celui que nous avons signalé précédemment dans les nerfs.

Nous sommes donc conduits à admettre que l'énergie mise en liberté par les oxydations des tissus ne se transforme pas seulement en chaleur et en force, ou s'accumule dans des réactions endothermiques, mais qu'une partie prend la forme de l'électricité.

Si le galvanomètre revient au repos quand le nerf est en action, cela indique simplement qu'il se fait un meilleur emploi fonctionnel de l'énergie dégagée.

Dernières hypothèses. — On a assimilé l'influx nerveux à un *mouvement physique vibratoire* qui se transmettrait par le cylindre-axe ; mais cette supposition cadre mal avec les phénomènes de fatigue et de boule de neige, ainsi qu'avec les processus analogues reconnus dans les muscles.

Il semble plus probable que l'influx nerveux consiste dans la propagation d'une *réaction chimique* le long de la substance nerveuse. On pourrait comparer les phénomènes qui se passent dans un nerf excité à ceux qui se produisent dans la combustion d'une trainée de poudre L'inflammation d'une tranche devient cause d'excitation pour la tranche voisine. Les manifestations électriques seraient un épiphénomène de l'état ralenti de la réaction quand le nerf est au repos.

d. **Nutrition du tissu nerveux.** — Le tissu nerveux est le siège de phénomènes chimiques comme tous les autres tissus. Il semble que les *albuminoïdes* y soient particulièrement modifiés, donnant comme résidus de l'*acide urique*, de l'*urée* et de la *cholestérine*.

II. — ÉTUDE PARTICULIÈRE DES DIFFÉRENTS ORGANES NERVEUX DE L'HOMME

A. Nerfs.

Structure des nerfs. — Les cordons nerveux sont constitués par des fibres unies au moyen de tissu conjonctif lâche, creusé de lacunes remplies de lymphe et riche en vaisseaux sanguins. Il se condense : 1° à la périphérie du cordon, lui formant une gaîne générale : le *névrilème* ; 2° dans son intérieur, groupant les fibres en faisceaux plus ou moins importants et distants les uns des autres, entourés chacun par une gaîne lamelleuse appelée *périnèvre* (fig. 238).

Physiologie des nerfs. — Les nerfs, comme nous l'avons vu, sont uniquement des conducteurs. Sauf les nerfs crâniens de sensibilité spéciale (nerfs optiques, acoustiques, olfactifs), et quelques nerfs moteurs de la même région; ils sont tous mixtes, c'est-à-dire qu'ils renferment à la fois des filets sensitifs et des filets moteurs jusqu'à la séparation des deux racines, comme Magendie l'a montré en 1822. Les ébranlements sensitifs remontent par la racine postérieure, tandis que les influx moteurs courent par la racine antérieure.

Deux méthodes permettent d'étudier les fonctions des nerfs: la *section* et l'*excitation*.

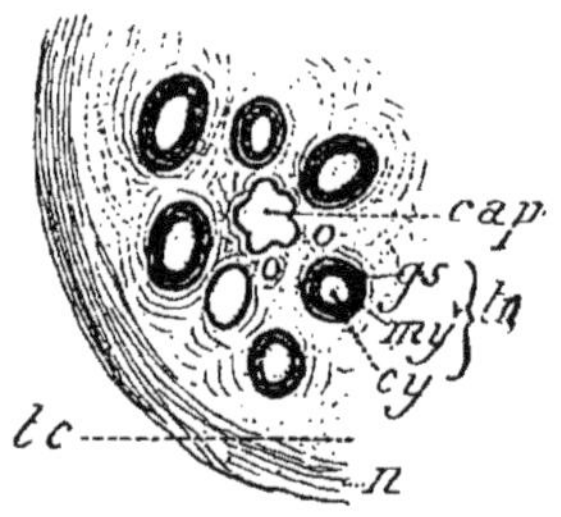

Fig. 238. — Coupe d'un faisceau nerveux: *n*, périnèvre; *tc*, tissu conjonctif; *tn*, tube nerveux; *gs*, gaine de Schwann; *my*, myéline; *cy*, cylindre-axe; *cap*, capillaire sanguin.

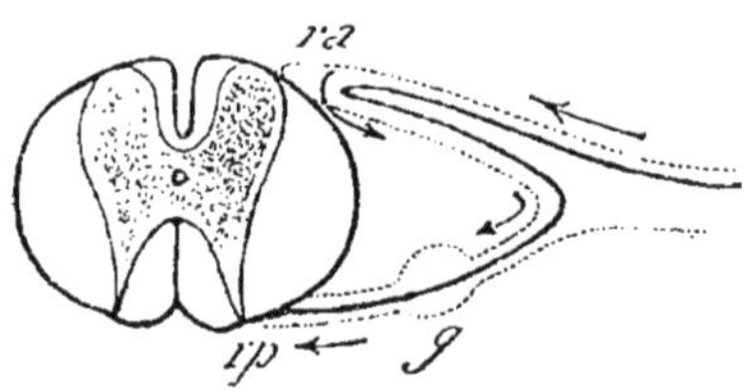

Fig. 239. — Trajet des fibres récurrentes sensitives: *ra*, racine antérieure; *rp*, racine postérieure; *g*, son ganglion.

Si l'on sectionne d'un côté du corps la racine postérieure des nerfs rachidiens successifs, à chaque section l'animal pousse des cris et se débat, puis la région que desservait le nerf est frappée d'anesthésie. Les mouvements y sont maintenus tant que l'on n'a pas coupé les racines antérieures correspondantes. La section de ces dernières n'impressionne pas l'animal, bien que les muscles desservis par elles se contractent au moment de la section. Ce dernier phénomène est dû à l'excitation causée par l'instrument.

Si l'on excite le bout périphérique d'une racine postérieure, l'on n'obtient pas de réaction; mais si l'on agit sur le bout central, l'animal pousse des cris de douleur et se débat, contractant les muscles dont les nerfs ont été respectés. Si l'on irrite le bout périphérique d'une racine antérieure, les muscles correspondants se contractent sans que l'animal témoigne de douleur, tandis que si l'on excite avec précaution le bout central de la même racine l'on n'obtient pas de réaction.

Sensibilité récurrente. — Un moment on a cru que la spécialisation indiquée par Magendie était inexacte. Si l'on sectionne ou si l'on excite la racine antérieure d'un nerf dont la racine postérieure est intacte, l'animal éprouve de la douleur. On en avait conclu que la racine antérieure contient aussi des fibres sensitives. Il n'en est rien cependant, car si la racine postérieure est préalablement sectionnée, cette sensibilité de l'antérieure disparaît. Cl. Bernard a interprété ce fait en disant que la séparation des deux espèces de fibres ne se fait pas en une fois; quelques fibres sensitives seraient entraînées plus ou moins loin avant de rebrousser chemin pour se rendre à la moelle par la racine postérieure (fig. 239).

Ce sont ces filets impressionnés par la section qui produisent la sensibilité récurrente. Depuis lors, on a eu de nombreux exemples de ces trajets rétrogrades que suivent souvent des filets nerveux.

B. Moelle épinière.

Structure. — Pendant longtemps, on a cru que la moelle épinière était simplement un nerf plus gros que les autres, parce qu'elle semble provenir de la réunion des troncs nerveux du corps ; elle les aurait reliés au cerveau. Cette conception est inexacte. La moelle a des propriétés bien plus importantes que celles d'un conducteur. Elle est encore le *centre excito-réflexe* des principaux *mouvements involontaires*.

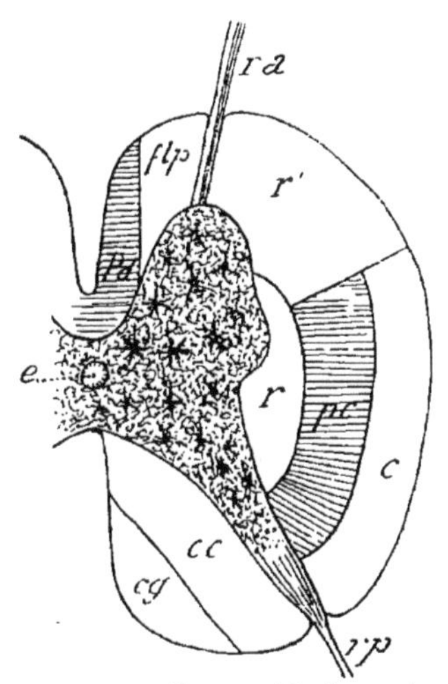

FIG. 240. — Topographie des cordons de la moelle ; *sma*, sillon médian antérieur; *pd*, cordon pyramidal direct; *flp*, faisceau longitudinal postérieur; *rr'*, fibres radiculaires; *pc*, cordon pyramidal croisé; *c*, faisceau du cervelet; *cc*, cordons cunéiformes; *cg*, cordon de Goll ; *e*, canal de l'épendyme; *ra*, racine antérieure; *rp*, racine postérieure.

Cette deuxième propriété capitale lui est donnée par la substance grise qu'elle contient, formant une colonne dont la section a grossièrement la forme d'un H (fig. 216, 229 et 240). Celle-ci se trouve revêtue par de la substance blanche un peu plus développée en avant qu'en arrière, d'où il résulte que les deux moitiés de la moelle sont réunies en avant par une *commissure blanche* et en arrière par une *commissure grise* qui contient le canal de l'épendyme. Les branches de cette colonne de substance grise, appelées les *cornes*, concourent à délimiter intérieurement les *cordons antérieurs, latéraux* et *postérieurs* que nous avons distingués à la surface de la substance blanche de chaque moitié de la moelle par l'examen des sillons longitudinaux.

a. **Substance blanche.** — La substance blanche est formée par des filets nerveux sans gaîne de Schwann, dont la direction est irrégulièrement longitudinale, reliant des horizons différents de l'axe gris. En avant, dans la commissure blanche, il y a des filets obliques qui mettent en rapport les deux moitiés de la moelle. Il y a encore des filets horizontaux au niveau des racines antérieures et postérieures des nerfs rachidiens qui en sont formées.

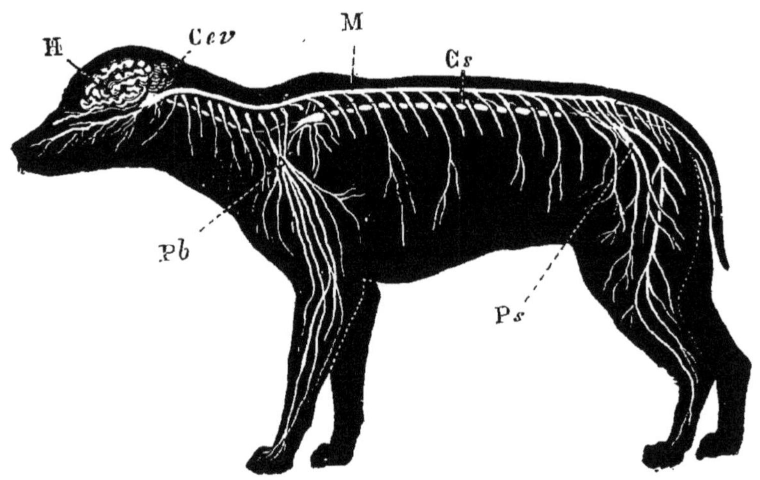

Fig. 241. — Système nerveux d'un chien : H, hémisphère ; *Cev*, cervelet ; M, moelle épinière *Pb*, plexus brachial ; *Ps*, plexus sacré ; *Cs*, cordon sympathique.

Les directions des fibres se déterminent en gros par l'observation au microscope ; mais on peut bien mieux en faire la détermination par les dégénérescences qui suivent les sections.

Une dernière méthode d'étude est celle des excitations. On constate ainsi que les *cordons antéro-latéraux* sont *moteurs* et que les *cordons postérieurs* sont *sensitifs.*

Cette spécialisation des conducteurs nous explique qu'à la suite d'apoplexies ou de lésions de la moelle, il puisse y avoir perte de la motilité sans altération de la sensibilité et réciproquement.

On établit le rôle moteur des cordons antérieurs par les *expériences* suivantes :

1° Leur section unilatérale enlève à l'animal sur lequle

on l'a pratiquée, la motilité volontaire de ce côté au-dessous de la section.

Un lapin ainsi opéré au niveau de la dixième vertèbre thoracique marchera sur trois pattes; le membre postérieur du côté opéré pendra inerte, tout en restant sensible. Quelques jours après l'on constate qu'il y a eu dégénérescence des fibres sectionnées au-dessous du point où a porté l'opération.

2° L'irritation des cordons antéro-latéraux produit des mouvements de certains muscles situés plus bas, sans que l'animal témoigne de douleur lorsque l'excitation est bien localisée.

Les mêmes phénomènes se produisent encore après que, par précaution, l'on ait sectionné toute la moelle sauf ces cordons antéro-latéraux.

Mais la spécialisation indiquée n'est pas tout à fait absolue. A la partie postérieure des cordons latéraux, il y a quelques fibres sensitives qui proviennent des racines postérieures.

La conduction de la sensibilité par les cordons postérieurs est établie à l'aide des faits suivants :

1° Leur excitation provoque des cris douloureux et l'animal se débat ;

2° Leur section est suivie d'un *affaiblissement* de la sensibilité de la région située au-dessous, du côté opposé. Il n'y a pas anesthésie complète.

Les cordons postérieurs semblent avoir sous leur dépendance la *sensibilité tactile* et sa variété, le *sens musculaire*.

L'on explique ainsi qu'après la section des faisceaux postérieurs de la moelle, les animaux présentent un manque très appréciable de coordination dans les mouvements des membres situés au-dessous du siège de l'opération.

Dans l'*ataxie locomotrice*, caractérisée par des troubles dans l'exécution des mouvements, il y a désorganisation des cordons postérieurs.

Entrecroisement des cordons de la moelle. — Les opérations répétées sur toute la longueur de la moelle montrent que les fibres blanches des cordons antéro-latéraux qui sont d'un côté du plan médian du corps y restent. Mais au niveau du bulbe il y a entrecroisement des faisceaux de gauche à droite et réciproquement (fig. 242).

L'on s'explique ainsi que les personnes frappées d'apoplexie cérébrale unilatérale soient privées des mouvements volontaires du corps du côté opposé à celui qui est paralysé dans la figure. En effet, les nerfs de cette dernière région se séparant au-dessus de l'entrecroisement, une lésion des centres de la partie supérieure s'y répercutera du même côté, tandis que, au-dessous du bulbe, l'effet se fera sentir du côté symétrique.

Il existe une exception à la loi d'entrecroisement des fibres. Elle est présentée par un petit faisceau situé tout à fait en avant, de chaque côté du sillon médian. Ces filets continuent leur chemin du même côté de la moelle *(faisceaux pyramidaux directs)* (fig. 240).

Presque toutes ces fibres relient des horizons différents de la moelle; cependant quelques-unes montent jusque dans les hémisphères, elles constituent les deux paires de *faisceaux pyramidaux directs et croisés.*

Les cordons postérieurs descendent d'abord tout droit; ils changent cependant de côté dans la commissure postérieure, au moment où leurs fibres se rendent dans les racines postérieures des nerfs rachidiens (fig. 242).

b. **Axe gris.** — L'axe gris est formé par du tissu conjonctif riche en vaisseaux sanguins, formant un squelette qui supporte des cellules nerveuses anastomosées en tous sens (fig. 233 et 240), et des filets nerveux qui semblent pour la plupart se terminer dans ces cellules. Ceux qui viennent de la racine postérieure des nerfs l'abordent par la corne postérieure, et ceux de la racine antérieure par la corne antérieure; d'où les noms de *corne sensitive* et de *corne motrice* qu'elles ont reçu respectivement. Les cellules des deux cornes motrices sont plus grandes que celles des cornes sensitives (fig. 240).

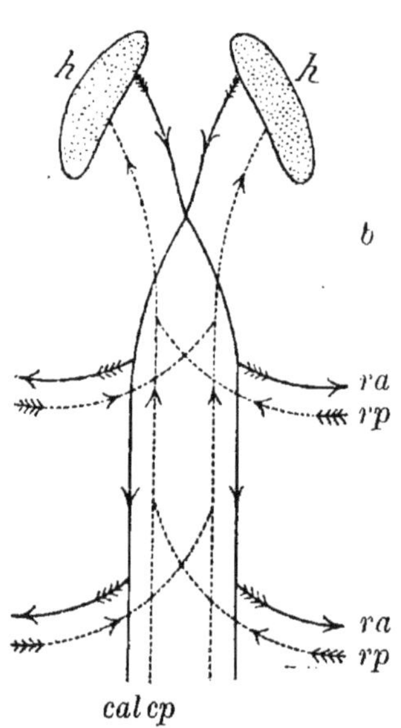

Fig. 242. — Trajet des voies d'innervation conscientes: les lignes pleines indiquent les voies centrifuges; les lignes pointillées des voies centripètes; *h*, hémisphères cérébraux; *b*, bulbe; *cal*, cordons antéro-latéraux; *cp*, cordons postérieurs; *ra*, racine antérieure d'un nerf rachidien; *rp*, racine postérieure.

Dans la commissure postérieure il y a des filets horizontaux et transversaux.

L'axe gris n'est pas partout exactement calibré. Au niveau de chaque espace intervertébral (insertion d'une paire de nerfs) il y a un renflement ganglionnaire.

1° **Pouvoir conducteur.** — L'axe gris conduit en partie les influx sensitifs au cerveau; il constitue une deuxième voie qui s'ouvre devant eux pour monter aux centres cérébraux. Les ébranlements y cheminent d'une manière irrégulière ; ils n'ont pas de route particulièrement frayée, car des séries d'hémisections faites en tous sens à des niveaux différents n'empêchent pas l'influx de monter. La conduction se fait au hasard de *cellule à cellule* par les anastomoses.

Il semble que l'axe gris conduise surtout la *sensibilité* particulière pour la *douleur*. En effet, la moelle d'un animal étant sectionnée à l'exception des cordons postérieurs, il ne crie ni ne se débat quand on le pique ou quand on le pince. Il regarde d'un œil indifférent du côté où on l'attaque, ce qui prouve qu'il a cependant encore la sensation du contact.

2° **Pouvoir excito-réflexe.** — L'axe gris possède encore le pouvoir *excito-réflexe*. Il produit des réactions sur certains filets moteurs, lorsque l'on impressionne les filets sensitifs correspondants.

Les mouvements ainsi obtenus, quoique indépendants de la volonté, sont parfaitement coordonnés en vue du but à atteindre, ce qui a beaucoup étonné et avait fait admettre l'existence d'une *conscience obscure de la moelle*. Les lois de l'*association des centres réflexes* suffisent à expliquer ces faits.

La moelle d'une grenouille étant sectionnée au-dessous du train antérieur, l'animal ne peut plus remuer spontanément, volontairement, les membres postérieurs ; on en conclut que la volonté a son siège dans la partie supérieure de l'axe nerveux, et que la transmission des commandements volontaires ne se fait plus. Par exemple, la grenouille se traînera sur le sol en se servant uniquement du train antérieur, tandis que les pattes postérieures pendront inertes.

Si l'on vient à pincer une patte postérieure, celle-ci se retire, et cependant l'animal n'a rien ressenti puisqu'il ne crie pas et ne bouge pas les pattes de devant. La moelle est donc un centre pour les réflexes.

La coordination involontaire peut encore produire des mouvements plus compliqués. Une grenouille étant préparée comme précédemment, si l'on dépose avec une baguette de verre une goutte d'acide sur son dos, l'animal ne la sent pas, car il ne crie pas, et ne remue pas les membres qui sont restés soumis à la volonté. Cependant la patte postérieure du côté cautérisé se relève sur le dos, sans hésitation, et cherche à enlever la goutte d'acide par ses frottements. Si l'on vient alors à couper le bout de cette patte, le moignon se relève d'abord, cherchant encore à enlever le caustique, puis il s'arrête comme si l'animal avait conscience qu'il ne peut y arriver. Souvent la patte du côté opposé se relève ensuite et vient balayer l'acide déposé.

Mécanisme des réflexes. — On doit admettre que ces coordinations proviennent de ce que, par les prolongements anastomosés des cellules, l'influx nerveux, au lieu d'aller au hasard, chemine plus facilement dans certaines directions, ressortant par des filets moteurs parfaitement déterminés à la suite d'une impression donnée. La coordination consisterait simplement dans la création de lignes de moindre résistance au sein des anastomoses nerveuses.

Ces coordinations peuvent être innées ; elles constituent alors l'*instinct*. D'autres, au contraire, proviennent de la répétition : ce sont les coordinations acquises par l'*habitude*. On tend de plus en plus à réduire le nombre des coordinations innées. Beaucoup de mouvements qualifiés d'instinctifs sont *acquis* par l'imitation ou à la suite d'expériences personnelles. L'acte de téter est l'un de ceux qui sont vraiment instinctifs. L'utilité de ces coordinations involontaires est grande. Il en résulte une plus *grande rapidité* des mouvements, qui provient sans doute de ce que l'influx sensitif, au lieu d'avoir à monter jusqu'au cerveau pour redescendre ensuite, repart tout de suite par les filets moteurs convenables (fig. 243).

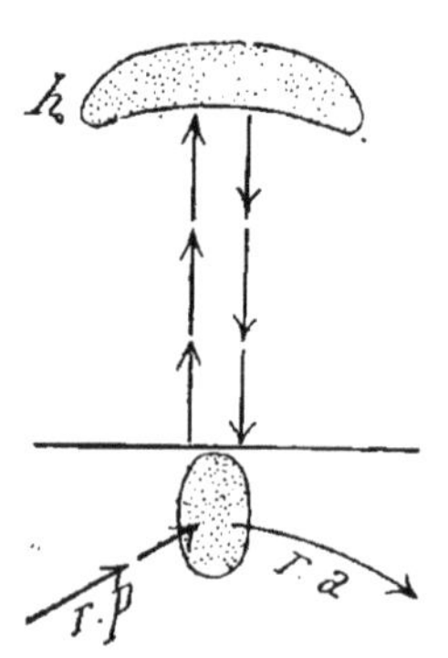

Fig. 243. — Formation des réflexes médullaires : *h*, hémisphères ; *ra*, racine antérieure ; *rp*, racine postérieure. Le parcours au-dessus du trait horizontal est supprimé.

En outre, il en découle une *exécution plus précise* des actes : elle devient mécanique, fatale. Des phénomènes accessoires ou étrangers ne peuvent pas intervenir, troublant les réactions. Ainsi l'on court sans hésitation et sans faire de faux-pas sur une poutrelle déposée à terre, tandis que l'on est parfaitement incapable, à moins d'une éducation particulière, de répéter le même exercice lorsqu'elle se trouve soutenue à quelques mètres au-dessus du sol. C'est qu'alors, au lieu de marcher automatiquement, nous croyons préférable de nous laisser guider par l'activité consciente, et celle-ci, distraite par la pensée du danger, produira presque fatalement un faux-pas. Les somnambules marchent avec assurance sur les toits, tandis qu'ils se laissent tomber, effrayés, si l'on vient à les réveiller au milieu de leur course.

Grâce à ce mécanisme, l'*attention consciente est déchargée* d'un grand nombre de fonctions, elle peut se consacrer à des phénomènes plus compliqués.

Spécialisation des centres. — Les phénomènes qui succèdent à l'extirpation de régions limitées de l'axe gris ont montré qu'il y avait de petits départements, des noyaux de substance grise, plus particulièrement spécialisés dans l'innervation de tel ou tel organe. Mais ces petits centres sont largement unis, ce qui explique les phénomènes d'association.

Association des réflexes. — Les lois de l'association des mouvements réflexes sont les suivantes :

1° *Unilatéralité.* — Si l'excitant est faible, la réaction se fait du même côté ;

2° *Symétrie.* — Lorsque l'excitation est plus forte, le mouvement se produit symétriquement ;

3° *Intensité.* — Si elle augmente encore, l'intensité de la réaction augmente ;

4° *Généralisation.* — La réaction se propage aux parties supérieures, les mouvements se généralisent, quand l'excitant agit d'une manière encore plus énergique.

On les vérifie facilement sur un homme endormi. Dans l'expérience citée plus haut de la grenouille amputée, l'excitation était probablement devenue assez forte pour provoquer la réaction symétrique.

C. Bulbe.

A mesure que l'on s'élève le long de la moelle, les centres distingués dans l'axe gris sont de plus en plus importants par l'action qu'ils exercent sur les organes végétatifs.

Ceux qui sont situés au niveau du bulbe ont un rôle capital. Des lésions même très limitées de cette partie provoquent des désordres graves. Il suffit de piquer avec une épingle le plancher du 4e ventricule, à deux millimètres au-dessus du bec du calamus, pour que l'animal tombe foudroyé. Chez le lapin, cette région si importante n'a que 1 à 2 millimètres de diamètre ; on l'appelle le *nœud vital.* Si l'on pique un peu plus haut, l'animal est pris de polyurie ; plus haut encore, la piqûre provoque le diabète artificiel ; plus haut, il en résulte de l'albuminurie. Au-dessus, enfin, la piqûre provoque une augmentation de la sécrétion salivaire. Il s'agit là, généralement, de *troubles circulatoires*. C'est que les noyaux d'origine des nerfs pneumo-gastriques se trouvent dans l'épaisseur du bulbe, et il part de cette région des rameaux du sympathique. Legallois et surtout Flourens ont étudié les propriétés et les limites du nœud vital.

Chez l'homme il semble qu'il occupe une plus grande étendue et qu'il se continue le long de toute la moelle cervicale. En effet, les guillotinés sont frappés brusquement de mort par la section du cou, tandis que chez les animaux, lorsque la section est faite un peu bas, il se produit d'ordinaire encore, pendant plusieurs minutes, des convulsions et quelquefois même des mouvements coordonnés, comme la marche, la course ou la natation. Si l'on opère la section au ras du crâne, la mort est également immédiate chez eux. C'est ce point que les toréadors cherchent à piquer, et, dans la pendaison, le supplicié meurt d'ordinaire non pas par asphyxie, mais par rupture de la colonne vertébrale et de la moelle à ce niveau.

L'on croyait d'abord que le diabète était produit par une irritation du rein. Il n'en est rien, la stimulation nerveuse agit sur le foie, suivant un chemin que l'on a pu déterminer, augmentant la production du sucre dans cet organe. La glucose, enlevée par le sang, arrive alors en trop grande abondance dans le rein, l'excédent s'échappe avec l'urine. Il est probable que beaucoup de cas de diabète proviennent de troubles nerveux centraux.

Une particularité importante du bulbe, est qu'il se produit dans cette région un *entrecroisement des cordons antéro-latéraux* de la moelle de droite à gauche et réciproquement. Il en résulte que toute irritation portant plus haut amène des réactions du côté opposé du corps. De même, après une lésion des pédoncules cérébraux, la paralysie consécutive porte sur le côté symétrique.

Dans les cas d'apoplexie unilatérale, on trouve toujours à l'autopsie des lésions de la moitié opposée du cerveau. En général ce sont des hémorrhagies produites par la rupture de petites artères ou l'arrêt de petits caillots dans les artérioles.

Il y a alors également anesthésie du côté paralysé ; il n'y a cependant pas entrecroisement des cordons postérieurs au niveau du bulbe ; l'entrecroisement se fait sur toute la longueur de la moelle, au fur et à mesure du départ des racines postérieures.

L'entrecroisement des cordons a pour résultat de fragmenter la colonne grise en îlots épars.

D. Pédoncules cérébraux

Les pédoncules cérébraux continuent en avant les cordons blancs du bulbe, qui se relèvent ensuite pour aller aux noyaux gris sus-jacents : couches optiques, corps striés ou hémisphères par l'intermédiaire des deux capsules.

E. Cervelet.

Le cervelet, qui forme le toit du 4ᵉ ventricule, est divisé en trois lobes : deux hémisphères latéraux et une masse médiane appelée *vermis*, parce qu'elle présente une série de sillons transversaux ressemblant à ceux qui délimitent les anneaux d'un ver. La surface du cervelet est plissée, présentant des soulèvements en forme d'arcs, partant tous en rayonnant des deux extrémités latérales des hémisphères cérébelleux (fig. 247).

Cet organe est formé par une écorce grise, qui recouvre du tissu blanc dessinant sur les coupes une figure compliquée analogue à celle des branches d'un arbre (fig. 244). De là, le nom d'*arbre de vie* qui lui a été donné. Le centre de chaque hémisphère est occupé par un noyau de substance grise appelé *corps rhomboïdal* ou *dentelé*. Les cellules de la substance grise sont en rapport avec les fibres de la substance blanche, qui communiquent par les pédoncules postérieurs avec les cordons blancs latéraux et postérieurs de la moelle, et par les pédoncules antérieurs avec les pédoncules cérébraux (fig. 245).

Quand on excite le cervelet, il se produit des mouvements variables des yeux, de la tête, du tronc ou des membres.

L'ablation du cervelet enlève la coordination des mouvements. Quoique l'animal voie, entende et soit encore sensible au toucher, il ne peut plus ni marcher, ni nager, ni voler. Il se débat désordonnément quand un ennemi s'approche de lui ou lorsqu'on le menace.

Les expériences sur les pédoncules cérébelleux donnent les mêmes résultats. Après la piqûre des pédoncules moyens, l'animal tombe sur le côté et tourne autour de son axe jusqu'à 60 fois par minute. La blessure des pédoncules supérieurs ainsi que celle des pédoncules inférieurs produit une incurvation de la colonne vertébrale du côté opéré, et l'animal reste dans cette position.

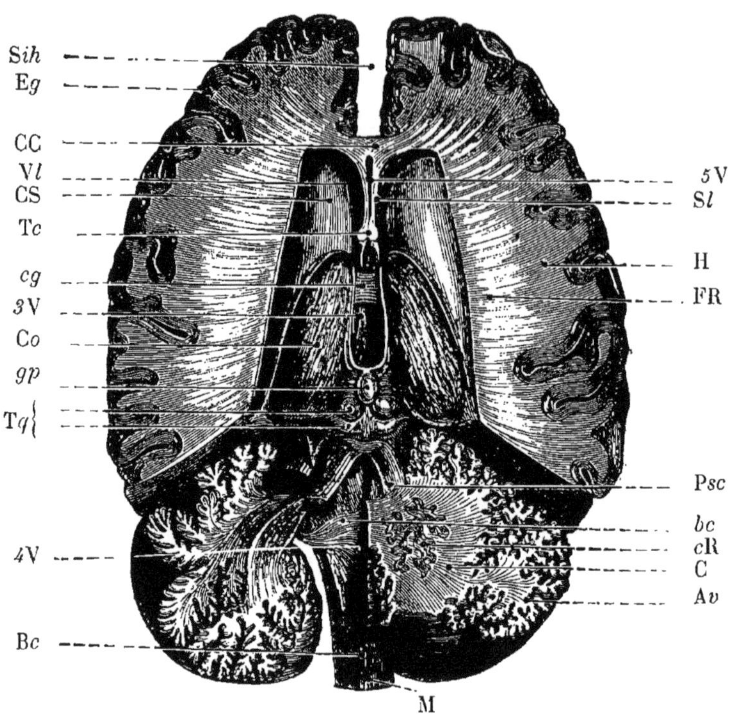

Fig. 244.— Coupe horizontale faite à travers l'encéphale enlevant le corps calleux : Sih, scissure interhémisphérique ; Eg, écorce grise ; Vl, ventricule latéral ; CS, corps strié ; Tc, piliers antérieurs du trigone ; cg, commissure grise ; Co, couche optique ; gp, glande pinéale ; Tq, tubercules quadrijumeaux ; 5V, 5me ventricule ; Sl, septum lucidum ; H, hémisphère ; 3V, 3me ventricule ; FR, fibres rayonnantes issues du corps calleux ; CC, extrémité antérieure du corps calleux ; Psc, pédoncules supérieurs du cervelet ; Bc, bec du calamus ; bc, barbes du calamus (racine postérieure du nerf acoustique) ; cR, corps rhomboïdal ; C, cervelet ; Av, arbre de vie ; 4V, 4me ventricule ; M, moelle.

Pour expliquer ces faits et d'autres semblables, on doit supposer que le cervelet est l'un des centres qui *coordonnent les mouvements volontaires* de manière à les mettre en harmonie avec notre position dans l'espace. Peut-être est-il seulement un relai sur le parcours des impressions centripètes qui donnent des renseignements sur notre position dans l'espace, venant les unes des canaux demi-circulaires (*sens de l'espace*, Cyon), les autres de toute la périphérie tactile et des muscles (*sens musculaire*, Lussana). Mais plus probablement il donne naissance aux *sensations de notre position dans l'espace* en appréciant les impressions variables produites par les otolithes dans les canaux semi-circulaires annexés à l'oreille (voir page 330); il serait le siège d'un sixième sens, celui de *l'équilibration*.

Cette conception explique que la section bilatérale et intra-crânienne du nerf auditif provoque des mouvements de rotation ou une perte d'équilibre qui ne se produisent d'ordinaire pas quand on ne coupe que l'un des deux nerfs.

Une grenouille privée de ses hémisphères a conservé le sens de l'équilibre; placée sur une planchette que l'on fait tourner d'une manière continue autour d'une de ses extrémités, elle saute ou grimpe sur l'autre face pour se remettre en équilibre dès que l'inclinaison, dépassant 45°, risque de la faire glisser. Au contraire, elle se laisse tomber lourdement sur le sol dans les mêmes circonstances si on lui a enlevé en outre le cervelet. Chez cet animal donc le sens de l'équilibre siègerait dans cet organe.

Un homme dont le cervelet est traversé par un courant électrique ressent du vertige. Tous les objets lui semblent s'incliner d'un côté; prétendant se redresser, il tombe sur le flanc.

Nous verrons plus loin que l'on doit localiser dans les hémisphères les centres qui apprécient les impressions auditives, optiques, tactiles; le sens de l'équilibre ferait exception à cette systématisation. Il faudrait considérer le cervelet comme un département inférieur des hémisphères affecté aux perceptions également inférieures du sens de l'équilibre. Cette conception peut être rapprochée de la disposition relative semblable des substances grise et blanche dans ces organes, ainsi que de la similitude des plissements superficiels.

Le bord supérieur du cervelet et du pont de Varole marque, au point de vue anatomique, la limite inférieure du cerveau proprement dit qui ne comprend pas les parties inférieures de l'encéphale : cervelet, pont de Varole et bulbe.

F. Tubercules quadrijumeaux

Chacun des quatre mamelons est formé par un noyau de substance grise, recouvert d'une couche blanche constituée par trois espèces principales de fibres : les unes mettent les masses grises en communication avec le bulbe, d'autres se rendent au lobe occipital des hémisphères, tandis que les troisièmes concourent à la formation des nerfs optiques. Ces dernières s'échappent de chaque côté sous la forme d'un cordon appelé *bandelette optique*, qui contourne la base du crâne, puis constitue le *chiasma* par son entrecroisement partiel avec le nerf symétrique (fig. 230 et 245).

On croyait avoir démontré que les tubercules quadrijumeaux avaient sous leur dépendance les mouvements involontaires produits par les impressions lumineuses, comme les mouvements des yeux, l'ouverture de la pupille, etc.

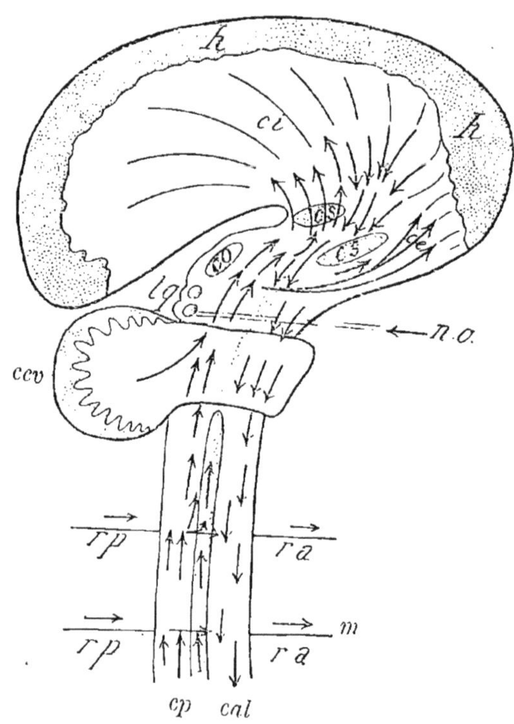

Fig. 245. — Parcours des influx nerveux. La substance grise est marquée par du pointillé, la substance blanche par des flèches orientées suivant la direction de l'influx : *m*, moelle ; *cal*, cordon antéro-latéral ; *cp*, cordon postérieur ; *rp*, racine postérieure d'un nerf rachidien ; *ra*, sa racine antérieure ; *cev*, cervelet ; *tq*, tubercules quadrijumeaux ; *no*, nerf optique ; *co*, couche optique ; *cs*, corps strié ; *ci*, capsule interne ; *ce*, capsule externe ; *h*, hémisphère.

Mais l'on objecte à ces expériences d'avoir porté sur les noyaux des nerfs moteurs oculaires qui sont situés audessous des tubercules quadrijumeaux.

Des animaux presque aveugles, comme les taupes, ont des tubercules quadrijumeaux très développés.

G. Couches optiques.

Chacun de ces organes est formé de substance grise recouverte par une couche de tissu blanc, comprenant des fibres se rendant les unes aux cordons de la moelle, les autres à l'hémisphère cérébelleux du côté opposé, aux tubercules quadrijumeaux et au nerf optique ou aux corps striés, ou enfin en très grand nombre aux hémisphères cérébraux (fig. 245).

Les couches optiques forment un relai sur le trajet des influx centripètes. Quand elles sont détruites par l'expérience ou l'apoplexie, il y a trouble ou suspension de la sensibilité et particulièrement de la sensibilité musculaire. Elles serviraient également de centres pour certains réflexes.

H. Corps striés.

Chacun des corps striés contient deux noyaux de substance grise recouverts et séparés l'un de l'autre par du tissu blanc. Le plus interne porte le nom de *noyau caudé* ou *intra-ventriculaire*, parce que sa face supérieure donne dans le ventricule latéral correspondant; l'autre est appelé *noyau lenticulaire* ou *extra-ventriculaire*. La substance blanche contient des fibres dont les unes se rendent directement des hémisphères aux cordons de la moelle, tandis que les autres relient les deux noyaux gris au cervelet ou aux hémisphères. La couche de fibres blanches qui sépare les deux noyaux gris est appelée *capsule interne*. Elle contient des filets sensitifs dans sa région postérieure et des fibres motrices dans sa partie antérieure. Ces dernières se continuent en bas avec les cordons des pédoncules cérébraux qui forment plus bas les faisceaux pyramidaux de la moelle. La couche blanche qui borde extérieurement les noyaux gris ne contient que des fibres sensitives; on l'appelle la *capsule externe* (fig. 245). En haut, les fibres rayonnent de tous côtés vers la surface des hémisphères, ce qui leur a fait donner le nom de *soleil de Vieussens* ou *couronne rayonnante*.

I. Hémisphères cérébraux.

Topographie des hémisphères. — La surface des hémisphères de l'homme est excessivement accidentée, sauf celle qui en avant regarde vers le bas où ils sont plus lisses. Les parties saillantes, d'après leur forme, portent les noms de *circonvolutions, de plis* ou de *crochets;* les creux d'après leur importance sont appelés : *sillons* ou *scissures*.

Ces dernières, plus accentuées, groupent les circonvolutions dans des départements appelés *lobes*. A la surface de chaque hémisphère on distingue ainsi 5 lobes principaux.

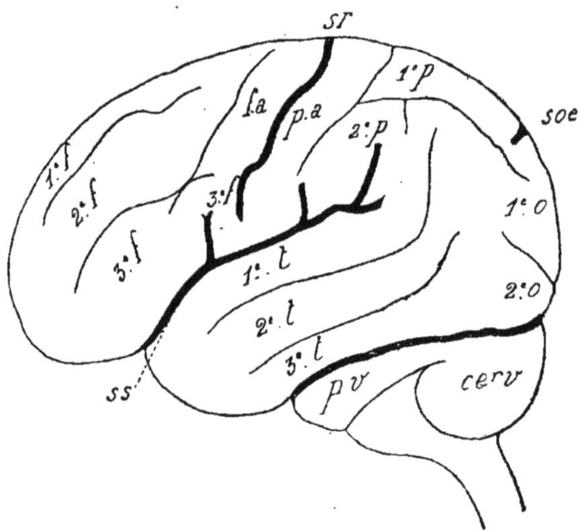

Fig. 246. — Topographie du cerveau humain, face gauche : *ss*, scissure de Sylvius ; *sr*, scissure de Rolando ; *soe*, scissure occipitale externe ; *pv*, pont de Varole ; *cerv*, cervelet ; 1 *f*, 2 *f*, 3 *f*, circonvolutions frontales ; *fa*, frontale ascendante ; 1 *p*, 2 *p*, circonvolutions pariétales ; *pa*, pariétale ascendante ; 1 *o*, 2*o*, circonvolutions occipitales ; 1 *t*, 2 *t*, 3 *t*, circonvolutions temporales.

Quatre d'entre eux occupent surtout les faces supérieure et externe des hémisphères. Ce sont : en avant le *lobe frontal*,

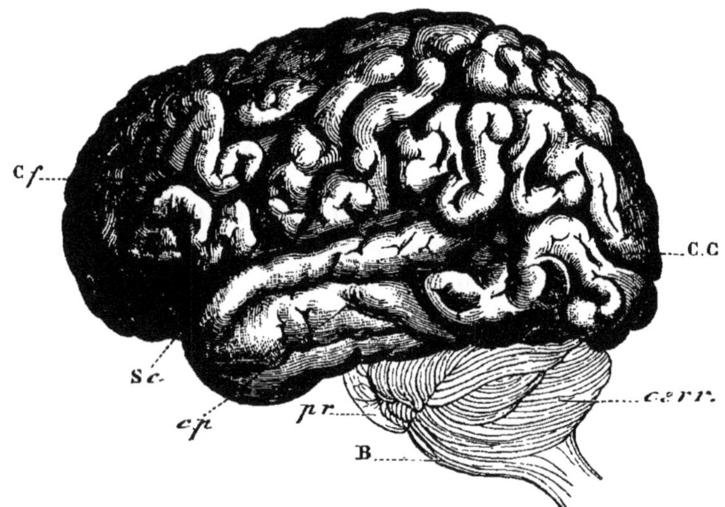

Fig. 247. — Hémisphère cérébral et circonvolutions : C*f*, circonvolutions frontales ; C. C, circonvolutions occipitales ; *cp*, circonvolutions temporales ; S*c*, scissure de Sylvius ; *pr*, protubérance ; *cerr*, cervelet ; B, bulbe.

en arrière duquel se trouve le *lobe pariétal ;* en bas et en arrière vient le *lobe occipital*, latéralement on distingue le *lobe temporal*. Le cinquième lobe ou *lobe limbique* occupe la majeure partie des faces interne et inférieure des hémisphères du cerveau. Le lobe frontal est séparé du lobe temporal par la *scissure de Sylvius* et du lobe pariétal par la *scissure de Rolando* (fig. 246 et 247).

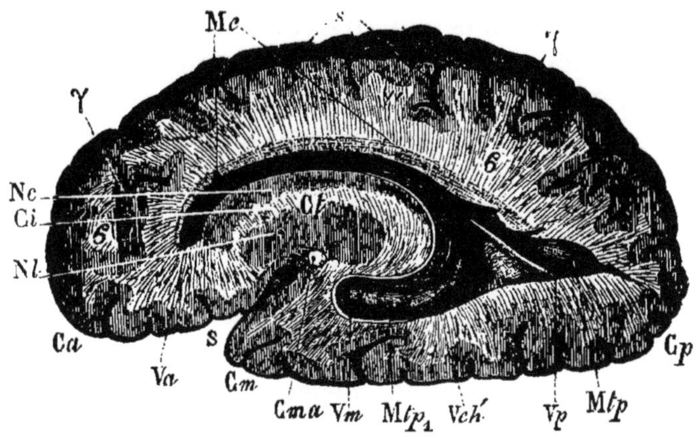

Fig. 248. — Coupe verticale antéro-postérieure du cerveau : γ, croute grise de l'hémisphère ; 6, fibres blanches ; *Ct*, corps strié avec ses deux noyaux de substance grise ; *Nl*, noyau lenticulaire et *Nc*, noyau caudé ; *Ci*, capsule interne ; *Cma*, commissure blanche antérieure ; *Va*, extrémité antérieure, frontale du ventricule latéral ; *Vm*, prolongement moyen, sphénoïdal du ventricule latéral ; *Vp*, prolongement postérieur occipital du ventricule latéral ; *Mtp*, ergot de Morand ; *Mtp₁*, corne d'Ammon ; *Vch'*, plexus choroïde recouvrant la corne d'Ammon ; Mc, coupe du corps calleux ; *Ca*, circonvolutions antérieures ou frontales ; *Cm*, circonvolutions moyennes ou temporales ; *Cp*, circonvolutions postérieures ou occipitales ; S, scissure de Sylvius ; *s*, sillons de la surface des hémisphères limitant les circonvolutions.

La *scissure perpendiculaire* ou *occipitale externe* marque de chaque côté la limite entre les lobes pariétal et occipital correspondants.

Structure. — Les hémisphères cérébraux sont formés par une croûte de substance grise de 2 à 4 millimètres d'épaisseur recouvrant un amas de substance blanche (fig. 244 et 248), dont les fibres viennent les unes directement de la périphérie par les pédoncules cérébraux et la moelle ou les nerfs olfactifs, les autres des tubercules quadrijumeaux, des couches optiques ou des corps striés, après avoir formé en grande partie les deux capsules (fig. 245). La substance blanche contient encore des fibres transversales qui mettent en communication les cellules des deux hémisphères, formant par leur entrecroisement sur la ligne médiane le corps calleux et le trigone cérébral.

Les fonctions psychiques ont leur siège dans les hémisphères cérébraux. — On admet que les fonctions psychiques : sensibilité consciente, jugement, intelligence et volonté sont accompagnés de l'ébranlement des centres contenus dans les hémisphères, par suite de l'ensemble des faits suivants :

1° *Relation de position.* — Les hémisphères cérébraux sont interposés entre les filets de la sensibilité consciente (capsule externe, région postérieure de la capsule interne, n. olfactifs) et les filets moteurs volontaires ;

2° *Phénomènes qui suivent l'ablation des hémisphères.* — Chez les mammifères adultes l'opération ne réussit pour ainsi dire jamais. Mais chez certains animaux, l'ablation des hémisphères peut se faire sans entraîner forcément la mort (poissons, reptiles; oiseaux). Ainsi Flourens a pu garder une poule pendant 10 mois après lui avoir enlevé les hémisphères. Longet a observé, pendant 18 jours, un pigeon semblablement opéré, etc.

Une fois l'opération faite, l'animal est généralement plongé dans une profonde torpeur ; il ne bouge pas tant qu'il n'y est pas forcé. Les *phénomènes de volonté ne se produisent donc plus.* Il n'y a cependant pas incapacité de l'appareil musculaire, parce que les mouvements involontaires se produisent encore et ils sont aussi bien réglés qu'auparavant. En effet, la grenouille plongée dans l'eau nagera, le pigeon jeté en l'air volera et la poule poussée en avant courera sans faux mouvements. Mais l'animal se déplace d'une manière caractéristique. Il va en ligne droite, comme s'il était mu par un ressort. S'il rencontre un obstacle qu'il ne puisse contourner *facilement*, il s'y cogne et tombe à terre puis se rendort. L'expérience du choc ne lui profite pas, remis sur ses pattes il viendra encore se heurter contre l'obstacle si on le dirige de son côté. *Il n'a donc plus de mémoire ni des expériences actuelles, ni de son éducation antérieure*, car il ne bouge pas si on le menace et il ne craint plus ses ennemis naturels. *Il ne possède sans doute plus de perceptions, quoique les impressions se produisent encore* dans les organes sensoriels. En effet ceux-ci ne sont pas dégénérés ; l'œil subit encore les modifications caractéristiques quand il est frappé par une vive lumière. L'animal ne semble plus ressentir les atteintes de la faim : il ne cherche pas sa nourriture, il ne la prend même pas quand on la lui offre. Il faut la lui introduire dans la bouche ; alors il avale fort bien tout ce que l'on veut, et la digestion se fait normalement. En résumé les mouvements volontaires ont disparu. Il manque sans doute également les associations d'idées, la mémoire et la simple sensibilité consciente.

3° *Correspondance entre les troubles des fonctions psychiques et les lésions matérielles des hémisphères.* — Quand il y a trouble dans les fonctions intellectuelles, si une lésion organique est perceptible, on la trouve dans les hémisphères cérébraux.

4° *Développement parallèle ordinairement observé entre les hémisphères et les facultés intellectuelles.* — On constate d'ordinaire un plus grand développement des hémisphères chez les hommes de génie ; on les trouverait chez eux de 1400 à 2238 gr. (Byron, Cromwell) au lieu de 1300 comme chez la moyenne des hommes. Les microcéphales qui ont le cerveau très réduit sont tous des idiots (fig. 249).

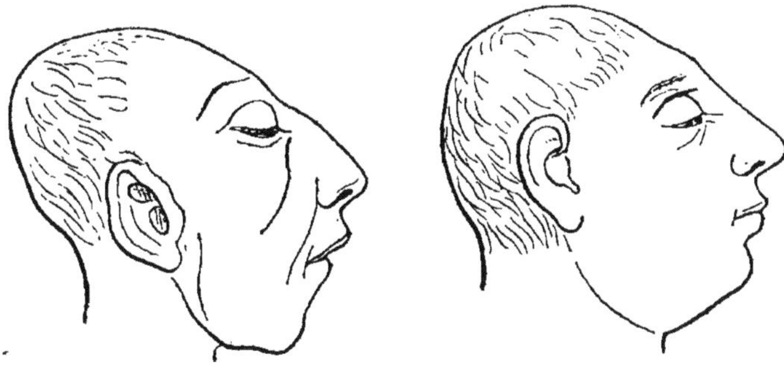

Fig. 249. — Profils d'idiots microcéphales.

Cependant le volume du crâne n'est pas toujours un caractère suffisant. Ainsi les *hydrocéphales*, qui sont aussi d'ordinaire des idiots, possèdent des têtes énormes ; mais ce volume provient du gonflement des ventricules, qui distendent la boîte crânienne, quoique la substance cérébrale soit réduite (fig. 250).

Le développement de l'intelligence doit être en rapport avec celui de la substance grise des hémisphères. — L'on ne trouve pas toujours parallélisme dans le développement des facultés intellectuelles et de la substance des hémisphères prise en bloc.

Bichat n'avait, dans les derniers mois de sa vie, qu'un seul hémisphère cérébral de taille moyenne en bon état, sans que son intelligence ait semblée amoindrie.

D'autres hommes célèbres avaient le cerveau petit (Gambetta).

C'est que la *qualité* de la substance importe plus que la quantité. La substance grise doit être plus importante que la substance blanche. L'intelligence consiste dans la possibilité d'établir des liaisons, des comparaisons ; phénomènes évidemment sous la dépendance des cellules.

Le développement de la substance grise pourra donner le vrai caractère de l'intelligence. C'est en effet ce que l'on cons-

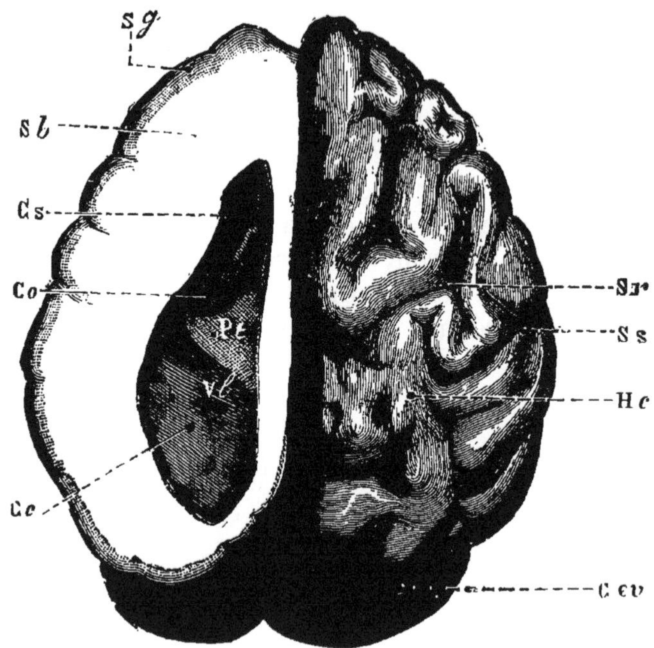

Fig. 250. — Face supérieure de l'encéphale d'un idiot (hydrocéphale). Du côté gauche on a enlevé une tranche horizontale de l'hémisphère correspondant de manière à ouvrir le ventricule latéral *Vl* qui y est contenu (comparer avec figure 244) : *Hc*, hémisphère droit ; *Sr*, scissure de Rolando ; *Ss*, scissure de Sylvius ; *Cev*, cervelet ; *Sg*, substance grise ; *Sb*, substance blanche ; *Cs*, corps strié ; *Co*, couche optique ; *Pt*, pilier postérieur du trigone au moment où il se continue avec le bord postéro-inférieur du corps calleux *Cc*.

tate d'ordinaire. Si l'on examine comparativement les hémisphères des différents animaux, on trouve qu'ils sont lisses chez les animaux inférieurs; à mesure que les plissements augmentent, l'intelligence augmente aussi. Les plis ont pour résultat d'étendre la surface recouverte de cellules.

Les circonvolutions les plus compliquées se trouvent chez les chiens, les singes, et surtout les hommes.

Cependant les ruminants (fig. 251) ont beaucoup de circonvolutions, tandis que les marmotes et les rats, animaux bien plus intelligents, ont les hémisphères lisses (fig. 252).

Localisations cérébrales. — Nous avons vu que l'on pouvait déterminer dans la moelle des centres commandant tels mouvements involontaires déterminés. Existe-t-il aussi dans le cerveau des départements ayant sous leur dépendance le fonctionnement de telle ou telle région bien localisée.

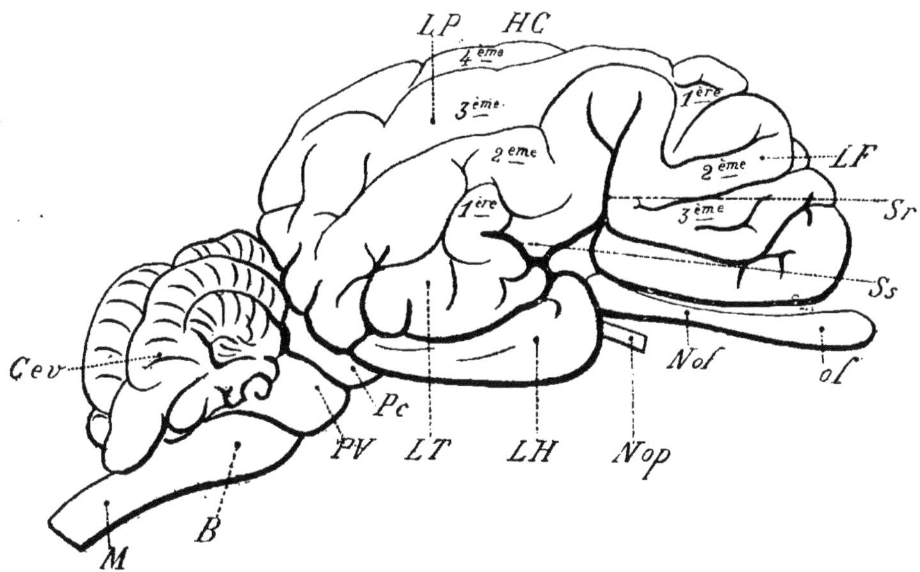

Fig. 251. — Face latérale droite de l'encéphale d'un mouton : *M*, moelle ; *B*, bulbe ; *Cev*, cervelet ; *PV*, pont de Varole ; *Pc*, pédoncules cérébraux ; *HC*, hémisphère droit ; *LF*, lobe frontal (1re, 2me, 3me circonvolutions) ; *Sr*, scissure de Rolando ; *Ss*, scissure de Sylvius ; *Nop*, nerf optique ; *Nof*, nerf olfactif ; *of*. bulbe olfactif ; *LH*, lobe de l'hippocampe ; *LT*, lobe temporal ; *LP*, lobe pariétal (1re, 2me, 3me et 4me circonvolutions).

Phrénologie. — Gall avait cru reconnaître que l'aspect extérieur de la tête était différent lorsque l'individu était

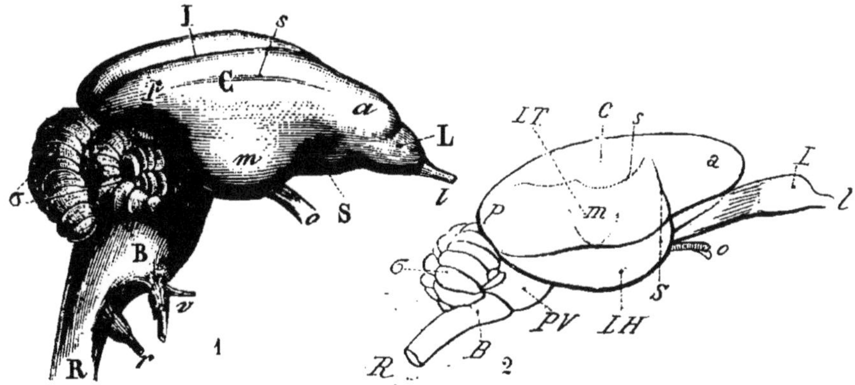

Fig. 252.— Encéphale ; 1 chez le lapin, 2 chez le rat : R, moëlle épinière ; B, bulbe ; *r*, 1er nerf rachidien ; *v*, nerf pneumogastrique ou vague ; σ, cervelet ; C, surface de l'hémisphère droit ; *a*, lobe antérieur (frontal) ; *m*, lobe moyen (temporal) ; *p*, lobe postérieur (occipital) ; L, lobe olfactif ; *l*, nerf olfactif ; S, scissure de Sylvius ; *s*, sillon parallèle ; I, scissure inter-hémisphérique.

particulièrement bien doué sous certains rapports. Examinant les crânes d'hommes renommés il lui avait semblé trouver à leur surface des proéminences caractéristiques. Ce fut la base de la phrénologie (1805). Il distingua d'abord 27 facultés qui correspondaient au développement d'autant de bosses en des régions déterminées du crâne. Cette tentative devait être malheureuse; elle ne reposait sur aucune base sérieuse. Il n'y a, en effet, aucun rapport étroit entre la forme extérieure et la forme intérieure de la boîte crânienne. Aussi ces recherches provoquèrent-elles une réaction.

Opinion de Flourens. — Tout le système des localisations fut repoussé, surtout par Flourens, qui, de nombreuses expériences, concluait que toute lésion des hémisphères cérébraux diminue en bloc et proportionnellement toutes les facultés intellectuelles, troublant simultanément la sensibilité et la motilité.

Localisations actuelles. — Depuis lors on est revenu à admettre des localisations cérébrales, mais qui ne se trahiraient pas à l'extérieur. Les raisons sur lesquelles on s'appuie sont d'ordre clinique et expérimental. On a appliqué ici les deux méthodes d'étude indiquées déjà à propos des nerfs périphériques et de la moelle, à savoir: l'ablation et l'excitation

D'une part, on a constaté que des paralysies ou des anesthésies locales correspondent à des lésions limitées de la surface des hémisphères. D'autre part, on a trouvé qu'en irritant avec l'électricité telle ou telle région du cerveau on obtenait telle ou telle espèce de mouvements.

I. Résultats obtenus par la destruction de régions limitées de l'écorce cérébrale.

a. **Localisations cliniques.** — La première en date a été établie par l'examen de la maladie appelée *aphémie* ou moins bien *aphasie (motrice)*. Broca l'a étudiée particulièrement (1860).

L'usage de la parole est alors seul troublé; l'intelligence n'est pas attaquée et il n'y a pas de désordres sensoriels ou musculaires. Quand ces malades veulent parler, ils prononcent un son pour un autre ; en général, ils profèrent toujours la même syllabe et cependant ils peuvent se faire comprendre par des gestes ou par l'écriture.

Bouillaud (1825) avait signalé que cette maladie était accompagnée d'un ramollissement du lobe frontal. *Broca* spécifia la position du point malade. Ayant eu l'occasion d'examiner un homme qui répétait toujours la syllabe « tan », quand il voulait parler, ce chirurgien trouva, à l'autopsie, un point de ramollissement chronique dans la *troisième circonvolution frontale gauche ;* la substance cérébrale était remplacée par une poche remplie de liquide. Ce qui manquait au sujet, c'est la mémoire des dispositions que doit prendre le larynx pour prononcer les divers mots : la *mémoire motrice d'articulation (aphasie motrice).*

Depuis l'on a eu plusieurs cas très nets. Un homme, après une chute sur le côté gauche de la tête, avait perdu l'usage de la parole, ce qui ne l'empêchait pas de se faire comprendre par signes, de lire, d'écrire, etc. On le trépana au-dessus de la circonvolution indiquée par Broca. Arrivant aux méninges, on constata que des esquilles d'os comprimaient le cerveau en cet endroit; on les retira, et le malade recouvra peu après l'usage de la parole. Cette localisation est donc parfaitement démontrée.

Depuis lors on a déterminé des centres semblables pour d'autres fonctions intellectuelles ; ils siègent *tous sur l'hémisphère gauche.*

2° Localisation. — Un homme hémiplégique du côté droit semblait guéri, sauf que les personnes entourant le malade le déclarent sourd et idiot : il répond de travers quand on lui parle. Cependant il n'est pas idiot ; il s'intéresse à ce qui se passe autour de lui, il est capable de faire des raisonnements, il lit les journaux, etc. ; l'un de ces malades jouait parfaitement aux échecs. D'autre part il n'est pas sourd et reconnaît parfaitement l'origine de tous les bruits, mais il ne distingue plus la signification des paroles ; il s'impatiente en voyant qu'on ne le comprend pas et répond fort bien, même oralement, à une question écrite. Il a donc simplement oublié la valeur des sons qu'il entend ; *il a perdu la mémoire auditive verbale,* maladie appelée *surdité verbale.* On trouve toujours alors que la partie lésée est la *1re circonvolution temporale gauche.*

L'acte de répondre oralement d'une manière correcte à une question posée de vive voix, peut donc être troublé déjà de deux manières à la suite de lésions centrales, sans que l'intelligence soit détruite : les conceptions, les images restaient claires chez ces deux malades. Dans le premier cas, la réaction motrice exercée sur le larynx est seule troublée. Dans le deuxième, au contraire, c'est l'interprétation des sensations auditives verbales qui ne se fait plus. Elles ne font plus éclore les images correspondantes, images qui normalement s'enchaînent et se terminent par une image finale, image *mentale* de la *réponse.* La production de celle-ci est suivie d'expression vocale, lorsqu'il y a communication de l'ébranlement correspondant au centre de la mémoire motrice d'articulation (fig. 253 a), sauf si celui-ci est lésé (aphasie motrice). Si à la suite de cette lésion le malade peut répondre par signes ou par écrit à la question posée oralement, cela tient à l'existence d'autres centres de mémoires et aux relations qui existent entre eux. Le même fait explique que, malgré la surdité verbale, le malade puisse répondre raisonnablement à des questions posées par écrit.

3° Localisation. — Même commencement : paralysie droite guérie. Mais un jour le malade, voulant écrire, s'aperçut qu'il ne faisait qu'un griffonnage informe; pourtant il sait lire l'écriture. Il ne peut tracer le caractère qu'il veut, sauf s'il en a un modèle devant les yeux. Cette maladie, appelée *agraphie*, est causée par *la perte de la mémoire motrice graphique.* On constate alors toujours une lésion de la 2ᵉ *circonvolution frontale gauche.*

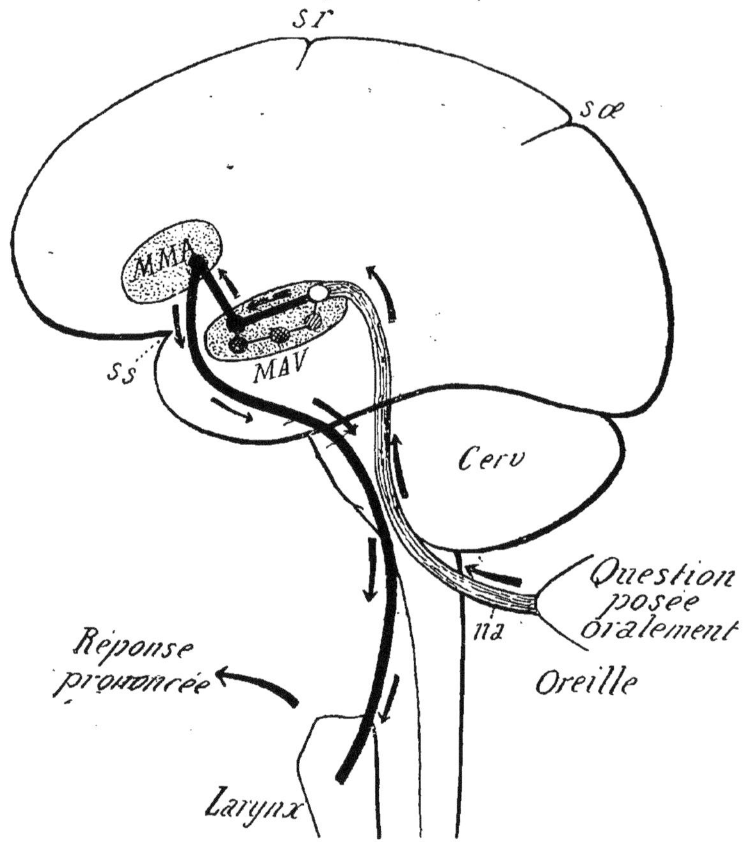

Fig. 253 a. — Schèma du parcours des ébranlements nerveux dans l'acte de répondre par la parole à une question posée oralement (chez un homme qui pense par images auditives): Ss, scissure de Sylvius; *sr*, scissure de Rolando; *sœ*, scissure occipitale externe; *na*, nerf acoustique; MAV, mémoire auditive verbale; MMA, mémoire motrice d'articulation. L'image de la question est représentée par un cercle blanc ; celle de la réponse par un cercle noir.

4ᵉ Localisation. — De même on a déterminé le siège de la *mémoire visuelle verbale*, c'est-à-dire celle de la valeur conventionnelle des caractères d'écriture. Elle se trouve dans la 2ᵉ *circonvolution pariétale gauche.* La destruction de cette région produit la maladie appelée *cécité verbale.* Le premier cas fut celui d'un commerçant qui, guéri en apparence d'une apoplexie, écrivit une lettre et ne put plus la relire.

b. **Localisations expérimentales.** — On a déterminé dans le lobe occipital un centre *symétrique* de la *mémoire visuelle commune.*

L'extirpation d'un centre abolit la vision pour toute la surface de la rétine de l'œil symétrique chez les poissons et les oiseaux. Dans leur chiasma il y a donc entrecroisement complet. Au contraire, chez le singe et l'homme il n'y a que demi-croisement. Le centre de droite

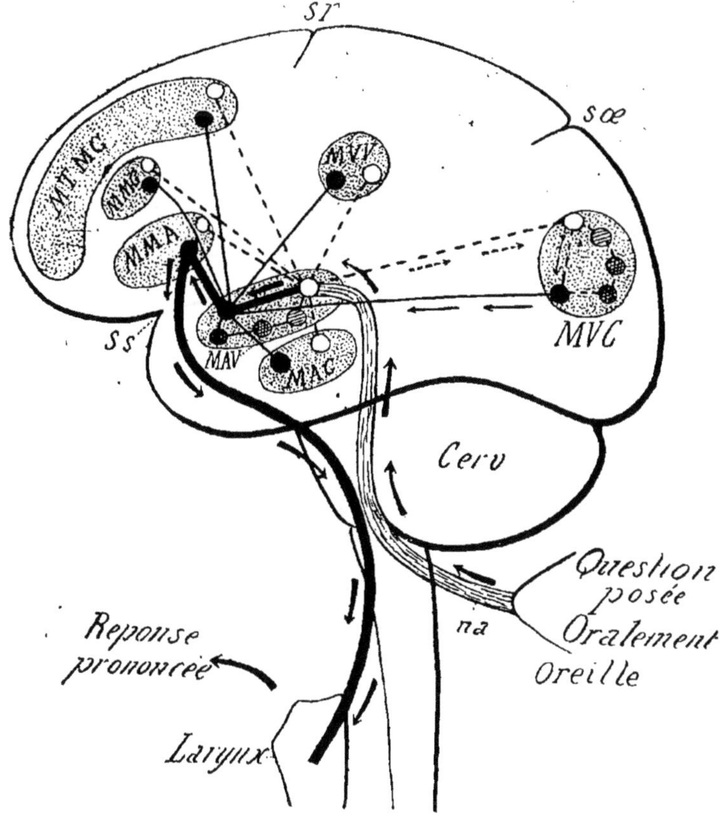

Fig. 253 b. — Schèma des liaisons principales, qui existent entre les résidus correspondant à un objet donné dans les centres des diverses espèces de mémoire (chez un auditif). Le résidu laissé dans chaque espèce de mémoire par la question est représenté par un petit cercle blanc, celui qui correspond à la réponse par un cercle noir. Les liens qui existent entre les diverses formes du résidu de la question sont représentés en traits interrompus, ceux qui existent entre les formes du résidu de la réponse en traits pleins. On a accentué le parcours de l'ébranlement amenant une réponse parlée à une question oralement posée. Des flèches en traits interrompus montrent le trajet secondaire suivi dans le cas d'évocation d'images visuelles. Légende comme fig. 253 a. En outre : MAC, mémoire auditive commune ; MVC. mémoire visuelle commune ; MVV, mémoire visuelle verbale ; MMG, mémoire motrice graphique ; MTMC, mémoire tacto-motrice commune. Dans MAV et MVC, on a indiqué comment, au lieu d'aller directement de l'image de la question à celle de la réponse, on est quelquefois obligé d'évoquer des résidus intermédiaires quand la liaison n'est pas fréquemment utilisée.

correspond aux deux moitiés de même nom des deux rétines (fig. 401).

Chez le singe, l'on a aussi montré qu'un centre de la *mémoire auditive commune* se trouve dans la région inférieure du lobe temporal.

Des atrophies constatées dans le développemement des circonvolutions qui occupent les régions correspondantes, chez des aveugles ou des sourds-muets de naissance, semblent montrer que la position de ces centres est la même chez l'homme.

Mécanisme des actes intellectuels. — Ces études permettent de concevoir ainsi le mécanisme psychique. Les agents extérieurs provoquent des *sensations* à la suite de l'ébranlement de cellules corticales spécialisées, formant des centres distincts topographiquement pour chaque espèce de perception (fig. 253 b, MTMC, MAC, etc.). L'ébranlement, surtout s'il est répété, y laisse un *résidu* qui constitue la *mémoire* de la sensation, parce que, après un temps plus ou moins long,

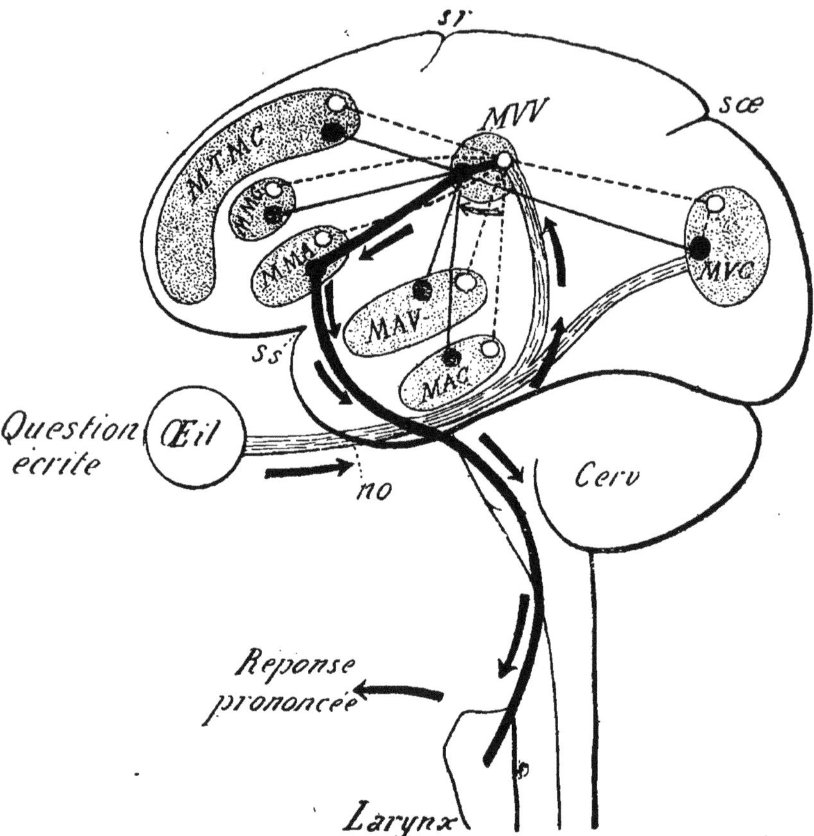

Fig. 253 c. — Schèma du parcours des ébranlements nerveux chez un homme visuel frappé ou non de surdité verbale quand il répond oralement à une question posée par écrit.

il peut reprendre une intensité momentanée donnant naissance aux *images sensorielles* correspondantes : 1° à la suite de l'ébranlement des cellules qui lui sont associées, quoiqu'elles appartiennent à un centre d'une autre espèce de sensation ; 2° après le réveil d'un résidu laissé dans le même centre et qui lui était d'ordinaire associé plus ou moins directement ; 3° après un ébranlement analogue, c'est-à-dire qui a frappé des cellules voisines du même centre. Il en résulte la possibilité de comparer entre elles des impressions et la production des *idées*. Notre sens intime précise les sensations et les idées, en les associant à des *mots*, images également de résidus survivant à des ébranlements qui ont atteint des centres spécialisés. Ils peuvent se présenter sous quatre formes principales : 1° mot *entendu* (image auditive verbale); 2° mot *lu* (image visuelle verbale) ; 3° mot *parlé* (image motrice d'articulation) ; 4° mot *écrit* (image motrice graphique).

La production de l'une des images d'expression peut être accompagnée de celle des autres formes qu'elle peut revêtir (fig. 253 b et c). Leur éclosion ainsi que leur association est en grande partie un résultat de l'éducation reçue par l'homme.

Quand nous pensons, il se produit d'ordinaire un enchaînement intérieur d'images d'expression de même espèce. Presque toujours la majorité des hommes néglige, plus ou moins complètement, dans ce travail, les trois dernières formes d'expression. Nous nous spécialisons dans la manipulation d'images verbales auditives. Il en résulte une *audition mentale verbale* qui précède ou accompagne l'expression de la pensée. Quelquefois cependant, tout en étant auditifs, nous associons des images visuelles. Ainsi, si l'on me demande la nuance ou la forme d'un objet, je passe de l'image de la question à celle de la réponse en évoquant des images visuelles. Mais mon caractère d'auditif reparait quand j'exprime ma réponse. Je suis obligé de repasser mentalement par l'image auditive de la réponse avant de l'exprimer (parcours indiqué par des flèches en traits interrompus, fig. 253 b).

La surdité verbale est donc très grave pour les auditifs. Elle l'est moins pour les visuels qui, associant principalement des images visuelles, répondront encore sans difficulté oralement à des questions écrites (fig. 253 c). Dans le cas cité plus haut de surdité verbale, le malade n'était pas ou n'était plus auditif; il était devenu, par exemple, visuel à la suite de sa maladie, en rendant plus importantes les liaisons qui existent de tout temps et chez tous entre les résidus visuels et ceux d'autre espèce correspondant à un même objet.

Ce que nous venons de dire pour les visuels pourrait se répéter pour ceux qui mettent principalement en œuvre des images motrices d'articulation ou des images motrices graphiques.

II. Localisations obtenues par excitation

Longtemps on chercha en vain à exciter la surface des hémisphères. Le choc, le pincement, les agents chimiques et les courants électriques ne produisent pas de réactions.

Enfin, en 1870 Fritsch et Hitzig, avec des courants électriques *intenses* obtinrent, chez le chien, des mouvements déterminés, soit d'une patte, soit des yeux ou de la lèvre etc., en portant l'irritant sur telle ou telle région de la surface des hémisphères. Ces expérimentateurs crurent déterminer ainsi les centres qui commandent les mouvements volontaires des membres, etc. Ils sont symétriques, situés

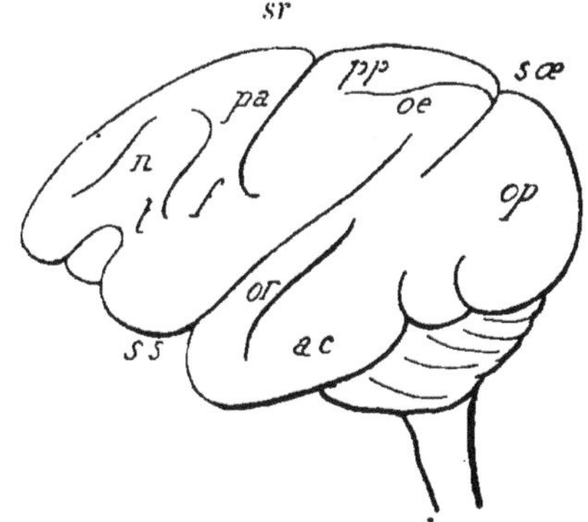

Fig. 253 d. — Cerveau du singe d'après Munk, centres corticaux : *op*, centre psycho-optique ; *ac*, centre psycho-acoustique ; *or*, centre pour l'oreille externe ; *pa*, centre pour l'extrémité antérieure ; *pp*, centre pour l'extrémité postérieure ; *œ*, centre pour la région de l'œil ; *n*, centre pour la nuque ; *t*, centre pour le tronc ; *f*, centre pour la face.

dans le voisinage du sillon de Rolando ; leur *action* est *croisée*.

Des résultats semblables ont été obtenus chez les autres animaux, et l'étude particulière du cerveau des singes (fig. 253 d) a permis de déterminer par analogie la position que doivent occuper les centres correspondants chez l'homme. Ces localisations ont pu être vérifiées directement d'une manière accidentelle.

Un jeune homme avait des mouvements épileptiques limités aux membres inférieurs. On le trépana au-dessus de la pariétale ascendante ; la dure-mère épaissie y formait un kyste dont l'ablation a coïncidé avec le non-renouvellement des accidents.

Objections faites à ces expériences. — On a objecté que l'irritant a porté son action plus loin qu'on ne le pensait ; non pas sur les cellules de l'écorce grise, mais sur les *fibres blanches* situées au-dessous. En effet :

1° Il semble que jamais *l'on n'a pu irriter directement une cellule nerveuse*, malgré l'affirmation de quelques expérimentateurs qui pensent avoir obtenu l'excitation mécanique des cellules des cornes antérieures de la moelle ;

2° Il faut des courants énergiques qui sont *fort diffusibles ;*

3° L'on obtient des effets beaucoup plus intenses lorsque les électrodes sont entourées avec un corps isolant, sauf la pointe qui est enfoncée jusque dans la couche des *fibres ;*

4° Après avoir *détruit* la substance corticale avec un fer rouge ou un acide, on obtient encore les mouvements caractéristiques par l'application des électrodes à la surface de la plaie, et cependant les cellules n'existent plus ;

5° On a obtenu les mêmes effets par l'*excitation directe des cordons blancs* qui descendent des hémisphères dans la capsule interne.

Cependant l'on tend à admettre, pour diverses raisons, que l'excitation portée à la surface cérébrale agit d'ordinaire primitivement sur les cellules.

Même si l'on suppose que l'excitant ait agi sur les fibres de la substance blanche, il doit y avoir en ces régions des centres en communication avec les organes dont on constate des mouvements par l'irritant artificiel. En effet, comme on ne retrouve pas les fibres plus loin, elles doivent se terminer dans les cellules de la substance grise susjacente.

Conclusion. — De ces observations et de ces expériences il semble donc résulter qu'il existe à la surface des hémisphères des départements dont l'état d'intégrité est lié au bon fonctionnement volontaire de telle ou telle région limitée du corps. Seulement, tandis que les centres pour les fonctions d'ordre inférieur sont disposés *symétriquement*, ceux qui correspondent aux fonctions d'interprétation et expression intellectuelles sont situés uniquement sur l'*hémisphère gauche*.

Cause de l'asymétrie des centres intellectuels. — Broca a indiqué la raison de cette curieuse disposition. Les facultés intellectuelles sont des fonctions d'un haut perfectionnement. Pour ces phénomènes compliqués, il faut un instrument parfait ; aussi ont-ils uniquement leur siège dans celui de nos deux hémisphères qui semble le plus apte à se laisser perfectionner. Celui du côté gauche paraît jouir de cette qualité. Sa perfectibilité plus grande nous est indiquée par le fait que c'est lui qui commande la main droite, dont nous nous servons de préférence pour exécuter les mouvements compliqués. C'est pour cela que nous parlons, nous pensons et nous écrivons avec l'hémisphère gauche.

Cette explication est confirmée par l'observation des gauchers. Chez eux, sans doute, l'hémisphère droit était le plus perfectible, ou a été le plus perfectionné par l'exercice. Les cas connus jusqu'ici montrent que les départements en rapport avec les diverses facultés intellectuelles sont chez ces gauchers reportés sur l'hémisphère droit, précisément dans les circonvolutions symétriques.

Rôle de ces centres. — De toutes les recherches faites jusqu'ici, il semble que les régions postérieures des hémisphères soient affectées spécialement à la sensibilité, tandis que les régions antérieures seraient en rapport avec des filets moteurs.

Cette différence dans le rôle pourrait être rapprochée de ce fait, que l'on trouve dans l'écorce grise des circonvolutions antérieures de grandes cellules pyramidales assez analogues aux grandes cellules des cornes antérieures motrices de la colonne grise de la moelle, tandis que l'on ne trouve dans les circonvolutions postérieures que les autres éléments : cellules fusiformes et cellules granuleuses irrégulières de la substance grise (fig. 254).

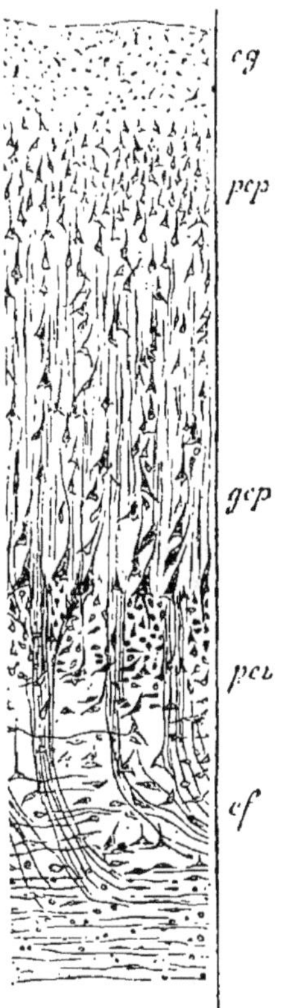

Fig. 254. — Coupe à travers l'écorce grise d'une circonvolution frontale de l'homme (simplifiée d'après Meynert) : *cg*, couche granuleuse superficielle ; *pcp*, couche des petites cellules pyramidales ; *gcp*, couche des grandes cellules pyramidales ; *pci*, couche des petites cellules irrégulières ; *cf*, couche des cellules fusiformes et fibres.

Les centres contenus dans les circonvolutions antérieures diffèrent cependant des centres moteurs, distingués dans la moelle, parce qu'ils n'en possèdent ni l'*automatisme apparent* ni la *régularité fonctionnelle* (beaucoup plus de facteurs interviennent dans leur fonctionnement). Ils agiraient sur les organes périphériques par l'intermédiaire de ces derniers, qu'ils stimuleraient de la manière convenable. Leur rôle serait d'enregistrer les impulsions motrices nécessaires pour obtenir tel ou tel mouvement, grâce à une éducation lente et des expériences répétées, contrôlées par les données de la vue, du toucher et du sens musculaire. Ces centres seraient ensuite capables de les *renouveler*, produisant ainsi les mouvements volontaires. En outre, leur *intégrité semble nécessaire à la perception tactile et musculaire de la région correspondante.* On doit donc les appeler centres *sensorio-moteurs.*

En effet, si l'on enlève par exemple le centre pour l'extrémité antérieure droite, on constate que celle-ci est devenue insensible ; on peut la toucher et la déplacer comme l'on veut sans que l'animal s'en aperçoive.

Ce fait, récemment observé, explique que les mouvements obtenus par l'excitation de ces régions n'aient pas le caractère de ceux qui sont voulus ; ils sont épileptiformes, ressemblant à un faible tétanos. Il y a trouble dans l'innervation centripète qui règle chaque mouvement.

Phénomènes de suppléance. — L'ablation de l'écorce grise, limitée au centre qui correspond à une région déterminée, y amène des troubles de la sensibilité et de la motilité.

En effet, si l'on n'enlève par exemple que le centre pour l'extrémité antérieure droite, celle-ci ne pourra plus faire les mouvements *isolés* qui ont besoin d'une *régulation spéciale* comme : se gratter, donner la patte, même si l'animal le faisait auparavant, etc. Souvent, en montant un escalier, il manque la marche avec la patte dont le centre est enlevé ; il glisse avec elle si on le fait courir sur un sol uni. Pendante dans le vide, tandis que les trois autres reposent sur le bord d'une table, elle restera inerte, tandis que l'animal fera des efforts avec tout le corps pour ne pas tomber.

Mais après quelques jours ou un mois, l'anesthésie et les troubles moteurs disparaissent peu à peu ; les parties voisines exercent sans doute une suppléance, par suite d'une éducation lente. Dans le cas de mouvements combinés nécessitant une intervention semblable des organes symétriques, la suppléance se produirait immédiatement et d'une manière suffisante par le centre du côté opposé.

En effet, après l'ablation d'un centre limité, un examen superficiel aurait pu faire croire que la région correspondante n'est nullement paralysée. Elle exécute normalement tous les mouvements combinés qui nécessitent l'intervention symétrique des deux moitiés du corps, comme : la marche, la course et le saut.

Si l'on enlève une grande étendue de l'écorce autour du centre détruit, les troubles persistent définitivement dans le cas de mouvements particuliers exécutés par un côté du corps.

Explication des résultats contradictoires. — Certains physiologistes, répétant les expériences de Flourens, adoptent encore aujourd'hui ses conclusions. L'interprétation de leurs observations laisse à désirer.

Si un chien perd tout ou partie des centres dans lesquels réside la mémoire visuelle, les impressions optiques ne donneront plus d'images complètes ; une observation superficielle fera dire que l'animal a perdu un peu de son intelligence. Si en outre le centre de la mémoire auditive est aussi attaqué le phénomène sera encore plus accentué.

L'on comprend donc que des expérimentateurs aient pu se tromper et admettre la proportionnalité des troubles et des lésions.

On cite également des blessés dont le crâne était ouvert, et qui avaient perdu tout ou partie d'un lobe cérébral sans que les facultés intellectuelles aient paru s'en ressentir. Ces faits demanderaient à être observés en tenant compte de ce que, d'après les expériences faites sur des singes, les lobes antérieurs des hémisphères seraient le siège de la sensibilité tactile et musculaire du tronc et de la nuque. Des blessures de ces circonvolutions produiront des troubles qui échappent à un examen non dirigé spécialement de ce côté.

Système nerveux de la vie nutritive.

Nerfs viscéraux, cordons sympathiques. — Les rameaux nerveux allant aux différents viscères semblent provenir presque tous des deux *cordons sympathiques*, qui sont situés chacun d'un côté de la colonne vertébrale (fig. 255 et 256). Ces nerfs sont remarquables parce qu'ils présentent de place en place des renflements appelés *ganglions*. D'une manière générale, il y en a un de chaque côté par espace intervertébral; mais dans la région du cou, on n'en trouve que trois (*ganglions cervicaux*) pour les sept vertèbres correspondantes. A la base du crâne, les deux chaînes sont reliées par des anastomoses transversales; il en est de même à la partie inférieure, au-devant du sacrum.

De chaque ganglion partent des filaments nerveux. Les uns s'en vont en arrière rejoindre la moelle épinière, en s'accolant en dehors du trou de conjugaison aux nerfs rachidiens correspondants ; on les appelle les *rameaux communicants*. Le système sympathique n'est donc pas indépendant du système cérébro-spinal. Les autres filets nerveux, issus des ganglions, se dirigent au contraire en avant, dans le tissu conjonctif qui se trouve contre la colonne vertébrale et entre les feuillets voisins des diverses séreuses, où ils se ramifient et s'anastomosent en s'adjoignant des filets issus des nerfs *pneumo-gastriques*, formant des réseaux appelés *plexus*. Ceux-ci portent de nombreux *ganglions* et se terminent par des rameaux qui pénétrent dans les différents viscères, où l'on observe encore des masses ganglionnaires (ganglions du cœur).

Beaucoup de filets issus des ganglions cervicaux supérieurs remontent vers la base du crâne le long de l'artère carotide; leurs

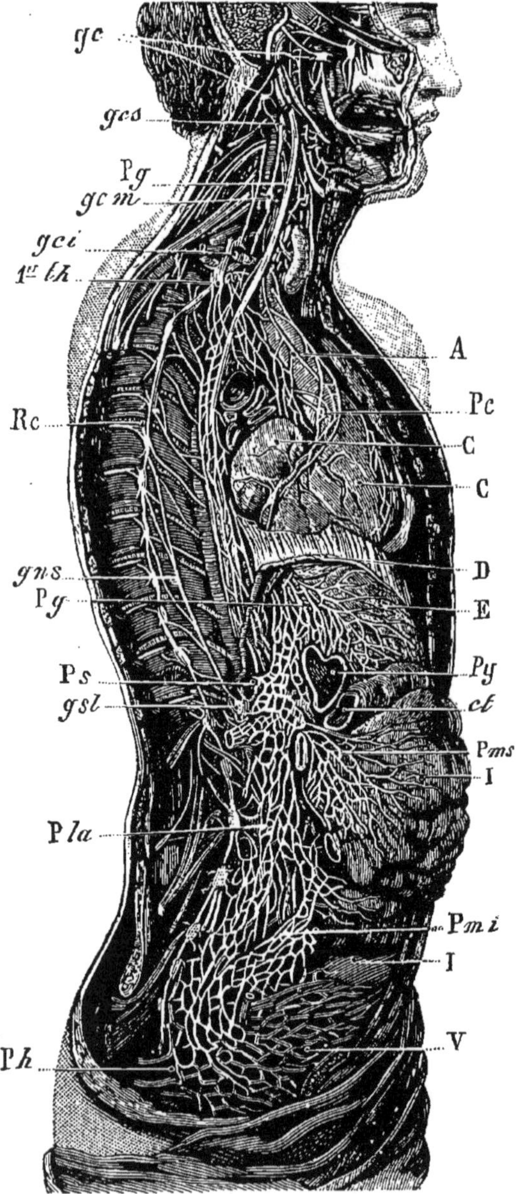

Fig. 255. — Système sympathique vu latéralement : A, aorte ; C, cœur ; D, diaphragme ; E, estomac ; I, intestin ; *gcs*, ganglion cervical supérieur ; *gcm*, ganglion cervical moyen ; *gci*, ganglion cervical inférieur ; 1er *th*, 1er ganglion thoracique ; P*g*, pneumo-gastrique ; R*c*, rameau communicant ; P*c*, plexus cardiaque ; *gns*, grand nerf splanchnique ; *gsl*, ganglion semi-lunaire ; P*s*, plexus solaire ; P*ms*, plexus mésentérique supérieur ; P*mi*, plexus mésentérique inférieur ; P*la*, plexus lombo-aortique ; P*h*, plexus hypogastrique ; *gc*, ganglions crâniens ; P*y*, pylore ; *ct*, colon transverse ; V. vessie.

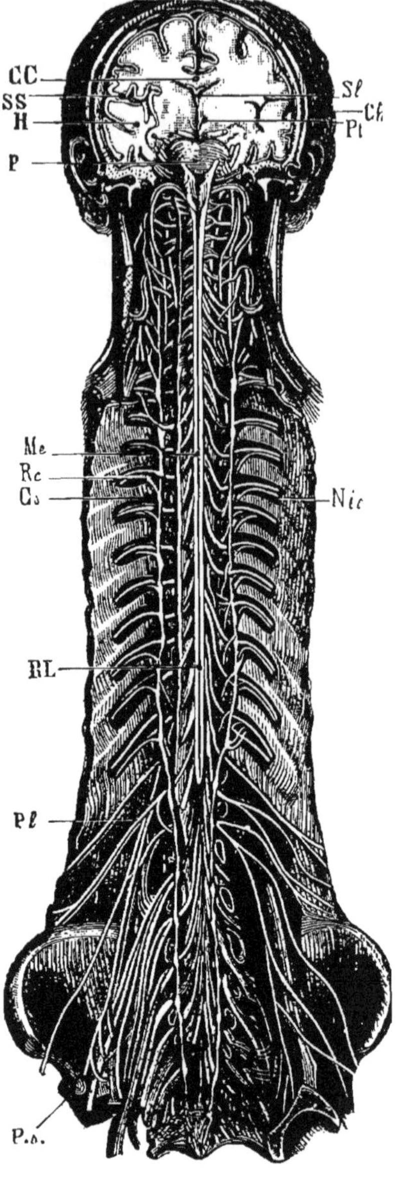

Fig. 256. — Partie centrale du système nerveux vue par la face antérieure. Le cerveau a été coupé verticalement et transversalement. H, hémisphères ; CC, corps calleux ; S*l*, septum lucidum ; SS, scissure de Sylvius ; P*t*, pilier du trigone ; P, pont de varole ; M*e*, moelle épinière ; RL, renflement lombaire ; C*s*, chaîne sympathique ; R*c*, rameau communicant ; C*h* cheveux ; N*ic*, nerf intercostal ; P*l*, plexus lombaire ; P*s*, plexus sacré.

rameaux s'accollent aux nerfs de cette région où ils portent de nombreux petits ganglions (ganglions sous-maxillaires, etc.).

Ceux qui partent du ganglion cervical inférieur et du premier thoracique se rendent au cœur, formant à sa surface le *plexus cardiaque.* Les filets qui partent de tous les autres ganglions thoraciques se réunissent de chaque côté, formant les *grands nerfs splanchniques* qui se ramifient dans les viscères de l'abdomen, après avoir constitué divers plexus, en s'adjoignant des filets venus des nerfs pneumo-gastriques.

L'on observe ainsi : le *plexus solaire* à la surface de l'estomac, les *plexus mésentériques supérieur* et *inférieur* dans l'épaisseur du mésentère, le plexus *lombo-aortique* en avant des reins et de l'aorte ; enfin le *plexus hypogastrique* à la surface des organes du bassin.

Parmi les nombreux ganglions que portent les plexus, on distingue particulièrement, par suite de leur volume, au-devant des piliers du diaphragme, les *ganglions semi-lunaires*, ainsi nommés à cause de leur forme.

Rôle des nerfs sympathiques. Historique. — Les premières expériences sur le rôle des cordons fondamentaux sympathiques datent de 1727. Pourfour du Petit rechercha si ce nerf était moteur ou sensitif. Pour le savoir, il sectionna le cordon cervical d'un cheval au niveau du cou. Au moment de l'opération, l'animal ne témoigna pas de douleur ; il en conclut que ce nerf n'était pas sensitif. Regardant la tête du cheval, l'expérimentateur vit que l'œil s'était enfoncé dans l'orbite, que la pupille était contractée et que la troisième paupière s'était fermée à la suite de l'opération (fig. 326).

Le cordon sympathique semblait donc être un nerf moteur ordinaire.

En 1800, Bichat, dans son livre *Recherches sur la vie et la mort,* distingue les phénomènes vitaux en deux groupes : les phénomènes *végétatifs,* c'est-à-dire ceux de la *nutrition* et ceux de la *vie animale* ou de *relation* qui semblent appartenir spécialement aux animaux.

Il distribue les organes dans deux groupes, selon qu'ils concourent à l'exécution des uns ou des autres.

Les organes de la vie végétative se distinguent encore parce qu'ils ne sont pas disposés symétriquement par rapport au plan médian du corps, tandis que les autres le sont. En outre, le fonctionnement des premiers semble continu et peu actif, à l'opposé des organes de la vie animale qui n'entrent en activité que par intervalles et brusquement.

Enfin les premiers fonctionnent ordinairement sans que l'individu en ait conscience, tandis que les seconds ont une activité consciente.

Bichat différencie également les systèmes nerveux qui se rendent à ces deux groupes d'organes. Ceux de la vie végétative reçoivent des rameaux sympathiques, et ceux de la vie animale des nerfs du système cérébro-spinal.

Le sympathique est donc le nerf de la nutrition.

En 1851, Claude Bernard se demande si cette distinction est bien fondée.

Anatomiquement, on voit bien les fibres se perdre dans la paroi des vaisseaux et des organes; mais ont-elles bien sous leur dépendance les phénomènes de nutrition? Il fallait trouver un caractère permettant d'évaluer l'activité nutritive d'un organe. Cl. Bernard l'a trouvé dans la théorie de Lavoisier. La nutrition étant un phénomène de combustion, toute modification de la nutrition devra se traduire par une modification de la calorification. Si le nerf sympathique stimule la nutrition, en le coupant d'un côté du corps, la nutrition et par suite la chaleur devront diminuer dans les organes correspondants.

Dans ces idées, Cl. Bernard opère de nouveau la section unilatérale du sympathique cervical chez un lapin. Il s'attend à voir baisser la température du côté correspondant de la tête; tout au contraire, il constate que l'oreille du côté opéré est devenue brûlante, elle a quelquefois 10 et 12° de plus que l'autre. D'où vient la contradiction entre l'expérience et les prévisions? Elle semble due à ce que l'oreille est en même temps devenue toute rouge de sang. Des petites artères, ordinairement invisibles à l'œil nu, sont maintenant largement dilatées ; les capillaires le sont également (d'une manière passive, sans doute), laissant passer des torrents de sang si rapidement que, rendu dans les veines, il n'est pas devenu noir. Dans ces vaisseaux l'on ressent alors encore les pulsations du cœur, tant la communication avec le système artériel est largement ouverte.

Il arrive donc maintenant plus de sang dans l'oreille, les phénomènes nutritifs sont donc aussi plus intenses, la théorie de Bichat semble donc vérifiée.

Fonction vaso-motrice du cordon sympathique, nerfs vaso-constricteurs. — Mais une distinction apparut de suite. Le nerf sympathique, au lieu d'agir directement sur la nutrition, n'intervient qu'indirectement par l'intermédiaire des vaisseaux. Il commande les contractions ou les relâchements des fibres musculaires de la tunique des artères, c'est un nerf *vaso-moteur*.

La section du cordon sympathique a été suivie d'une dilatation vasculaire, alors le nerf est paralysé ; la stimulation naturelle ordinaire produit donc une constriction des vaisseaux, il doit en être de même pour les stimulations artificielles. Cl. Bernard et Brown-Séquard ont vérifié simultanément ce fait. En irritant le bout périphérique du nerf sectionné, les artères dilatées se rétrécissent peu à peu jusqu'à se transformer en cordons fibreux. Le sang ne les traverse plus, l'oreille devient pâle et se refroidit. Dès que la stimulation cesse, les phénomènes inverses se reproduisent de nouveau. Le cordon sympathique est donc un nerf *vaso-constricteur,* puisque son entrée en activité amène une constriction des vaisseaux.

Origine de la chaleur constatée après une dilatation vasculaire. — Depuis lors on a montré que l'élévation de température constatée dans l'oreille, après la section du sympathique, ne vient pas seulement d'une augmentation de la nutrition, mais encore et surtout du fait qu'il arrive maintenant dans l'oreille un plus grand volume de sang réchauffé par les viscères internes. Ce qui le montre, c'est qu'une partie de cette chaleur rayonne et que la température générale baisse un peu.

Régulation de l'activité de la circulation dans les divers organes. — Ces expériences de Claude-Bernard prouvent en outre que l'appareil circulatoire n'est pas un simple appareil hydraulique. Le cœur ne règle pas à lui seul l'activité de la circulation dans les organes. Le système sympathique domine le tout, il lui suffit de faire resserrer les artérioles d'un organe pour faire augmenter la pression moyenne du sang, d'où résulte une plus grande activité de la circulation générale, quoiqu'il y ait simultanément anémie et refroidissement d'un organe particulier. Les organes collatéraux seront encore bien plus favorisés, s'il se produit en même temps un relâchement dans la tunique musculaire de leurs artères.

Généralement il y a ainsi une compensation à toute vaso-constriction. MM. Dastre et Morat en ont signalé un bel exemple dans le balancement qui existe entre la circulation cutanée et celle des viscères. Quand la compensation ne se produit pas, il peut en résulter des conséquences graves. Ex. : congestions et même hémorrhagies après un refroidissement cutané.

Généralisation des filets vaso-constricteurs. — Depuis, on a montré la généralité des nerfs vaso-constricteurs. Ainsi la section du sciatique amène une dilatation des vaisseaux du membre correspondant par suite de la paralysie de fibres venues du cordon sympathique.

On a indiqué des filets analogues se rendant aux poumons, à l'intestin, etc.

Nerfs vaso-dilatateurs. — En 1858, Cl. Bernard étudiant la glande sous-maxillaire, constate que la salive s'écoule en abondance et d'une manière continue du canal de Wharton, lorsque l'on met du sel ou du vinaigre sur la langue d'un animal. En même temps la glande est devenue rosée, l'artère qui la dessert s'est tellement dilatée que les veines présentent des pulsations semblables à celles des vaisseaux artériels, le sang qu'elles contiennent est encore rouge-vif. Cette glande reçoit des rameaux nerveux du tympanico-lingual, tronc commun au nerf lingual et à la corde du tympan, branche du nerf facial (fig. 257). La sécrétion étant en pleine

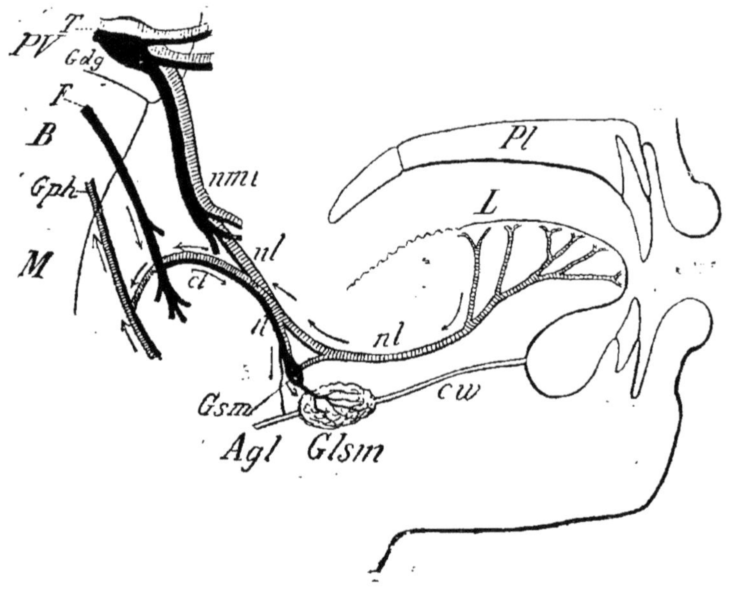

Fig. 257. — Innervation de la langue et de la glande sous-maxillaire : *L*, langue ; *Pl*, palais ; *Glsm*, glande sous-maxillaire ; *cw*, canal de Wharton ; *M*, moelle épinière ; *B*, bulbe ; *PV*, pont de Varole ; *T*, nerf trijumeau ; *Gdg*, ganglion de Gasser ; *nmi*, nerf maxillaire inférieur ; *tl*, nerf tympanico-lingual ; *nl*, nerf lingual ; *F*, nerf facial ; *ct*, corde du tympan ; *Gph*, nerf glosso-pharyngien ; *Gsm*, ganglion sous-maxillaire ; *Agl*, artère de la glande.
(Les flèches indiquent les parcours que peut suivre le réflexe amenant la sécrétion salivaire.)

activité, Cl. Bernard sectionna le tympanico-lingual ; il constate que l'écoulement de la salive diminue aussitôt et en même temps la glande devient blanche, exsangue.

La sécrétion est donc le résultat d'un réflexe dont le centre est situé plus haut.

Ce nerf est donc aussi un *vaso-moteur*, mais son action est inverse de celle du tronc sympathique. En effet, la paralysie qui résulte de la section produisant une constriction, le nerf par son activité doit amener une dilatation vasculaire, ce fait se vérifie directement.

L'irritation du bout périphérique du tympanico-lingual ou de la corde du tympan détermine une telle dilatation des vaisseaux de la glande que celle-ci devient rouge et en même temps la salive coule avec abondance. Ces nerfs contiennent donc des fibres *vaso-dilatatrices.*

Coexistence des deux espèces de fibres pour un même organe. — La glande sous-maxillaire, outre les filets vaso-dilatateurs que nous avons décrits précédemment, reçoit encore des vaso-constricteurs. Ils viennent du sympathique par le *plexus carotidien* et son prolongement qui entoure l'artère faciale (fig. 304). L'excitation de ces filets ou de leur bout périphérique rétrécit les vaisseaux de la glande, dont les veines laissent alors écouler du sang noir. Au contraire, leur section amène une dilatation vasculaire, le sang des veines est alors rouge.

Conséquences théoriques. — La découverte des vaso-dilatateurs faite par Cl. Bernard sembla d'abord partager les fonctions nutritives entre le système nerveux cérébro-spinal et le nerf sympathique. Les deux espèces de fibres agiraient d'une manière inverse. En effet, les rameaux dilatateurs proviennent de la corde du tympan, branche du facial qui appartient au système cérébro-spinal. Ce dernier agirait par des filets vaso-dilatateurs, tandis que le sympathique entrerait en action par des vaso-constricteurs.

Si l'on examine les rameaux allant du tympanico-lingual à la glande, on les voit s'arrêter presque tous dans un ganglion qui est appliqué à la surface de la glande, ce qui l'a fait appeler *ganglion sous-maxillaire.* L'existence de ce ganglion ne signifie cependant pas que les fibres destinées à la glande appartiennent au nerf sympathique dont elles se seraient détachées à la base du crâne pour voyager ensuite de conserve avec le facial proprement dit. En effet, l'excitation de la racine inférieure du facial ou *nerf de Wrisberg* provoque la sécrétion avec vaso-dilatation de la glande sous-maxillaire. On obtient aussi les mêmes effets par l'irritation du plancher du quatrième ventricule au voisinage de cette racine.

Ces expériences montrent qu'il faut modifier la conception de Bichat; les deux systèmes nerveux de la vie animale et de la vie végétative distincts au point de vue fonctionnel sont mélangés plus ou moins anatomiquement. Le long de la moelle épinière, la séparation des deux espèces de filets se fait nettement dès la sortie du canal spinal, à la base du crâne elles ne se sépareraient souvent que très près des terminaisons.

Généralisation des nerfs vaso-dilatateurs. Il y en a dans les cordons sympathiques. — L'on a indiqué des nerfs vaso-dilatateurs analogues pour d'autres organes : glande parotide, rein, etc.

Pour beaucoup de viscères on a retrouvé simultanément les deux espèces de fibres, et ce qu'il y a plus, souvent elles sont contenues dans les mêmes cordons. Ainsi M. Dastre a montré que chez le chien l'excitation du sympathique cervical amène du côté opéré : rougeur avec chaleur des lèvres et des joues, et en même temps: pâleur avec refroidissement de la langue, de l'épinglotte et du voile du palais.

Mode d'action du système antagoniste. — Le système de la vie nutritive est donc plus compliqué que l'on aurait pu le supposer, il renferme deux espèces de fibres antagonistes : système *constricteur* et système *dilatateur*. Un seul d'entre eux pourrait suffire, car en restreignant l'action des constricteurs, l'on obtient une dilatation. Si les deux agissent, il y a de la force perdue ; l'adaptation de notre organisme serait imparfaite. En réalité, cette complication des cordons nerveux n'est pas accompagnée de perte de force, parce que tous les filets contenus dans un cordon n'entrent d'ordinaire pas en action simultanément. Les constricteurs seraient toujours un peu actifs, les dilatateurs n'interviendraient qu'à certains moments, pour réagir sur les constricteurs, modérant, règlant leur action.

Nerfs moteurs viscéraux. — Nous avons vu que l'intestin présente des contractions péristaltiques incessamment renouvelées. L'excitation des nerfs pneumo-gastriques accélère ces contractions.

Nerfs d'arrêt. — La section des nerfs splanchniques accélère également les mouvements péristaltique, tandis que leur galvanisation en produit la suspension ; ce sont des nerfs d'arrêt. Nous retrouvons donc également des fibres antagonistes pour les mouvements de l'intestin.

Nerfs excito-sécrétoires. — Chez un lapin dont l'artère de la glande sous-maxillaire est ligaturée, l'excitation de la corde du tympan provoque une sécrétion salivaire, quoique les effets vaso-dilatateurs ne puissent plus se produire et ne se produisent plus.

La salive produite s'en ressent, elle est épaisse, visqueuse. Il y a donc eu stimulation de la sécrétion indépendamment de la circulation.

Les mêmes résultats peuvent être obtenus sur une tête décapitée.

L'excitation des filets sympathiques qui se rendent à la glande sous-maxillaire a également pour résultat une sécrétion salivaire, malgré la constriction des vaisseaux produite en même temps comme nous l'avons vu.

Cette salive du sympathique est également épaisse.

Si elle devient plus fluide quand l'action stimulatrice continue à agir pendant quelque temps, il faut sans doute l'attribuer à l'épuisement des cellules chargées de préparer la mucine.

La face inférieure de l'extrémité des pattes chez les chats présente une pelote graisseuse recouverte par de la peau dépourvue de poils. De nombreuses glandes sudoripares débouchent à sa surface. L'excitation du nerf sciatique est suivie d'une abondante sécrétion de sueur à la surface de cette région, quoiqu'il y ait en même temps un resserrement notable des vaisseaux de toute l'extrémité.

Les mêmes phénomènes se reproduisent si la circulation est interrompue dans le membre, soit par ligature de l'artère, soit après amputation. Il y a donc des nerfs sudoripares (ils viennent du sympathique, puis de la moelle).

L'existence de ces nerfs explique que quelquefois, au moment de la mort, le cœur ayant déjà presque cessé de fonctionner, la peau étant froide, le corps se couvre pourtant de sueur. Les *sueurs froides émotionnelles* proviendraient de l'entrée en activité des mêmes filets nerveux.

Effets trophiques. — Magendie a signalé que la section du nerf trijumeau était suivie de diverses altérations nutritives du globe oculaire.

Depuis lors on a souvent observé que la section ou l'altération de certains nerfs étaient suivies d'ulcérations de l'épiderme à la surface de la région correspondante, et qui ne peuvent être mises tout à fait sur le compte de troubles vasculaires.

Cependant l'on n'admet généralement pas qu'il s'agisse de la suppression des fibres nerveuses spéciales, *trophiques;* le nerf qui se rend à un organe serait par essence stimulateur de la nutrition en même temps que régulateur de son activité fonctionnelle.

Résultats de la complication des cordons nerveux. — La complexité des conducteurs groupés dans un même nerf, explique les contradictions nombreuses dans les résultats qu'ont obtenu des expérimentateurs différents. L'action avait porté sur telle ou telle partie du faisceau.

Centres des réflexes viscéraux. — On avait d'abord cru que les ganglions du cordon sympathique servaient spécialement de centres réflexes pour les phénomènes de la vie nutritive. Il n'en est rien cependant, puisqu'on retrouve les diverses catégories de fibres de la vie végétative le long de la chaîne, dans les rameaux communicants, puis dans les racines antérieures des nerfs rachidiens et les faisceaux antéro-latéraux de la substance blanche médullaire, se terminant dans l'axe gris de la moelle où se trouvent des noyaux spécialisés.

Dans la moelle thoracique et lombaire on a montré l'existence de centres vaso-moteurs pour les deux paires de membres; les centres sécrétoires pour la sueur sont situés au-dessus de la septième vertèbre thoracique, très voisins des centres accélérateurs des mouvements du cœur, de la sécrétion lacrymale. Les centres sécrétoires de la salive se trouvent dans les masses grises du bulbe, avec des centres vaso-moteurs, modérateur cardiaque, respiratoire, thermique, etc.

Trajet des moteurs sympathiques. — Les différents filets sympathiques que nous avons examinés jusqu'ici abordent la moelle et suivent, dans son intérieur, le même chemin que les filets moteurs ordinaires; ceux qui remontent au-dessus du bulbe s'entrecroisent à ce niveau de gauche à droite et réciproquement, comme les nerfs rachidiens qu'ils accompagnent. Ce sont également des filets centrifuges; la spécialisation de Magendie est donc aussi vraie pour les moteurs sympathiques. Mais ce qui les caractérise, c'est qu'ils s'échappent de la moelle à un niveau très différent de celui des organes ou des membres auxquels ils se rendent.

Réflexe de la sécrétion salivaire. — Les centres qui commandent la sécrétion salivaire sont situés dans le bulbe. Les filets centripètes qui les ébranlent le plus ordinairement sont contenus dans les nerfs du goût : glosso-pharyngien et lingual, branche du trijumeau, qui les emprunte d'abord à la corde du tympan, branche du facial (fig. 257), puis au glosso-pharyngien. Mais physiologiquement et bien souvent la sécrétion salivaire se produit par l'excitation des nerfs olfactifs, des nerfs de la sensibilité tactile de la muqueuse buccale, des rameaux du pneumo-gastrique issus de l'estomac.

Expérimentalement, on obtient une sécrétion salivaire avec vaso-dilatation par l'excitation des nerfs que nous venons de citer ou de leur extrémité centrale.

Enfin quelquefois la sécrétion salivaire se fait à la suite du souvenir de mets agréables.

Dans certains cas le chemin du réflexe peut-être différent (fig. 304). Si l'on vient à couper le tympanico-lingual et les rameaux du sympathique, qui se rendent à la glande. Celle-ci sera séparée des centres cérébro-spinaux et cependant si l'on met alors de l'éther sur la langue on obtient une sécrétion salivaire. Celle-ci s'arrête si l'on coupe le nerf lingual entre la langue et le ganglion sous-maxillaire. Cl. Bernard en a conclu que celui-ci pouvait dans certains cas remplir les fonctions de centre réflexe.

Nerfs sensitifs viscéraux. — Les centres stimulateurs des nerfs de la vie nutritive n'entrent d'ordinaire en activité, tout comme ceux des nerfs de la vie animale, que sous l'influence d'une irritation centripète transmise par des filets spéciaux. Ces fibres sensitives n'ont été reconnues que tardivement, parce que leur activité ne donne généralement pas lieu à des phénomènes de conscience. Quand on excite en effet le bout central d'un filet sympathique l'animal ne crie jamais, sauf quand l'irritation est prolongée. Si elle provoque souvent une réaction apparente l'on ne s'en aperçoit d'ordinaire que par l'examen spécial des viscères. Les nerfs viscéraux contiennent donc souvent des fibres centripètes dont l'excitation reste généralement inconsciente, provoquant cependant des phénomènes réflexes que l'on décrivait autrefois sous le nom de *sympathies*. Ces réflexes interviennent d'une manière continue dans le fonctionnement des appareils digestif, circulatoire, respiratoire, etc.

Dans certaines conditions (excitation intense, inflammation) ces nerfs centripètes produisent cependant des sensations conscientes (coliques, asthme).

Les nerfs centripètes, suivant la spécialisation de Magendie (fig. 245), abordent la moelle épinière contenue dans les racines postérieures des nerfs rachidiens; on les retrouverait ensuite dans les cordons postérieurs de la substance blanche médullaire.

Différentes espèces de réflexes. — Par suite de la proximité des centres des réflexes de la vie végétative et de la vie animale, ces deux systèmes peuvent réagir l'un sur l'autre.

Nous pourrons donc distinguer quatre espèces de réflexes:

1° Le nerf sensitif et le nerf moteur sont rachidiens ou crâniens, c'est ce qui se présente dans les réflexes ordinaires;

2° Le nerf sensitif est rachidien ou crânien, le nerf moteur est sympathique. Ex. : diarrhée qui suit le froid aux pieds ou la peur, la pâleur amenée par la douleur;

3° Le nerf sensitif est sympathique, le nerf moteur est rachidien ou crânien. Ex. : convulsions causées par la présence d'helminthes dans l'intestin ;

4° Les nerfs sensitifs et moteurs sont sympathiques. Ex. : sécrétion des glandes du tube digestif, pâleur causée par les mauvaises digestions. Ce sont ces deux dernières espèces de réflexes qui constituaient les *sympathies.*

Rôles des ganglions nerveux. — 1° Nous avons vu que les centres des réflexes viscéraux étaient d'ordinaire contenus dans l'axe gris de la moelle, cependant quelques ganglions pourraient jouer le rôle de *centres* dans certaines circonstances (ganglion sous-maxillaire. Cl. Bernard);

2° Plus ordinairement ils ont une action *tonique.* Les cellules qu'ils contiennent, jouissent de la propriété d'accumuler l'influx reçu. Cette propriété des masses ganglionnaires expliquerait le maintien de la contractilité des muscles lisses et de l'activité des organes un certain temps après leur séparation d'avec les centres nerveux ;

Nous avons vu que le cœur d'une grenouille, séparé du corps, continue à se contracter ; il en est de même pour tout fragment qui contient un ganglion automoteur. Cependant, après un certain temps les contractions s'arrêtent. Mais si l'on vient alors à toucher la région occupée par le ganglion avec une pointe, le fragment recommence à se contracter pendant quelque temps. Au contraire, si l'on ébranle les oreillettes, les contractions s'arrêtent pendant quelques instants pour reprendre ensuite ; la stimulation aurait augmenté alors momentanément la puissance du ganglion de Ludwig qui est modérateur.

3° Ils ont une action *trophique* sur les nerfs qui en partent (dégénérescence Wallerienne);

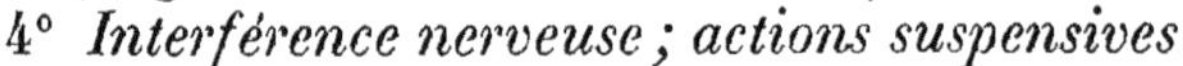

4° *Interférence nerveuse ; actions suspensives.*

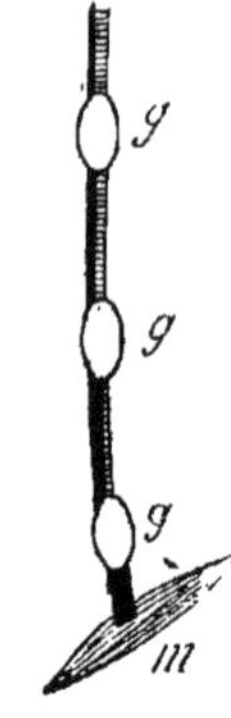

Fig. 258. — Disposition des fibres sympathiques : *m*, muscle ; *g*, ganglions ; ⬬ nerf constricteur ; ⦀ nerf dilatateur.

Généralement, l'excitation d'un nerf provoque la contraction des muscles auxquels il se rend. Pour les vaso-dilatateurs l'effet serait inverse ; l'irritation amène une dilatation vasculaire et par suite un allongement des fibres musculaires contenues dans la paroi. Or, si l'on examine la distribution des filets constricteurs et des filets dilatateurs dans un cordon sympathique on voit que les premiers dominent surtout à la périphérie tandis que les seconds deviennent de plus en plus abondants à mesure que l'on se rapproche des centres. Les dilatateurs s'épuisent à mesure que l'on descend la chaîne ganglionnaire. Aussi admet-on qu'ils n'agissent qu'indirectement sur la tunique musculaire des artères en diminuant l'action des constricteurs par l'intermédiaire des ganglions. Les nerfs vaso-dilatateurs agiraient en paralysant dans la mesure et au moment voulu les constricteurs des organes correspondants.

Les actions modératrices sont donc de telle nature que l'irritant supplémentaire, au lieu d'ajouter son action au stimulant primitif, s'en retranche ; elle est de sens contraire. On peut comparer ce fait au phénomène d'interférence de la lumière où deux intensités lumineuses au lieu d'ajouter leurs effets se retranchent l'une de l'autre, delà le nom d'*interférence nerveuse* que Claude Bernard lui a donné.

On a retrouvé le même fait pour les mouvements de l'intestin. L'irritation du nerf pneumogastrique, des ganglions semi-lunaires où des filets nerveux qui courent dans l'épaisseur du mésentère accélèrent les mouvements péristaltiques, tandis que l'excitation des nerfs grand-splanchniques les suspend.

Sommeil.

Selon toute apparence le sommeil est dû à une *usure* de la substance nerveuse frappant plus particulièrement la matière cérébrale. Peut-être intervient-il aussi l'accumulation de *composés qui diminuent* son *impressionnabilité* ainsi que l'excitabilité générale du tissu nerveux. Ces composés se formeraient en trop grande quantité durant les périodes de veille, au sein de la substance nerveuse, par suite de la désintégration qu'elle subit, pour que la circulation puisse les enlever au fur et à mesure de leur production. Pendant le repos, le tissu nerveux récupérerait ses pertes et se débarrasserait des produits de désintégration. En effet la profondeur du sommeil, mesurée par l'intensité d'un excitant extérieur nécessaire pour amener une réaction, atteint son maximum dans la première heure ; elle diminue ensuite continuellement jusqu'au réveil.

Les fonctions de la vie organique sont également un peu ralenties. L'activité nerveuse consciente exige pour se produire une certaine *intensité de la circulation cérébrale*. Dès que l'afflux du sang dans le cerveau est empêché ou simplement ralenti, l'état de conscience *se perd* (*syncopes*).

Pendant le sommeil il y a également une *anémie* et un affaissement de la masse cérébrale avec appel dans le crâne du liquide céphalo-rachidien. On l'observe en remplaçant chez des animaux une portion de la boîte crânienne par une surface de verre.

Rêves.

Les rêves semblent provenir d'excitations sensorielles qui ne sont pas perçues par la conscience quoiqu'elles impressionnent les appareils correspondants. Ils peuvent être provoqués également par des excitations viscérales anormalement dirigées dans le tissu nerveux. Ex.: cauchemars produits par de mauvaises digestions.

Hypnotisme, suggestion, sommeil magnétique. — Les faits réunis sous ces noms ont une grande analogie avec l'état de rêve. D'ordinaire ils sont provoqués par la *fatigue* que causent des excitations particulières de longue durée (contemplation d'un objet brillant placé près des yeux). Il se produit alors une suppression plus ou moins complète de l'activité consciente, ce qui abandonne l'organisme à un appareil psychique ou à un mode d'activité cérébral inférieur qui est cependant systématisé et possède quelquefois les apparences d'une *seconde conscience.*

La personnalité nouvelle ainsi constituée reste inconnue de l'individualité ordinaire qui est dirigée par le premier état de conscience. En effet lorsque le sujet est revenu à l'état normal, il n'a aucun souvenir de ce qui s'est passé pendant le sommeil hypnotique. Cette seconde personnalité est d'un ordre inférieur; elle est en effet caractérisée pour ainsi dire par le *défaut de volonté propre.* Le sujet devient éminemment suggestible ; il est soumis aveuglément aux ordres de l'opérateur. Il en résulte des phénomènes très-intéressants :

1° La *sensibilité* est modifiée (augmentée, diminuée ou pervertie) selon le désir de l'hypnotiseur. Il en résulte de curieuses hallucinations.

Disant à un sujet qu'il tient une pomme dans ses mains, celui-ci agira comme s'il en était ainsi quoique cela ne soit pas. Il la déclarera excellente, quand on l'invitera à la goûter et à la trouver bonne; il boira de l'eau à la place de vin et lui trouvera un fin bouquet, etc.

L'insensibilité que l'on peut provoquer est *uniquement psychique.* En effet, bien que le sujet ne témoigne pas alors de douleur au moment où on le pique, il peut cependant exprimer, à l'aide de gestes convenus, si on le lui demande, le moment où on le touche, par exemple en levant la main en l'air ;

2° La volonté étrangère domine tellement le sujet que les actes commandés sont exécutés avec une *assurance* et une *énergie* inconnues à l'état ordinaire;

3° Le mécanisme psychique de l'individu hypnotisé embrasse des phénomènes d'ordinaire indépendants de la volonté. L'opérateur peut commander aux *appareils de la vie végétative* (digestion, circulation, respiration, sécrétion) du sujet hypnotisé ;

4° Ce mécanisme psychique *préexiste* dans l'individu normal. En effet la deuxième personnalité a une mémoire parfaite de ce qui s'est passé pendant que l'état de conscience ordinaire dominait. Elle se souvient même de détails que la personnalité consciente n'avait pas semblé apercevoir ;

5° Il *subsiste* dans l'individu revenu à l'état conscient. En effet la personne reste soumise aux ordres dictés par l'opérateur pendant l'état de suggestion. A l'échéance fixée d'avance elle cherche à les exécuter et y parvient, lorsqu'ils ne sont pas trop singuliers, malgré la conscience qui veille, lui dictant des prétextes à ces actes.

De là, l'explication de prédictions d'avenir, effectivement réalisées, faites à des personnes faibles d'esprit.

Si, au contraire, le mécanisme conscient est fortement constitué, ou lorsque l'acte commandé est trop anormal, il ne sera pas toujours consommé. Au moment où il devrait être accompli il y a lutte entre les deux mécanismes, lutte quelquefois trahie à l'extérieur par des convulsions, après quoi souvent la conscience reste maîtresse.

Ce qui prouve encore que le mécanisme qui produit la deuxième personnalité subsiste dans le sujet ramené à l'état ordinaire, c'est le fait que rendormi une deuxième ou une troisième fois, après un laps de temps plus ou moins grand, il raconte fort bien tout ce qui s'est passé dans les sommeils antérieurs.

C'est un mécanisme analogue qui agirait au dedans de nous et présenterait à notre esprit, alors qu'il s'occupe de toute autre chose, une date ou un fait vainement cherchés dans la mémoire quelque temps auparavant.

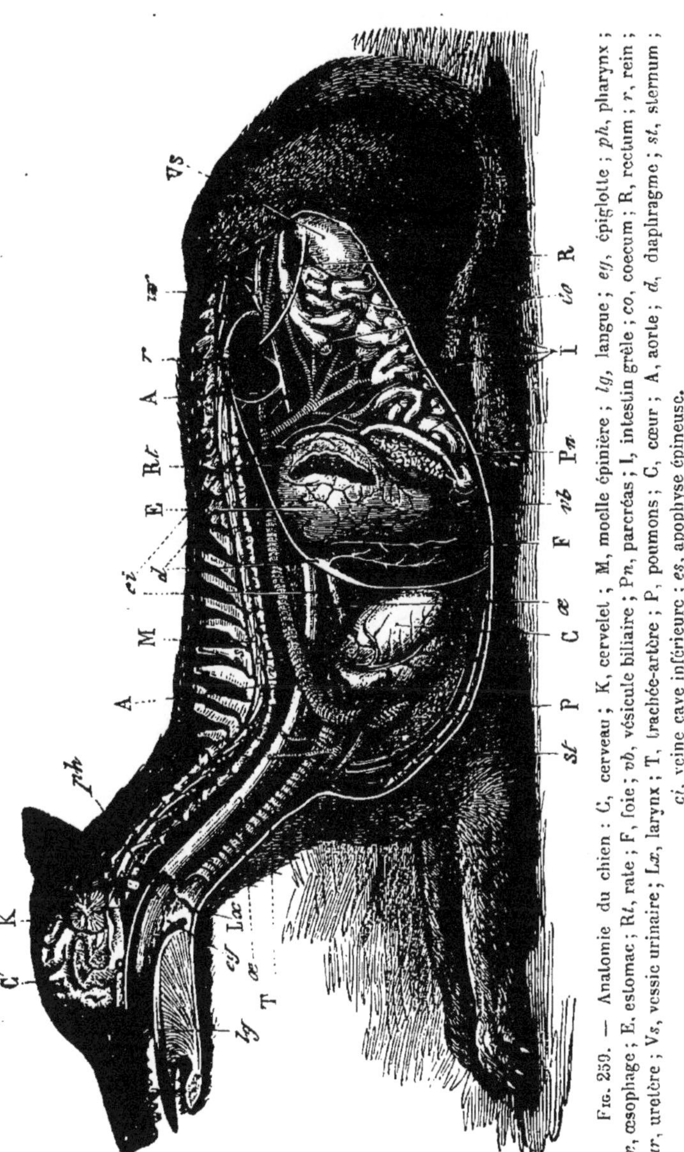

Fig. 259. — Anatomie du chien : C, cerveau ; K, cervelet ; M, moelle épinière ; *lg*, langue ; *eg*, épiglotte ; *ph*, pharynx ; *œ*, œsophage ; E, estomac ; R*t*, rate ; F, foie ; *vb*, vésicule biliaire ; P*n*, pancréas ; I, intestin grêle ; *co*, coecum ; R, rectum ; *r*, rein ; *ur*, uretère ; V*s*, vessie urinaire ; L*x*, larynx ; T, trachée-artère ; P, poumons ; C, cœur ; A, aorte ; *d*, diaphragme ; *st*, sternum ; *ci*, veine cave inférieure ; *es*, apophyse épineuse.

C'est encore lui qui produirait la faculté, que possèdent beaucoup de personnes, de se réveiller spontanément à une heure déterminée de la nuit.

Quand la cause de fatigue agit trop longtemps le sujet présente des phénomènes différents. Il perd toute conscience ; on dit qu'il tombe en *catalepsie* ou en *léthargie*, selon que les muscles sont à l'état de contracture ou de relâchement.

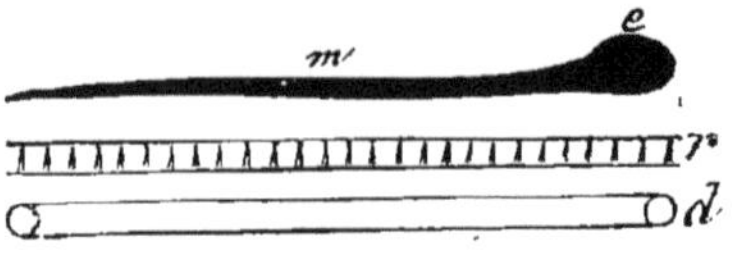

Fig. 260. — Disposition relative des centres nerveux et du tube digestif chez les animaux vertébrés ; *m*, moelle épinière : *e*, encéphale ; *r*, corde dorsale ; *d*, tube digestif.

Le retour à l'état normal s'obtient soit par un commandement de l'opérateur, soit en soufflant sur le visage du sujet. Il se produit encore par une secousse ou un bruit subit et violent.

La production et surtout la répétition du sommeil hypnotique a souvent des conséquences funestes pour la santé du sujet qui s'y livre.

III. Anatomie comparée du système nerveux.

La disposition des parties fondamentales du système nerveux n'est pas la même chez tous les animaux. Les

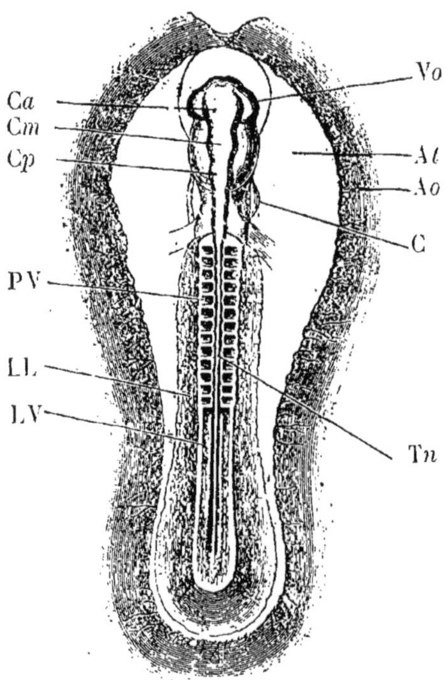

Fig. 261. — Embryon de poulet, à la fin du deuxième jour (Kœlliker). Il est vu par la face dorsale, qui se soulève au-dessus de la surface de l'œuf : *Ca*, cerveau antérieur ; *Cm*, cerveau moyen ; *Cp*, cerveau postérieur ; T*n*, tube nerveux ; PV, protovertèbre ; LV, lame vertébrale du mésoderme ; LL, lame latérale du mésoderme ; C, cœur ; A*t*, aire transparente : A*o*, aire opaque, riche en matières nutritives ; V*o*, vésicule optique.

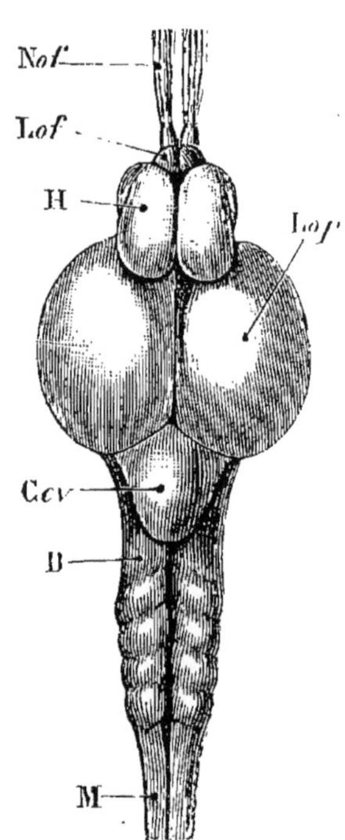

Fig. 262. — Encéphale du trigle vu par la face supérieure ; N*of*, nerf olfactif ; L*of*, lobes olfactifs ; H, hémisphères ; L*op*, Lobes optiques ; C*ev*, cervelet ; B, bulbe ; M. moelle.

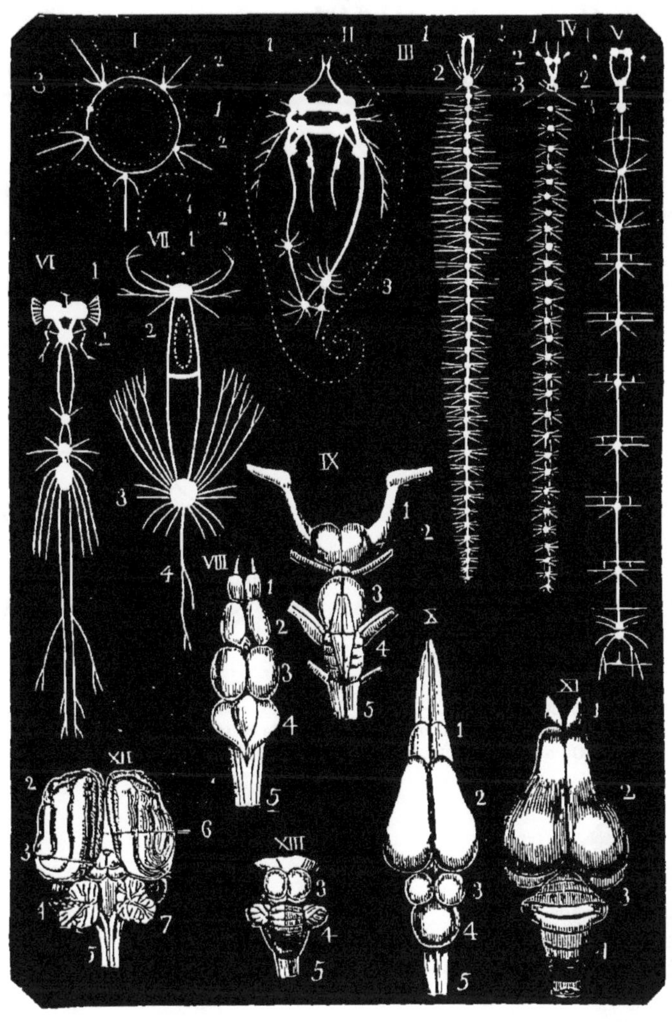

Fig. 263. — Formes du système nerveux dans la série animale : I, système nerveux de l'astérie (échinoderme) : 1, zône inter-ambulacraire ; 2, les rayons ; 3, anneau nerveux œsophagien ; 4, bouche. — II. système nerveux d'un gastéropode : 1, ganglion cérébroïde et anneau œsophagien ; 2 et 3, ganglions de la chaîne viscérale. — III, système nerveux du ver de terre ou d'un myriapode (scolopendre) : 1, ganglion cérébroïde ; 2 et 3, collier œsophagien et chaîne ventrale. — IV, système nerveux d'un annelé. — V, système nerveux d'une chenille. — VI, système nerveux d'un insecte parfait (hanneton). — VII, système nerveux d'un crabe. — VIII, encéphale de l'anguille : 1, lobes olfactifs ; 2, hémisphères cérébraux ; 3, lobes optiques ; 4, cervelet ; 5, moelle épinière. — IX, encéphale de la raie (face inférieure). — X, encéphale de la tortue. — XI, encéphale d'un oiseau (casoar) : 1, lobes olfactifs ; 2, hémisphères cérébraux ; 3, cervelet et isthme de l'encéphale ; 4, moelle, — XII, encéphale du chat : 2, hémisphères ; 3, tubercules quadrijumeaux ; 4, cervelet ; 5, moelle épinière ; 6, corps calleux ; 7, moelle allongée. — XIII, portion de l'isthme de l'encéphale et cervelet du lapin.

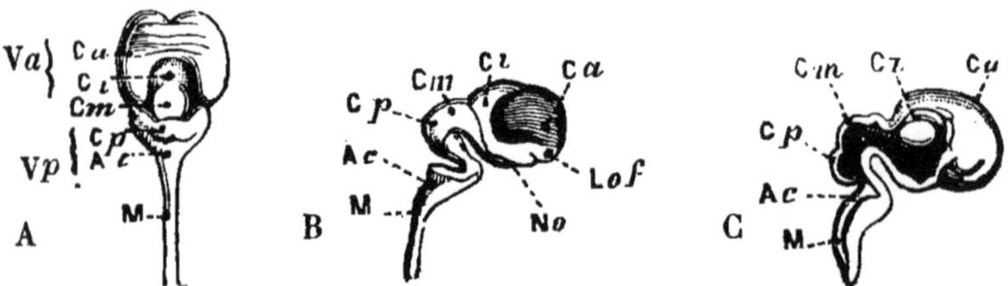

Fig. 264. — Encéphale d'un embryon humain âgé de 7 semaines : A, face supérieure ; B, face latérale ; C, coupe verticale et médiane : *Va*, vésicule cérébrale antérieure ; *Vp*, vésicule cérébrale postérieure ; *Ca*, Cerveau antérieur (hémisphères cérébraux et corps striés) ; *Ci*, Cerveau intermédiaire (couches optiques, épiphyse et hypophyse) ; *Cm*, cerveau moyen (tubercules quadrijumeaux) ; *Cp*, cerveau postérieur (cervelet) ; *Ac*, arrière-cerveau (bulbe) ; *M*, moelle épinière ; *Lof*, lobe olfactif ; *No*, nerf optique.

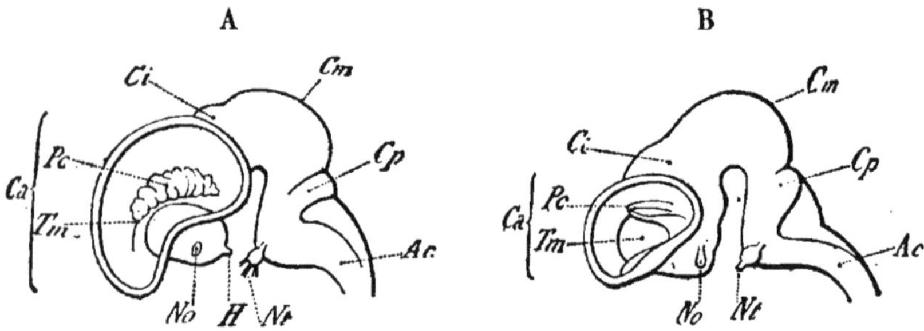

Fig. 265. — Encéphales d'embryons. — A, chez le veau ; B, chez le lapin : *Tm*, trou de Monro ; *Pc*, plexus choroïde ; *Nt*, nerf trijumeau ; H, hypophyse ; le reste de la légende comme fig. 264. On a enlevé la paroi latérale de l'hémisphère gauche.

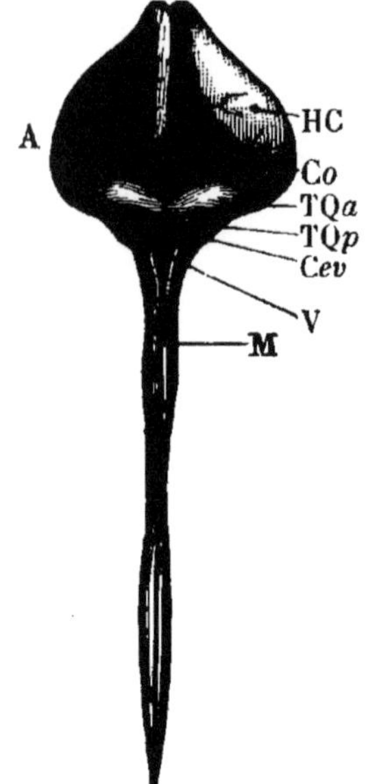

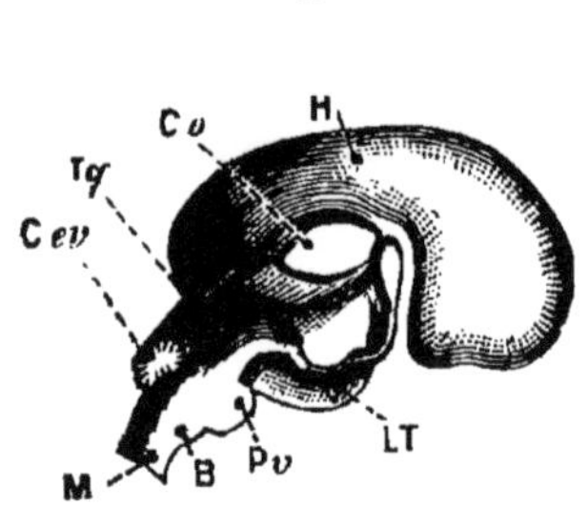

Fig. 266. — Encéphale d'un embryon humain de 3 mois environ ; A, face postérieure : B, section ; M, moelle ; B, bulbe ; *Cev*, cervelet ; *Pv*, pont de Varole ; *TQp*, tubercules quadrijumeaux postérieurs ; *TQa*, tubercules quadrijumeaux antérieurs ; *Co*, couches optiques ; HC, hémisphères ; LT, lobe temporal ; V, 4me ventricule.

formes que l'on trouve peuvent être rapportées à quatre types principaux. Comme ces différences dans la disposition du système nerveux sont accompagnées de modifications importantes du reste de l'organisation, Cuvier s'en est servi pour distinguer ses quatre groupes primaires ou embranchements du monde animal : *vertébrés, articulés* (y compris les *annelés*), *mollusques* et *rayonnés*. Nous verrons qu'une étude plus approfondie a amené à subdiviser les trois derniers groupes.

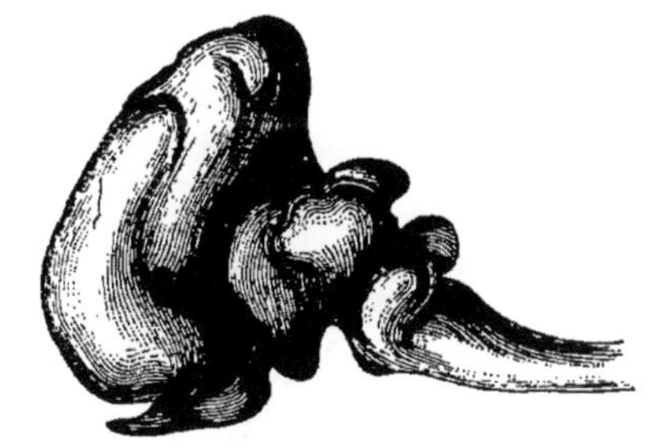

Fig. 267. — Encéphale d'un embryon, face latérale

Mais dans chaque embranchement on observe des espèces dont le système nerveux reste rudimentaire, tout en accusant nettement le type fondamental ; souvent il y a alors en même temps un manque général

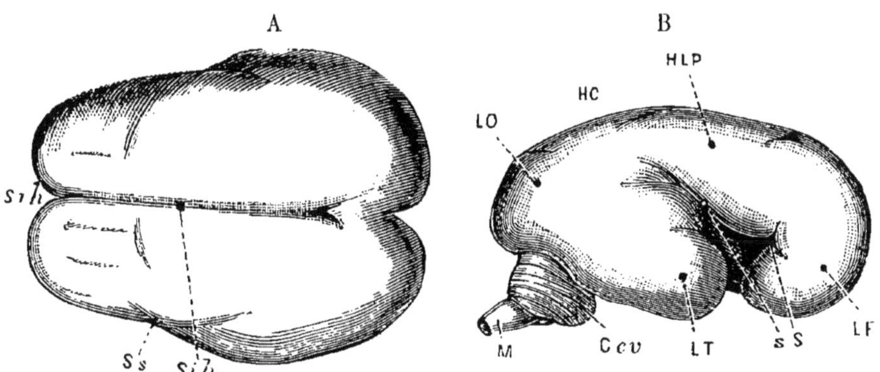

Fig. 268. — Encéphale d'un embryon humain de 4 à 5 mois. — A, face supérieure ; B, face latérale : M, moelle ; *Cev*, cervelet ; HC, hémisphères ; S*s*, scissure de Sylvius avec le lobule de l'insula encore à découvert ; S*ih*, scissure inter-hémisphérique ; LF, lobe frontal ; LP, lobe pariétal ; LT, temporal ; LO, occipital.

de différenciation de l'organisme, ce que l'on interprète en disant qu'il y a eu arrêt dans l'évolution ancestrale.

Chez les animaux parasites le système nerveux est généralement très atrophié, sans que tous les autres appareils présentent des caractères inférieurs.

A. Vertébrés.

Chez tous les animaux vertébrés le plan fondamental du système nerveux est le même : axe cérébro-spinal situé du côté dorsal par rapport au tube digestif (fig. 260).

A mesure que l'on examine des animaux appartenant à des groupes de plus en plus inférieurs, on constate une *réduction des hémisphères cérébraux*, tandis qu'il y a un développe-

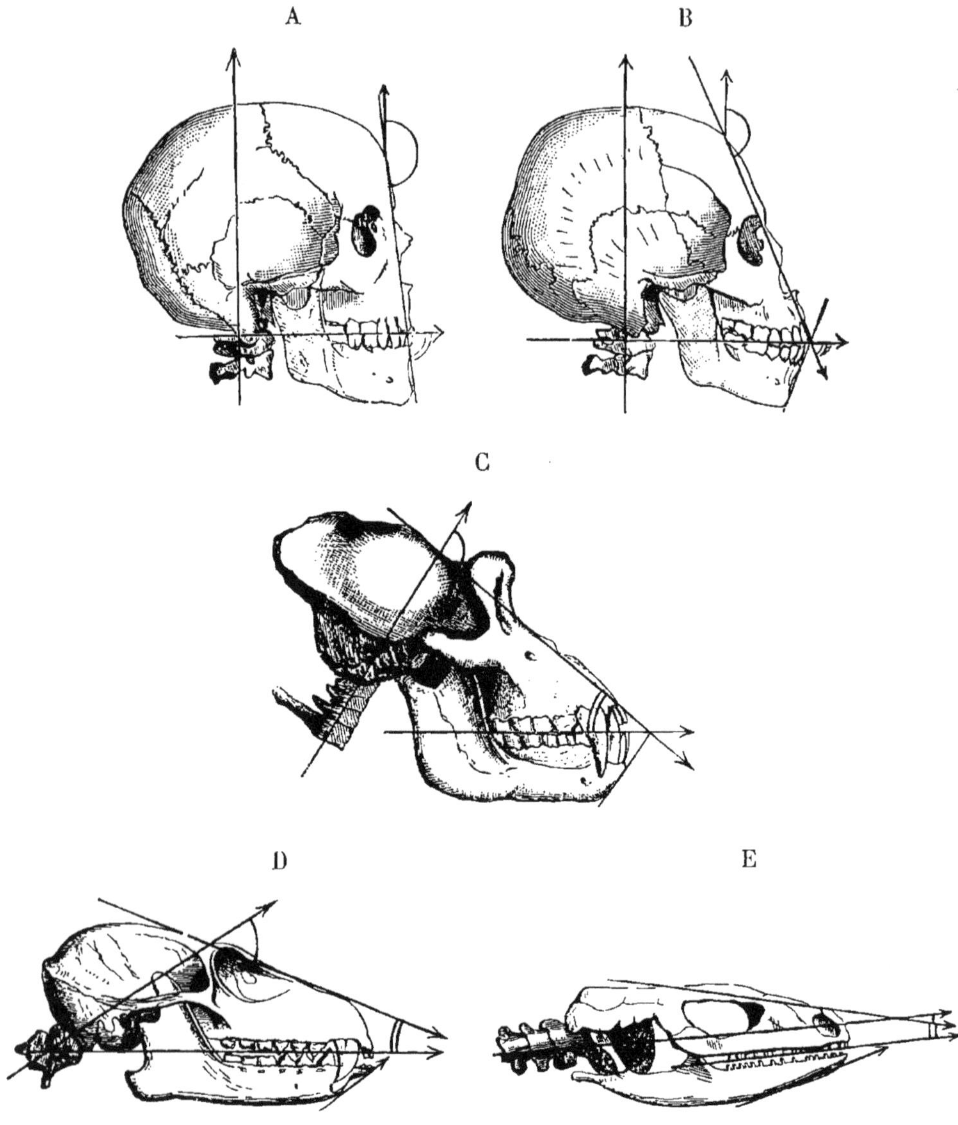

Fig. 269. — Angle facial chez divers vertébrés : A, chez l'homme blanc ; B, chez le nègre C, chez le gorille ; D, chez le maki rouge (lémurien) ; E, chez le lézard.

ment relatif plus considérable du lobe médian cérébelleux *(vermis)* et surtout des *tubercules quadrijumeaux*. Ceux-ci ne forment plus, à partir des mammifères, qu'une paire de renflements appelés les lobes *optiques* ou *bijumeaux* (fig. 262).

Les couches optiques participent à la diminution des hémisphères, elles se présentent alors sous la forme de deux petits soulèvements allongés.

La réduction des hémisphères ne se fait pas en bloc. On remarque d'abord une *simplification* des circonvolutions frontales, pariétales, temporales et occipitales, puis une diminution de leur étendue relative tandis que le lobe *limbique* prédomine. En particulier, les nerfs olfactifs qui en partent sont tellement développés chez beaucoup de vertébrés qu'ils atteignent un volume égal à celui des hémisphères dont ils constituent alors une dépendance : les *lobes olfactifs*.

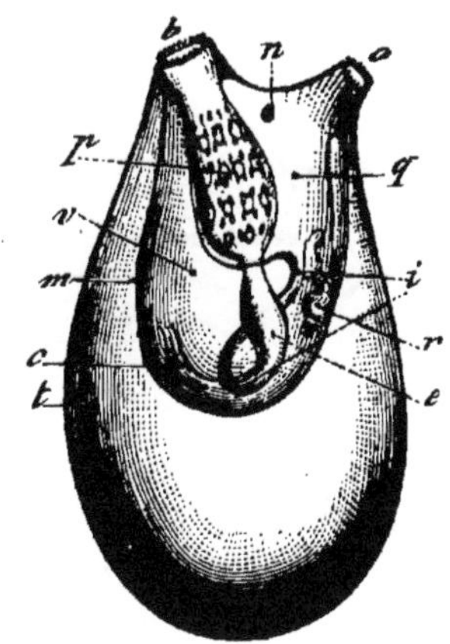

Fig. 270. — Schéma d'une ascidie (tunicier), coupe verticale et médiane : *t*, tunique ; *m*, manteau ; *v*, masse viscérale ; *b*, bouche ; *o*, orifice du cloaque *q* ; *e*, estomac ; *i*, intestin ; *n*, ganglion nerveux ; *c*, cœur ; *r*, glande reproductrice.

Tous ces faits s'expliquent par la plus grande importance du sens de l'olfaction et des simples mouvements réflexes inconscients chez les animaux.

C'est le développement plus considérable des appareils olfactif et masticateur (vrai caractère de bestialité) qui produit la réduction de

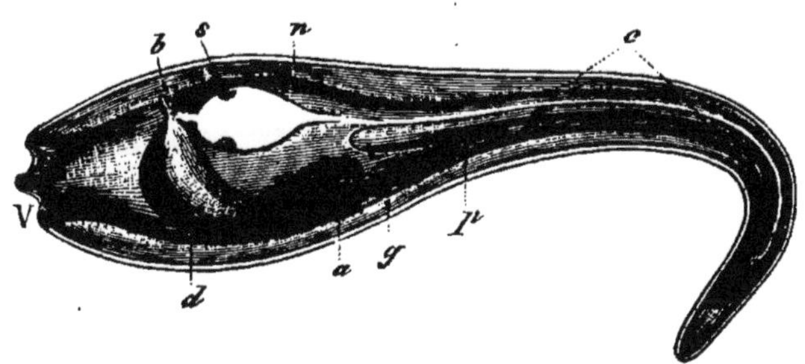

Fig. 271. — Larve d'ascidie : V, ventouses ; *b*, bouche ; *d*, tube digestif ; *a*, anus ; *n*, tube nerveux ; *s*, organe des sens, l'un est un œil ; *c*, corde dorsale ; *nc*, appendice caudal ; *g*, peau ; *p*, feuillet intestino-glandulaire.

l'*angle facial*. Au lieu d'être sensiblement droit comme chez l'homme civilisé, il devient de plus en plus aigu à mesure que l'on examine des animaux plus inférieurs.

En même temps qu'ils diminuent de volume, les hémisphères, au lieu de recouvrir les renflements de la base de l'encéphale, restent en avant dans leur point d'origine. Chez l'amphioxus l'encéphale n'existe pour ainsi dire pas ; c'est à peine si le tube nerveux est un peu renflé à son extrémité (fig. 272 et 273). Nous retrouvons donc ici ce fait déjà signalé à propos des autres appareils : *chez l'embryon des vertébrés* *supérieurs les organes ne prennent pas immédiatement la disposition qu'ils auront chez l'adulte ; il se fait d'abord une première ébauche tout à fait semblable à l'appareil définitif des vertébrés inférieurs.* Dans le cas actuel la similitude consiste dans la division du canal nerveux en vésicules, situation antérieure des hémisphères et simplicité des circonvolutions.

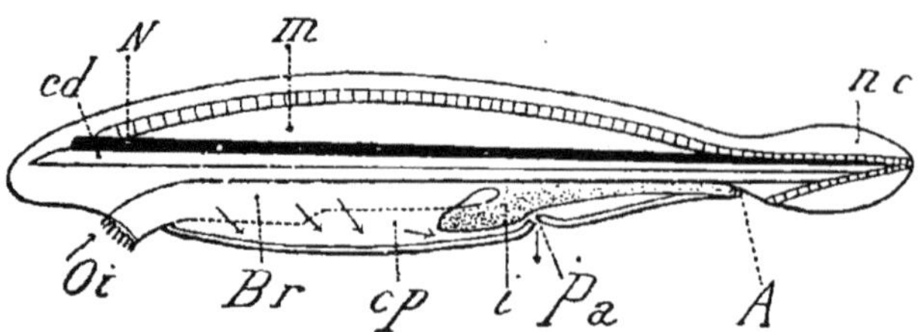

Fig. 272. — Schéma de l'amphioxus : *nc*, nageoire caudale ; O*i*, orifice inspirateur (bouche) ; B*r*, sac branchial ; C*p*, chambre péribranchiale s'ouvrant à l'extérieur par le pore abdominal P*a* ; *i*, intestin ; *A*, anus ; *cd*, corde dorsale ; N, axe nerveux ; *m*, muscles.

Ici le fait a une grande signification, car le développement du système nerveux est manifestement dominé chez l'embryon par l'*hérédité*. Son développement est considérable quoiqu'il n'ait pas encore de fonction suffisante à remplir. L'embryon vit en parasite aux dépens de sa mère et il ne présente cependant pas l'atrophie du système nerveux si frappante que l'on remarque chez tous les parasites.

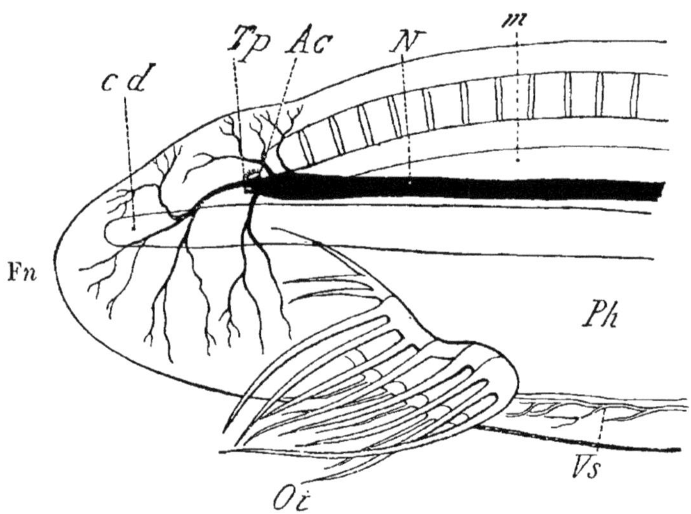

Fig. 273. — Région céphalique de l'amphioxus : O*i*, orifice inspirateur entouré de cirres ; *m* muscles ; *cd*, corde dorsale ; N, tube nerveux ; F*n*, filets nerveux céphaliques ; T*p*, tache pigmentaire ; Ac, appendice avec pavillon cilié ; *Ph*, pharynx ; *Vs*, vaisseaux sanguins.

B. Tuniciers.

Chez les tuniciers, animaux marins qui vivent presque tous à l'état adultes, fixés sur des corps étrangers, la partie centrale du système nerveux se trouve réduite à *un ganglion*

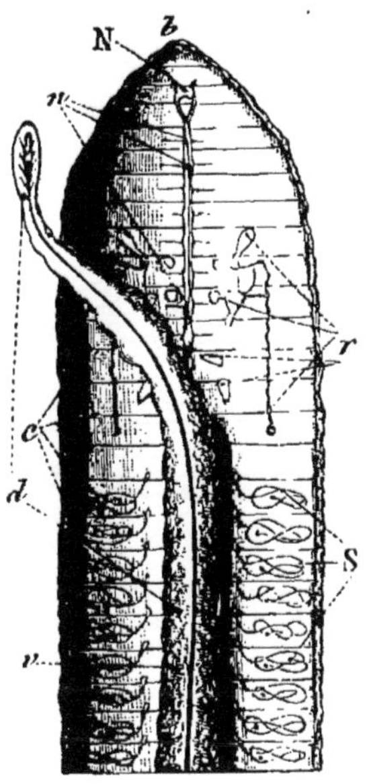

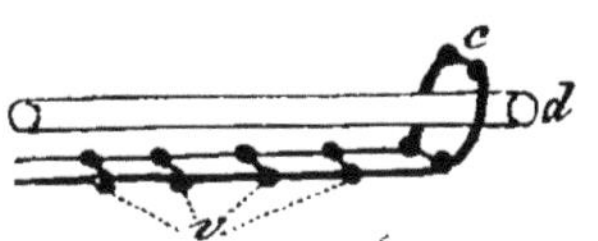

Fig. 274. — Disposition relative du système nerveux et du tube digestif chez les animaux annelés et articulés : *d*, tube digestif ; *c*, cerveau ; *v*, chaîne nerveuse.

Fig. 275. — Organisation du ver de terre. L'animal a été fendu suivant la ligne médiane du dos et la partie antérieure du tube digestif détachée a été rejetée sur le côté gauche de manière à découvrir la chaîne nerveuse *n* : N, ganglions cérébroïdes ; *d*, tube digestif ; *c*, cloisons entre les divers anneaux ; *v*, vaisseau dorsal ; S, organes segmentaires ; *r*, organes segmentaires modifiés en vue de la formation des œufs.

situé entre l'orifice inspirateur (bouche) et l'orifice expirateur (anus) (fig. 270).

Mais les larves de ces animaux, en forme de têtards, qui vivent libres, possèdent une masse nerveuse beaucoup plus développée. Elle est constituée par un tube dont la partie céphalique renflée, en communication avec l'extérieur, présente à sa surface interne deux taches pigmentaires pourvues de corps réfringents (œil ?) (fig. 271). Ce tube nerveux présente des analogies remarquables avec celui qui persiste chez l'amphioxus (poisson inférieur). Comme lui, il repose sur la face dorsale d'une formation cellulaire transparente (corde dorsale) située au-dessus du tube digestif (fig. 270 et 272) ; comme chez les vertébrés, il prend naissance par oblitération d'une gouttière épithéliale formée suivant la ligne médiane du dos. Ces analogies, jointes à la similitude que présente l'appareil respiratoire de l'amphioxus avec celui des tuniciers adultes, ont fait que l'on a séparé ces animaux de l'embranchement des mollusques malgré les ressemblances très intéressantes qu'ils montrent avec les acéphales quand ils ont atteint leur développement complet.

C. Annelés.

Chez les *annelés* (fig. 270 à 276) on retrouve une *masse cérébrale* dorsale située dans la tête, résultant de la fusion plus ou moins intime de deux ganglions symétriques, réunis par des filets nerveux aux organes des sens (antennes, tactiles, yeux, otocystes) qui sont portés par cette région du corps. La moelle épinière manque du côté dorsal; mais,

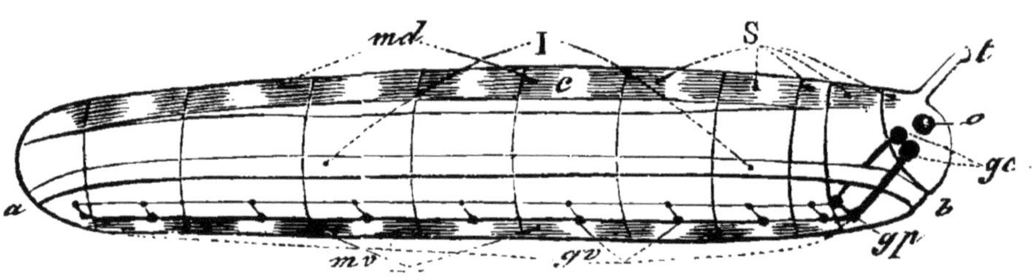

Fig. 276. — Schèma d'un annelé : *t*, tentacule ; *b*, bouche; I, intestin ; *a*, anus ; *gc*. ganglions cérébroïdes ; *gp*, ganglions sous-œsophagiens (pédieux) ; *gv*, ganglions de la chaîne ventrale ; *md*, couche musculo-cutanée dorsale ; *mv*, couche musculo-cutanée ventrale ; *o*, otocyste ; S, yeux.

par contre, le long de la ligne médiane ventrale on trouve, appliqué contre la face interne de la paroi musculo-cutanée, un *cordon nerveux* qui s'étend d'un bout à l'autre du corps. Il présente au niveau de chaque anneau un *renflement ganglionnaire* plus ou moins séparable en deux masses symétriques par rapport au plan médian et qui donnent naissance aux nerfs desservant la peau et les muscles du segment correspondant.

Le premier ganglion de la chaîne, appelé *ganglion sous-œsophagien* à cause de sa situation, est relié au cerveau par deux filaments qui passent de part et d'autre du tube digestif constituant le *collier œsophagien*.

Souvent, chez les vers, la chaîne ganglionnaire est partagée suivant sa longueur en deux cordons symétriques par rapport au plan médian du corps ; les renflements ganglionnaires correspondants sont alors généralement reliés par des *commissures*, filaments transversaux semblables aux bâtons d'une échelle (fig. 274 et 276). On réserve le nom de *connectifs* aux filets longitudinaux qui constituent le collier œsophagien et à ceux qui relient dans chaque cordon les ganglions successifs.

Les viscères sont généralement innervés dans les formes supérieures par des rameaux se détachant du collier œsophagien et qui portent de petits ganglions supplémentaires.

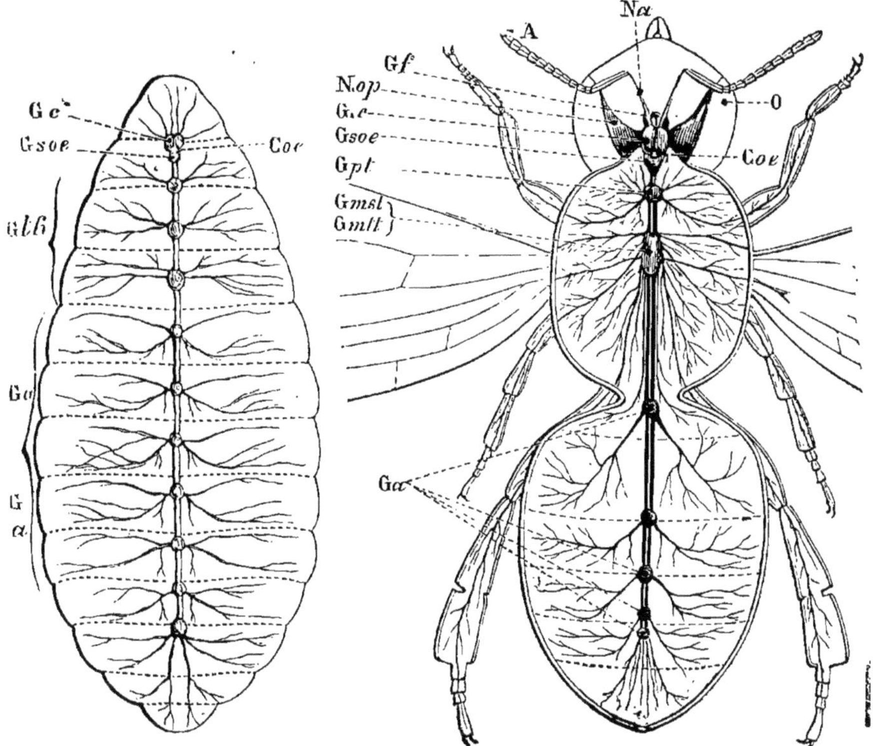

Fig. 277. — Système nerveux de la larve d'abeille.

Fig. 278. — Système nerveux de l'abeille adulte.

On a enlevé tous les organes autres que le système nerveux. — *Gf*, ganglion frontal (très petit); *Gc*, ganglions cérébroïdes; *Coe*, collier œsophagien; *Gsoe*, ganglion sous-œsophagien; *Gpt*, ganglion prothoracique; *Gmst*, ganglion mésothoracique; *Gmtt*, ganglion métathoracique; *Gth*, ganglions thoraciques de la larve; *Ga*, ganglions abdominaux; A, antenne; *Na*, nerf antennaire; O, œil; *Nop*. nerf optique.

Comparaison entre le système nerveux des vertébrés et celui des vers. — Si l'on veut faire dériver le système des vertébrés de celui des vers, il faut supposer que la chaîne ganglionnaire correspond à la moelle épinière; l'animal se serait retourné sens dessus dessous, la face dorsale devenant ventrale et réciproquement. En même temps, le tube digestif au lieu de perforer la masse cérébrale se serait dévié vers le bas, donnant naissance à une bouche ventrale à la place de l'orifice terminal.

On a voulu que cette transformation se soit effectivement produite, l'hypophyse et l'épiphyse (fig. 220) seraient des vestiges de la portion de l'intestin qui traversait le cerveau chez les ancêtres des vertébrés. Cependant on a signalé d'un autre côté que l'épiphyse était le reste d'un troisième œil également ancestral (voir l'étude de l'œil), ce qui est difficile à concilier avec la première opinion.

D. Articulés.

Chez ces animaux, le système nerveux a la même disposition fondamentale que chez les vers (fig. 274). Seulement chez les espèces qui vivent en colonies et sont industrieuses (abeilles, fourmis), les ganglions cérébroïdes sont beaucoup plus développés ; souvent ils présentent une disposition

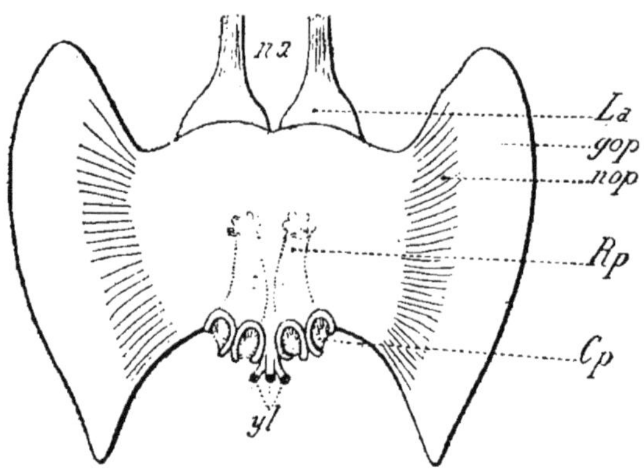

Fig. 279. — Masses cérébrales d'une abeille adulte, vues par la face supérieure après raitement au moyen de la térébentine : *na*, nerfs antennaires ; *La*, lobes antennaires ; *gop*, ganglion optique ; *nop*, nerf optique ; *Cp*, corps pédonculés ; *Rp*, racine antérieure des pédoncules vue par transparence ; *yl*, nerfs se rendant aux yeux lisses, lentifères ou stemmates portés par la région frontale.

compliquée que l'on a comparée à celle des circonvolutions des vertébrés supérieurs (fig. 279). Une autre différence est que fréquemment deux ou plusieurs paires de ganglions de la chaîne ventrale sont réunies en une seule masse (fig. 278 et 280).

On s'assure que le petit nombre des ganglions de la chaîne ventrale qui peut être réduite à une seule masse ovoïde, doit bien être interprété de cette manière :

1° Par l'étude du parcours des nerfs qui en partent (280 et 281) ;

2° Par la comparaison du développement de la chaîne ganglionnaire chez les larves et les adultes d'une même espèce (fig. 277 et 278). Au moment des métamorphoses les ganglions se rapprochent et souvent se réunissent, emprisonnant, dans certains cas, une artère sternale qui passait entre deux ganglions consécutifs de la chaîne (langouste, crabe).

Assez souvent, quand le collier œsophagien est un peu allongé, il porte de chaque côté un *ganglion supplémentaire* intercalé sur le connectif. A ce niveau se séparent différents filets nerveux. Cette particularité rapproche les articulés des mollusques.

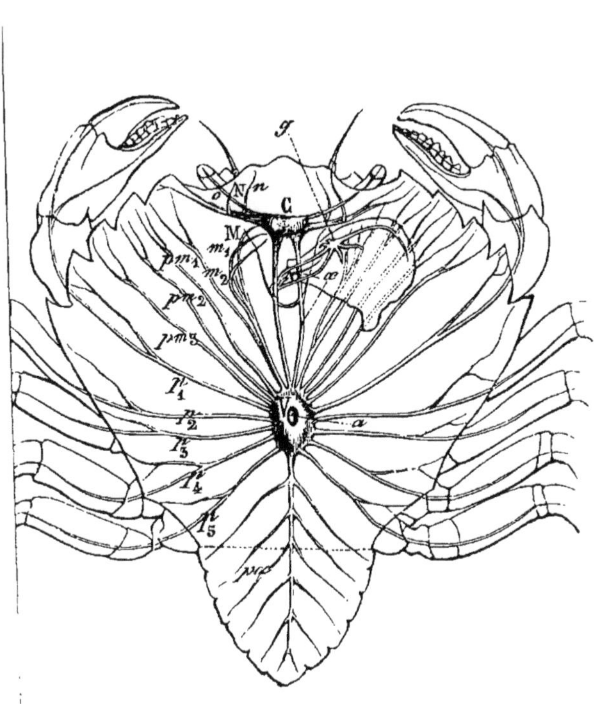

Fig. 280. — Système nerveux du Crabe vu par la face dorsale, tous les autres organes sont enlevés : C, cerveau ; V, masse ganglionnaire ventrale ; œ. collier œsophagien ; *a*, passage de l'artère sternale ; *o*. nerf optique ; *n*, nerf de l'antennule ; N, nerf des grandes antennes ; M, nerf de la mandibule ; m_1, m_2, nerfs des mâchoires de la 1re et 2e paire ; *pm* , pm_2, pm_3, nerfs des pattes mâchoires correspondantes ; p_1, p_2, p_3, p_4, p_5, nerfs des pattes ordinaires ; *pa*, nerfs des pattes abdominales (rames) ; *g*, ganglion viscéral.

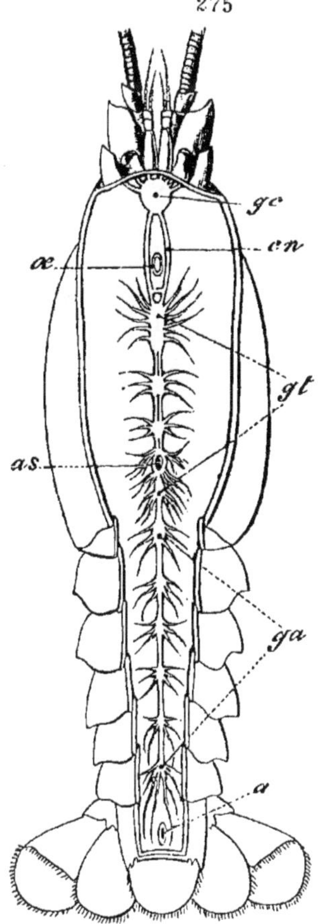

Fig. 281. — Système nerveux de l'écrevisse : *gc*, ganglion cérébroïde ; *cn*, collier œsophagien ; *œ*. coupe de l'œsophage ; *gt*, ganglions thoraciques ; *as*, passage de l'artère sternale ; *ga*, ganglions abdominaux ; *a*, anus.

E. Mollusques.

Prenons comme exemple un gastéropode : l'escargot. Au-dessus de l'œsophage (fig. 282) on retrouve une masse nerveuse, séparée assez nettement en deux ganglions symétriques reliés chacun par de nombreux nerfs aux organes des sens du côté correspondant (grand tentacule avec l'œil et l'organe olfactif, petit tentacule, lèvres).

Fig. 282. — Disposition relative du système nerveux et du tube digestif chez les mollusques : *d*, tube digestif ; *c*, cerveau ; *p*, ganglions pédieux du 1er collier ; *u*, ganglions de la chaîne asymétrique.

Ces ganglions représentent donc le *cerveau* de l'animal. Il en part également, de chaque côté vers le bas, deux cordons principaux *(connectifs)* qui, embrassant le tube

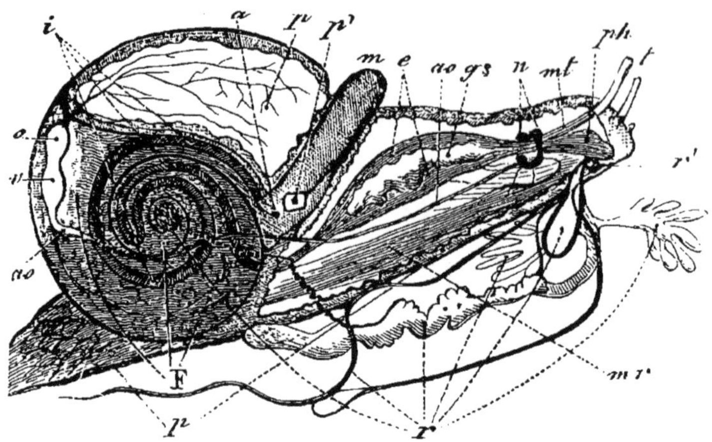

Fig. 283. — Organisation de l'escargot (hélix). — L'animal est vu par la face latérale droite : P, pied ; *t*, tentacule ; *ph*, pharynx ; *e*, estomac ; *gs*, glandes salivaires ; *i*, intestin ; F, foie ; *a*, anus ; *m*, bord du manteau ; *p*, poumon ; *p'* son orifice ; *o*, oreillette ; *v*, ventricule ; *ao*, artère ; *n*, masses nerveuses (cerveau et colliers) ; *mr*, muscle rétracteur du pharynx ; *mt*, muscle rétracteur du tentacule ; *r*, organes reproducteurs ; *r'* orifice par lequel les œufs sont pondus.

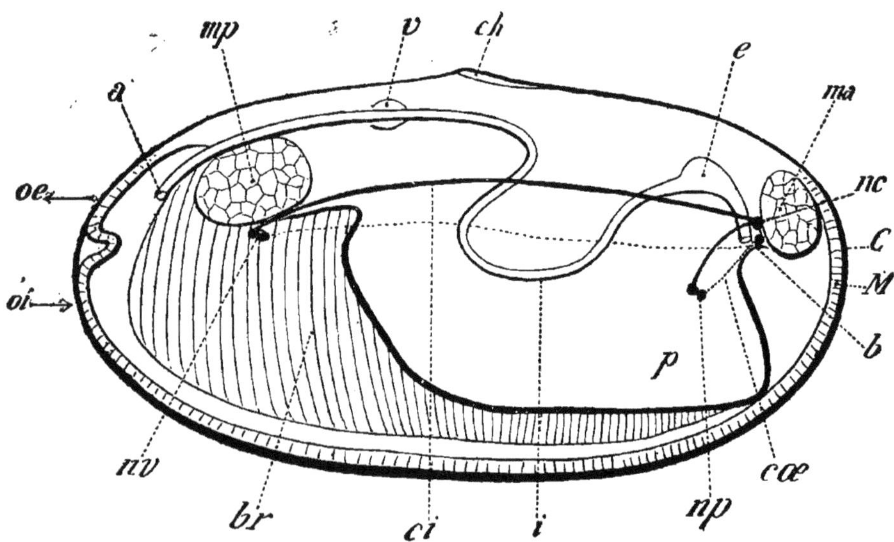

Fig. 284. — Disposition des organes de l'anodonte (mollusque acéphale) : C, coquille ; M, bord épaissi du manteau ; *br*, branchie ; *p*, pied ; *ma*, muscle antérieur ; *mp*, muscle postérieur ; *b*, bouche ; *e*, estomac ; F, foie ; *i*, intestin ; *a*, anus ; *nc*, ganglions cérébroïdes ; *np*, ganglions pédieux ; *nv*, ganglions viscéraux ; *cœ*, collier œsophagien ; *ci*, collier intestinal ; *v*, ventricule ; *oi*, orifice inspirateur ; *oe*, orifice expirateur.

digestif, lui constituent *deux colliers* par leur union avec les cordons symétriques. L'antérieur porte sur la ligne

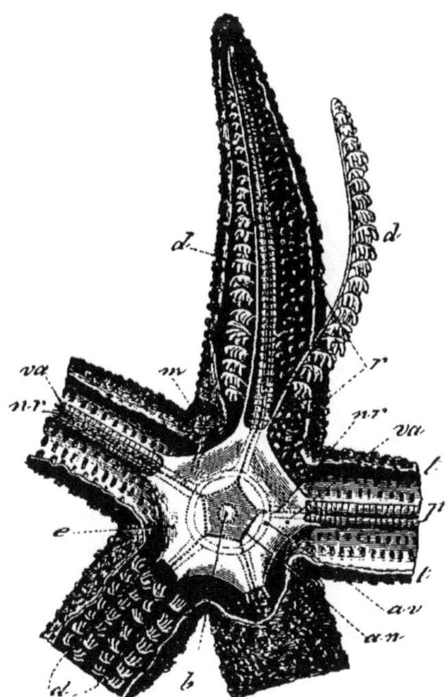

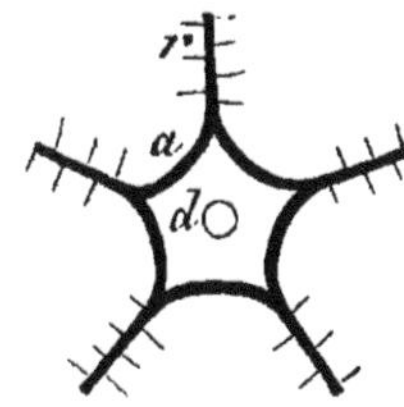

FIG. 285. — Disposition schématique du système nerveux d'un échinoderme: *a*, collier œsophagien ; *d*, coupe du tube digestif; *r*, tronc nerveux radiaire courant suivant la zone ambulacraire correspondante.

FIG. 286. — Organisation de l'astérie orangée (étoile de mer) : *b*, bouche ; *e*, estomac ; *d*, ses prolongements ramifiés terminés en doigt de gant, dans le bras supérieur on a tiré hors du corps la branche gauche de manière à découvrir la glande reproductrice *r* ; *t*, test de l'animal ; *an*, anneau nerveux peri-œsophagien ; *nr*, tronc nerveux radiaire ; *m*, plaque madréporique ; *av*, anneau vasculaire ; *va*. vaisseau qui court suivant la ligne médiane de la zone ambulacraire (canal ambulacraire) ; *ta*, tubes ambulacraires terminés par des ventouses (pieds) ; *p*, ossicules de la gouttière ambulacraire ; *a*, anus.

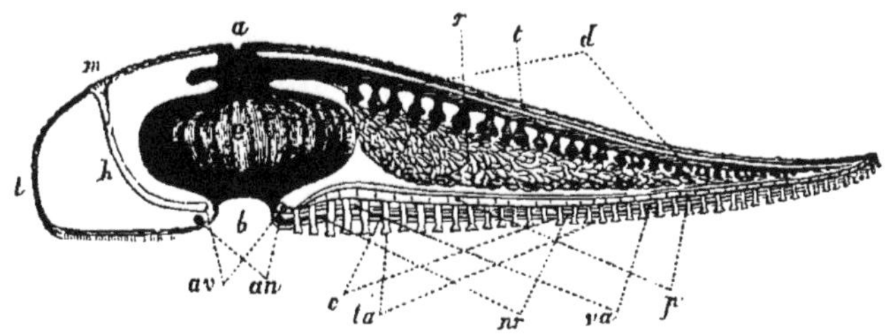

FIG. 287. — Coupe de l'astérie orangée (étoile de mer) faite suivant l'axe de l'un des bras : *a*, anus ; *h*, canal du sable ; le reste de la légende comme fig. 286.

médiane, ventrale, une paire de ganglions généralement très-rapprochés l'un de l'autre. Comme ils innervent la région du corps qui fait fonction de *pied*, on les appelle *ganglions pédieux;* leur situation les fait aussi nommer *ganglions sous-œsophagiens*. Le collier postérieur accollé au précédent porte cinq ganglions difficiles à distinguer tant ils sont rapprochés les uns des autres, constituant la *chaîne viscérale* parce qu'ils innervent différents viscères (cœur, appareil respiratoire, etc.).

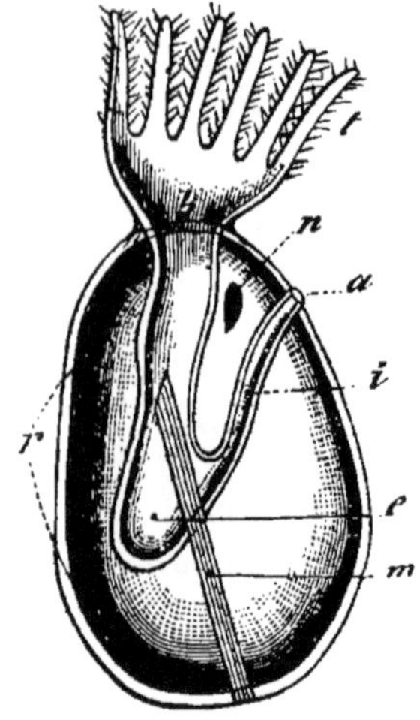

Fig. 288. — Schéma d'un bryozoaire (molluscoïde), coupe verticale et médiane; *t*, tentacules; *b*, bouche; *e*, estomac; *i*, intestin; *a*, anus; *n*, ganglion nerveux; *m*, muscle; *r*, glandes reproductrices.

Mais comme ils donnent aussi des filets à la peau et à des muscles on ne peut pas les comparer à ceux du système sympathique des vertébrés qui seraient plutôt représentés par quelques petits ganglions situés autour du tube digestif (ganglions buccaux, stomato-gastriques) et réunis aux ganglions cérébroïdes à l'aide de filets qui dessinent un troisième collier autour de la partie antérieure du tube digestif *(collier pharyngien)*.

Le collier postérieur a encore reçu le nom de chaîne *asymétrique*, parce que chez beaucoup de gastéropodes, souvent les connectifs très allongés sont *tordus* comme un 8 de chiffre autour du tube digestif et souvent les ganglions du côté gauche sont *plus petits* que ceux du côté droit de l'animal.

F. Molluscoïdes

Chez ces animaux marins, le système nerveux est représenté par un seul ganglion, situé au-dessus de l'œsophage, entre la bouche et l'anus, donnant quelques nerfs aux organes voisins (fig. 288).

G. Echinodermes.

Autour de l'œsophage des étoiles de mer et des oursins se trouve un *collier nerveux* de forme *pentagonale* dont les sommets correspondent chacun au milieu d'une zône ambulacraire (fig. 285 à 287). En ces points il donne insertion à quelques nerfs se répandant dans la région avoisinante et à un cordon qui court suivant la ligne médiane du rayon correspondant.

Chacun de ces *troncs radiaires* peut remplir le rôle de *centre* pour les réflexes, car il contient une colonne de cellules nerveuses. L'expérience vérifie cette conclusion ; la section d'un cordon nerveux radiaire ne supprime pas les mouvements des ambulacres qui sont situés au-dessus du point où a siégé l'opération, mais leurs déplacements ne sont plus coordonnés avec ceux des rayons voisins.

H. Cœlentérés.

Chez les cœlentérés (hydre, actinie, méduse) on croyait autrefois que le système nerveux manquait; cependant ces animaux possèdent une sensibilité évidente. Des recherches microscopiques ont montré que les cœlentérés contiennent des éléments nerveux ; mais au lieu d'être rassemblés en masses, ils sont *disséminés*, formant des plexus au-dessous de la peau, en rapport d'un côté avec les organes actifs (muscles), et de l'autre avec la surface extérieure (fig. 290).

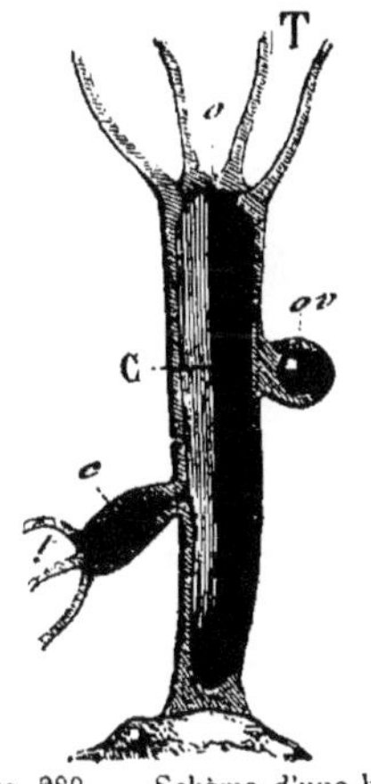

Fig. 289. — Schéma d'une hydre (coupe verticale et médiane) : C, cavité du corps; T, tentacules; *o*, bouche; *ov*, œuf; *c*, cavité d'un bourgeon destiné à donner un nouvel individu dont les tentacules sont visibles en *t*.

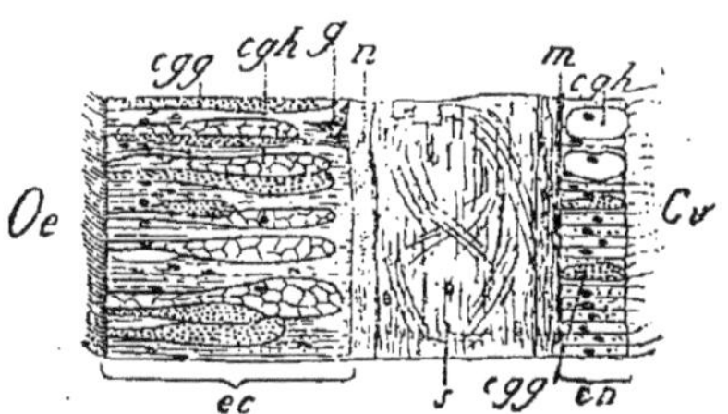

Fig. 290. — Coupe transversale de la paroi du tube œsophagien d'une actinie : *Oe*, œsophage; *Cv*, cavité viscérale ; *ec*, ectoderme ; *s*, lamelle de soutien ; *en*, entoderme; *cgh*, cellules glandulaires homogènes ; *cgg*, cellules glandulaires granuleuses ; *n*, couche nerveuse ; *g*, cellule ganglionnaire ; *m*, fibres musculaires.

Quelquefois cependant les cellules nerveuses se rassemblent partiellement en certains endroits formant des ganglions.

I. Protozoaires.

Chez les protozoaires (infusoires, etc.), le *tissu nerveux manque même*. Cependant la sensibilité ne fait pas défaut à ces animaux.

Même chez les formes inférieures (amibes) on l'observe manifestement. Au contact d'une substance alimentaire, leur corps émet des pseudopodes qui l'englobent rapidement (fig. 291). Un corps quelconque amené au contact de l'amibe ne lui sera pas incorporé ; le petit organisme repousse et fuit les substances nuisibles.

Certains éléments ne se sont donc pas spécialisés dans l'activité nerveuse comme on l'observe chez les animaux supérieurs, mais ou ce mode d'activité est par suite plus perfectionné. Chaque cellule a gardé toutes les propriétés fondamentales du protoplasme mais aussi

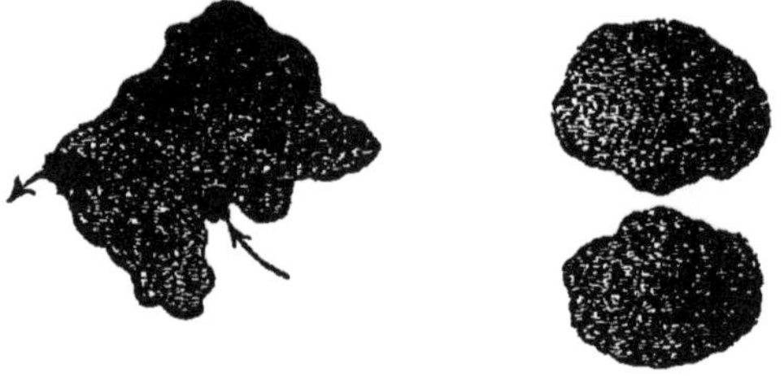

Fig. 291. — Amibes : d'un côté l'on voit une masse alimentaire pénétrer dans le corps, les pseudopodes allant se refermer derrière elle ; de l'autre le résidu d'une digestion qui est éliminé.

sans en développer une plus particulièrement ; il n'y a pas eu *division du travail physiologique*. Le fait que chaque fragment détaché du corps d'un infusoire est capable de régénérer l'organisme entier montre la justesse de ces considérations.

IV. Résumé du système nerveux.

Le système nerveux a pour fonctions de mettre l'organisme en rapport avec le milieu extérieur et de régler le fonctionnement harmonique des organes.

Il se compose de trois espèces d'appareils : les organes terminaux, les filets nerveux et les centres (moelle épinière et encéphale).

Les nerfs, cordons blancs formés par un grand nombre de filets accolés, sont simplement des conducteurs. Certains d'entre eux (filets sensitifs) transmettent aux centres, sous la forme d'un ébranlement nerveux, les impressions enregistrées par les organes sensoriels ; tandis que d'autres (filets moteurs) ramènent aux organes actifs les stimulations convenables émanées des centres comme conséquence des impressions. La plupart des nerfs du corps contiennent simultanément ces deux espèces de filets.

La moelle épinière et l'encéphale qui lui fait suite, enveloppés par les trois méninges superposées, sont logés : la première dans le canal spinal (colonne vertébrale) et le second dans le crâne.

La moelle épinière est divisée en deux moitiés symétriques par rapport au plan médian du corps. Il en est de même de l'encéphale qui comprend à sa partie supérieure les deux hémisphères recouvrant d'arrière en avant : le cervelet impair, les tubercules quadrijumeaux, les couches optiques et les corps striés.

La moelle épinière laisse échapper régulièrement une paire de nerfs symétriques par espace inter-vertébral. L'encéphale porte douze paires de nerfs crâniens.

Les centres sont constitués essentiellement par des cellules nerveuses anastomosées (substance grise) reliées à des fibres (substance blanche) qui leur forment un revêtement sauf dans le cervelet et les hémisphères où la disposition est inverse.

Dans la substance blanche de la moelle on distingue des cordons antéro-latéraux qui sont moteurs et des cordons postérieurs sensitifs.

L'axe gris de la moelle sert de centre réflexe pour tous les mouvements involontaires quelque compliqués qu'ils soient. On y a déterminé de petits départements qui commandent les différentes fonctions.

Les hémisphères sont le siège des phénomènes de sensibilité consciente et de volonté. On y a décrit des régions dont l'intégrité est nécessaire à l'interprétation des impressions et à la bonne exécution des réactions volontaires de telle ou telle région limitée du corps (localisations cérébrales).

La plus célèbre est la troisième circonvolution frontale gauche dans laquelle siège la mémoire motrice verbale (mémoire des mouvements que doit exécuter le larynx pour l'expression des mots) ; elle a été déterminée par Broca (aphasie).

Les phénomènes de nutrition sont sous la dépendance du système nerveux involontaire. Les centres qui les gouvernent se trouvent dans l'axe gris de la moelle. Ils agissent soit par des modifications dans la circulation (filets vaso-moteurs, C. Bernard), soit en stimulant directement les phénomènes qui se produisent dans les tissus (actions trophiques).

Chez les vertébrés la disposition du système nerveux est sensiblement la même que chez l'homme.

Chez les annelés, il comprend une masse cérébrale réunie à une chaîne ganglionnaire ventrale par un collier qui embrasse l'œsophage.

Le système nerveux des articulés ne diffère d'ordinaire de celui des annelés que par une concentration plus ou moins profonde des ganglions contenus dans la chaîne ventrale.

Chez les mollusques on trouve deux colliers nerveux disposés autour du tube digestif, partant tous les deux du cerveau qui est dorsal. Sur la ligne médiane ventrale chaque collier porte encore d'autres ganglions.

Chez les échinodermes il y a, autour de l'œsophage, un collier nerveux donnant un tronc radiaire dans chaque zone ambulacraire.

Chez les cœlentérés les éléments nerveux sont diffus,

Chez les protozoaires la fonction nerveuse rudimentaire est restée le lot de tout le protoplasma.

B. *Terminaisons nerveuses.*

Différentes espèces de terminaisons nerveuses. — Nous avons vu que l'on trouve à la périphérie sur les nerfs deux espèces d'appareils terminaux. Les uns se trouvent à l'extrémité des filets sensitifs, contenus généralement dans des tissus différenciés, formant les *organes des sens*, ce sont les *éléments sensoriels*. Leur rôle est de recevoir les impressions des agents extérieurs. Les autres terminent les filets nerveux à la surface des fibres musculaires. Ils transmettent sans doute à ces éléments les stimulations motrices (ordres d'action) delà leur nom de *terminaisons motrices*.

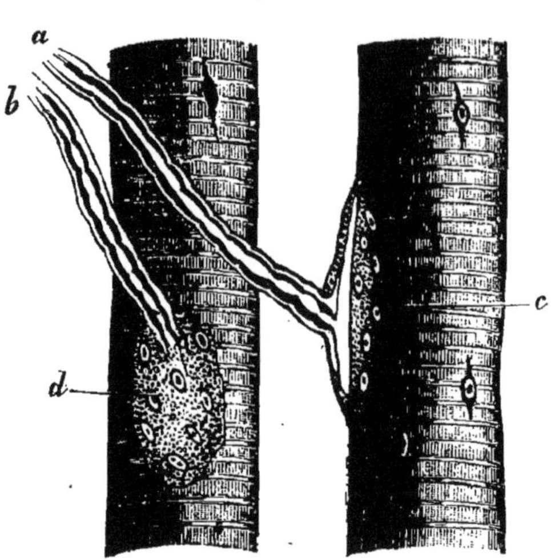

Fig. 292. — Deux faisceaux primitifs d'un muscle de cochon d'Inde: *a*, *b*, nerfs moteurs; *c*, *d*, plaques terminales.

Dans les glandes, etc., les nerfs semblent se terminer librement, en se ramifiant entre les cellules.

Organes des sens.

On désigne sous le nom d'organes des sens des ensembles de tissus différenciés que l'on trouve surtout chez les animaux supérieurs. Leur fonction consiste à loger et à protéger les terminaisons nerveuses sensitives tout en favorisant l'action de tel ou tel agent physique appelé pour ce fait l'*excitant spécifique*. L'intervention de cet agent sur les terminaisons correspondantes y fait naître un ébranlement nerveux, phénomène qui constitue l'*impression*. Celui-ci est alors transmis par le nerf jusqu'aux centres correspondants, Là, notre sens intime le perçoit d'ordinaire, il se produit une *sensation*.

Spécialisation des éléments. — On admet que les variétés distinguées dans les sensations proviennent non pas de différences dans la qualité de l'ébranlement nerveux (il serait du même ordre pour tous les organes), mais de la nature du centre qui est frappé. Cette différenciation des centres et des appareils terminaux, demande qu'il y ait isolement et par suite spécialisation des conducteurs qui les relient. On constate, en effet, que l'impression d'une fibre déterminée produit toujours la même sensation. Les sensations du toucher sont données par les nerfs qui se rendent à la surface générale du corps, tandis que des troncs nerveux spéciaux, terminés en des endroits spéciaux aussi, nous procurent les sensations de goût, odorat, ouïe et vue. La spécialisation existe donc en gros; mais, pénétrant dans le détail, des difficultés se présentent. Chaque organe des sens ne nous donne pas que des impressions de différences d'intensité, mais encore celles de qualités diverses. Si la spécialisation est vraie, les différences dans l'intensité s'exprimeront très bien par le degré d'énergie des phénomènes développés; mais chaque différence de qualité devra être rapportée à un filet conducteur et à un élément sensoriel spécial. L'analyse permet d'ordinaire de décomposer les sensations que nous percevons. Ce sont des mélanges, des superpositions d'impressions simples en nombre limité. Il suffira d'admettre que chaque organe sensoriel renferme des terminaisons et des fibres spécialisées pour chaque impression simple. Le centre recomposerait la complexité de l'impression, en superposant les sensations simples distinguées par les divers éléments sensoriels.

Pour le toucher nous verrons que l'expérience a permis de vérifier à peu près cette spécialisation des éléments; pour les autres organes des sens elle semble probable.

La spécialisation indiquée plus haut à propos du point où doit porter l'impression de chaque agent physique pour être ressenti n'est pas absolue. Un même agent peut impressionner deux organes différents et donner ainsi deux sensations qui n'ont absolument aucune analogie. Ex.: Un corps sonore donne à l'oreille la sensation du son et au doigt celle d'une vibration rapide.

Les sensations sont donc *subjectives* et non objectives. Elles peuvent être produites anormalement sans l'intervention de l'agent ordinaire, par des excitations quelconques atteignant le centre correspondant. C'est là le mécanisme des hallucinations.

Subjectivement donc, sous les noms de différents agents, nous avons classé ce qui *objectivement* est constitué simplement par des différences dans le degré du même principe, l'*énergie*. Ainsi les vibrations matérielles lentes donnent les sensations du toucher, etc., tandis que celles qui sont rapides constituent l'agent sonore. Les vibrations lentes de l'éther impondérable qui occupe tout l'espace ont été appelées chaleur, tandis que celles qui sont rapides constituent la lumière. En dehors de nous, il n'y a que des vibrations, manifestations de l'énergie; il n'y a de sons, de chaleur et de lumière que s'il y a des organes disposés pour recevoir l'impression et un cerveau pour l'apprécier.

L'œil et l'oreille ont été appelés des organes sensoriels supérieurs;

ils sont en effet remarquables par leur *sensibilité tellement exquise* qu'ils sont impressionnés à une bien plus grande distance par les vibrations communiquées aux milieux qui nous environnent que la surface générale du corps ne l'est par les vibrations correspondantes plus lentes. C'est pour cela aussi que les sensations procurées par ces organes ont un caractère très marqué de subjectivité.

I. Toucher

Les sensations du toucher sont données par l'impression des organes nerveux situés près de la surface du corps et particulièrement dans la peau. La sensibilité pour le toucher se prolonge sur les muqueuses jusqu'à une certaine distance des orifices ; au-delà l'impression ne donne d'ordinaire que des sensations vagues ou nulles.

I. — TERMINAISONS NERVEUSES TACTILES

D'après leur position, on distingue trois espèces de terminaisons nerveuses tactiles : épidermiques, dermiques et profondes.

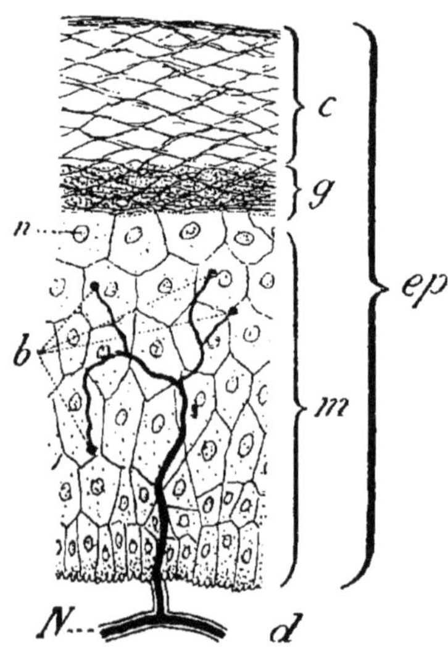

Fig. 293. — Coupe verticale à travers la peau de la pulpe du doigt chez un enfant de 50 jours (schéma d'après Ranvier) : *d*, derme ; *ep*, épiderme ; *m*, couche muqueuse ; *n*, noyau des cellules ; *g*, couche granuleuse ; *c*, couche cornée ; *N*, rameau nerveux ; *b*, terminaisons en boutons intra-épidermiques.

a. **Terminaisons épidermiques.** — Nous avons vu (p. 17), que le derme contient de nombreux rameaux nerveux, un certain nombre de filets s'en détachent vers l'épiderme dans lequel ils pénètrent en perdant leur gaîne de myéline.

Ils forment des réseaux entre les cellules de la couche muqueuse et se terminent à ce niveau, le cylindre axe étant renflé en *bouton* à son extrémité (fig. 293). D'autres fois la terminaison est en forme de cupule (*ménisque tactile*) coiffant la face profonde de cellules spéciales ovoïdes (*cellules tactiles*).

Des terminaisons analogues, régulièrement disposées, ont été retrouvées dans la peau du groin chez le porc et dans celle qui garnit l'extrémité du museau chez la taupe, le hérisson, etc.

Chez beaucoup d'animaux, les poils qui garnissent certaines régions du corps (moustaches du chien, du chat, de la souris) possèdent une sensibilité tactile très développée; on doit la rapporter à des filets

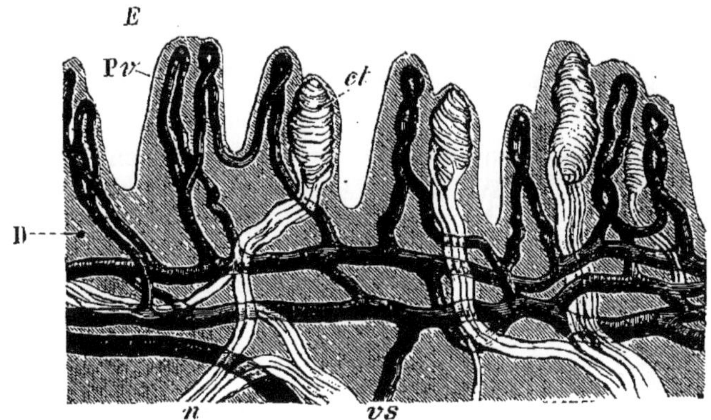

Fig. 294. — Groupe de papilles du derme: *E*, épiderme enlevé; D, derme; Pv, papille vasculaire ; *ct*, corpuscule du tact ; *vs*, vaisseau sanguin ; *n*, rameau nerveux.

nerveux contenus dans leur gaîne externe. Les poils ordinaires, ainsi que ceux de l'homme, n'en contiennent pas; cependant nous apprécions fort bien leurs déplacements. Cette sensibilité résulte sans doute de l'impression des nombreuses fibres nerveuses annulaires et longitudinales terminées par des extrémités élargies et aplaties, qui se trouvent dans le revêtement épidermique de leurs follicules. Ces dernières terminaisons existent aussi autour de la base des poils tactiles proprement dits.

b. **Terminaisons dermiques**. — Nous avons vu (fig. 25) que le derme présente à sa partie supérieure des prolongements appelés *papilles du derme*, qui font saillie dans l'épiderme qu'elles soulèvent. Dans certaines d'entre elles, des rameaux nerveux viennent se terminer par des corpuscules de forme ovoïde.

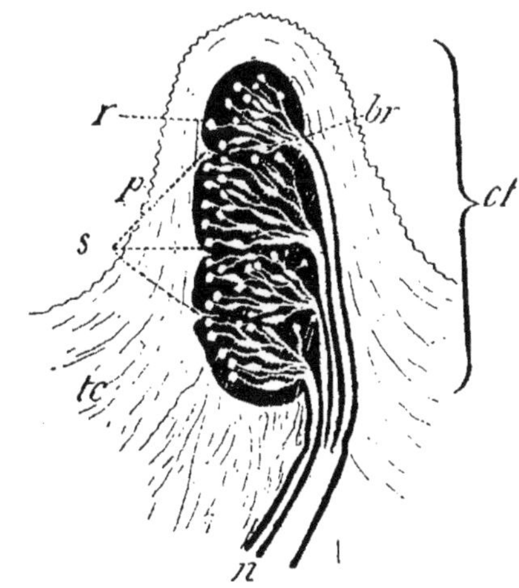

Fig. 295. — Papille dermique du doigt de l'homme contenant un corpuscule du tact (schéma) : *p*, limite de la papille; *tc*, tissu conjonctif; *n*, nerf afférent; *ct*, corpuscule tactile; *s*, sillons qui le décomposent en lobes; *br*, bouquet de ramifications donné par chaque filet dans le lobe correspondant; *r*, renflements terminaux.

Corpuscules de Meissner. — Les petits organes tactiles

contenus ainsi dans la peau qui recouvre la surface du corps ont été appelés *corpuscules de Meissner*, d'après l'anatomiste qui les a soigneusement décrits (fig. 294 et 295).

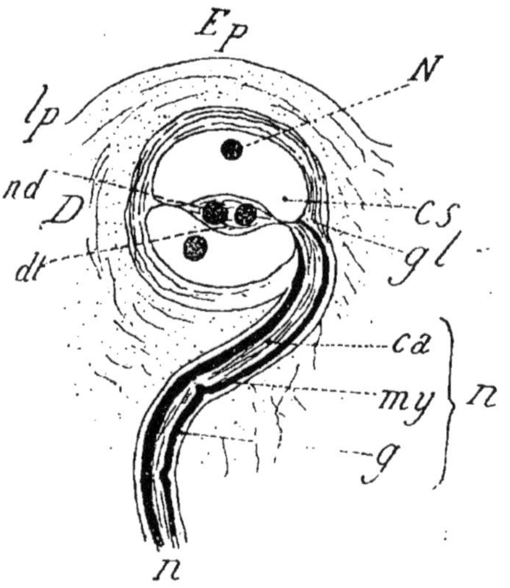

Ils ont une longueur comprise entre 60 et 110 μ et sont formés d'un ou de plusieurs lobes superposés, desservis chacun par un filet nerveux distinct. Leur surface est couverte de sillons transversaux dus à ce que les filets qui se rendent aux lobes supérieurs s'enroulent en spirale autour de la partie inférieure du corpuscule pour gagner le niveau correspondant. Ils en traversent ensuite l'enveloppe extrêmement mince et se partagent aussitôt en un bouquet de rameaux qui portent à leur extrémité des renflements en forme de boutons irréguliers, aplatis, séparés par des cellules conjonctives.

Fig. 296. — Corpuscule tactile simple du bec de canard : *Ep*, épiderme ; *lp*, limitante ; *D*, derme ; *N*, filament nerveux ; *ca*, cylindre-axe ; *my*, myéline ; *g*, gaîne de Schwann et périnèvre ; *gl*, gaîne lamelleuse du corpuscule ; *cs*, cellules de soutènement ; *N*, leurs noyaux ; *dt*, disque tactile ; *nd*, noyaux du disque.

Cette structure se retrouve simplifiée et comme schématisée dans les corpuscules tactiles qui occupent les bords du bec et de la langue du canard (fig. 296). Ceux-ci sont formés par des cellules empilées comme des pièces de monnaie (cellules de soutènement). Dans les intervalles qui séparent ces éléments consécutifs se trouve chaque fois un renflement terminal (disque tactile) du cylindre axe, d'un filet nerveux qui n'est plus alors recouvert que par la gaîne de Schwann.

Corpuscules de Krause. — Dans les papilles dermiques des muqueuses (muqueuse buccale, conjonctivale, etc.,) on trouve également des corpuscules nerveux, mais qui sont plus petits, leur diamètre n'est que de 20 à 80 μ et dont la structure est aussi plus simple que celle des précédents. Ils sont appelés *corpuscules de Krause*.

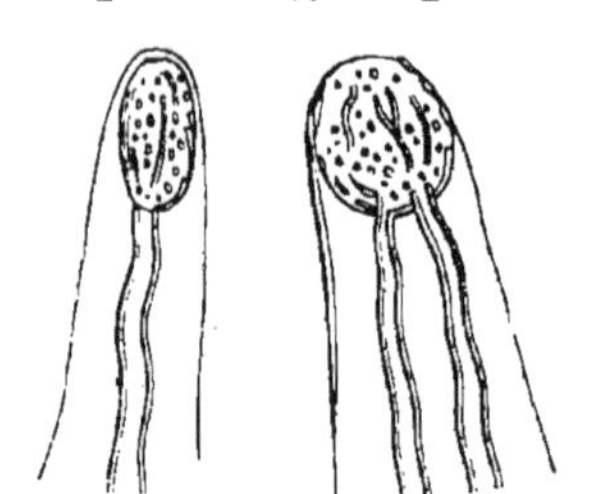

Fig. 297. — Corpuscules de Krause dans leurs papilles dermiques.

Le filet nerveux traverse l'enveloppe, relativement mince du corpuscule immédiatement au niveau de sa base ; puis il se ramifie dans la substance molle, finement granulée, qui remplit la région centrale se terminant par de petits renflements (fig. 297).

c. **Terminaisons profondes, corpuscules de Pacini ou de Vater.** — Les corpuscules de Pacini sont connus depuis fort longtemps (Vater 1741); on les distingue déjà à l'œil nu. Ce sont des corps ovoïdes, transparents, de 1 à 4^{mm}. de diamètre, appendus par un de leurs pôles aux troncs nerveux, comme les fruits aux branches des arbres.

Ils sont surtout abondants dans le tissu cellulaire sous-cutané, adipeux de la face palmaire des membres et particulièrement le long du bord des doigts et des orteils, puis dans le mésentère, les tissus périarticulaires, les ligaments interosseux, les tendons (surtout au niveau de leur union avec les muscles et les os).

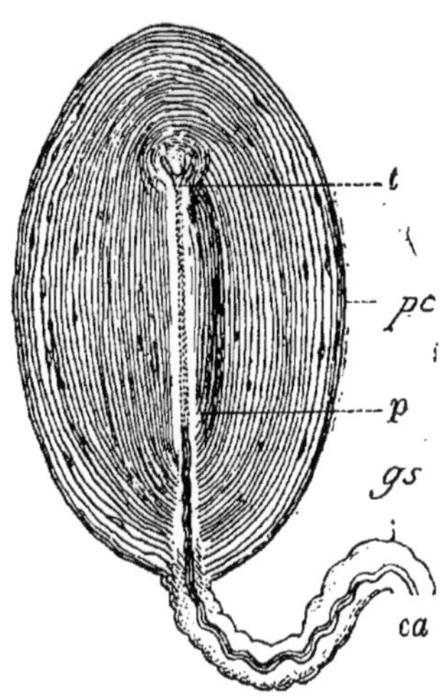

Fig. 298. — Coupe longitudinale d'un corpuscule de Pacini; *pc*, corpuscule montrant les capsules concentriques; *p*, pulpe; *ca*, cylindre-axe; *gs*, gaîne formée par le périnèvre très épaissi et la gaîne de Schwann; *t*, terminaisons du cylindre axe.

Semblables à des corpuscules de Krause de grande taille, ils sont formés par une enveloppe épaisse, décomposée en 10 à 60 *capsules*, lamelles superposées qui recouvrent une *pulpe* demi-liquide (fig. 298), le cylindre axe du filet nerveux correspondant, pénètre seul dans celle-ci où il se termine par une extrémité légèrement renflée souvent après s'être ramifié. La couche de myéline et la gaine de Schwann semblent interrompues à la base du corpuscule; le périnèvre épaissi semble constituer les capsules.

II. — LES ÉLÉMENTS DES SENSATIONS TACTILES

Le toucher nous donne des renseignements très compliqués sur les objets extérieurs. L'analyse permet de les réduire au mélange, à la superposition en quantité variable de 4 ou 5 sensations simples qui sont :

1° Sensation de *contact léger* (tact proprement dit) ;

2° Sensation de *contact fort* (pression) ;

3° Sensation de *froid* produite par une augmentation dans la perte de chaleur que subit le corps de la part du milieu extérieur;

4° Sensation de *chaleur* produite au contraire par un gain de calorique ;

5° Sensation de *douleur*.

Avec cette adjonction :

1° Nous *localisons* les points impressionnés ;

2° Chaque sensation est d'autant plus *intense* qu'elle résulte de l'ébranlement d'un plus grand nombre de terminaisons ou de fibres ;

3° L'*excitabilité* pour chacune des espèces de sensations diminue rapidement et devient nulle quand l'irritation atteint une certaine valeur, ou du moins les sensations qui en résultent disparaissent dominées par de nouvelles impressions, sauf pour la douleur qui n'est au contraire produite que par les irritations intenses.

Les sensations de contact léger s'éteignent dès que la pression devient un peu forte.

Des fibres correspondant aux sensations de contact léger, de froid et de chaleur seraient réparties près de la surface de tout le corps, décomposant celle-ci en toutes petites zones dont l'excitation ne donne que la sensation afférente. Entre ces départements se trouveraient des bandes neutres dont l'excitation ne donne pas ces trois sensations, mais uniquement les sensations générales de contact fort (pression) et douleur. Celles-ci proviendraient de l'ébranlement de fibres situées plus profondément, formant un réseau général à mailles lâches qui traverse tous les organes.

Cette conception est justifiée par les faits suivants :

1° Les cinq espèces de sensations simples que nous avons distinguées dans le toucher *existent indépendamment les unes des autres*.

Les rayons calorifiques concentrés à l'aide d'une lentille provoquent la sensation de chaleur sans qu'il y ait contact ; la main à la température du corps ne donne que la sensation du contact. Une aiguille très fine enfoncée dans la peau ne donne que la sensation de douleur ; nous ressentons souvent des douleurs sans cause mécanique.

2° Il peut y avoir *abolition* d'un ou de plusieurs ordres de sensations sans que les autres soient modifiées simultanément.

Ainsi dans certaines paralysies il peut y avoir perte de la sensibilité pour la douleur *analgésie* sans *anesthésie* (perte de la sensibilité pour le contact) et inversement. Les sensations du tact peuvent être maintenues tandis que les variations de température ne sont plus appréciées, etc.

3° Les cinq espèces de sensations simples prises chacune en quantité suffisante et *superposées* nous donnent les sensations compliquées du toucher.

Le sentiment du relief, de la consistance des corps serait obtenu par la comparaison entre les pressions enregistrées au moyen des terminaisons voisines.

Les sensations de plaisir ou de déplaisir, chatouillement, etc., proviendraient du rythme suivant lequel les impressions se produisent.

4° Les cinq espèces de sensibilité ne *varient pas proportionnellement* ni dans le même sens quand on se déplace à la surface du corps.

La sensibilité pour le *contact léger* se détermine d'ordinaire par le minimum d'écartement que l'on doit donner aux deux branches d'un compas pour que les deux pointes appuyées sur la peau donnent la sensation d'un double contact. On trouve ainsi que la sensibilité est d'autant plus développée que le segment considéré est plus mobile. Ainsi au bout de la langue et au bout des doigts nous distinguons deux contacts éloignés de 1 à 2^{mm}, tandis que sur le dos de la main, il faut un écartement de 31^{mm}5 ; à l'avant-bras il faut 40^{mm}5, au bras 67^{mm}6, au dos 54^{mm}1.

La sensibilité pour les variations dans l'*échange de chaleur* qui se fait entre l'organisme et le milieu extérieur se détermine en explorant la surface cutanée avec des pointes mousses chaudes ou froides. On constate ainsi :

1° Le degré de sensibilité pour les variations de chaleur n'est pas développé dans les diverses régions comme celle du tact.

D'une manière générale la sensibilité pour la chaleur augmente de la périphérie vers le tronc ; ce qui est l'inverse de la sensibilité tactile. Le dos de la main est plus sensible aux variations de chaleur que la face palmaire ; il est d'expérience vulgaire que le degré de chaleur d'un corps s'apprécie assez exactement en l'approchant de la joue ;

2° Dans chaque région elle n'existe pas uniformément. Elle n'appartient qu'à de petites zônes de la peau dans lesquelles la simple sensibilité pour le contact sans variation de température n'existe pas ; cette dernière existe également seule sur de petites zônes voisines séparées des premières par des lignes insensibles pour l'une comme pour l'autre des deux espèces d'excitations ;

3° Les zônes de la surface cutanée sensibles aux variations de température sont spécialisées. Les unes apprécient uniquement les augmentations de refroidissement *(points de froid)*, les autres seulement l'adjonction de calorique *(points de chaud)*.

4° La localisation se fait d'une manière moins parfaite pour les variations de température que pour le contact ;

5° Cette sensibilité nous renseigne non pas sur la température du corps touché mais sur *le sens de la variation* qui se produit dans les *échanges de calorique* entre le milieu extérieur et notre corps par suite du contact. C'est pourquoi :

(*a*) Un morceau de fer paraît plus froid qu'un morceau de bois à la même température ; ce dernier est moins bon conducteur.

(*b*) Les corps polis donnent des sensations plus intenses de froid ou de chaud que les corps de même nature mais rugueux et à la même température, c'est que alors le contact est moins intime, les échanges moins énergiques.

La sensibilité pour le *contact fort* (pression) s'apprécie par la plus petite différence de poids ressentie quand on applique des objets à la surface du corps supposé étendu sur un support de manière à supprimer les efforts musculaires qui donnent naissance à des sensations secondaires. On trouve ainsi :

1° Cette sensibilité est très développée dans certaines régions où la sensibilité tactile est au contraire relativement très faible (peau du front, mésentère) ;

2° Elle subsiste après l'ablation de la peau alors que les sensations particulières données par le contact léger avec ses nuances ne peuvent plus être obtenues.

III. — PARTAGE DES DIVERSES ESPÈCES DE SENSIBILITÉ ENTRE LES TERMINAISONS

Il semble exister dans les tissus des terminaisons *adaptées extérieurement*, les unes pour être ébranlées par le contact fort (pression), d'autres par le contact faible et d'autres enfin par les variations de température.

1° Les corpuscules de *Pacini* par leur structure (épaisseur de l'enveloppe), situation profonde, ubiquité (qui rend compte de la persistance de la sensibilité à la pression après l'ablation de la peau) sont indiqués pour recevoir l'impression des *contacts forts ;*

2° Les corpuscules de *Meissner* et de *Krause* par leur structure (enveloppe mince), leur situation plus superficielle dans la peau dont l'ablation supprime les sensations du contact faible avec ses nuances, leur abondance dans les régions particulièrement sensibles pour cet élément (face palmaire de la main et du pied) doivent être regardés comme les organes terminaux du *tact.* De là leur nom de *corpuscules du tact ;*

3° Les *filets nerveux intra-épidermiques* par suite de leur situation plus superficielle sont considérés comme devant recueillir les impressions de variations dans les échanges de température.

En effet toute augmentation dans l'épaisseur des tissus à traverser atténue considérablement les variations de température. Les personnes dont les mains sont délicates apprécient bien mieux cet élément que celles dont la couche cornée est très développée ; chez un même individu la sensibilité pour les variations de chaleur dans les différentes régions dépend justement du développement de la couche cornée. Combien plus la situation dans un tissu très vasculaire n'amortirait-elle pas les variations de température si cette sensibilité était reportée des terminaisons intra-épidermiques à certains des corpuscules de Meissner.

Extérieurement rien ne distinguerait les terminaisons qui donnent les sensations de gain ou de perte en chaleur.

Cependant il faut remarquer que les terminaisons intra-épidermiques trouvées dans le museau de la taupe doivent certainement servir au tact proprement dit.

4° Beaucoup de physiologistes admettent que la sensation de *douleur* est obtenue par l'excitation des mêmes éléments ou fibres que ceux qui produisent les sensations de pression ou de chaleur. Ils sont alors obligés d'admettre que contrairement aux grandes spécialisations qui existent certainement, l'excitation de n'importe quelle espèce devenue suffisamment intense ne donne plus la sensation correspondante mais la douleur qui n'a aucune analogie avec elle.

L'application directe, brutale d'un fer rouge ou d'une barre de fer très froide donne en effet la même sensation douloureuse qu'une coupure ou un écrasement — l'excitation artificielle d'un nerf cutané donne toujours également de la douleur.

A cette conception on peut opposer outre les raisons générales précédemment données que, lorsqu'une impression devient douloureuse par excès, avant que la douleur s'établisse franchement, on perçoit à côté de l'élément douloureux la nature de l'impression dont la trop grande intensité provoque la sensation nouvelle.

On doit donc admettre que la douleur provient de l'excitation de fibres spéciales mélangées aux autres conducteurs contenus dans les rameaux nerveux.

IV. — LOCALISATION DES IMPRESSIONS.

Dans les impressions tactiles nous localisons parfaitement les points ébranlés. Ce fait d'expérience vulgaire se prête a des vérifications curieuses dont la plus célèbre est désignée sous le nom d'expérience d'Aristote.

Expérience d'Aristote. — Si l'on roule une bille entre

les extrémités croisées de l'index et du médius d'une main, tout en détournant le regard, il semble bientôt que la bille unique se dédouble : l'une roulant contre le bord cubital du médius et l'autre contre le bord radial de l'index. L'illusion vient manifestement de ce que d'ordinaire (fig. 299) si une bille roule contre le bord cubital du médius elle ne roule pas en même temps le long du bord radial de l'index. Cette seconde sensation invoque dans notre esprit, la conception d'une seconde bille.

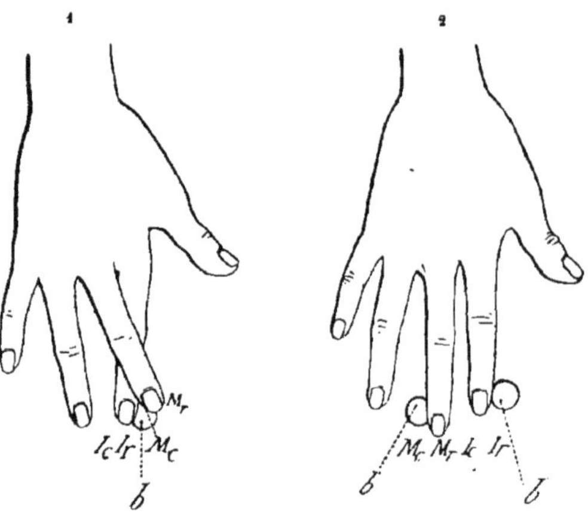

Fig. 299. — Expérience d'Aristote : 1. Disposition des doigts pendant l'expérience ; 2. Disposition des doigts à l'état normal avec les billes que l'on croit sentir : *b*, billes ; *Ic*, bord cubital de l'index ; *Ir*, bord radial de l'index ; *Mc*, bord cubital du médius ; *Mr*, bord radial du médius.

La localisation très parfaite pour les sensations de contact faible, l'est moins pour celles de variation de température, de pression et de douleur. Cependant celles-ci peuvent aider à localiser plus parfaitement l'impression donnée par un contact faible.

Ainsi on ressent plus facilement, pour un même écartement, le double contact donné par un compas quand les pointes sont portées à des températures différentes.

L'exercice augmente la sensibilité pour les diverses impressions du toucher ; le *degré d'attention* que l'on apporte aux expériences influe aussi.

On doit donc admettre que les départements cutanés desservis par les rameaux nerveux différents sont enchevêtrés les uns dans les autres comme le représente la fig. 300. Les pointes du compas étant placés en *c* et *d*, les fibres 1 et 3 seront fortement excitées, nous ferons abstraction de la faible impression dûe à la fibre 2 ; il y aura sensation d'un double contact. Celui-ci sera encore plus accentué si on transporte la deuxième pointe de *d* en *f* ; au contraire si les pointes sont l'une entre *c* et *e* tandis que l'autre se trouve *b* et *d*, l'impression donnée par la fibre 2

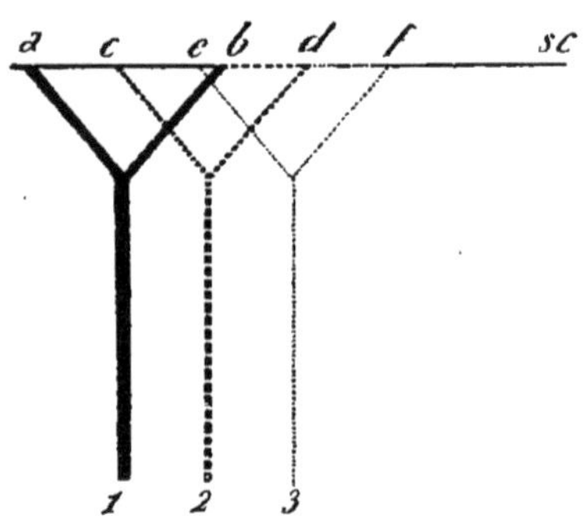

Fig. 300. — Schéma de l'innervation tactile : *ab*, champ de la fibre 1 ; *cd*, champ de la fibre 2 ; *ef*, champ de la fibre 3 ; *sc*, surface cutanée.

prédominera ; il y aura sensation d'un simple contact, à moins que par suite d'un effort d'attention, on tienne compte des faibles impressions données par les fibres 1 et 3.

Les impressions de *contact prolongé* et *répété* ne sont plus perçues, c'est pourquoi nous ne sentons plus les habits que nous portons.

V. — SENSATIONS INTERNES OU GÉNÉRALES

Les sensations produites par le toucher sont localisées et caractérisées au point de vue de l'agent qui leur a donné naissance. Il n'en est pas de même pour beaucoup de sensations qui ont une origine interne, viscérale; de là leur nom. Ex. : faim, soif et les divers *besoins* de l'organisme.

Qu'ils aient une origine centrale ou viscérale, chaque individu les localise d'après les connaissances anatomiques qu'il possède dans des régions souvent différentes. Il les associe aux actes physiologiques qui en amènent la satisfaction.

Dans certaines circonstances les organes donnent naissance à des sensations de *douleur* que nous localisons aussi très difficilement.

Souvent nous sommes aidés dans ce travail par le caractère que prend la douleur lorsqu'elle provient de certains organes. Ex. : crampes musculaires.

Enfin l'*exercice normal des fonctions* amène également des sensations qui très souvent peuvent être ramenées à des sensations *musculaires*.

Beaucoup d'entre elles proviennent de l'impression des corpuscules de Pacini qui existent dans les régions profondes. Nous ne rapportons pas les sensations qui résultent de leur compression à leur véritable cause parce que n'ayant pas l'occasion d'expérimenter directement sur ces organes nous associons leurs impressions à des phénomènes avoisinants simultanés.

VI. — TOUCHER DANS LA SÉRIE ANIMALE

La sensibilité tactile est universellement répandue dans le règne animal.

Elle se montre même chez les animaux qui n'ont pas de système nerveux spécialisé. On lui donne alors le nom d'*irritabilité* car elle ne résulte plus de l'impression d'éléments déterminés et on ne peut admettre qu'elle provoque des sensations; la conscience semblant manquer presque totalement. On retrouve, d'ailleurs, cette irritabilité chez des cellules végétables : la sensitive.

La sensibilité tactile des animaux qui possèdent un système nerveux est rapportée à des terminaisons contenues dans la peau générale du corps ou dans des appendices appelées *palpes, antennes, cirres, poils tactiles* selon leur situation et leur constitution.

Les larves des batraciens et les poissons contiennent dans leur peau au niveau de la *ligne latérale* des organes nerveux dont le rôle n'est pas encore bien éclairci (fig.).

II. Goût.

I. — GÉNÉRALITÉS

Les sensations gustatives sont des formes perfectionnées du toucher, nous renseignant sur des propriétés spéciales de la matière qui évoquent en nous des sensations qui n'ont aucune analogie avec celles du simple toucher. Comme elles proviennent en outre de l'excitation de fibres particulières, dont les terminaisons sont groupées dans une région limitée de la surface du corps, on les a réunies dès la plus haute antiquité dans un sens particulier.

La sensibilité gustative a pour siège principal la base, la pointe, les bords et la partie moyenne de la face dorsale de la *langue*. On retrouve encore cette sensibilité, mais plus faiblement sur le voile du palais et ses piliers antérieurs, ainsi que sur la luette.

Sensations gustatives. — L'on n'admet d'ordinaire que quatre espèces de sensations gustatives simples : l'*amer*, le *doux*, le *salin* et l'*acide* (aigre).

La première est surtout appréciée quand le corps sapide agit sur la base de la langue ; les trois autres quand il agit sur la pointe.

La muqueuse buccale possédant également la sensibilité *tactile* on a souvent confondu certaines de ces sensations avec des impressions gustatives. Ex. : saveurs *farineuse, gommeuse, rafraîchissante, astringente*, etc.

De même, par suite de la communication postérieure entre la bouche et les fosses nasales, qui permet l'ascension de vapeurs dans ces cavités, on confond souvent des sensations *olfactives* avec des sensations du goût. C'est ce qui arrive dans l'appréciation de la viande rôtie, du bouquet des vins et des liqueurs, etc.

La sensation *nauséeuse, du dégoût* doit être rangée dans les sensa-

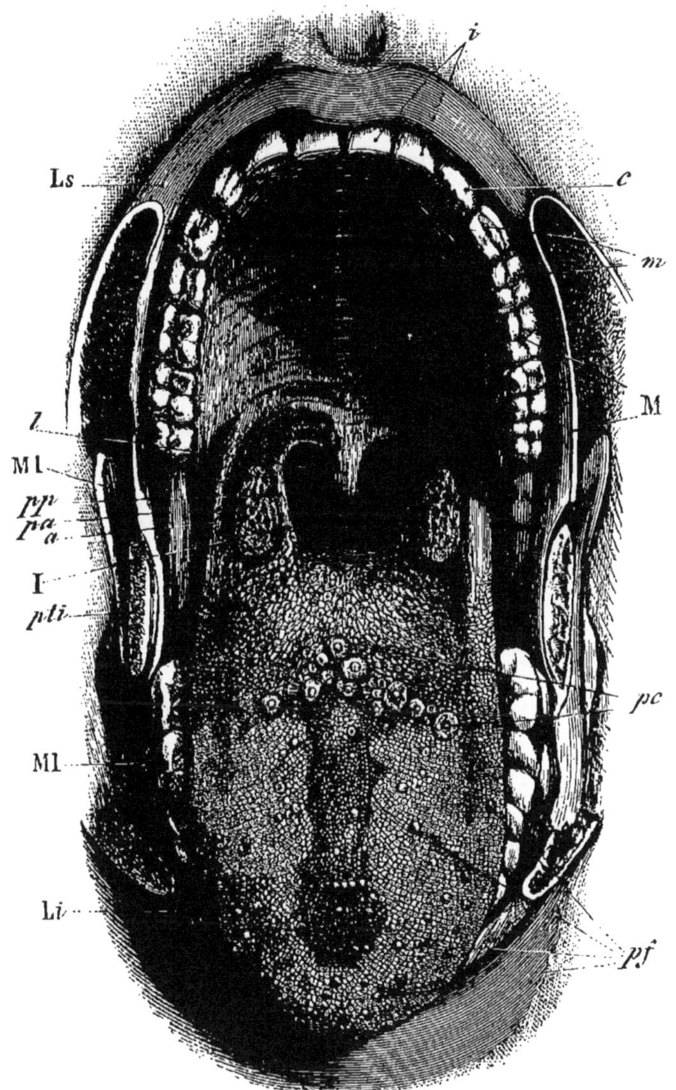

Fig. 301. — Vue du fond de la bouche : Ls, lèvre supérieure ; Ml, maxillaire inférieur ; Li, lèvre inférieure ; *i*, incisives ; *c*, canine ; *m*, petites molaires ; M, grosses molaires ; *l*, luette ; *a*, amygdale ; *pp*, pilier postérieur ; *pa*, pilier antérieur ; *pc*, papilles caliciformes ; *pf*, papilles fongiformes.

tions générales subjectives car on provoque les vomissements d'un chien en lui injectant une dissolution d'émétique dans les veines.

II. — ÉTUDE SPÉCIALE DES ORGANES DU GOUT CHEZ L'HOMME

Description de la langue. — Possédant la forme d'un cône aplati, la langue est fixée par sa base au milieu du plancher de la bouche tandis que son sommet, libre, se trouve rabattu en avant (fig. 38). Elle est constituée par des muscles dont les fibres mélangées dans l'organe, se séparent presque toutes au niveau de sa base en faisceaux qui se fixent sur des os très différents, d'où leurs noms de *génio-*

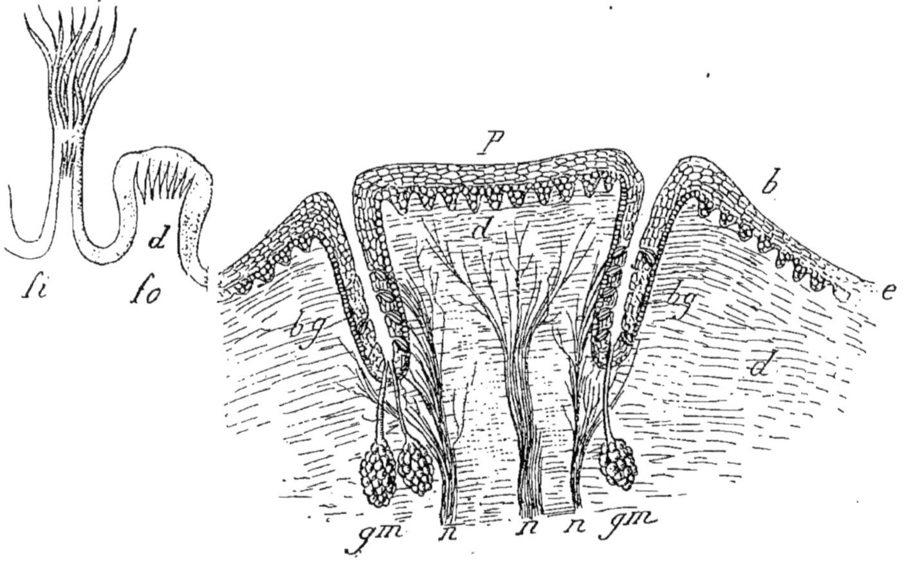

Fig. 302. — Coupe intéressant 3 papilles de la langue : *fi*, papille filiforme ; *fo*, papille fongiforme ; *e*, épiderme ; *d*, derme, *p*, papille caliciforme ; *b*, bourrelet périphérique ; *bg*, bourgeon du goût ; *gm*, glande muqueuse ; *n*, nerfs.

glosses, *hyo-glosses*, *stylo-glosses*, *palato-glosses*, *pharyngo-glosses*.

Une muqueuse recouvre la masse musculaire à laquelle elle est tellement adhérente qu'il faut échauder la langue pour la détacher.

La surface dorsale est très accidentée (fig. 301), les saillies appelées *papilles* ont été distinguées, d'après leur aspect en quatre espèces :

1° *Les papilles caliciformes* au nombre de 10 ou 12 occupent la région postérieure où elles dessinent le *V lingual*, étant disposées suivant deux lignes qui divergent à angle aigu d'arrière en avant et de dedans en dehors à partir du *foramen cæcum*.

Chaque papille est constituée par un *calice*, bourrelet circulaire de la muqueuse qui entoure une *papille* formée par le même tissu (fig. 302). De petites glandes muqueuses se déversent dans le fond du fossé qui sépare le calice de la papille centrale.

Le foramen cœcum est constitué par une papille caliciforme plus grande que les autres et dont la masse centrale se trouve déprimée au lieu d'être saillante ;

2° Les papilles *fongiformes* au nombre de 150 à 200, plus petites, en forme de champignons (fig. 302) sont disséminées principalement à la partie antérieure du dos de la langue, ainsi que sur les bords et la pointe de l'organe ;

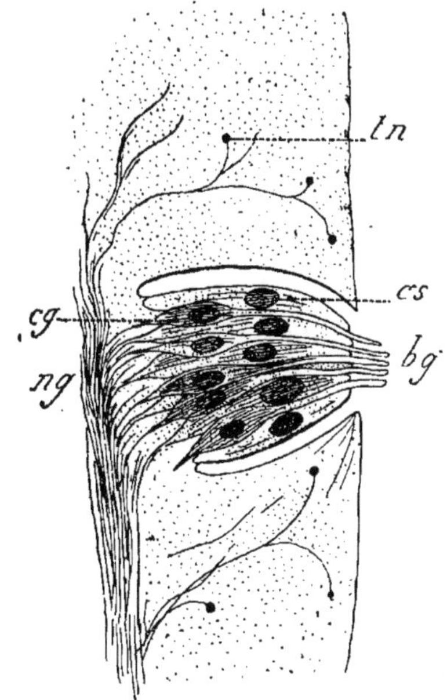

Fig. 303. — Coupe d'un bourgeon du goût : *bg*, bâtonnets sortant à travers le pore du goût ; *cg*, cellules gustatives ; *cs*, cellules de soutènement ; *ng*, nerf glosso-pharyngien ; *tn*, terminaisons nerveuses en bouton dans la muqueuse.

3° Les papilles *corolliformes*, très nombreuses, sont disposées en lignes parallèles aux branches du V lingual. Elles doivent leur nom à ce que leur extrémité libre est découpée en lanières flottantes comme les pétales d'une corolle.

4° Les papilles *hémisphériques*, simples saillies de la muqueuse, correspondent chacune à une papille vasculaire du derme. Elles sont situées dans les intervalles laissés entre les autres papilles.

TERMINAISONS NERVEUSES

1° **Terminaisons tactiles.** — Dans l'épaisseur de la muqueuse buccale on retrouve les terminaisons déjà décrites à propos du toucher : corpuscules de Krause dans des papilles du derme et terminaisons en bouton intra-épidermiques (fig. 303).

2° **Terminaisons gustatives, bourgeons de goût.** — La muqueuse buccale contient en outre des terminaisons particulières surtout nombreuses dans les régions sensibles au goût ce qui leur a fait rapporter les impressions gustatives. On les trouve principalement sur la face interne du sillon qui circonscrit l'éminence centrale des papilles caliciformes ; ce sont des corps olivaires appelés *bourgeons du goût* parce qu'ils sont constitués par un faisceau de longues cellules disposées côte à côte. Ces bourgeons reposent sur le derme par une base assez large au niveau de laquelle ils sont en rapport avec des fibres nerveuses. Leur autre extrémité effilée dépasse la surface générale de l'épithélium traversant sa couche lamellaire superficielle par un orifice rétréci appelé *pore du goût*.

Cellules gustatives. — Les bourgeons comprennent deux espèces de cellules qui sont manifestement d'origine épithéliale.

1° Des cellules *gustatives*, sensorielles, en forme de fuseau très allongé, terminées chacune vers la périphérie par un bâtonnet légèrement aplati, réfringent et homogène qui dépasse un peu le niveau général de la muqueuse à travers les pores du goût. L'autre extrémité, centrale, de ces cellules très effilée semble être en rapport avec une fibre nerveuse,

2° Des cellules de *soutènement* plus aplaties, moins étirées dont l'extrémité centrale est élargie. Intercalées entre les précédentes, elles forment aussi un revêtement périphérique aux bourgeons.

On retrouve encore des bourgeons du goût, mais en petit nombre dans l'épithélium qui tapisse la face centrale du bourrelet circulaire des papilles caliciformes. D'autres se trouvent disséminés à la surface des papilles fongiformes. Quelques-uns ont été signalés épars dans la muqueuse qui revêt le voile du palais, ses piliers et l'épiglotte.

Phénomènes gustatifs. — Les sensations du goût ne sont provoquées que par des corps solubles dans les liquides buccaux. C'est ce qui fait admettre que l'impression des cellules gustatives se produit par l'intermédiaire d'une réaction chimique.

D'ordinaire, plus un corps est soluble dans l'eau, plus il donne un gout accentué, cependant il y a des exceptions. Les sensations sont surtout intenses quand le corps sapide se trouve comprimé entre le dos de la langue et le palais. Cette dernière pratique n'est pas indispensable, elle favorise sans doute l'impression en faisant mieux pénétrer la substance dans le mucus qui recouvre l'épithélium.

Nerfs du goût. — Les nerfs glosso-pharyngiens semblent contenir les fibres dont l'excitation provoque les sensations gustatives. Après leur section, on peut faire avaler à des chiens des aliments mélangés de coloquinte (amère) sans qu'ils témoignent la moindre aversion.

Ils donneraient, par des fibres directes, la sensibilité spéciale à la région postérieure de la langue, et par des fibres indirectes, rejoi-

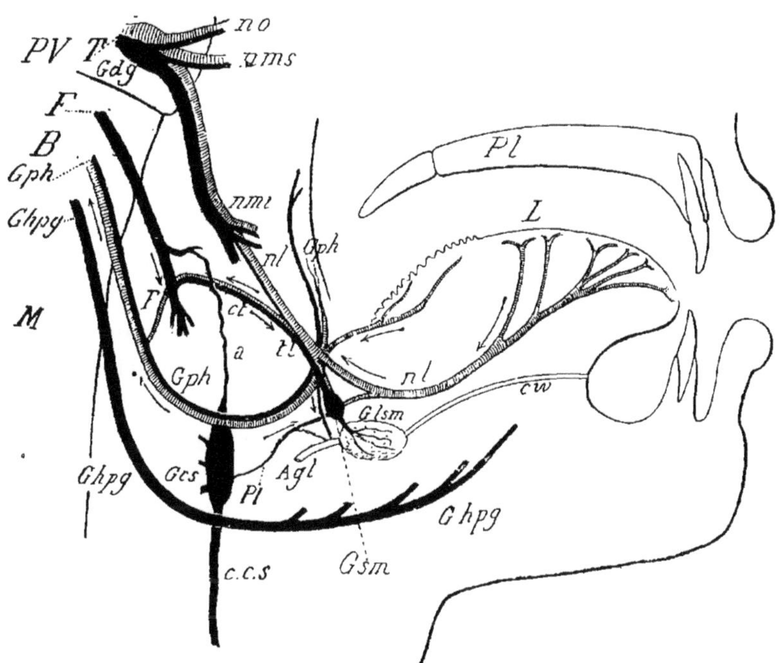

Fig. 304. — Innervation de la langue et de la glande sous-maxillaire : *L*, langue ; *Pl*, palais ; *Glsm*, glande sous-maxillaire ; *cw*, canal de Wharton ; *M*, moelle épinière ; *B*, bulbe ; *PV*, pont de Varole ; *T*, nerf trijumeau ; *Gdg*. ganglion de Gasser ; *nmi*. nerf maxillaire inférieur ; *tl*, nerf tympanico-lingual ; *nl*, nerf lingual ; *F*, nerf facial ; *ct*, corde du tympan ; *Gph*, nerf glosso-pharyngien ; *Gsm*, ganglion sous-maxillaire ; *Agl*, artère de la glande ; *Ghpg*, nerf grand hypoglosse ; *no*. nerf ophtalmique ; *nms*. nerf maxillaire supérieur.

gnant à la base du crâne, d'abord la corde du tympan, branche du facial, puis le nerf lingual, branche du trijumeau, à la région antérieure de la langue. Le nerf lingual n'amènerait à cet organe en fait de fibres sensitives propres que celles de la sensibilité tactile.

III. — SENS DU GOUT DANS LA SÉRIE ANIMALE

Les mammifères possèdent manifestement la sensibilité gustative ; on retrouve chez eux les organes décrits précédemment, quelquefois ils sont particulièrement développés (organe folié du lapin). Presque tous les oiseaux semblent dépourvus de sensibilité gustative véritable ; ils avalent les aliments sans les goûter et sans les mâcher, cependant les perroquets possèdent vraisemblablement cette sensibilité.

Chez les reptiles, batraciens et poissons, le sens du goût est sans doute peu développé.

Les animaux invertébrés (limaces, insectes) choisissent les aliments ; il est difficile de localiser dans leur bouche la région spécialement affectée à ces impressions.

III. Odorat.

I. — GÉNÉRALITÉS

Comme les sensations du goût, celles de l'odorat constituent une variété du toucher, distinctes non seulement parce qu'elles n'ont aucune analogie avec celles du tact, mais encore parce qu'elles prennent naissance à la suite d'impressions portées sur des terminaisons bien localisées. L'impression même, se produit d'une manière particulière. Elle ne résulte pas d'un contact brutal avec les terminaisons nerveuses, mais de l'action exercée sur elles par les vapeurs ou les particules transportées au moyen de l'air. C'est pour cela que les corps odorants perdent tous plus ou moins rapidement de leur poids. Il en résulte que les sensations olfactives ont souvent un caractère moins objectif que celles du goût et du toucher. L'odorat semble être un goût à distance.

La sensibilité pour l'odorat siège à la surface d'une partie des fosses nasales.

Disposée à l'entrée des voies respiratoires, elle permet de juger très souvent si l'air ambiant contient des substances anormales. Elle peut par suite avertir du voisinage de certains corps ainsi que permettre de vérifier si les objets environnants possèdent des qualités que l'aspect semble leur décerner.

Pour certaines substances, cette sensibilité est tellement grande qu'elle permet d'en déceler des quantités infinitésimales (musc $\frac{2}{1\,000\,000}$ de milligramme).

Sensations olfactives. — Quoique l'on ait démêlé dans l'odeur dégagée par certaines substances un élément tactile : picotement, douleur, on n'est pas encore arrivé à distinguer dans les sensations olfactives pures, en nombre immense, les sensations simples en nombre défini dont le mélange donnerait toutes les odeurs perceptibles.

II. — ÉTUDE PARTICULIÈRE DE L'APPAREIL OLFACTIF CHEZ L'HOMME

Fosses nasales. — Les fosses nasales, limitées par une paroi osseuse, sauf en arrière où elles s'ouvrent dans l'arrière-bouche ou pharynx par les *arrière-narines* et en avant où elles se continuent avec les *vestibules des fosses nasales* correspondantes, sont au nombre de deux, symétriquement

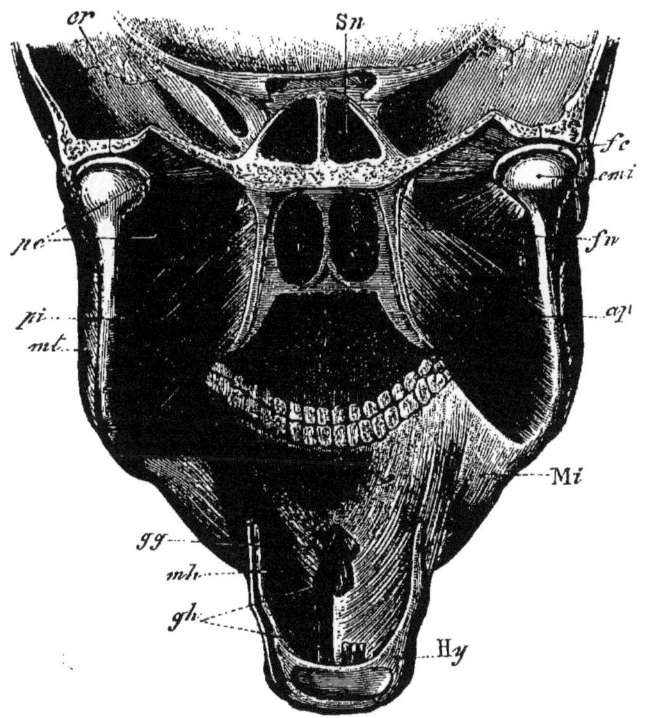

Fig. 305. — Pharynx ouvert par la face postérieure; la langue a été enlevée ainsi que le voile du palais : *cr*, crâne ; *Sn*, sinus sphénoïdal ; *fc*, fibro-cartilage interarticulaire ; *cmi*, condyle du maxillaire inférieur ; *fn*, arrière-narines ; *ap*, apophyse pterygoïde ; *Mi*, maxillaire inférieur ; *Hy*, os hyoïde ; *pe*, muscle pterygoïdien externe ; *pi*, muscle pterygoïdien interne ; *mt*, muscle masséter ; *gg*, muscle génio-glosse ; *mh*, muscle mylo-hyoïdien ; *gh*, muscle génio-hyoïdien.

disposées l'une par rapport à l'autre au centre de la face. Chacune d'entre elles présente la forme d'un prisme triangulaire dont deux faces disposées à angle droit seraient : l'une horizontale inférieure, l'autre antéro-postérieure confondue avec le plan médian du corps.

La base postérieure présente à sa partie inférieure les arrière-narines orifices ovalaires (fig. 305). En avant, chaque *vestibule nasal* limité presqu'entièrement par des tissus élastiques communique avec l'extérieur par la *narine* correspondante ouverte vers le bas au-dessus de la bouche (fig. 307 et 308). La cloison qui sépare les deux fosses a une surface lisse, mais la paroi externe de chacune d'entre elles porte

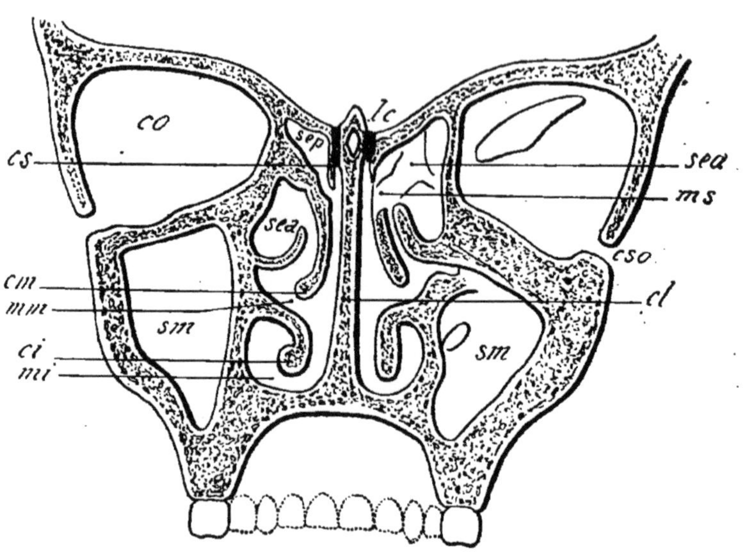

Fig. 306. — Coupe verticale et transversale de la base du crâne : *cl*, cloison séparant les deux fosses nasales ; *co*, cavité orbitaire ; *cso*, canal sous orbitaire ; *cs*, cornet supérieur ; *cm*, cornet moyen ; *ci*, cornet inférieur ; *lc*, lame criblée de l'ethmoïde ; *sea*, sinus ethmoïdaux antérieurs ; *sep*, sinus ethmoïdaux postérieurs ; *ms*, méat supérieur ; *mm*, méat moyen ; *mi*, méat inférieur.

trois lamelles antéro-postérieures qui font saillie dans sa cavité. Fixées par leur bord supérieur, elles s'enroulent sur elles-mêmes de dedans en dehors au niveau de leur bord inférieur; on les appelle les *cornets*. Chacun d'entre eux circonscrit dans sa concavité un espace appelé *méat*. Il y en a autant que de cornets. D'après leur situation ils ont été appelés : *supérieur*, *moyen*, *inférieur* (fig. 306 et 308). Leur rôle est d'augmenter la surface de contact entre l'air inspiré et les tissus.

La paroi externe de chaque fosse présente plusieurs petits orifices conduisant dans les *sinus*, cavités creusées dans les os de la face (sinus frontal, sinus ethmoïdaux antérieurs et postérieurs, sinus sphénoïdal, sinus maxillaires).

Enfin, de chaque côté, au-dessous de l'insertion du cornet inférieur débouchent : en avant le *canal nasal* qui amène les larmes venues de l'œil et en arrière la *trompe d'Eustache* qui se rend dans l'oreille moyenne.

Pituitaire. — Les fosses nasales sont tapissées par une muqueuse appelée *pituitaire* ou membrane de Schneider très adhérente à l'os et contenant de nombreuses glandes mucipares. Celle qui recouvre la moitié inférieure des faces interne et externe de chaque fosse, est rouge sur le vivant à cause de sa grande vascularité ; elle porte un revêtement de cils vibratiles. Au contraire, la muqueuse de la moitié supérieure est *jaunâtre* à l'état frais et ne porte pas de cils vibratiles.

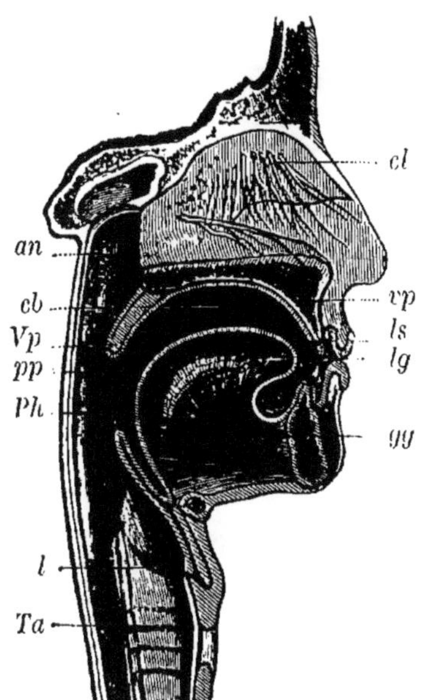

Fig. 307. — Coupe verticale et médiane de la tête montrant la paroi interne de la fosse nasale droite : *cl*, cloison qui sépare les deux fosses nasales et porte des ramifications du nerf olfactif ; *gg*, fibres du muscle génio-glosse ; *cb*, cavité buccale ; *l*, larynx ; *an*, arrière-narines ; *pp*, piliers du palais ; *ls*, lèvre supérieure.

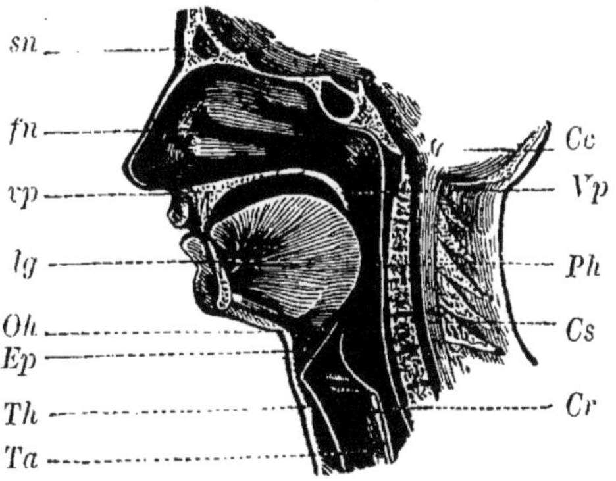

Fig. 308. — Coupe verticale montrant la paroi externe de la fosse nasale droite : *fn*, paroi externe de la fosse nasale montrant les trois cornets et les trois méats ; *sn*, sinus frontal ; *vp*, voûte palatine ; *Vp*, voile du palais ; *lg*, langue ; *Cc*, cavité crânienne ; *Cs*, canal spinal ; *Ph*, pharynx ; *Oh*, os hyoïde ; *Ep*, épiglotte ; *Th*, cartilage thyroïde ; *Cr*, cartilage cricoïde ; *Ta*, trachée-artère.

Cette coloration est produite par du pigment contenu dans les cellules qui tapissent les glandes tubulaires de cette région (fig. 310). Dans la portion inférieure respiratoire des fosses nasales, les glandes ont la forme de petites grappes revêtues par des cellules caliciformes.

Terminaisons olfactives. — Dans la pituitaire jaunâtre qui tapisse le sommet et la moitié supérieure des parois latérales on trouve des terminaisons nerveuses spéciales : cellules fusiformes très étirées.

Le prolongement périphérique en forme de cylindre régulier se termine par un bâtonnet hyalin réfringent. Chez les batraciens il sert de support à un ou plusieurs cils qui, dépassant la surface de la pituitaire,

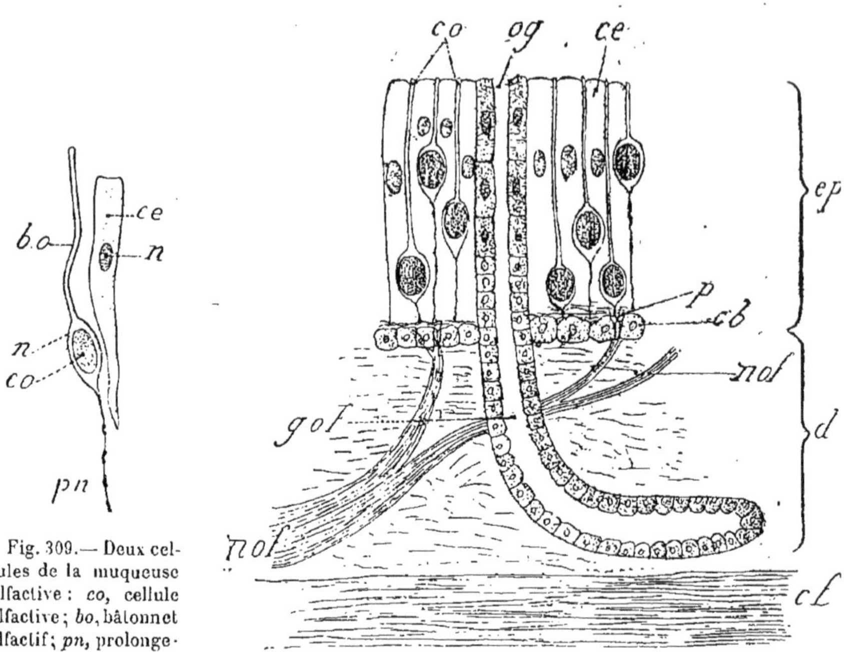

Fig. 309.— Deux cellules de la muqueuse olfactive : *co*, cellule olfactive; *bo*, bâtonnet olfactif; *pn*, prolongement nerveux en continuité avec une fibrille issue du plexus basal formé par le nerf olfactif; *ce*, cellule épithéliale ; *n*, noyaux.

Fig. 310. — Coupe de la muqueuse olfactive : *ep*, épiderme ; *d*, derme ; *cf*, couche fibreuse reliant la muqueuse aux os (membrane basale); *nof*, nerf olfactif ; *p*, plexus nerveux ; *cb*, cellules basales ; *co*, cellules olfactives ; *ce*, cellules épithéliales ; *og*, orifice d'un glande olfactive ; *gof*, glande olfactive.

brassent les particules odorantes avec le mucus. Les cils vibratiles ordinaires ont pour fonction de faire progresser le mucus avec les particules qu'il contient, aussi leurs mouvements sont-ils rapides et dirigés tous dans le même sens ; ici au contraire ils sont lents et souvent des prolongements voisins ont un mouvement opposé.

Le prolongement central des cellules olfactives est au contraire très grêle, homogène, réfringent. Il semble se continuer avec les fibrilles d'un plexus formé par le nerf olfactif dans l'épithélium de la muqueuse.

Les cellules olfactives sont séparées les unes des autres par des éléments épithéliaux de forme allongée également mais rendue irrégulière par les dépressions qui logent les cellules olfactives. La zône superficielle ainsi constituée repose sur une couche de cellules irrégulières, appelées *basales* qui les séparent du derme.

Phénomènes olfactifs. — Considérant : 1° qu'une certaine humidité de la muqueuse pituitaire est nécessaire pour que les impressions olfactives se produisent, tandis qu'un excès les abolit (coryza); 2° que le premier contact de la substance odorante est surtout sensible tellement que dans une atmosphère saturée la sensibilité olfactive se perd.

On admet d'ordinaire que les impressions olfactives sont produites par l'intermédiaire de *réactions chimiques* que provoqueraient les particules odorantes déposées dans le mucus nasal de la région olfactive.

L'odorat serait donc réellement un goût à distance. Cependant il faut remarquer que:

1° Les poissons vivant dans l'eau devraient avoir ce sens peu développé, le milieu aquatique empêchant peut-être la concentration des réactions chimiques tandis que l'on trouve chez eux de gros troncs nerveux qui correspondent aux nerfs olfactifs des animaux aériens. Ils se terminent aussi de la même manière que ces derniers.

On se serait assuré que les poissons privés de la vue, sont encore attirés par le voisinage de la proie;

2° Chez l'homme, l'intensité de la sensation et par suite de l'impression dépend de la vitesse du courant d'air qui transporte les particules odorantes. On ne sent pas ou presque pas un morceau de camphre introduit dans les fosses nasales pendant que la respiration est suspendue tandis que la sensation atteint son maximum d'intensité quand un courant d'air rapide traverse les cavités olfactives ce qui se produit dans l'acte de *flairer*. Alors, en effet, tout l'air introduit ne va pas droit en arrière; une partie remonte dans la région antérieure des fosses nasales pour redescendre ensuite, frôlant donc la muqueuse vraiment olfactive.

Sans doute il ne faut pas en conclure à une excitation mécanique des terminaisons mais au besoin d'une augmentation continuelle dans la quantité des particules odorantes actives pour maintenir l'impression à un degré suffisant pour être perçue. On pourrait rapprocher ce fait de ce que les éléments nerveux sont surtout influencés par les variations d'intensité de l'irritation.

Nerfs de l'odorat. — Ce sont exclusivement les nerfs olfactifs qui forment la première paire crânienne.

Ces nerfs, courts et gros, presque rectilignes, reposent sur la lame criblée de l'éthmoïde; ils sont terminés à leur extrémité antérieure par un renflement, le *bulbe olfactif*. La face inférieure de cette dernière région donne naissance à un grand nombre de filets qui, après avoir traversé les orifices de la lame criblée s'épanouissent dans la région olfactive de la muqueuse pituitaire correspondante. Chacun donne des rameaux internes destinés à la face interne et des rameaux externes pour la face externe de la fosse nasale du même côté.

La sensibilité au *toucher* est donnée à la muqueuse pituitaire par des rameaux venus du nerf *trijumeau* (rameau nasal de l'ophtalmique et rameaux nasaux des palatin et sphéno-palatin issus du nerf maxillaire supérieur).

III. — ODORAT DANS LA SÉRIE ANIMALE

Les mammifères présentent tous un appareil olfactif construit sur le même modèle que celui de l'homme.

Chez certains d'entre eux (animaux carnassiers) ce sens atteint une finesse exquise dûe sans doute à la grande surface sensible qui filtre l'air inspiré d'une manière parfaite ; les cornets très compliqués remplissent presque toute la cavité des fosses nasales (Fig. 311).

Chez les oiseaux on remarque une diminution de l'étendue des fosses nasales proprement dites, la voûte palatine étant incomplète en

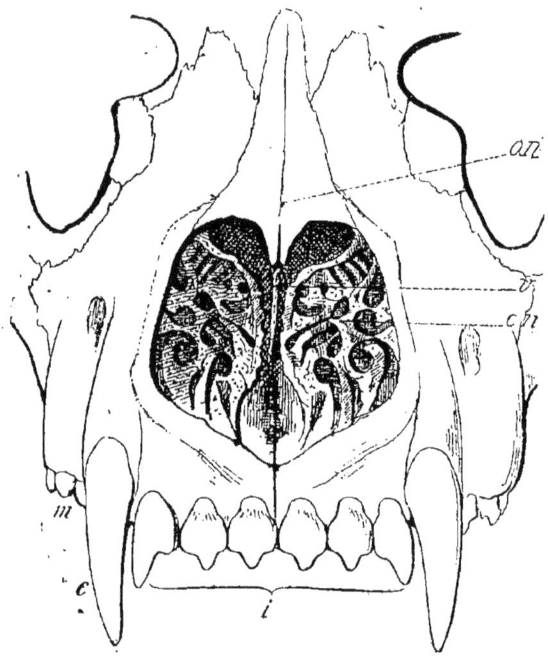

Fig. 311. — Face antérieure des fosses nasales chez un chien ; les parties molles sont enlevées : *v*, vomer ; *on*, os nasaux ; *cn*, cornets du nez ; *i*, incisives ; *c*, canine ; *m*, molaires.

arrière dans sa région médiane (fig. 210). En même temps les cornets ont une forme très simple. Ces conditions expliquent le peu de finesse du sens de l'olfaction chez ces animaux.

La simplification des cornets et la réduction de la voûte palatine s'accentue encore chez les reptiles et les batraciens (fig. 211, 212 et 312), où les fosses nasales sont réduites à deux petites cavités communiquant en avant avec l'extérieur par deux narines rétrécies et en arrière avec la cavité buccale par un large orifice.

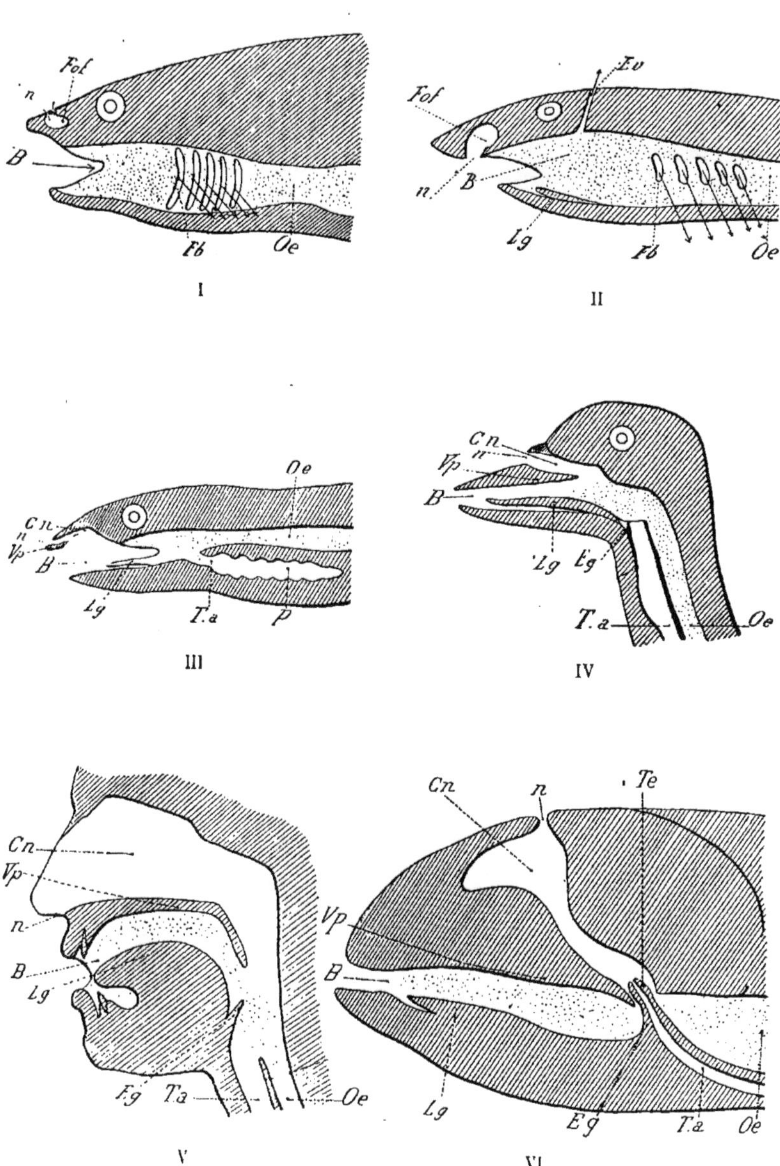

FIG. 312. — Disposition comparée de l'appareil olfactif chez les vertébrés. Les voies digestives sont ponctuées tandis que les cavités respiratoires sont en blanc : I. chez les poissons ordinaires ; II. chez les poissons sélaciens ; III. chez les reptiles ; IV, chez les oiseaux ; V, chez les mammifères ; VI. chez les cétacés ; *n*, narine ; *Cn*, cavité nasale ; *B*, bouche ; *Lg*, langue ; *Eg*, épiglotte ; *Oe* œsophage ; *T.a*, trachée-artère ; *Fb*, fentes branchiales ; *Vp*, voûte du palais ; *Te*, tube épiglottique.

En passant aux poissons (fig. 213), une modification profonde apparaît ; les fosses nasales sont représentées par deux petites cavités creusées dans la partie antérieure dorsale du museau. Elles communiquent avec l'extérieur par des narines en nombre pair, mais elles sont tout à fait indépendantes de la cavité buccale ; l'eau chargée des particules à examiner se renouvelle dans ces fossettes par le jeu de cils vibratiles qui les tapissent.

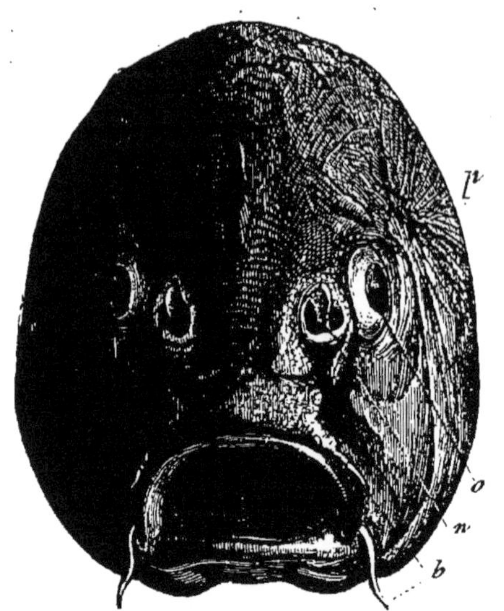

Fig. 313. — Tête de carpe vue par la face antérieure : *b*, barbes de la bouche ; *n*, narines ; *o*, œil ; *p*, opercule.

Cependant certains poissons présentent des formes de passage (roussette, raie) (fig. 312, 314 et 315).

Les narines s'ouvrent alors sur la face inférieure du museau, et une fente de la lèvre supérieure, semble vouloir mettre les cavités olfactives en communication avec la bouche.

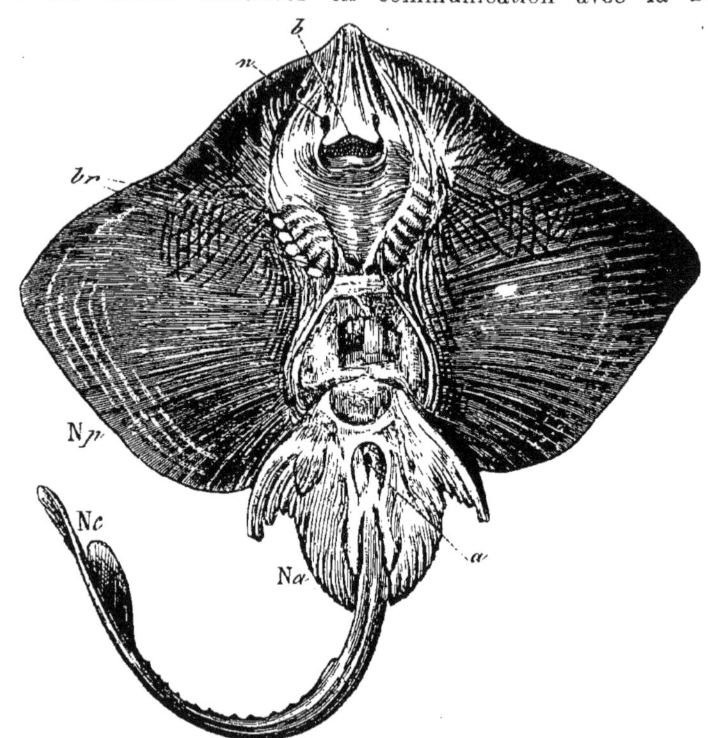

Fig. 314. — Face ventrale d'une raie : N*p*, nageoire pectorale ; N*a*, abdominale, N*c*, caudale ; *b*, bouche ; *n*, narines ; *br*, orifices branchiaux ; *a*, anus.

Développement de l'appareil olfactif et de la face. — Chez l'embryon des mammifères l'appareil olfactif présente successivement mais en ordre inverse les formes que nous venons de trouver dans la

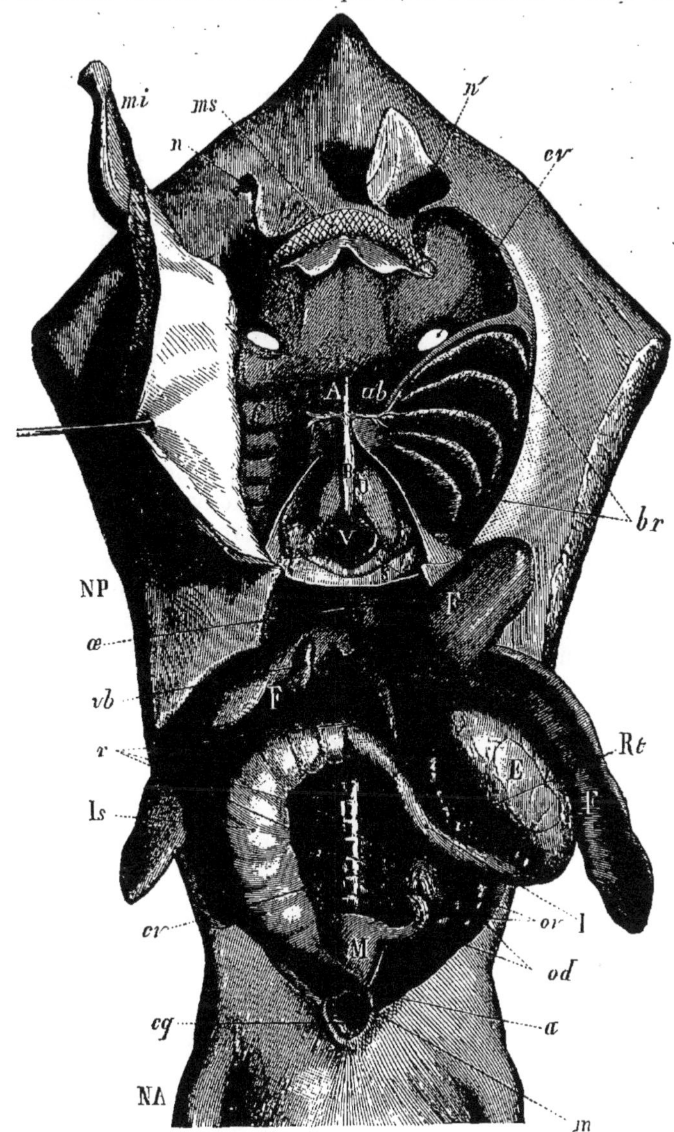

Fig. 315. — Organisation de la raie. L'animal a été ouvert par la face ventrale, on a sectionné de chaque côté les nageoires pectorales NP : *ms*, mâchoire supérieure ; *mi*, mâchoire inférieure ; *n*, narine droite avec la fente qui se rend à la bouche ; *n'* fossette olfactive gauche ouverte montrant les replis de la paroi ; *ev*, évent ; *br*, branchies ; *f*, chambres branchiales ; *O*, oreillette ; V, ventricule ; B, bulbe aortique ; A, aorte ; *ab*, artères branchiales ; *œ*, œsophage ; E. estomac ; I, intestin ; Is, gros intestin ; *a*, anus ; *cq*, cloaque ; F, Foie ; *vb*, vésicule biliaire ; R*t*, rate ; *r*, reins ; *ov*, ovaire ; *od*, oviducte ; M, matrice ; *m*, son ouverture dans le cloaque ; ф, ouvertures des chambres branchiales dans le pharynx ; *cv*, colonne vertébrale ; NA, nageoire abdominale.

série animale. Il se montre d'abord sous la forme de deux petites fossettes situées à une certaine distance l'une de l'autre au-dessus de la dépression qui donner ala cavité buccale (état du poisson). Le tissu qui sépare et celui qui surmonte les orifices olfactifs se développant plus rapidement que le reste de la face, il en résulte la migration des narines en avant et en bas ainsi que la constitution du nez. Mais comme le bord inférieur de chacun de ces orifices s'est développé moins rapidement que les bords latéraux il s'y est produit une fente qui fait communiquer les cavités olfactives avec la bouche primitive (état de la raie) (fig. 316). Superficiellement cette fente se comble par le développement de bourgeons latéraux (b. nasal latéral et b. maxillaire supérieur) qui s'unissent de chaque côté avec un bourgeon nasal interne issu de la cloison. Mais dans la profondeur les fossettes olfactives finissent par former la voûte de la cavité buccale primitive. La séparation des voies respiratoire et digestive dans la tête (fig. 319), résulte du développement progressif d'avant en arrière de deux lames latérales (apophyse palatine des maxillaires

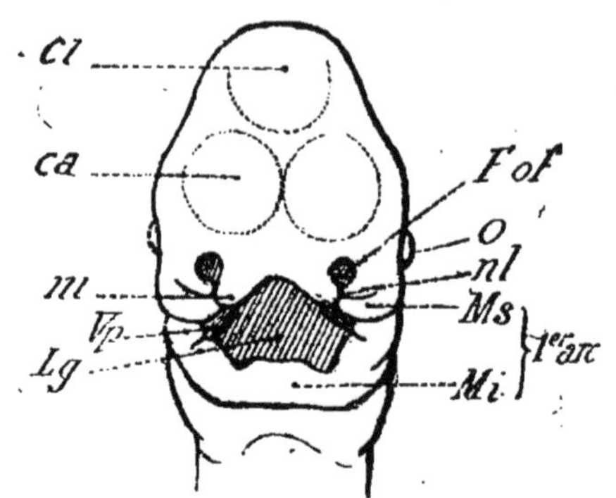

Fig. 316. — Tête d'un embryon humain de 5 semaines (face antérieure) : *Ms*, bourgeon maxillaire supérieur ; *Mi*, bourgeon maxillaire inférieur ; *nl*, bourgeon nasal latéral ; *ni*, bourgeon nasal interne ; *Fof*, fossette olfactive ; *Lg*, langue ; *O*, œil ; *ca*, cerveau antérieur ; *ci*, cerveau intermédiaire ; *Vp*, bourgeon de la voûte du palais.

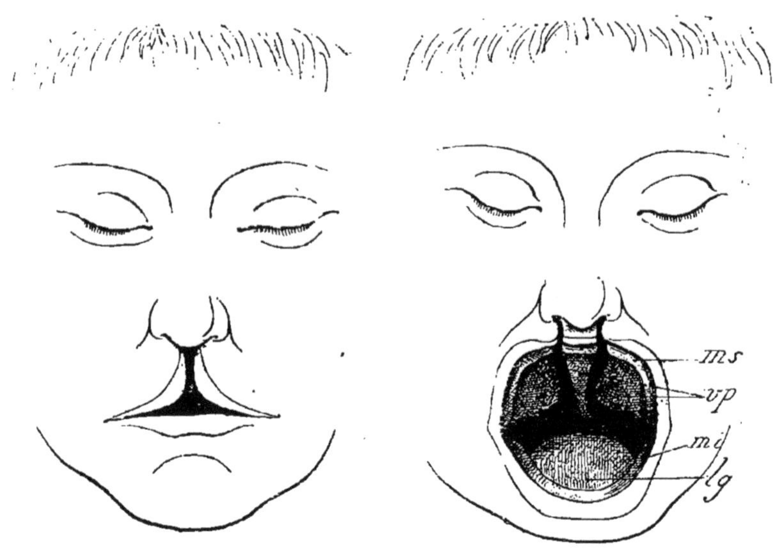

Fig. 317. — Bec de lièvre par développement incomplet du bourgeon médian.

Fig. 318. — Bec de lièvre par manque de soudure des bourgeons, *Vp*, voûte palatine ; *ms*, maxillaire supérieur ; *mi*, maxillaire inférieur ; *lg*, langue.

supérieurs) qui finissent par se réunir sur la ligne médiane avec la cloison de séparation des fossettes olfactives, cloison qui a continué à se développer vers le bas. Ce processus fait passer les cavités nasales de l'homme successivement par l'état des batraciens, puis des reptiles enfin des oiseaux. Mais en arrière une portion reste indivise constituant le pharynx ou arrière-bouche. Quelquefois le processus reste incomplet donnant lieu aux malformations appelées bec de lièvre (fig. 317 et 318). Chez certains animaux la séparation des voies aérienne et alimentaire tend à se compléter par le développement vers le haut d'un tube épiglottique issu de la trachée-artère (fig. 312, VI).

La cavité nasale des mammifères renferme donc aussi bien par son développement que fonctionnellement

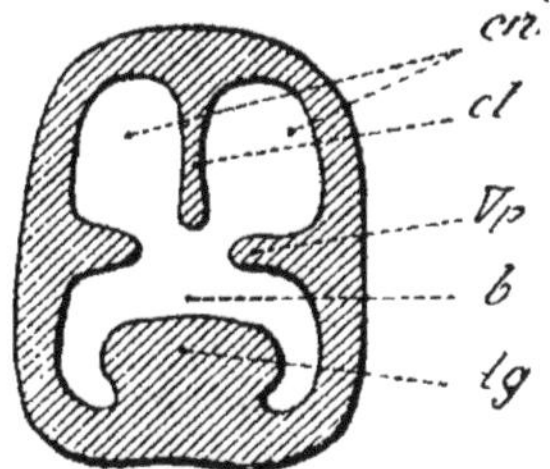

Fig. 319. — Schéma du cloisonnement de la bouche primitive sur une coupe transversale : *b*, cavité buccale ; *cn*, cavités nasales ; *cl*, cloison qui sépare les deux fosses ; *Vp*, voûte du palais ; *lg*, langue.

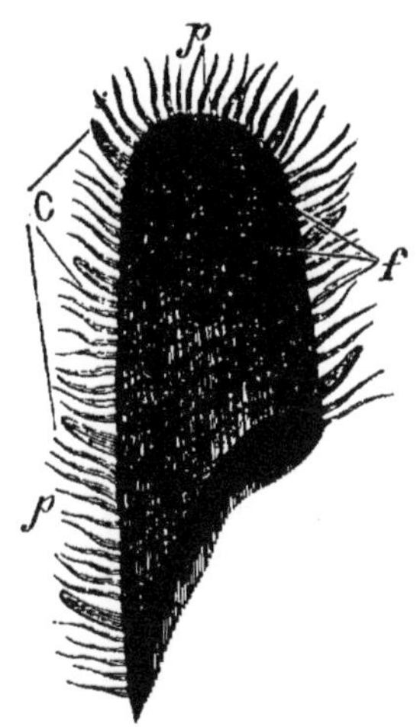

Fig. 320. - Extrémité d'une antenne de fourmi rouge : *p*, poils tactiles ; C, cônes olfactifs ; *f*, fossettes au fond desquelles s'insèrent les cônes olfactifs.

deux régions : l'une olfactive résulte des fossettes primitives, l'autre purement respiratoire provient de l'adjonction d'une partie de la cavité buccale primitive.

Invertébrés. — Chez les invertébrés le sens de l'odorat semble être bien développé. On le localise souvent dans des fossettes ciliées auxquelles se rendent des rameaux nerveux spéciaux munis de renflement ganglionnaires (méduses, mollusques céphalopodes).

Chez les escargots l'organe olfactif renflé se trouve à côté de l'œil au sommet des grands tentacules.

Les articulés ont une sensibilité olfactive excessivement délicate. Les écrevisses sont attirées en grand nombre par la viande décomposée. Les abeilles, les guêpes viennent de loin attirées par des mets sucrés. Chez certains papillons ce sens atteint une finesse incroyable. Un paon de nuit femelle étant enfermé dans une boîte grillagée attire sans doute de fort loin les papillons mâles de la même espèce car ils viennent en grand nombre voleter autour de la captive au moment du crépuscule. Cette sensibilité à distance disparaît chez les articulés après l'ablation des antennes. On a décrit à la surface de ces organes des bâtonnets cuticulaires pourvus de terminaisons nerveuses renflées ; ce seraient les organes olfactifs.

IV. Oreille.

I. — GÉNÉRALITÉS

L'oreille est l'organe disposé pour recevoir l'impression des ondes sonores, c'est-à-dire celle qui est dûe aux vibrations rapides des corps solides, liquides ou gazeux.

Agent sonore. — De nombreuses expériences montrent que l'agent sonore est constitué par des vibrations matérielles rapides.

Après avoir ébranlé une plaque métallique horizontale supportée par un de ses points ce qui lui permet de vibrer, on constate qu'elle rend un son et en même temps des grains de sable dispersés à sa surface sautillent témoignant du mouvement vibratoire qui l'anime (fig. 321), Toute cause qui modifie ou arrête le mouvement de la plaque et par suite celui du sable, modifie ou éteint le son.

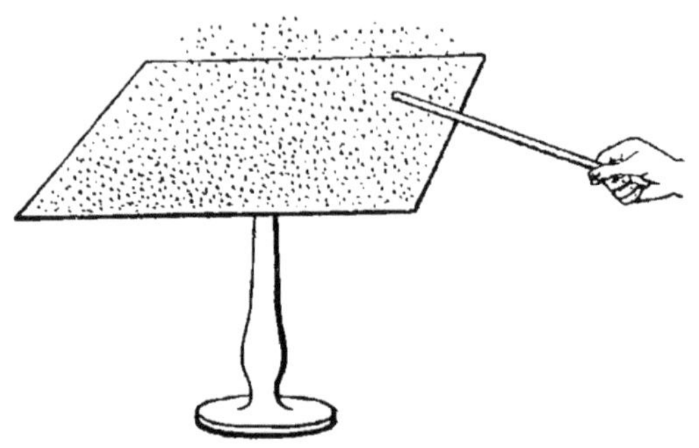

Fig. 321. — Plaque vibrante.

Mais pour que les vibrations impressionnent l'oreille, prenant ainsi des qualités nouvelles, il faut qu'elles soient suffisamment rapides et suffisamment intenses. On admet que s'il y en a moins de 30 par seconde, elles ne sont plus perçues par cet appareil; elles ne constituent plus un son, mais un simple mouvement vibratoire. Il ne faut pas non plus qu'elles soient trop rapides; quand elles dépassent 60.000 par seconde l'oreille ne les enregistre plus. Les vibrations matérielles s'étant communiquées aux appareils terminaux nerveux de l'oreille, y produisent un ébranlement qui se communique par les nerfs de la 8e paire jusqu'aux masses cérébrales où il est ressenti, provoquant une sensation sonore par un processus dont la nature nous échappe encore.

L'avantage de cet appareil n'est pas seulement de nous donner la notion d'un nouveau genre de sensations, mais grâce à son exquise sensibilité il est impressionné par les faibles vibrations transmises au loin dans les milieux ambiants ce qui n'est pas le cas pour la surface cutanée générale.

Constitution de l'oreille. — La partie fondamentale de l'oreille est constituée de la même manière chez tous les

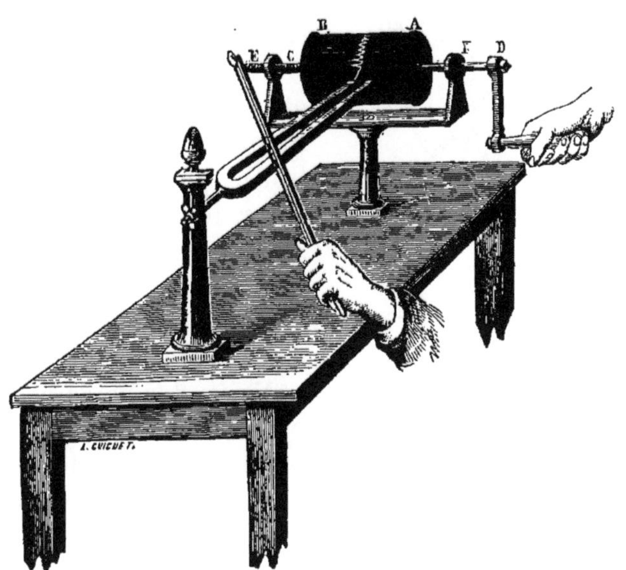

Fig. 322. — Appareil disposé pour inscrire les vibrations d'un diapason.

animaux. Elle existe seule chez les animaux inférieurs aquatiques qui entendent comme les poissons, les vers et les mollusques (fig. 323), où elle a été décrite sous le nom

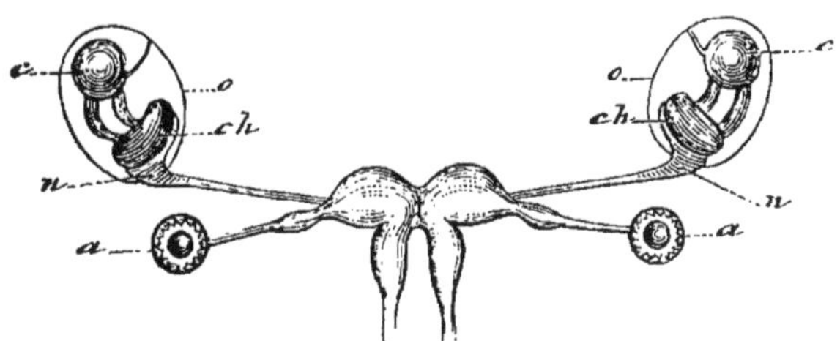

Fig. 323. — Organes de la vision et de l'audition chez un mollusque : *a*, organe auditif *o*, organe de la vision ; *c*, cristallin ; *ch*, choroïde ; *n*, nerf optique.

de *otocyste*. C'est un petit sac formé par une membrane conjonctive, tapissé d'un revêtement cellulaire et rempli de liquide (fig. 324). Il est généralement caché dans les tissus de la tête ce qui le rend quelquefois assez dificile à déceler malgré la coloration blanche que lui donnent des concrétions calcaires appelées *otolithes* flottant dans sa cavité.

Un tronc nerveux, le nerf *acoustique,* issu des masses cérébrales, se termine dans la paroi de l'otocyste. Ses fibres semblent en communication avec certaines cellules du revêtement interne caractérisées par leur forme allongée et les soies longues, raides qu'elles portent sur la face libre, plongeant dans l'intérieur de l'ampoule.

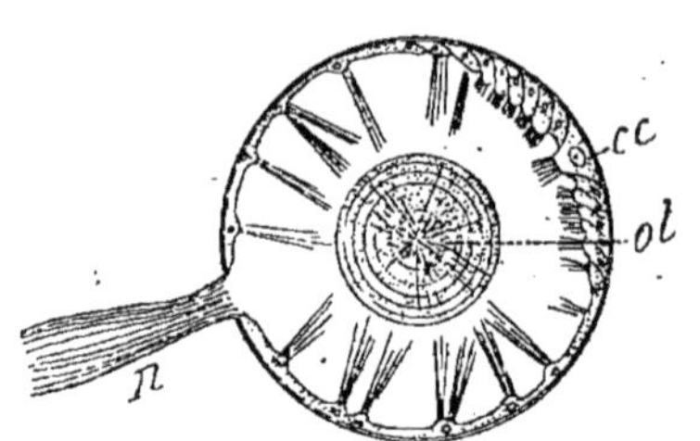

Fig. 324. — Otocyste d'un mollusque : *n*, nerf acoustique ; *ot*, otolithe ; *cc*, cellules ciliées auditives.

Quand des vibrations sonores frappent le corps de l'animal, elles se communiquent à travers les tissus jusqu'au liquide qui remplit la vésicule, ébranlant les terminaisons nerveuses sans doute par l'intermédiaire des soies que portent les éléments sensoriels du revêtement.

Cet ébranlement qui peut être augmenté par les vibrations des otolithes a pour résultat la production d'un influx nerveux qui se communique au cerveau. L'oreille transforme donc la vibration matérielle en influx nerveux.

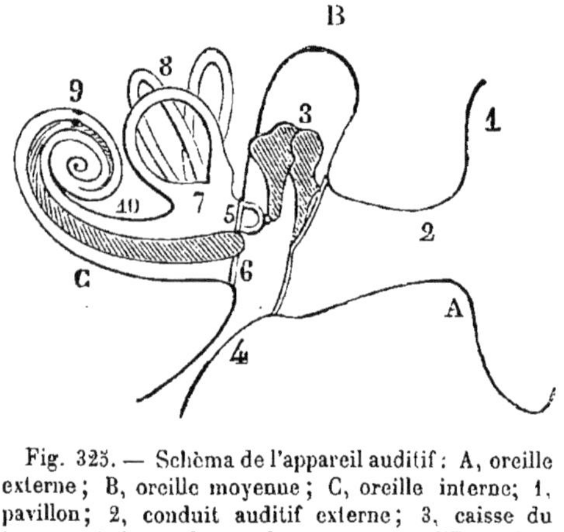

Fig. 325. — Schéma de l'appareil auditif : A, oreille externe ; B, oreille moyenne ; C, oreille interne; 1, pavillon ; 2, conduit auditif externe ; 3, caisse du tympan et chaîne des osselets ; 4, trompe d'Eustache ; 5, étrier reposant sur la fenêtre ovale ; 6, fenêtre ronde obturant la rampe tympanique du limaçon ; 7, vestibule ; 8, canaux semi-circulaires ; 9, limaçon ; 10, sa rampe vestibulaire.

La signification attribuée à ces organes se justifie par l'examen de l'appareil auditif des animaux supérieurs. Dans la région correspondante la même vésicule se retrouve, bien qu'avec une forme un peu plus compliquée, elle a été décrite sous le nom d'*oreille interne*. Souvent de nouvelles parties lui sont ajoutées. C'est que les animaux aériens sont dans une mauvaise situation pour entendre. D'une part l'air conduit bien plus lentement et plus mal les ondes sonores que ne le font les corps solides ou liquides et d'autre part les vibrations ont beaucoup plus de difficulté à pénétrer d'un milieu aérien dans un solide que pour passer d'un liquide dans le même solide. La différence de densité entre les milieux successifs augmentant considérablement la réflexion des mouvements vibratoires. Cette mauvaise condition pour entendre est compensée par l'adjonction d'un appareil de renforcement constitué par l'*oreille moyenne*, chambre remplie d'air qui s'est formée sur le côté externe de l'oreille interne (fig. 325). Pour remplir son rôle, une partie de la paroi de cette nouvelle cavité qui regarde du côté extérieur est constituée par une mince membrane tendue le *tympan*. Celui-ci est relié par la *columelle* ou *chaîne des osselets* à une portion également membraneuse *(fenêtre ovale)* de la cloison qui la sépare de l'oreille interne. Comme toute les membranes tendues (fig. 326), le

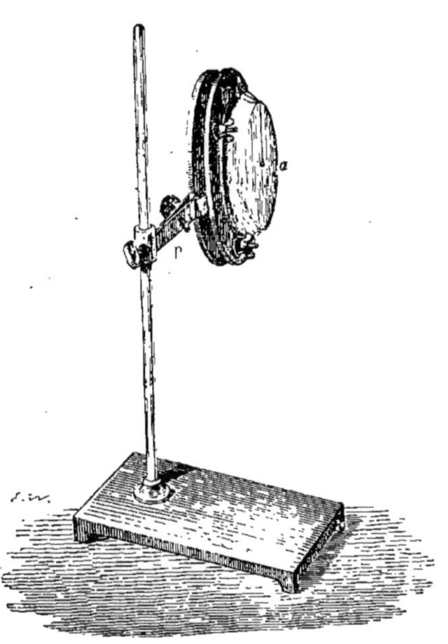

Fig. 326. — Membrane disposée pour montrer les vibrations par influence.

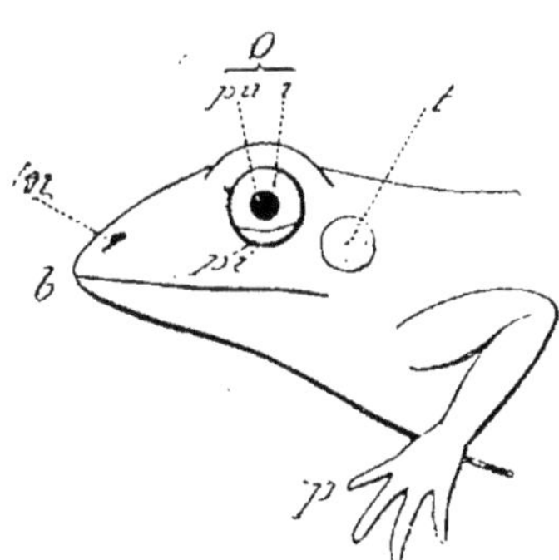

Fig. 327. — Extrémité antérieure d'une grenouille ; *b*, bouche ; *n*, narine ; *O*, œil ; *pu*, pupille, *i*, iris ; *t*, tympan ; *p*, pouce ; *pi*, paupière inférieure.

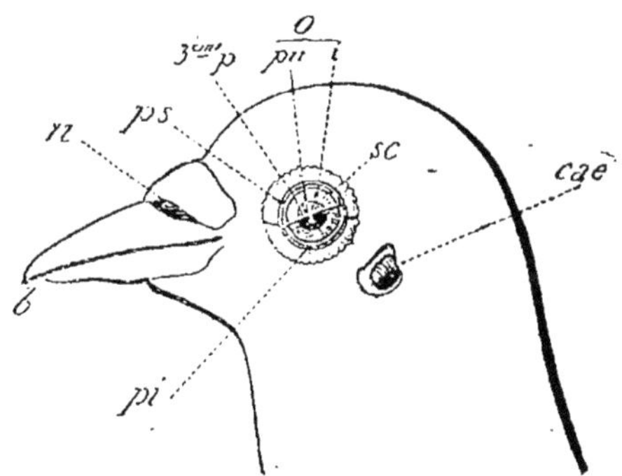

Fig. 328. — Tête d'un pigeon : la 3me paupière es à moitiée fermée, les plumes enlevées permettent de voir le conduit auditif externe : *ps*, paupière supérieure ; *pi*, paupière inférieure ; 3me *p*. 3me paupière : *cae*, conduit auditif externe avec le tympan en clair sur sa paroi supérieure.

tympan vibre à l'unisson quand des ébranlements sonores transmis par l'air le frappent ; la chaîne des osselets qu'il entraîne dans ses oscillations communique la vibration au liquide de l'oreille interne par l'intermédiaire de la membrane qui obture la fenêtre ovale. Ainsi se trouve constituée l'oreille chez les batraciens, les reptiles et les oiseaux. Souvent le tympan est situé superficiellement, on le voit alors parce que la peau très mince qui le recouvre est tendue comme celle d'un tambour (fig. 327).

Déjà chez beaucoup d'oiseaux (fig. 328), surtout chez les rapaces nocturnes (hiboux, chouettes) qui ont besoin de parer à l'insuffisance du sens de la vue dans la recherche de la proie, l'appareil de l'audition se complique par l'adjonction d'une troisième chambre nommée l'*oreille externe.*

Un repli de la peau revêtant du tissu conjonctif différencié, prolonge vers l'extérieur l'anneau qui borde le tympan formant un cornet largement ouvert au dehors destiné à faire *converger* les vibrations sonores sur la membrane tympanique. Ainsi est également constitué l'organe de l'ouïe chez l'homme et les mammifères; on y remarque souvent un développement considérable de la portion évasée ou *pavillon de l'oreille.*

II. — ÉTUDE PARTICULIÈRE DE L'OREILLE CHEZ L'HOMME

L'oreille de l'homme comprend trois chambres placées bout à bout (fig. 329) : l'*oreille externe*, libre en grande partie, volumineuse, ce qui lui faisait accorder une haute importance chez les anciens, tandis que les deux autres plus petites (*oreille moyenne* et *oreille interne*) sont logées dans la partie massive de l'*os temporal* qui se trouve sur les côtés du crâne. L'oreille interne est la partie capitale de l'organe.

A. Oreille externe.

L'oreille externe largement ouverte vers l'extérieur, remplie d'air, est formée de deux parties : le *pavillon* en forme d'entonnoir, auquel fait suite le *conduit auditif externe*, canal légèrement oblique en bas, en dedans et en avant. Ce dernier est fermé à son extrémité interne par le *tympan*, membrane disposée obliquement de haut en bas et d'arrière en avant par rapport à son axe.

Le pavillon est constitué par une lame de cartilage revêtue d'une couche de peau. Assez diversement plissée dans sa portion périphérique, sa partie centrale possède la forme d'un entonnoir qui se continue avec le conduit auditif externe. Le rôle des plissements semble être de modifier différemment selon la direction d'où elles proviennent, par suite de réflexion, l'intensité des ondes sonores qui pénètrent dans l'oreille. Une éducation lente et presque inconsciente nous a appris à interpréter la valeur de ces différences.

Si on remplit en effet les fossettes du pavillon de l'oreille avec une pâte, faite avec de l'huile et de la cire ou de la farine et de l'eau, transformant celui-ci en un entonnoir régulier, il n'en résulte pas de modification sensible dans l'acuité de l'ouïe. Mais les yeux étant

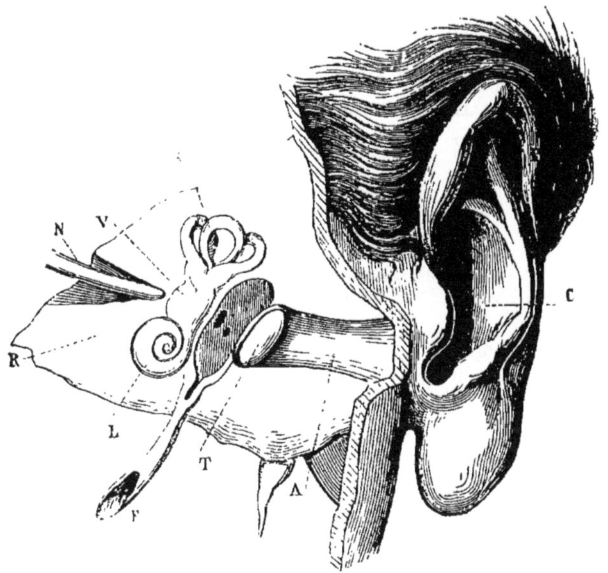

Fig. 329. — Ensemble de l'appareil auditif ; C, oreille externe et conque auditive ; P, pavillon ; A, conduit auditif externe ; T, membrane du tympan ; E, trompe d'Eustache qui s'ouvre dans l'oreille moyenne ; V, vestibule ; S, canaux semi-circulaires ; L, limaçon ; N, nerf acoustique dans le conduit auditif interne ; R, rocher de l'os temporal.

fermés, on juge alors faussement de la direction suivant laquelle est présentée une montre disposée toujours à la même distance de l'oreille, ce qui n'arrive pas quand l'oreille possède sa surface normale.

La différence des impressions données par les deux oreilles n'intervient guère que pour la détermination du côté par rapport au plan médian du corps, dans lequel se trouve le corps sonore.

Le conduit auditif externe creusé à son extrémité extérieure dans du cartilage puis plus loin dans l'os temporal est revêtu par la peau. Des poils le défendent contre la pénétration des poussières et des insectes. Sa surface est humectée par la sécrétion de glandes sébacées et de petites glandes particulières qui donnent le *cérumen* matière grasse de couleur jaune,

Dans certains cas cette sécrétion s'accumule peu à peu à la surface du tympan empêchant celui-ci de vibrer. Cette surdité est facile à guérir ; il suffit de débarrasser la membrane tympanique du corps étranger qui l'alourdit, par des lavages appropriés.

B. Oreille moyenne.

L'*oreille moyenne* ou *caisse du ympan*, logée dans la portion pierreuse de l'os temporal a en gros la forme d'une lentille biconcave disposée à peu près parallèlement au plan médian du corps (fig. 329, 330 et 339).

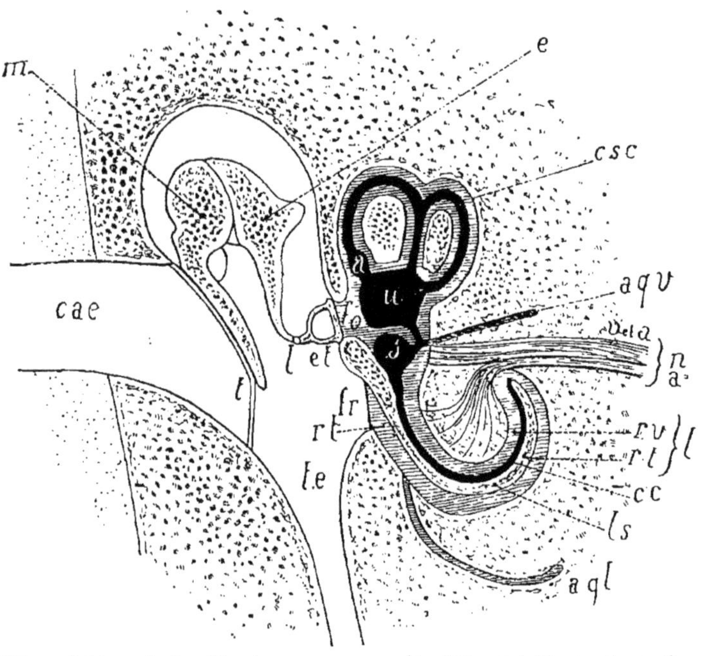

Fig. 330. — Schèma de l'oreille. Les espaces remplis d'air sont blancs, la perilymphe est marquée par des hâchures, l'endolymphe est toute noire, l'os est marqué par des croix, le cartilage par des points. On suppose le limaçon partiellement déroulé et toute l'oreille interne ramenée dans un plan vertical: *cae*, conduit auditif externe ; *t*, tympan ; *m*, marteau ; *e*, enclume ; *l*, os lenticulaire ; *et*, étrier ; *fo*, fenêtre ovale ; *fr*, fenêtre ronde ; *na*, nerf acoustique ; *t*, branche trochléenne ; *v* et *a*, branche vestibulaire et ampullaire ; *u*, utricule ; *s*, saccule ; *csc*, canaux semi-circulaires ; *a*, ampoule ; *aqv*, aqueduc du vestibule ; *l*, limaçon ; *rt*, rampe tympanique ; *ls*, lame spirale ; *rv*, rampe vestibulaire ; *cc*, canal cochléaire ; *aql*, aqueduc du limaçon ; *te*, trompe d'Eustache.

Presque toute sa face externe est occupée par le tympan. Du côté interne la cloison osseuse qui sépare cette chambre de l'oreille interne présente également deux régions qui sont restées membraneuses, mais de bien plus petite dimension que le tympan. Disposées l'une au-dessus de l'autre et séparées par le *promontoire*, saillie de la paroi osseuse on les appelle à cause de leur forme : l'inférieure *fenêtre ronde* et l'autre *fenêtre ovale*. L'extrémité de la chaîne osseuse, vient s'appuyer contre cette dernière. La cloison étant complète, le liquide contenu dans l'oreille interne ne peut s'écouler dans l'oreille moyenne.

Cette chambre, remplie d'air, communique avec l'extérieur par la *trompe d'Eustache*, long canal dirigé en avant et en bas qui s'ouvre dans l'arrière-cavité des fosses nasales.

Rétréci vers le milieu de son parcours, ce conduit est tapissé comme celles-ci par une muqueuse munie de cils vibratiles, qui se continue également à la surface de toute la caisse du tympan sauf dans les régions où la paroi est restée membraneuse (tympan, fenêtre ronde). Chez beaucoup de reptiles, la trompe d'Eustache est beaucoup plus courte. L'oreille moyenne, avec la trompe semble alors être un diverticule du tube digestif. La caisse du tympan se forme justement chez l'embryon des vertébrés supérieurs comme un prolongement du pharynx qui vient se placer sur le côté externe de l'oreille interne.

Développement de l'Oreille. — A une époque reculée du développement de l'embryon (fig. 158 et 331) il apparaît symétriquement sur chaque côté du cou une série de fentes parallèles obliquement dirigées en dehors et en haut. Chez la plupart des vertébrés elles font communiquer la cavité du tube digestif avec l'extérieur. On les appelle *fentes branchiales* par suite de leur ressemblance avec les fentes qui séparent les arcs branchiaux des poissons.

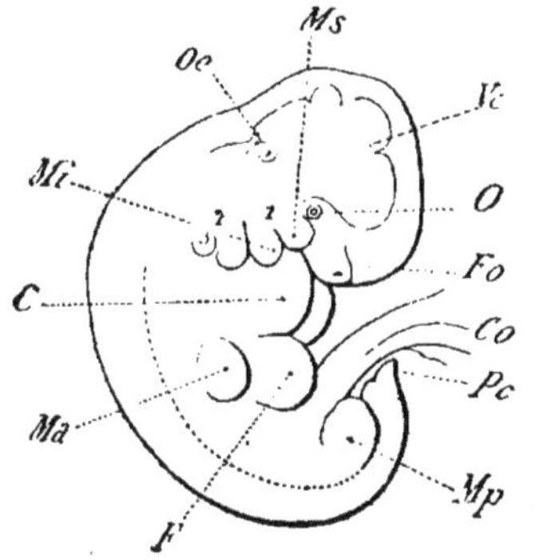

Fig. 331. — Embryon de 4 semaines vu latéralement ; *O*, œil ; *Fo*, fossette olfactive ; *Ms*, bourgeon maxillaire supérieur ; *Mi*, bourgeon maxillaire inférieur ; *1*, 1er arc branchial ; *2*, 2me arc branchial ; *3*, 3me arc branchial ; *Vc*, vésicules cérébrales ; *Oe*, oreille externe ; *C*, cœur ; F, foie ; *Ma*, bourgeon du membre antérieur ; *Mp*, bourgeon du membre postérieur ; *Pc*, prolongement caudal ; *Co*, cordon ombilical.

A ce moment la masse nerveuse encéphalique existe en arrière sous la forme de trois vésicules (fig. 224 et 331) placées bout à bout.

La dernière d'entre elles émet de chaque côté un prolongement qui donne les nerfs auditifs correspondants. Un bourgeon épithélial creux, bientôt transformé en vésicule par suite de la rupture du cordon qui le relie à la couche épidermique émigre de chaque côté vers la profondeur, en partant des fentes branchiales de la deuxième paire.

Se mettant en rapport avec les nerfs auditifs correspondants elles donnent les oreilles internes.

Le canal issu du pharynx, qui de chaque côté se rend à la première fente branchiale, vient s'appliquer par sa portion moyenne sur la face externe des vésicules auditives ainsi constituées et donne naissance à la trompe d'Eustache, à la caisse du tympan et au conduit auditif

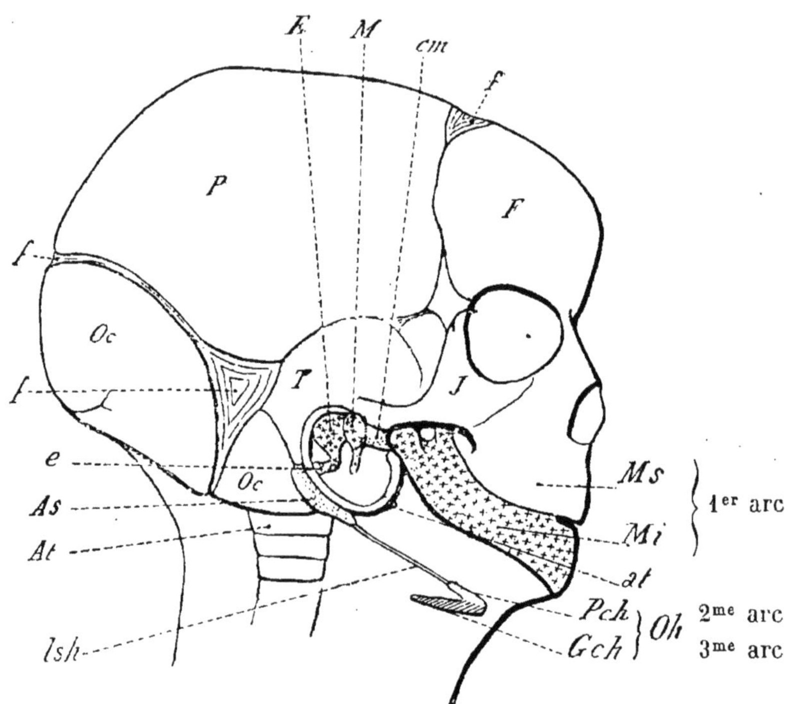

Fig. 332. — Tête et cou d'un embryon du 5me mois. Les portions osseuses définitives du 1er arc sont marquées par des croix, celles du 2me arc par des points et celles du 3me arc par des hâchures. Les fontanelles, portions du crâne encore membraneuses, sont marquées de lignes parallèles à leurs bords. Le tympan est enlevé : *F*, os frontal ; *P*, os pariétal ; *Oc*, os occipital ; *T*, os temporal ; *As*, apophyse styloïde ; *Ms*, maxillaire supérieur ; *Mi*, maxillaire inférieur ; *At*, atlas ; *at*, anneau tympanique ; *J*, os jugal ; *f*, fontanelles ; *Oh*, os hyoïde ; *Pch*, petite corne ; *Gch*, grande corne de cet os ; *lsh*, ligament stylo-hyoïdien ; *M*, marteau ; *E*, enclume ; *e*, étrier ; *cm*, portion du cartilage de Meckel (1er arc) qui relie le maxillaire inférieur au marteau.

externe. Ces deux dernières régions se séparent par la formation sur la périphérie du canal, d'un soulèvement circulaire membraneux, bientôt complété en son centre ; il donne naissance au tympan. Une partie du squelette des deux premiers arcs branchiaux entraînée dans la cavité de l'oreille moyenne donne naissance aux osselets de l'ouïe, (fig. 332.)

Ainsi se trouve complétée l'oreille des animaux supérieurs au moyen d'éléments empruntés à des appareils tout à fait différents.

Rôle de la trompe d'Eustache. — Pour que le tympan vibre dans les meilleures conditions possibles, l'air doit exercer la même pression sur ses deux faces ; la trompe d'Eustache a pour fonction principale de produire cette égalisation, les fosses nasales communiquant librement avec l'atmosphère extérieure tout en contenant de l'air chaud et humide.

Cependant la communication avec les fosses nasales n'est pas toujours ouverte. Sauf au moment de la déglutition, où elles se séparent par suite de la contraction du muscle péristaphylin externe, ses deux faces externe et interne sont appliquées l'une contre l'autre. Cette fermeture ordinaire de la trompe a pour avantage d'empêcher que nous entendions d'une manière continue les battements du cœur, le bruissement du sang dans les artères ce qui attirerait notre attention sur les phénomènes internes, troublant l'audition et pouvant amener de l'hypochondrie. L'ouverture de la trompe pendant que l'on avale explique la finesse particulière acquise par l'ouïe après que l'on a exécuté les mouvements de la déglutition.

L'oblitération de la trompe est la cause de la dureté de l'ouïe qui se produit assez souvent à la suite d'un catarrhe nasal chronique.

La trompe d'Eustache a encore pour rôle de permettre l'évacuation des matières sécrétées par la muqueuse de la caisse comme le montre le jeu des cils vibratiles qui est dirigé vers les fosses nasales.

Par son intermédiaire on peut traiter localement les affections de l'oreille moyenne.

Chaîne des osselets. — Du tympan à la fenêtre ovale s'étend une chaîne de quatre osselets articulés l'un avec l'autre (fig. 333). Le premier appelé *marteau* par suite de sa forme (fig. 334) a son *manche* emprisonné dans la couche moyenne fibreuse de la membrane tympanique. Sa *tête* située au-dessus du bord de l'anneau osseux qui soutient le tympan est articulée en arrière avec le *corps* de *l'enclume*. Ce deuxième osselet (fig. 335) a la forme d'une dent bicuspidée dont la grande racine dirigée en bas et en dedans supporte à son extrémité le petit *os lenticulaire*. Le quatrième segment appelé *étrier* à cause de sa forme (fig. 336) est fixé par sa tige sur la surface interne de cet osselet tandis que sa sole est appuyée sur le liquide de l'oreille interne au niveau de la fenêtre ovale.

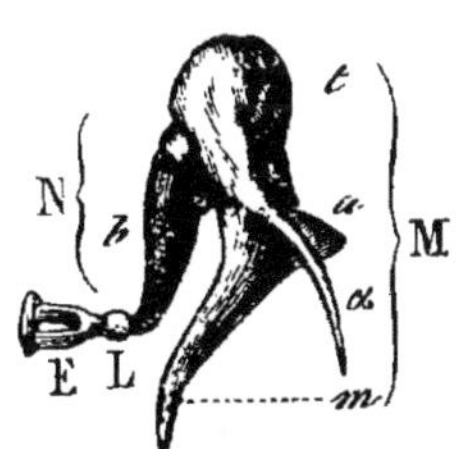

Fig. 333. — Chaîne des osselets: M, marteau ; *t*, sa tête ; *m*, manche ; α, muscle porté par la longue apophyse ; *a*, courte apophyse de cet os ; N, enclume ; L, os lenticulaire ; E, étrier.

Rôle de la chaîne des osselets. — 1° *Transmission des vibrations*. — Le rôle fondamental de cette chaîne d'osselets est, agissant à peu près comme si elle était d'une pièce, de *transmettre les vibrations du tympan* au liquide de l'oreille interne.

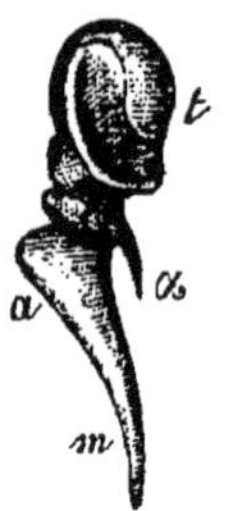

Fig. 334. — Marteau isolé : *t*, tête ; *m*, manche ; *α*, apophyse longue ou grêle ; *a*, apophyse courte.

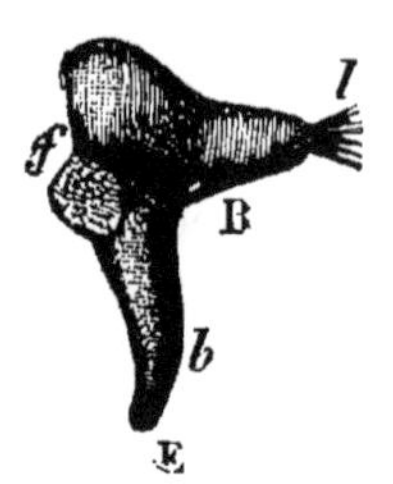

Fig. 335. — Enclume isolée : *f*, surface articulée avec la tête du marteau ; *B*, courte branche fixée par le ligament *l* ; *b*, longue branche portant l'os lenticulaire E.

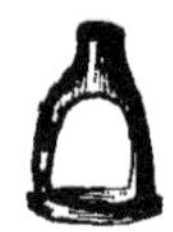

Fig. 336. — Etrier isolé.

Des diverses voies que peuvent suivre les vibrations pour être perçues par l'oreille. — Les vibrations peuvent atteindre le liquide de l'oreille interne en suivant trois voies différentes :

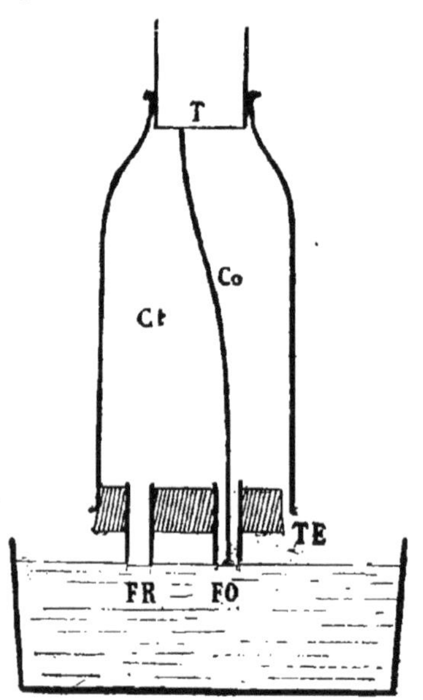

Fig 337. — Appareil de Müller : T, membrane tendue à l'extrémité d'un tube de bois (tympan) ; Ct, cavité de la cloche (caisse du tympan) ; Co, verge en bois fixée sur la membrane T et sur la membrane FO par une extrémité élargie (chaîne des osselets) ; FR, membrane tendue en contact avec le liquide du vase inférieur ; TE, ouverture latérale du bouchon (trompe d'Eustache)

1° La transmission peut se faire par les *os du crâne et de la face*. En effet, on perçoit beaucoup plus fortement le tic-tac d'une montre appuyée contre le front ou tenue entre les dents que si on lui fait perdre le contact de la paroi osseuse du corps.

Le phénomène est particulièrement sensible si on l'introduit complètement dans la bouche.

Il est évident que, à l'état ordinaire, les vibrations ne suivent pas ce chemin.

L'affaiblissement de l'ouïe à la suite des lésions du tympan prouve que la pénétration des ondes sonores se fait par l'intermédiaire de cette membrane. Alors deux voies s'ouvrent devant elles.

2° Les *vibrations du tympan* pourraient être communiquées au liquide de l'oreille interne par l'intermédiaire de l'*air contenu dans l'oreille moyenne* et de la fenêtre ronde ;

3° Les *vibrations du tympan* peuvent être transmises par la *chaîne des osselets* jusqu'à l'oreille interne. Ce sont ces dernières qui sont perçues, contrairement à l'opinion autrefois adoptée.

Müller l'a montré en construisant (fig. 337) avec une cloche un appareil semblable à l'oreille moyenne. Les vibrations produites dans l'air au-dessus de la membrane T à l'aide d'un sifflet et recueillies par celle-ci pouvaient être transmises au liquide contenu dans le vase inférieur soit directement par l'air et la membrane FR que portait l'un des tubes enfoncés dans le bouchon inférieur soit par l'intermédiaire de la verge de bois qui unissait le tympan artificiel à la membrane FO portée par le second tube. En conduisant à l'oreille avec une tige métallique les vibrations transmises, on constate par l'exploration du liquide que celles qui ont la membrane FO pour point de départ sont tellement intenses qu'elles étouffent complètement celles qui proviennent de la membrane FR. Pour percevoir celles-ci, même près de leur point d'origine, il faut obturer la fenêtre FO avec un bouchon. Une ouverture latérale TE permettait la communication de l'air intérieur avec l'espace extérieur. Qu'elle fut ouverte ou fermée le résultat était le même.

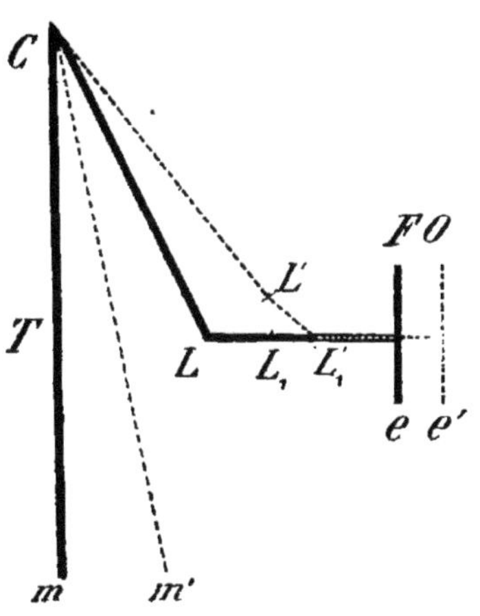

FIG. 338. — Transmission des vibrations par la chaîne des osselets. Les deux positions extrêmes sont marquées l'une en pointillé, l'autre en trait plein : *m*, *m'* manche du marteau ; *T*, tympan ; *CL*, *CL'*, enclume ; LL_1, $L'L_1'$, os lenticulaire ; *e*, *e'*, étrier ; *FO*, fenêtre ovale.

Modifications apportées aux vibrations par suite de leur transmission au moyen de la chaîne des osselets. — En les transmettant, la chaîne des osselets modifie les vibrations. Elle a, en effet, la forme d'un compas à branches inégales ; le manche du marteau est plus long que la grande branche de l'enclume.

Le système pouvant être considéré comme se mouvant autour de la tête du marteau il en résulte que l'*amplitude des vibrations* de la fenêtre ovale *sera moindre* que celle des vibrations du tympan. Mais, par contre, la *force en sera augmentée*, circonstance très favorable à l'impression car le liquide de l'oreille interne est enfermé dans une chambre presqu'inextensible. L'amplitude du mouvement de l'étrier est encore diminuée parce que la sole de cet osselet ne peut pas subir de déplacement vertical étant fixée contre la fenêtre ovale (fig. 338).

2° *Étouffoir.* — La chaîne des osselets, par suite de son poids, empêche encore les vibrations du tympan de continuer après que la transmission au liquide de l'oreille interne s'étant produite, l'impression a eu lieu. Sans cela les sons seraient perçus d'une manière prolongée ;

3° *Modifications dans le degré de tension du tympan.* — La membrane tympanique n'est pas plane, elle a la forme d'un cône très surbaissé dont la concavité regarde vers l'extérieur.

Cette disposition est dûe sans doute aux tiraillements du *petit muscle interne* ou *antérieur du marteau*. Etant fixé par l'une de ses extrémités à l'apophyse courte ou interne de cet osselet et de l'autre côté à la paroi externe de la trompe d'Eustache, le long de laquelle il est étendu, logé dans un canal creusé au sein du rocher, sa contraction fera basculer vers l'intérieur le manche du marteau, tendant du même côté la membrane tympanique qui y est fixée. Cette action l'a fait appeler *tensor tympani*. Elle peut avoir deux buts : soit de produire une adaptation plus parfaite de cette membrane au son à percevoir, soit au contraire de s'en éloigner.

Une membrane tendue ne vibre *bien* par influence que si elle est à l'unisson avec les ondes sonores incidentes. Le tympan n'échappe pas à cette loi.

Quand on augmente sa tension soit en faisant contracter le muscle antérieur du marteau (quelques personnes jouissent de la faculté de le tendre consciemment) soit en insufflant de l'air par la trompe d'Eustache, les notes graves sont difficilement perçues tandis que les bruits aigus sont renforcés.

Pour percevoir les sons faibles, il sera avantageux d'avoir adaptation ; au contraire, lorsqu'un bruit violent frappe l'oreille, si le tympan était adapté, l'amplitude trop grande de ses vibrations pourrait amener des impressions douloureuses ou sa déchirure (artilleurs).

L'expérimentation indique cependant que sans changer sa tension, le tympan vibre pour des sons très différents. La plaque réceptrice d'un téléphone, dont la tension ne varie pas, est dans le même cas, mais elle les altère plus ou moins. La fidélité des vibrations du tympan doit être rapportée sans doute à ce fait que toutes les régions de cette membrane ne sont pas également tendues. Le manche du marteau descendant au-delà de son centre, les portions de cette membrane situées au-dessous de l'extrémité de l'os seront plus tendues et par suite plus aptes à vibrer pour les sons aigus que celles situées au-dessus.

La chaîne des osselets porte encore un muscle fixé sur le *col de l'étrier*, il semble être antagoniste du *tensor tympani*, empêchant la sole de cet osselet de déprimer trop fortement la membrane qui obture la fenêtre ovale.

Cellules mastoïdiennes. — A sa partie supérieure et postérieure, la cavité de l'oreille moyenne se continue avec les *cellules mastoïdiennes* (fig. 339) lacunes irrégulières creusées dans l'apophyse mastoïde de l'os temporal. Elles ne constituent pas un appareil de résonnance comme on l'a cru, mais un réservoir d'air parant aux modifications de la pression intra-auriculaire qui pourraient changer la tension du tympan.

C. Oreille interne.

L'oreille interne encore appelée *labyrinthe* chez les vertébrés supérieurs à cause de sa forme compliquée est logée dans le rocher ou portion *pierreuse* de l'os temporal. Le nerf acoustique y pénètre par les pertuis qui terminent le *conduit auditif interne*, canal creusé dans le rocher du crâne à la face interne duquel il s'ouvre largement. La forme compli-

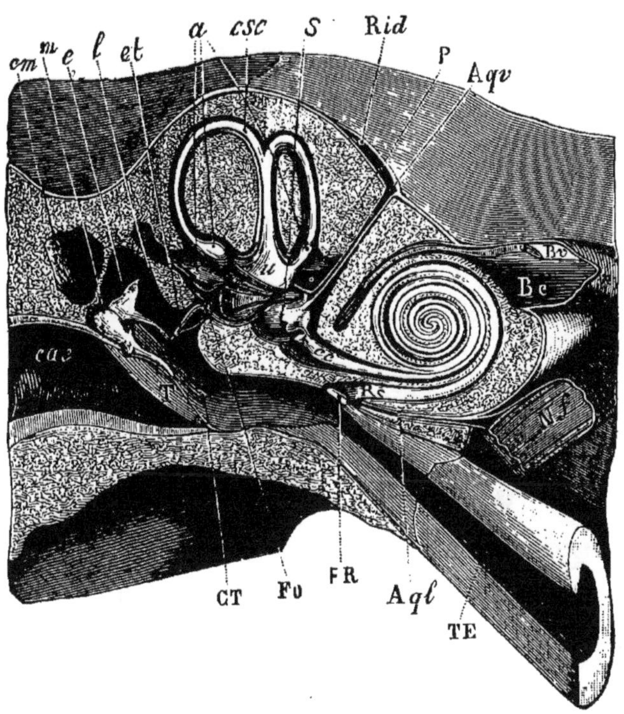

Fig. 339. — Coupe de l'oreille : *cae*, conduit auditif externe ; T, tympan ; CT, caisse du tympan ; *m*, marteau ; *e*, enclume ; *l*, os lenticulaire ; *et*, étrier ; Fo, fenêtre ovale ; *u*, utricule ; *S*, saccule ; *csc*, canaux semi-circulaires ; *a*, ampoules ; P, périlymphe ; A*qv*, aqueduc du vestibule ; R*id*, réservoir intra-duremèrien ; A*ql*, aqueduc du limaçon ; *cc*, canal cochléaire ; FR, fenêtre ronde ; TE, trompe d'Eustache ; *cm*, cellules mastoïdiennes ; *Nf*, nerf facial ; Bc, branche cochléenne du nerf acoustique ; Bv, branche vestibulaire du nerf acoustique.

quée de l'oreille interne a pour avantage de permettre un plus grand développement de la surface occupée par les terminaisons nerveuses sensibles.

On y distingue trois régions (fig. 329 et 339). En arrière se trouvent les *canaux semi-circulaires* communiquant tous les trois par leurs extrémités antérieures avec le *vestibule* qui se continue en avant par le *limaçon* canal enroulé autour d'un noyau conique.

Comme nous l'avons vu, la paroi osseuse qui sépare l'oreille interne de l'oreille moyenne est remplacée en deux endroits par une membrane tendue constituant: la *fenêtre ovale* et la *fenêtre ronde*. La première se trouve au niveau du vestibule, la seconde correspond à la partie inférieure du limaçon.

Canaux semi-circulaires osseux. — Ces trois canaux en forme de $\frac{1}{2}$ ou $\frac{3}{4}$ de cercle sont disposés dans trois plans rectangulaires.

L'un est presque horizontal; les deux autres, verticaux possèdent une extrémité interne commune. Ils sont: l'un transverse et l'autre antéro-postérieur. Chacun d'entre eux présente au voisinage du vestibule une dilatation appelée *ampoule*.

Vestibule osseux. — Le vestibule osseux de forme pyramidale communique d'un côté par cinq orifices avec la cavité des canaux semi-circulaires osseux et de l'autre avec le canal du limaçon. Sur sa face externe on remarque la fenêtre ovale fermée par une membrane que supporte la sole de l'étrier. Sa face interne présente deux fossettes superposées appelées *taches criblées* parce que, correspondant au fond du conduit auditif interne, elles sont percées de nombreux petits orifices laissant passer les filets des rameaux ampullaires et vestibulaires du nerf auditif venu par ce canal de la cavité crânienne.

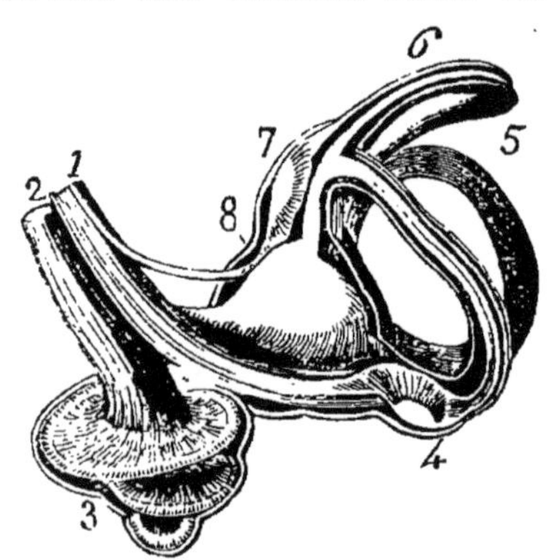

Fig. 340 — Distribution du nerf auditif dans le labyrinthe membraneux : 1, rameau du nerf auditif qui se rend dans le vestibule et les ampoules ; 2, rameau du même nerf qui se rend dans le limaçon ; 3, limaçon : 4, 7, 8, crêtes blanches des ampoules ; 5 et 6, canaux semi-circulaires.

Limaçon osseux. — Le limaçon osseux est constitué par un canal enroulé autour d'un noyau conique, le *modiolus* dont l'axe est dirigé obliquement de haut en bas et de dedans en dehors. Pour la commodité de la description nous le supposerons redressé, vertical. Le limaçon décrit chez l'homme deux tours et demi. Sa cavité qui communique avec celle du vestibule osseux est divisée en deux canaux principaux ou rampes superposées par la *lame spirale*, crête osseuse émanée du modiolus atteignant environ jusqu'au milieu de sa lumière (fig. 341). La séparation se trouve complétée par deux membranes spirales également fixées l'une sur la lèvre inférieure (fig. 342 et 344) de la lame spirale, l'autre sur sa face supérieure, près de son bord libre. Appelées : la première *membrane basilaire*, l'autre *membrane de Reissner*, elles se séparent à angle aigu et se fixent sur la périphérie du canal osseux comprenant dans leur intervalle un canal à section triangulaire accessoire par son volume mais important par sa signification et son rôle :

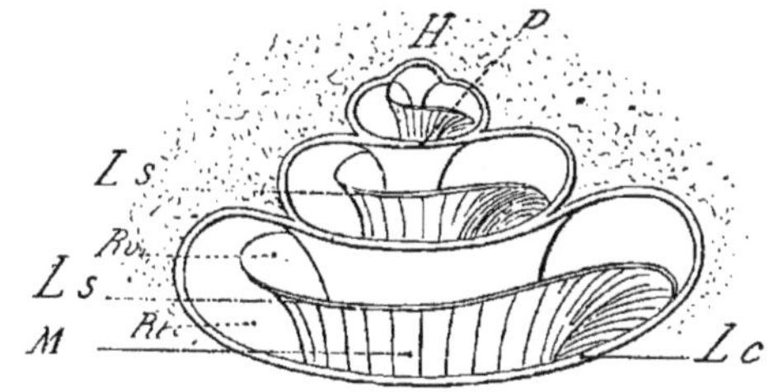

Fig. 341. — Coupe oblique du limaçon osseux : *M*, Modiolus, axe du limaçon ; *Ls*, Lame spirale contenant des filets du nerf auditif ; *P*, paroi inférieure du canal limacien séparant les tours du canal ; *Lc*, Lame des contours ; *Rv*, rampe vestibulaire ; *Rt*, rampe tympanique ; *H*, hélicotrème, chambre terminale du limaçon.

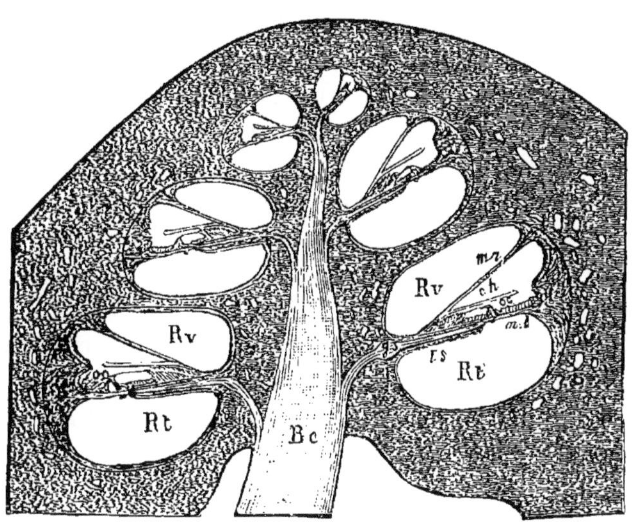

Fig. 342. — Coupe du limaçon faite suivant son axe : Rv, rampe vestibulaire ; oc, organe de Corti ; Rt, rampe tympanique ; Bc, branche cochléenne du nerf acoustique ; *ls*, lame spirale ; *mb*, membrane basilaire ; *gs*, ganglion spiral ; *ch*, canal cochléaire ou limaçon membraneux ; *mr*, membrane de Reissner.

le *canal cochléaire*. Des deux canaux principaux délimités dans le limaçon osseux celui qui est supérieur porte le nom de *rampe vestibulaire*, parce qu'il est seul à s'ouvrir par son extrémité inférieure, large dans le vestibule, la base de la lame spirale et de la membrane basilaire venant se fixer à la face interne du promontoire. La rampe inférieure est donc fermée à sa base par la membrane qui obture la fenêtre ronde d'où son nom de *rampe tympanique*. A la partie supérieure, dans la coupole terminale, les deux rampes du limaçon communiquent entre elles par une chambre appelée *hélicotrème*, tandis que le canal cochléaire est terminé en doigt de gant, les membranes qui le forment se réunissant avant de s'interrompre près du sommet de la spirale (fig. 330).

Le modiolus est creusé d'un grand nombre de canalicules s'ouvrant par une extrémité sur le bord libre de la lame spirale qui porte la membrane basilaire et par l'autre extrémité dans le conduit auditif interne. Ils renferment des rameaux issus du nerf acoustique (*branche cochléenne*) et présentent sur leur parcours des renflements contenant des amas ganglionnaires (ganglion spiral de Lœwenberg).

Perilymphe, endolymphe, labyrinthe membraneux. — Toute l'oreille interne est remplie de liquide, retenu au niveau des fenêtres qui donnent dans l'oreille moyenne par des membranes tendues. Il communiquerait par l'*aqueduc du limaçon* avec la sérosité qui remplit les espaces sous-arachnoïdiens. Un sac membraneux de même forme que le labyrinthe osseux, mais plus petit que lui, flotte dans ce liquide. Il est rempli également de sérosité appelée *endolymphe* (*humeur de Scarpa*) pour la distinguer de la *perilymphe (humeur de Valsalva* ou de *Cotugno*) qui remplit l'espace périphérique et ne communique pas avec elle. C'est en certains points de la surface interne du labyrinthe membraneux que se trouvent les terminaisons auditives, aussi ce sac est-il réuni à la paroi osseuse par les rameaux nerveux qui s'y rendent.

Rôle de la fenêtre ronde. — La fenêtre ronde semble avoir pour rôle de permettre au liquide contenu dans l'oreille interne et par suite aux éléments qui y plongent, de vibrer sous l'influence des trépidations transmises par la chaîne osseuse. En effet, si cette région membraneuse n'existait pas, le liquide de l'oreille interne serait contenu dans une chambre absolument close et n'étant presque pas compressible les mouvements de l'étrier seraient pour ainsi dire annulés.

1° **Vestibule membraneux.** — Le vestibule membraneux est divisé en deux vésicules communiquant par un petit canal à trajet indirect prolongé par l'*aqueduc du vestibule* qui se termine en doigt de gant à la surface interne du crâne. Le plus grand de ces deux compartiments appelé *utricule* se trouve en face de la fenêtre ronde, il donne naissance aux canaux semi-circulaires membraneux, tandis que le *saccule* plus petit est en rapport avec le limaçon membraneux ou canal cochléaire. L'utricule comme le saccule est tapissé par un épithélium pavimenteux simple, sauf au niveau de la *tache blanche auditive* que l'on trouve sur la face interne de chacune d'entre elles.

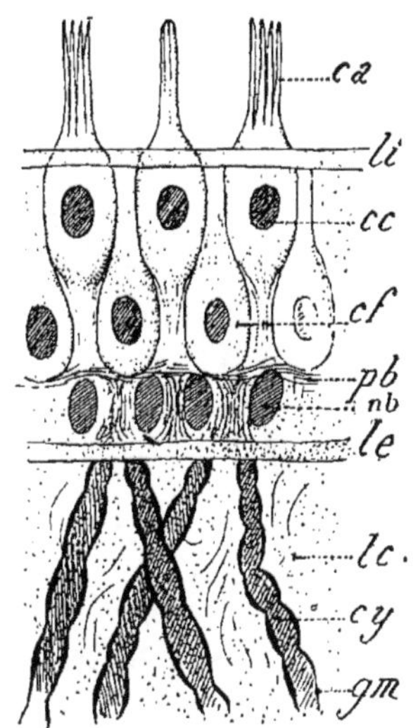

Fig. 343. — Coupe d'une tache blanche : *li*, limitante interne (cuticule) ; *cc*, cellules ciliées (auditives) ; *ca*, cils auditifs ; *cf*, cellules fusiformes (de soutènement) ; *nb*, noyaux des cellules basales ; *pb*, plexus basal ; *le*, limitante externe (membrane basale) ; *tc*, tissu conjonctif ; *cy*, cylindre-axe ; *gm*, gaîne de myéline.

En ces régions qui ont environ 3mm de diamètre, les cellules sont plus hautes ; il y en a de trois espèces (fig. 343) :

1° Superficiellement des cellules *auditives* rétrécies à leur extrémité profonde où elles semblent en rapport avec les fibrilles d'un plexus formé dans l'épithélium, par le rameau correspondant du nerf auditif. Leur face libre supporte de longs cils raides à peu près identiques les uns aux autres et qui plongent dans l'endolymphe.

2° Superficiellement aussi, mais intercalées entre les précédentes se trouvent des cellules fusiformes appelées cellules de *soutènement* ;

3° Profondément il y a des cellules irrégulières à noyaux ovoïdes séparées par les fibrilles du cylindre axe des filets nerveux qui forment un plexus (*plexus basal*) au-dessus d'elles. En traversant la limitante externe, les fibres du nerf acoustique perdent leurs gaînes.

La coloration blanche des taches provient des *otolithes* ou *otoconies*, grains calcaires retenus dans ces régions par la consistance spéciale qu'y présente l'endolymphe.

Ces terminaisons étant tout à fait semblables à celles qui existent uniquement chez les animaux inférieurs, insensibles à la musique, on leur a attribué le rôle d'être impressionnées par les bruits. On réserve l'appréciation des sons musicaux pour les terminaisons du limaçon, car cet organe se développe particulièrement chez les animaux capables de les apprécier.

L'impression des terminaisons vestibulaires se ferait à la suite des vibrations des cils auditifs dont l'ébranlement serait peut-être augmenté par les trépidations des otolithes.

Limaçon membraneux. — Le limaçon membraneux ou *canal cochléaire* est constitué par un tube étroit de section triangulaire porté comme nous l'avons vu à l'extrémité de la lame spirale (fig. 342) complétant la séparation entre les rampes vestibulaire et tympanique distinguées

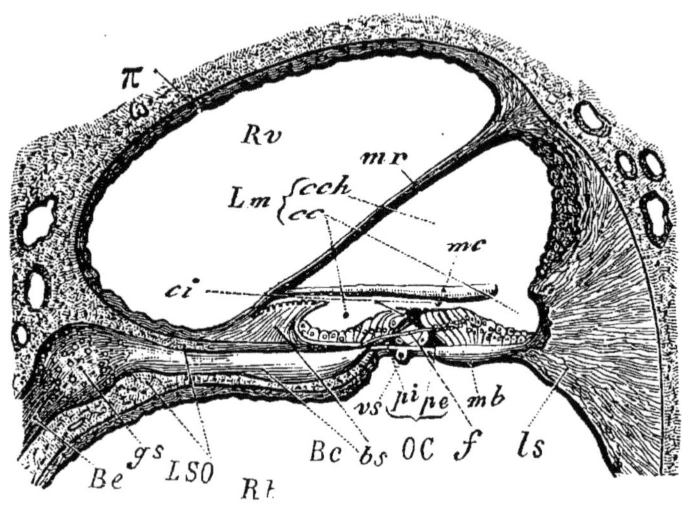

Fig. 344. — Coupe des rampes vestibulaires du limaçon : *Rv*, rampe vestibulaire ; *Rt*, rampe tympanique ; *LSO*, lame spirale osseuse ; *Bc*, branche cochléenne ; *gs*, ganglion spiral ; *cch*, canal cochléaire ; *cc*, canal de Corti ; *Lm*, limaçon membraneux ; *ls*, ligament spiral ; *mr*, membrane de Reissner ; *mb*, membrane basilaire ; *mc*, membrane de Corti ; *OC*, organe de Corti ; *pe*, pilier externe ; *pi*, pilier interne ; *f*, filet nerveux ; *ci*, cellules ciliées ; π, épithélium plat ; ω, tissu osseux.

dans le limaçon osseux ; sa paroi inférieure a été décrite sous le nom de membrane basilaire sa paroi supérieure sous le nom de membrane de Reissner ; sa face externe renflée est constituée par le *ligament spiral* (fig. 344).

On avait cru que sa cavité était séparée en deux canaux secondaires par la membrane de *Corti* ou *recouvrante* qui est fixée par l'un de ses bords sur la lèvre supérieure de la lame spirale ; mais il est établi que son autre bord ne rejoint pas le ligament spiral ; il est flottant dans l'endolymphe. Le canal cochléaire communique en effet à la partie inférieure du limaçon avec le saccule ; nous avons vu qu'il se termine en doigt de gant près de la coupole du limaçon. Comme les autres chambres du labyrinthe membraneux, il est tapissé par un épithélium plat sauf au-dessous de la membrane de Corti où il constitue la *bande auditive* spirale dans laquelle se terminent les fibres du nerf acoustique.

Nous avons vu que celles-ci remontent dans le modiolus et la lame spirale ; elles traversent ensuite la membrane basilaire se portant aux éléments épithéliaux. Ceux-ci sont de trois espèces :

1° Sur sa ligne médiane, la bande auditive comprend des éléments en forme de demi-arceaux (piliers de Corti) reposant sur la membrane basilaire tandis qu'ils sont appuyés l'un contre l'autre par leur extrémité libre supérieure formant une série d'arcades. L'ensemble de ces petits ponts placés l'un à côté de l'autre constitue l'*organe de Corti* qui laisse au-dessous de lui un tunnel très étroit :

2° De chaque côté les piliers sont bordés par des *cellules ciliées* sur leur face supérieure libre au-dessous de la membrane recouvrante, tandis que par leur base étirée elles sont en rapport avec des fibres nerveuses ;

3° Entre les cellules ciliées, il y a des cellules de soutènement étirées à leur extrémité supérieure libre.

Qualités des sensations sonores. — Dans les sensations sonores on distingue trois qualités : *intensité*, *hauteur* et *timbre*. L'*intensité* dépend de l'*amplitude* des vibrations matérielles qui leur ont donné naissance ; la *hauteur* est en rapport avec le *nombre* des vibrations exécutées par le corps matériel dans l'unité de temps ; le *timbre* dépend du *nombre*, du *rang* et de l'*intensité des vibrations harmoniques* qui accompagnent le son fondamental. On appelle sons harmoniques d'un autre, ceux dont les vibrations sont 2, 3, 4 etc. fois plus rapides que celles du son fondamental.

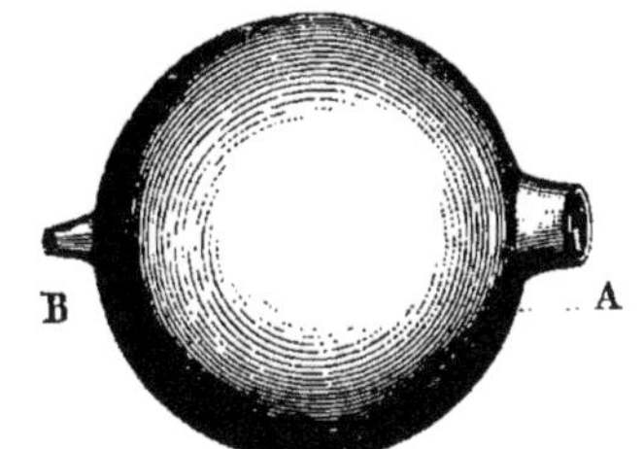

Fig. 345. — Résonnateur.

On comprend très bien que nous ayons conscience de l'intensité ; il suffit que les phénomènes physiologiques qui se passent au niveau des terminaisons du nerf acoustique varient de la même manière que l'amplitude des vibrations. Pour la hauteur et surtout pour le timbre le problème est plus compliqué. Nous avons vu que si le fluide nerveux est toujours identique à lui-même il faut qu'il y ait spécialisation des éléments terminaux sensoriels, et par suite aussi des conducteurs. Nous devons donc trouver dans l'oreille autant d'éléments sensoriels qu'il y a de sons différents perceptibles, et chacun doit être adapté physiquement pour la réception d'un son particulier. L'analyse sensorielle a permis de décomposer les sons en éléments simples dont le nombre est limité. Une série de corps étant accordés pour donner par leur ébranlement des sons graduellement différents (résonnateurs fig. 345, cordes d'un piano), un quelconque d'entre eux, ne vibre par influence que s'il est frappé par le son qui lui est propre, c'est-à-dire par celui qu'il donnerait à la suite de son ébranlement. Un son complexe n'ébranlera donc qu'un certain nombre des appareils, juste ceux dont l'ébranlement simultané et avec la force voulue redonne le son primitif avec sa hauteur et son timbre (Helmholtz). On se rendra compte de la connaissance du timbre que nous possédons si l'on trouve dans l'oreille une série de petits appareils adaptés comme des résonnateurs, en nombre au moins égal à celui des sons simples (fondamentaux et harmoniques) que nous discernons. L'organe de l'intelligence recomposerait la complexité de l'impression en superposant les sensations simples.

Le grand développement du limaçon chez l'homme et les animaux qui distinguent le timbre des sons (cheiroptères, oiseaux chanteurs), attira l'attention de Helmholtz. La série des arceaux de Corti décrits autrefois sous le nom de *clavier auditif* lui sembla présenter la disposition cherchée, ce serait le clavier nerveux qui analyserait l'impression auditive.

Cette hypothèse expliquait que nous ayons conscience de la place occupée par un son dans l'échelle des vibrations perceptibles. A cette théorie brillante l'on objecta que les piliers des arceaux sont de nature conjonctive et non nerveuse ; il y en a un nombre insuffisant chez l'homme pour embrasser l'échelle des sons perçus, puis ce qui est plus grave, ils manquent complètement chez les oiseaux ; la crête auditive du limaçon ne porte que des cellules ciliées. Il en est de même chez les perroquets qui doivent avoir la notion du timbre des sons puisqu'ils arrivent à répéter fidèlement la voix humaine avec ses nuances.

Helmholtz a alors reporté le rôle de décomposer la vibration sonore à la membrane basilaire. On a distingué dans sa zône externe des fibrilles *conjonctives* transversales inégalement tendues et de longueurs croissantes à mesure qu'elles sont plus rapprochées du sommet. Elles formeraient le clavier des résonnateurs et seraient chargées d'impressionner les fibrilles nerveuses. On fait encore remarquer qu'il y en a suffisamment, environ 6.000, tandis que l'oreille ne pourrait percevoir que 5.376 sons simples distincts.

Il est sans doute plus exact d'admettre que les cellules

ciliées par leurs bâtonnets décomposent l'onde sonore en vibrations simples sans que l'on puisse distinguer d'après leur aspect à quelle position dans l'échelle des vibrations elles sont adaptées.

3° **Canaux semi-circulaires membraneux**. — Les canaux semi-circulaires membraneux affectent la même forme que les canaux osseux dans lesquels ils flottent. Ils s'ouvrent dans l'utricule et portent dans son voisinage, chacun une dilatation ampullaire. Sur la paroi de chacune d'entre elles on distingue une *crête acoustique* (fig. 346) transversale, semi-lunaire constituée comme les taches auditives du vestibule dont elles possèdent également la couleur blanc-jaunâtre dûe à des otolithes. Elles reçoivent des rameaux (*ampullaires*) du nerf auditif qui ont pénétré dans le labyrinthe osseux au niveau des taches criblées du limaçon. Considérant les directions rectangulaires des plans des trois canaux, on a supposé gratuitement que les crêtes ampullaires permettaient de déterminer la direction des ondes sonores; nous avons vu que la forme du pavillon remplissait cette fonction.

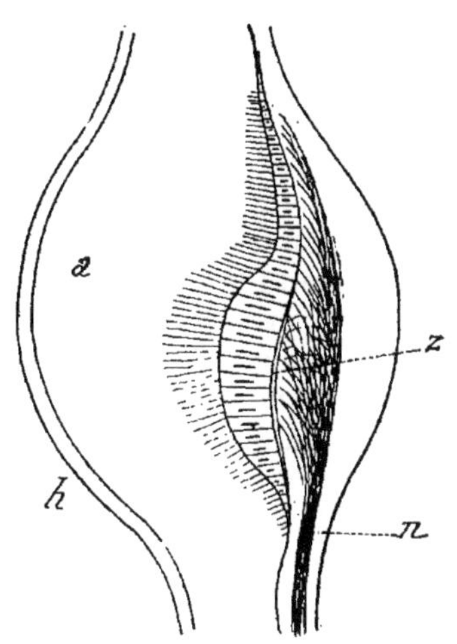

Fig. 346. — Coupe d'une ampoule d'un canal semi-circulaire membraneux : *a*, cavité de l'ampoule remplie d'endolymphe ; *p*, paroi membraneuse ; *n*, rameau nerveux ; *cc*, cellules ciliées.

Sens de l'équilibre. — Maintenant on y voit d'ordinaire l'organe périphérique d'un sens spécial, celui de l'*équilibre*, non discerné par les anciens quoique la notion de la verticale semble devoir être attribuée, surtout aux impressions d'organes spéciaux autres que ceux des cinq sens.

Le contact du corps avec le sol, et les pressions exercées par les divers organes les uns sur les autres ne renseignent que accessoirement notre sens intime sur la situation relative de la verticale. Il en est tout autrement des impressions produites par les otolithes des crêtes acoustiques. Flottant dans l'endolymphe, elles impressionnent d'une manière différente les bâtonnets voisins quand notre corps se déplace vis-à-vis de la verticale ou quand la direction de la force constante à laquelle notre corps est soumis se trouve modifiée.

Il en résulte des impressions, des sensations qui semblent essentiellement subjectives et des jugements ordinairement inconscients sur notre position dans l'espace.

En effet : 1° Si l'on vient à fermer les yeux et à tourner rapidement sur soi-même, lorsque l'on s'arrête, il semble que le mouvement continue encore pendant un certain temps. L'organe sensoriel principal de l'espace reste donc affolé alors que le mouvement a cessé. Rien dans la structure des divers organes du toucher ne les prédispose à être impressionnés par la force centrifuge — d'ailleurs leur fonctionnement n'est pas altéré, ils transmettent pendant et après la rotation les impressions qui sont de leur ressort.

Toute autre est la situation des otolithes, ils sont entraînés par la force centrifuge produisant sur les bâtonnets voisins des impressions caractéristiques et comme ils ne reprennent pas immédiatement leur position normale, il en résulte pendant quelques instants la persistance de la sensation d'un déplacement alors que le mouvement a cessé.

2° Les phénomènes observés par Flourens à la suite des blessures faites aux canaux semi-circulaires membraneux s'expliquent parfaitement dans cette théorie. Après leur section l'ouïe n'est pas abolie, mais l'animal présente des mouvements de la tête parallèlement au plan des canaux opérés (d'avant en arrière, pour le canal vertical antéro-postérieur, etc.). Leur destruction produit des mouvements de culbute, rotation ou manège selon le canal lésé. Mais on n'obtient pas de phénomènes *durables* si l'opération n'est faite que d'un côté ou sur des canaux non symétriques. Ce fait joint à la spécialisation des mouvements obtenus à la suite de blessures portant sur les divers canaux, montre que ces troubles ne proviennent pas de ce que opérant dans le rocher on a produit involontairement une lésion du cervelet qui est situé à sa surface interne, lésion quelquefois constatée. Après la section des canaux il y aurait trouble dans l'impression au niveau des crêtes ampullaires, de là chez l'animal, la sensation qu'il tombe d'un côté ; voulant corriger cette situation anormale, il fait des efforts renouvelés parce qu'ils n'arrivent pas à rendre satisfaisantes les impressions produites dans les canaux lésés.

3° Après la section bilatérale du nerf acoustique, les animaux se débattent à terre d'une manière désordonnée.

4° Chez l'homme, dans la *maladie de Menière* caractérisée par du vertige et des bourdonnements d'oreilles, on a observé des lésions des canaux semi-circulaires.

5° Les sourds-muets, dont l'oreille interne est lésée profondément, sont d'ordinaire insensibles au vertige après les mouvements de rotation.

On doit donc admettre que l'oreille est l'organe périphérique de deux sens différents : *audition* et *sens de l'espace* ; Les sensations du premier ordre résulteraient de l'ébranlement des taches blanches du vestibule et des terminaisons contenues dans le limaçon, celles du second ordre auraient leur point de départ dans les crêtes ampullaires.

Les fibres du sens de l'équilibre (rameaux ampullaires) se sépareraient à leurs deux extrémités des fibres auditives auxquelles elles sont associées dans la huitième paire de nerfs crâniens. Elles se rendraient dans le cervelet, tandis que les filets auditifs seraient en communication avec l'écorce grise des circonvolutions.

Il faut cependant remarquer que d'ordinaire les données de la vue interviennent aussi dans la connaissance que nous possédons de notre situation vis-à-vis de la verticale. A côté de l'espace imaginaire *senti*, résultant des impressions de l'organe sensoriel spécial, il y a un espace *vu*. D'ordinaire ces deux notions de l'espace sont concordantes ; quand il y a entre elles des différences nous les concilions en rapportant les perturbations à des causes extérieures. Ainsi étant dans la cabine d'un navire nous rapportons la différence entre les montants des portes (verticales visibles) et la verticale sentie aux mouvements du bâteau.

Si après avoir tourné en toupie on vient à ouvrir les yeux, il semble que les objets environnants tournent très vite en sens inverse du mouvement réel, précédemment exécuté et de celui qui semblerait continuer si on laissait les yeux fermés.

IV. — ORGANES AUDITIFS DANS LA SÉRIE ANIMALE

Comme nous l'avons vu (p. 313), l'organe de l'ouïe est réduit à sa partie essentielle, la vésicule auditive (otocyste), chez les animaux aquatiques (mollusques, vers). Sa forme se complique chez les poissons, il apparait le rudiment des canaux semi-circulaires et du limaçon. Chez les batraciens, les reptiles et les oiseaux, il s'y ajoute l'oreille moyenne, chambre remplie d'air. Souvent la chaîne des osselets qui relie le tympan à la fenêtre ovale est remplacée par un seul os, la *columelle*.

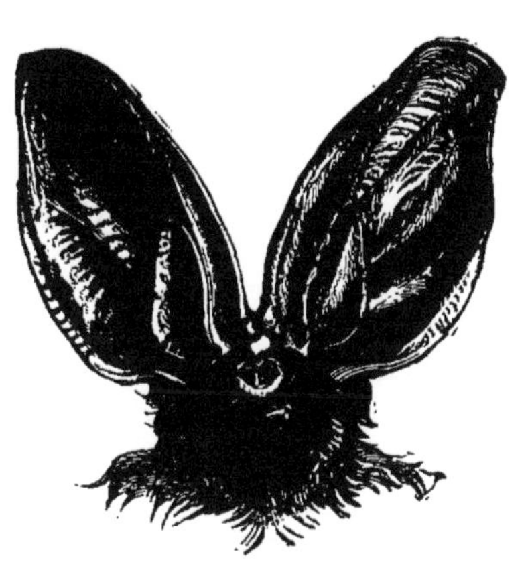

Fig. 347. — Tête d'un oreillard.

Chez les mammifères enfin, l'oreille atteint son maximum de complication par l'adjonction d'une troisième chambre : l'oreille externe.

La partie évasée ou pavillon est quelque fois très développée, (fig. 347). Souvent des muscles permettent à l'animal de l'orienter vers les divers azimuths ce qui permet de mieux déterminer la direction d'où viennent les ondes sonores, et de mieux les recueillir.

Chez les crustacés, l'organe auditif réduit à une vésicule tapissée de poils communique avec l'extérieur par un orifice situé sur la base des petites antennes (antennules).

Chez les insectes (grillon, sauterelles), l'organe de l'audition est réduit à un appareil qui ressemble à l'oreille moyenne des animaux vertébrés. Sa situation est différente ; sur le côté du premier anneau abdominal, immédiatement en arrière du métathorax (fig. 348) on trouve une chambre remplie d'air limitée vers l'extérieur par le tym-

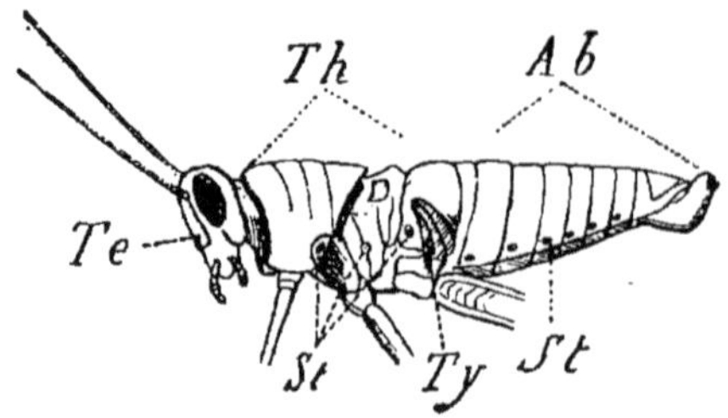

Fig. 348. — Tête, thorax et abdomen d'une sauterelle (acridium) vus de côté : *Te*, tête; *Th*, thorax ; *Ab*, abdomen; *St*, stigmates; *Ty*, organe tympanique.

pan, membrane tendue dont les vibrations impressionnent des terminaisons nerveuses spéciales contenues dans des saillies chitineuses de sa face interne.

V. Œil.

I. — GÉNÉRALITÉS

L'œil est l'organe sensoriel adapté en vue de recueillir les impressions lumineuses.

Agent lumineux. — On admet que l'agent lumineux consiste en vibrations de l'éther, fluide impondérable répandu à travers tout l'espace, s'étendant même dans les intervalles qui séparent les molécules des corps matériels. Ces vibrations ne prennent la qualité subjective lumineuse que si elles sont suffisamment rapides pour impressionner un appareil spécial : l'œil.

Lorsqu'elles sont plus lentes, elles prennent la qualité de *chaleur* en impressionnant la surface cutanée générale.

On appelle *rayon lumineux* la direction suivant laquelle l'oscillation parvient à l'organe visuel.

Dans les milieux homogènes les rayons lumineux se propagent en ligne droite, mais ils sont généralement déviés d'un certain angle lorsqu'ils passent d'un milieu transparent à un autre ce que l'on exprime en disant que les deux milieux ne possèdent pas la même réfringence. Il se produit alors en même temps une réflexion lumineuse dont l'intensité dépend non seulement de la nature des milieux, mais encore de l'angle d'incidence.

Sensibilité générale pour la lumière. — Chez les organismes inférieurs (protozoaires, hydres, etc.) On ne distingue pas d'appareil spécialement disposé pour reçevoir les impressions lumineuses; cependant il faut reconnaître que presque tous sont sensibles à son action.

Les hydres recherchent avidement la lumière, elles la suivent lentement, se mettant dans les positions les plus anormales lorsqu'on déplace la source lumineuse. Cette sensibilité doit être de même nature que celle de notre peau pour la chaleur. Au lieu de n'apprécier que les vibrations lentes de l'éther, elle est également impressionnée par les oscillations plus rapides de ce fluide lorsqu'il n'y a pas d'appareil spécialement différencié pour les recueillir.

Chez les animaux supérieurs aveugles qui vivent dans les grottes obscures (protée) cette sensibilité cutanée générale pour la lumière subsiste.

Taches oculiformes ou pigmentaires. — Chez un certain nombre de vers inférieurs (turbellariés, nématodes) qui vivent libres, on trouve dans l'épaisseur de la peau des *taches oculiformes*, en nombre pair, ordinairement arrondies brunes ou noires constituées par un simple amas de pigment. Disposées surtout dans la région céphalique, elles sont appliquées directement à la surface des ganglions cérébraux ou réunies à ces mêmes masses par un nerf spécial.

Quelquefois cependant on n'a pas pu isoler de rameau nerveux s'y rendant.

On admet que ces formations constituent des yeux rudimentaires:

1° Par suite des analogies dans la situation et la constitution qui existent entre ces organes et des yeux véritables reconnus chez des animaux voisins;

2° Parce que la coloration qu'elles possèdent leur donnent un grand pouvoir absorbant;

3° On a reconnu expérimentalement que d'ordinaire ces régions sont plus sensibles à un éclairement intense que le reste du tégument.

Ces organes ne donnent certainement pas à l'animal qui les porte des sensations comparables à celles que nous procurent les yeux (forme, disposition et distance des objets éclairés). Ils permettent sans doute seulement d'apprécier la présence ou l'absence de certains éléments dans les vibrations émises par les objets voisins par exemple de distinguer la clarté de l'obscurité et peut-être la nuance dominante des objets éclairés.

Signification des corps réfringents, vision véritable. — Les corps réfringents taillés suivant certaines surfaces courbes ont pour propriété de réunir plus ou moins complètement en un point défini appelé *foyer conjugué*, les rayons issus d'un point lumineux.

L'adjonction de lentilles à l'appareil pigmentaire pourra donc projeter à la surface du corps une image des objets extérieurs; celle-ci ressentie permettra de juger non seulement de la nuance et de l'intensité générale des rayons lumineux issus des objets éclairés, mais de rapporter à chaque objet ses rayons propres. L'œil permet ainsi d'acquérir à distance une notion précise des corps environnants. Il est

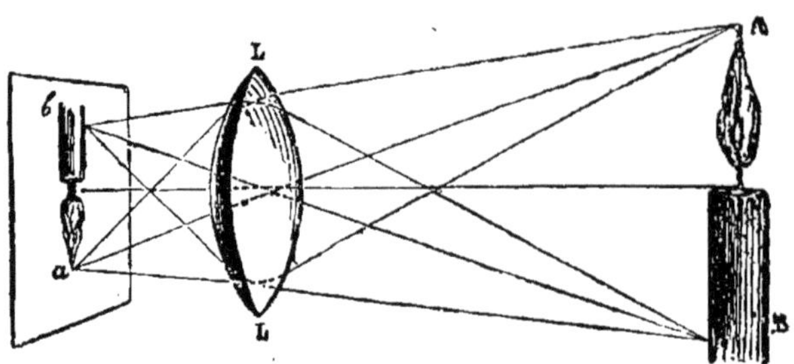

Fig. 349. — Image donnée par une lentille.

par cela de beaucoup supérieur à l'oreille qui n'apprécie que l'ensemble des vibrations matérielles sonores émises par les corps environnants. Ecoutant un orchestre, on saisit la nature des instruments mais non leur grandeur et leur disposition relatives.

La vue est donc chez les animaux supérieurs un toucher à distance.

Taches pigmentaires avec corps réfringents. — Chez les rotifères et quelques serpuliens les taches pigmentaires (fig. 350) sont creusées à leur face supérieure de calices renfermant chacun un corps hyalin les *cônes cristallins* doués d'une forte réfringence qui jouent sans doute le rôle de lentilles microscopiques.

Œil rétinien. — Chez beaucoup d'articulés et quelques vers la différenciation est poussée plus loin. La masse pigmentaire est décomposée en bâtonnets rayonnant normalement vers la surface du corps. Chacun d'entre eux contient à son extrémité libre un *cône cristallin* disposé au dessus d'un faisceau de cellules allongées parallèlement à l'axe de l'élément (*rétinule*) et qui communiquent par leur extrémité profonde, avec des fibres d'un nerf spécial (nerf optique) sur le trajet desquelles on observe des amas ganglionnaires (fig. 351 et 352).

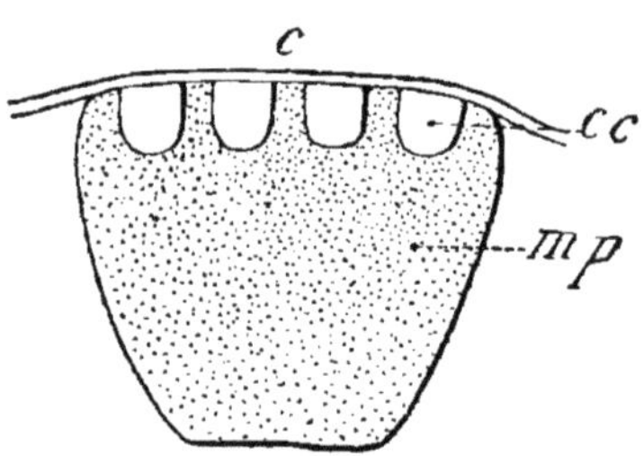

Fig. 350. — Œil de dasychone bombyx (annélide); *c*, tégument transparent (cornée); *cc*, cône cristallin ; *mp*, matière pigmentaire.

Selon la disposition présentée par la peau qui passe au-dessus de cet organe on en distingue trois variétés :

1° L'œil peut être caché sous la peau qui n'est pas modifiée à son niveau; on dit alors que l'*œil est interne ;*

2° L'œil peut être visible, recouvert par la *cornée*, portion de peau simplement amincie et devenue transparente au-dessus de lui, il est alors appelé *œil lisse ;*

3° Dans l'œil à *facettes* ou *composé*, la cornée toujours transparente est décomposée en *cornéules*, petites lentilles hexagonales ou rectangulaires limitées par des facettes qui correspondent chacune à un bâtonnet.

Il est probable que chaque bâtonnet rétinien ne fonctionne pas comme un œil complet ; mais comme un tube rectiligne très étroit à

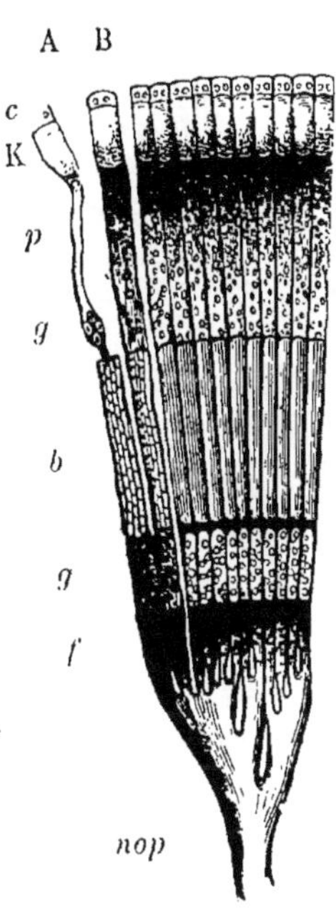

Fig. 351. — Portion de l'œil d'un insecte (Sphinx du troëne) : A, B, segments isolés ; *c*, cornéules ; K, cônes cristallins ; *p*, région des bâtonnets qui est revêtue par une gaine pigmentaire ; *b*, couche des cylindres ; *g*, cellules ganglionnaires ; *f*, couche fibreuse ; *nop*, nerf optique.

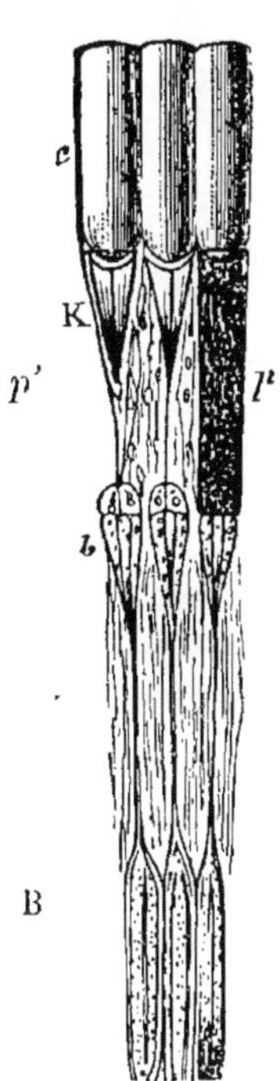

Fig. 352. — Trois cornéules avec leurs rétinules prises dans l'œil du hanneton ; dans deux d'entre elles le pigment est dissous ; *c*. cornéule ; K, cône cristallin : *p*, gaine de pigment ; *p'*, cellules pigmentaires ; *b*, bâtonnets rétiniens formant une petite rétine (rétinule) pour chaque cornéule, *B*, renflements des bâtonnets.

parois latérales noircies tourné vers l'extérieur, donnant sur son fond uniquement l'image des points situés suivant l'axe du bâtonnet. Les différents bâtonnets donneront les images des objets situés suivant les directions correspondantes (vision en mosaïque). Ces yeux ont un fonctionnement très défectueux :

1° Malgré leur taille relativement grande ils ont un *champ* très réduit ;

2° La vision doit manquer de netteté par suite d'un *éclairement* trop faible des images rétiniennes. L'image d'un point lumineux est formée uniquement par les rayons issus du point qui sont tombés sur la tranche du bâtonnet correspondant ;

3° L'*adaptation* de l'œil n'est guère possible ;

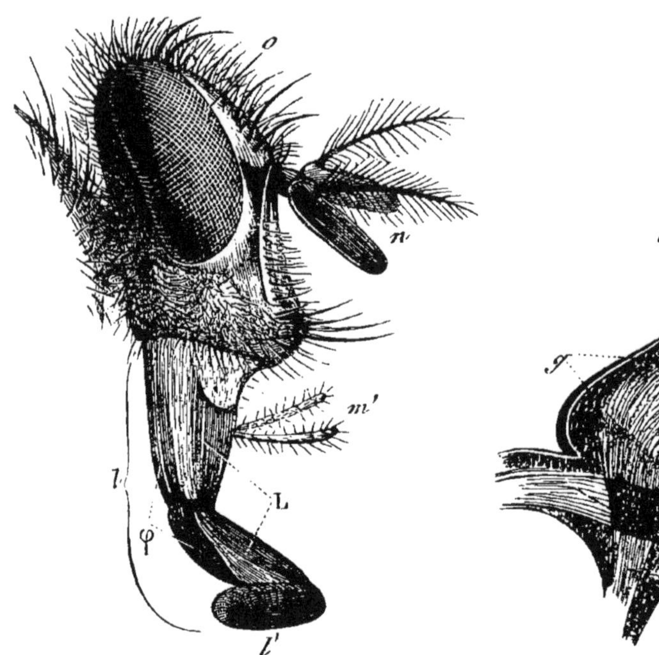

Fig. 353. — Tête de mouche fortement grossie, vue par la face latérale : *o*, œil composé, à facettes ; *n*, antennes ; *l*, lèvre inférieure ; L, lèvre supérieure ; φ, trompe ; *l'* bouche ; *m'*, palpes.

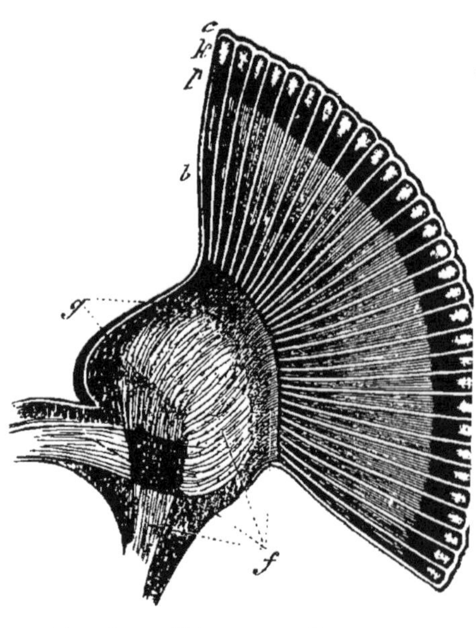

Fig. 354. — Œil à facettes d'une libellule à demi-schématisé : *c*, cornéules ; *k*, cônes cristallins ; *p*, pigment ; *b*, bâtonnets nerveux de la rétine ; *f*, fibres entrecroisées du nerf optique ; *g*, cellules ganglionnaires.

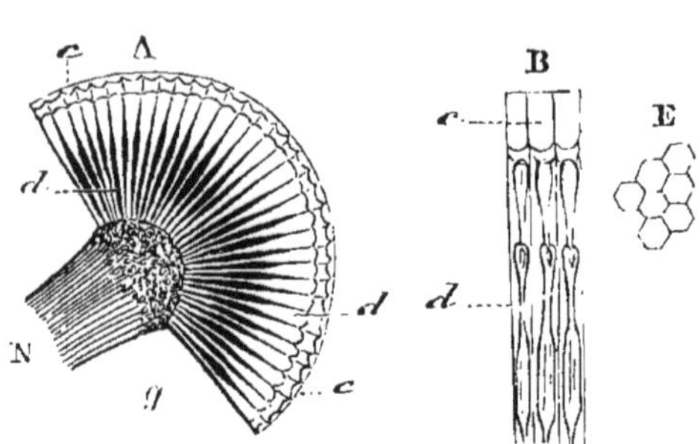

Fig. 355. — A. coupe schématique d'un œil composé d'articulé ; B, trois bâtonnets rétiniens vus à un plus fort grossissement ; E, facettes cornéennes vues de face ; N, nerf optique ; *g*, amas ganglionnaire ; *d*, bâtonnets rétiniens avec calices de pigment ; *c*, cornéules.

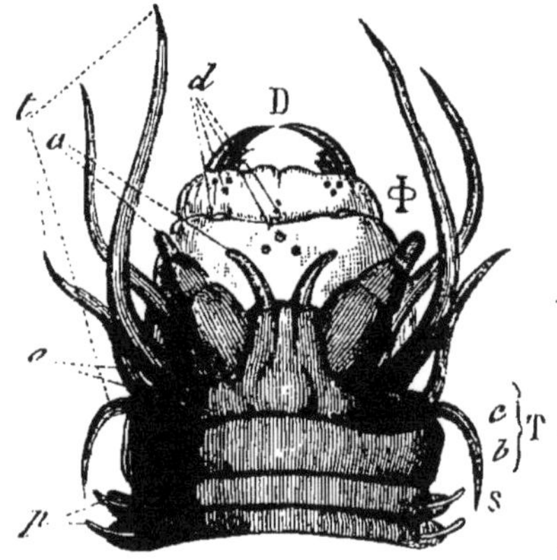

Fig. 356. — Tête et trompe d'une annélide errante (néréis margaritacea) vues en dessus et grossies : D, mâchoires ; *d*, denticules ; Φ, trompe ; *a*, antennes ; *t*, tentacules ; *p*, parapodes (rames) *c*, cirrhe ; *b*, branchie.

Yeux pédonculés. — Pour remédier partiellement au manque d'étendue du champ visuel un certain nombre d'espèces portent les (yeux à l'extrémité de pédoncules mobiles vers les différents azimuths yeux pédonculés de l'écrevisse).

Œil lentifère. — Chez beaucoup d'animaux, surtout les carnassiers inférieurs et les animaux supérieurs (méduses, étoiles de mer, annélides, beaucoup d'insectes et d'arachnides, mollusques, vertébrés) les yeux sont munis d'une seule lentille (*cristallin*) qui remplace la multitude des cornéules. Comme celles-ci, elle prend naissance par épaississement et différenciation de la couche chitineuse superficielle du tégument.

Tout en ayant souvent de très petites dimensions, ces yeux permettent d'embrasser un champ étendu et donnent des images fortement éclairées. En effet, tous les objets lumineux situés d'un côté d'une lentille donnent des images par réfraction, et en chaque point de l'image viennent converger tous les rayons compris dans le cône incident issu du point lumineux qui lui correspond.

Quelquefois des yeux lentifères coexistent avec des yeux à facettes ; chez les abeilles on en trouve trois sur le front entre les antennes, on les décrit sous les noms de *ocelles* ou *stemmates* (fig. 357).

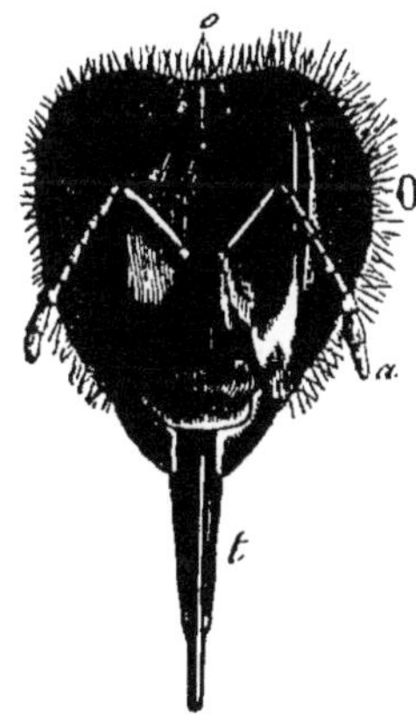

Fig. 357. — Tête d'abeille ouvrière vue par la face antérieure ; O, œil composé, à facettes ; *o*, 3 yeux lentifères, stemmates ou ocelles, portés sur le front ; *a*, antennes ; *t*, trompe.

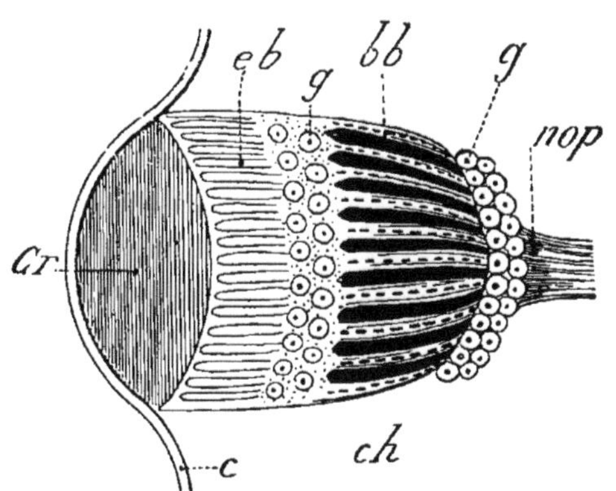

Fig. 358. — Œil d'une araignée : *c*, épiderme devenu transparent ; *Cr*, cristallin produit aux dépens de l'épiderme ; *bb*, base des bâtonnets ; *eb*. extrémité des bâtonnets ; *g*, cellules ganglionnaires ; *ch*, calices pigmentaires (choroïde) ; *nop*, nerf optique.

Dans une première forme (méduses, araignées) le cristallin repose directement sur l'extrémité des bâtonnets rétiniens (fig. 358).

Dans une deuxième forme (ocelle de la larve du hanneton (fig. 359) scorpionides, annélides) (fig. 360), des cellules transparentes s'intercalent entre la face postérieure du cristallin et la face antérieure de la rétine constituant le *corps vitré* ou *humeur vitrée*. Elles sont indépendantes des *cônes cristallins* hyalins que l'on distingue toujours à l'extrémité libre des bâtonnets rétiniens.

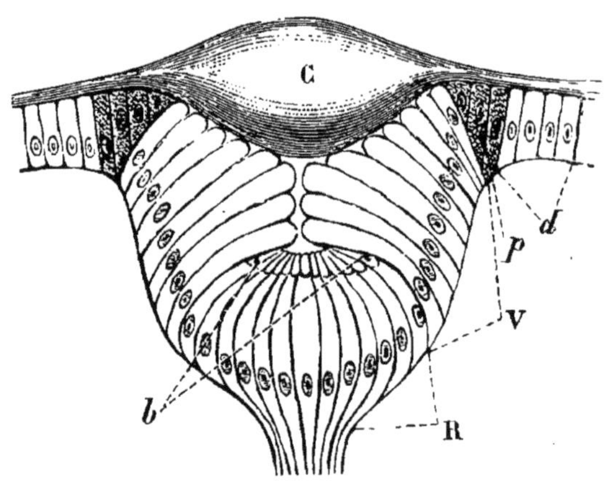

Fig. 359. — Coupe d'un ocelle de la larve du hanneton, C, lentille cornéenne ; V, cellules correspondant au corps vitré ; *p*, cellules pigmentaires ; R, cellules de la rétine ; *b*, bâtonnets cuticulaires de ces cellules.

Cette disposition permet une *augmentation de la surface sensible* sans que le cristallin prenne de trop grandes dimensions d'où résulterait des irrégularités dans la réfraction et par suite un manque de netteté du contour des images ainsi qu'un éclairement général du fond de l'œil.

L'augmentation de la surface sensible permet d'étendre le champ visuel sans diminuer la grandeur des images rétiniennes et par suite la limite à partir de laquelle des points voisins impressionnant des éléments différents sont perçus d'une manière distincte.

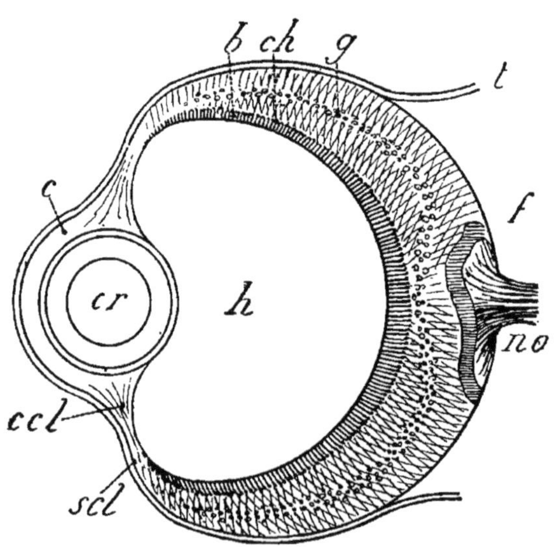

Fig. 360. — Œil d'une alciope (nauphanta celox) : *t*, tégument devenant transparent au devant de l'œil où il constitue ; *c*, la cornée ; *cr*, le cristallin ; *scl*, sclérotique ; *h*, corps vitré ; *no*, nerf optique ; *f*, épanouissement des fibres dans la rétine ; *g*, couche ganglionnaire ; *ch*, couche pigmentaire (choroïde) ; *b*, couche des bâtonnets ; *ccl*, corps ciliaire.

Iris et pupille. — A son extrémité antérieure, le tissu pigmenté semble souvent se continuer en avant du cristallin par l'iris, membrane musculaire colorée, tendue verticalement, qui est percée dans sa région centrale. La *pupille* ou *pru-*

nelle ainsi constituée permet la pénétration de la lumière. Vue de face, sur le globe, elle présente une coloration noire qui tient à l'obscurité générale produite dans la cavité de l'œil par la couche de pigment. Grâce à sa contractilité l'iris règle la quantité de lumière introduite, empêchant les impressions trop vives.

Le développement de cet appareil régulateur nécessite l'émigration du cristallin vers la profondeur. Il quitte la couche tégumentaire, cornéenne aux dépens de laquelle il s'est formé. L'espace devenu libre en avant du cristallin se remplit avec un liquide transparent, l'*humeur aqueuse*.

Cette modification permet en outre ou du moins facilite l'établissement d'un appareil accomodateur.

Œil chez les animaux vertébrés. — Chez les animaux invertébrés, la surface interne de l'œil est tapissée par une couche de bâtonnets dont l'extrémité libre regarde vers le cristallin, tandis que l'autre bout perforant la masse pigmentaire est en rapport avec des fibres du nerf optique (fig. 358 à 361). Celui-ci en abordant l'œil épanouit ses filets

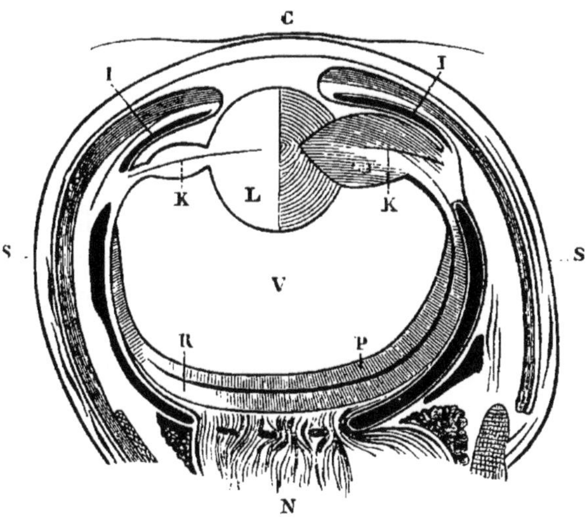

Fig. 361. — Coupe horizontale de l'œil de la Seiche ; S, sclérotique ; C, cornée ; I, iris ; K, corps ciliaires ; L, cristallin ; R, couche fibreuse de la rétine ; P, couche des bâtonnets ; V, corps vitré ; N, nerf optique.

dans la couche externe de la paroi, après quoi elles traversent individuellement la couche de pigment pour aller au bâtonnet correspondant. Toute autre est la disposition des éléments dans l'œil des vertébrés.

Rétine et choroïde. — Les fibres du nerf optique perforent toutes ensemble la couche pigmentaire près du pôle postérieur de l'œil, y constituant une région déprimée improprement appelée la *papille*. Devenues transparentes, elles rayonnent ensuite autour de ce point à la surface interne de l'œil; et après un parcours plus ou moins long elles s'enfoncent normalement dans la paroi de l'organe qu'elles traversent de nouveau presqu'entièrement, mais cette fois, de l'intérieur vers l'extérieur, se terminant par les bâtonnets à leur extrémité externe après avoir présenté sur leur trajet des corpuscules ganglionnaires. De cette disposition, il résulte que les éléments nerveux de l'œil sont rassemblés chez les vertébrés en une membrane continue, la *rétine* qui tapisse la surface interne du globe (fig. 362), tandis que la masse pigmentaire forme un revêtement externe la membrane *choroïde* interrompue en arrière seulement au niveau de la *papille*. La surface de contact entre les deux couches n'est pas lisse, les cellules pigmentaires internes donnent des prolongements qui embrassent et séparent les extrémités libres des bâtonnets constituant les *calices choroïdiens*.

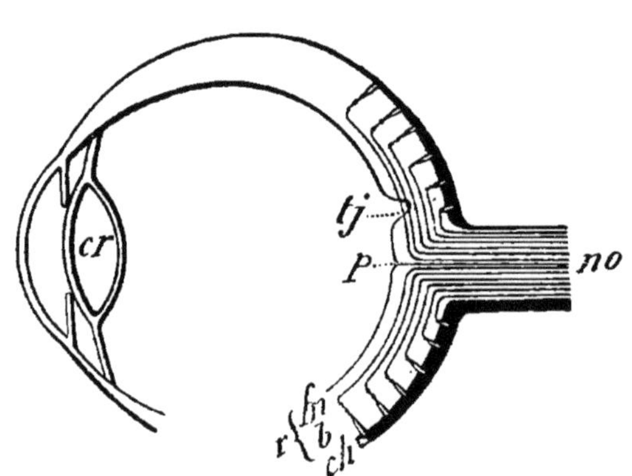

Fig. 362. — Disposition des éléments dans la rétine des vertébrés ; *cr*, cristallin ; *no*, nerf optique ; *r*, rétine ; *fn*, fibres nerveuses; *b*, bâtonnets rétiniens; *ch*, choroïde; *p*, papille *tj*, tache jaune.

II. — ÉTUDE PARTICULIÈRE DE L'ŒIL CHEZ L'HOMME

L'œil de l'homme se présente sous la forme d'un globe recouvert par une membrane dure, blanche, opaque : la *sclérotique* ou *cornée opaque* sauf en avant où elle devient transparente et porte le nom de *cornée transparente*.

A. Organes accessoires

Situation, fixation de l'œil. — Ces organes au nombre de deux sont logés dans les *orbites*, cavités pyramidales de la face.

Chacun d'entre eux n'en occupe environ que $\frac{1}{5}$ du volume, soutenu par une membrane fibreuse : l'aponévrose ou *capsule de Ténon* (fig. 364 et 368). Fixée sur le pourtour de l'orbite où elle se confond avec le périoste, elle la divise en deux loges, parce que sa région centrale déprimée forme une cupule logeant le globe auquel elle est soudée le long de la circonférence suivant laquelle la cornée transparente se raccorde avec la cornée opaque.

La loge antérieure de l'orbite renferme donc le globe et les extrémités des muscles qui s'y fixent.

La surface interne de cette capsule est séparée de la sclérotique par une couche de tissu cellulaire lâche, qui permet le glissement des deux feuillets l'un sur l'autre.

Muscles. — Quant à la loge postérieure de l'orbite, elle contient d'abord six *muscles* (fig. 363, 366 et 367) dont les points mobiles sont

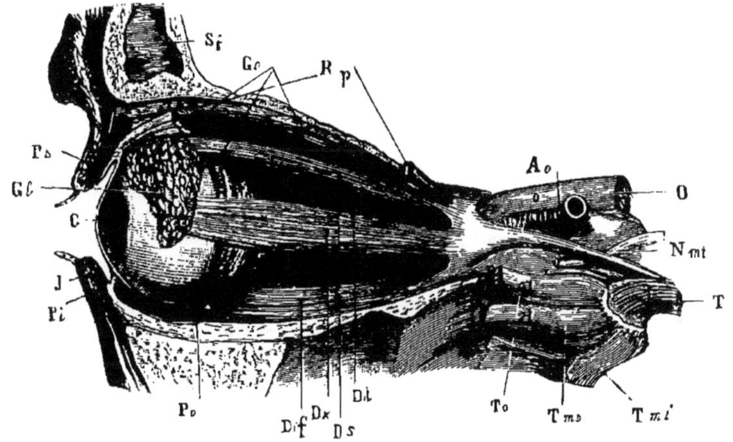

Fig. 363. — Coupe verticale de l'orbite : C, cornée transparente ; J, conjonctive ; Ps, paupière supérieure ; Pi, paupière inférieure ; Gl, glande lacrymale ; Sf, sinus frontal ; Rp, releveur de la paupière supérieure ; Go, grand oblique ; Po, petit oblique ; Ds, droit supérieur ; Dif, droit inférieur ; Dit, droit interne ; Dx, droit externe ; O, nerf optique ; Ao, artère ophtalmique ; T, trijumeau ; To, sa branche ophtalmique ; Tms, sa branche maxillaire supérieure ; Tmi, sa branche maxillaire inférieure ; Nmt, nerfs moteurs oculaires.

fixés sur la cornée opaque après avoir perforé la capsule de Ténon. Par leur contraction ils orientent l'axe de l'œil dans la direction du point que nous désirons fixer.

Le *strabisme* (action de loucher) se produit quand un des muscles est plus long que son antagoniste ; aussi l'infirmité disparait-elle après la section du tendon de celui qui est le plus court.

Cette loge renferme aussi des *nerfs;* non seulement le nerf optique, mais encore ceux qui animent les muscles (nerf moteur oculaire commun, moteur oculaire externe et pathétique) et ceux qui donnent la sensibilité à la paupière et à la cornée.

On y trouve également des *vaisseaux sanguins* et du *tissu gras* qui remplit tous les interstices, amortissant les chocs.

Glande lacrymale. — Au niveau de l'angle supérieur et externe de l'œil (fig. 363 et 365), comprise dans un dédouble-

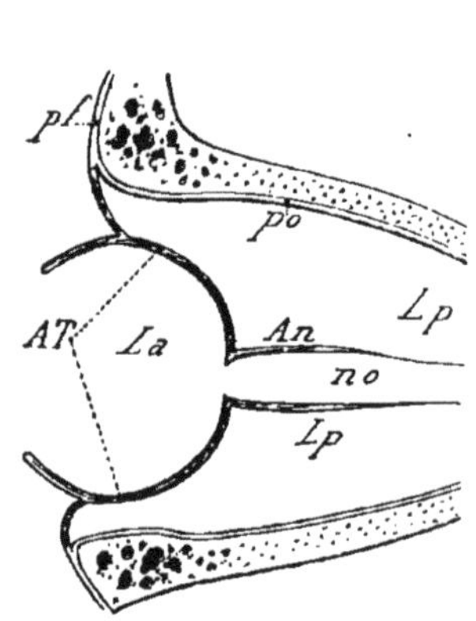

Fig. 364. — Schèma montrant la séparation de la cavité orbitaire en deux loges distinctes (d'après Tillaux), *La*, loge antérieure ; *Lp*, loge postérieure ; *AT*, Aponévrose de Ténon ; *pf*, périoste du frontal ; *po*, périoste de l'orbite ; *An*, prolongements de l'aponévrose sur le nerf optique ; *no*, nerf optique.

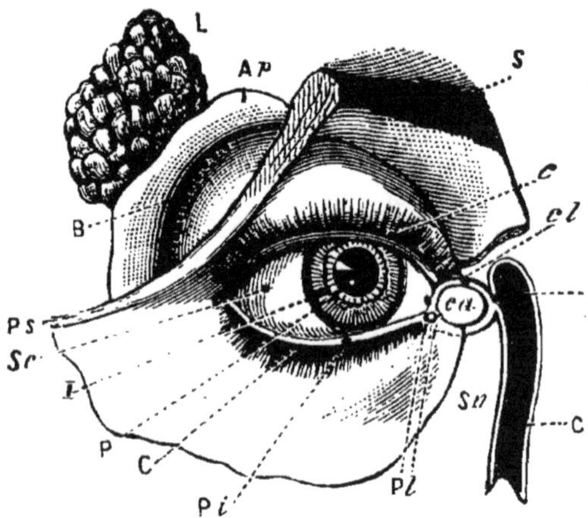

Fig. 365. — Œil du côté droit vu de face : P*i*, bord de la paupière inférieure ; *c*, cils ; Sc, sclérotique ; I, iris ; P, pupille ; Ps, entaille faite dans la paupière supérieure de manière à ouvrir le cul de sac oculo-palpébral, sur le fond duquel on voit en B les orifices des canalicules lacrymaux ; A*p*, entaille faite dans l'aponévrose de Ténon mettant à nu la glande lacrymale L ; S, sourcils ; P*l*, points lacrymaux ; *cl*, canalicules lacrymaux ; *ca*, caroncule ; S*l*, sac lacrymal ; C*n*, canal nasal ; S*n*, incision faite suivant le sillon nasal.

ment de l'aponévrose de Ténon, se trouve logée la glande lacrymale dont les canaux excréteurs au nombre de cinq à huit s'ouvrent séparément au fond du cul de sac qui sépare la paupière supérieure de l'œil.

La sécrétion des larmes se fait d'une manière continue ; leur écoulement au-devant de la cornée a pour but de balayer les poussières qui troubleraient la transparence de cette membrane. Ce travail est facilité par le glissement fréquent de la paupière supérieure qui passe au-devant de l'œil.

Le liquide se récolte ensuite dans une gouttière comprise entre la paupière inférieure et la base du globe, d'où il s'écoule dans le *canal nasal* par deux orifices (*points lacrymaux*,) ouverts près du coin de l'œil, au niveau des saillies qu'y forment les paupières. Ce canal les conduit dans les fosses nasales..

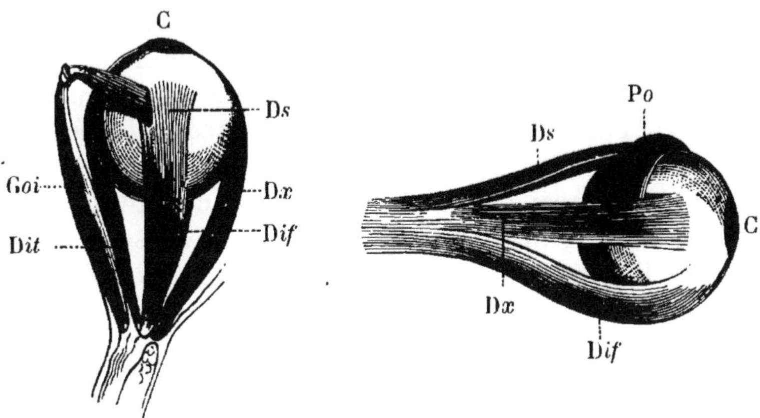

Fig. 366. — Muscles de l'œil vus par la face supérieure.

Fig. 367. — Muscles de l'œil vus par la face externe.

C, cornée transparente ; *Ds*, droit supérieur ; *Dx*, droit externe ; *Dit*, droit interne ; *Dif*, droit inférieur ; *Goi*, muscle grand oblique ; Po, petit oblique.

En général, les émotions stimulent tellement la sécrétion que le canal collecteur ne suffit plus à l'écoulement du liquide, il déborde alors par dessus la paupière inférieure sur les joues.

B. Description du globe oculaire.

Le globe oculaire qui a la forme d'une sphère presque régulière est constitué par trois membranes recouvrant des milieux transparents, réfringents.

1° A l'extérieur, se trouve la *sclérotique*, membrane conjonctive, fibreuse, blanche, opaque et dure, surtout épaisse dans sa région postérieure où elle est interrompue pour le passage du nerf optique. En avant, elle devient transparente et se bombe davantage à partir de l'insertion du pourtour de l'iris, constituant la *cornée transparente* que l'on a comparée à un verre de montre. Par opposition la région postérieure est aussi appelée *cornée opaque*.

La sclérotique assure au globe oculaire une forme invariable et protège les éléments sensoriels très délicats qu'il contient.

2° Au-dessous vient la *choroïde*, membrane très vasculaire dans sa couche moyenne, ce qui assure une température constante aux éléments contenus dans ce globe. Du pigment se trouve accumulé dans sa couche superficielle et surtout dans sa couche profonde, interne par rapport au globe. Celle-ci est constituée par des cellules hexagonales placées côte à côte, se prolongeant sous la forme de calices autour de la base des bâtonnets qui occupent la face externe de la rétine (fig. 387).

3° Enfin, la paroi interne du globe est constituée par la *rétine*, membrane mince, transparente, nerveuse, semblant résulter de l'épanouissement du nerf optique (fig. 368 et 369).

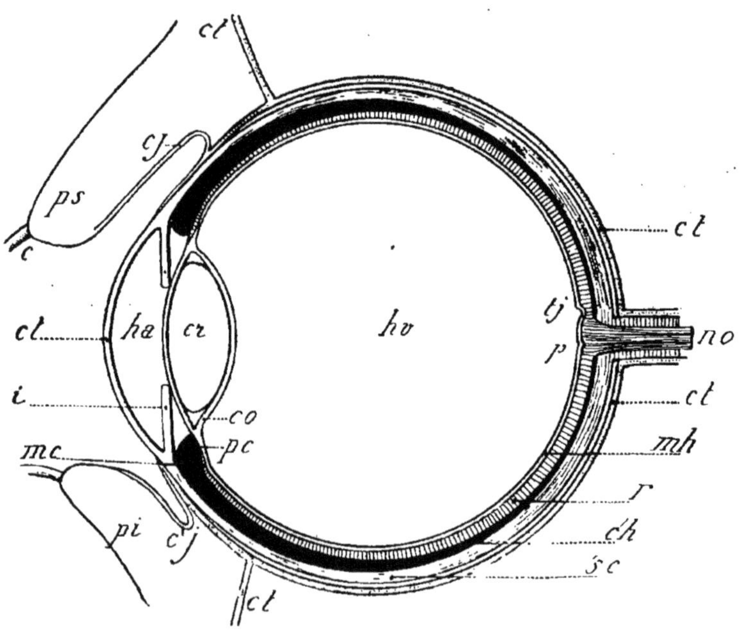

Fig. 368. — Coupe verticale de l'œil : *sc*, sclérotique ; *ch*, choroïde ; *r*, rétine ; *mh*, membrane hyaloïde ; *no*, nerf optique ; *ct*, cornée transparente ; *i*, iris ; *co*, cristalloïde ; *mc*, muscle ciliaire *pc*, procès ciliaires ; *ha*, humeur aqueuse ; *hv*, humeur vitrée ; *tj*, tache jaune ; *p*, papille ; *cj*, conjonctive ; *ps*, paupière supérieure ; *pi*, paupière inférieure ; *ct*, capsule de Ténon ; *c*, cils.

Membrane hyaloïde et chambres de l'œil. — La surface interne de la rétine est tapissée par la *membrane hyaloïde* transparente qui ne lui adhère pas. En forme de sac, elle abandonne, près de la circonférence d'insertion de l'iris, la paroi du globe, qu'elle divise ainsi en deux chambres principales appelées d'après leur position *chambre antérieure* et *chambre postérieure* (fig. 368). Cette dernière constituée par la cavité du sac hyaloïdien est remplie avec du tissu conjonctif tranparent de consistance gélatineuse ce qui l'a fait appeler *humeur vitrée* ou *corps vitré*. Il adhère intimement à la membrane hyaloïde qui envoie des prolongements dans son intérieur. La chambre antérieure comprise entre le sac et la cornée transparente contient l'*humeur aqueuse* très fluide, limpide qui est produite par la sécrétion de la région antérieure de la choroïde appelée *procès ciliaires*.

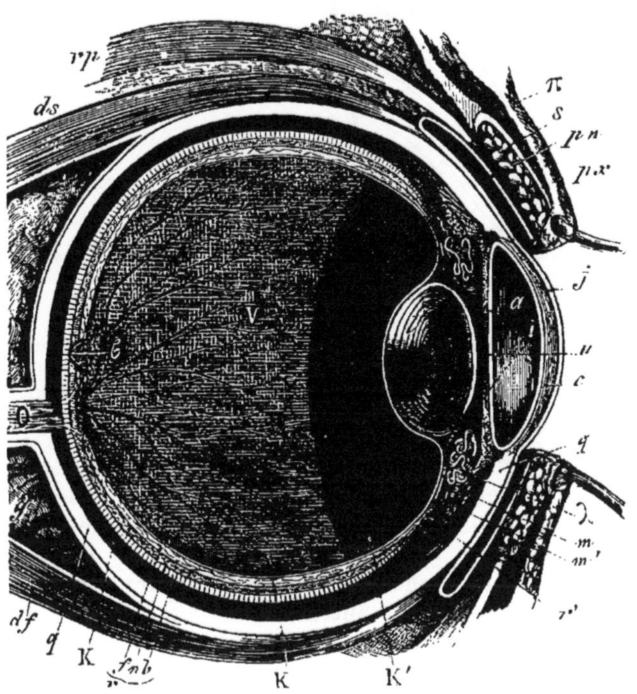

Fig. 369. — Coupe verticale et antéro-postérieure du globe de l'œil : π, peau de la paupière supérieure ; *s*, glandes de Meibomius ; *pn*, conjonctive palpébrale : *px*, cartilage tarse ; *j*, conjonctive oculaire *i*, iris; *u*, pupille; *c*, cornée transparente; *q*, sclérotique ou cornée opaque ; λ, procès ciliaires ; *m*, fibres radiales du muscle ciliaire ; *m'*, fibres circulaires du muscle ciliaire ; *r'*, zone de Zinn de la rétine ; *k'*. zône choroïdienne ; *k*, choroïde ; *r*, rétine ; *f*, couche des fibres nerveuses; *n*, couche des cellules ganglionnaires; *b*, couches des bâtonnels ; 6, tache jaune, fovea centralis ; *g*, tissu adipeux ; *df*, muscle droit inférieur ; *ds*, muscle droit supérieur ; *rp*. releveur de la paupière supérieure ; *o*. nerf optique ; V, humeur vitrée ; *a*, humeur aqueuse.

Cristallin. — Entre les deux chambres, déprimant de chaque côté leurs surfaces de contact et contenu dans un dédoublement de la membrane hyaloïde se trouve le cristallin. Celui-ci est donc enfermé dans un sac dont les parois ont été décrites sous les noms de *cristalloïde antérieure* et *cristalloïde postérieure*.

Le long du bord de la lentille, il reste dans le sac un espace vide appelé *canal godronné*.

Le cristallin a une consistance pâteuse, sa densité augmente vers le centre. Il est constitué par des fibres hyalines, engrênant par leurs bords, d'où résulte la production de lamelles superposées comme les tuniques d'un oignon (fig. 370).

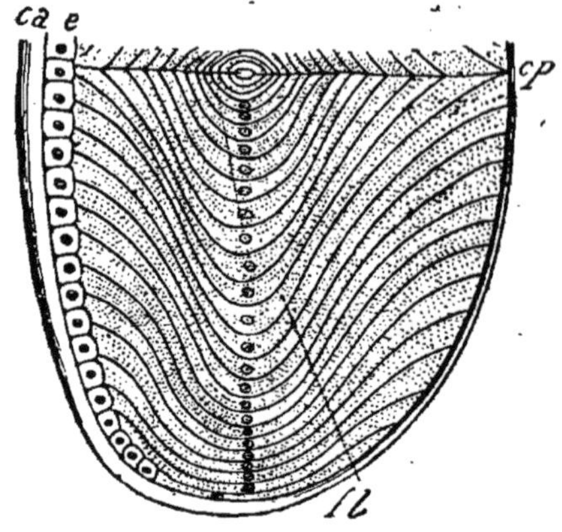

Fig. 370. — Coupe du cristallin : *ca*, cristalloïde antérieure ; *e*, épithélium qui la tapisse ; *cp*, cristalloïde postérieure ; *fl*, fibres lenticulaires.

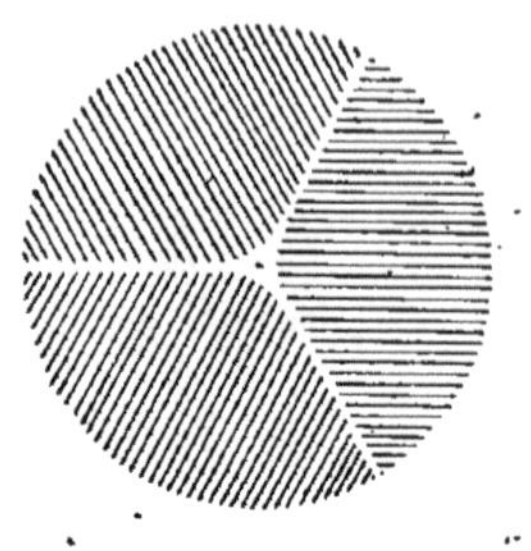

Fig. 371. — Disposition des fibres du cristallin. La lentille est vue par sa face antérieure.

Chez l'enfant, dans chaque tunique, il y a des fibres parallèles à trois directions différentes, qui sont groupées chaque fois dans un secteur dont les limites dessinent sur les deux faces une étoile à trois branches (fig. 371).

Les fibres contenues dans chacun des secteurs sont parallèles à la ligne de séparation des deux autres.

Dans certains cas de *cataracte* (opacité du cristallin), la modification pathologique ne se produit que suivant les branches de l'étoile de jonction des secteurs. Chez l'adulte, la figure correspondante présente six branches.

La face antérieure de la lentille est recouverte, au-dessous de la cristalloïde antérieure, par une couche d'épithélium simple que l'on ne retrouve pas sur la face opposée. Ce fait s'explique par l'étude du développement de l'organe cristallin.

Développement de l'œil. — Chez les animaux inférieurs, nous avons vu que le corps réfringent de l'œil est constitué par une végétation de l'épiderme. Le cristallin malgré sa situation profonde possède la même origine. Il prend naissance par un bourgeon épithélial creux qui s'enfonce dans le tissu conjonctif sous-jacent, en même temps que son pédicule se rompt.

Les fibres du cristallin, résultent de l'allongement des cellules, épithéliales qui forment la paroi postérieure du bourgeon. Celles qui occupent la face antérieure subsistent seules sous leur forme primitive chez l'adulte.

Le globe oculaire résulte du développement d'un bourgeon issu de chaque côtéde la vésicule cérébrale antérieure (fig. 261). Primitivement creux et renflé à son extrémité périphérique où il constitue la *vésicule oculaire primitive* (fig. 372), sa cavité disparaît par suite du développement d'une dépression au niveau de sa face antérieure qui finit par s'appliquer et se souder contre la face opposée. L'espace constitué par le refoulement de la paroi périphérique donne naissance à la *vésicule oculaire secondaire* ou cavité de l'œil.

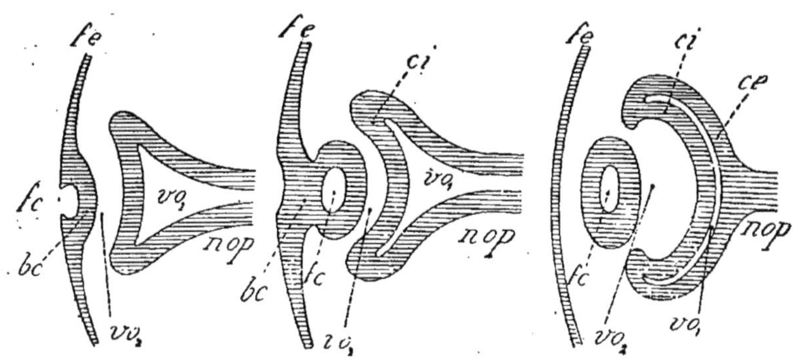

Fig. 372. — Développement de l'œil : *fe*, feuillet épidermique ; *bc*, bourgeon produisant le cristallin ; *fc*, fossette cristallinienne ; vo_1, vésicule oculaire primitive ; vo_2, vésicule oculaire secondaire qui sera occupée par le corps vitré ; *ci*, couche interne et *ce*, couche externe de la paroi de la vésicule oculaire secondaire.

Iris, pupille. — L'iris est un voile en forme d'anneau fixé par sa grande circonférence le long du cercle suivant lequel la cornée transparente se raccorde avec la cornée opaque.

Sa face antérieure possède une coloration en rapport avec la richesse pigmentaire de l'organisme : bleu ou gris chez les blonds, brun ou noir chez les bruns. Elle donne à l'œil ce que l'on appelle sa couleur et présente des stries rayonnantes (fig. 365).

Sa face postérieure est tapissée par une couche noire appelée *uvée*, qui se continue avec la couche pigmentaire interne de la choroïde.

La *pupille* ou *prunelle* percée en son centre permet la pénétration des rayons lumineux dans le globe oculaire. Cet orifice s'élargit dans les milieux peu éclairés, il se rétrécit au contraire à la vive lumière. On vérifie très facilement ces modifications qui sont le résultat d'un réflexe dont le centre se trouve dans la région des tubercules quadrijumeaux. Il suffit d'examiner à une vive lumière la pupille d'une personne ou d'un animal qui a séjourné pendant quelques minutes dans l'obscurité. On constate qu'elle se réduit progressivement. De cette manière l'éclairage du fond de l'œil est moins influencé par les variations de la clarté extérieure.

La grandeur de la pupille résulte de l'équilibre qui s'établit entre le degré d'action des fibres musculaires radiales et des fibres circulaires contenues dans l'épaisseur de l'iris. Les premières tendant à réduire par leur contraction la largeur du diaphragme, augmentent le diamètre de la pupille ; les autres ont une action inverse.

Rétine. — Cette membrane très peu adhérente à la choroïde possède une épaisseur de 1 à 2 millimètres. On y distingue, maintenant, plusieurs couches superposées dont les principales sont :

1° A l'intérieur, une couche fibreuse provenant de l'épanouissement du nerf optique (fig. 362, 369 et 373) ;

2° Plusieurs couches ganglionnaires ou granuleuses intermédiaires ;

3° La couche des *bâtonnets* et des *cônes* ou *membrane de Jacob*, qui forme la surface externe de la rétine.

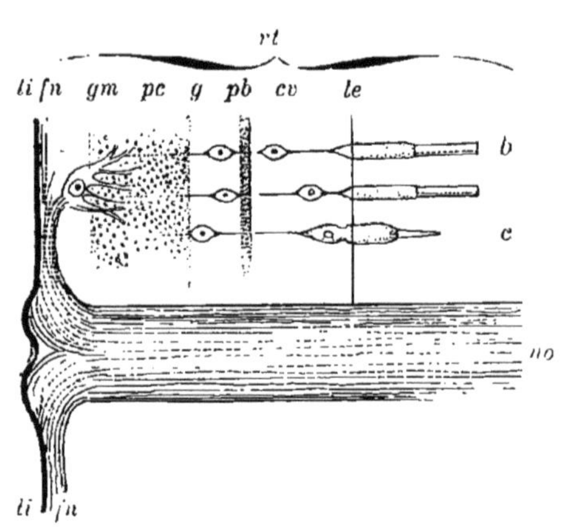

Fig. 373. — Coupe schématique à travers la rétine : *no*, nerf optique ; *rt*, rétine ; *li*, limitante interne ; *fn*, couche des fibres nerveuses ; *gm*, couche des cellules ganglionnaires multipolaires ; *pc*, plexus des fibrilles (1re couche moléculaire) ; *g*, couche des cellules uni et bipolaires avec cellules de soutènement interposées ; *pb*, plexus basal (2e couche moléculaire) ; *cv*, couche des cellules visuelles ; *le*, limitante externe ; *b*, bâtonnets ; *c*, cônes ; *p*, papille.

C. Fonctionnement de l'œil.

Le raisonnement et l'anatomie comparée, nous ont montré que les bâtonnets rétiniens représentent les terminaisons sensorielles excitables dans l'œil.

On peut l'établir directement :

1° La *rétine est la partie sensible* de l'œil, car l'exercice de la vision est lié à la production d'une image nette sur cette membrane.

a. Cette image existe. En effet un œil de lapin albinos (dont la choroïde n'est pas pigmentée), étant placé dans l'obscurité devant une bougie allumée on apercevra par transparence une petite image renversée de la source lumineuse se dessiner sur les membranes au pôle opposé à la pupille. Un œil d'homme présente les mêmes phénomènes quand on a remplacé, au pôle postérieur, les membranes opaques par un verre dépoli.

Les propriétés des lentilles établies en physique rendent compte de la production de cette image.

L'humeur aqueuse et le corps vitré ayant sensiblement le même indice de réfraction que l'eau, on peut remplacer les milieux réfringents de l'œil par une masse aqueuse dont la face libre (cornée transparente) présenterait une courbure ellipsoïde et qui contiendrait dans sa région antérieure une lentille biconvexe (cristallin) dont l'axe coïncide avec celui de la cornée transparente. Dans ces conditions (fig. 374), les rayons issus d'un objet réel placé à une certaine distance se réfractent en pénétrant dans la masse aqueuse de manière à converger en arrière à une assez grande distance, tendant à donner une image réelle renversée A' B'. L'interposition du cristallin modifie la marche des rayons; cette lentille les fait converger plus rapidement en A'' B'' sur la rétine. La construction de l'image A'B' se fait très facilement grâce à la considération du rayon Aa_1 OA' qui n'est pas dévié en pénétrant dans la masse d'eau parce qu'il est dirigé suivant la normale au point d'incidence, et d'un rayon quelconque Aaa' A'. Pour construire l'image finale, il faut considérer deux rayons remarquables qui iraient converger en A', point lumineux virtuel par rapport au cristallin. Ce sont le rayon $Aa_2a'_2$ CA', qui, passant par le centre optique du cristallin, n'est pas dévié, et le rayon $Aa_3a'_3$ F qui, étant parallèle à l'axe de a_3 en a'_3 au moment où il tombe sur le cristallin, se réfracte dans cette lentille de manière à passer par le foyer principal F du cristallin supposé plongé dans l'eau. L'image réelle définitive A'' se trouve à l'intersection des deux lignes CA' et a'_3 F.

Les membranes qui limitent les milieux réfringents ne modifient pas la direction des rayons, parce qu'elles ont leurs deux faces parallèles.

La plus grande densité et réfringence des couches centrales du cristallin a pour effet de diminuer la dispersion de la lumière qui traverse cette lentille.

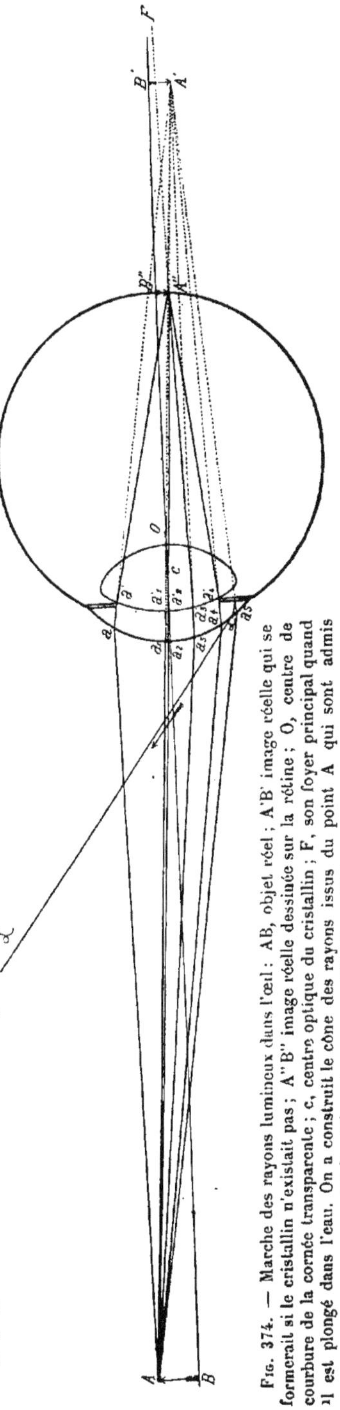

Fig. 374. — Marche des rayons lumineux dans l'œil : AB, objet réel ; A'B' image réelle qui se formerait si le cristallin n'existait pas ; A''B'' image réelle dessinée sur la rétine ; O, centre de courbure de la cornée transparente ; c, centre optique du cristallin ; F, son foyer principal quand il est plongé dans l'eau. On a construit le cône des rayons issus du point A qui sont admis sur la rétine et un rayon réfléchi par l'iris $\alpha\alpha'$.

On peut donc, sans erreur notable, faire *abstraction des enveloppes et des milieux de l'œil,* ne conserver que le *cristallin,* mais à la condition d'en augmenter la réfringence (fig. 375).

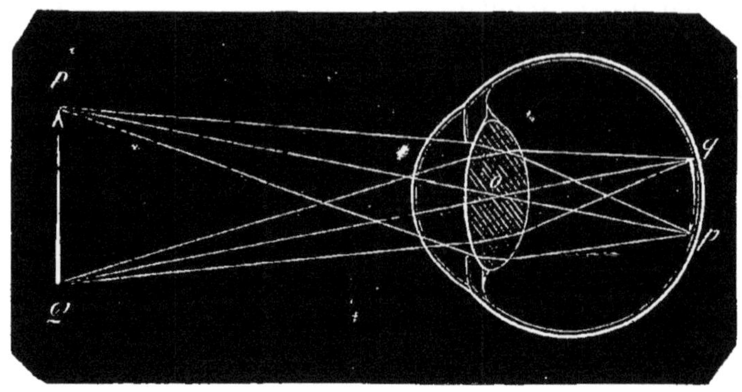

Fig. 375. — Construction des images sur la rétine : *PQ*, objet ; *pq*, image rétinienne ; *o*, centre optique.

b. Toute *modification* de l'image formée sur la rétine est accompagnée d'une modification semblable de l'impression.

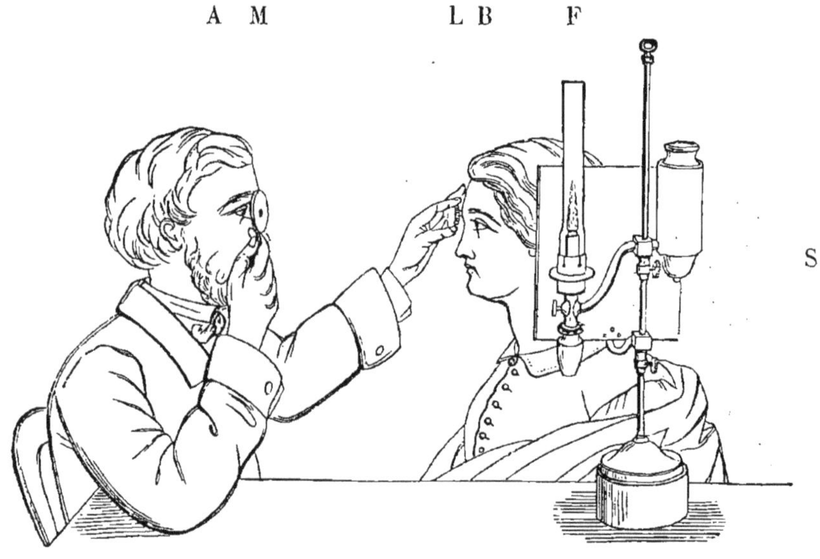

Fig. 376. — Examen de la rétine au moyen de l'ophtalmoscope. (Voir fig. 377 et 378)

Si on interpose en avant de l'œil des milieux réfringents taillés de manière à dévier les rayons lumineux (lentilles) la vision devient trouble et l'on constate que simultanément les images rétiniennes manquent de netteté, les rayons émanés d'un point étant réunis sur un cercle et non en un point.

c. Quand la rétine est lésée, la *cécité* est complète et irrémédiable.

2° *Les bâtonnets sont impressionnés par la lumière et non les filets nerveux ni les autres éléments rétiniens.* La surface de la rétine présente deux points remarquables (fig. 376 à 378).

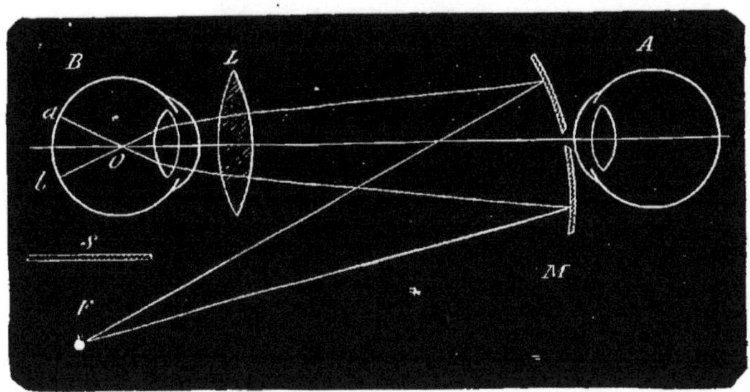

Fig. 377. — Figure montrant l'éclairage de l'œil : A, œil de l'observateur ; B, œil en expérience ; F, lampe ; L, lentille qui concentre les rayons sur la rétine ; *ab*, portion éclairée de la rétine.

Au niveau du pôle postérieur du globe se trouve sur le vivant une petite *tache jaune* ou *macula lutea* ; dont le centre est occupé par une dépression appelée *fovea centralis* ;

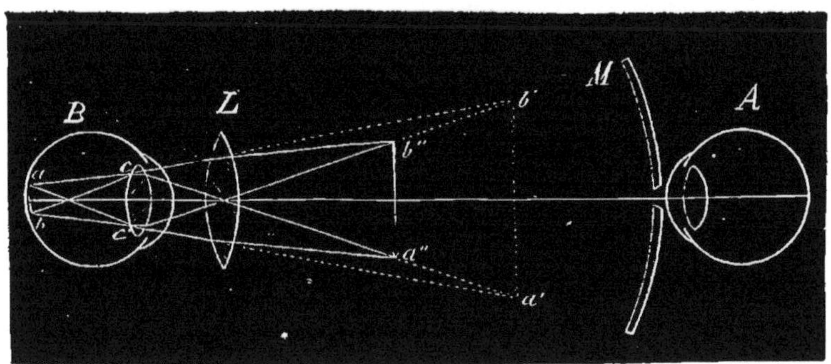

Fig. 378. — Figure montrant le retour des rayons diffusés par la rétine *ab*, éclairée ; A, œil de l'observateur ; B, œil observé ; *a'b'*, image de *ab* qui se formerait sans la lentille D ; *a''b''*, image réelle avec la lentille D.

un peu en dedans et au-dessous (fig. 379 et 380), on observe une tache un peu plus grande, la *papille* de l'œil également déprimée au niveau de laquelle se fait la pénétration du nerf optique.

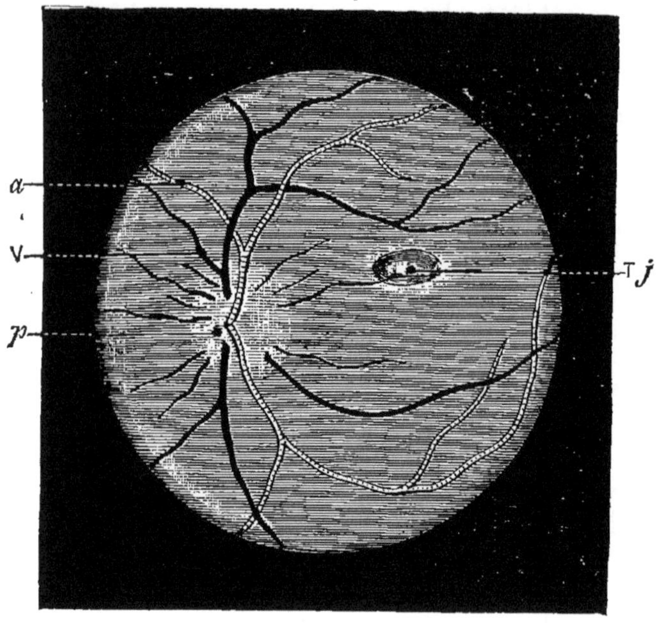

Fig. 379. — Fond de l'œil gauche vu à l'ophtalmoscope : Tj, tache jaune avec la fovea centralis p, papille, a, artères ; v, veines.

En ce dernier point les coupes montrent un manque complet de la couche des bâtonnets, il n'y a que des fibres nerveuses (fig. 373), tandis qu'au niveau de la tache jaune (fig. 380) les éléments bacillaires, pressés les uns contre les autres sont plus grands que partout ailleurs. Le peu d'épaisseur présenté par la rétine à ce niveau tient au très faible développement des autres éléments rétiniens.

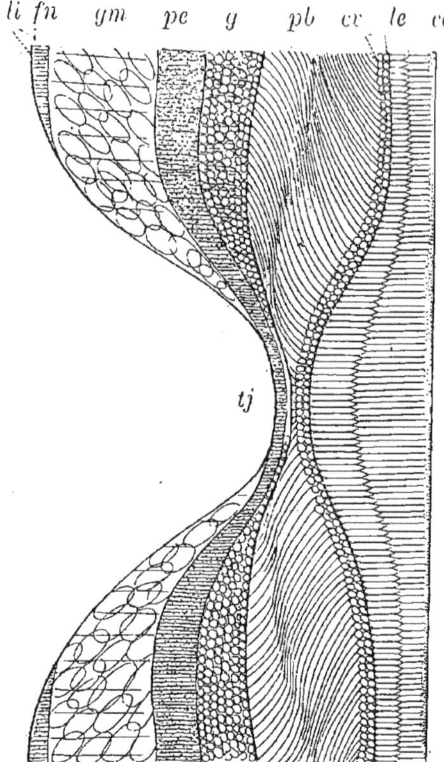

Expérience de Mariotte. — Si on examine avec l'œil gauche (l'œil droit étant fermé), une feuille de papier située à 30 centimètres environ portant un cercle noir et une croix distants à peu

Fig. 380. — Coupe de la rétine au niveau de la tache jaune : *li*, limitante interne ; *cc*, calices ; *fn*, couche des fibres nerveuses ; *gm*, couche des cellules ganglionnaires multipolaires ; *pe*, plexus des fibrilles ou couche moléculaire ; *g*, couche des cellules uni et bipolaires avec cellules de soutènement interposées ; *pb*, plexus basal (2me couche moléculaire) ; *cv*, couche des cellules visuelles ; *le*, limitante externe.

près de 1 décimètre (fig. 381), la croix étant située à droite et un peu au-dessus du centre du cercle, on constate que,

Fig. 381. — Expérience de Mariotte.

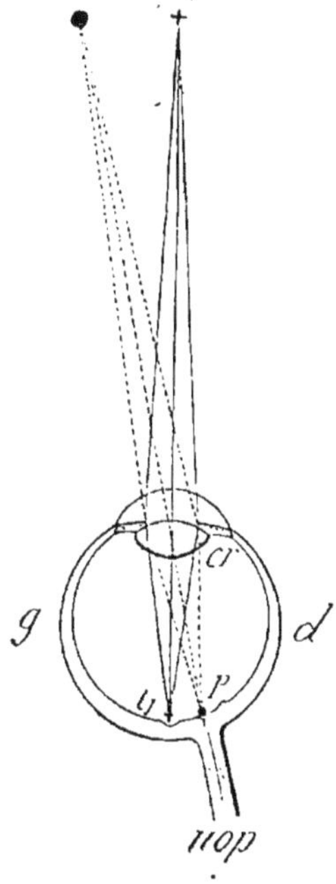

Fig. 382. — Marche des rayons lumineux au moment de l'expérience de Mariotte (coupe horizontale à travers l'œil gauche) ; *cr*, cristallin ; *nop*, nerf optique ; *p*, papille ; *tj*, tache jaune ; *d*, côté droit ; *g*, côté gauche.

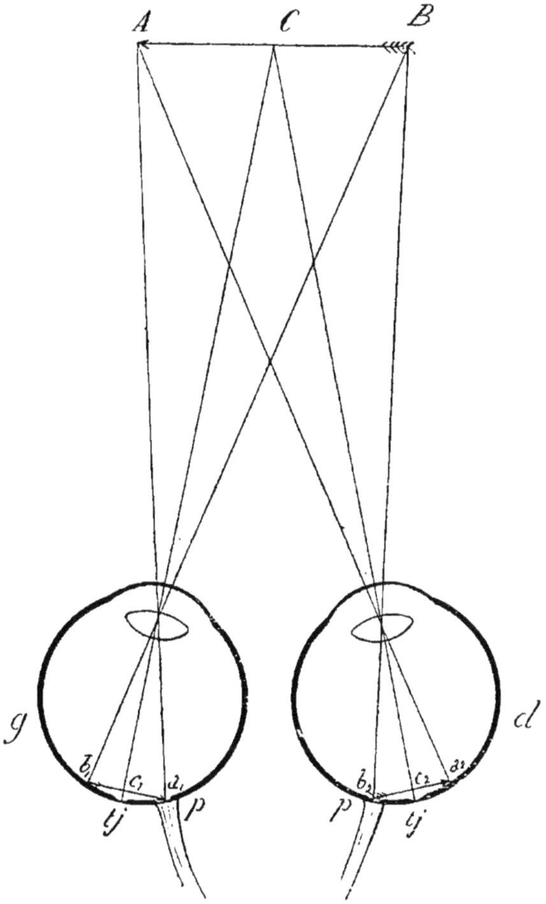

Fig. 383. — Images données dans les deux yeux par la vision binoculaire : *AB*, champ visuel ; *C*, point fixé ; $a_1c_1b_1$, $a_2c_2b_2$, images dans les deux yeux ; *tj*, tache jaune ; *p*, papille.

fixant attentivement la croix, l'image du cercle s'évanouit. Le tracé de la marche des rayons lumineux (fig. 382), montre que, à ce moment la croix forme son image sur la papille.

Cette expérience imaginée par Mariotte, qui apprenait ainsi aux courtisans de Charles II à se voir mutuellement sans tête, a fait appeler *tache sensible* le point jaune tandis que la papille a été nommée *point aveugle* ou *punctum cæcum*.

S'il y a un point aveugle comment n'y a-t-il pas dans le champ visuel une tache obscure ?

La sensation lumineuse est le résultat de l'excitation des fibres du nerf optique; la sensation d'obscurité qui est le contraire de la lumière provient de la suspension de l'impression des mêmes fibres. Or, le *punctum cæcum* n'ayant jamais été impressionné, nous ne concluons pas du manque d'excitation exercée en ce point à la non existence de la lumière issue de la direction correspondante, tout comme de ce que la main ne ressentant pas l'influence de la lumière cet organe ne nous fait pas conclure à l'existence de l'obscurité autour de nous.

Il semble cependant que nous voyions des objets qui n'impressionnent pas de terminaisons nerveuses. Le champ visuel paraît continu

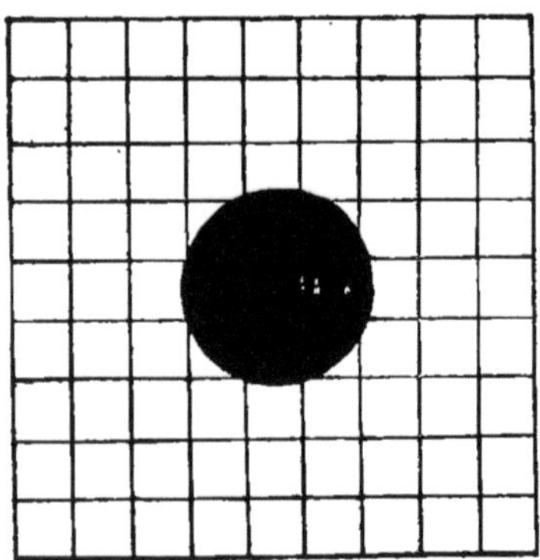

Fig. 384. — Expérience complémentaire de celle de Mariotte.

au-dessus de la tache aveugle quoiqu'il ne se produise pas d'impression correspondante. Ce fait tient à l'expérience acquise que si un objet forme son image au-dessus et au-dessous de la papille, ébranlant les terminaisons de ces régions il se prolonge d'ordinaire par-dessus. Nous remédions inconsciemment au manque d'impression de la région aveugle en prolongeant par-dessus les sensations provoquées par les régions voisines.

En effet traçons un quadrillage autour du cercle noir de l'expérience précédente ; il semblera qu'il passe par-dessus (fig. 384).

Dans la vision binoculaire ce défaut du champ visuel disparaît d'une manière plus parfaite parce que les points dont l'image se peint sur la tache aveugle de l'un des yeux et par suite ne l'impressionnent pas, envoient dans l'autre œil des rayons qui convergent sur un point sensible de sa rétine (fig. 383).

Bâtonnets et cônes. — Les éléments bacillaires contenus dans la rétine sont de deux espèces (fig. 373). Les uns appelés *bâtonnets* (fig. 385) se terminent du côté externe par une portion cylindrique à base hexagonale tandis que les *cônes* (fig. 386) ont leurs deux extrémités étirées. Ces derniers peu nombreux dans les régions moyenne et antérieure de l'œil où il n'y a presque rien que des bâtonnets forment seuls le revêtement de la tache jaune (fig. 380) où ils sont remarquablement ténus et pressés les uns contre les autres.

Les bâtonnets comme les cônes comprennent un article externe plongé dans les calices choroïdiens (fig. 387) décomposable en disques superposés, et un article interne formé par une membrane recouvrant une masse granuleuse qui contient surtout dans les cônes des corps lenticulaires brillants avec des globules violets ou rouges particulièrement fréquents chez les oiseaux et les batraciens.

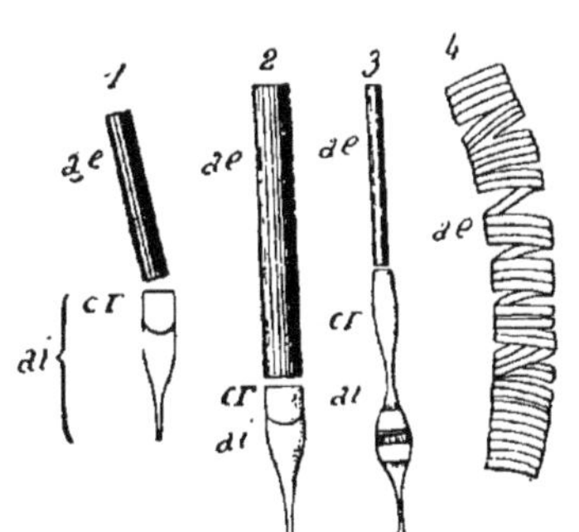

Fig. 385. — Bâtonnets extraits de l'œil des vertébrés : *1*, chez la poule ; *2*, chez la grenouille ; *3*, chez le cabiaï ; *4*, article externe réduit en disques.

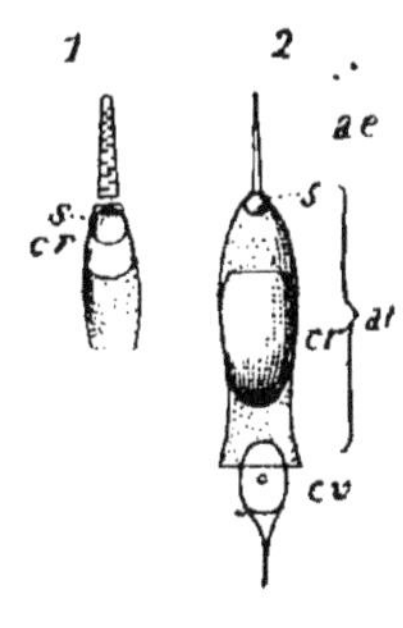

Fig. 386. — Cônes extraits de l'œil des vertébrés : *1*, chez le lézard ; *2*, chez la grenouille.

ae, article externe ; *ai*, article interne ; *cr*, cône réfringent ; *s*, sphère colorée chez le lézard ; *cv*, cellule visuelle.

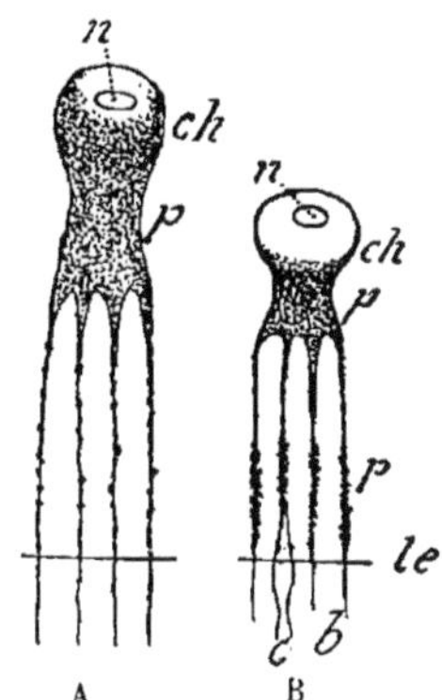

Fig. 387. — Une cellule pigmentée de la choroïde chez la grenouille : A, dans l'obscurité ; B, au soleil ; *p*, pigment ; *ch*, cellules de l'épithélium de la choroïde ; *n*, noyau ; *c*, cône rétinien ; *b*, bâtonnets rétiniens ; *le*, limitante externe

Acuité visuelle. — L'expérience apprend que pour distinguer deux points voisins il faut que l'angle des droites qui les relient au centre du cristallin vaille au moins 1 minute (chez quelques personnes exceptionnelles 1/2 minute suffit), quelle que soit la distance qui les sépare de l'œil. De là, l'avantage des myopes quand il s'agit de saisir les détails d'un objet, puisqu'ils les regardent de très près (fig. 393). Il est évident que l'élément important est la distance qui sépare sur la rétine les images formées par des points voisins situés dans le champ : elles doivent affecter des éléments différents. L'angle de 1 minute correspond à une distance de 6 à 8 μ entre les images rétiniennes, c'est-à-dire à un intervalle d'autant de cônes.

Il semblerait qu'il suffise d'un intervalle d'un cône entre les deux images pour que l'on ait des sensations distinctes. La différence provient sans doute des défauts de l'œil (astigmatisme, etc.), ainsi que peut être de la non-indépendance de tous les éléments rétiniens par rapport aux fibrilles du nerf optique.

Cette acuité n'existe que pour les objets que l'on fixe, c'est-à-dire pour ceux qui se peignent sur la tache jaune. En dehors (*vision indirecte*) elle est beaucoup plus faible. Cependant cette vision imparfaite est excessivement importante. Elle révèle l'existence des objets environnants surtout quand ils sont grands ou brillants ou bien s'ils se déplacent, tandis que la vision directe produite par l'impression de la tache jaune sert à voir la forme et les détails des parties qui nous intéressent.

Rôles de la choroïde. — 1° Autrefois l'on admettait que la choroïde avait uniquement pour rôle *d'absorber* les rayons lumineux qui tendraient à pénétrer dans l'œil à travers les tissus autres que le cristallin.

Cette lumière étrangère diminuerait en effet la netteté des images données à travers cette lentille et par suite aussi celle des impressions. Le manque de netteté dans la vision que l'on observe chez les *albinos* dont le pigment choroïdien manque, vérifie l'exactitude de cette hypothèse.

2° Les calices formés par la choroïde autour de l'extrémité externe des bâtonnets rétiniens, éléments excitables de l'œil peuvent concourrir à empêcher la lumière entrée dans l'un d'entre eux par sa tranche de s'en échapper latéralement. La grande réfringence de leur substance agit déjà dans le même sens. L'*isolement* ainsi obtenu pour les divers bâtonnets est plus complet à la lumière qu'à l'obscurité. Les calices s'allongent dans la grande clarté par suite de la migration des grains de pigment tandis que dans la lumière faible ils rentrent dans les corps des cellules choroïdiennes (fig. 387);

3° Grâce à la grande vascularité de sa couche moyenne, la choroïde assure une grande constance de température aux éléments nerveux qu'elle supporte ;

4° Les calices pigmentaires des cellules choroïdiennes ont pour rôle de sécréter le *pourpre rétinien* substance décomposable sous l'action de la lumière, réaction chimique qui mettrait en liberté l'énergie nécessaire pour ébranler les terminaisons nerveuses.

Pourpre rétinien. — En 1876, Boll ouvrant l'œil d'une grenouille tenue à l'obscurité vit que le fond de la rétine était absolument rouge comme s'il y avait un épanchement sanguin. Mais au bout de 30 secondes la coloration disparut. Elle siégeait dans la couche des segments externes des bâtonnets, là où les calices choroïdiens entourent ces organes. Cette décoloration n'est pas dûe à la mort de l'animal, mais à l'action de la lumière, car on peut répéter l'expérience avec les yeux d'animaux morts depuis un certain temps pourvu que les paupières en soient restées closes; la rétine ne présente jamais de coloration chez ceux qui les avaient ouvertes.

Une grenouille étant placée devant une fenêtre éclairée après avoir séjourné pendant 10 minutes dans l'obscurité, on lui abaisse un instant la paupière inférieure, puis on arrache l'œil de l'orbite et on l'ouvre dans une chambre noire ou dans une enceinte éclairée à la lumière jaune. On voit alors une image de la fenêtre se détacher en clair sur le fond de l'œil qui est resté rouge. Les barreaux eux-mêmes ont été réservés dans la décoloration. Le fond sur lequel se détache l'image s'éclaircit par l'action de la lumière à moins qu'on ne le fixe par une immersion dans une dissolution d'alun. Les dessins ainsi obtenus portent le nom d'*optographies*. La matière rouge soluble dans la bile d'où on peut la précipiter a reçu le nom de *pourpre rétinien* ou *erythropsine*. Elle serait continuellement sécrétée par la couche des calices choroïdiens. En effet une rétine décolorée à la lumière redevient rouge à l'obscurité même si elle a été détachée pendant quelques instants de la choroïde pourvu qu'on la remette en place. On a retrouvé des substances semblables dans les yeux des mollusques, des arthropodes, etc.

Ce pourpre est doué d'une sensibilité plus exquise que les sels d'argent employés en photographie parce qu'elle trahit non seulement les différences dans l'éclat mais encore dans la couleur.

A la lumière verte ou bleue le pourpre vire au violet tandis que dans le rouge et le jaune il devient rouge.

On a donc voulu que ce soit par l'intermédiaire de cette réaction chimique (décoloration du pourpre) que l'agent lumière agisse sur les éléments nerveux — mais cette théorie rencontre une objection. On n'a pas trouvé le pourpre chez tous les animaux (poules) ni dans la tache sensible de l'homme. Il semble que ce soient seulement les bâtonnets qui en possèdent à l'exclusion des cônes. On a alors émis l'hypothèse que ces derniers contiendraient des corps sensibles à la lumière quoique incolores et il en serait de même pour les produits formés à la suite de l'action lumineuse.

5° *Tapis*. — Quoiqu'il en soit c'est pendant que la lumière chemine dans les terminaisons rétiniennes suivant l'axe que se fait l'impression.

Il semble que toute la lumière ne soit pas absorbée par la substance des bâtonnets dans son parcours direct car chez les animaux crépusculaires surtout, on trouve des portions de choroïde dépourvues de pigment et réfléchissant fortement la lumière ce qui constitue le phénomène du *tapis*. La lumière réfléchie impressionnerait le bâtonnet dans le chemin du retour.

Retournement des images. — On s'est longtemps préoccupé de ce que nous voyons les objets droits quoique les images dessinées sur le fond de l'œil soient renversées.

Cette question n'a pas l'importance qu'on lui a attribuée car nous n'avons pas de connaissances objectives sur l'image rétinienne.

Si l'on vient à toucher un point de la rétine, la personne en expérience voit une clartée appelée *phosphène* traverser le champ visuel au point *diamétralement opposé* quoiqu'il n'y ait pas eu d'image dessinée sur le fond de l'œil. On en conclut que les fibres et les terminaisons nerveuses qu'elles portent sont reliées à l'écorce cérébrale de telle manière que l'ébranlement d'un élément déterminé par n'importe quel agent donne une sensation de lumière associée à l'idée qu'elle provient d'un point de l'espace diamétralement opposé. Toute la question est donc de savoir si c'est par suite d'une éducation individuelle que le sens intime a appris à mettre d'accord les impressions du toucher (espace senti) avec celles de la vue (espace vu) ou bien si c'est par un mécanisme préétabli dans l'individu résultant de l'éducation ancestrale et fixé définitivement. On a observé que des aveugles de naissance, ayant acquis la vue à la suite d'une opération avaient immédiatement le sentiment de la direction dans laquelle ils devaient chercher les objets aperçus. Ce fait démontrerait la deuxième hypothèse.

Appareil accommodateur. — Une lentille déterminée ne donne d'images nettes sur un écran fixe que des objets éclairés se trouvant à une distance parfaitement définie audevant d'elle. En deçà comme au-delà, elle n'en donne qu'une image trouble parce que le cône des rayons réfractés qui correspond à chaque point n'est plus coupé par l'écran en son sommet mais plus près ou plus loin et alors les petits cercles images des points voisins empiètent les uns sur les autres. La rétine qui tapisse le fond de l'œil étant fixe il faudra que les milieux réfringents situés en avant modifient leur courbure quand la vision nette devra être obtenue pour des objets situés à des distances différentes de l'œil.

Les rayons de courbure des faces d'une lentille influent considérablement sur la situation du foyer conjugué qui correspond à un point lumineux donné.

Nous verrons que l'adaptation consiste uniquement dans une modification de la courbure de la face antérieure du cristallin, courbure qui est sous la dépendance des fibres musculaires contenues dans le paroi du globe sur le pourtour de l'iris *(appareil ciliaire)*.

Preuve de l'accommodation. — On ne peut voir nettement et simultanément des objets situés dans des plans différents. Si l'on examine attentivement l'extrémité du doigt levé en l'air, les objets situés en arrière paraîtront flous et inversement.

Un livre étant recouvert avec une gaze soutenue à une petite distance en avant, si l'on fixe les caractères tracés sur les pages la trame du tissu est invisible, elle produit uniquement une coloration grise des feuilles ; au contraire si l'on examine le tissu du voile les caractères deviennent indistincts.

Le cristallin seul produit l'accommodation par changement dans la courbure de sa face antérieure. — L'accommodation pourrait se faire de beaucoup de manières : déplacement du fond de l'œil, aplatissement ou allongement du globe sous l'action des muscles extérieurs, déplacement du cristallin ou enfin changements dans la courbure des surfaces de séparation des divers milieux que la lumière traverse successivement : cornée transparente, cristalloïde antérieure et cristalloïde postérieure. C'est la cristalloïde antérieure seule qui modifie sa courbure.

Une lumière étant placée devant un œil on en voit trois images données par réflexions sur les trois surfaces de séparation des milieux successifs qui remplissent le globe oculaire (fig. 388). Les deux premières sont droites, elles se déplacent

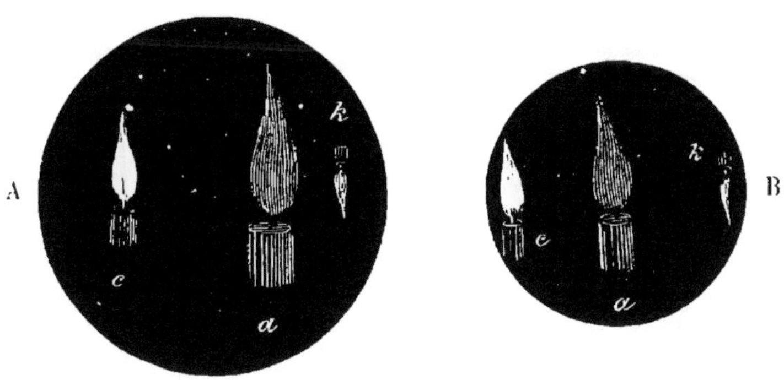

Fig. 388. — Positions des images données par une bougie placée devant l'œil : A, dans la vision des objets éloignés ; B, dans la vision des objets rapprochés ; *c*, image cornéenne ; *a*, image dûe à la face antérieure du cristallin ; *k*, image produite par la face postérieure du cristallin.

dans le même sens que la bougie ce qui montre qu'elles sont données par des miroirs convexes.

Celle qui est donnée par la cornée est très brillante, tandis que celle qui est formée par la face antérieure du cristallin est très peu éclairée, grande, située profondément.

La troisième renversée, brillante, beaucoup plus petite, se déplace en sens inverse de la bougie ; elle est donc donnée par un miroir concave (surface postérieure du cristallin). Après avoir noté la disposition des trois images pendant que l'œil est adapté pour la vision éloignée (on fait fixer une étoile à la personne en expérience) toutes choses restant en place, on commande d'examiner sur la même ligne de visée un objet rapproché, on constate que l'image intermédiaire seule se déplace et devient plus petite. Il y a donc accommodation de l'œil et celle-ci porte uniquement sur la face antérieure du cristallin qui s'est bombée, augmentant sa convexité de 2 à 3 millimètres.

Procès et muscle ciliaires. — En avant la choroïde s'épaissit beaucoup ; elle se divise finalement en deux feuillets (fig. 389 et 390). Celui qui est le plus externe, composé de fibres musculaires radiales et circulaires se fixe sur le pourtour de l'iris et sur la sclérotique le long du cercle suivant lequel celle-ci passe à la cornée transparente. On l'appelle *muscle* ou *ligament ciliaire*. Le feuillet interne, libre à son bord antérieur présente 70 à 80 plissements réguliers (fig. 391) rayonnants; très vasculaire, il sécrète l'humeur aqueuse on l'appelle *procès ciliaire*.

Mécanisme de l'adaptation. — L'adaptation résulte de l'*élasticité du cristallin* dont la forme naturelle de repos est plus sphérique que sur le vivant. On vérifie ce fait en mesurant la courbure de la lentille

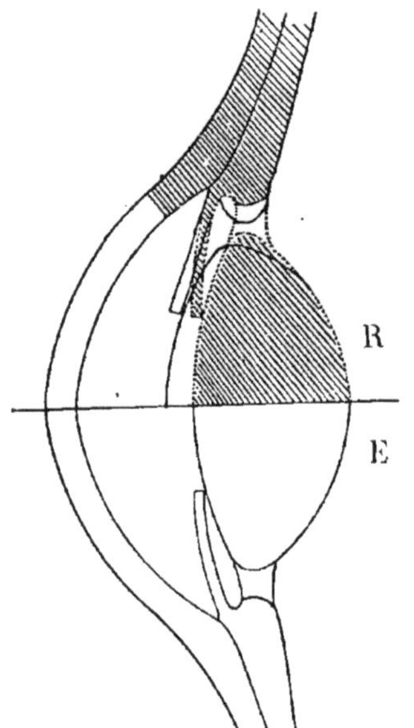

Fig. 389. — Modification dans l'adaptation : E, disposition de l'œil pour la vision des objets éloignés ; R, pour celle des objets rapprochés. On a prolongé en haut avec du pointillé et des hâchures la disposition dans la vision éloignée.

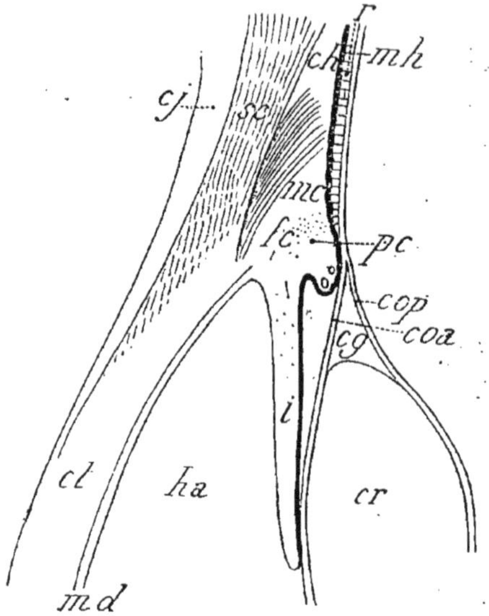

Fig. 390. — Région ciliaire de l'œil : (légende comme fig. 368) ; *md*, membrane de Descemet ; *coa*, cristalloïde antérieure ; *cop*, cristalloïde postérieure ; *fr*, fibres radiales du muscle ciliaire ; *fc*, fibres circulaires du muscle ciliaire ; *cg*, canal godronné.

chez un animal vivant au moyen des images réfléchies puis par le même procédé sur l'œil séparé du corps, enfin directement après avoir extrait le cristallin. Il y a donc constamment sur le vivant des actions

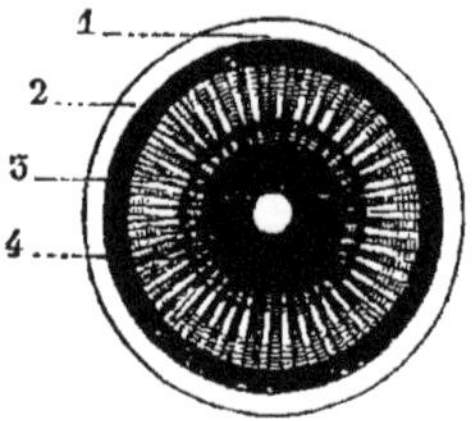

Fig. 391. — Face postérieure de l'iris et et procès ciliaires : 1, Sclérotique ; 2, choroïde ; 3, procès ciliaires ; 4, face postérieure de l'iris montrant la couche de cellules noires appelée uvée.

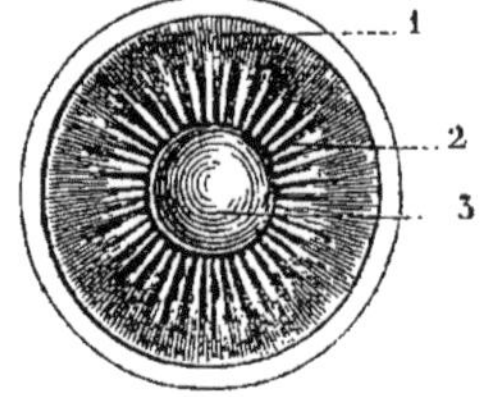

Fig. 392. — Face antérieure du cristallin et de l'humeur vitrée : 1, corps vitré ; 2, procès ciliaire du corps vitré : zone de Zinn ; 3, cristallin.

qui contrebalancent l'élasticité de la lentille faisant éloigner en arrière le foyer conjugué d'un objet lumineux situé en avant (fig. 393). Comme la vision des plans éloignés se fait sans fatigue tandis que celle des objets rapprochés ne peut se soutenir longtemps il faut

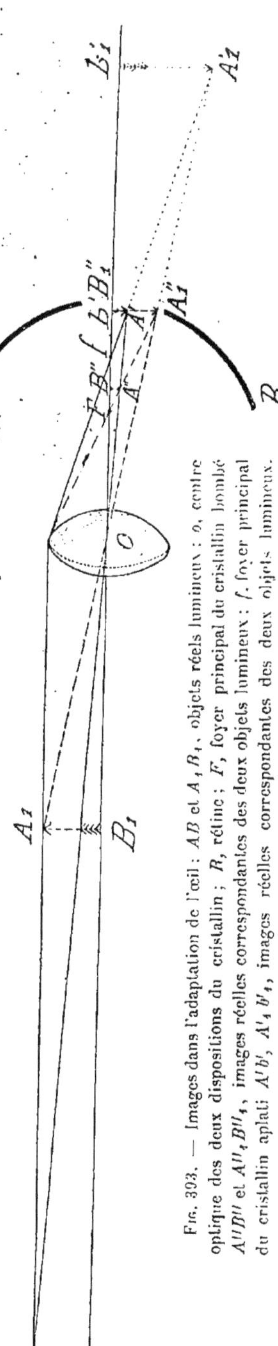

Fig. 393. — Images dans l'adaptation de l'œil : AB et A_1B_1, objets réels lumineux ; o, centre optique des deux dispositions du cristallin ; R, rétine ; F, foyer principal du cristallin bombé $A''B''$ et $A''_1B''_1$, images réelles correspondantes des deux objets lumineux ; f, foyer principal du cristallin aplati $A'b'$, $A'_1b'_1$, images réelles correspondantes des deux objets lumineux.

admettre que l'aplatissement est passif tandis que le bombement du cristallin nécessaire pour la vision des objets rapprochés est obtenu par l'intervention d'un phénomène actif qui réprime l'action passive dans le degré et au moment voulus. L'agent passif se trouve dans la tendance qu'ont les deux cristalloïdes à s'appliquer l'une contre l'autre par suite de la turgescence du globe. L'organe actif de l'accommodation est constitué par le *muscle* ou *ligament ciliaire*. Prenant son point fixe sur la sclérotique, sa contraction ramènera en avant l'équateur du sac cristallinien ce qui permet à la lentille contenue dans son intérieur de se bomber. On a vérifié que par la contraction du muscle ciliaire ou dans l'accommodation aux objets rapprochés, les procès ciliaires et toute la choroïde glissent un peu en avant à la surface interne de la sclérotique.

On avait voulu que le bombement du cristallin fut entièrement actif, produit par la transmission à l'équateur du cristallin de la pression exercée par le muscle ciliaire sur les procès. Mais on a constaté que jamais les procès ne touchent la lentille — puis comment après la mort celle-ci deviendrait-elle sphérique puisque le muscle ne peut plus être contracté à ce moment.

Presbytie. — L'expérience montre :

1° Que le pouvoir accommodateur est sensiblement le même chez toutes les personnes du même âge.

2° Qu'il diminue progressivement avec l'âge et cela déjà d'une manière sensible à partir de 10 ans pour devenir nul vers 70 ou 75 ans. On dit que l'œil est alors devenu *presbyte*.

Cette diminution du pouvoir accommodateur ne tient pas à une fatigue du muscle ciliaire mais à un durcissement du cristallin qui perd son élasticité.

Emmétropie, myopie, hypermétropie. — L'œil normal après avoir été d'abord sphérique prend ensuite un diamètre antéro-postérieur plus grand que les diamètres perpendiculaires à cette direction. Il devient alors tel que l'image d'un objet situé à l'infini se forme naturellement sur la rétine *(emmétropie)* fig. 394 ; par l'accommodation tant que

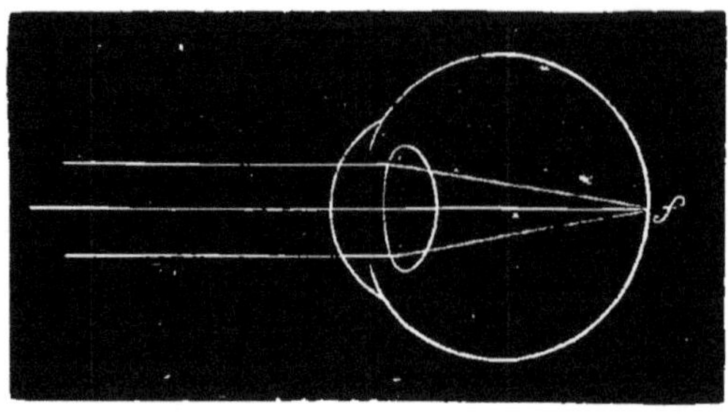

Fig. 394. — Œil normal emmétrope : Rayons parallèles formant leur foyer sur la rétine.

la presbytie n'est pas prononcée, il permet cependant de voir clairement aux distances faibles. La diminution du pouvoir accommodateur fait que normalement à partir de 40 ou 45 ans l'œil ne peut plus voir clairement à une distance plus rapprochée que 25 ou 30 centimètres appelée *distance minima de la vision distincte.*

Chez un certain nombre de personnes pour cause d'hérédité et d'application à l'examen de plans rapprochés de l'œil, celui-ci prend un excès de longueur dans le sens antéro-postérieur. La vision est alors très nette et douée d'une grande acuité (fig. 392), pour les objets rapprochés et pour ceux qui sont très proches ; mais les foyers conjugués des points lumineux éloignés étant situés en avant de la rétine,

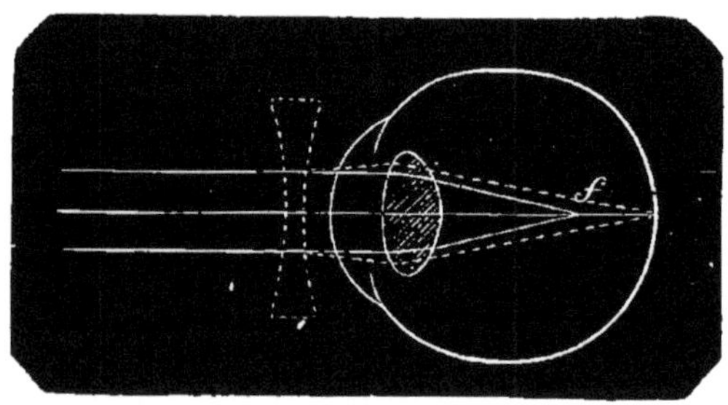

Fig. 395. — Œil myope : Rayons parallèles formant leur foyer en avant de la rétine.

les images correspondantes et par suite les impressions seront troubles (le cône réfracté étant coupé par la membrane sensible au-delà du sommet fig. 395) *(myopie)*. Le remède est de mettre en avant de l'œil des verres biconcaves qui refoulent le foyer sur la rétine en diminuant la convergence des rayons.

Les yeux de cette espèce deviennent difficilement presbytes.

Chez d'autres personnes l'axe antéro-postérieur du globe oculaire ne se développe pas assez. A l'état de repos, la vision n'est distincte pour aucun plan (hypermétropie) (fig. 396), il faut faire effort d'accommodation pour voir les objets même

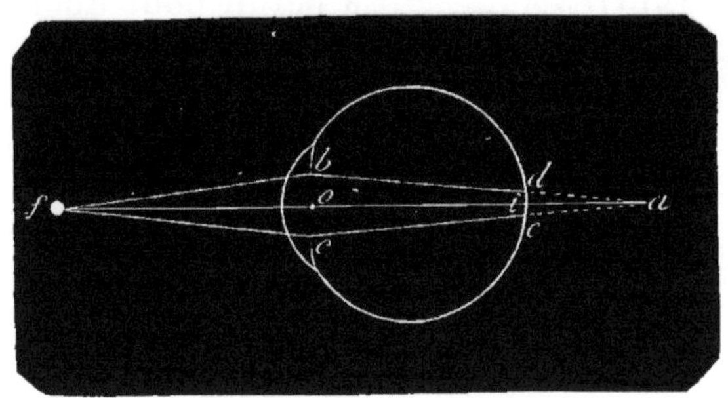

Fig. 396. — Œil hypermétrope : *f*, point lumineux ; *a*, foyer ; *bc*, ouverture de la pupille ; *ed*, cercle de diffusion.

éloignés et à un âge peu avancé, l'œil ne peut plus s'accommoder pour les points lumineux rapprochés, il devient très tôt presbyte. On remédie à cette infirmité par l'interposition de lentilles biconvexes en avant de l'œil.

Particularités de la vision. — Deux éléments interviennent dans l'excitation rétinienne : l'*intensité et la durée*.

1° L'*insuffisance* de l'un des deux facteurs peut être compensée par l'autre.

Ainsi une bombe passant devant les yeux pendant le jour n'est pas perçue tandis que l'étincelle électrique impressionne l'œil grâce à son éclat.

2° L'intensité *minima* nécessaire pour obtenir l'impression dépend de l'éclat des objets voisins.

Ainsi tandis qu'une bombe lancée pendant le jour n'est pas visible, on en perçoit au contraire la trajectoire dans le tir de nuit.

3° Une fois l'impression produite elle *persiste* pendant $\frac{1}{30}$ ou $\frac{1}{50}$ de seconde.

C'est ce qui explique la rayure du ciel par la pluie ; l'image d'une courbe enflammée que donne une lumière vivement déplacée ; les illusions des divers phénakisticopes.

Ce fait explique encore les *images accidentelles positives*.

Si l'on regarde fixement pendant très peu de temps un objet très brillant, on le voit encore pendant quelques instants quand on interpose la main devant les yeux.

4° *Fatigue rétinienne.* — Lorsqu'un point de la rétine a été vivement impressionné pendant un certain temps, il a perdu pour quelques instants la faculté d'être excité par les objets lumineux dont l'éclat est plus faible.

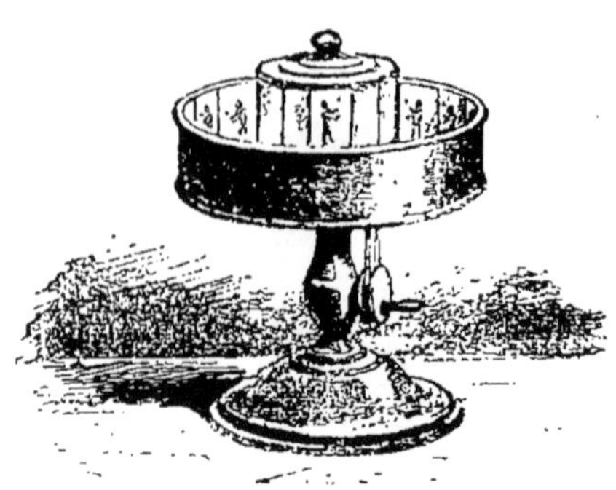

Fig. 397. — Phénakisticope.

Ainsi quand on passe du grand soleil dans une cave, il faut attendre plusieurs minutes avant que l'on distingue les objets qui s'y trouvent.

Ce phénomène explique les *images accidentelles négatives*. Après avoir regardé fixement pendant plusieurs minutes un objet brillant, l'œil étant détourné de sa direction le perçoit encore, mais comme une tache obscure au milieu du champ visuel. Quand on déplace l'œil, l'image noire se déplace en même temps ; le point correspondant de la rétine est devenu aveugle pour quelques instants. Il faut sans doute attendre que le pourpre soit régénéré.

Qualités de la lumière. — On admet que l'agent lumière est constitué par les vibrations d'un élément immatériel : l'*éther* qui remplit l'univers. Les variations dans l'amplitude de la vibration, donnent à l'œil la sensation d'une intensité lumineuse plus ou moins grande.

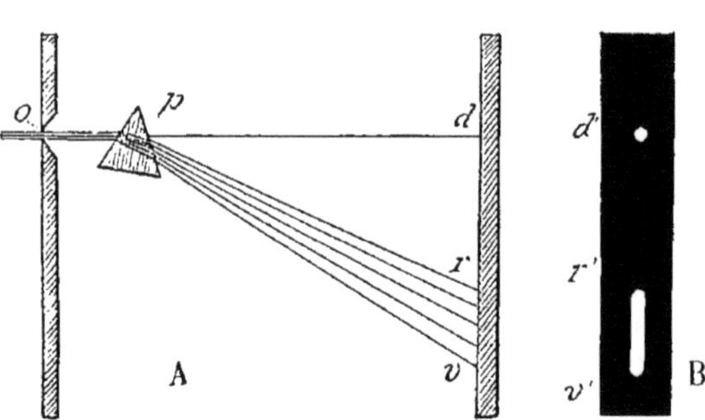

Fig. 398. — Décomposition de la lumière solaire : A, disposition des appareils ; B, écran vu de face ; *o*, ouverture de la chambre noire ; *p*, prisme ; *d*, trace du faisceau sur l'écran lorsqu'il suit un parcours direct, le prisme étant enlevé; *rv*. trace lumineuse observée sur l'écran après interposition du prisme ; *r*, rouge ; *v*, violet.

Au-dessous d'une certaine valeur elles cessent d'être perçues par l'œil.

Les variations dans la longueur d'onde, c'est-à-dire dans la rapidité des vibrations, donnent aux impressions des qualités que nous qualifions du nom de *couleurs*.

La lumière venue du soleil donne la sensation du blanc. Celle-ci ne correspond pas à une vibration simple, mais à un mélange en proportion déterminé des diverses vibrations simples que nous percevons.

Au moyen du prisme (fig. 398), grâce à la différence de réfrangibilité des rayons de différentes longueurs d'onde on peut les séparer, ce qui donne le spectre : Rouge, orangé, jaune, vert, bleu, indigo, violet. Ces rayons étant classés par ordre de réfraction et de rapidité croissantes; chacun prenant le nom de la sensation qu'il provoque subjectivement. En deçà du rouge comme au delà du violet il y a encore des rayons. Ils n'ont plus d'action sur notre rétine et par suite n'ont plus les qualités de couleur, ni de lumière. Mais étant accusés : les infra-rouges (vibrations lentes) par le thermomètre et les ultra-violets (vibrations rapides) par certaines réactions chimiques ils ont reçu respectivement les noms de rayons *calorifiques* et rayons *chimiques*. Les rayons visibles possèdent également les propriétés de produire la sensation de chaleur et d'exciter des phénomènes chimiques, mais elles ne varient pas dans le même sens que la visibilité. Ainsi tandis que le maximum de visibilité est dans le jaune, le maximum de chaleur est dans le rouge ou infra-rouge et le maximum d'action chimique sur le chlorure d'argent dans le violet ou ultra-violet.

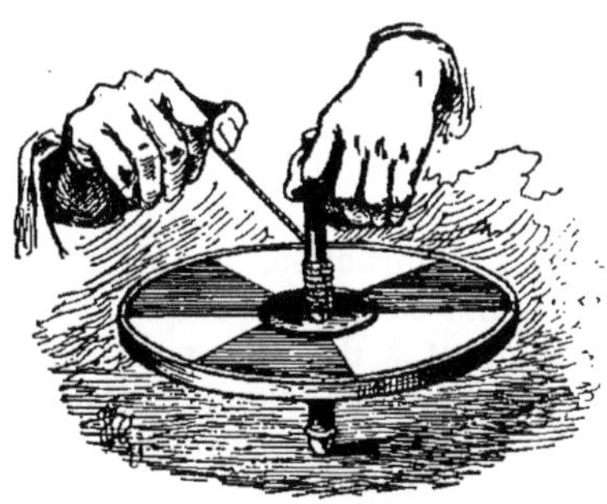

Fig. 399. — Toupie permettant la superposition des impressions colorées.

Les agents chaleur et lumière diffèrent donc seulement par la place qu'occupent dans le spectre les rayons caractérisés spécialement par ces propriétés, c'est-à-dire par la rapidité des vibrations.

Quand on *mélange* toutes les couleurs du spectre dans la proportion des rayons solaires, la sensation obtenue est également blanche. Quand la proportion des divers rayons n'est pas observée on obtient la sensation du blanc plus ou moins teinté par la couleur dominante (fig. 399).

Quels que soient les rayons du spectre contenus dans un mélange qui agit sur l'œil, la sensation obtenue présente toujours la coloration de l'un des rayons simples. Il faut en excepter le violet et le rouge qui donnent ensemble du *pourpre* ainsi que certains mélanges de deux couleurs dont l'une peut être arbitrairement choisie et qui donnent la sensation du *blanc*. On les appelle pour cela des couleurs *complémentaires*. Exemple rouge et vert, orangé et bleu, etc.

Pour obtenir par des mélanges toutes les colorations possibles, il faut employer au moins trois couleurs dont deux sont arbitraires.

Les objets non lumineux paraissent posséder au jour une certaine couleur; qui est dûe à ce qu'ils ne renvoient pas également vers l'œil tous les rayons émanés du soleil. Les rayons manquants traversent quelques fois simplement la substance; la lumière transmise donne alors la sensation complémentaire de celle qui est réfléchie ou diffusée. Ainsi une mince lame d'or donne par transparence une coloration verte. D'autres fois une partie plus ou moins considérable des rayons disparaissent absorbés par la substance.

Vision des couleurs. — Dans l'exercice de la vision nous distinguons deux qualités : l'*intensité* de la lumière et sa *couleur*. On a voulu que ces deux éléments de l'impression soient appréciés chacun par l'une des formes de terminaisons rétiniennes. Les bâtonnets renseigneraient sur la *quantité* de lumière et les cônes sur la *qualité* ou *couleur*.

A ce sujet on fait remarquer que les animaux crépusculaires et nocturnes ne peuvent pas distinguer les couleurs faute de clarté et ne possèdent que des terminaisons rétiniennes en forme de bâtonnets tandis que les oiseaux insectivores obligés de saisir les moindres nuances pour distinguer les insectes dont l'habillement est d'ordinaire en harmonie avec le milieu où ils vivent n'ont guère que des terminaisons en forme de cônes. Ces derniers contiennent souvent des globules colorés ce qui semble les prédisposer physiquement à l'absorption de certaines radiations.

On fait encore remarquer que la tache sensible, jaune, de l'homme contient seulement des cônes et que la sensation des couleurs est surtout vive pour les objets qui s'y peignent, c'est-à-dire pour ceux que l'on fixe ; à la périphérie du champ visuel on distingue très difficilement les nuances des objets et presque toutes les terminaisons y possèdent la forme de bâtonnets.

Hypothèse de Young. — Nous avons vu que par le mélange en quantités convenables de trois vibrations dont deux sont arbitrairement choisies, on peut obtenir toutes les sensations colorées. Comme nous avons la sensation des différences de coloration que présentent des objets très rapprochés, Young suppose que chaque point de la rétine, surtout dans sa région centrale, contient trois terminaisons voisines correspondant à des fibres distinctes et impressionnables ; l'une surtout par les rayons *rouges* l'autre par ceux de la région du *vert* et la troisième par ceux de la région du *bleu*. Notre conscience superposant pour chaque point l'impression des trois cônes correspondants acquèrerait la connaissance du coloris.

Daltonisme. — Cette hypothèse rend compte assez exactement de certaines anomalies présentées dans la vision des couleurs par un assez grand nombre d'individus appelés *daltoniens* à cause du physicien Dalton qui signala le premier cette infirmité dont il était frappé. Ces personnes présentent une moindre richesse en sensations chromatiques que les autres, ce qui les empêche de juger sainement la couleur des objets quand des caractères de forme et de situation ne les guident pas sur le nom à appliquer pour qualifier l'impression. Par exemple tandis quelles donnent aux différentes régions du spectre leur nom quand on le présente dans son entier, si on n'en montre qu'une bande verticale, elles accuseront une sensation jaune depuis le rouge jusque dans le vert bleuâtre ; la teinte devient seulement de plus en plus sombre à mesure que l'on avance vers cette région dont la coloration est appelée du gris. Puis le daltonien déclarera voir du bleu jusqu'à l'extrémité du spectre.

Il ne distingue donc que deux couleurs simples : le *jaune* et le *bleu*. Ce qui frappera surtout, c'est la confusion du rouge avec le vert et celle du bleu avec le violet. Les fraises et les cerises sembleront avoir la même couleur que les feuilles. Seule la différence de forme les fera distinguer.

Cependant il y a des daltoniens qui ne distinguent qu'une seule nuance qualifiée par eux de blanc.

Images consécutives colorées. — Cette hypothèse explique également la teinte complémentaire présentée par les images accidentelles négatives qui suivent la contemplation d'objets colorés et fortement éclairés.

Si pendant un certain temps on fixe un objet coloré, les terminaisons dont l'ébranlement donne la sensation correspondante fatiguées ne seront plus impressionnées dans la quantité voulue lorsque l'œil regardera un fond blanc ou gris; la sensation complémentaire semblera dominer.

Défauts de l'œil. — L'œil a les mêmes défauts que les appareils d'optique :

1° *Aberration de sphéricité.* Pour pénétrer jusqu'au fond de l'œil, la lumière se réfracte en traversant plusieurs surfaces sphériques, les rayons centraux ne viennent donc pas se réunir au même point que les rayons périphériques. L'iris supprime en partie ces derniers ;

2° *Aberration de réfrangibilité.* Les lumières simples sont inégalement réfrangibles; aussi l'œil n'est-il pas achromatique, mais, par suite de la grande convergence de l'appareil réfringent, nous ne nous en apercevons que dans des expériences spécialement instituées à cet effet;

3° La courbure normale de la cornée n'est pas égale dans tous les méridiens ; il en résulte un allongement des images d'un certain côté. Ainsi, si l'on examine la figure 400 B, il semble que les barres horizontales soient moins nettement tracées que les verticales; faisant tourner le livre de 90°, on sera tout étonné de voir que le défaut semble s'être reporté sur les anciennes barres verticales, maintenant horizontales. Cette défectuosité appelée *astigmatisme régulier* peut être corrigée par des verres cylindriques.

Irradiation. — Par suite des défauts de l'appareil optique de l'œil, l'image d'un point est en réalité un petit cercle.

Un objet donnera donc sur la rétine une image un peu plus grande qu'il ne le doit, d'où les illusions suivantes :

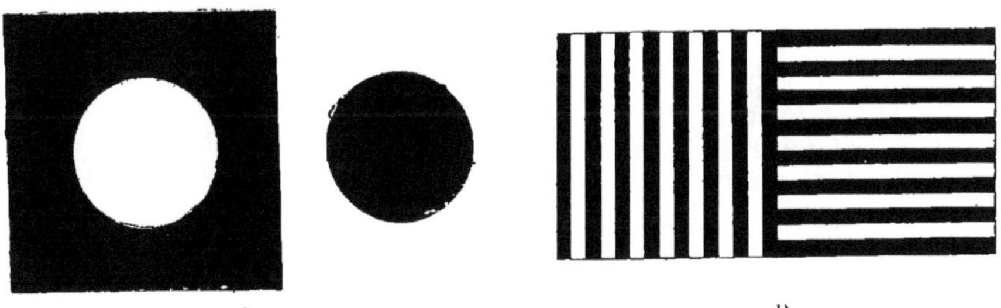

Fig. 400. — Expériences d'irradiation (Regarder à 1 ou 2 mètres).

De deux images égales, l'une blanche sur fond noir, l'autre noire sur fond blanc, la première semblera la plus grande (fig. 400 A).

Un papier présentant des rayures de même épaisseur, alternativement blanches et noires, semblera contenir plus de blanc que de noir.

D. Vision binoculaire.

Vue simple avec deux yeux. — Nous avons vu que la tache jaune est le point le plus sensible de la rétine. Pour bien voir un objet nous le fixons, c'est-à-dire que nous amenons l'image à se fermer sur ce point dans les deux yeux. Les images mentales qui résultent à la suite de ces deux impressions se superposent dans notre esprit et n'en font plus qu'une quoiqu'elles soient un peu différentes. Cette association des excitations portées sur les deux rétines par les rayons issus d'un point lumineux déterminé est le résultat de liaisons établies entre les conducteurs qui se terminent dans les régions de la rétine où se peignent d'ordinaire les images d'un même point extérieur (fig. 383), (*points correspondants*) car si on dévie l'un des yeux en le pressant avec le doigt la concordance disparaît et effectivement les images perçues se dédoublent.

Ces liaisons entre les images ne sont pas préétablies comme pourrait le faire croire le demi-croisement des fibres contenues dans les deux nerfs optiques au niveau du chiasma, croisement qui a pour résultat de faire desservir les moitiés droites des deux rétines, régions correspondantes au point de vue de la marche des rayons (fig. 383), par les fibres qui se détachent du côté droit du cerveau.

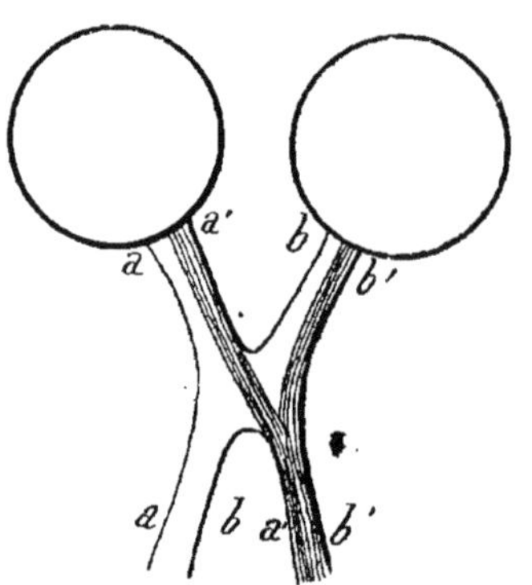

Fig. 401. — Schéma de l'entrecroisement des nerfs optiques : *aa'*, *bb'*, nerfs optiques ; *ch*, leur chiasma; *ab*, *a'b'* bandelettes optiques.

Les liaisons sont le résultat d'une éducation inconsciente de l'appareil central, parce que les personnes qui louchent voient simple, quoique les images ne se peignent pas sur les deux rétines aux points normaux. Au contraire, après la section du muscle qui était trop court, les images viennent se faire sur les points normalement homologues des deux rétines et pendant quelque temps la vision devient double. Un dernier argument vient de ce que chez les poissons il y a croisement complet des deux nerfs optiques dans le chiasma, et cependant les rétines doivent posséder des points correspondants.

L'entrecroisement des fibres au niveau du chiasma rend compte de ce que la section uni-latérale d'une bandelette optique (fig. 401) ne produit pas une cécité complète de l'œil du même côté, mais seulement une inexcitabilité des moitiés correspondantes de la rétine dans les deux yeux. Elle explique également la propagation au deuxième œil, de certaines affections qui n'ont d'abord frappé que l'un d'entre eux.

Notion du relief. — Les différences dans les images superposées par la vision binoculaire produisent grâce à un travail insconscient la notion du *relief*.

C'est pour cela que dans la vision monoculaire on juge très mal de la distance qui sépare l'œil des divers objets. Il est presque impossible, dans ce cas, d'enfiler une aiguille, lorsqu'on s'astreint à mouvoir la main perpendiculairement au plan médian du corps.

Comme les aveugles-nés, auxquels on rend la vue, n'ont pas de suite le sentiment du relief, voulant prendre avec la main les objets éloignés jusqu'à ce que le toucher les ait éduqués, on en conclut que nous acquérons la connaissance inconsciente de la signification des différences entre les impressions fournies par les deux yeux, grâce à une éducation lente faite pendant le jeune âge.

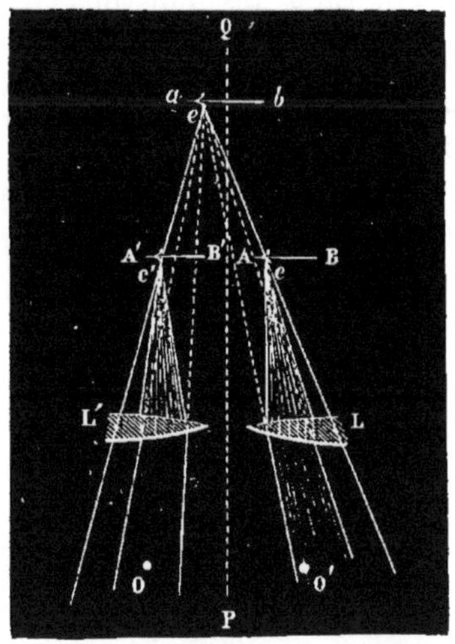

Fig. 402 — Marche des rayons lumineux dans le stéréoscope. Les deux dessins différents AB, A'B' font le même effet qu'un objet réel *ab*.

Le *stéréoscope* est un appareil par lequel on donne à un dessin l'illusion du relief en le regardant avec un seul œil, tandis que simultanément le deuxième observe une seconde image des objets figurés, mais pris sous un angle différent (fig. 402).

III. — ANATOMIE COMPARÉE DE L'ŒIL

Œil lentifère. — Comme nous l'avons vu p. 341, la plupart des animaux appartenant aux groupes les plus divers possèdent des organes visuels construits fondamentalement sur le même modèle que ceux de l'homme. Comme ils renferment un cristallin, on les appelle *yeux lentifères*.

Chez les oiseaux et en général chez les animaux aériens, la cornée transparente très convexe produit une convergence marquée des rayons lumineux qui pénètrent dans l'œil. Au contraire, chez les poissons la cornée est presque plane : la convergence des rayons est produite par le cristallin dont la forme devient sphérique.

Le pouvoir réfringent de l'eau et celui de l'humeur aqueuse ayant presque mêmes valeurs, il faudrait une courbure excessive de la cornée pour obtenir une convergence même peu sensible, courbure qui augmenterait considérablement la réflexion des rayons à l'entrée dans l'œil.

Chez les oiseaux la choroïde émet au niveau de la papille un prolongement qui s'avance plus ou moins loin dans le corps vitré, atteignant parfois la face postérieure du cristallin. Il a reçu le nom de *peigne* parce qu'il présente à sa surface une série de plis parallèles. Il semble avoir pour rôle de limiter le champ visuel et d'arrêter certains rayons lumineux.

On retrouve cet organe, mais moins développé, chez les reptiles (fig. 403). Chez les poissons il existe également atteignant la face postérieure du cristallin; on l'a décrit sous le nom de *ligament falciforme.* En même temps la région postérieure de la choroïde, très renflée par sa couche moyenne, a été appelée fort improprement *glande choroïdienne.*

Troisième œil des vertébrés. — Chez certains lézards (lézard ocellé) il existe à la partie supérieure du crâne une portion de peau transparente. L'os est interrompu en ce point; on y trouve superposés: une lentille, une rétine et un nerf spécial qui se rend aux couches optiques. Chez les poissons, le même organe se retrouve atrophié au-dessous du crâne qui n'est pas percé en ce point à l'état adulte; mais le trou a longtemps persisté chez les jeunes qui ont même encore un cristallin pendant un certain temps. Ce troisième œil se développe exactement comme les deux yeux persistants sous la forme d'un prolongement creux issu de la vésicule cérébrale antérieure. C'est sous une forme tout à fait embryonnaire que cet œil se retrouverait chez les animaux supérieurs et chez l'homme; il serait représenté par la *glande pinéale* ou *épiphyse* que nous avons vu être réunie aux couches optiques par une paire de filaments nerveux (p. 205).

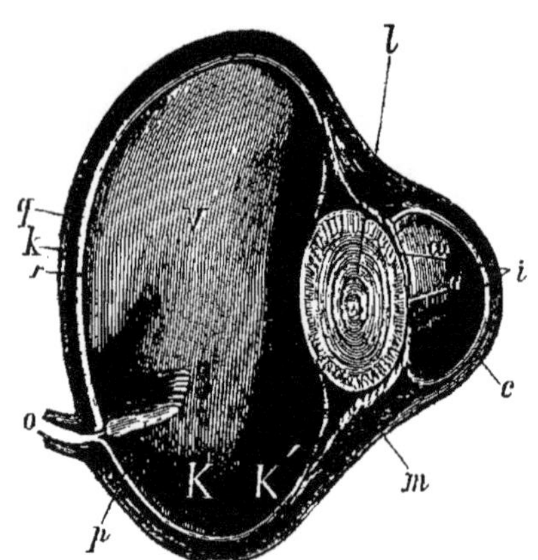

FIG. 403. — Œil de reptile : *q*, sclérotique ; *k*, choroïde ; *r*, rétine ; *o*, nerf optique ; *p*, peigne ; *v*, corps vitré ; *l*, cristallin ; *i*, iris ; *a*, humeur aqueuse *u*, pupille ; *c*, cornée transparente ; *m*, muscle ciliaire.

Œil rétinien. — Chez beaucoup d'articulés et quelques vers le cristallin manque; l'œil semble être réduit à la couche sensible, de là son nom de œil rétinien. Nous avons vu (p. 338) qu'il pouvait présenter diverses variétés : œil à facettes, œil lisse et œil interne (fig. 352 à 354).

Taches pigmentaires. — Enfin on pourrait assimiler à des yeux tout à fait rudimentaires les taches pigmentaires de taille limitée que portent un certain nombre d'animaux inférieurs (voir p. 337).

VI. Résumé des organes des sens.

Les organes des sens sont des ensembles de tissus modifiés en vue de faciliter les impressions du milieu extérieur. Ils sont spécialisés; chacun permet surtout l'action d'une manifestation particulière de l'énergie. Les impressions transmises par des conducteurs distincts et isolés semblent également être appréciées par des centres différents qui donneraient à la sensation son caractère. Nous avons reporté sur les agents ces différences subjectives distinguées nettement entre les sensations créant souvent plusieurs noms différents pour une même forme de l'énergie.

Le *toucher* siège à la surface de la peau. Il comprend quatre genres de sensations principales qui doivent être considérées comme des sens distincts : tact faible, tact fort, température, douleur.

Les sensations de contact faible sont données par les corpuscules qui terminent les nerfs dans certaines papilles du derme, celles du contact fort par les corpuscules de Pacini contenus dans les tissus sous-cutanés.

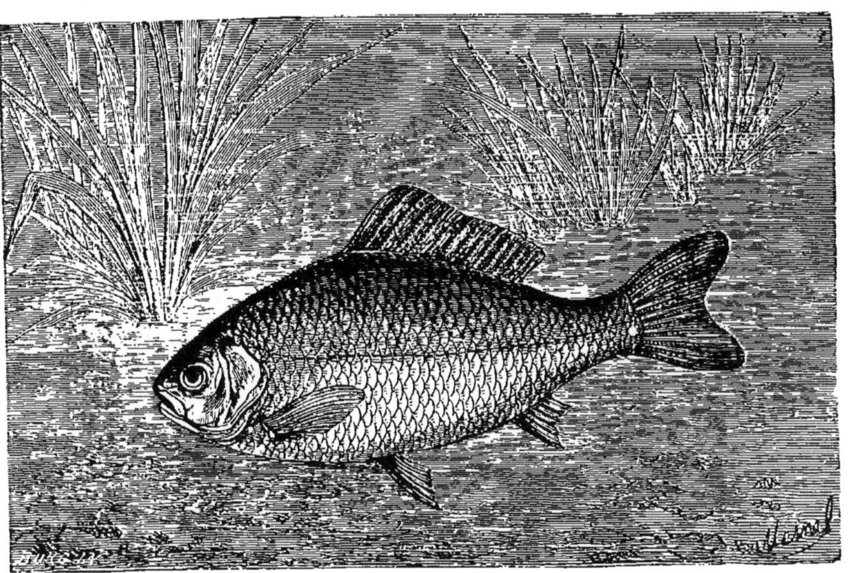

Fig. 404. — Carpe gibèle (Cyprinus gibelio).

Les sensations de température proviennent de l'impression des rameaux nerveux qui se trouvent dans la couche muqueuse de l'épiderme.

Les sensations de douleur seraient provoquées par l'irritation de fibres spéciales contenues cependant dans tous les conducteurs nerveux.

Les sensations du *goût* résultent de l'irritation des bourgeons gustatifs qui terminent des rameaux du nerf glosso-pharyngien, dans la muqueuse de la bouche, particulièrement au niveau du dos et des bords de la langue.

Les sensations de l'*odorat* sont provoquées par l'excitation de cellules spéciales très étirées, qui se trouvent à la surface de la muqueuse dans la moitié supérieure des fosses nasales.

L'oreille est spécialement impressionnée par les vibrations rapides des particules matérielles qui prennent alors le nom de sons.

Elle se compose de trois régions dénommées oreilles: externes moyenne et interne.

L'oreille *externe* se compose du pavillon et du conduit auditif externe. Elle a pour rôle de concentrer les ondes sonores sur le tympan, membrane tendue, qui la ferme à son extrémité interne.

L'oreille *moyenne* est une chambre remplie d'air communiquant avec le pharynx par la trompe d'Eustache.

Elle contient une chaîne de quatre osselets: marteau, enclume, os lenticulaire et étrier, qui est étendue du tympan à la fenêtre ovale qui se trouve sur sa face interne.

Les vibrations de la première membrane sont transmises par son intermédiaire à la membrane de la fenêtre ronde, et par suite au liquide de l'oreille interne qui se trouve derrière celle-ci :

Dans l'oreille *interne* on distingue trois régions appelées: limaçon, vestibule et canaux semi-circulaires.

A sa surface interne se trouvent les terminaisons du nerf acoustique ; là se produisent les impressions.

Le *limaçon*, grâce aux organes de Corti, servirait aux impressions musicales. Le *vestibule* dont l'analogue existe seul chez les animaux inférieurs qui entendent, servirait également à l'audition ; les *canaux semi-circulaires* seraient les organes périphériques d'un sens non distingué par les anciens, celui de l'équilibre.

L'œil est spécialement impressionné par la lumière. Il est constitué par une membrane transparente la *rétine*, que l'on doit considérer comme l'épanouissement du nerf optique dont les fibres s'y terminent par des bâtonnets.

En avant se trouve une lentille appelée *cristallin*, qui fait converger les rayons émis par les objets extérieurs donnant une image réelle de ceux-ci sur cette membrane ; il en résulte l'impression.

Une membrane pigmentaire noire, la *choroïde*, recouvre la surface externe de la rétine, empêchant la pénétration de la lumière par les faces latérales.

Enfin tout autour se trouve une membrane fibreuse qui donne à la paroi de la résistance. Elle est transparente dans sa région antérieure où elle porte le nom de *cornée transparente ;* en arrière elle est opaque ce qui lui a valu le nom de *cornée opaque* ou *sclérotique*.

Un voile musculaire en forme d'anneau, l'*iris*, placé au devant du cristallin règle l'arrivée de la lumière ; son ouverture constitue la *pupille*. Le cristallin et les membranes qui relient tout le pourtour de cette lentille à la paroi du globe divisent la cavité de l'œil en deux compartiments. La chambre antérieure contient une sécrétion hyaline : l'*humeur aqueuse* ; la chambre postérieure est remplie avec un tissu conjonctif muqueux transparent appelé *humeur vitrée*.

Pour que la vision soit nette il faut que l'image rétinienne le soit aussi. Cette netteté est obtenue à l'aide de changements dans la courbure de la face antérieure du cristallin.

Ce phénomène constitue l'*accommodation*.

C. Larynx

Le larynx ou *organe de la voix* est constitué par la partie supérieure de la trachée-artère.

Description du larynx. — Dans cette région les parois en sont plus épaisses et les anneaux cartilagineux remplacés par plusieurs cartilages.

1° Le *cartilage thyroïde* (fig. 140 et 406 à 409) (θυρεός, bouclier) qui constitue la *pomme d'Adam* : lame verticale en forme de fer à cheval concave en arrière.

2° Le cartilage *cricoïde* (κρίκος, anneau) situé au-dessous du précédent; en forme de bague plus haute en arrière qu'en avant.

3° Les deux cartilages *aryténoïdes* posés sur le bord supérieur du cricoïde en arrière près de la ligne médiane.

Ces cartilages sont reliés entre eux par des muscles striés, volontaires qui peuvent modifier leur disposition relative et par suite le calibre du canal aérien à leur niveau.

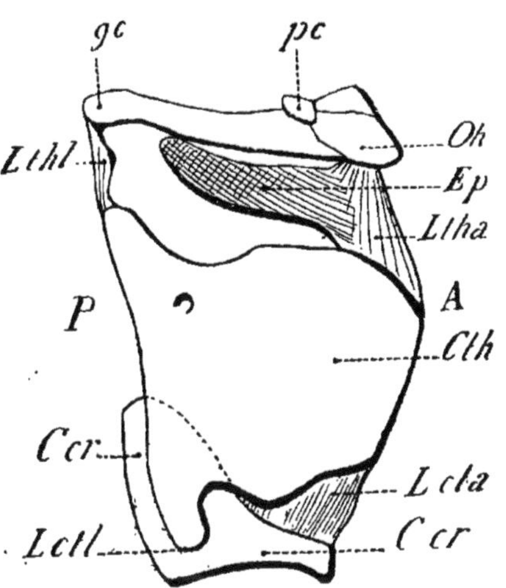

Fig. 406. — Squelette du larynx avec l'os hyoïde vu par la face droite : A, face antérieure ; P, face postérieure ; *Oh*, os hyoïde ; *gc*, grande corne ; *pc*, petite corne de cet os ; *Ep*, épiglotte ; *Cth*, cartilage thyroïde ; *Ccr*, cartilage cricoïde ; *Ltha*, ligament thyro-hyoïdien antérieur ; *Lthl*, ligament thyro-hyoïdien latéral ; *Lcta*, ligament crico-thyroïdien antérieur ; *Lctl*, ligament crico-thyroïdien latéral.

Celui-ci se trouve rétréci au niveau du milieu de la hauteur du larynx (fig. 409), chaque cartilage aryténoïde étant relié à la face postérieure du thyroïde par deux cordons élastiques antéro-postérieurs tendus qui soulèvent la muqueuse. On les appelle *cordes vocales*, elles sont séparées par un intervalle appelé *ventricule de Morgagni*. Les cordes vocales inférieures servent seules à la production des sons, elles sont plus rapprochées l'une de l'autre que les cordes supérieures et supportées par les muscles thyro-aryténoïdiens qui relient les cartilages du même nom. La fente réservée entre elles porte le nom de *glotte*.

La grandeur de cet orifice est variable (fig. 410 et 411), car les cordes qui la limitent peuvent s'écarter ou se rapprocher l'une de l'autre au niveau de leur extrémité postérieure, par suite des déplacements

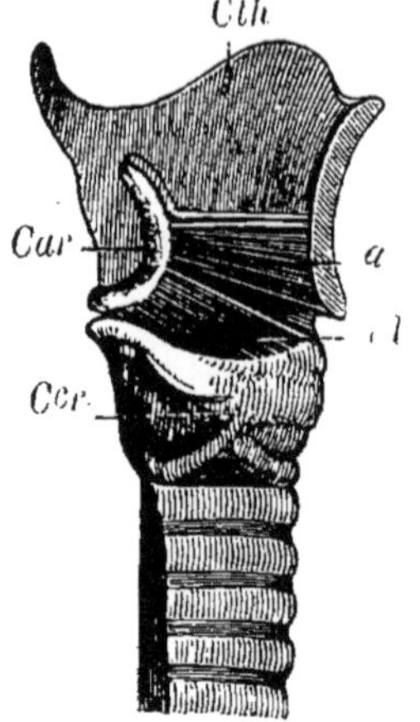

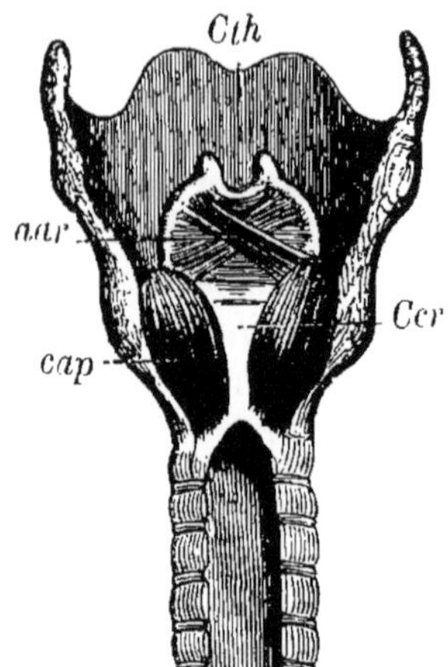

Fig. 407. — Larynx vu latéralement après ablation de la moitié droite du cartilage thyroïde.

Fig. 408. — Larynx vu par sa face postérieure.

Cth, cartilage thyroïde; *Ccr*, cartilage cricoïde ; — *Car*, cartilage aryténoïde; *cal*, muscle crico-aryténoïdien latéral ; *ta*, muscle thyro-aryténoïdien ; *cap*, muscle crico-aryténoïdien postérieur : *aar*, muscles ary-aryténoïdes.

imprimés aux cartilages aryténoïdes par les muscles qui s'y attachent.

La surface interne du larynx est tapissée par une muqueuse qui se continue en haut avec celle du pharynx, et en bas avec celle de la trachée. L'épithélium est cylindrique stratifié, muni de cils vibratiles sur sa face libre, sauf au niveau du bord libre des cordes vocales inférieures qui peuvent se mettre en

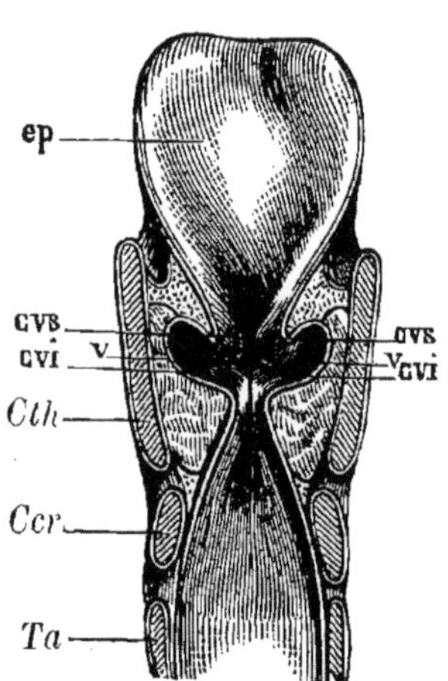

Fig. 409. — Coupe verticale du larynx.

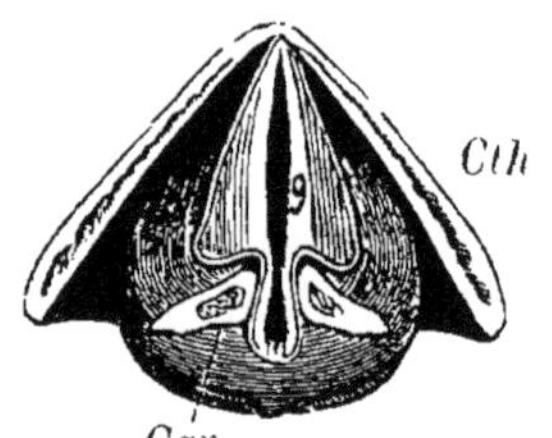

Fig. 410. — Coupe transversale du larynx au niveau des ventricules montrant la forme de la glotte *g*.

ep, épiglotte; *Cth*, cartilage thyroïde; *Ccr*, cartilage cricoïde ; *Ta*, trachée artère : *CVS*, cordes vocales supérieures ; *CVI*, cordes vocales inférieures; *V*, ventricules de Morgagni; *Car* cartilages arytenoïdes.

contact l'une avec l'autre et au sommet des cartilages aryténoïdes.

Mécanisme de la phonation. — Les observations pathologiques ont montré depuis la plus haute antiquité que le larynx est l'organe de la voix : les altérations fondamentales de ce mode d'expression sont causées par des maladies des cordes vocales inférieures. L'*ablation* du larynx rend les animaux aphones. Comme le même résultat est observé à la suite de la trachéotomie (opération par laquelle on crée

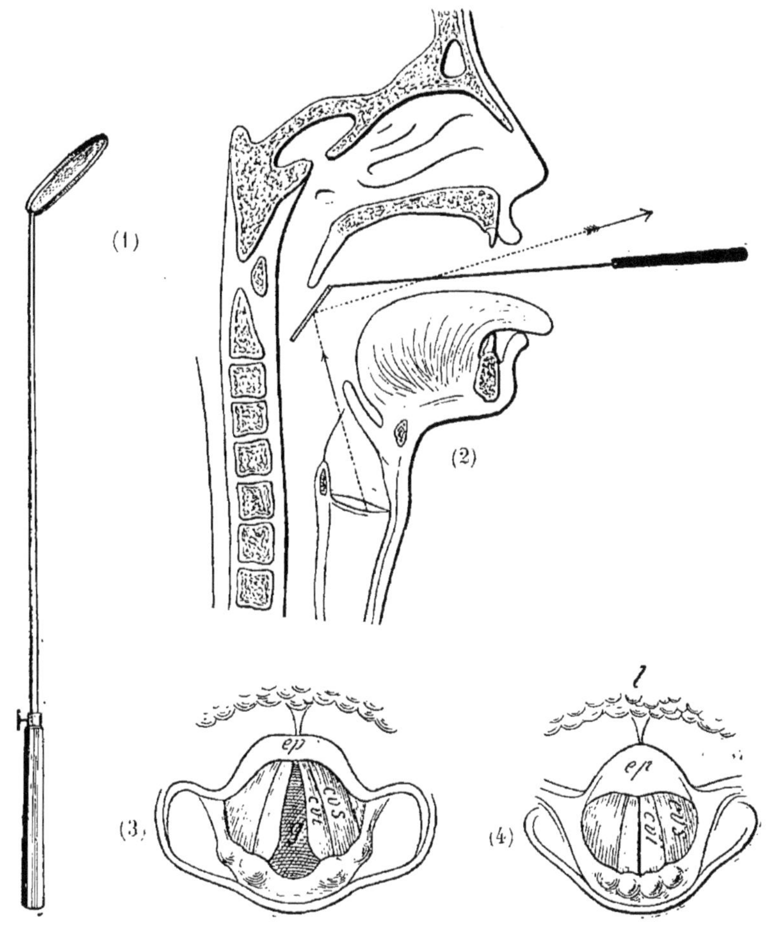

FIG. 411. — Examen au laryngoscope : 1, vue de l'instrument ; 2, coupe verticale montrant l'instrument en place ; 3, image obtenue pendant la respiration ordinaire ; 4, image obtenue au début de la phonation ; *ep*, épiglotte ; *l*, base de la langue ; *cvi*, cordes vocales inférieures ; *cvs*, cordes vocales supérieures ; *g*, glotte.

une ouverture artificielle à la trachée-artère au-dessous du larynx) tant que l'air expulsé des poumons ne passe plus entre les cordes vocales on en conclut que la mise en vibration des cordes a lieu par l'effort de l'air rejeté.

On pourrait croire, et on a cru pendant longtemps, que le mécanisme intime était celui du sifflet; l'air entrerait en vibration primitivement à la suite de son passage entre les cordes rapprochées.

Avec un miroir porté au bout d'une tige (laryngoscope) on arrive facilement à éclairer sur le vivant l'intérieur du larynx, et en même

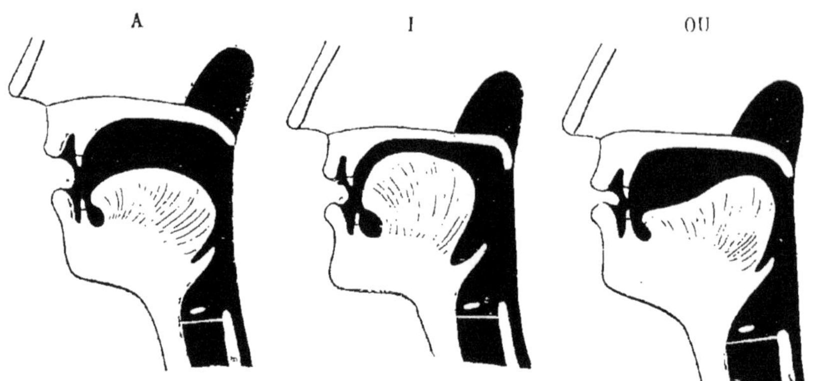

Fig. 412. — Dispositions affectées par la cavité buccale pendant l'émission des diverses voyelles A, I, OU.

temps à renvoyer dans l'œil les rayons lumineux diffusés par la muqueuse (fig. 411). On constate ainsi :

1° Les vibrations des cordes vocales inférieures sont apparentes ;

2° Les cordes vocales inférieures sont d'autant plus tendues et plus courtes que le son émis est plus aigu ;

3° La force avec laquelle le courant d'air passe à travers le larynx n'influe que sur l'intensité du son produit (amplitude des vibrations) et nullement sur sa hauteur (nombre des vibrations). Les modifications dans la force du courant d'air sont obtenues soit en renforçant l'expiration, soit par le rétrécissement de la glotte.

Le son glottique n'est pas articulé. Il se trouve modifié et renforcé par l'adjonction d'harmoniques du son fondamental résultant des vibrations des parois de la gorge, du pharynx, des sinus crâniens et du nez, ce qui donne au son le *timbre*. Ainsi se produisent les *voyelles* (fig. 412).

Les *consonnes* résultent de l'articulation, c'est-à-dire de la disposition affectée par la langue, les lèvres et les dents avant et pendant l'émission des voyelles.

I. — *Résumé du larynx.*

Le larynx ou organe de la voix est formé par la partie supérieure de la trachée-artère.

Les sons résultent des vibrations de deux soulèvements latéraux (cordes vocales inférieures) portés par la paroi. L'ébranlement en est produit sous l'effort de l'air chassé hors des poumons. Ils sont ensuite modifiés par les vibrations de la gorge, du nez, etc., ainsi que par la disposition de la bouche et de la langue.

CHAPITRE III

FONCTION DE LOCOMOTION

L'appareil de la locomotion comprend la plus grande partie des systèmes squelettique et musculaire.

A. *Squelette.*

I. — GÉNÉRALITÉS

On appelle squelette l'*ensemble des parties qui donnent au corps sa forme.*

Dans ce sens large, le squelette comprend tout le tissu conjonctif; non seulement les os, mais encore les ligaments, les cartilages, les membranes d'enveloppe, le derme, etc.

D'ordinaire, on donne à ce mot un sens plus restreint et il ne comprend plus alors que les parties dures, osseuses.

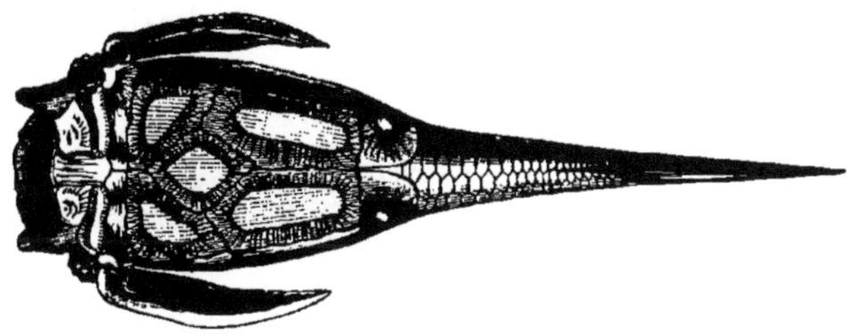

Fig. 413. — Face ventrale de Ptérichthys cornutus, poisson placoderme trouvé dans le Dévonien du nord de l'Ecosse.

Pris dans ce sens réduit, le squelette se présente tantôt sous la forme d'une *cuirasse externe* (écrevisse, langouste) et tantôt sous celle de masses internes recouvertes par les tissus mous. Ce deuxième état est plus avantageux que le premier car il permet une plus grande mobilité de chaque segment du corps.

Dans la nature ces deux formes se succèdent.

Les premiers animaux connus étaient cuirassés. Exemple : Trilobites et autres crustacés, poissons placodermes : ptérichthys (fig. 413), coccosteus (fig. 414), etc. Il reste encore quelques formes analogues de poissons. Ex. : Ganoïdes (lépidostée) (fig. 415) ; mais la plupart ont disparu peu à peu, remplacées par les poissons actuels à squelette osseux interne. Ce que ces animaux ont perdu en protection, ils l'ont gagné en agilité.

Squelette des animaux vertébrés. — L'embranchement des animaux vertébrés est caractérisé principalement par la disposition du squelette. Sa partie fondamentale est, en effet, disposée de la même manière chez les poissons, les batraciens, les reptiles, les oiseaux et les mammifères (fig. 439 à 489).

Les différences secondaires que l'on constate peuvent s'expliquer :

1° Par l'*adaptation* à un genre de vie particulier. De là viendraient les analogies et les différences que l'on constate

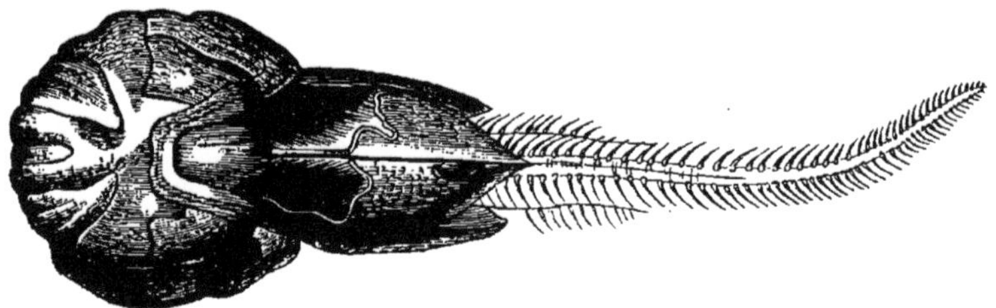

Fig. 414. — Coccosteus, poisson placoderme trouvé dans le Dévonien moyen d'Ecosse.

entre la main et le pied humains, l'aile de la chauve-souris, le pied du porc, de la biche, du cheval, l'aile de l'oiseau, la nageoire du poisson ;

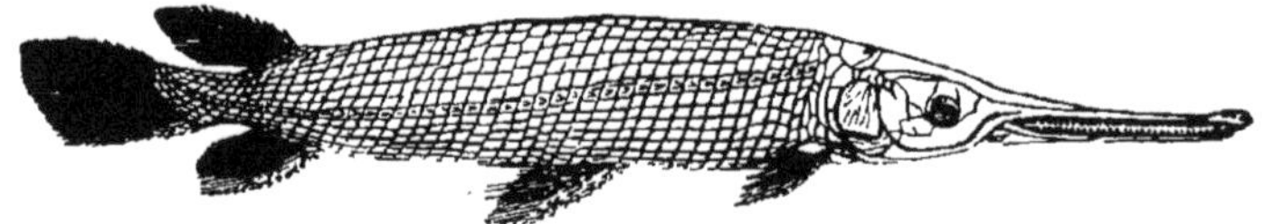

Fig. 415. — Lépidostée, poisson ganoïde des fleuves de l'Amérique du Nord.

2° Par l'*état d'ossification* plus ou moins avancé. En effet, les os des animaux supérieurs ne sont pas du tout des unités, mais des collections d'os soudés, après s'être formés séparément aux dépens de cartilages communs à un certain nombre d'entre eux, et qui dessinent l'architecture générale du futur squelette.

En des points déterminés de ce tissu, l'os apparaît sous la forme de petits noyaux qui, grandissant, finissent par se rejoindre (fig. 417 et 424). Quelquefois ils se soudent, c'est ce qui arrive chez les animaux supérieurs. Le nombre des os diminue alors, mais leur forme devient plus compliquée. Au contraire, chez les poissons, le développement n'est pas aussi complet ; en beaucoup d'endroits, les différents noyaux osseux restent séparés. Les os sont alors nombreux, mais de forme très simple.

B. Étude des Os.

D'après leur forme, les os sont divisés en *os longs, os courts* et *os plats*.

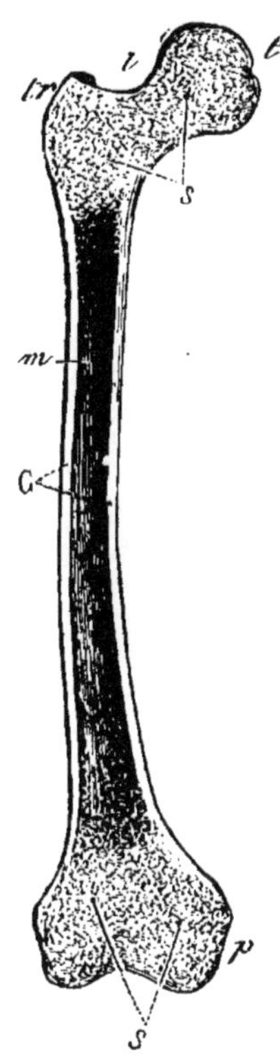

Fig. 416. — Coupe longitudinale d'un os long (fémur) ; C, substance compacte ; *m*, cavité médullaire ; *s*, substance spongieuse ; *t*, tête de l'os ; *tr*, grand trochanter ; *l*, col ; *p*, tubérosité interne.

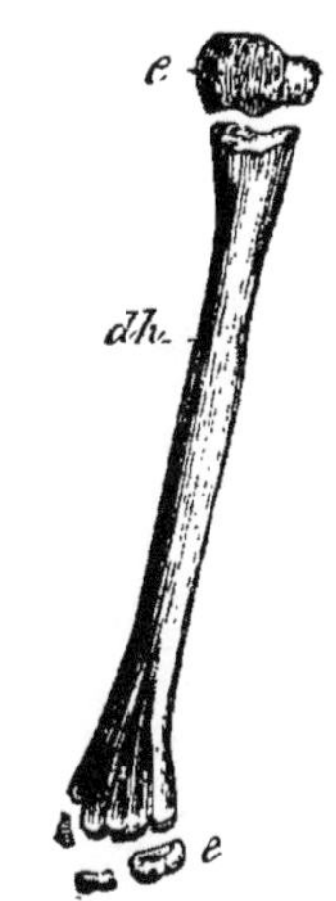

Fig. 417. — Humérus incomplètement ossifié; *dh*, diaphyse, *e*, noyaux épiphysaires.

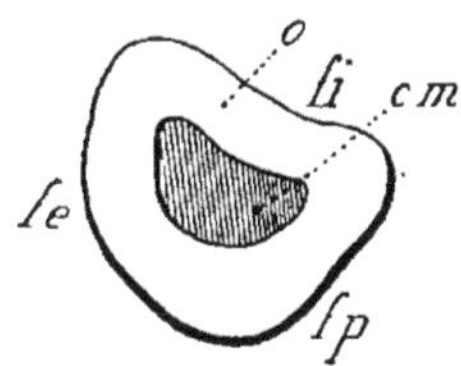

Fig. 418. — Coupe transversale de l'humérus droit faite à sa partie moyenne : *o*, os ; *cm*, cavité médullaire ; *fp*, face postérieure ; *fe*, face externe ; *fi*, face interne.

Les premiers sont caractérisés par leur forme allongée. On y distingue une partie moyenne appelée *corps* ou *diaphyse,* et deux extrémités renflées : les *épiphyses* (fig. 416 et 417).

Ils sont formés par du tissu compact, solide, sauf la région axiale qui est occupée par une cavité remplie de tissu gras, la *moelle* (fig. 416 et 418). Cette matière est d'ordinaire enlevée sur les os préparés. Vers les extrémités des os, qui sont généralement renflées, la *cavité médullaire* unique est remplacée par un grand nombre de petites loges également remplies de moelle et séparées par des cloisons osseuses. L'on dit que les portions d'os qui ont cette structure sont formées par de la *substance spongieuse.*

Les os courts, dont les dimensions sont sensiblement égales dans les diverses directions, ne contiennent pas de grande cavité médullaire. Ils sont formés par une couche peu épaisse de tissu compact qui recouvre de la substance spongieuse.

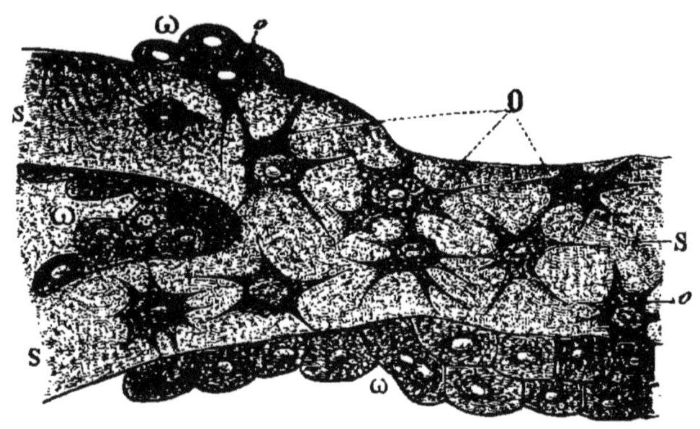

Fig. 49. — Ostéoblastes dans le pariétal d'un embryon : S, trabécules osseuses avec leurs ostéoplastes étoilés O, qui contiennent des ostéoblastes ovoïdes ; ω, couche d'ostéoblastes ; o, ostéoblastes se transformant en corpuscules osseux.

Les os plats, de grande surface, mais peu épais (crâne), sont constitués par de la substance spongieuse appelée *diploé*, comprise entre deux lames de tissu compact nommées les *tables* de l'os.

Structure des os. — Le tissu osseux est constitué par une matière organique, l'*osséine* (en moyenne 35 pour 100), imprégnée de *sels calcaires* ou *magnésiens* (en moyenne 65 pour 100), qui donnent la rigidité à l'ensemble.

On peut enlever la matière minérale d'un os en respectant la substance organique. Il suffit de le plonger pendant quelque temps dans de l'eau acidulée. Il reste alors un corps mou conservant la forme de l'os, uniquement constitué par la matière organique.

L'osséine se transforme par l'ébullition prolongée en gélatine soluble, mais on peut plus facilement isoler la matière minérale en calcinant l'os à l'air libre. Le résidu, de couleur blanche, conserve la forme et la structure de l'os qui a été employé ; pulvérisé il constitue la cendre d'os utilisée comme engrais ou pour la préparation du phosphore.

Dans la substance fondamentale de l'os se trouvent des lacunes étoilées nommées à tort *ostéoplastes* (οστεον, os ; πλαστης, qui forme), (fig. 419 à 423), d'après l'examen de parcelles d'os desséchés. Les véritables cellules, éléments vivants de l'os, ont alors disparu de leur intérieur, mais on peut les étudier sur des fragments d'os frais. Elles sont ovoïdes, on les appelle des *ostéosblastes* (οστεον, os; βλαστος germe), pour les distinguer des loges qui les reçoivent. Les prolongement ramifiés des ostéoblastes ou *canalicules osseux* sont anastomosés d'une loge à l'autre.

La matière minérale est formée surtout par du phosphate de chaux (en moyenne 90,22 pour 100), le restant comprend des carbonate, chlorure et fluorure de calcium (ensemble et en moyenne 8,50 pour 100), et du phosphate de magnésie (en moyenne 1,28 pour 100).

Les éléments osseux ne sont pas disposés au hasard dans la matière fondamentale; ils dessinent des rangées concen-

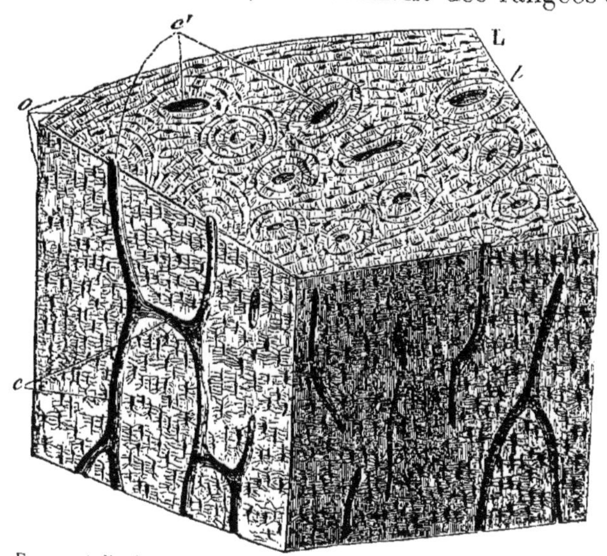

Fig. 420 — Fragment d'os long poli : *c*, canaux de Havers ouverts par une section longitudinale *c'*. lumière des canaux sur la coupe transversale : *o*, ostéoblastes ; L, système général de lamelles osseuses ; *l*, système particulier à un canal de Havers.

triques séparées par des lamelles de substance compacte, traversées cependant par les canalicules qui unissent les ostéosblastes voisins. Parallèlement à la surface de l'os, il y a d'abord un système général qui est interrompu en beaucoup d'endroits par de petits systèmes particuliers, entourant des canaux appelés *canaux de Havers* (fig. 420). Ceux-ci contiennent les vaisseaux nourriciers, qui viennent de la moelle et du *périoste* (membrane qui revêt la surface de l'os). Quelquefois on peut distinguer à l'œil nu les orifices qui servent à la pénétration des troncs principaux (*trous nourriciers*).

Épaississement des os. — Pendant presque toute la durée de la vie, les os augmentent de diamètre ; de nouvelles couches s'ajoutent à leur surface.

Duhamel l'a montré en 1739. Mêlant de la garance à la nourriture de moutons, il vit qu'une couche rouge s'était formée à la surface de l'os. Faisant alterner ce régime avec l'alimentation ordinaire, il trouva des couches rouges et blanches superposées à la périphérie de l'os, et en nombre égal à celui des changements de nourriture.

L'épaississement provient de la végétation du *périoste*.

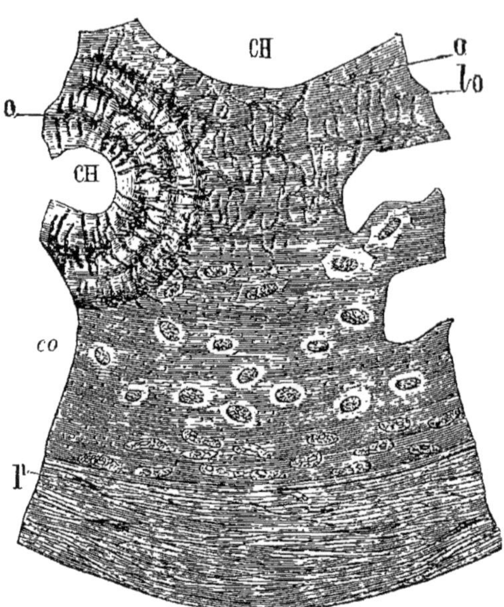

Fig. 421. — Coupe transversale faite près de la surface d'un os : CH, canaux de Havers ; *o*, ostéoblastes ; *lo*, lamelle osseuse ; *co*, couche ostéogène ; *p*, couche fibreuse du périoste.

Cette couche est formée de cellules ovoïdes, entremêlées de fibres élastiques et conjonctives. Les cellules sécréteraient de l'osséine surtout du côté interne produisant une migration de la couche génératrice vers l'extérieur. Quelques corpuscules, cependant, emprisonnés dans la substance fondamentale nouvellement formée, se transforment en ostéoblastes qui restent en communication avec les espaces qui entourent les éléments voisins par des petites lacunes ménagées dans la lamelle solide. Les vides qui se sont produits dans la couche des cellules génératrices sont comblés par la multiplication des éléments restés libres.

On peut donc dire d'une manière figurée que l'os est sécrété par le périoste.

Le périoste joue un rôle considérable dans la consolidation des fractures. Il a une part prépondérante dans la formation du tissu, d'abord mou puis fibro-cartilagineux et osseux qui empâte et réunit les surfaces fracturées voisines, constituant le *cal*. Le peu de vitalité du périoste explique la difficulté et quelquefois l'impossibilité où l'on est d'obtenir la consolidation des fractures chez les personnes âgées.

Ollier a profité de la propriété que possède le périoste, de former de l'os par sa végétation pour exécuter des greffes osseuses. Dans les lacunes produites par des pertes de substance osseuse, transplante cette couche en respectant soigneusement la zone profonde des cellules vivantes.

Raréfaction de l'os. — En même temps que l'os s'épaissit ainsi, les portions internes se résorbent ; les espaces remplis de moelle (canal médullaire et lacunes de la substance spongieuse) s'élargissent.

Ce phénomène de raréfaction se continue plus longtemps que l'accroissement en épaisseur, il explique la plus grande fragilité constatée chez les os des vieillards.

Un fil de platine étant déposé au-dessous du périoste chez un jeune animal, on le retrouve après peu de temps engagé dans la substance osseuse véritable ; plus tard il tombe dans la cavité médullaire. Cette migration résulte de l'accroissement externe que subit l'os joint à la résorption qui s'exerce sur sa région centrale.

Allongement de l'os. — L'allongement de l'os est insensible dans les parties tout à fait osseuses. Deux clous d'argent étant plantés vers le milieu d'un os long ; au bout d'un, deux ans, la distance qui les sépare n'aura pas augmenté. Mais si entre eux il existe une partie encore cartilagineuse, on constate que les points de repère s'éloignent de plus en plus l'un de l'autre.

Toutes les particularités que nous venons de signaler dans la structure et l'accroissement des os s'expliquent très facilement lorsqu'on se rappelle le mode de formation de ces tissus.

Formation des os. — Les os se développent aux dépens de cartilages. Il ne se produit pas un simple durcissement de la matière fondamentale, transformant l'un des tissus dans l'autre ; il y a *remplacement.* L'os fait invasion dans le cartilage, détruisant, résorbant peu à peu ce tissu au contact, avant de se substituer à lui.

Structure du cartilage. — Les cartilages, généralement recouverts par le *périchondre*, membrane fibreuse analogue au périoste des os, sont caractérisés par des cellules spéciales ovoïdes, plongées dans une matière fondamentale élastique ne contenant pas de vaisseaux sanguins.

Quand l'ossification d'un cartilage va se produire on voit apparaître en un ou plusieurs points de ce tissu primordial des lacunes produites par des bourgeons vasculaires venus du périchondre (fig. 422 et 423). Dans la région qui les avoisine, le cartilage se calcifie, puis se dissout mettant en liberté les cellules cartilagineuses dans les vides produits. Ces éléments anatomiques seraient ensuite résorbés également ou transformés en cellule de la moelle.

En même temps des cellules mésodermiques non encore différenciées venues avec les vaisseaux se déposent en une

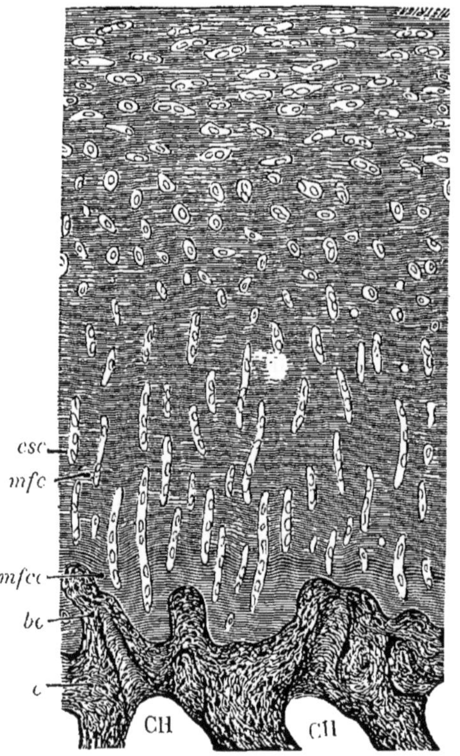

Fig. 422. — Coupe d'un cartilage en train de s'ossifier : CH, canaux de Havers; *bo*, bourgeon osseux.

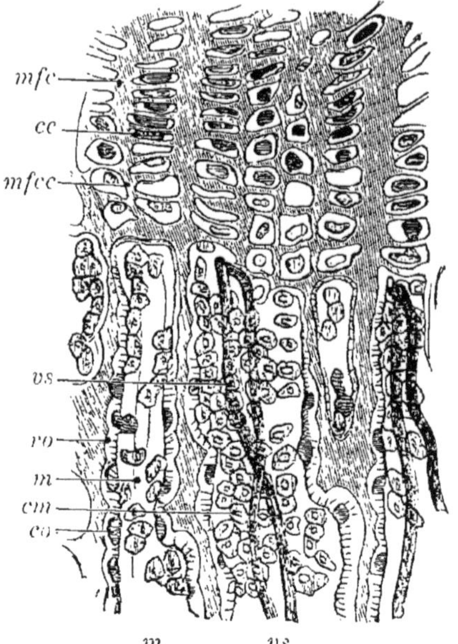

Fig. 423. — Coupe d'un bourgeon osseux pris dans le noyau épiphysaire d'un métacarpien (lapin de 3 mois) (d'après Rauvier) : *vs*, vaisseau sanguin ; *m*, cavité médullaire ; *cm*, cellule de la moëlle ; *co*, cellule osseuse ; *ro*, revêtement osseux.

mfcc, matière fondamentale calcifiée du cartilage ; *mfc*, matière fondamentale cartilagineuse ; *cc*, cellule du cartilage ; *csc*, capsule contenant de nombreuses cellules cartilagineuses.

couche continue à la surface interne des lacunes qu'ils ont produites. On les appelle *ostéoblastes* car elles sécrètent de l'osséine et du calcaire. Il se forme ainsi bientôt une couche continue de matière osseuse qui emprisonne quelques éléments cellulaires tandis que les autres sont repoussés dans l'intérieur.

Ce travail gagne de proche en proche et se développe de deux manières.

1° Le cartilage est attaqué par sa *surface* sur une zone qui grandit continuellement, ce qui donne les *lamelles générales;*

2° Il l'est encore par des bourgeons vasculaires accompagnés de cellules qui perforent d'abord le cartilage, puis également l'os formé donnant les systèmes particuliers de lamelles qui entourent les canaux de Havers dont la cavité résulte du maintien d'une partie de la lacune.

Dans les os longs il se forme ainsi trois points d'ossification principaux : un vers chaque extrémité *(points épiphysaires)* et un dans la région moyenne du corps (point *diaphysaire*) (fig. 417 et 424).

Les portions du cartilage, en forme d'anneaux qui n'ont pas encore été attaquées s'allongent rapidement pendant ce temps. On le constate en enfonçant deux clous d'argent dans des noyaux osseux séparés encore par du cartilage ; leur distance augmentera continuellement.

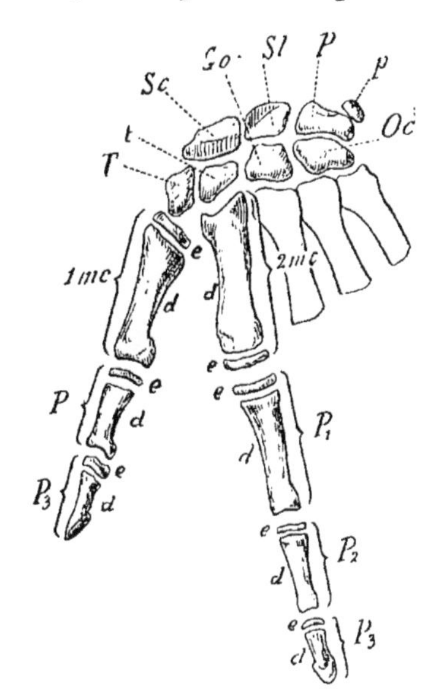

Fig. 424. — Ossification de la main : *Sc*, scaphoïde ; *sl*, semi-lunaire ; P, pyramidal ; *p*, pisiforme ; T, trapèze ; *t*, trapèzoïde ; G*o*, grand os ; O*c*, os crochu ; *1mc*, 1er métacarpien ; *2mc*, 2me métacarpien ; P, 1re phalange du pouce ; P_1, 1re phalange des doigts ; P_2, phalangine ; P_3, phalangettes ; *d*, diaphyse ; *e*, épiphyse.

Dans ce tissu les cellules présentent toutes les phases d'un cloisonnement rapide (fig. 422 et 423). On comprend donc que malgré l'attaque continuelle qu'il subit par ses deux extrémités il en subsiste jusqu'à un âge assez avancé (20 à 25 ans). Pendant tout ce temps le cartilage s'agrandissant, l'os dans son ensemble et par suite aussi le squelette augmenteront de taille.

Lorsque les cartilages ont disparu sous les coups de l'envahissement des bourgeons osseux la croissance cesse.

L'existence des anneaux cartilagineux qui séparent les épiphyses de la diaphyse explique la facilité avec laquelle les fractures des membres se produisent chez les enfants ; c'est à leur niveau que se fait la séparation. Mais comme ce cartilage possède une vitalité très grande la consolidation se fait beaucoup plus vite que chez l'adulte. Enfin il n'en reste pas de trace sur le squelette osseux définitif puisque la rupture a porté sur du tissu qui ne persiste pas.

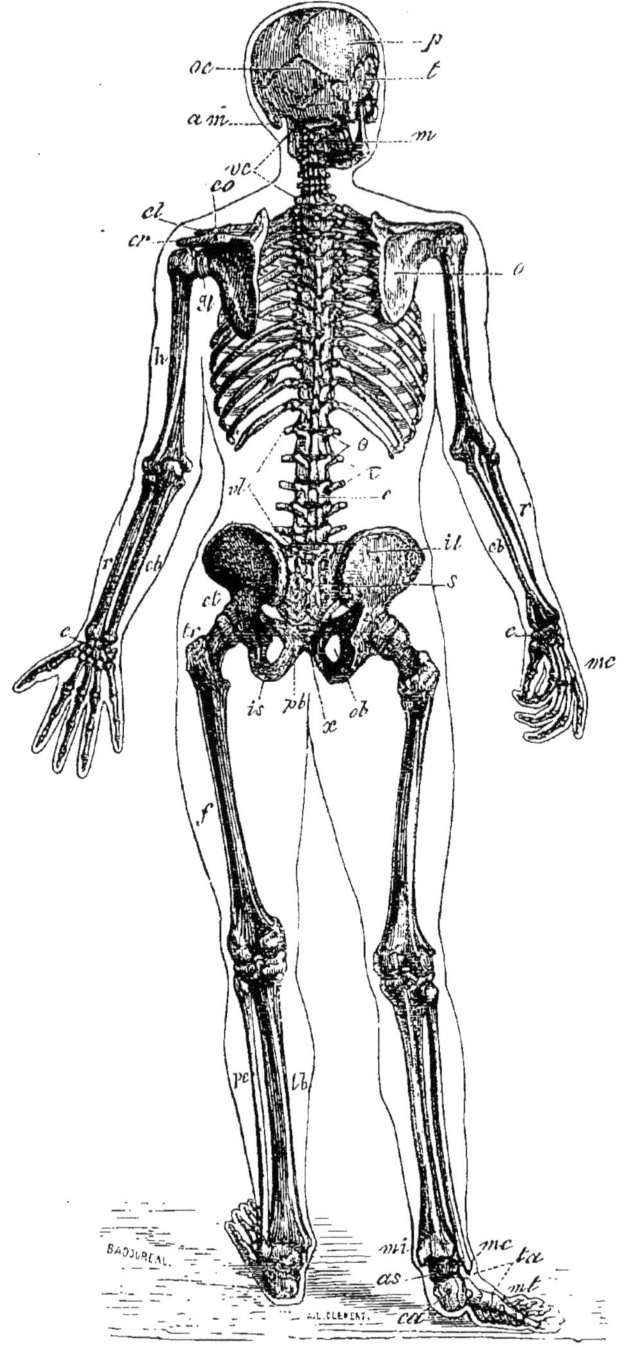

Fig. 425. — Face postérieure du squelette humain ; *p*, pariétal ; *t*, temporal ; *oc*, occipital ; *am*, apophyse mastoïde ; *m*, maxillaire inférieur ; *vc*, vertèbres cervicales ; *cl*, clavicule ; *cr*, acromion ; *co*, épine de l'omoplate ; *gl*, cavité glénoïde ; *h*, humérus ; *o*, omoplate ; *r*, radius ; *cb*, cubitus ; *c*, carpe ; *mc*, métacarpe ; *vl*, vertèbres lombaires ; θ, leurs apophyses transverses; τ, leurs apophyses costales ; *e*, apophyses épineuses ; *il*, os ilion ; *s*, sacrum ; *pb*, pubis ; *is*, ischion ; *x*, coccyx ; *ct*, cavité cotyloïde ; *tr*, grand trochanter ; *f*, fémur ; *tb*, tibia ; *pe*, péroné ; *mi*, malléole interne ; *me*, malléole externe ; *ta*, tarse ; *as*, astragale ; *ca*, calcanéum ; *mt*, métatarse.

II. — ÉTUDE PARTICULIÈRE DU SQUELETTE DE L'HOMME

Dans le squelette de l'homme, on distingue trois régions principales qui correspondent aux trois grandes divisions que nous avons observées dans le corps, à savoir : *tronc*, *tête* et *membre* (fig. 425 et 426).

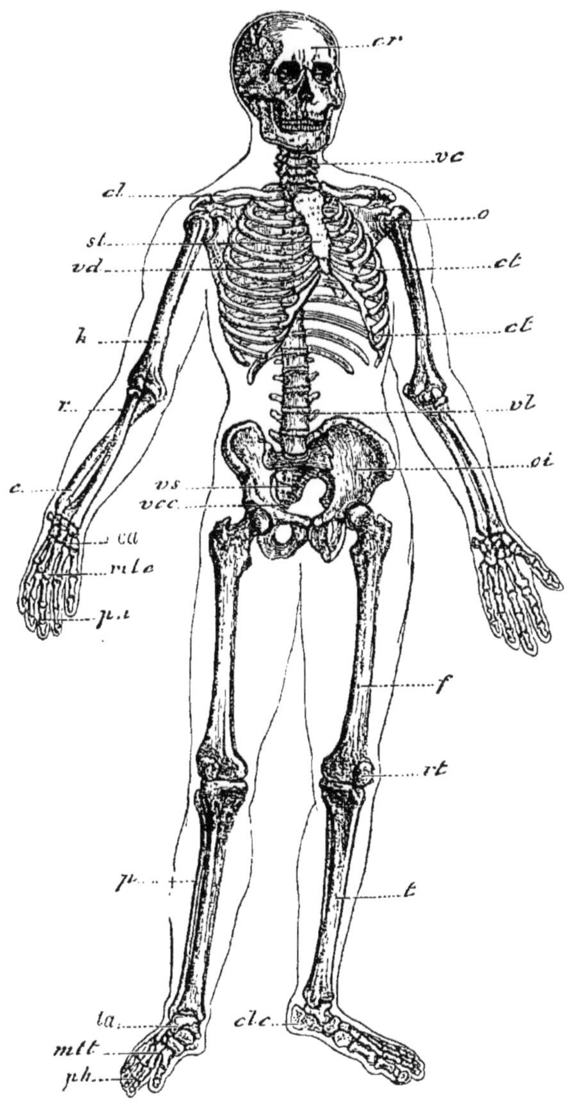

FIG. 426. — Squelette humain : *cr*, crâne ; *vc*, vertèbres cervicales ; *cl*, clavicule ; *o*, omoplate ; *st*, sternum ; *vd*, vertèbres dorsales ; *ct*, côtes ; *vl*, vertèbres lombaires ; *oi*, os iliaques ; *vs*, vertèbres sacrées ; *vcc*, vertèbres coccygiennes ; *h*, humérus ; *r*, radius ; *c*, cubitus ; *ca*, carpe ; *mtc*, métacarpe ; *ph*, phalanges; *f*, fémur ; *rt*, rotule ; *t*, tibia ; *p*, péroné ; *ta*, tarse ; *mtt*, métatarse ; *ph*, phalanges ; *clc*, calcanéum.

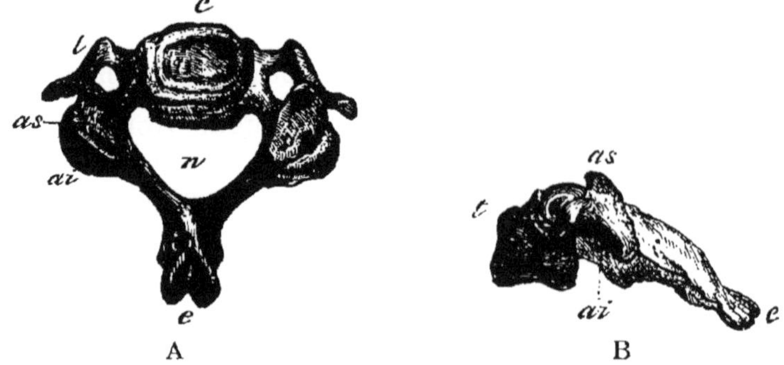

Fig. 427. — Vertèbre cervicale : A, face supérieure ; B, face latérale gauche ; même légende que fig. 429.

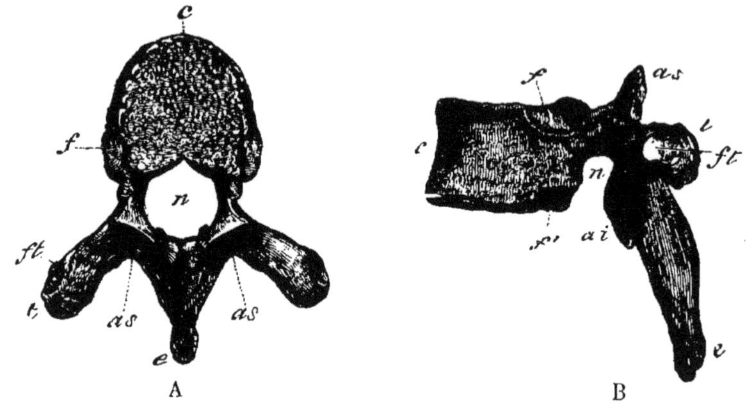

Fig. 428. — Vertèbre thoracique : A, face supérieure ; B, face latérale ; *f*, facette articulaire pour la tête de la côte ; *ft*, facette articulaire pour la tubérosité de la côte, le reste de la légende comme fig. 429.

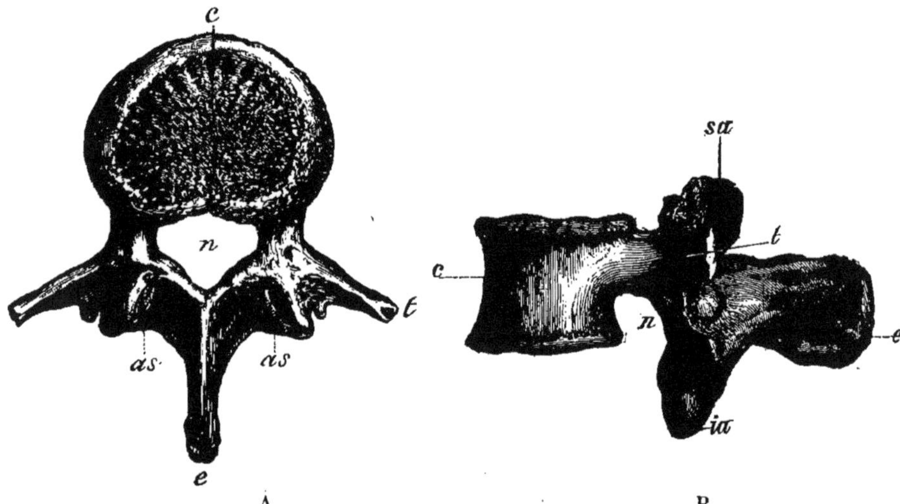

Fig. 429. — Vertèbre lombaire : A, face supérieure ; B, face latérale ; *c*, corps de la vertèbre ; *n*, trou vertébral concourant à former le canal spinal ; *e*, apophyse épineuse ; *t*, apophyses transverses ; *as*, *as*, apophyses articulaires supérieures ; *ai*, apophyses articulaires inférieures.

A. Squelette du Tronc.

Le squelette du tronc comprend : la *colonne vertébrale*, les *côtes*, le *sternum* et les *ceintures*.

a. **Colonne vertébrale.** — La colonne vertébrale est formée par une pile d'os appelés *vertèbres*, qui présentent un certain nombre de caractères communs.

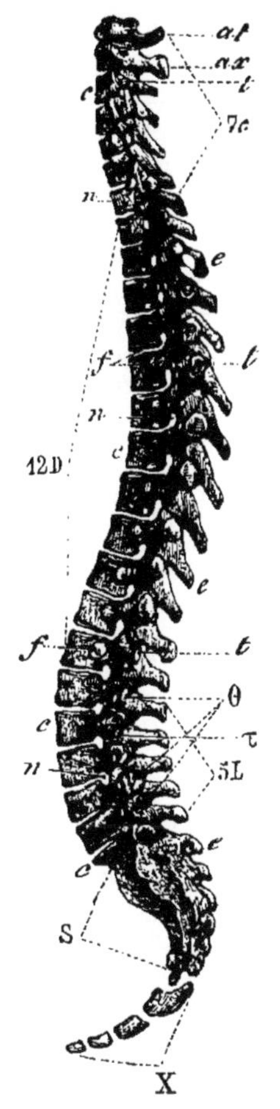

Fig. 430. — Colonne vertébrale vue par la face latérale : 7*c*, vertèbres cervicales ; *at*, atlas ; *ax*, axis ; 12D, vertèbres dorsales ; 5L, vertèbres lombaires ; S, vertèbres sacrées ; X, vertèbres coccygiennes ; *c*, corps ; *n*, trous de conjugaison par lesquels les nerfs s'échappent du canal spinal ; *t*, apophyses transverses ; *e*, apophyses épineuses ; θ, apophyses transverses des vertèbres lombaires ; τ, leurs apophyses costales ; *f*, surfaces articulaires pour les côtes.

Vertèbre. — Dans chaque vertèbre (fig. 427 à 429) on distingue en avant une portion massive, cylindrique, appelée le *corps*. Celui-ci supporte en arrière et de chaque côté les *pédicules*, extrémités de l'*arc neural*, en forme de fer à cheval, qui circonscrit postérieurement le *trou vertébral*. Des saillies osseuses appelées *apophyses*, fixées sur l'arc neural complètent la vertèbre. En arrière se trouve l'apophyse *épineuse ;* de chaque côté on remarque une apophyse *transverse*, latérale, et une paire d'apophyses *articulaires*, qui sont : l'une supérieure, l'autre inférieure. Ces dernières servent à l'articulation des vertèbres consécutives. En effet, ces os, tout en étant solidement réunis par des ligaments, jouissent d'une certaine mobilité l'un par rapport à l'autre.

La *colonne* ainsi constituée forme l'axe du corps ; le *canal spinal* ou *rachidien* produit par la superposition des trous vertébraux est occupé par la moelle épinière qui est ainsi bien protégée contre les compressions. Les pédicules de chaque vertèbre sont rétrécis par rapport aux *lames* qui forment le reste de l'arc neural ; les échancrures ainsi constituées sur chacun des bords supérieur et inférieur de l'arc se correspondent d'une vertèbre à la suivante circonscrivant ensemble des ouvertures : les *trous de conju-*

gaison qui permettent aux nerfs issus de la moelle épinière de sortir du canal spinal (fig. 430 et 433).

Entre les corps des vertèbres consécutives se trouvent disposés des disques de cartilage (fig. 433 et 435).

Ces coussinets diminuent de hauteur avec l'âge ce qui amène un amoindrissement et une voussure de la taille, il y a alors exagération des courbures que présente normalement la colonne vertébrale (fig. 430). Les grandes fatigues, l'habitude de porter des poids sur la tête produisent également un aplatissement des cartilages qui peut momentanément abaisser en quelques jours la taille de 2 à 3 centimètres.

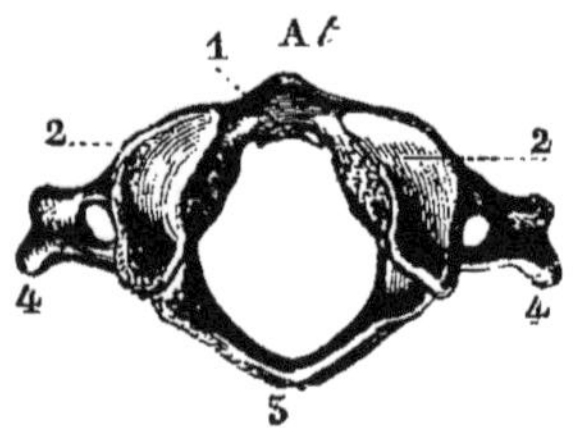

Fig. 431. — Atlas (face supérieure) : 1, arc antérieur et petite facette articulaire pour l'apophyse odontoïde ; 2, 2, facettes articulaires pour les condyles de l'occipital ; 3, arc postérieur ; 4, 4, apophyses transverses.

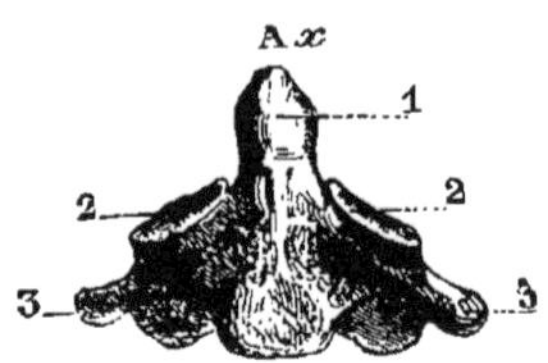

Fig. 432. — Axis (face antérieure) : 1, apophyse odontoïde ; 2, 2, facettes articulaires pour l'atlas ; 3, 3, apophyses transverses.

Régions de la colonne vertébrale. — D'après la mobilité et les caractères particuliers, on distingue dans la colonne vertébrale cinq régions qui sont, de haut en bas ;

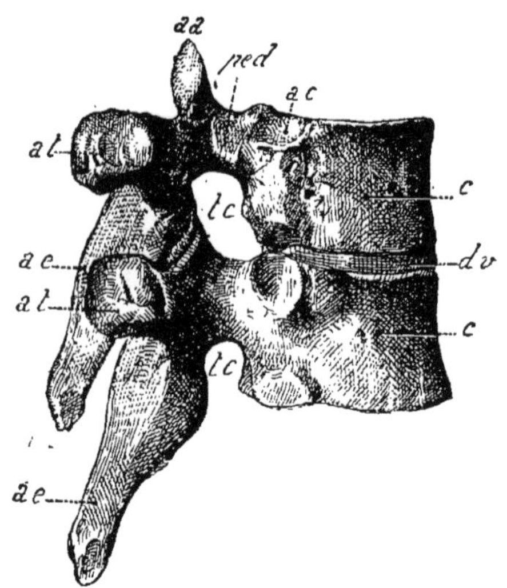

Fig. 433. — Face latérale de 2 vertèbres dorsales : *c*, corps ; *at*, apophyse transverse ; *ae*, apophyse épineuse ; *aa*, apophyse articulaire ; *ped*, pédicule ; *ac*, articulation vertébro-costale ; *tc*, trou de conjugaison ; *dv*, disque intervertébral.

1° La région cervicale (cou) qui comprend les 7 vertèbres supérieures.

Les 2 supérieures (fig. 431 et 432) ont reçu des noms particuliers. Celle qui supporte la tête est appelée l'*atlas;* celle qui vient au-dessous porte le nom de *axis* parce que son corps se prolonge vers le haut formant un axe autour duquel l'atlas peut tourner entraînant toute la tête dans son mouvement.

2° La région *thoracique* formée par les 12 suivantes qui sont caractérisées parce que chacune porte une paire de côtes.

3° La région *abdominale* occupée par 5 vertèbres *lombaires* volumineuses (fig. 429).

4° La région *sacrée*. Au niveau du bassin, la colonne vertébrale se continue par le *sacrum*, os triangulaire dont le sommet regarde en bas (fig. 434). Il est décomposé en 5 segments superposés par 4 sillons transversaux qui réunissent sur les faces antérieure et postérieure de l'os autant de paires de trous *(trous sacrés)*. Ceux-ci correspondent aux trous de conjugaison, laissant échapper les *nerfs sacrés* issus de la partie inférieure de la moelle et contenus dans le *canal sacré* qui prolonge le canal spinal, vers le bas, sur la ligne médiane, près de la face postérieure de l'os (fig. 435).

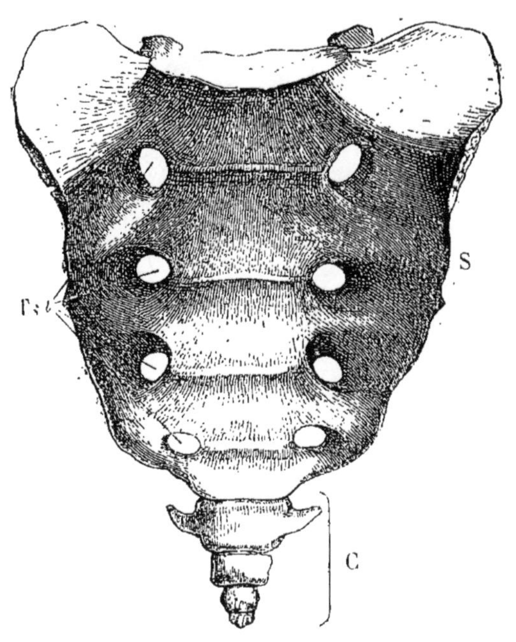

Fig. 434. — Face antérieure du sacrum et du coccyx; S, sacrum; C, coccyx ; *Tsa*, trous sacrés antérieurs.

Le sacrum se forme chez l'embryon par 5 groupes de noyaux osseux situés chacun dans l'un des segments délimités par les sillons transversaux.

L'on doit donc admettre qu'il résulte de la fusion de 5 vertèbres modifiées dans leur forme : les *vertèbres sacrées*.

5° Enfin, tout au bout vient un dernier petit os, le *coccyx* (fig. 434) formé par 4 ou 5 osselets superposés soudés, de plus en plus petits, à mesure que l'on s'approche de l'extrémité.

Le nombre des osselets distincts diminue pendant le développement embryonnaire. A un moment, le coccyx comprendrait de 7 à 9 segments. Ils représentent les restes des corps d'un même nombre de vertèbres atrophiées. Chez certains animaux elles sont beaucoup plus développées en nombre et en grandeur, constituant l'*appendice caudal*.

Nous trouvons donc en tout de 33 à 34 vertèbres dans la colonne vertébrale de l'homme.

b. **Côtes.** — Les côtes sont des arcs osseux, au nombre de 12 paires, fixés en arrière sur la colonne vertébrale par deux petites surfaces articulaires (fig. 441) : l'une située sur le corps, l'autre à l'extrémité de l'apophyse transverse des vertèbres thoraciques correspondantes. En avant elles sont réunies au sternum par l'intermédiaire d'une partie restée cartilagineuse.

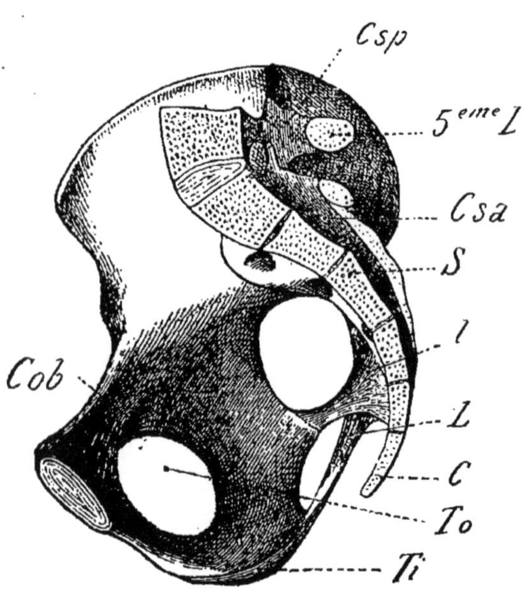

Fig. 435. — Coupe verticale et médiane du bassin ; 5me L. 5me vertèbre lombaire ; S, sacrum ; C, coccyx ; C*sp*, canal spinal ; C*sa*, canal sacré ; I*l*, os iliaque : L, grand ligament sacro-sciatique ; *l*, petit ligament sacro-sciatique ; C*ob*, canal obturateur ; T*o*, trou obturateur ou sous-pubien ; T*i*, tubérosité de l'ischion.

Les 5 paires de côtes inférieures se fixent indirectement sur le sternum, par l'intermédiaire du cartilage de la 7me d'où leur nom de *fausses côtes* ou *asternales* (fig. 426).

c. **Sternum.** — Le sternum (fig. 426) est un os plat qui s'étend de la base du cou jusqu'au creux de l'estomac où il se termine par l'*appendice xiphoïde*, prolongement qui ne s'ossifie que chez le vieillard.

d. **Ceintures.** — Les ceintures sont des groupes d'os disposés circulairement autour du tronc, donnant aux membres un appui solide sur le squelette du corps.

Il semble que la ceinture *scapulaire* qui correspond aux membres supérieurs soit constituée de la même manière que la ceinture *pelvienne*, inférieure. Chacune comprend en effet 3 paires d'os symétriques rayonnant de chaque côté autour du point d'articulation du membre correspondant (cavité *glénoïde* pour l'épaule et cavité *cotyloïde* pour la hanche).

La ceinture supérieure comprend : l'*omoplate*, large os plat triangulaire qui recouvre l'épaule (fig. 436). Les 2 autres os se trouvent ventralement, un peu au-dessous de la clavicule. Chez l'homme adulte ils sont soudés à l'omoplate dont ils forment : l'un, l'*apophyse coracoïde ;* l'autre, le tubercule *sus-glénoïdien* qui chez les oiseaux est libre et très développé constituant l'*os* appelé improprement *coracoïde.*

En avant et en haut se trouve un os supplémentaire long et grêle, la *clavicule*, réunissant le sternum à l'acromion de l'omoplate. La ceinture inférieure, qui limite le bassin, est formée: en arrière par l'*ilion* (fig. 36); en avant et en haut par l'*os pubis*; en avant et en bas par l'*ischion*.

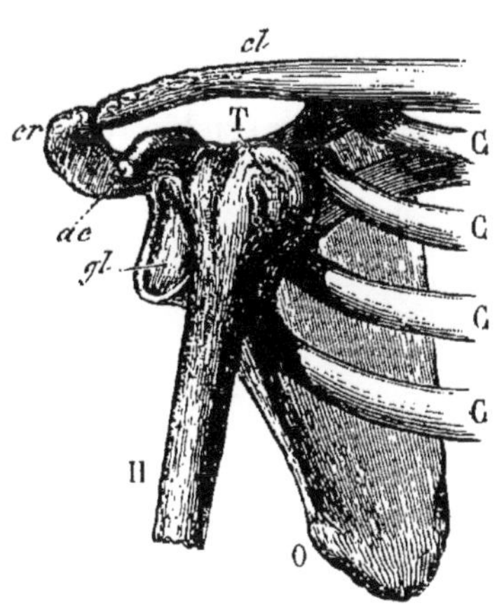

Fig. 436.— Face antérieure du squelette de l'épaule ; *cl*, clavicule ; C, côtes ; O, omoplate ; H, humérus ; *cr*, acromion ; *ac*, apophyse coracoïde ; *gl*, cavité glénoïde ; T, tubérosité de l'humérus.

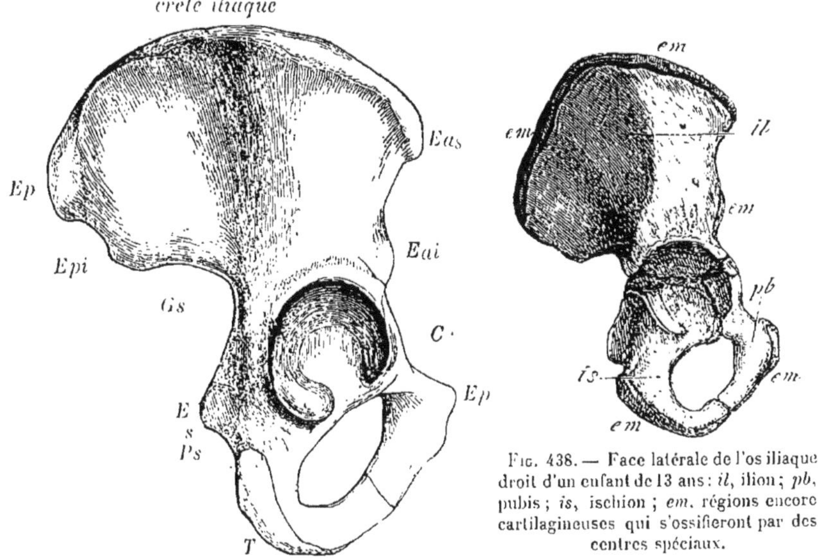

Fig. 438. — Face latérale de l'os iliaque droit d'un enfant de 13 ans : *il*, ilion ; *pb*, pubis ; *is*, ischion ; *em*. régions encore cartilagineuses qui s'ossifieront par des centres spéciaux.

Fig. 437. Face externe de l'os iliaque droit : E*as*, épine iliaque antérieure et supérieure ; E*ai*. épine iliaque antérieure et inférieure ; E*ps*, épine iliaque postérieure et supérieure ; E*pi*. épine iliaque postérieure et inférieure; E*s*, épine sciatique ; T, tubérosité de l'ischion ; Cc, cavité cotyloïde ; G*s*, grande échancrure sciatique ; P*s*, petite échancrure sciatique ; E*p*, épine du pubis.

Chez l'homme, ces trois os se soudent assez tardivement dans le fond de la *cavité cotyloïde* (17 à 20 ans), ne formant plus qu'un seul os appelé *os iliaque.*

Unité de plan dans la composition du squelette des différents segments du tronc. — La similitude des vertèbres semble indiquer que le corps de l'homme et des animaux supérieurs a pour base de son organisation une répétition sérielle d'éléments semblables. Cette conception se trouve d'accord avec la répétition des nerfs, artères et veines intercostales, la structure du rein embryonnaire, etc.

Mais cette théorie semble rencontrer une difficulté : Les côtes ne se retrouvent pas tout le long du tronc chez les animaux autres que les

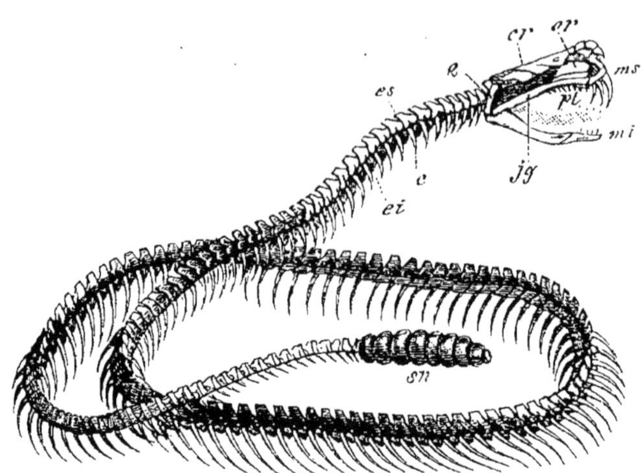

Fig. 439. — Squelette de crotale (serpent à sonnette) : *cr*, crâne ; *or*, orbite ; *ms*, maxillaire supérieur ; *pt*, palatin ; *mi*, maxillaire inférieur ; *jg*, ptérygoïde ; Q, os carré ; *es*, apophyses épineuses ; c, côtes ; *ei*, hypapophyses ; *sn*, sonnette.

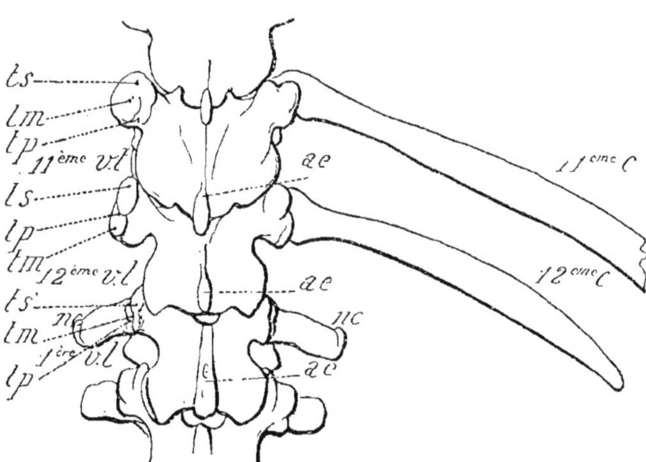

Fig. 440. — Face postérieure des 11me et 12me vertèbres thoracique et de la 1re lombaire ; *11me vt*, 11me vertèbre thoracique ; *12me vt*, 12 vertèbre thoracique ; *1re vl*, 1re vertèbre lombaire ; *ae*, apophyse épineuse ; *ts*, tubercule supérieur de l'apophyse transverse ; *tm*, son tubercule moyen ; *tp*, son tubercule postérieur ; *11me c*, 11me côte ; *12me c*, 12me côte ; *nc*, apophyse costale des vertèbres lombaires.

serpents et les poissons (fig. 439 et 452) ; le sternum n'existe qu'au niveau du thorax. Cependant un examen attentif permet de retrouver les rudiments des côtes sur les vertèbres lombaires, cervicales et même sur les segments sacrés. Les côtes asternales sont de plus en plus réduites à mesure que l'on descend la colonne thoracique, il est donc permis de considérer les longues apophyses qui se trouvent sur les côtés des vertèbres lombaires comme des côtes atrophiées soudées à la vertèbre correspondante. Les véritables apophyses transverses se retrouvent décomposées en 3 tubercules dont on saisit déjà l'indication sur les dernières vertèbres thoraciques. Les prolongements costaux ont d'ailleurs un centre d'ossification spécial. Quelquefois ceux de la 1re lombaire restent indépendants, constituant une 13e paire de côtes. D'autrefois ce sont au contraire les côtes de la 12e paire qui se soudent à la vertèbre correspondante, simulant de longues apophyses transverses.

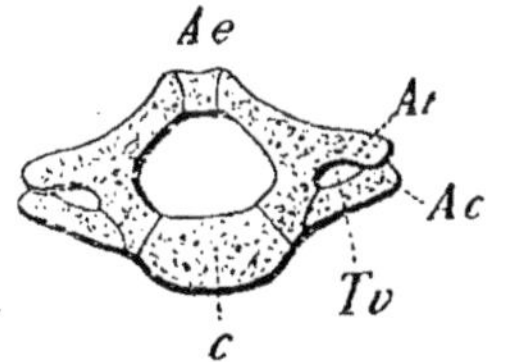

Fig. 442.— Schéma d'une vertèbre cervicale : *Ac*, apophyse costale ; *Tv*, trou contenant l'artère vertébrale ; *c*, corps de la vertèbre ; le reste de la légende comme fig. 441.

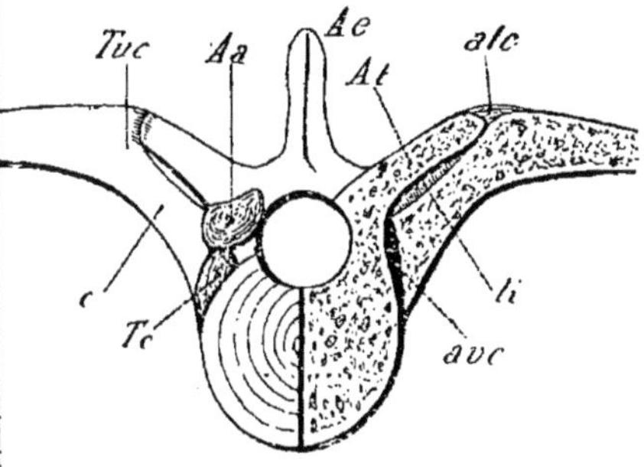

Fig. 441. — Huitième vertèbre thoracique avec ses articulations costales. Du côté gauche celle-ci est coupée horizontalement : *At*, apophyse transverse ; *Ae*, apophyse épineuse ; *Aa*, apophyse articulaire ; *atc*, articulation transverso-costale ; *avc*, articulation vertébro-costale ; *li*, ligament interosseux ; *Tc*, tête de la côte ; c, col de la côte ; *Tuc*, tubérosité de la côte.

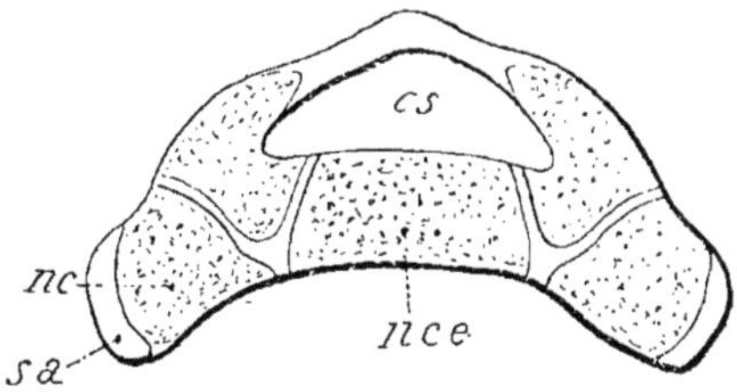

Fig. 443. — Coupe à travers le sacrum d'un enfant de 1 an, faite au niveau de la 1re vertèbre. Les portions claires sont encore cartilagineuses : *cs*, canal sacré ; *nce*, noyau central ; *nc*, noyau costal ; *sa*, surfaces articulaires avec les os iliaques.

Le long du sacrum on retrouve également un noyau osseux latéral pour chaque segment vertébral bientôt soudé au reste de l'os, ce serait un noyau costal (fig. 443).

Dans la région du cou, les vertèbres présentent des masses latérales renflées percées d'un trou près de leur base (fig. 427 et 442.) Le bord antérieur de cet orifice, né par un centre d'ossification spécial, représente une côte cervicale réduite à son extrémité postérieure. Le trou latéral correspondrait au ligament interosseux ; quelquefois, mais assez rarement, les apophyses costales de la 7me vertèbre cervicale restent indépendantes, donnant une paire de côtes supplémentaires.

Le sternum serait représenté au niveau de l'abdomen par la ligne blanche.

Segment vertébral. — Le *segment vertébral* ou *vertèbre-type* possède donc une structure plus complexe que la vertèbre décrite habituellement. Il comprendrait trois parties essentielles :

1° Le *corps* ou *centrum* de la vertèbre ;

2° L'*arc neural*, fer à cheval fixé sur sa face postérieure, circonscrivant l'orifice neural ;

3° L'*arc haemal*, symétrique du précédent, antérieur, délimitant la cavité du corps.

Chacun des arcs comprendrait les différentes pièces suivantes :

1° Pour l'arc neural : les lames vertébrales (neurapophyses), l'apophyse épineuse (neurépine), les apophyses articulaires (zygapophyses) ;

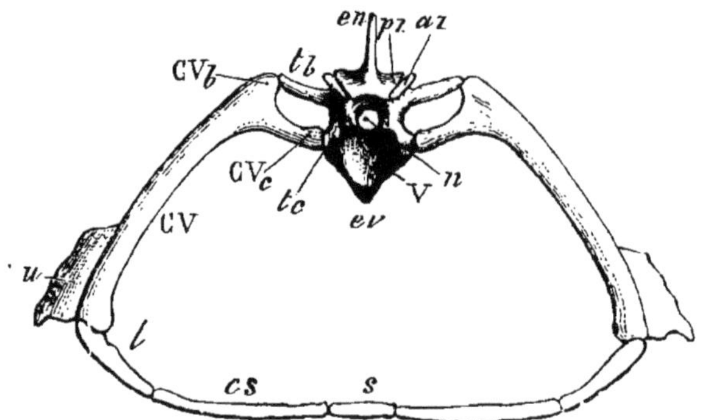

FIG. 444. — Type de segment vertébral complet : V, corps de la vertèbre ; *n*, canal nerveux limité par les neurapophyses ; *en*, epiphyse neurale ; *pr*, *ar*, apophyses articulaires (zygapophyses) ; CV, côte vertébrale ; *tb*, apophyse transverse (diapophyse) ; CV*b*, prolongement correspondant (tubérosité) de la côte ; *tc*, parapophyse ; CVc, prolongement correspondant (tête) de la côte ; *s*, pièce du sternum ou sternèbre (haemepine) ; *cs*, côte sternale ; *l*, ligament ; *u*, apophyses uncinées des côtes ; *ev*, hypapophyse.

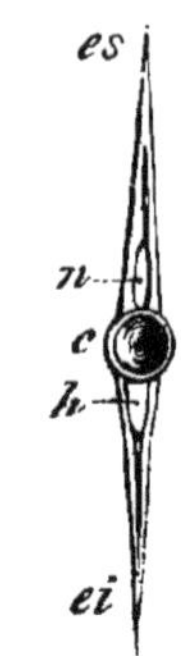

FIG. 445. — Vertèbre caudale de turbot : c, corps ; *n*, arc neural ; *h*, arc haemal; *es*, épine supérieure ; *ei*, épine inférieure.

2° Pour l'arc haemal : les apophyses transverses (diapophyses et parapophyses), les côtes vertébrales, les côtes sternales et les pièces du sternum (sternèbre ou haemepine). Il comprend en outre accessoirement : les hypapophyses et les apophyses uncinées des côtes.

B. Squelette de la Tête.

On y distingue : en haut une boîte hémisphérique le *crâne* formé par 8 os ; en bas la *face* qui en comprend 14 (fig. 446 et 447).

Os du crâne. — Les os du crâne sont : en avant, le *frontal* qui engrène en haut et en arrière avec les deux *pariétaux* symétriques. Ceux-ci sont continués en arrière et en bas par l'*os occipital* qui complète de ce côté la calotte crânienne, tandis que ses parties latérales sont formées par les *os temporaux*. L'occipital est articulé avec la vertèbre cervicale supérieure appelée *atlas* par deux surfaces saillantes nommées les *condyles* de l'occipital. Ces surfaces articulaires se trouvent des deux côtés du *trou occipital* qui fait communiquer la cavité cérébrale avec le canal spinal.

La portion de la base du crâne restée libre entre les bords des os qui forment la voûte est comblée par l'*os ethmoïde* et le *sphénoïde*. Le premier remplit en avant l'échancrure de l'os frontal ; le second, très irrégulier, occupe environ le centre de la base du crâne.

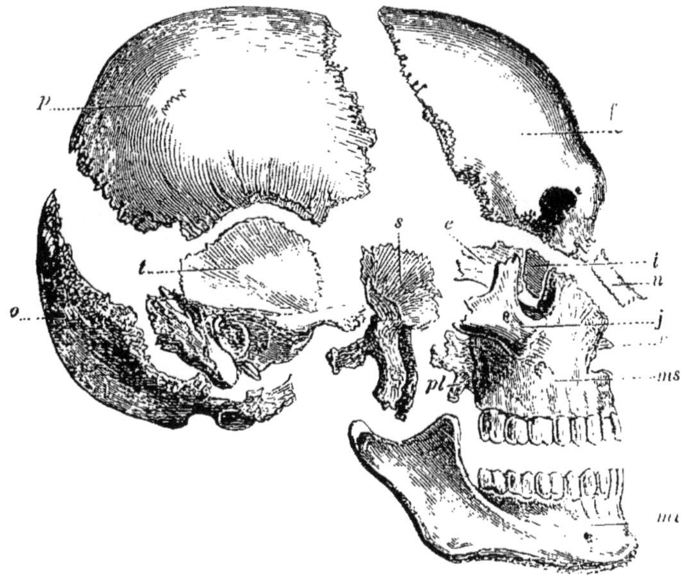

Fig. 446. — Crâne humain désarticulé. Os du crâne : *f*, frontal ; *o*, occipital ; *e*, ethmoïde ; *s*, sphénoïde ; *p*, pariétal ; *t*, temporal. Os de la face : *mi*, maxillaire inférieur ; *v*, vomer ; *ms*, maxillaire supérieur ; *n*, os nasal ; *l*, os lacrymal ; *j*, os jugal ; *pl*, os palatin.

Os de la face. — Les os de la face comprennent : deux os *nasaux*, deux os *lacrymaux* ou os *ungis*, deux os *maxillaires supérieurs*, deux os *malaires (jugal)* ou os de la *pommette*, deux os *palatins* très irréguliers, deux os formant les *cornets inférieurs du nez*. Le *vomer*, impair constitue la partie inférieure et postérieure de la cloison qui sépare sur la ligne médiane les deux cavités du nez (fig. 226). Enfin, vient le *maxillaire inférieur* également médian, impair, en forme de fer à cheval, articulé avec la base du crâne par la branche montante qui prolonge chacune de ses deux extrémités (*condyle* reçu dans la *cavité glénoïde* de l'os temporal correspondant).

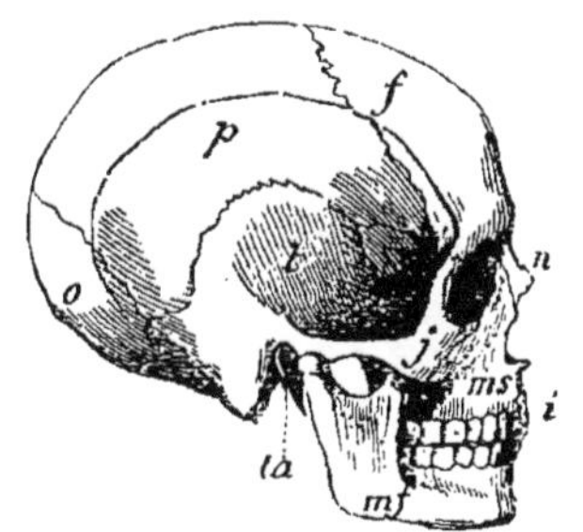

Fig. 447. — Crâne humain : *f*, frontal *p*, pariétal ; *o*, occipital ; *t*, temporal ; *ta*, conduit auditif externe ; *n*, nasal ; *j*, jugal ; *ms*, maxillaire supérieur ; *mf*, maxillaire inférieur.

Théorie vertébrale. — Ainsi étudié, le squelette de la tête semble former un département tout différent du reste du corps. La théorie philosophique de l'évolution demande qu'il y ait unité dans la constitution du corps d'un bout à l'autre :

Les cellules, éléments vivants primitifs, au lieu de se séparer après

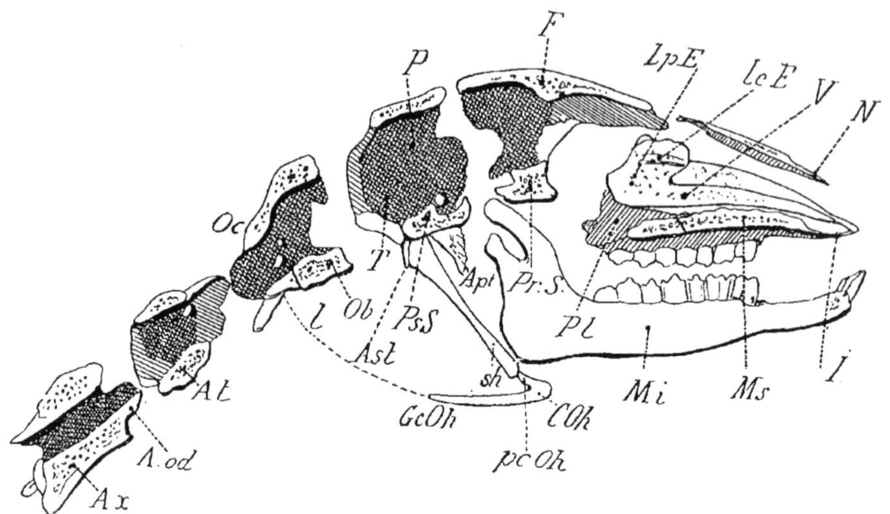

Fig. 448. — Moitié gauche d'un crâne de mouton décomposé en segments vertébraux : *Ax*, axis ; *Aod*, apophyse odontoïde ; *At*, atlas ; *Oc*, occipital ; *ob*, os basiotique ; *l*, limite qui le sépare du précédent ; *T*, temporal ; *P*, pariétal ; *PsS*, post-sphénoïde ; *Ast*, apophyse styloïde ; *Apt*, apophyse ptérygoïde ; *sh*, styl-hyale ; *pcOh*, petite corne de l'os hyoïde ; *GcOh*, grande corne de l'os hyoïde ; *COh*, corps de l'os hyoïde ; *F*, frontal ; *PrS*, pro-sphénoïde ; *lpe*, lame perpendiculaire de l'ethmoïde ; *lce*, lame criblée de l'ethmoïde ; *V*, vomer ; *N*, os nasaux ; *Pl*, palatin ; *Ms*, maxillaire supérieur ; *I*, intermaxillaire ; *Mi*, maxillaire inférieur.

le bourgeonnement ou le cloisonnement par lequel elles se multiplient, seraient restées associées en colonies formant des organismes qui

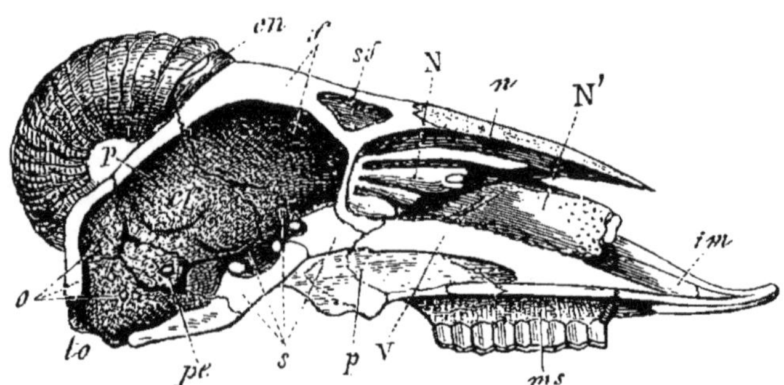

Fig. 449. — Moitié gauche d'un crâne de bélier : *o*, occipital ; *to*, trou occipital ; *p*, pariétal *pe*, temporal (pétreux) ; *s*, sphénoïde ; *f*, frontal ; *cn*, corne ; *p*, palatin ; *V*, vomer ; *n*, os nasaux ; *N*, cornets formés par l'ethmoïde ; *N'*, cornet inférieur ; *im*, intermaxillaire ; *ms*, maxillaire supérieur ; *sf*, sinus frontal.

auraient acquis une certaine individualité (vers inférieurs, douves) (fig. 593). Ces individus, multipliés aussi par bourgeonnement, seraient restés groupés en séries linéaires acquérant une individualité supérieure (vers supérieurs : cestodes, annélides) (fig. 587 à 592). D'un bout à l'autre les anneaux des vers sont presque semblables. Si chez l'homme les espaces vertébraux représentent des segments sériés équivalant aux anneaux des vers, la tête doit être formée par plusieurs vertèbres. Gœthe en 1790 indiqua, dans une lettre non publiée de suite, que le crâne pouvait être décomposé en une série d'anneaux. Il se basait sur l'observation d'un crâne de mouton dont la forme allongée et le maintien de la division du sphénoïde permettent une décomposition assez nette suivant l'axe de la colonne vertébrale (fig. 448).

Oken en 1807 arriva d'une manière indépendante à la même conception et formula publiquement la théorie vertébrale.

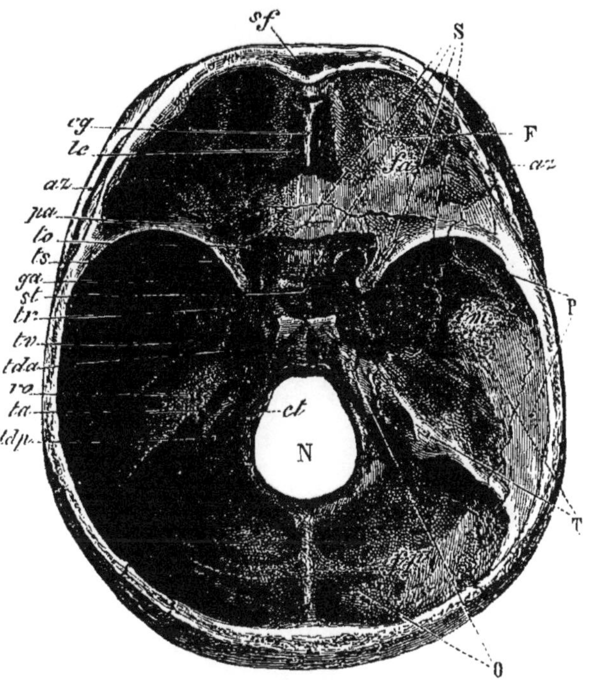

Fig. 450. — Surface intérieure de la base du crâne : F, frontal ; P, pariétal ; T, temporal ; O, occipital ; N, Trou occipital ; *fa*, fosse cérébrale antérieure ou supérieure ; *fm*, fosse cérébrale moyenne ; *fp*, fosse cérébrale postérieure ou inférieure ; *sf*, sinus frontal ; *cg*, apophyse crista-galli ; *lc*, lame criblée de l'ethmoïde ; *az*, arcade zygomatique ; *pa*, petite aile du sphénoïde ; *to*, trou optique ; *ts*, fente sphénoïdale ; *ga*, grande aile du sphénoïde ; *st*, selle turcique ; *tr*, trou grand rond ; *tv*, trou ovale ; *tda*, trou déchiré antérieur avec orifice antérieur du canal carotidien ; *ro*, hiatus de Fallope ; *ta*, orifice du conduit auditif interne ; *tdp*, trou déchiré postérieur ; *ct*, trou condylien antérieur.

L'os occipital formerait le 4me et dernier segment crânien. Il ressemble en effet à une vertèbre dont l'arc neural s'est aplati et recourbé pour former la portion mince, écailleuse. — La 3me serait constituée par la partie postérieure du sphénoïde (post-sphénoïde), les temporaux et les pariétaux. La 2me comprendrait la partie antérieure du sphénoïde (pro-sphénoïde, qui a un centre d'ossification spécial et reste indépendant durant toute la vie chez presque tous les mammifères) et le frontal ; tandis que la 1re, dont le trou vertébral manque, serait formée par le vomer, l'ethmoïde et les os nasaux (fig. 448 et 449).

Les principaux trous de la base du crâne (déchiré postérieur, fente sphénoïdale) représenteraient les trous de conjugaison ; il y en aurait aussi de supplémentaires.

La modification, de plus en plus profonde dans la forme, observée à mesure que l'on avance vers la partie antérieure tiendrait au développement considérable du tissu nerveux qui produirait l'éclatement des vertèbres.

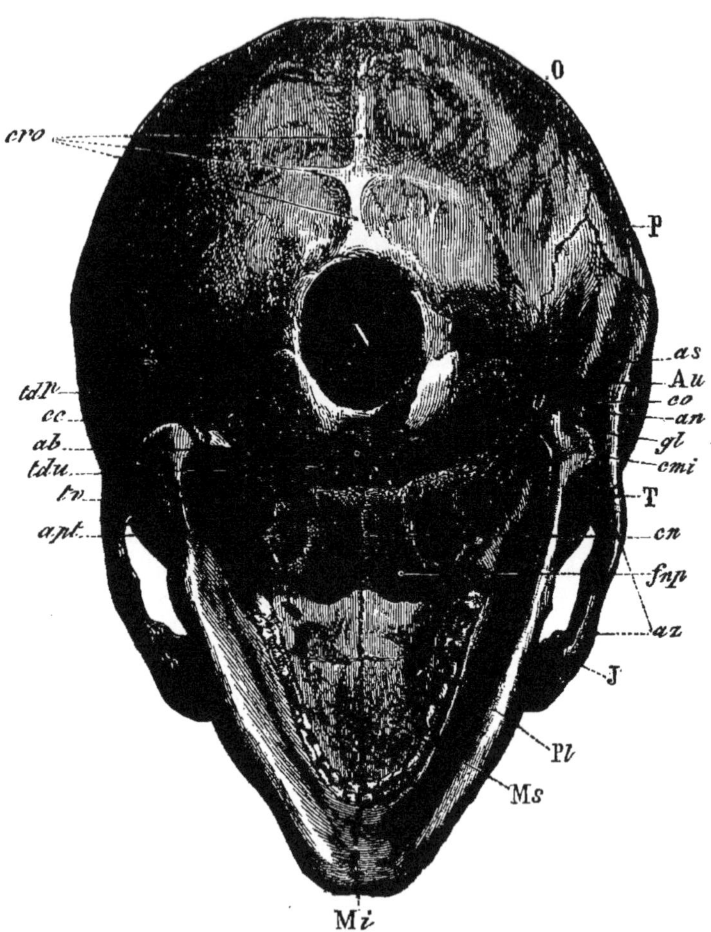

Fig. 451. — Face inférieure, externe de la base du crâne : O, occipital ; P, pariétal ; T, temporal ; J, jugal ; Ms, maxillaire supérieur ; Mi, maxillaire inférieur ; Pl, os palatin ; *cro*, crètes occipitales ; N, trou occipital ; *tdp*, trou déchiré postérieur ; *tdu*, trou déchiré antérieur ; *cc*, canal carotidien ; *ab*, apophyse basilaire ; *tv*, trou ovale ; *apt*, apophyse ptérygoïde ; *am*, apophyse mastoïde ; *as*, apophyse styloïde ; *Au*, condyles de l'occipital ; *gl*, cavité glénoïde ; *cmi*, condyle du maxillaire inférieur ; *cn*, cloison des fosses nasales ; *fnp*, arrière-narines ; *az*, apophyse zygomatique.

Objections à la théorie vertébrale. — Mais cette théorie ainsi présentée se trouve en désaccord avec un certain nombre de faits :

1° Les os de la voûte du crâne se forment par ossification de *membranes* et non de cartilages primitifs comme cela a lieu pour les arcs neuraux des vertèbres véritables ;

2° La *corde dorsale*, axe primitif, autour duquel apparaissent et se développent les vertèbres ne pénètre pas dans les deux segments antérieurs ;

3° *Nombre des nerfs crâniens.* — Dans le tronc il y a autant de paires de nerfs que de vertèbres, tandis que dans le crâne il n'y aurait

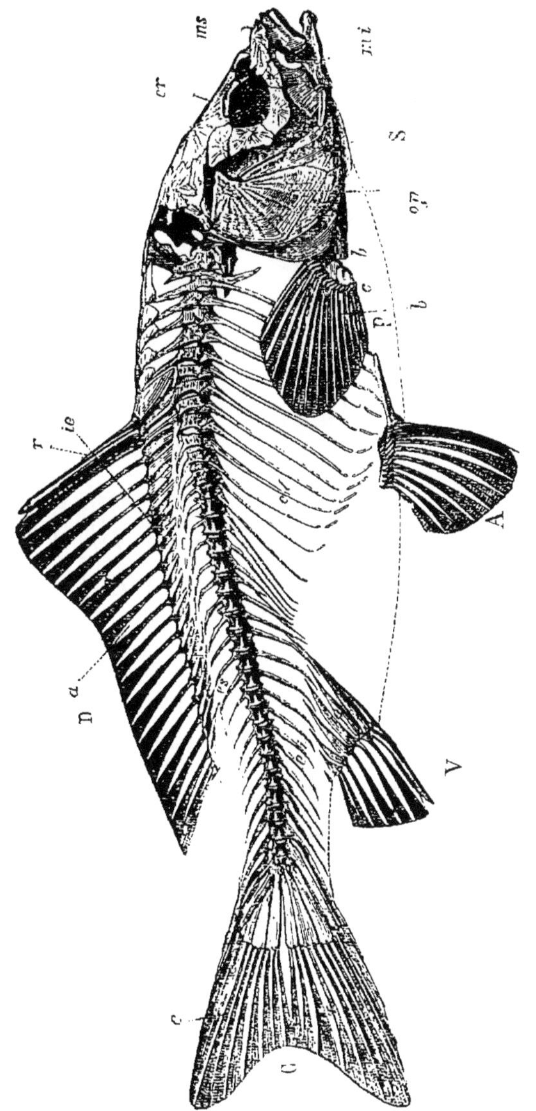

Fig. 452. — Squelette de carpe : P, nageoires pectorales ; A, nageoires abdominales ; V, nageoire anale ; D, nageoire dorsale ; C, nageoire caudale ; *ms*, maxillaire supérieur ; *mi*, maxillaire inférieur ; *cr*, crâne ; *es*, épines supérieures (apophyses épineuses) ; *a*, rayons de la nageoire dorsale ; *ie*, pièces porte-nageoire ; *op*, opercule ; S, pré-opercule ; *ei*, épines inférieures ; *ct*, côtes ; *r*, rayon épineux.

que 4 vertèbres et 12 paires de nerfs. On ne peut arriver à réduire suffisamment ce nombre en associant par paires les nerfs uniquement sensitifs avec ceux qui ne contiennent que des filets moteurs ;

4° Cette théorie est encore en désaccord avec ce fait que chez *les poissons* et *les reptiles* les os du crâne sont disposés de telle manière que l'on ne peut que difficilement y distinguer des *anneaux* et cependant chez eux la segmentation devrait être plus visible, comme c'est le cas pour le reste du tronc, étant des animaux arrêtés à un degré inférieur de l'évolution.

Cependant il y a des poissons (raies, chimères), dont la colonne vertébrale présente également des régions non segmentées.

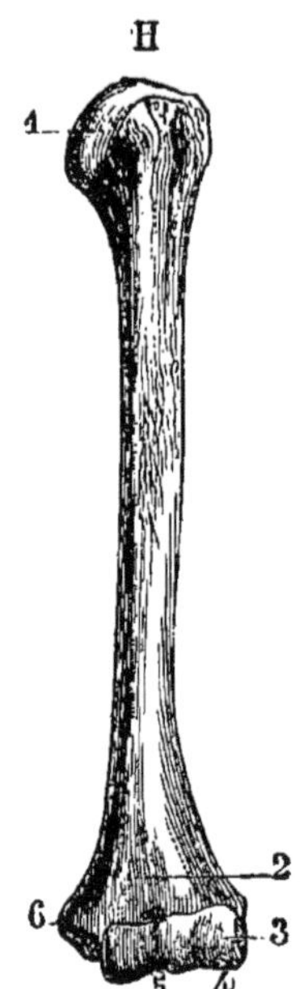

Fig. 453. — Squelette du bras gauche : humérus (face antérieure) ; 1, tête ; 2, cavité coronoïde ; 3, épicondyle ; 4, condyle pour la cupule du radius ; 5, trochlée pour l'articulation du cubitus ; 6, épi-trochlée.

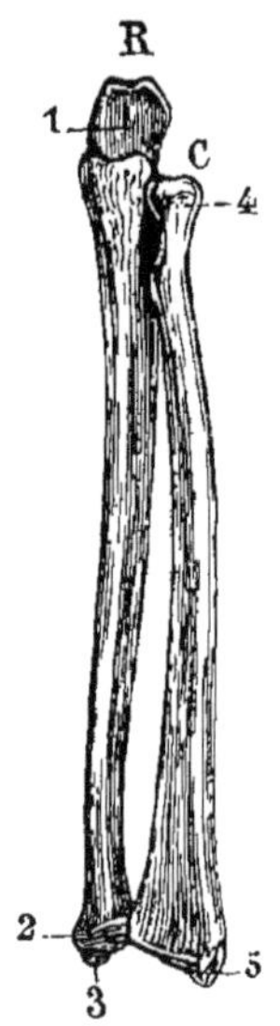

Fig. 454. — Squelette de l'avant-bras gauche (face antérieure) ; R, radius ; C, cubitus ; 1, grande cavité sigmoïde ; 2, tête du cubitus ; 3, apophyse styloïde du cubitus ; 4, col du radius ; 5, apophyse styloïde du radius.

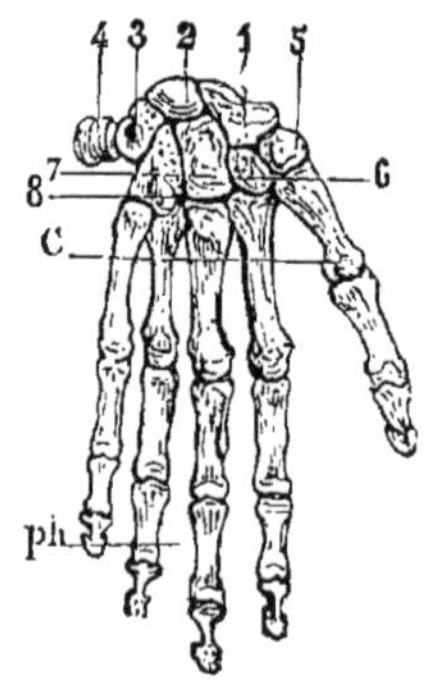

Fig. 455. — Squelette de la main gauche (face palmaire) : 1, scaphoïde ; 2, semi-lunaire ; 3, pyramidal ; 4, pisiforme ; 5, trapèze ; 6, trapézoïde ; 7, grand os ; 8, os crochu ; C, métacarpe ; *ph*, phalanges.

5° Chez les *embryons* des vertébrés, la segmentation du crâne n'existe pas non plus ; elle n'apparaît que tardivement, tandis qu'elle est précoce pour le tronc (fig. 261), ce qui doit être si le développement de l'individu représente en raccourci l'histoire du développement de l'espèce.

6° Les vertébrés fossiles connus des terrains les plus anciens ne présentent pas de segmentation crânienne plus accentuée que les animaux actuels (fig. 413 et 414).

On doit donc admettre actuellement que la région antérieure de la tête au moins est une végétation anormale du tronc qui, lui, est manifestement une colonie linéaire.

C. *Squelette des membres.*

L'homme possède deux paires de membres formés chacun par trois segments placés bout à bout. Les segments du membre supérieur : *bras*, *avant-bras* et *main* ont leur squelette formé de la même manière que les 3 régions correspondantes du membre inférieur: *cuisse*, *jambe* et *pied*.

1° **Membre supérieur.** — Le bras ne renferme qu'un os long: l'*humérus* (fig. 453).

Le squelette de l'avant-bras est formé par 2 os longs placés côte à côte: le *cubitus* et le *radius* (fig. 454).

La main se décompose en trois régions (fig. 424 et 455). En haut, le massif des 8 os courts du *carpe*, continué par le *métacarpe* qui comprend 5 osselets de forme allongée placés parallèlement l'un à côté de l'autre. Chacun d'entre eux est terminé par un *doigt* composé de 3 petits os de grandeur décroissante placés bout à bout et appelés : le premier, *phalange;* le second, *phalangine*, et le troisième, *phalangette* qui supporte l'ongle. Le pouce n'a que 2 phalanges.

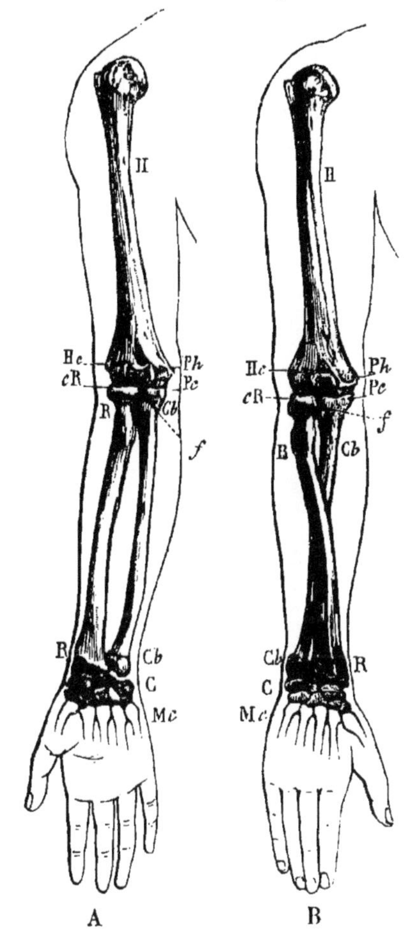

Fig. 456. — Membre supérieur de l'homme (côté droit, face antérieure) : A, en supination ; B, en pronation ; H, humérus ; R, radius ; *Cb*, cubitus ; Hc, épicondyle ; P*h*, épitrochlée ; cR, condyle du radius ; Pc, trochlée du cubitus ; *f*, petite cavité sigmoïde ; C, carpe ; Mc, métacarpe.

Si l'on se base sur l'examen des os chez l'adulte, il faut admettre qu'il manque la phalangine de ce 1er doigt ; au contraire, remarquant que le métacarpien du pouce (fig. 424) possède un noyau épiphysaire *proximal* comme les phalanges tandis que les autres métacarpiens le présentent à leur extrémité *distale*, on dira qu'il y a disparition du 1er métacarpien, dont la place a été occupée par la phalange correspondante.

Les 8 os du carpe sont disposés sur deux rangées. En partant chaque fois du pouce (bord radial), on les trouve dans l'ordre suivant (fig. 424) : Scaphoïde, semi-lunaire, pyramidal, pisiforme ; trapèze, trapèzoïde, grand os et os crochu.

Au niveau de l'articulation métacarpo-phalangienne, le pouce présente sur chacun de ses bords un noyau cartilagineux, puis osseux supplémentaire contenu dans l'épaisseur de la capsule articulaire, on les appelle os *sésamoïdes*, à cause de la ressemblance qu'ils présentent avec les graines du sésame.

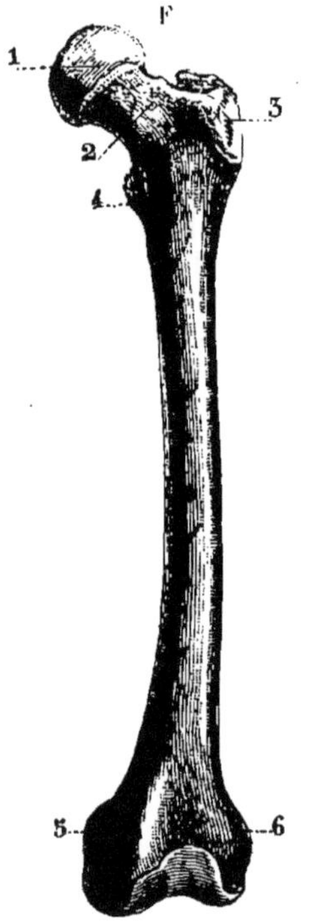

Fig. 457. — Squelette de la cuisse gauche : fémur (face antérieure) ; 1, tête, 2, col ; 3, grand trochanter ; 4, petit trochanter ; 5, condyle interne ; 6, condyle externe.

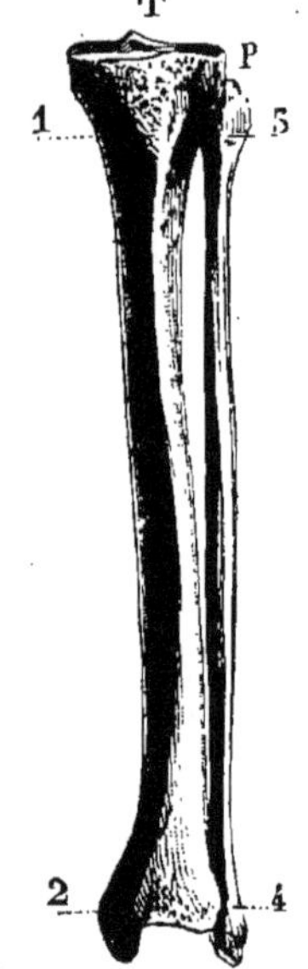

Fig. 458. — Squelette de la jambe gauche (face antérieure) T, tibia ; P, péroné ; 1, épine du tibia ; 2, malléole interne ; 3, tête du péroné ; 4, malléole externe.

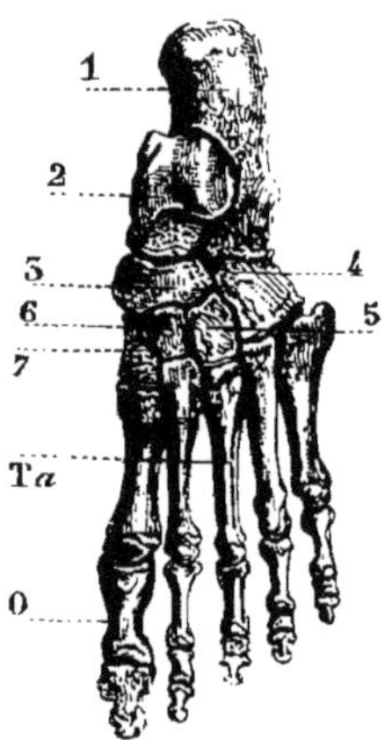

Fig. 459. — Squelette du pied gauche (face supérieure) : 1, calcanéum ; 2, astragale ; 3, scaphoïde ; 4, cuboïde ; 5, 6, 7, les 3 cunéiformes ; Ta, métatarse ; O, gros orteil.

2° **Membre inférieur.** — La cuisse renferme le *fémur*, le plus long os du squelette humain, semblable à l'humérus du bras (fig. 457).

Le squelette de la jambe est formé par 2 os parallèles : le *tibia* et le *péroné* analogues au cubitus et au radius de l'avant-bras (fig. 458).

Le pied se décompose comme la main en 3 régions. En haut et en arrière se trouve le massif des 7 os du *tarse*, plus en avant se trouve le *métatarse* formé par 5 os parallèles, les *métatarsiens* analogues aux *métacarpiens* de la main (fig. 459).

Chacun d'entre eux est terminé par un doigt ou *orteil* constitué comme pour l'extrémité supérieure par 3 osselets ou *phalanges* placées l'une au bout de l'autre et appelées la 1re *phalange*, la 2me *phalangine* et la 3me *phalangette;* sauf le pouce qui n'en a aussi que deux.

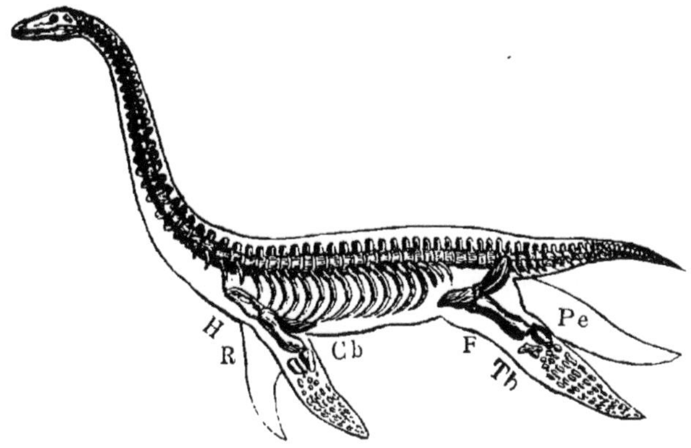

Fig. 460. — Squelette restauré de plésiosaure reptile des terrains secondaires : H, humérus ; R, radius ; Cb, cubitus ; F, fémur ; Tb, tibia ; Pe, péroné.

Les 7 os du tarse sont disposés sur deux rangées qui comprennent : en arrière, l'astragale et le calcanéum ; en avant, le scaphoïde, le cuboïde et les trois cunéiformes (fig. 458).

Le gros orteil présente également 2 os sésamoïdes au niveau de l'articulation métacarpo-phalangienne.

Unité de plan de composition du squelette des deux paires de membres. — Malgré les grandes analogies qui existent entre les deux paires de membres quelques différences assez importantes, semblent cependant au premier abord les distinguer.

1° Quand les deux os de l'avant-bras sont disposés parallèlement l'un à côté de l'autre comme le sont toujours le tibia et le péroné dans la jambe, la face palmaire de la main regarde en avant et le pouce occupe son bord externe (*supination*, fig. 456 A), tandis que la face plantaire correspondante dans le pied regarde en arrière en même temps que le pouce est situé sur son bord interne.

2° Le pli du coude s'ouvre en avant tandis que le genou s'ouvre en arrière.

3° Au niveau du genou, sur la face antérieure de l'articulation fémoro-tibiale, on observe un os de forme ovale, la *rotule* que l'on ne retrouve pas dans le coude (fig. 425 et 426).

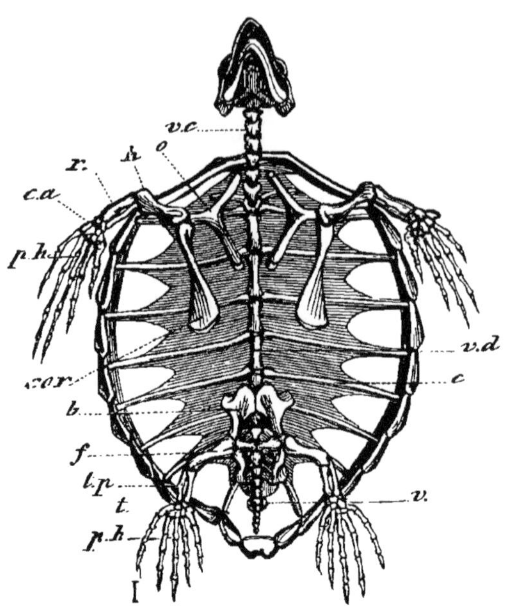

Fig. 461. — Squelette de tortue marine (Chélonée Caouane): *vc*, vertèbres cervicales ; *vd*, vertèbres dorsales ; *v*, vertèbres caudales ; *c*, côtes ; *o*, omoplate ; *cor*, os coracoïdien ; *h*, humérus ; *r*, radius ; *ca*, carpe ; *ph*, métacarpe et phalanges ; *b*, bassin ; *f*, fémur ; *tp*, tibia ; *t*, tarse ; *ph*, métatarse et phalanges ; I, pouce,

L'examen de cette question tire son importance de ce que la nature segmentaire du corps des vertébrés sera confirmée si l'on peut se rendre compte de la cause qui a amené ces différences. Les membres portés par les anneaux successifs des vers sont semblables. Chez un certain nombre de vertébrés ces différences n'existent pas, les membres antérieurs sont construits sur le même modèle que les membres postérieurs : salamandres (fig. 463), tortues de mer (fig. 461), reptiles énaliosauriens (fig. 460).

Chez l'homme, on peut passer facilement de la disposition du membre inférieur à celle du bras. Il suffit de tordre l'extrémité inférieure du fémur de dehors en dedans et d'avant en arrière d'un angle de 180° (fig. 462) tout en laissant fixe l'extrémité supérieure de l'os (Martins). Le pied entraîné avec la jambe dans ce mouvement présente alors sa face plantaire en avant, le pouce sur le bord externe comme cela se trouve dans la main. L'angle saillant du genou est alors aussi ramené en arrière dans la position du coude. On remarque également que dans cette nouvelle situation, la rotule remonte en arrière de l'articulation du genou dans une position tout à fait comparable à celle de l'*olécrâne*, extrémité supérieure du cubitus. On admet qu'il en est aussi l'équivalent parce que l'olécrâne résulte du développement vers l'âge de 8 ans d'une paire de noyaux osseux spéciaux qui ne se soudent au cubitus proprement dit que vers la 17e année.

La similitude des deux paires de membres obtenue ainsi virtuellement a-t-elle une base réelle ? On a remarqué (fig. 425) que la face postérieure de l'humérus présente dans sa partie moyenne la *gouttière de torsion*, rainure contournant l'os obliquement en bas et en dehors pour aboutir à la face antérieure de l'épicondyle comme si le corps de l'humérus s'était effectivement tordu au cours de son développement de manière à faire tourner l'extrémité inférieure de l'os de 180° en avant et en dehors. Gegenbaur a constaté que pendant le développement du membre le plan défini par l'axe de l'os et celui de la flexion du coude se déplace de 47° dans le sens supposé par rapport au plan de symétrie de l'extrémité supérieure, ce déplacement résulte d'un apport inégal de matériaux nutritifs dans la substance osseuse en train de se développer.

Il produit le même effet apparent qu'une torsion quoiqu'il en soit absolument distinct. D'ailleurs si elle s'était effectuée, comment se fait-il que le bord antérieur (ligne âpre) de l'humérus soit sensiblement rectiligne ? Il devrait être tordu aussi de 180° (fig. 453 et 462).

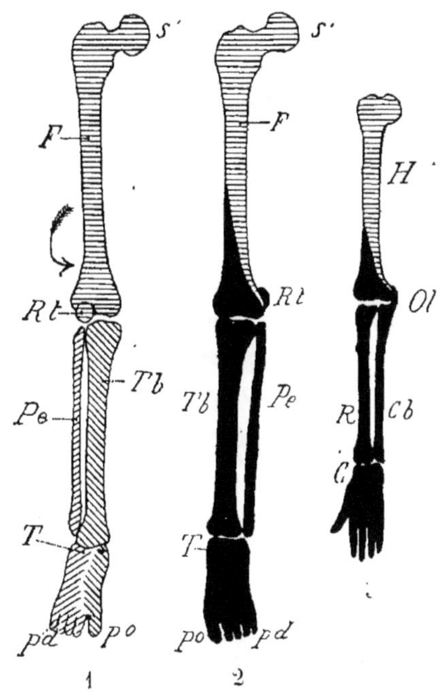

FIG. 462. — Passage du membre inférieur de l'homme au membre supérieur par torsion du fémur. La face palmaire est en noir, la face dorsale avec des hâchures : 1, membre inférieur droit vu par sa face antérieure ; 2, membre inférieur droit après torsion au niveau du genou de 180° dans le sens de la flèche ; 3, membre supérieur droit en supination vu par la face antérieure ; F, fémur ; *Tb*, tibia ; *Rt*, rotule ; *Pe*, péroné ; T, tarse ; *po*, pouce ; *pd*, petit doigt ; H, humérus ; R, radius ; *Cb*, cubitus ; *ol*, olécrâne ; C, carpe

L'existence de la gouttière de torsion s'explique facilement d'une autre manière. Elle est l'empreinte commune du passage du nerf radial et de l'artère humérale profonde entre les insertions des muscles vaste interne et vaste externe. La direction oblique de ce nerf et de cette artère ne prouve pas en faveur de la torsion humérale, car les autres vaisseaux et nerfs ainsi que les muscles du bras devraient alors être aussi tordus du même angle tandis qu'ils sont tous parallèles à l'axe du membre (fig. 505). La théorie de la torsion a encore contre elle de considérer comme primitive la disposition du membre inférieur ce qui est en opposition avec un grand nombre de faits.

L'embryologie montre que dans les premiers états du développement les deux paires de membres se présentent sous la forme de palettes semblablement orientées : la face palmaire tournée du côté interne, les saillies du coude et du genou regardant en dehors, le pouce ventral. C'est celle qui était réalisée chez les reptiles enaliosauriens des terrains secondaires, celle qui existe encore chez les animaux aquatiques. D'une manière générale, la paléontologie montre que les animaux aquatiques ont précédé ceux qui mènent une vie terrestre ainsi que les animaux aériens. Les poissons existent dès le silurien supérieur ; on ne connait de reptiles qu'à partir du carbonifère, de mammifères que depuis le secondaire inférieur tandis que les oiseaux semblent se différencier d'avec les reptiles pendant le jurassique. La disposition embryonnaire commode pour la natation, est très défavorable à la locomotion terrestre parce que les membres appuieraient sur le sol par leur bord, loin du poids à soulever. Elle aurait été corrigée chez les animaux terrestres, le membre amené à se mouvoir dans un plan

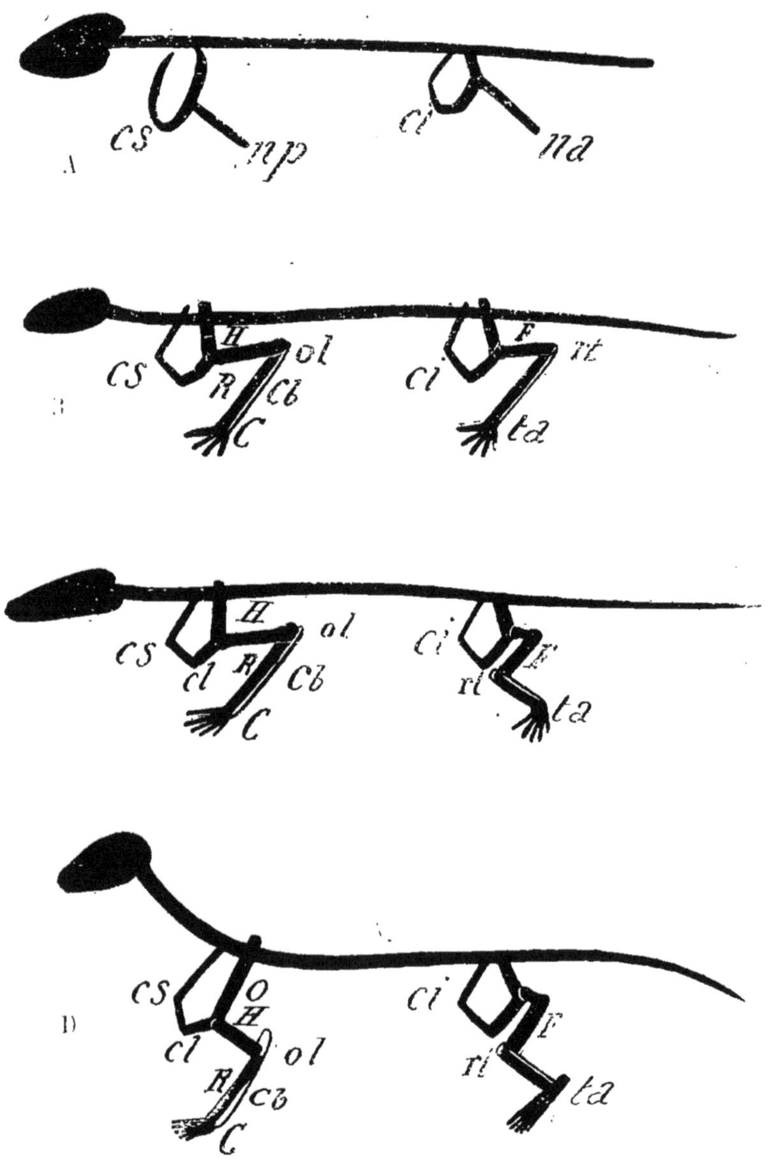

Fig. 463. — Représentation schématique des principales modifications présentées par les membres chez les vertébrés : A, chez les poissons ; B, chez la salamandre ; C, chez les reptiles ; D, chez les mammifères ; *cs*, ceinture scapulaire ; *ci*, ceinture iliaque ; *np*, nageoire pectorale ; *na*, nageoire abdominale ; *o*, omoplate ; *cl*, clavicule ; H, humérus ; *ol*, olécrâne ; *R*, radius ; *Cb*, cubitus ; C, carpe ; *F*, fémur ; *ta*, tarse ; *rt*, rotule.

parallèle au plan médian du corps par suite d'un déplacement de la surfacequi s'articule avec la ceinture. Il est certain que les articulations se modifient d'une manière rapide par le fonctionnement. Celles qui restent inemployées s'ankylosent, au contraire il se forme des articulations anormales supplémentaires (pseudarthroses) entre les

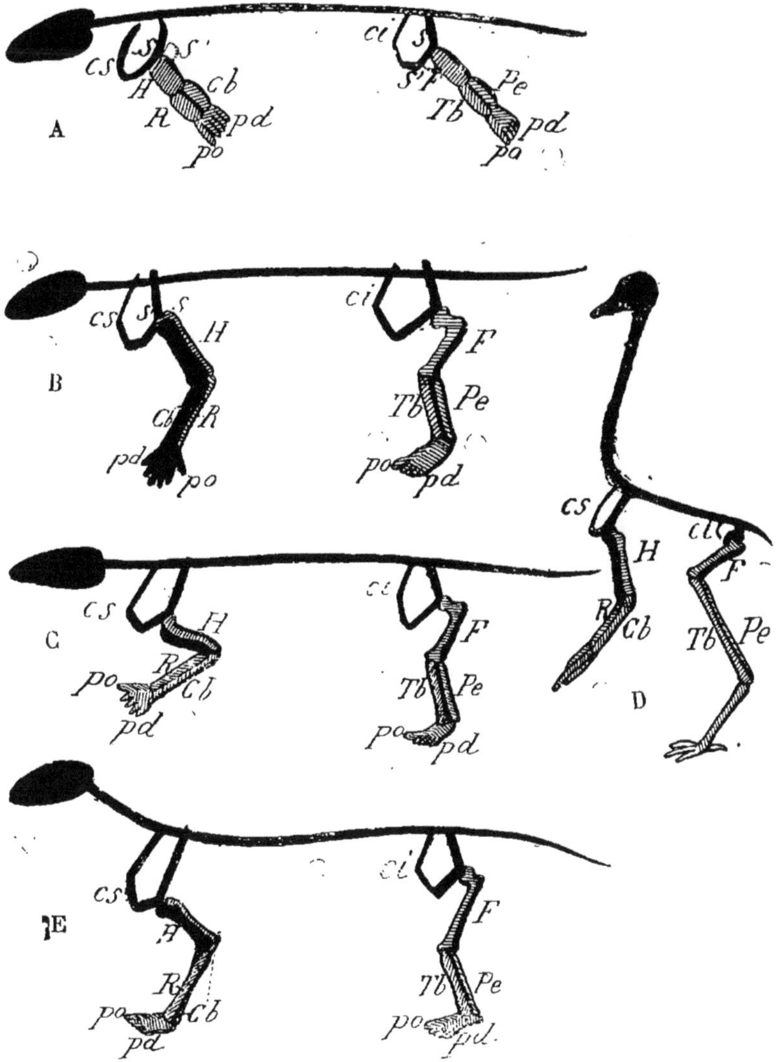

Fig. 464. — Schéma de la différenciation des membres chez les vertébrés par modifications dans les articulations : A, type primitif (animaux nageurs) ; B, disposition produite par l'articulation latérale de l'humérus et du fémur (tortues palustres) ; C, adaptation chez les reptiles ; D, adaptation chez les oiseaux ; *E*, adaptation chez les mammifères ; *cs*, ceinture scapulaire ; *ci*, ceinture iliaque. La face primitivement interne ou postérieure (palmaire) du membre est marquée partout en noir, la face primitivement externe ou antérieure (dorsale) avec des hâchures : H, humérus ; *S*, surface articulaire terminale ; *S'*, surface articulaire latérale ; R, radius ; *Cb*, cubitus ; *po*, pouce ; *pd*, petit doigt ; F, fémur ; *Tb*, tibia ; *Pe*, peroné.

fragments d'un os non maintenus en place et soumis à des déplacements relatifs répétés. Au lieu d'occuper l'extrémité de la tête de l'os la surface articulaire se serait reportée latéralement de 90° (fig. 464 en s') du côté de l'ancienne face dorsale pour les membres supérieurs et au contraire de l'ancienne face ventrale pour les membres inférieurs (ce qui donne une différence de 180° entre les deux paires), mettant les premiers en supination et les seconds dans la situation qu'ils affectent chez presque tous les vertébrés terrestres. L'ouverture en sens opposé des deux paires de membres assure à l'animal quadrupède une plus large base de sustentation, elle s'oppose à ce que dans les chutes l'extrémité du corps vienne heurter le sol violemment.

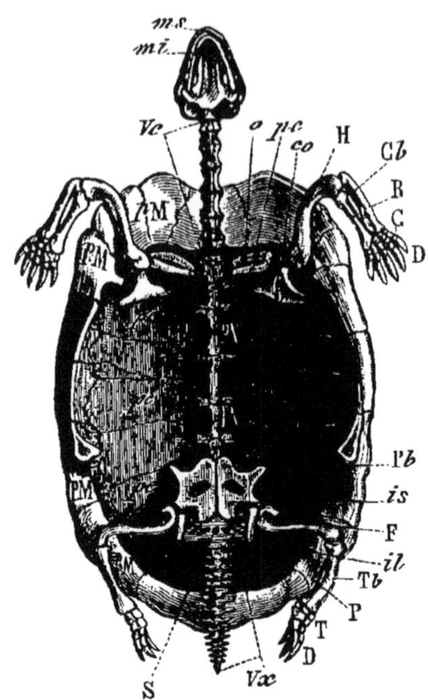

Fig. 465. — Squelette d'une tortue de marais (tortue géométrique), face ventrale (le plastron sternal étant enlevé) : *ms*, maxillaire supérieur ; *mi*, maxillaire inférieur ; Vc, vertèbres cervicales ; *s*, sacrum ; V*x*, vertèbres coccygiennes ; *pc*, plaques costales ; *p*M, plaques marginales ; *p*N, plaques vertébrales ou neurales ; *o*, omoplate ; *cl*, clavicule ; *co*, coracoïde ; H, humérus ; R, radius ; C*b*, cubitus ; C, carpe ; D, doigts ; P*b*, pubis ; *is*, ischion ; *il*, ilion ; F, fémur ; T*b*, tibia ; P, péroné ; T, tarse ; D, doigts.

Cette modification aurait l'inconvénient de faire reposer sur le sol la face dorsale des membres antérieurs ; aussi une 2me transformation s'est-elle produite chez presque tous les vertébrés terrestres, seules les tortues palustres tournent la face palmaire en haut et en dehors, le pouce en arrière. Chez les reptiles et les oiseaux (fig. 464 et 476) les membres antérieurs auraient été ramenés en 1/2 pronation par une luxation (déplacement anormal de l'une des surfaces articulaires lui faisant perdre le contact avec celle qui est opposée), incomplète de l'articulation huméro-cubitale.

Chez les mammifères la face palmaire est ramenée en contact avec le sol par un croisement des deux os de l'avant-bras (pronation) Chez l'homme nous avons vu que cette disposition pouvait alterner avec la supination — au contraire chez les autres elle est plus ou moins fixe. D'ordinaire il se produit alors un redressement du radius dont le sommet s'élargit, empiétant sur le cubitus qui s'atrophie quelque fois jusqu'à disparaitre (fig. 472 et 495).

D. *Articulations.*

On appelle articulation, l'*ensemble des parties par lesquelles les os sont réunis entre eux.*

Aux points de contact, les os présentent des dispositions adaptées à leur rôle particulier.

C'est ce qui a fait distinguer trois espèces d'articulations :

1° **Articulations en suture** ou **synarthroses.** — On les rencontre au crâne, elles ne permettent pas de mouvements. Les os sont appuyés les uns sur les autres par des surfaces taillées en biseau au niveau desquelles ils engrènent solidement. Il en résulte une grande résistance de la boîte crânienne. En général à partir de 40 ou 50 ans l'articulation disparaît, les os se soudent peu à peu d'une manière parfaite ; c'est par l'examen de ces sutures que l'on peut déterminer à peu près l'âge d'un crâne.

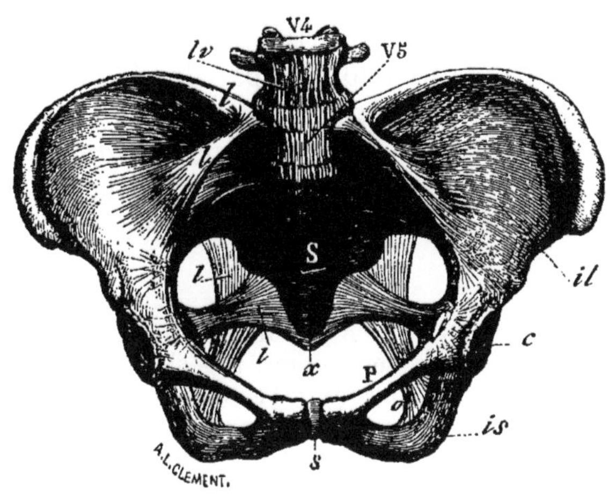

Fig. 466. — Ceinture iliaque vue par devant et en haut : V_4. 4° vertèbre lombaire ; V_5. 5° vertèbre lombaire ; S, sacrum ; *x*, coccyx ; *l*, ligaments ; *lv*, ligaments antérieurs des vertèbres ; *il*, ilion ; *is*, ischion ; P, pubis ; *s*, symphise des pubis ; c, cavité cotyloïde ; *o*, trou obturateur.

2° **Symphises** ou **amphiarthroses.** — Dans ces articulations, les os ne peuvent exécuter que des mouvements très peu étendus. Ils sont appuyés bout contre bout, réunis par un coussinet cartilagineux ou ligamenteux, soudé aux deux surfaces voisines. Ex. : Symphise pubienne (fig. 466).

3° **Articulations mobiles** ou **diarthroses.** — Dans les articulations mobiles, les surfaces des os qui sont en contact ont des *formes inverses, en rapport avec les mouvements* à exécuter. Dans certains cas c'est une sphère, ex. : épaule (scapulo-humérale) (fig. 436), hanche (coxo-fémorale); d'autres fois une poulie, ex. : coude, genou, coup-de-pied; ou un cylindre qui tourne dans un anneau fibreux, exemple : articulation de l'atlas avec l'axis (2me vertèbre cervicale).

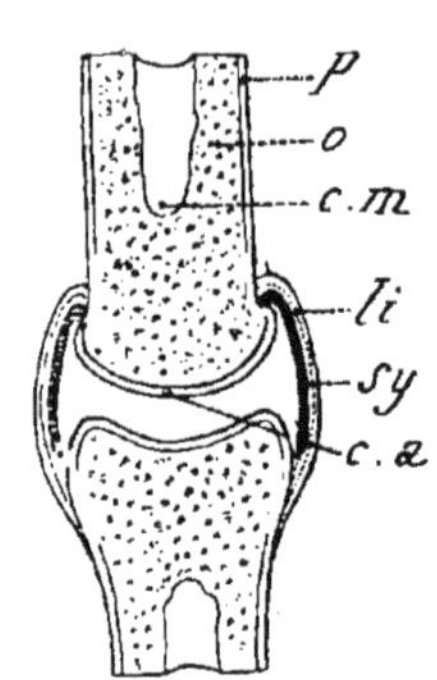

Fig. 467. — Coupe théorique d'une articulation mobile : *p*, périoste ; *o*, os *cm*, cavité médullaire ; *li*, capsule articulaire avec ligaments ; *sy*, synoviale ; *ca*, cartilage articulaire.

Pour faciliter les mouvements, les surfaces osseuses en contact sont recouvertes par du *cartilage* élastique qui amortit les chocs, adoucit les frottements et empêche l'usure de l'os (fig. 467).

Les deux os sont réunis l'un à l'autre par un manchon fibreux appelé *capsule articulaire* inséré sur le pourtour des surfaces articulaires et renforcé en certains endroits par des *ligaments*.

La surface interne de cette capsule est tapissée par une séreuse, la *synoviale*. Celle-ci ne se prolonge pas à la surface du cartilage articulaire; son rôle est de sécrèter la *synovie*, liquide qui adoucit les frottements.

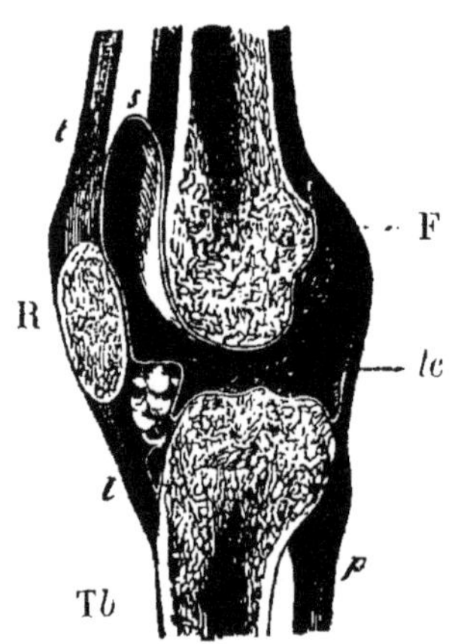

Fig. 468. — Coupe verticale et médiane de l'articulation du genou chez l'homme : *Tb*, tibia ; *p*, péroné ; F, fémur ; R, rotule ; *t*, tendon du muscle triceps qui ferme l'articulation en avant et contient la rotule ; *l*, ligament rotulien ; *s*, membrane synoviale tapissant la capsule articulaire ; *lc*, ligaments croisés.

A la surface du cartilage il se produit souvent des rugosités (concrétions d'acide urique); l'articulation joue mal alors en même temps qu'elle fait entendre des craquements (*arthrite*).

Dans les articulations mobiles ce ne sont pas les ligaments qui retiennent les deux surfaces articulaires opposées au contact ; ils sont généralement beaucoup trop longs, permettant leur séparation. C'est ce qui se produit quand on étire les doigts. L'adhérence provient de la pression atmosphérique. Agissant sur les tissus extérieurs, elle maintient les os en place grâce au vide qui existe dans la synoviale. On peut montrer cette action par l'expérience suivante : les muscles et les ligaments étant coupés rapidement tout autour de l'articulation de la cuisse on croirait que le membre doive se détacher spontanément par suite de son poids. Il n'en est rien cependant ; sa tête reste fixée dans la cavité cotyloïde, mais si l'on perfore avec une vrille le fond de la cupule articulaire permettant l'accès de l'air dans la synoviale, il tombera spontanément. Ce fait doit être présent à la mémoire dans les désarticulations. Les ligaments partagent souvent avec des saillies de l'os le rôle de limiter les déplacements ; de là leur déchirure ou leur arrachement dans les mouvements forcés.

L'existence de deux os parallèles non soudés l'un à l'autre dans le squelette de l'avant-bras, tandis que le bras en renferme un seul permet à la main d'exécuter non seulement des mouvements de flexion et d'extension au niveau du poignet, mais encore ceux de *pronation* (face palmaire en arrière) et de *supination* (face palmaire en avant). A cet effet l'extrémité supérieure du cubitus est seule reliée à l'humerus (fig. 469) ; la tête du radius est simplement retenue par une bague fibreuse fixée sur le cubitus ; cet os l'entraine donc avec lui dans les mouvements de flexion et d'extension du coude. La bague permet à l'extrémité supérieure du radius de tourner autour de son axe. Son extrémité distale peut exécuter des mouvements de rotation autour du cubitus ; comme elle porte le carpe et par suite la main, celle-ci, entraînée passivement dans ces mouvements, présentera tantôt sa face dorsale et tantôt sa face palmaire en avant. La flexion et l'extension de la main sur l'avant-bras se produisent dans l'articulation condylienne du radius avec le carpe.

C'est pourquoi, après les fractures de l'avant-bras, dans l'appareil que l'on pose sur le membre pour permettre la consolidation, il faut avoir soin de maintenir les deux os séparés en pressant de chaque côté au moyen d'une attelle (règle en bois) recouverte de ouate ; sans cette précaution, on risquerait, que les quatre fragments se réunissant ensemble, la main reste indéfiniment en pronation ou en supination, ou dans une position intermédiaire.

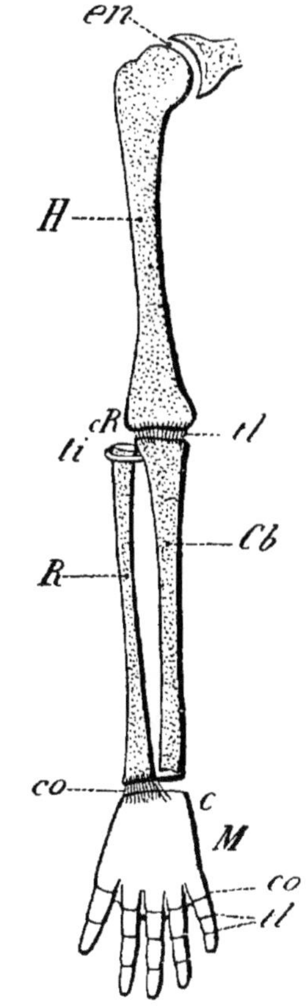

Fig 469. — Schéma des principales articulations du membre supérieur (côté droit) : H, humérus ; R, radius ; *Cb*, cubitus ; *en*, enarthrose (sphère tournant dans une cupule de même forme) ; *tl*, trochlée (poulie, mouvement de charnière) ; *ti*, trochoïde (cylindre osseux tournant dans un anneau ostéo-fibreux) ; *co*, articulation condylienne (tête ovoïde reçue dans une cavité de même forme permettant des mouvements de flexion et extension autour du grand comme autour du petit axe de la surface articulaire).

III. — ANATOMIE COMPARÉE DU SQUELETTE CHEZ LES ANIMAUX VERTÉBRÉS

Les animaux compris dans l'embranchement des vertébrés sont caractérisés par la disposition et la constitution de leur squelette. Celui du tronc montre chez tous une grande similitude. Mais celui des membres présente des différences considérables particulièrement dans les extrémités.

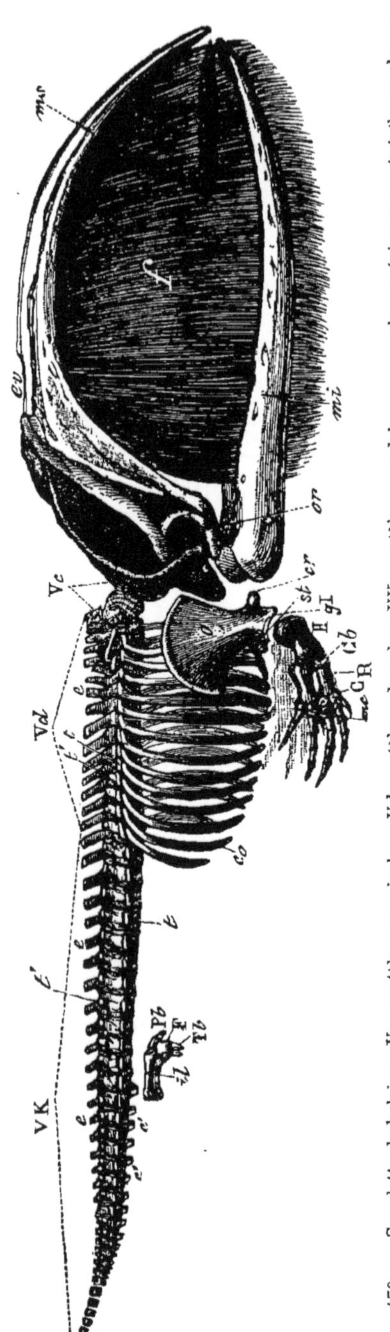

Fig. 470. — Squelette de baleine : *Vc*, vertèbres cervicales ; *Vd*, vertèbres dorsales ; VK, vertèbres caudales ; *e*, apophyses épineuses ; *t* et *t'*, apophyses transverses ; *e'* apophyses inférieures ; *co*, côtes ; *ev*, évent ; *ms*, maxillaire supérieur ; *f*, fanons ; *mi*, maxillaire inférieur ; *or*, orbite ; *o*, omoplate ; *cr*, acromion ; *gl*, cavité glénoïde ; *st*, sternum ; H, humérus ; R, radius ; *Cb*, cubitus ; C, carpe ; *mc*, métacarpe ; *Pb*, pubis ; *il*, ilion ; F, fémur ; *Tb*, tibia.

Cette étude est très intéressante parce que, malgré la grande diversité qu'ils peuvent présenter, on leur reconnaît facilement une base commune. Ce sont des variations d'un même thème avec adaptation à un genre de vie particulier.

A. *Animaux nageurs*. — Ils montrent le type que nous avons considéré comme primitif ; membres en forme de palette courte mais élargie. L'humérus, le radius et le cubitus sont particulièrement réduits de longueur ; au contraire, les rayons (doigts) sont souvent multipliés en nombre (fig. 452), ainsi que les articles qu'ils comprennent (fig. 470 et 471).

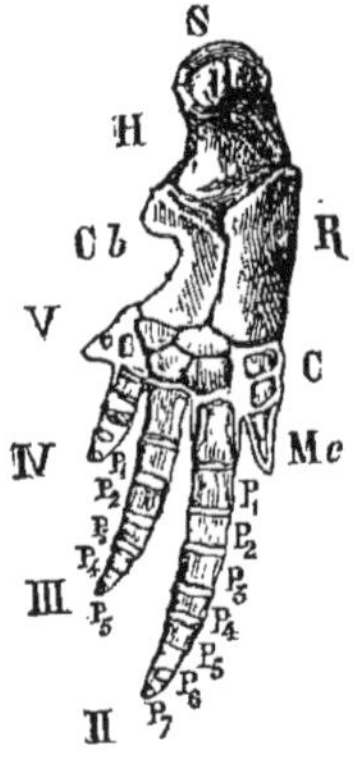

Fig. 471. — Face externe du squelette de la nageoire droite d'un dauphin (cétacé) ; H, humérus ; S, surface articulaire ; *Cb*, cubitus ; R, radius ; C, carpe ; Mc, métacarpe ; P_1, P_2, P_7, phalanges ; I, pouce.

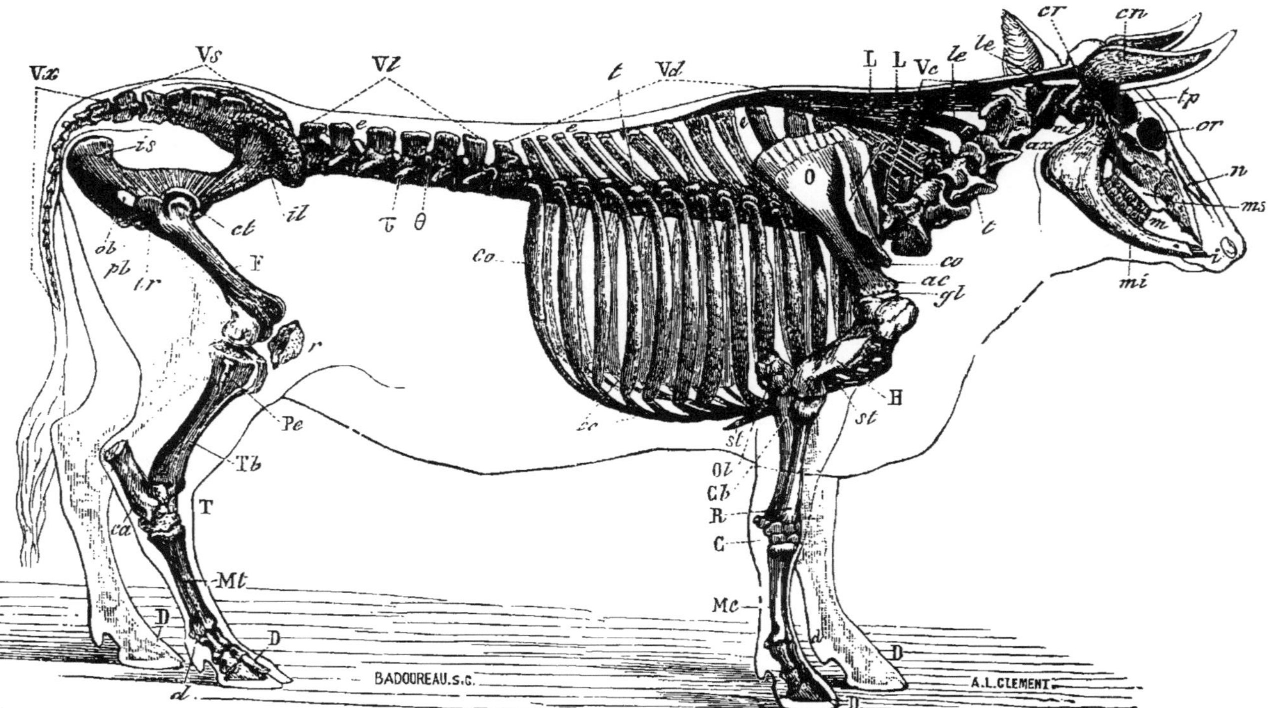

Fig. 472. — Squelette de bœuf : *i*, incisives ; *c*, canines ; *ms*, maxillaire supérieur ; *mi*, maxillaire inférieur ; *m*, molaires ; *tp*, temporal ; *or*, orbite ; *at*, atlas ; *ax*, axis ; *vc*, vertèbres cervicales ; *vd*, vertèbres dorsales ; *vs*, vertèbres sacrées ; *vx*, vertèbres coccygiennes ; L. L' et *le*, ligaments ; *e*, apophyses épineuses ; *t*, apophyses transverses ; *co*, côtes ; *cc*, cartilages costaux ; *st*, sternum ; *o*, omoplate ; *eo*, épine de l'omoplate ; *gl*, cavité glénoïde ; H, humérus ; R, radius ; *Cb*, cubitus ; *Ol*, olécrâne ; C, carpe ; Mc, métacarpe ; D, phalanges des deux doigts principaux ; *il*, os ilion ; *ct*, cavité cotyloïde ; *is*, ischion ; F, fémur ; *tr*, trochanter ; *r*, rotule ; T*b*, tibia ; P*e*, péroné ; *ca*, calcanéum ; *as*, astragale ; *n*, os nasaux ; *cn*, prolongement du frontal qui supporte la corne ; θ, tubercule transverse des vertèbres lombaires ; τ, apophyse costiforme des mêmes ; *ob*, trou obturateur ; *pb*, pubis ; T, tarse ; M*t*, métatarse ; *d*, doigts latéraux qui ne sont pas soutenus par le squelette.

B. *Animaux fouisseurs.* — Chez la taupe, l'extrémité de chaque membre antérieur possède la forme d'une main, large pelle munie de forts ongles; dirigée en dehors par suite d'un mouvement de pronation forcé, elle est tout à fait adaptée pour creuser le sol (fig. 473).

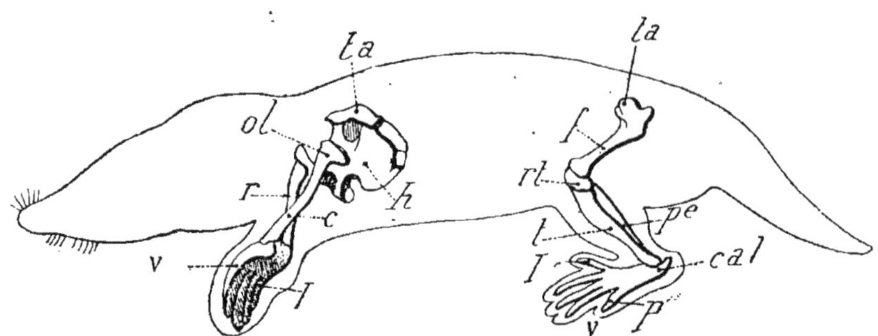

Fig. 473. — Membres de la taupe vus par la face latérale gauche : *h*, humérus ; *ta*, tête articulaire ; *ol*, olécrâne ; *r*, radius ; c, cubitus ; *I*, pouce ; *V*, petit doigt ; *f*, fémur ; *rt*, rotule ; *t*, tibia ; *pe*, péroné ; *cal*, calcanéum.

C. *Animaux aériens* (voiliers) :

1° Chez le *ptérodactyle*, reptile des terrains secondaires, les membres antérieurs sont transformés en ailes par suite du développement pris par le doigt qui est d'ordinaire le plus petit (fig. 474). Il est aussi long que le corps, au bord latéral duquel il était réuni par une membrane semblable à celle qui se retrouve chez les chauve-souris.

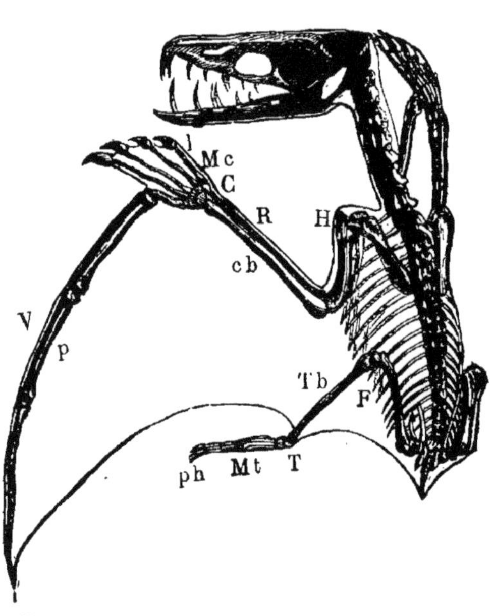

Fig. 474. — Squelette restauré de ptérodactyle, reptile des terrains secondaires; légende comme fig. 479.

2° Chez les *cheiroptères* (chauve-souris) la même modification se retrouve, mais accentuée en ce sens qu'elle frappe les 4 derniers doigts. Le pouce seul n'est pas compris dans l'aile, il forme une petite griffe (fig. 475) ;

3° Chez les *oiseaux*, animaux voiliers par excellence, la grande surface des membres antérieurs est obtenue d'une toute autre manière. Le membre par lui-même est assez réduit (fig. 476 et 534). Il ne présente que 3 doigts, soudés en un moignon. Le plus long correspond à l'index. Toute sa surface donne attache à de longues plumes imbriquées qui constituent la grande surface alaire (fig. 477).

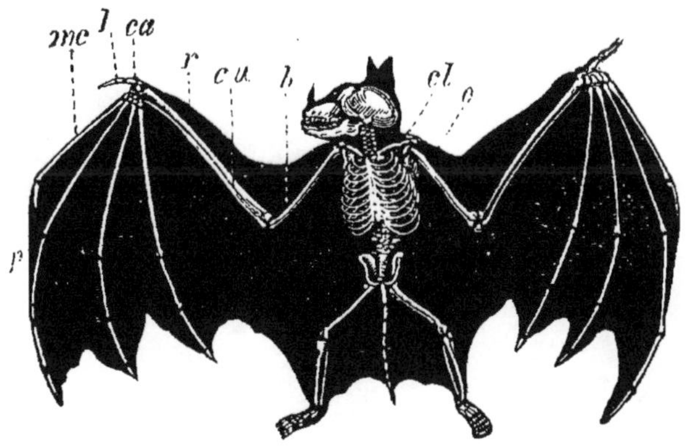

Fig. 475. — Squelette de chauve-souris : *o*, omoplate ; *cl*, clavicule ; *h*, humérus ; *cu*, cubitus ; *r*, radius ; *ca*, carpe ; *I*, pouce ; *mc*, métacarpe ; *p*, phalanges.

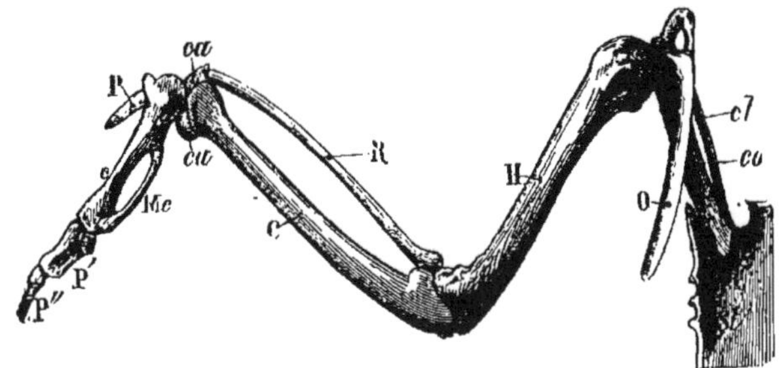

Fig. 476. — Squelette d'une aile d'oiseau vu par la face supérieure : *st*, sternum ; *o*, omoplate *co*, os coracoïde ; *cl*, clavicule ; H, humérus ; R, radius ; C, cubitus ; *ca*, carpe ; Mc, métacarpe; PP'P'', phalanges.

D. *Animaux coureurs.* — Presque tous les animaux coureurs sont *digitigrades*, c'est-à-dire qu'ils n'appuient sur le sol que les doigts ou le bout des doigts. Il y a redressement plus ou moins complet de l'extrémité du membre. Cette disposition a pour avantages d'augmenter:

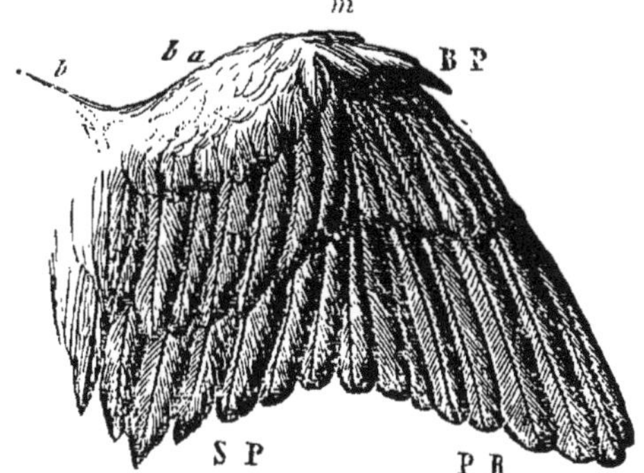

Fig. 477. — Aile emplumée d'oiseau : *b*, bras ; *ba*, avant-bras ; *m*, main ; PR, rémiges primaires ; SP, rémiges secondaires ; T, tectrices ou couvertures ; BP, pennes bâtardes.

a. La *rapidité* de la course puisque le contact avec le sol est assuré instantanément.

b. L'*élasticité* de la démarche, amortissant les chutes dans les bonds parce qu'il y a plus d'articulations interposées entre le corps et le sol.

Elle amène :

a. Une diminution du nombre des doigts par suite de l'atrophie de ceux qui occupent les bords de chaque extrémité.

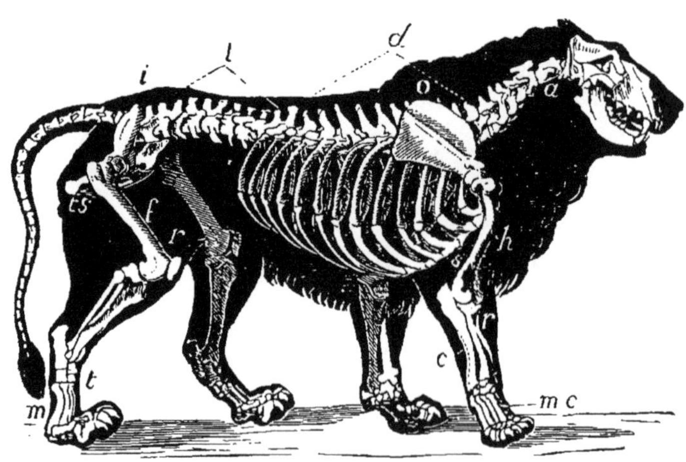

FIG. 478. — Squelette de lion : *a*, atlas ; *o*, omoplate ; *h*, humérus ; *c*, cubitus ; *r*, radius ; *mc*, métacarpe ; *d*, vertèbres dorsales ; *l*, vertèbres lombaires ; *i*, os iliaque ; *f*, fémur ; *r*, rotule ; *t*, tarse ; *m*, métatarse ; *s*, sternum.

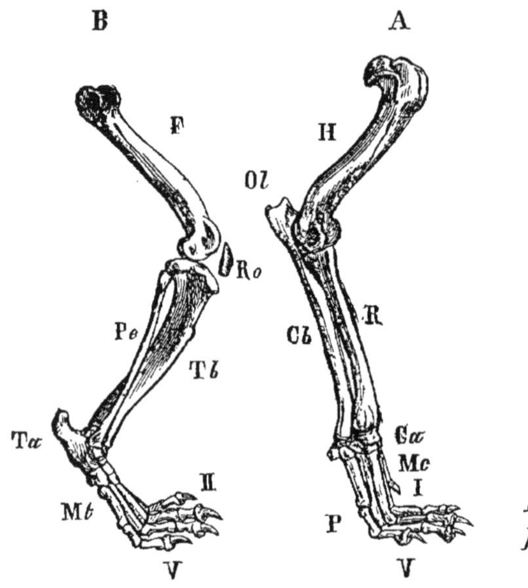

FIG. 479. — *A*, membre antérieur du chien ; *B*, membre postérieur : H, humérus ; *Cb*, cubitus ; R, radius ; *Ca*, carpe ; Mc, métacarpe ; P, phalanges ; F, fémur ; R*o*, rotule ; *Pe*, péroné ; T*b*, tibia ; T*a*, tarse ; M*t*, métatarse ; P*h*, phalanges.

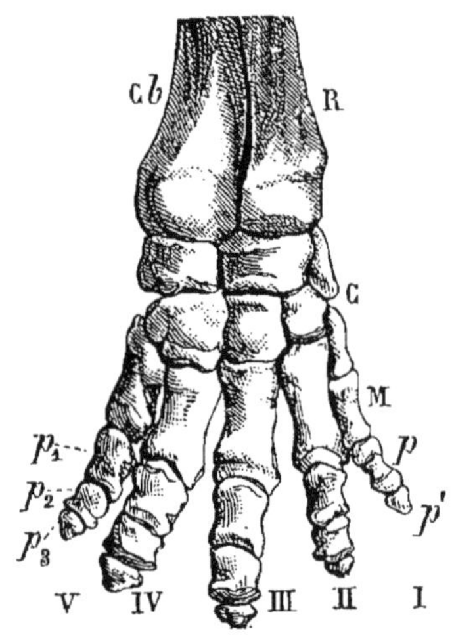

FIG. 480. — Face antérieure du pied de devant droit d'un éléphant : I, pouce ; II, III, IV, V, doigts correspondants ; p, p_1, p_2, p_3, phalanges.

b. Une augmentation du volume de ceux qui subsistent.

c. Une tendance à la coalescence des métacarpiens ainsi que des métatarsiens des doigts persistants.

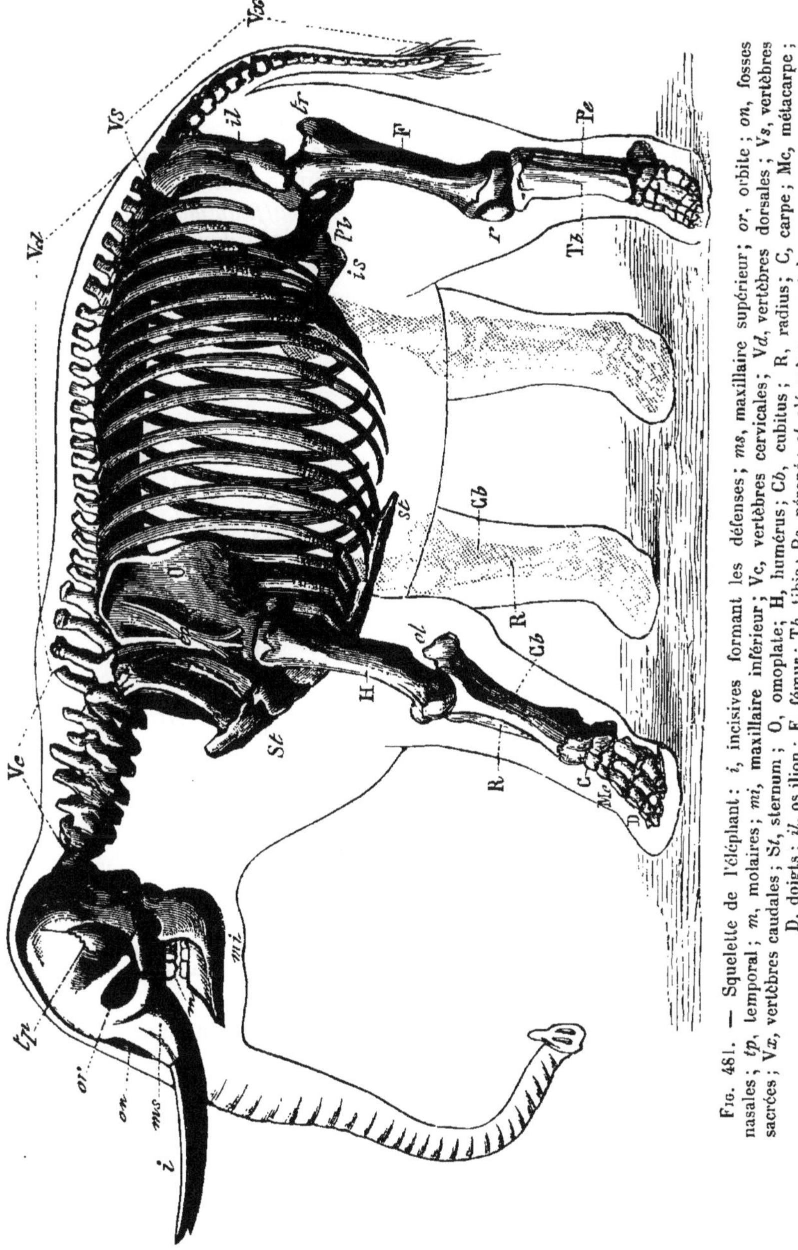

Fig. 481. — Squelette de l'éléphant : *i*, incisives formant les défenses ; *ms*, maxillaire supérieur ; *or*, orbite ; *on*, fosses nasales ; *tp*, temporal ; *m*, molaires ; *mi*, maxillaire inférieur ; Vc, vertèbres cervicales ; V*d*, vertèbres dorsales ; V*s*, vertèbres sacrées ; V*x*, vertèbres caudales ; S*t*, sternum ; O, omoplate ; H, humérus ; C*b*, cubitus ; R, radius ; C, carpe ; Mc, métacarpe ; D, doigts ; *il*, os ilion ; F, fémur ; T*b*, tibia ; P*e*, péroné ; *ol*, olécrâne ; *r*, rotule.

La soudure des métacarpiens ou des métatarsiens a pour avantage d'augmenter la solidité du membre, diminuant les chances de foulure (déchirure ou arrachement des ligaments qui réunissent les os sans qu'il y ait de déplacement permanent).

Ces modifications sont tout à fait conformes à deux des lois qui règlent l'*évolution* des êtres vivants :

1° *Les êtres moins bien armés succombent dans la lutte pour l'existence ; ceux qui sont le mieux adaptés aux circonstances actuelles persistent au contraire et transmettent à leurs descendants tout ou partie des caractères qui produisent leur supériorité ;*

La rapidité à la course et le fait de n'être pas sujet aux foulures sont des éléments importants dans la lutte pour la vie.

2° *Tout organe dont l'activité fonctionnelle est suffisamment intense se développe ; celui qui ne travaille pas assez s'atrophie et disparaît.*

Les doigts médians étant les plus longs, appuient plus fort sur le sol que les doigts latéraux. Ils prendront donc la prédominance.

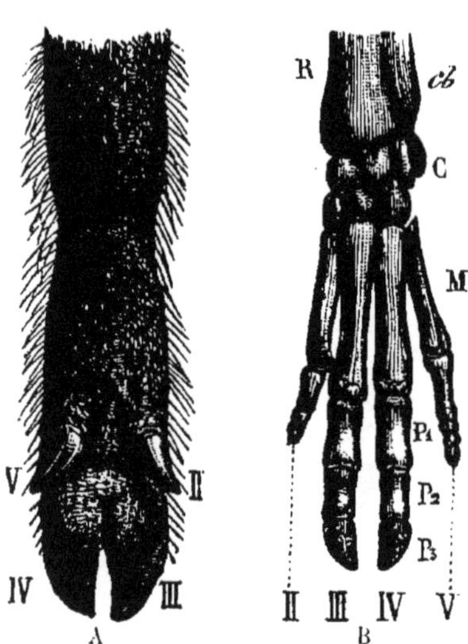

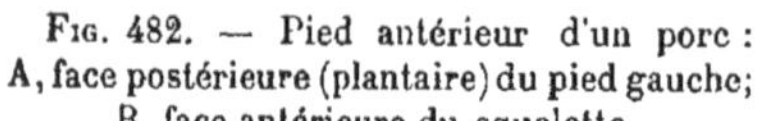

Fig. 482. — Pied antérieur d'un porc : A, face postérieure (plantaire) du pied gauche; B, face antérieure du squelette.

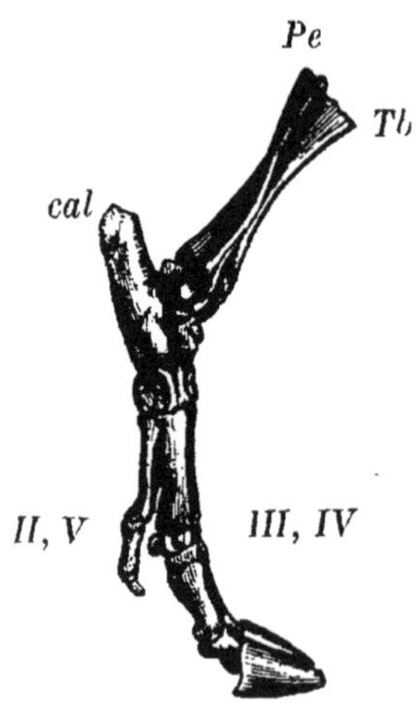

Fig. 483. — Squelette d'un pied postérieur de porc (vu latéralement).

Tb, tibia ; Pe, péroné ; *cal*, calcanéum ; R, Radius ; Cb, cubitus ; C, carpe ; M, métacarpe ; P_1, P_2, P_3, phalanges ; II, index ; III, médius ; IV, annulaire ; V, petit doigt.

Nous trouverons tous les degrés de réduction dans l'examen des divers ordres de mammifères.

1° Chez les *éléphants*, les membres possèdent 5 doigts (fig. 480 et 481).

2° Chez les *chats, les chiens*, les membres postérieurs ne présentent que 4 doigts bien que ceux de devant en possèdent 5 (fig. 479).

3° Chez le *porc*, l'extrémité est tellement modifiée qu'il serait difficile d'établir les homologies si le squelette ne présentait des points de repère précieux. (La disposition des segments supérieurs est tout à fait semblable à celle de la fig. 484.) Attenant au tronc vient d'abord un segment contenant un os : humérus (fémur); un 2me segment renferme 2 os disposés côte à côte : radius et cubitus (tibia et péroné); puis vient un massif d'os : carpe (tarse) supportant 4 osselets parallèles (fig. 482 et 483) : métacarpiens (métatarsiens) continués chacun par 3 phalanges placées bout à bout dont la dernière supporte un ongle (sabot). En résumé : il n'y a plus que 4 doigts. Le pouce a disparu ; le médius et l'annulaire sont très développés ; seuls ils appuient sur le sol dans la locomotion. L'index et le petit doigt réduits de taille sont un peu repoussés en arrière. Ils ne remplissent aucun rôle et constituent une simple surcharge pour l'animal. Leur existence ne se peut expliquer que comme un résultat de l'adaptation.

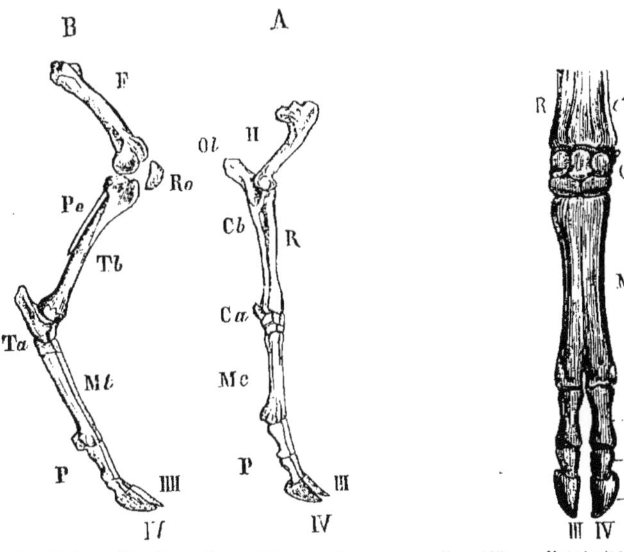

Fig. 484. — Membres d'une chèvre : *A*, membre antérieur ; *B*, membre postérieur.

Fig. 485. — Extrémité du membre antérieur gauche d'une chèvre (vue de face).

H, humérus ; *F*, fémur ; *cb*, cubitus ; *R*, radius ; C, carpe ; M, métacarpe (canon) ; P_1, P_2, P_3, phalanges ; Ro, rotule ; *Tb*, tibia ; *Pe*, péroné ; *Ta*, tarse ; *Mt*, métatarse.

4° Chez les *ruminants* (chèvre, bœuf) la réduction est poussée plus loin. Chaque membre présente bien encore 4 sabots (fig. 472 et 484 à 486). Ceux du milieu seuls reposent sur le sol, leurs métacarpiens ou métatarsiens sont soudés en un seul os, le *canon*. Un sillon longitudinal indique la limite des deux os voisins.

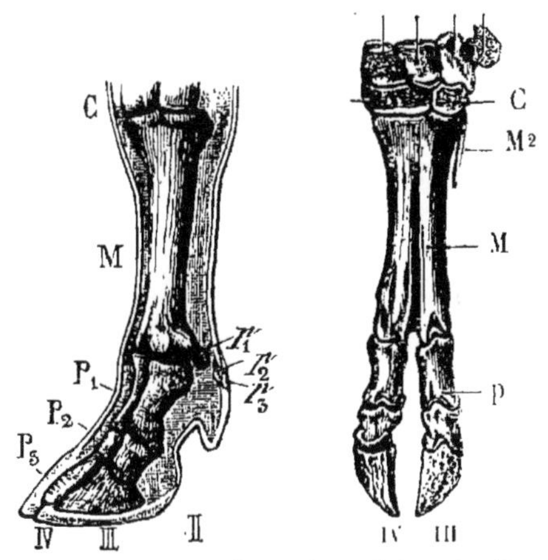

Fig. 486. — Extrémité du membre antérieur chez le bœuf. (Légende commune fig. 484.)

Les deux sabots latéro-postérieurs ne servent à rien, ils sont plus éloignés du sol que chez les porcs. Le squelette des doigts qu'ils représentent est aussi plus réduit. On ne retrouve plus sous la peau que les noyaux cartilagineux des phalanges et de l'extrémité inférieure des métacarpiens (fig. 486), tandis que le reste de ces osselets manque. Cette disposition est manifestement le résultat d'une adaptation plus parfaite du membre.

La paléontologie montre que dans les époques antérieures il y a eu des formes intermédiaires entre les animaux à 5 doigts des terrains tertiaires inférieurs et les ruminants actuels qui n'existaient pas encore à cette époque.

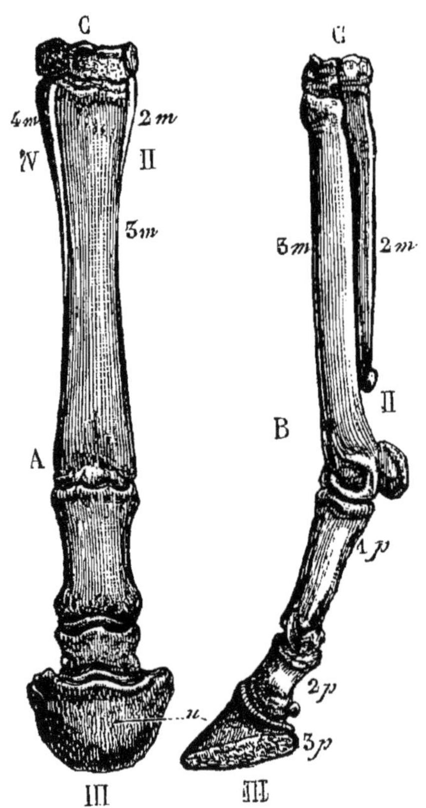

Fig. 487. — Extrémité du membre antérieur droit chez le cheval : A, vu de face ; B, vu de profil ; II, index ; III, médius ; IV, annulaire ; C, carpe ; 2m, 3m, 4m, métacarpiens correspondants aux différents doigts ; 1p, 2p, 3p, les trois phalanges successives de chaque doigt.

5° Chez le *cheval* et l'*âne* (fig. 487 et 495), il ne reste plus qu'un doigt bien développé : le médian. Deux stylets osseux, cachés sous la peau le long du métacarpien, représentent les restes des IIme et IVme doigts. Cette interprétation se trouve confirmée par la considération des animaux fossiles.

En Amérique on a retrouvé dans la série des terrains tertiaires, une succession de formes qui font passer insensiblement de l'eohippus (éocène inférieur), de la taille du renard possédant 4 doigts bien développés (fig. 488 *a*) et le pouce réduit jusqu'au protohippus (méocène supérieur) qui avait la grandeur de l'âne et cependant encore 3 sabots à son pied (fig. 488 *e*). Le mésohippus (éocène supérieur) avait un pied intermédiaire (fig. 488*c*). et la taille d'un gros mouton.

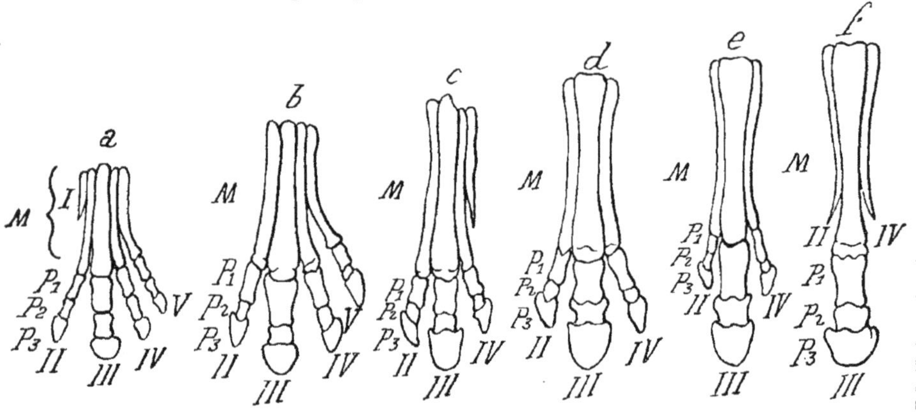

Fig. 488. — Formes successives du pied présentées par les ancêtres fossiles des chevaux en Amérique : *a*, eohippus ; *b*, orohippus ; *c*, mésohippus ; *d*, myohippus ; *e*, protohippus ; *f*, cheval actuel. Légende comme fig. 484.

D'ailleurs actuellement, de temps à autre, on signale la naissance de chevaux dont les pieds antérieurs tendent à reprendre chacun 3 doigts, ce que l'on ne peut expliquer que comme manifestation héréditaire.

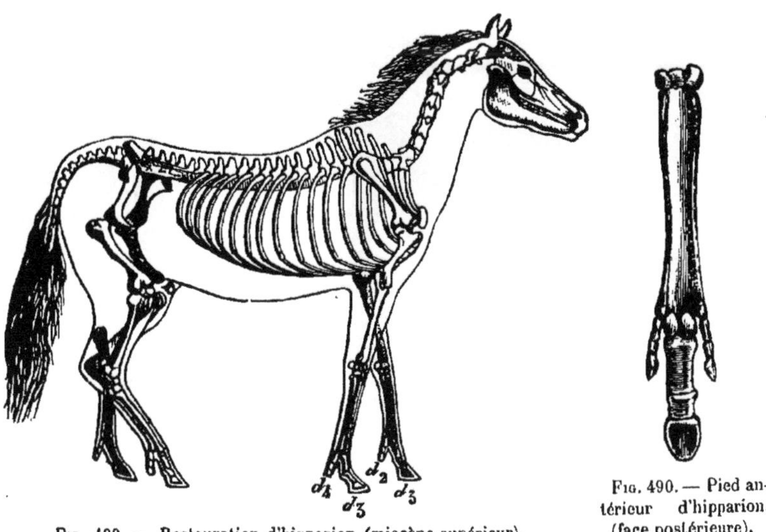

Fig. 489. — Restauration d'hipparion (miocène supérieur).

Fig. 490. — Pied antérieur d'hipparion, (face postérieure).

Dans nos pays la série des ancêtres fossiles connus est beaucoup moins complète. Chez l'*hipparion*, animal voisin du cheval datant du miocène supérieur les stylets latéraux étaient prolongés chacun par 3 phalanges qui n'arrivaient cependant pas jusqu'au contact du sol (fig. 489 et 490). Plus anciennement (miocène moyen) existait l'*anchitherium* dont les doigts latéraux étaient encore plus développés (fig. 491). Les *paléotherium* (miocène supérieur) avaient les 3 doigts complets reposant sur le sol (fig. 492). Mais l'examen des dents et des formes ne permet guère d'admettre que ces derniers soient les ancêtres des chevaux.

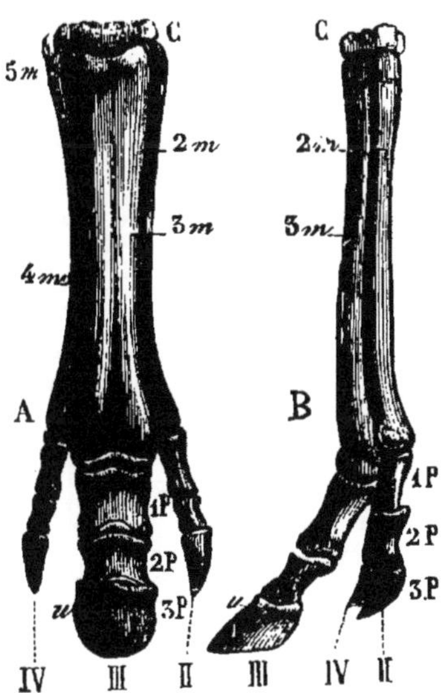

Fig. 491. — Extrémité restaurée du membre antérieur droit d'un anchitherium (miocène moyen). Légende comme fig. 487.

Oiseaux coureurs. — Chez les oiseaux on observe une série parallèle de réductions. D'ordinaire, les pieds de ces animaux possèdent 4 doigts (fig. 499), les autruches, oiseaux exclusivement coureurs, n'en ont que 2, dont un est beaucoup plus fort que l'autre (fig. 496).

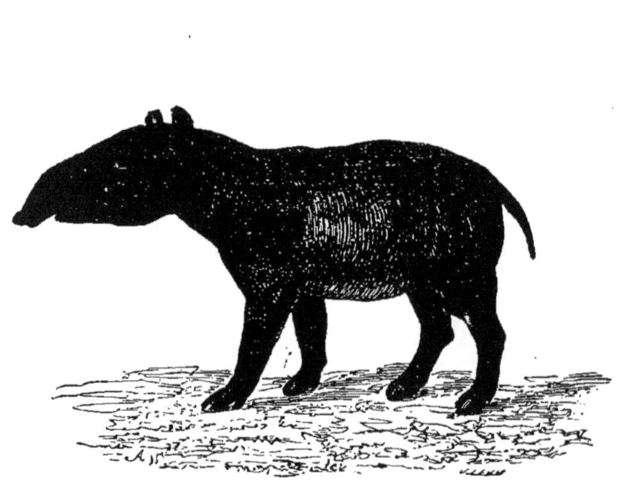

FIG. 492. — Restauration du paléothérium (éocène supérieur).

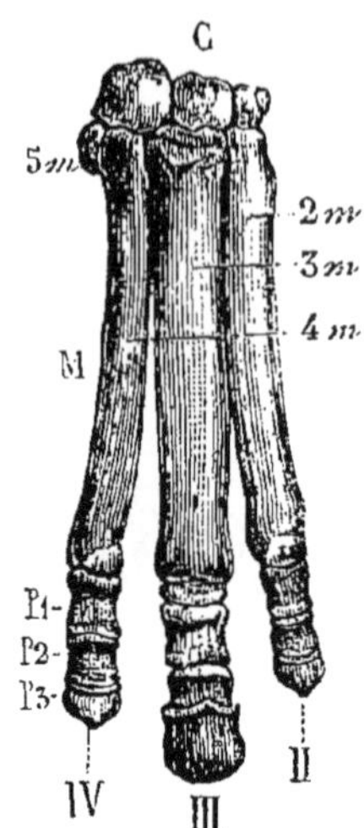

FIG. 493. — Pied de devant droit du paléothérium crassum.

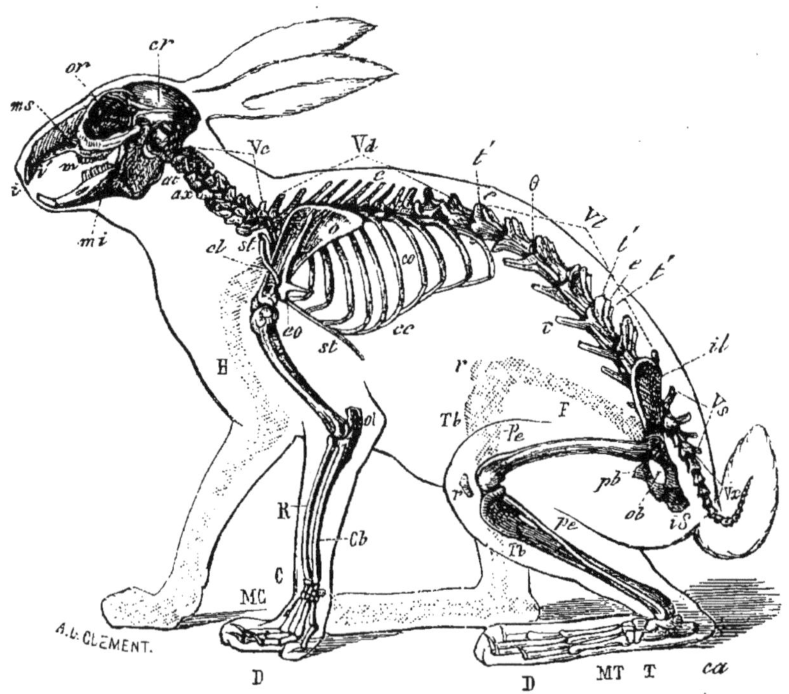

FIG. 494. — Squelette de lapin : *or*, orbite ; *tp*, temporal ; Vc, vertèbres cervicales ; *Vd*, vertèbres dorsales ; *Vl*, vertèbres lombaires ; *Vs*, vertèbres sacrées ; *Vx*, vertèbres coccygiennes (caudales) ; *t* et *t'*, apophyses transverses ; *e*, apophyses épineuses ; O, omoplate ; *st*, sternum ; H, humérus ; R, radius ; *Cb*, cubitus ; C, carpe ; Mc, métacarpe ; D, doigts ; c, côtes ; *pb*, pubis ; *il*, ilion ; *is*, ischion ; F, fémur ; *Tb*, tibia ; *Pe*, péroné ; T, tarse : MT, métatarse ; D, doigts : *ms*, maxillaire supérieur ; *mi*, maxillaire inférieur ; *m*, molaires ; *i*, incisives ; *i'* incisives postérieures ; *at*, atlas ; *ax*, axis ; τ, apophyse costiforme ; θ et t', apophyses transverses ; *eo*, épine de l'omoplate ; *cl*, clavicule ; *ol*, olécrâne ; *ob*, trou obturateur ; *r*, rotule ; cc, cartilages costaux ; *ca*, calcanéum.

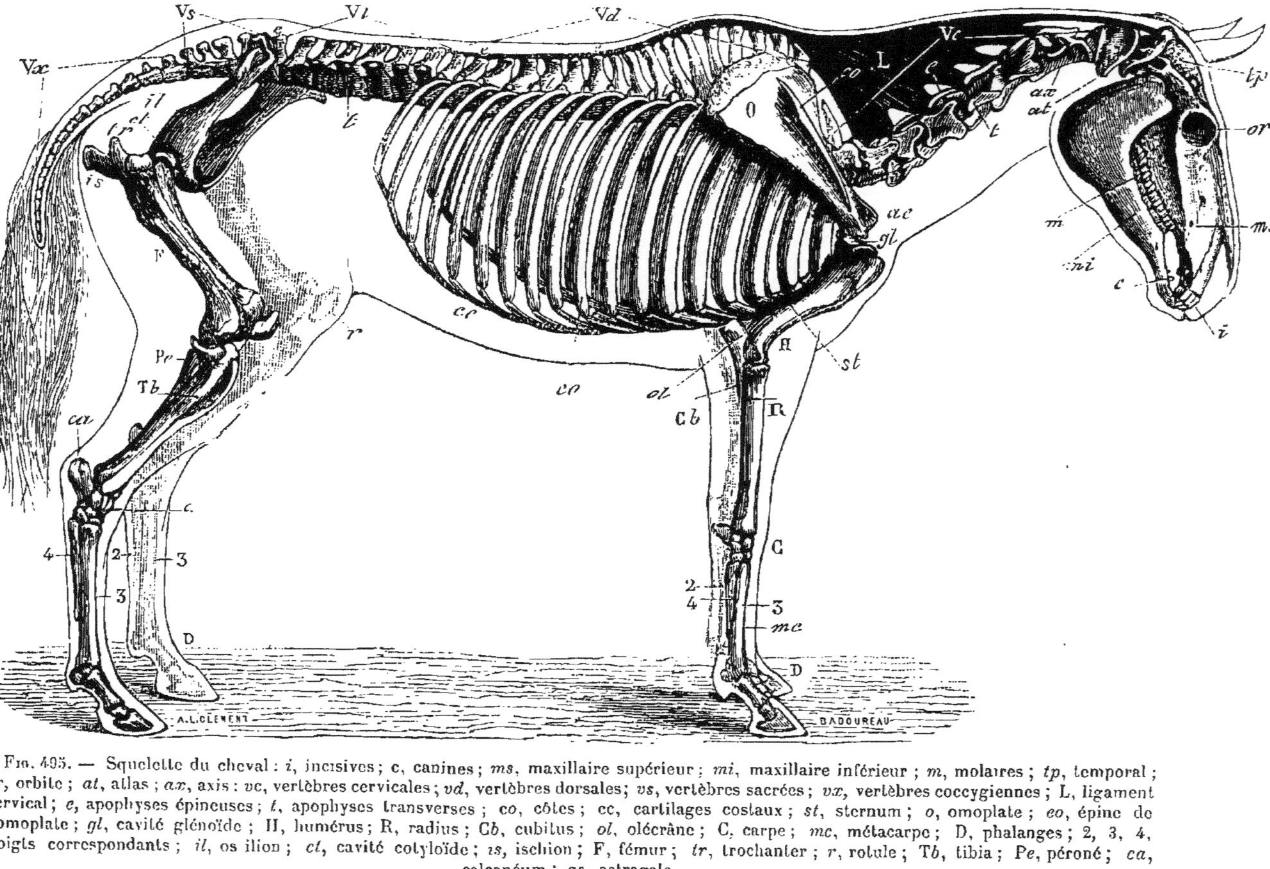

FIG. 495. — Squelette du cheval : *i*, incisives ; c, canines ; *ms*, maxillaire supérieur ; *mi*, maxillaire inférieur ; *m*, molaires ; *tp*, temporal ; *or*, orbite ; *at*, atlas ; *ax*, axis : *vc*, vertèbres cervicales ; *vd*, vertèbres dorsales ; *vs*, vertèbres sacrées ; *vx*, vertèbres coccygiennes ; L, ligament cervical ; *e*, apophyses épineuses ; *t*, apophyses transverses ; *co*, côtes ; *cc*, cartilages costaux ; *st*, sternum ; *o*, omoplate ; *eo*, épine de l'omoplate ; *gl*, cavité glénoïde ; H, humérus ; R, radius ; C*b*, cubitus ; *ol*, olécrâne ; C, carpe ; *mc*, métacarpe ; D, phalanges ; 2, 3, 4, doigts correspondants ; *il*, os ilion ; *ct*, cavité cotyloïde ; *is*, ischion ; F, fémur ; *tr*, trochanter ; *r*, rotule ; T*b*, tibia ; P*e*, péroné ; *ca*, calcanéum ; *as*, astragale.

E. Animaux sauteurs. — Les animaux sauteurs présentent les mêmes modifications des membres postérieurs que les animaux coureurs : réduction du nombre des doigts et soudure de ceux qui persistent. Il s'y ajoute une augmentation de longueur des segments, c'est-à-dire des bras de levier et des muscles chargés de projeter le corps.

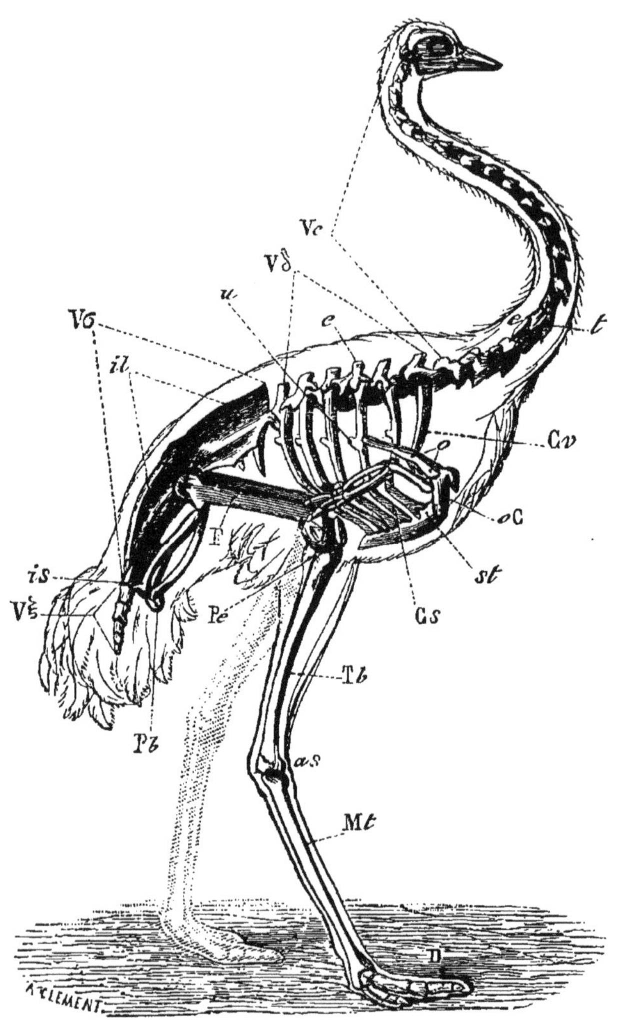

Fig. 496. — Squelette d'autruche : Vc, vertèbres cervicales ; Vδ, vertèbres dorsales ; Vσ, vertèbres sacrées (sacrum) ; Vξ, vertèbres coccygiennes (coccyx) ; *e*, apophyses épineuses ; *t*, apophyses transverses ; C*v*, côtes vertébrales ; C*s*, côtes sternales ; S*t*, sternum ; *u*, apophyses uncinées des côtes ; O, omoplate ; *o*C, os coracoïde ; *il*, ilion ; P*b*, pubis ; *is*, ischion ; F, fémur ; T*b*, tibia ; P*e*, péroné ; *a*S, astragale et tout le tarse ; M*t*, métatarse ; D, doigts.

L'adaptation est plus ou moins parfaite selon le type considéré : lapin (fig. 494), oiseaux (fig. 499, ils sautent en l'air chaque fois avant de prendre leur essor), kanguroo (fig. 497), gerboise, grenouille (fig. 175).

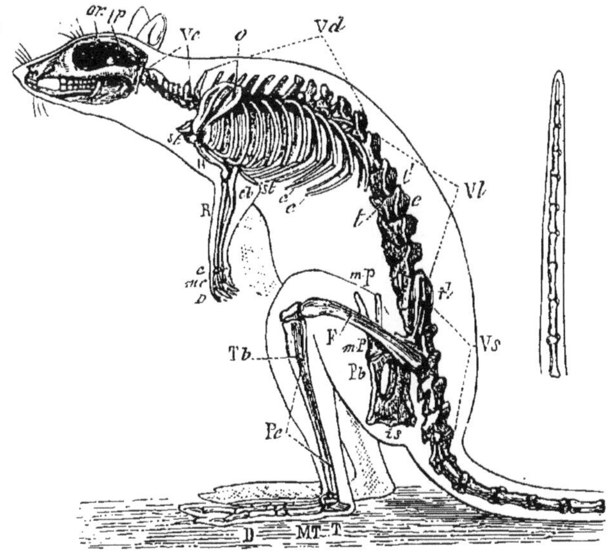

FIG. 497. — Squelette du kangaroo : *or*, orbite ; *tp*, temporal ; *Vc*, vertèbres cervicales ; *Vd*, vertèbres dorsales ; *Vl*, vertèbres lombaires ; *Vs*, vertèbres sacrées ; *Vx*, vertèbres coccygiennes (caudales) ; *t* et *t'*, apophyses transverses ; *e*, apophyses épineuses ; O, omoplate ; *St*, sternum ; H, humérus ; R, radius ; *cb*, cubitus ; C, carpe ; *mc*, métacarpe ; D, doigts ; *c*, côtes ; *mp*, os marsupiaux ; *Pb*, pubis ; *il*, ilion ; *is*, ischion ; F, fémur ; *Tb*, tibia ; *Pe*, peroné ; T, tarse ; MT, métatarse ; D, doigts.

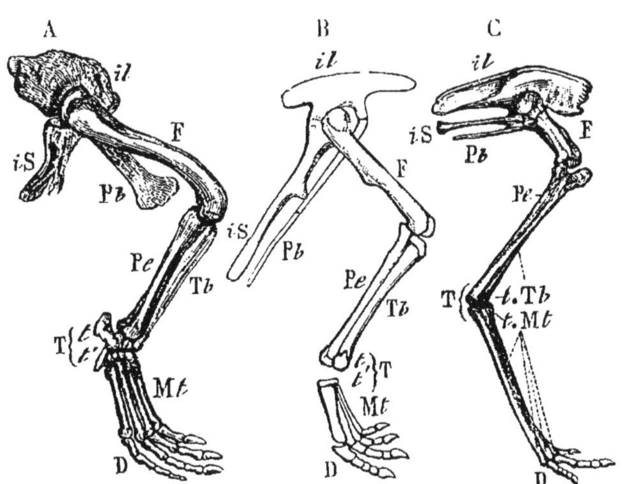

FIG. 498. — Bassin et membre postérieur : A, d'un Crocodile (position artificielle) ; B, d'un Iguanodon (reptile dinosaurien) ; C, d'un Dromaeus (oiseau) ; Chez le premier le fémur devrait être à angle droit avec le plan médian du corps et le métatarse horizontal : *il*, ilion ; *Pb*, pubis ; *iS*, ischion ; F, fémur ; *Tb*, tibia ; *Pe*, péroné ; T, tarse : *t*, astragale et calcanéum ; *t'*, scaphoïde, cuboïde et cunéiformes ; *Mt*, métatarse ; D, doigts.

IV. — RÉSUMÉ DU SQUELETTE

Le squelette comprend l'ensemble des parties qui donnent au corps sa forme. Il est constitué principalement par des os, organes durs qui, chez l'homme et chez les animaux supérieurs, se trouvent situés dans la profondeur des tissus. On les divise en os longs, courts et plats. Ils se forment aux dépens de cartilages et s'épaississent ensuite pendant presque toute la durée de la vie par leur surface en même temps qu'ils

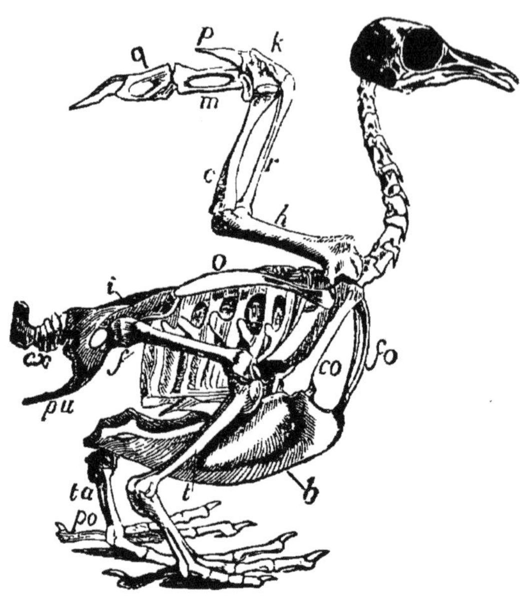

Fig. 499. — Squelette du pigeon : *o*, omoplate ; *fo*, fourchette ou clavicule ; *co*, os coracoïde ; *h*, humérus ; *r*, radius ; *c*, cubitus ; *k*, carpe ; *m*, métacarpe ; *p*, pouce ; *q*, phalanges ; *i*, os iliaque ; *pu*, pubis ; *cx*, coccyx ; *f*, fémur ; *t*, tibia ; *ta*, tarse ; *po*, pouce ; *b*, crête du sternum ou *bréchet*.

se creusent par l'intérieur. L allongement se fait par des portions encore cartilagineuses.

La colonne vertébrale est formée par une pile de 33 à 34 osselets appelés vertèbres. Celles qui se trouvent à la partie inférieure soudées constituent le sacrum et le coccyx.

Le canal spinal contient la moelle épinière.

L'homme possède 12 paires de côtes.

Le sternum se trouve en avant de la poitrine.

La ceinture scapulaire est formée de chaque côté par la clavicule et l'omoplate (soudée à l'os coracoïde).

La ceinture pelvienne comprend de chaque côté 3 os : l'ilion, le pubis et l'ischion soudés, formant l'os iliaque.

Le squelette du membre supérieur comprend : l'humérus, le cubitus, le radius, les 8 os du carpe, les 5 métacarpiens terminés chacun par un doigt constitué par 3 phalanges placées l'une au bout de l'autre, sauf le pouce qui n'en a que deux.

Le squelette du membre inférieur comprend semblablement : le fémur, le tibia et le péroné, le massif des 7 os du tarse, 5 métatarsiens et 5 doigts constitués par 3 phalanges, sauf encore le pouce qui n'en a que deux.

Les articulations sont ou bien immobiles (sutures) ou bien peu mobiles (symphises) ou bien très mobiles. Dans ce dernier cas on y observe des surfaces adaptées au genre de mouvement et encroutées de cartilage. Les os sont réunis par une capsule articulaire tapissée par une séreuse (synoviale).

B. *Appareil musculaire.*

I. — GÉNÉRALITÉS

Les muscles sont les *organes actifs des mouvements*. Ils se présentent sous la forme de masses allongées rouges fixées en général sur les os par leurs deux extrémités qui sont plus grêles, dures, blanches et ont reçu le nom de *tendons*. La partie large du muscle porte le nom de *ventre* (fig. 500). Les muscles constituent la chair des animaux.

Quelquefois les tendons sont très longs (muscles fléchisseurs et extenseurs des doigs (fig. 503), c'est ce qui les a fait confondre longtemps avec les *nerfs* ; ce nom leur est encore appliqué par le vulgaire.

II. — PRORIÉTÉ FONDAMENTALE DES MUSCLES

Les muscles possèdent deux propriétés à un degré beaucoup plus développé que les autres tissus. Ce sont : la *contractilité* et *l'élasticité*. La première est la plus importante, elle définit le muscle au point de vue physiologique.

Contractilité. — La contractilité est la faculté presque caractéristique que possèdent les muscles de se raccourcir, soit sous l'influence de la volonté, soit expérimentalement à la suite d'une irritation portée sur eux ou sur le nerf qui les dessert. On dit que les muscles sont alors à l'état d'*activité*. Ils sont devenus plus gros qu'auparavant ; ce qui fait que malgré le raccourcissement leur volume ne change pas d'une manière sensible.

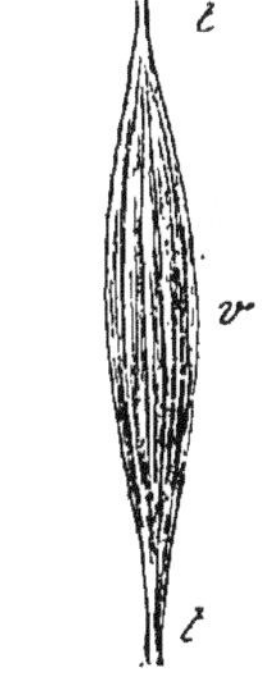

Fig. 500. — Muscle séparé de ses attaches à l'état de repos : *v*, ventre ; *t*, tendon.

On montre la constance du volume des muscles qui passent de l'état de repos à celui de contraction en suspendant l'un d'entre eux isolé du corps dans un flacon contenant de l'eau et surmonté d'un tube gradué (fig. 501). Le nerf du muscle ayant été réservé, son irri-

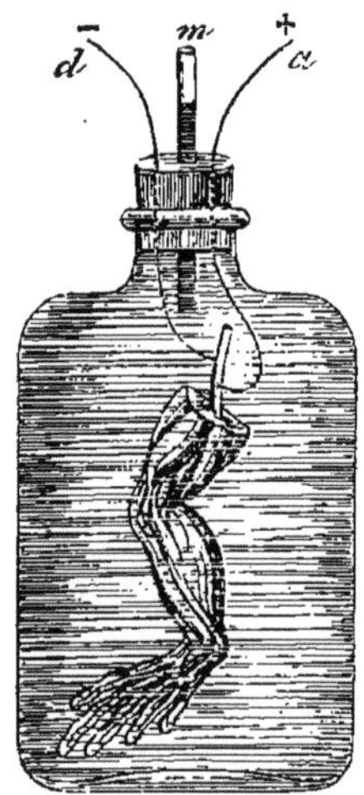

Fig. 501. — Appareil disposé pour montrer qu'un muscle en se contractant n'augmente pas de volume.

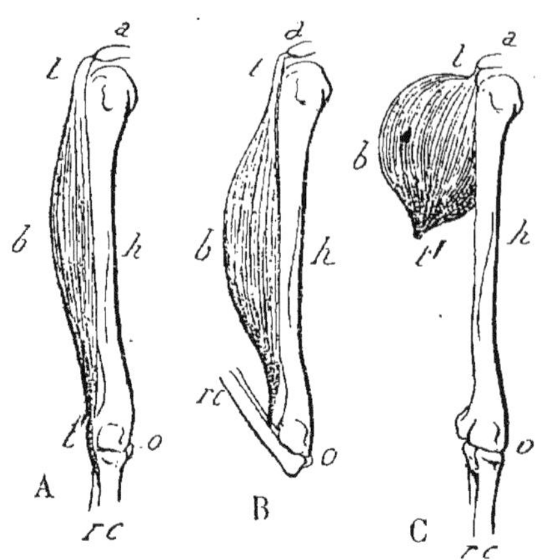

Fig. 502. — Schéma des trois formes que peut prendre le muscle biceps : A, extension ; B, contraction ordinaire ; C, contraction après section du tendon inférieur ; *o*, omoplate ; *h*, humérus ; *rc*, radius et cubitus ; *t*, tendons supérieurs ; *t'*, tendon inférieur ; *b*, ventre du muscle.

tation amène un raccourcissement de ce dernier et cependant le niveau de l'eau ne varie pas d'une manière appréciable dans le tube. L'augmentation de la grosseur a donc compensé la diminution de longueur.

Ainsi isolé de ses attaches ou de l'une d'entre elles la diminution peut atteindre les $\frac{2}{3}$ de la longueur primitive (le muscle devient presque sphérique) (fig. 502 C), mais quand ils sont en place elle n'atteint guère que $\frac{1}{6}$ à $\frac{2}{6}$ (fig. 502 B). Cette différence tient à ce que les os sur lesquels les muscles sont fixés ne sont pas libres ; mais reliés entre eux par des articulations. Les points d'insertion du muscle se rapprochent autant que celles-ci le permettent lorsqu'il passe à l'état de contraction. Ainsi se produisent tous les mouvements.

Disposition générale des muscles. — Chaque segment du corps est muni de deux espèces de muscles antagonistes dont les uns font fléchir (*fléchisseurs*), tandis que les autres (*extenseurs*) ramènent en ligne droite les os déplacés.

Ainsi le *biceps brachial* s'insérant d'une part sur l'omoplate (par deux faisceaux terminés : l'un sur l'apophyse coracoïde et l'autre sur la partie supérieure du bord de la cavité glénoïde) et de l'autre sur le radius fléchit cet os et par suite l'avant-bras sur le bras. Au contraire, le *triceps* fixé en haut à la face postérieure de l'omoplate et de l'humérus et en bas sur l'olécrâne est un extenseur de l'avant-bras.

De même, nous avons des *abducteurs* (qui éloignent les membres du plan médian du corps) et des *adducteurs* (qui rapprochent les membres du plan médian). Ainsi, tandis que le deltoïde (fig. 503 et 504) relève latéralement le bras, les grand rond, petit rond et sous épineuse (fig. 504 et 505) l'abaissent.

On trouve également des muscles pronateurs et des supinateurs antagonistes, etc.

D'une manière générale, chacun de ces muscles possède chez les divers individus un développement en rapport avec le degré d'activité auquel il a été soumis durant son développement pourvu qu'il n'y ait pas eu surmenage.

C'est par suite de la tendance du muscle à diminuer davantage de longueur que le segment dans lequel se trouve son extrémité mobile est violemment attiré et maintenu.

La *grandeur* du déplacement dépend de la longueur du muscle, la *force* avec laquelle il est exécuté, de son épaisseur.

Sur le vivant, le muscle à l'état de repos est mou ; il en est de même à l'état de contraction quand il est libre d'attaches ; au contraire, s'il est tendu, il devient d'autant plus dur que la contraction est plus énergique.

Tonicité du muscle. — La section d'un tendon faite sur un muscle à l'état inactif semblerait ne pas devoir amener de changements dans sa longueur, l'expérience montre cependant qu'il se raccourcit un peu. Les muscles sur le vivant, même à l'état de repos apparent, sont donc légèrement tendus. Cette propriété du muscle a été appelée *tonicité*. On a voulu qu'elle résultât simplement d'une élasticité physique parfaite mise en jeu d'une manière continue par un écartement trop considérable des points d'insertion. Mais cette tonicité disparaissant immédiatement après la section des rameaux nerveux qui se rendent aux muscles en même temps que les phénomènes chimiques dont ils sont le siège diminuent beaucoup d'intensité, il faut admettre qu'elle résulte d'un état d'action partiel. Cette *tonicité* du muscle est réflexe car elle disparaît également après la section des nerfs sensitifs de la région.

Excitabilité. — L'excitabilité est la faculté du muscle de pouvoir être mis en contraction. Elle lui appartient en propre et non au nerf qui le dessert car elle persiste après la dégénérescence Wallérienne de celui-ci (dégénérescence amenée par la section), ainsi qu'après l'action du curare. Bien que le muscle ne puisse plus alors être mis en contraction d'une manière réflexe ou volontaire, il se raccourcit lorsque certains excitants sont portés directement à sa surface.

Excitants du muscle. — Les excitants du muscle comprennent les irritants des nerfs : l'électricité, le choc, le passage d'un courant d'air, le pincement. Les substances chimiques, surtout les acides, agissent sur les muscles même quand ils sont dilués à tel point qu'ils sont sans action sur les nerfs.

La fatigue diminue l'irritabilité des muscles; le repos exagéré agit

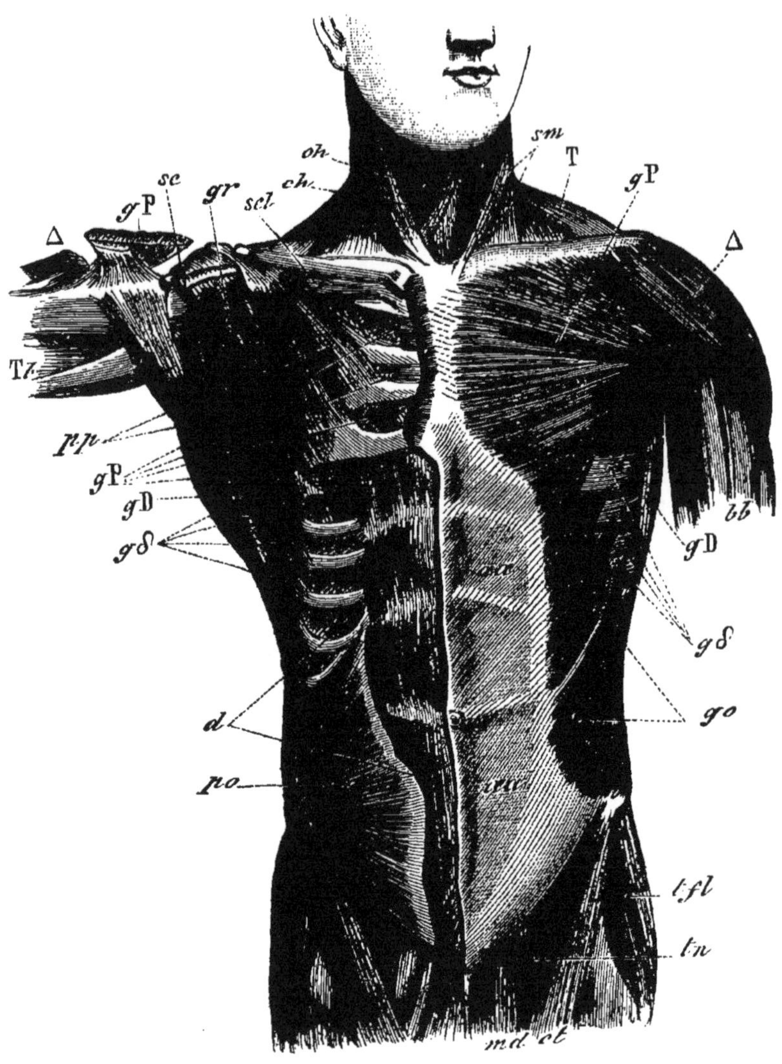

Fig. 503. — Muscles de la région antérieure du tronc : Δ, deltoïde ; T, trapèze ; *sm*, sterno-cleido-mastoïdien ; *g*P, grand pectoral ; *bb*. biceps ; *scl*, sous-clavier ; *pp*, petit pectoral ; gδ, grand dentelé ; *g*D, grand dorsal ; *go*, grand oblique ; *d*, droit de l'abdomen ; *aa*, ligne blanche abdominale ; *po*, petit oblique ; *tfl*, tenseur fascia lata ; *oh*, omo-hyoïdien : *ch*. sterno-hyoïdien ; *sc*, sous scapulaire ; *gr*, grand rond ; *tn*, pectiné ; T*b*, triceps brachial ; *ct*, couturier ; *md*, premier, long ou moyen abducteur.

de la même manière. L'introduction dans l'alimentation des sels métalliques autres que ceux de sodium produit également une diminution de l'irritabilité.

Myographes. — Pour étudier la contraction musculaire on emploie deux espèces d'instruments:

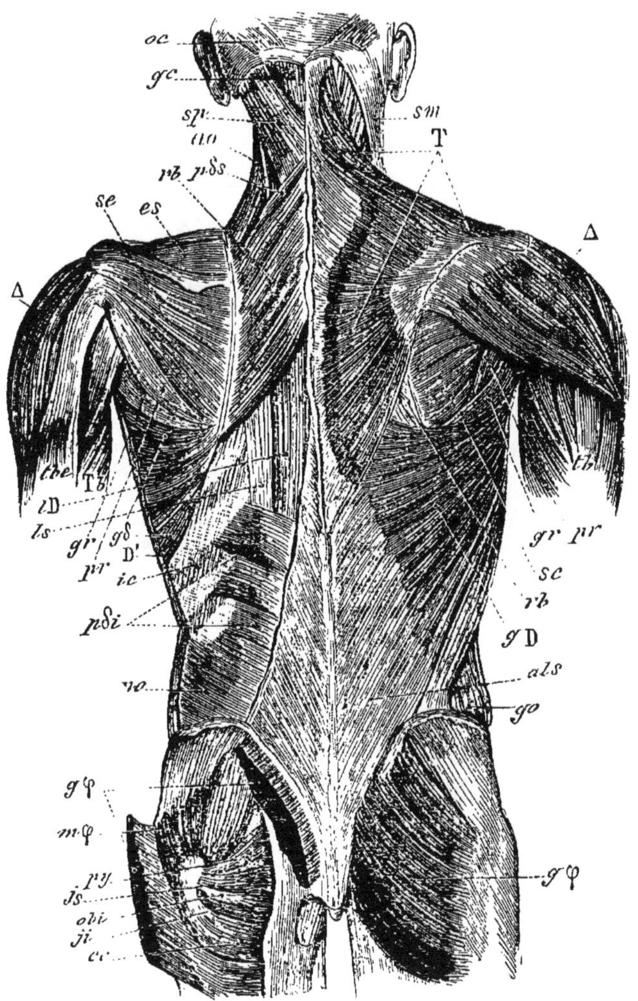

Fig. 504. — Muscles de la face postérieure du tronc : Oc, occipital ; *gc*, grand complexus ; *sp*, splénius ; *ao*, angulaire de l'omoplate ; *pδs*, petit dentelé postérieur et supérieur ; *rb*, rhomboïde ; *es*, sus-épineux ; *se*, sous-épineux ; Δ, deltoïde; *tbe*, vaste externe du triceps; *tb* et T*b*, triceps brachial ; *gr*, grand rond ; *pr*, petit rond ; *gδ*, grand dentelé ; D' coupe du grand dorsal; *ic*, intercostal externe ; *pδi*, petit dentelé postérieur et inférieur ; *po*, petit oblique ; *g*♀, grand fessier ; *m*♀, moyen fessier recouvrant le petit fessier ; *py*. pyramidal ; *j*S. jumeau supérieur ; *obi*, obturateur interne ; *ji*, jumeau inférieur ; cc. carré crural ; *sm*, sterno-cléïdo-mastoïdien ; T, trapèze *g*D, grand dorsal ; *als*, aponévrose lambo-sacrée ; *go*, grand oblique ; *l*D, long dorsal ; *ls*, sacro-lombaire.

1° Des *myographes* qui indiquent le degré de raccourcissement du muscle :

2° Des *pinces myographiques* qui mesurent les variations de son diamètre.

Le myographe se compose essentiellement d'une tige mobile autour

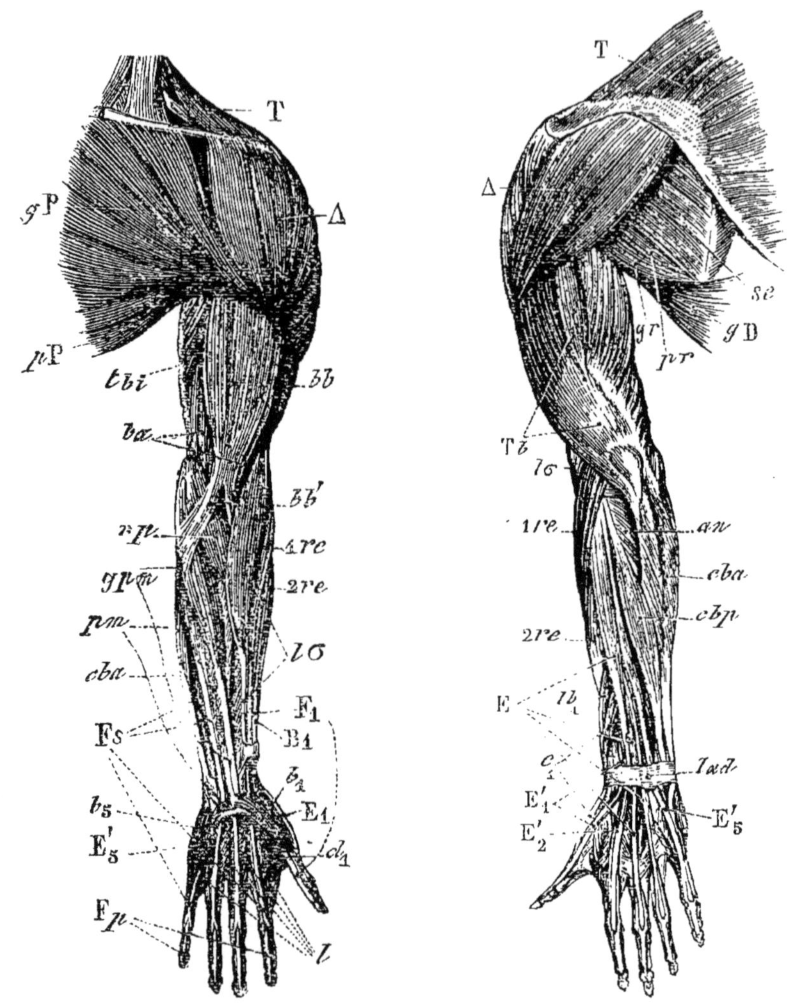

Fig. 505. — Muscles superficiels du bras gauche : 1, face antérieure ; 2, face postérieure ; T, trapèze ; Δ, deltoïde ; *bb*, biceps *ba*, brachial ; antérieur ; *g*P, grand pectoral ; *p*P, petit pectoral ; *tbi*, vaste interne du triceps ; *l*σ, long supinateur ; 1*re*, 1er radial externe ; 2*re*, 2e radial externe ; *rp*, rond pronateur ; *gpm*, grand palmaire ; *pm*, petit palmaire ; *ba*, cubital antérieur ; F*s*, fléchisseur superficiel commun ; F*p*, fléchisseur profond commun ; F_1, long fléchisseur propre du pouce ; b_1, court abducteur et court fléchisseur du pouce ; b_5, court abducteur et court fléchisseur du petit doigt ; *se*, sous-épineux ; *g*D, grand dorsal ; *gr*, grand rond ; *pr*, petit rond ; T*b*, triceps du bras ; *an*, anconé ; E, extenseur commun ; *e*, court extenseur du pouce ; E'_1, long extenseur du pouce ; E'_2, extenseur propre de l'index ; E'_5, extenseur du petit doigt ; *lad*, ligament annulaire dorsal ; lb_1 long abducteur du pouce ; *l*, lombricaux ; d_1, abducteur du pouce.

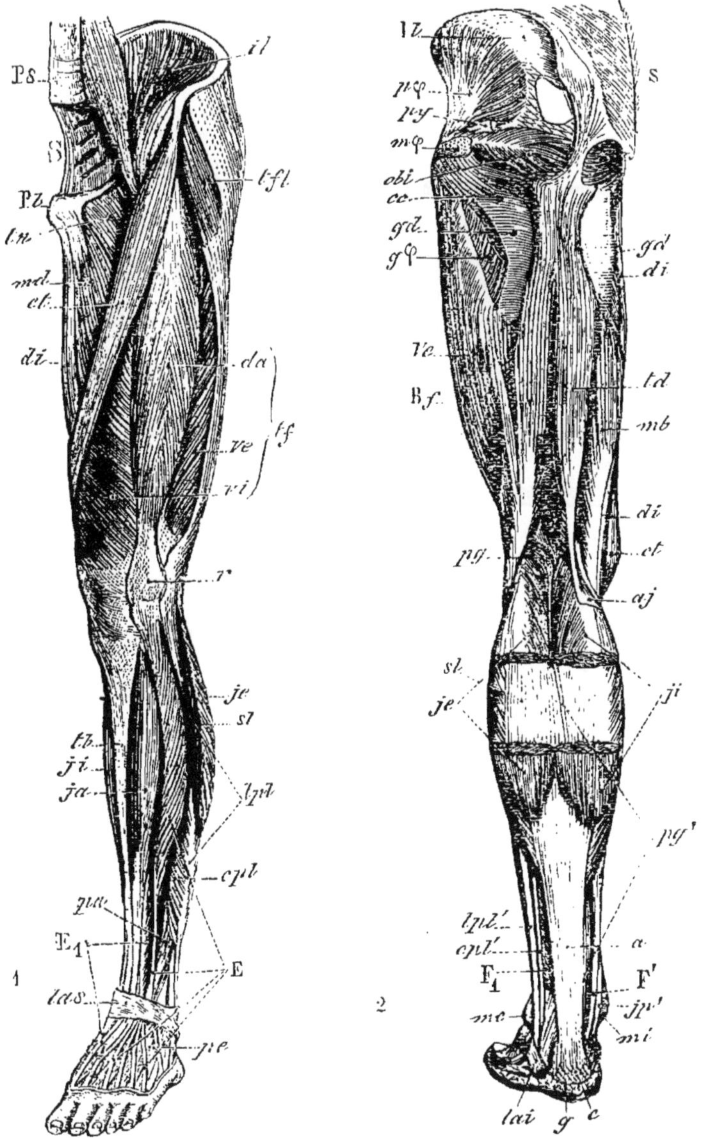

Fig. 506. — Muscles superficiels de la jambe gauche : 1, face antérieure ; 2, face postérieure; *Pb*, pubis ; *s*, sacrum ; *tfl*, tenseur fascia-lata ; *ct*. couturier ; *tf*. triceps fémoral ; *da*. droit antérieur du triceps ; *ve*. vaste externe du triceps ; *vi*. vaste interne du triceps ; *r*. rotule ; *di*. droit interne ; *md*. 1er ou long ou moyen adducteur ; *tn*, pectiné ; *mb*, demi-membraneux ; *pg*, plantaire grêle ; *je*, jumeau externe ; *ji*, jumeau interne ; *sl*, soléaire ; *pa*, péronier antérieur ; F, fléchisseur propre du pouce ; *lai*, ligament latéral interne ; Ps, psoas ; *il*, os ilion ; *p*♀, petit fessier ; *py*, pyramidal ; *m*♀, moyen fessier ; *obi*, obturateur interne ; *cc*, carré crural ; *g*♀, grand fessier ; *gd*, 3me ou grand adducteur ; Bf, biceps fémoral ; *td*, demi-tendineux ; *ja*, jambier antérieur ; *aj*, aponévrose jambière ; E, extenseur commun ; *lpl*, long péronier latéral ; *cpl*, court péronier latéral ; *pe*, pédieux ; *las*, ligament annulaire antérieur ; *a*, tendon d'Achille ; *ip*, tendon du jambier postérieur ; *mi*, malléole interne ; *me*, malléole externe ; *c*, calcanéum ; *g*, graisse.

de l'une de ses extrémités tandis que l'autre, libre appuie sa pointe sur un cylindre tournant régulièrement autour de son axe. Elle y laisse une trace qui inscrit sous la forme de sinuosités les variations de longueur du muscle en les amplifiant, celui-ci étant relié par une extrémité seule mobile (l'autre ayant été fixée) à la partie moyenne du levier inscripteur (fig. 507 et 508). Un stylet inscrit mécaniquement sur le même cylindre le moment où le muscle reçoit une excitation. On constate ainsi qu'il ne se produit pas immédiatement de réaction sensible, ce n'est qu'au bout de 1/60 de seconde que le raccourcissement commence pour atteindre son maximum après 1/6 de seconde environ (il est alors égal à 1/5 de la longueur du muscle à l'état du repos). Puis il se rallonge peu à peu et reprend ses dimensions initiales. Physiologiquement, sur le vivant, le muscle se raccourcit puis il reste dans cet état. On peut obtenir le même résultat en superposant plusieurs

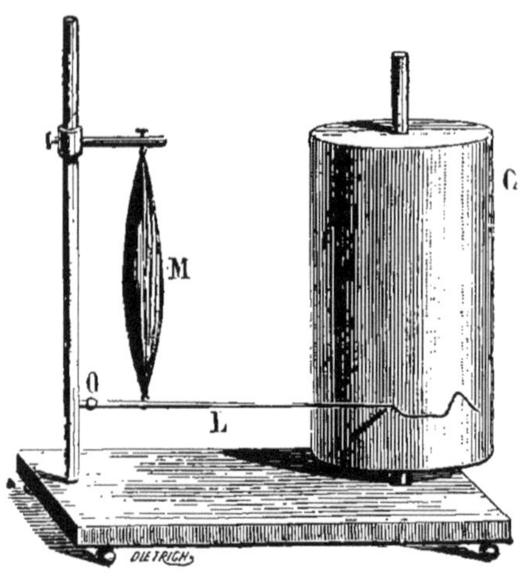

Fig. 507. — Principe du myographe: M, muscle; L, levier; O, centre de rotation; C, cylindre enregistreur.

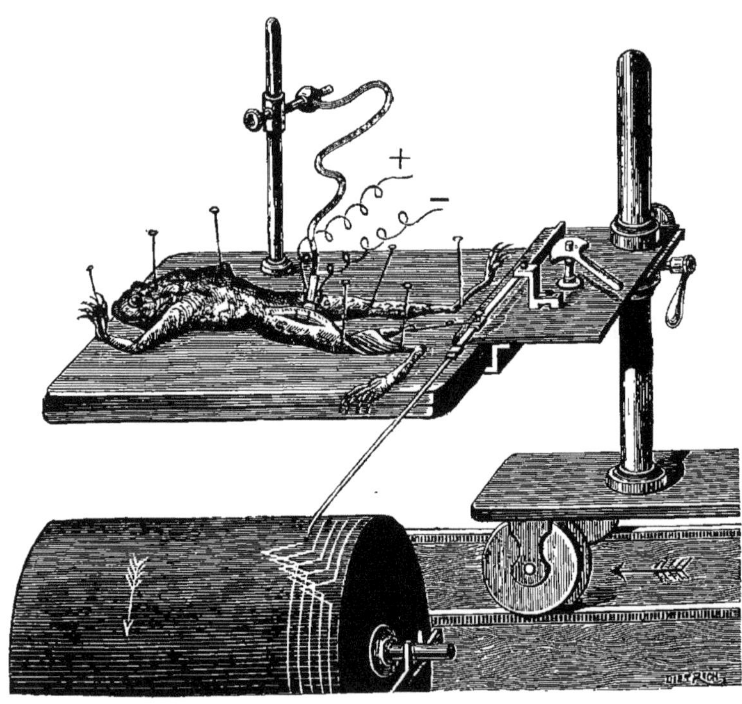

Fig. 508. — Myographe: disposition des appareils.

excitations très courtes avec une bobine de Ruhmkorff. La contraction est alors aussi plus grande, elle peut atteindre les 5/6 de la longueur du muscle à l'état de repos. Il faut d'ordinaire au moins 30 excitations par seconde pour obtenir cette continuité de la contraction (fig. 511). Il semble que physiologiquement la continuité de la contraction ne soit qu'apparente; elle résulterait de la superposition des contractions produites par des excitations rapidement renouvelées issues des centres nerveux, car si l'on contracte fortement un muscle on perçoit

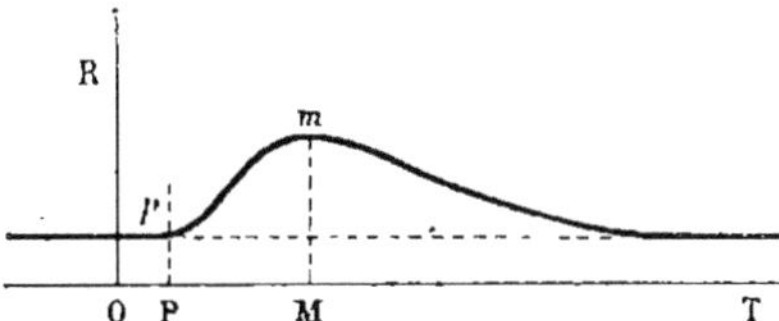

Fig. 509. — Courbe d'une contraction musculaire simple : O, excitation ; OT, axe du temps ; OR, axe des longueurs ; OP, temps d'attente ; M, maximum de la contraction.

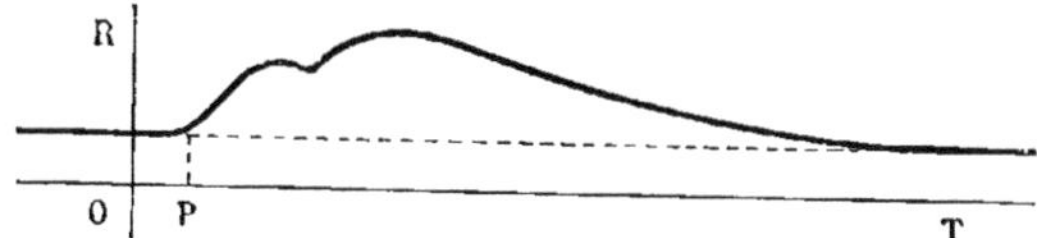

Fig. 510. — Courbe donnée par 2 excitations se suivant de très près, légende comme fig. 509.

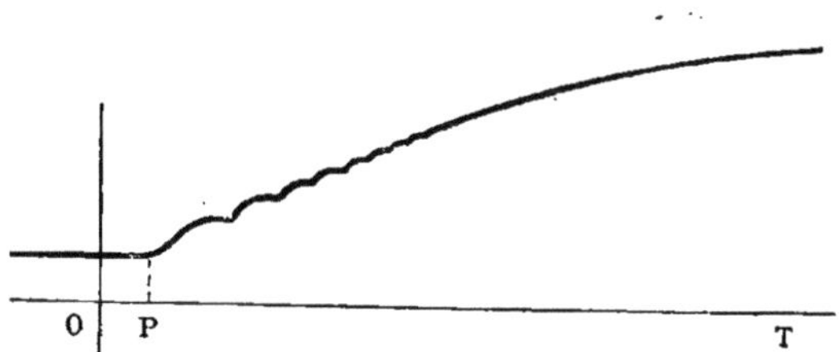

Fig. 511. — Courbe obtenue par des excitations de fréquence croissante jusqu'à production d'un tétanos, légende comme fig. 509.

dans le silence de la nuit qu'il rend un son ; celui-ci est d'autant plus aigu que la contraction est plus énergique (masséters et temporaux).

Chez beaucoup d'animaux un nombre plus ou moins grand des muscles tranchent par leur blancheur sur les faisceaux voisins (presque tous les muscles des membres postérieurs du lapin). Ils se comportent aussi différemment sous l'influence de l'excitation électrique. La contraction est beaucoup plus brusque et pendant toute la durée de l'excitation les intermittences même rapides du courant produisent des secousses musculaires, il n'y a pas fusionnement.

Les *pinces myographiques* basées sur le même principe que le myographe simple se placent à de petites distances l'une de l'autre sur un même faisceau musculaire qu'elles comprennent entre leurs branches. Elles apprennent qu'une irritation portée en un point de la surface d'un muscle y produit un gonflement qui se propage ensuite des deux côtés tandis que la région primitivement modifiée revient au repos. Ce gonflement chemine donc comme une onde.

III. — STRUCTURE DES MUSCLES

Muscles striés. — Déjà à l'œil nu on voit que les muscles sont formés par des faisceaux disposés d'ordinaire côte à côte parallèlement à l'axe de l'organe dont ils ont à peu près la longueur (fig. 500 à 507). Du tissu conjonctif lâche, imprégné de lymphe les relie entre eux, constituant le *périmysium interne* (fig. 512 et 513); une gaîne de même tissu entoure tout le muscle, on l'appelle le *périmysium*

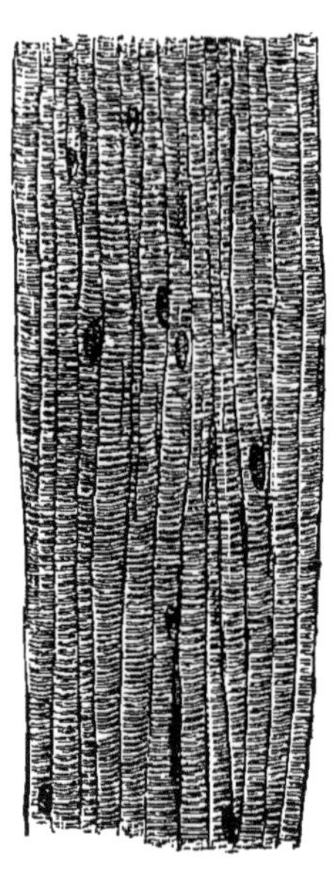

Fig. 512. — Portion d'un faisceau secondaire de fibres musculaires striées (vu de face).

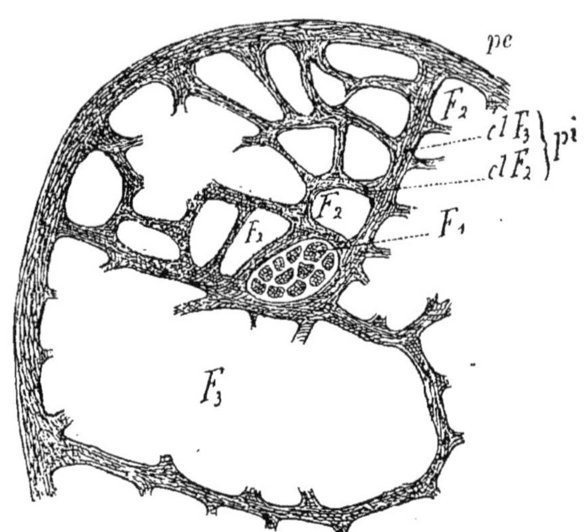

Fig. 513. — Constitution du muscle (coupe transversale) schéma de la région supérieure de la fig. 514: F_1, fibre élémentaire (faisceau primitif de cylindres musculaires); F_2, faisceau secondaire résultant de la juxtaposition de fibres élémentaires; clF^2, cloisons qui les limitent et les séparent les uns des autres; F_3, faisceaux tertiaires formés par un assemblage de faisceaux secondaires; clF_3, cloisons conjonctives qui les délimitent; *pe*, périmysium externe; *pi*, périmysium interne.

externe. Cette décomposition devient très apparente sur la viande bouillie, parce que la matière fondamentale du tissu conjonctif se transforme en gélatine par l'ébullition. Poussée suffisamment loin, elle divise le muscle en petites fibres de 3 à 4 centimètres de long, recouvertes chacune par une membrane spéciale le *sarcolemme* ou *myolemme* (σαρξ, chair; μυς, muscle; λεμμα, enveloppe) qui représentent les éléments histologiques du muscle. On les appelle *fibres musculaires* ou *fibres primitives* (fig. 512 à 517)

Selon l'importance des cloisons conjonctives qui séparent dans chaque muscle les faisceaux de ces fibres primitives on en distingue de *secondaires* et de *tertiaires* (fig. 513).

L'origine cellulaire des fibres primitives est montrée par le fait qu'au dessous du sarcolemme on trouve de place en place à la surface de la substance musculaire proprement dite des amas de protoplasma granuleux contenant chaque fois un noyau ovoïde (fig. 512 et 515). La substance véritablement musculaire de chaque fibre se décompose également dans le sens longitudinal en cylindres que l'on distingue facilement sur les coupes transversales par suite de l'existence de traînées protoplasmiques issues des amas nucléés distingués au-dessous de la membrane. Ces cylindres eux-mêmes sont formés par des assemblages de *fibrilles* parallèles. Chacune d'entre elles présente une décomposition transversale en disques superposés les uns clairs, les autres obscurs (fig. 515); ces derniers sont alternativement d'épaisseurs inégales. On trouve donc l'un au-dessus de l'autre: disque obscur épais, disque clair, disque obscur mince, disque clair, puis de nouveau disque obscur épais et ainsi de suite. Ces divers segments se

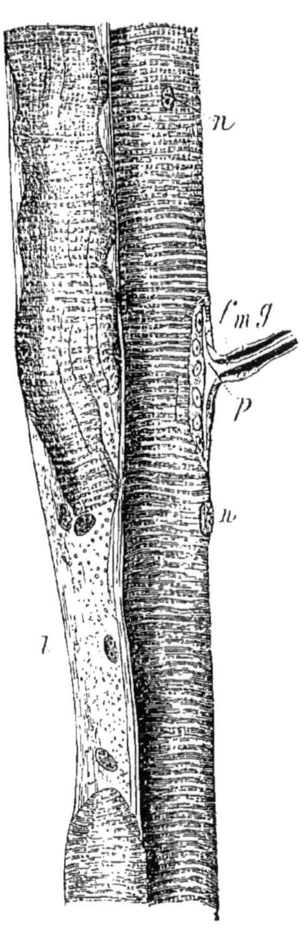

Fig. 515. — Deux fibres musculaires striées : *l*, sarcolemme mis en évidence par suite de la rupture du cylindre musculaire qui y était contenu; *n*, noyaux; *g*, gaîne de Schwann; *m*, myéline; *f*, cylindre-axe; *p*, plaque nerveuse.

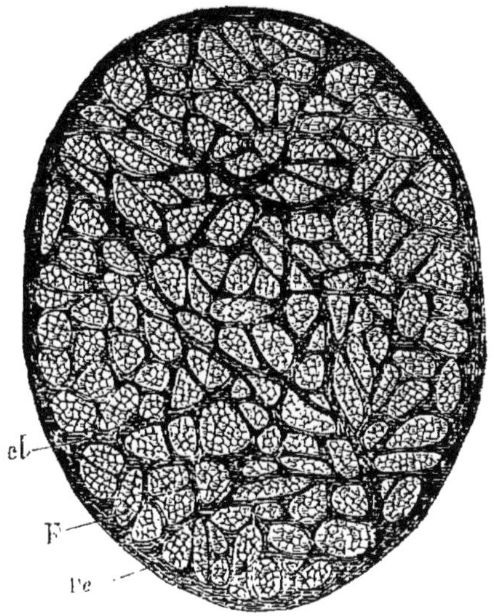

Fig. 514. — Coupe à travers un muscle strié: *Pe*, périmysium externe; *cl*. cloisons conjonctives; F, faisceau de fibres élémentaires.

correspondent quand on passe d'une fibrille à sa voisine dans l'intérieur de chaque fibre; c'est ce qui amène la *striation* transverse générale présentée par chacune d'entre elles. Selon le réactif que l'on fait agir sur elle, la fibre peut être effectivement séparée en disques ou en fibres. En les associant la fibre semble formée de petits granules empilés et juxtaposés. Chez certains animaux (hydrophile), il y aurait 2 ou 3 disques obscurs minces séparés par des disques clairs intercalés chaque fois entre deux disques obscurs épais (fig. 523).

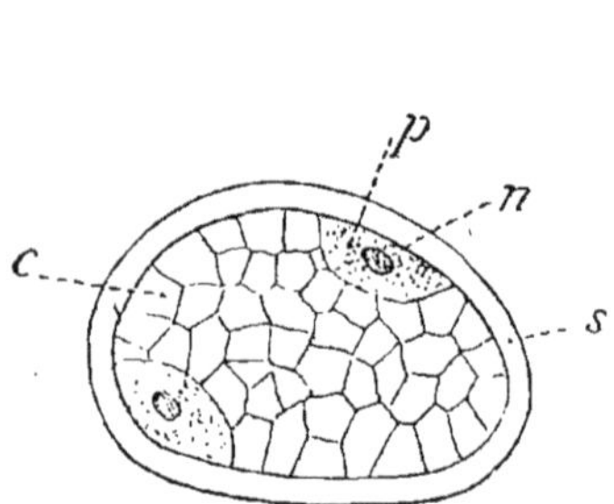

Fig. 516. — Coupe d'une fibre musculaire de mammifère (faisceau élémentaire de cylindres musculaires) : sarcolemme ; n. noyau ; p, protoplasma ; c, cylindre musculaire décomposable en fibrilles.

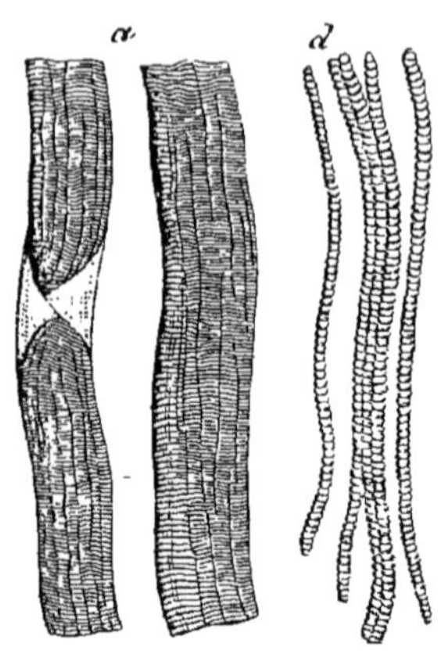

Fig. 517. — Fibres musculaires striées : a, fibres primitives striées vues de face ; d, fibrilles dissociées montrant la striation transversale.

Développement des muscles. — L'origine cellulaire des fibres musculaires est mise clairement en évidence par l'étude de leur développement. Chaque fibre élémentaire provient de la transformation du protoplasma d'une cellule à noyaux multiples, c'est-à-dire incomplètement divisée (fig. 518). Partant de la forme indifférente des cellules conjonctives, elle s'allonge en même temps que le noyau se fragmente un grand nombre de fois. Puis à la périphérie des cylindres de protoplasma se transforment en matière striée donnant naissance aux diverses fibrilles. Ce travail se poursuit d'une manière continue refoulant finalement les noyaux à la surface avec un faible amas de protoplasme non modifié. En même temps, une mince membrane le *myolemme* se différencie à la surface de la fibre.

Dans le tissu conjonctif qui sépare l'endocarde du myocarde on trouve des réseaux de filaments striés tranchant par leur translucidité sur la matière qui remplit les mailles. Celles-ci sont constituées par le résidu central des cellules dont la périphérie s'est différenciée en fibrilles (fig. 519).

Tendon. — Le tendon qui termine le muscle à chaque extrémité possède la même structure que le corps de celui-ci, sauf que les fibres élémentaires sont remplacées par des fibres de tissu conjonctif dont la signification n'est cependant la même, car elles ne représentent pas des éléments anatomiques ; elles sont constituées par de la matière ondamentale différenciée dans le tissu conjonctif.

Les faisceaux tendineux se prolongent généralement assez loin dans l'intérieur du muscle qu'ils servent à fixer. Cette disposition augmente la surface par laquelle ils donnent insertion aux faisceaux musculaires dont la plupart ont par suite une direction oblique par rapport à l'axe de l'organe (fig. 506, 2, *da*).

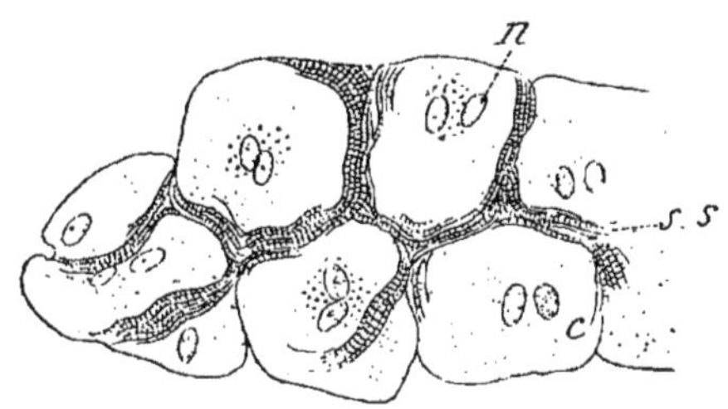

FIG. 518. — Fragment du réseau de fibrilles musculaires qui se trouve au-dessous de l'endocarde (d'après Ranvier) ; *c*, cellules ; *n*, noyaux ; *ss*, substance striée différenciée sur le bord des cellules.

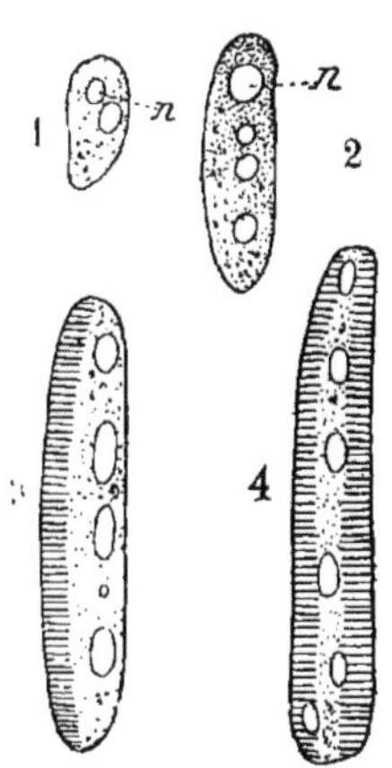

FIG. 519. — Développement des fibres musculaires : 1, 2, 3, 4, états successifs ; *n*, noyaux ; *ss*, substance striée.

Aponévroses. — On désigne sous ce nom des membranes denses, différenciées au sein du tissu conjonctif lâche qui entoure les faisceaux musculaires.

Etant fixées sur les os, elles divisent les masses musculaires en loges contenant chaque fois ceux d'entre ces organes qui possèdent à peu près le même rôle. Vers l'extérieur, elles sont réunies à la peau par le tissu cellulaire sous-cutané qui permet le glissement de celle-ci à leur surface.

Terminaisons des nerfs dans les muscles. Plaques motrices. — Les cordons nerveux qui se rendent à un muscle se ramifient dans le tissu conjonctif qui sépare ses différents faisceaux.

Finalement les tubes nerveux traversent le sarcolemme qui recouvre les fibres primitives et se terminent dans une plaque granuleuse ; il y en a au moins une par fibre primitive. Le sarcolemme se continue avec le périnèvre du filet ; le cylindre-axe seul constitue dans la plaque une arborisation dont les rameaux irrégulièrement calibrés et pourvus de noyaux n'atteignent cependant pas la substance striée véritablement musculaire. Le protoplasma qui entoure et sépare les branches nerveuses dans la plaque contient un grand nombre de noyaux ovoïdes (fig. 520).

Muscles involontaires, fibres lisses. — Dans l'épaisseur des parois de l'estomac, de la vessie, des artères et des veines, il existe aussi des éléments contractiles qui produisent les variations de calibre présentés par ces organes. Ces éléments musculaires diffèrent de ceux que nous avons étudiés jusqu'ici par plusieurs caractères :

1° Leur contraction ne peut être obtenue volontairement ;

2° Quand elle se produit nous n'en avons d'ordinaire pas conscience ;

3° Leur contraction est beaucoup plus lente à naître (le temps d'attente varie entre 1/2 et 1 seconde), elle est aussi plus lente à s'éteindre ;

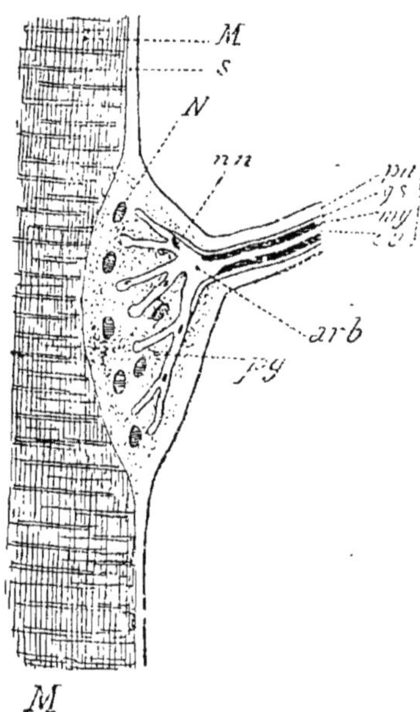

Fig. 520. — Coupe schématique à travers une plaque nerveuse terminale à la surface d'un muscle M, muscle ; *s*, sarcolemme ; *pn*, périnèvre ; *gs*, gaine de Schwann ; *my*, myéline ; *ca*, cylindre-axe ; *fn*, filet nerveux ; *pg*, protoplasma granuleux de la plaque ; N, ses noyaux ; *arb*, arborisation formée par le cylindre-axe ; *nn*, noyaux des rameaux nerveux.

4° Ils ont une coloration beaucoup plus pâle que les éléments musculaires de la vie de relation, ce qui les rend d'ordinaire difficiles à distinguer sans l'aide du microscope.

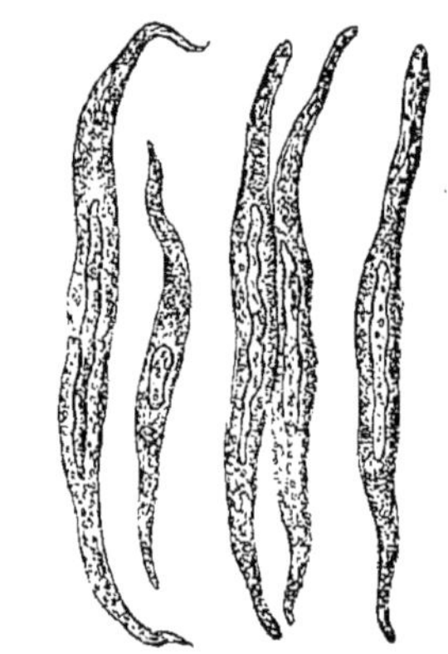
Fig. 521. — Fibres musculaires lisses dissociées.

5° Très souvent ils sont beaucoup plus disséminés que ces derniers au sein du tissu conjonctif ;

6° Examinés au microscope ils ne présentent pas la striation transversale pour ainsi dire caractéristique des muscles volontaires ce qui les a fait appeler *fibres lisses*.

Par contre, leur origine cellulaire est beaucoup plus nette. Leur corps protoplasmique très allongé ne contient dans sa région renflée qu'un seul noyau également allongé parallèlement à l'axe de l'élément.

Certains réactifs permettent de distinguer une décomposition de celui-ci en fibrilles parallèles à la même direction sauf dans la région centrale qui avoisine le noyau où se trouve du protoplasma granuleux. Celui-ci semble se prolonger entre les diverses fibrilles. La fibre musculaire lisse semble donc formée comme les fibres primitives des muscles volontaires au début de leur différenciation avant que la disposition striée ait apparu. Elles ne possèdent pas de sarcolemme.

Fibres musculaires du cœur. — Le myocarde ou tunique moyenne du cœur, est formée par des fibres musculaires possèdant des caractères intermédiaires entre ceux des muscles ordinaires et des fibres lisses. Examinées au microscope elles présentent une striation transversale très manifeste. Elles ne possèdent cependant pas de sarcolemme; de plus, caractère particulier, elles se bifurquent et les branches qui en proviennent s'anastomosent avec celles des fibres voisines (fig. 519 et 522). Enfin leur contraction est indépendante de la volonté et inconsciente.

Quoique brusque, elle dure un certain temps et n'est pas le résultat d'un tétanos, c'est-à-dire d'une superposition de secousses simples ; c'est une contraction semblable à celle des muscles lisses.

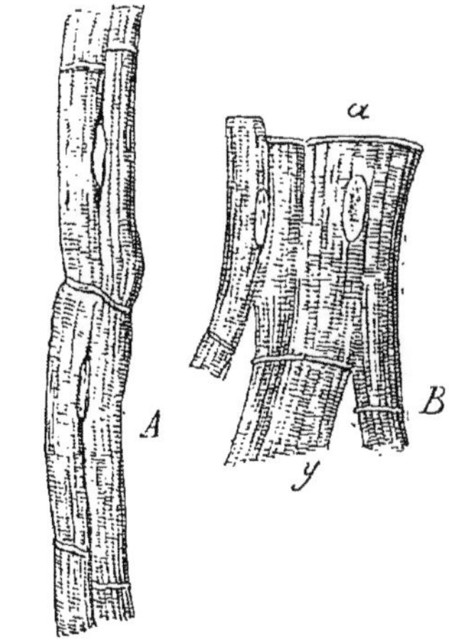

Fig. 522. — Fibres musculaires du cœur Les lignes de séparation horizontales correspondent aux limites des diverses fibres.

Composition du muscle. — En éliminant autant que possible les tendons, aponévroses, la graisse et le sang on trouve que leur composition moyenne est: 60 à 80 0/0 d'eau et 15 à 20 0/0 d'albumine. Le reste étant formé par de la lécithine, créatine, xanthine, acide urique, urée, un peu de *glucose*, de *matière glycogène*, de graisse et d'hémoglobine, avec du phosphate et du chlorure de *potassium*.

Dans chaque fibre les portions claires sont plus aqueuses que celles qui sont obscures, ces dernières laissent un résidu plus considérable à la suite d'une dessication complète.

Mécanisme intime de la contraction musculaire. — La fibre striée semblant composée de particules disposées en séries linéaires alternativement de composition différente, son volume ne changeant pas au moment de la contraction on pouvait supposer qu'il se produisait à ce moment, dans chaque fibrille, un groupement transversal des divers segments. L'examen microscopique des pattes transparentes d'un grand nombre d'insectes ne permet pas de suivre les modifications qui se produisent dans les fibres musculaires au moment de leur contraction car elles deviennent obscures à ce moment.

Ranvier a eu l'idée de coaguler instantanément les fibrilles dans l'état où il désirait les examiner. Il suffit de faire à ce moment une injection interstiticielle d'acide osmique. On obtient ainsi des images des phases successives que traverse la fibre en se contractant. Elles montrent que les disques clairs diminuent rapidement d'épaisseur au début de la contraction tandis que les disques obscurs gardent leur hauteur, ces derniers semblent donc se rapprocher les uns des autres; mais comme la fibre s'élargit il en résulte que leur volume augmente en réalité. On admet que ce phénomène provient d'une hydratation qu'ils subissent aux dépens des disques clairs. Cette interprétation explique l'éclaircissement que les premiers présentent au même moment donnant à la fibre un aspect homogène quoique l'examen à la lumière polarisée montre le maintien de la structure primitive. Quand le degré de contraction augmente (fig. 523, 2), il apparaît de nouveau une bande plus foncée mais très étroite au milieu de l'ancienne qui était large.

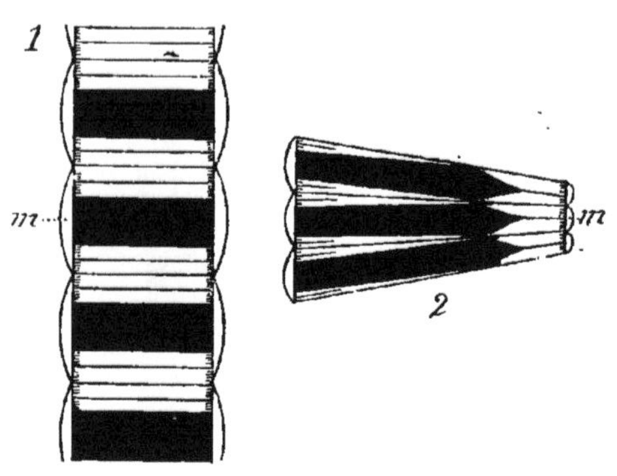

Fig. 523. — Fragments de fibre musculaire d'hydrophile (d'après Frédéricq) : 1, à l'état de repos et tendu ; 2, à l'état de contraction, le bord gauche est à moitié contracté, tandi que le bord droit l'est complètement ; m, myolemme.

La contractilité serait donc le fait de la substance obscure qui absorbant de l'eau aux dépens de la substance claire ferait disparaître celle-ci, tandis que l'augmentation de son volume au lieu de se faire en tous sens porterait uniquement sur la largeur de la fibre.

Si chez les insectes (hannetons, ailes des cousins), la force et la rapidité des contractions est plus grande que chez les autres animaux, cela tiendrait à la séparation des disques obscurs en 3 ou 5 bandes d'où une augmentation de la surface de contact des substance s différentes (fig. 523).

IV. — PHÉNOMÈNES CHIMIQUES QUI SE PASSENT DANS LES MUSCLES

A l'état de repos, même détachés du corps, les muscles sont le siège de phénomènes chimiques : ils absorbent de l'oxygène et dégagent de l'acide carbonique. Mais à l'état de contraction les phénomènes de combustion sont beaucoup plus actifs.

Ainsi, si le sang artériel d'un chien contient 7,31 p. 100 d'oxygène, après avoir traversé le muscle paralysé il en contiendra encore 7,20 ; mais s'il est simplement à l'état de repos il n'y en a plus que 5,00 et s'il est en contraction seulement 4,20 p. 100. A ce dernier moment, les phénomènes chimiques sont encore plus intenses que ne semblent l'indiquer les nombres précédents parce que la quantité de sang qui traverse le muscle est beaucoup augmentée. On le voit directement. Il semble cependant que le moindre raccourcissement du muscle augmentant le diamètre des fibres devrait produire une compression des petites veines et par suite mettre une entrave à la circulation en retour. Ce phénomène se produit certainement. Mais il ne dure pas, car il n'y a pas de tétanos continu; presqu'aussitôt le muscle se relâche permettant un renouvellement du sang qui est facilité par la dilatation des artérioles effectuées sous l'action des nerfs vaso-moteurs.

Aliments du muscle. — Les combustibles transformés dans le muscle sont surtout des hydrocarbures (glycogène, glucose), donnant comme résidus de l'acide lactique, de l'eau et de l'acide carbonique On s'en assure par le dosage direct des muscles semblables d'animaux : l'un au repos, l'autre surmené. Le muscle renouvelle rapidement sa provision de glycogène aux dépens de celui du foie, tant que cet organe en contient. La combustion n'est pas directe, c'est-à-dire elle ne donne pas de suite de l'acide carbonique comme résidu car bien que la valeur du quotient $\frac{CO^2}{O}$ en volume des deux gaz soit proche de l'unité pendant le travail il devient très petit après une période d'activité énergique.

En outre, mais seulement un peu de matière albuminoïde constitutive du muscle se trouve transformée en créatine, urée et acide urique.

L'opinion de Liebig, qui croyait que le muscle se brûlait lui-même, est donc fausse; l'oxydation des albuminoïdes est accessoire.

De même que les machines à vapeur construites en fer consomment du charbon et non du fer, nos muscles, machines albuminoïdes, brûlent des hydrocarbures.

On a calculé, en s'appuyant sur les données de la thermo-chimie, ce qu'un homme contient d'énergie latente dans la matière albuminoïde de tous ses muscles. Au bout de 1 ou 2 jours de jeûne, cette provision serait complètement employée; la combustion aurait détruit tout le tissu musculaire si elle se produisait à ses dépens. Or, il est d'expérience vulgaire, que cela n'est pas le cas. Nous en avons d'autres preuves.

Deux expérimentateurs (Fick et Wislicénius) ayant fait l'ascension du Faulhorn (Alpes bernoises) ont dosé l'urée rejetée dans l'urine avant, pendant et après ce grand travail musculaire. Ils ont constaté qu'il n'y avait pas de variation sensible dans l'excrétion des déchets produits par les albuminoïdes.

Harting s'étant mis, pendant un mois, au régime de 1.500 grammes de viande par jour était devenu d'une faiblesse musculaire extrême.

Normalement donc, le muscle brûle spécialement des *hydrocarbures;* mais quand il fait un travail inaccoutumé, des albuminoïdes sont certainement transformés aussi. De là, les urines sédimenteuses que l'on observe à leur suite.

Chez certaines personnes (rhumatisants), les émotions ou un refroidissement provoquent cette modification des phénomènes nutritifs même pour un travail très faible.

Fatigue. — La fatigue musculaire semble due :

1° A un épuisement partiel des matières nécessaires à l'entretien des combustions dans les muscles, elles doivent être récupérées ;

2° A l'existence dans le muscle de produits d'excrétion (acide lactique, etc.), que le sang n'a pas encore enlevés.

Ainsi, un muscle reposé présente les phénomènes de la fatigue, quand on y fait passer du sang qui vient d'un muscle fatigué ou une dissolution d'acide lactique, tandis que la fatigue disparaît par le passage du sang normal ou d'eau légèrement salée (solution physiologique à 5 p. 100). L'existence de ces matières, qui nuisent au fonctionnement, explique que toute la réserve du muscle n'est pas brûlée de suite après une excitation unique.

V. — PROPRIÉTÉS ACCESSOIRES DES MUSCLES

Production de chaleur. — Les muscles produisent beaucoup de chaleur, grâce aux réactions chimiques dont ils sont le siège. On admet que les 3/4 environ de l'énergie mise en liberté apparaissent sous cette forme (V. p. 163). Elle se continue même, quoique d'une manière plus modérée, quand le muscle est à l'état de repos, phénomène important concourant principalement à maintenir les animaux à sang chaud à la température optima.

Travail musculaire. — Nous avons vu que la chaleur et le travail sont des formes différentes de l'énergie.

L'élément musculaire est caractérisé parce que plus que tous les autres il peut transformer en travail (déplacement de masses) l'énergie latente. Si, dans un travail musculaire la température s'élève, c'est parce que l'intensité des combustions met en liberté plus de chaleur qu'il n'en est besoin pour parer au rayonnement actuel.

Electricité musculaire, organes électriques. — En outre, le muscle met une partie de l'énergie devenue libre par suite des réactions chimiques dont il est le siège sous la forme d'électricité. On constate, en effet, que sa surface intacte a une tension positive d'autant plus grande que l'on s'approche de son ventre. Sur les sections, la tension négative est d'autant plus forte que l'on se rapproche davantage du centre. On peut donc tracer le schéma suivant des courants que l'on obtient dans des conducteurs.

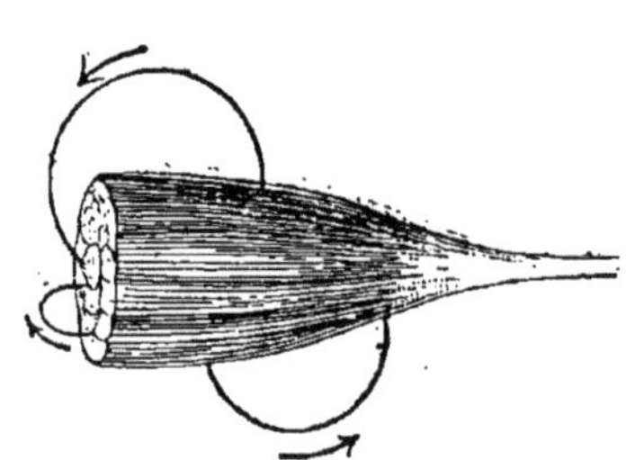

Fig. 524. — Schéma des directions des courants électriques obtenues avec un muscle à l'état de repos.

La tension diminue en chaque point au moment de sa contraction (variation négative).

Les *organes électriques* de certains poissons (fig. 235) seraient simplement des muscles dégénérés qui, au lieu de travail extérieur, transformeraient presque toute l'énergie des combustions qui s'y produisent en électricité.

Elasticité du muscle. — A l'état vivant, l'élasticité du muscle est *parfaite;* le muscle revient exactement à sa position primitive lorsqu'il est abandonné à lui-même après avoir été étiré. Cette propriété est appliquée d'une manière très avantageuse dans la vessie, l'estomac et les oreillettes du cœur qui subissent à certains moments des distensions considérables. Dans les muscles ordinaires, elle adoucit la brusquerie de la contractilité. Elle semble appartenir plus particulièrement à la substance qui forme les disques clairs des fibres striées; car, lorsqu'on les examine au microscope après en avoir provoqué la coagulation à l'état de tension, ces segments sont beaucoup plus visibles.

Quelque temps après la mort de l'animal, l'élasticité des muscles devient *forte*, c'est-à-dire qu'il faut produire un grand effort pour obtenir un faible allongement *(rigidité cadavérique)*. En même temps, leur élasticité est devenue très *imparfaite*. Abandonnés à eux-mêmes après avoir subi une déformation, ils ne reviennent pas à leur forme primitive.

Rigidité cadavérique. — La rigidité cadavérique s'établit au plus tard 7 heures après la mort ; elle dure d'autant plus longtemps qu'elle est apparue plus tardivement ; en général 24 heures. Le muscle se ramollit ensuite, puis il se décompose sous l'influence des microbes qui l'envahissent. Il devient alors de plus en plus mou.

La viande se conserve presqu'indéfiniment dans les conditions qui empêchent le développement des micro-organismes : Chambres réfrigérantes, antiseptiques, oxygène, acide carbonique sous pression, etc.

La production de la rigidité cadavérique explique la coriacité de la viande fraîchement tuée ; celle du ramollissement ultérieur, l'habitude que l'on a de conserver le gibier pendant plusieurs jours avant de le manger, car les muscles des animaux qui ont vécu en liberté sont d'ordinaire plus coriaces que ceux des espèces domestiques.

La rigidité cadavérique résulterait de la coagulation d'une substance appelée *myosine* qui se formerait aux dépens des albuminoïdes du tissu musculaire. Ce phénomène semble être en rapport avec la nature de la réaction chimique du muscle. A l'état vivant comme presque tous les autres tissus, il est alcalin ; au contraire pendant tout le temps que dure la rigidité, le muscle est acide. Quand il se ramollit ultérieurement, sa réaction redevient alcaline. Si les vaisseaux d'un muscle sont injectés avec de l'eau alcaline, la rigidité est retardée ; elle apparaît au contraire immédiatement après qu'on l'ait plongé dans de l'eau acidulée. La rigidité cadavérique résulterait de ce que la myosine est coagulée par un élément acide. Durant tout le temps de la vie, le muscle fournit des matières acides (acides carbonique, lactique, urique) ; mais le sang alcalin neutralisant et balayant ces produits, les empêche d'exercer leur action. Au contraire, après la mort, la circulation étant supprimée, les éléments acides s'accumulent dans le muscle et en produisent la coagulation.

Il est certain que, après la mort de l'individu, les muscles continuent encore à vivre pendant quelques heures. Un fragment de ce tissu détaché d'un animal fraîchement tué continue à dégager de l'acide carbonique et à absorber de l'oxygène ; il reste contractile (palpitations de la viande fraîche sur l'étal des bouchers sous l'influence d'un courant d'air).

Cette théorie semble confirmée par le fait que chez les animaux surmenés à la suite d'un travail physique excessif, la rigidité s'établit pour ainsi dire instantanément. Le fait est fréquent à la chasse lorsque l'animal a subi une longue poursuite ; il se présenterait aussi chez les soldats tués à la fin de batailles longues et acharnées. Le sang n'aurait pas encore eu le temps d'enlever tout l'acide formé par le muscle.

Si le muscle redevient alcalin dans le ramollissement qui suit la période de rigidité, cela tiendrait à l'ammoniaque produite par la décomposition du tissu.

VI. — MÉCANIQUE ANIMALE

Les os représentent des leviers sur lesquels agissent les muscles. On trouve réalisés les trois espèces de leviers que l'on distingue en mécanique. Enfin, souvent le mouvement

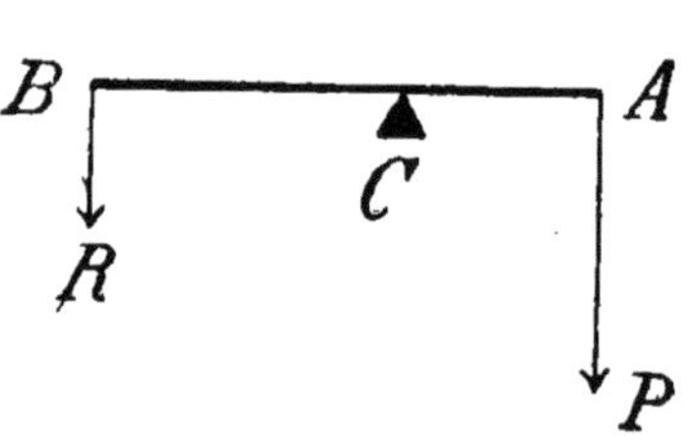

Fig. 525. — Levier du 1er genre: A, point d'application de la puissance P ; B, point d'application de la résistance R; C, point d'appui.

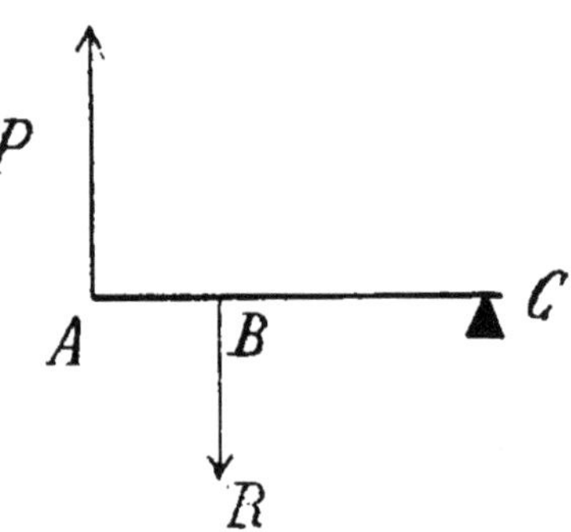

Fig. 526. — Levier du 2e genre. Légende comme fig. 525.

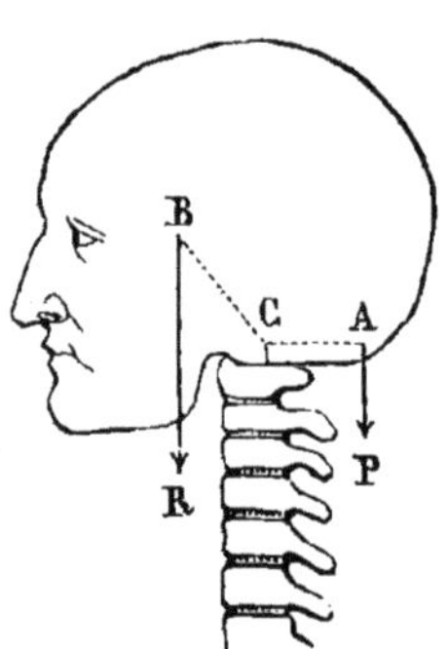

Fig. 527. — Equilibre de la tête au sommet de la colonne vertébrale grâce à la puissance des muscles de la nuque.

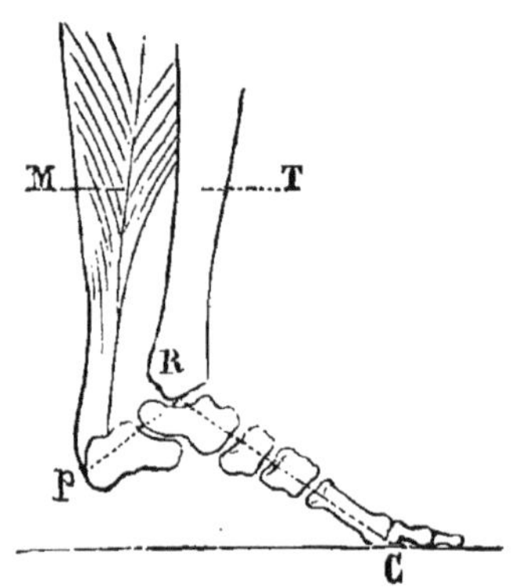

Fig. 528. — Corps soulevé sur les orteils: p, point d'application de la puissance ; M, muscles du tendon d'Achille ; R, point d'application de la résistance; T, tibia; C, point d'appui.

est plus compliqué parce que le point d'appui n'est pas absolument fixe :

I. Dans les leviers du 1er genre, le point d'appui se trouve entre les points d'application de la puissance (muscle) et de la résistance (fig. 525).

Exemple : Les muscles de la nuque faisant basculer la tête en arrière malgré le poids de la face (fig. 527).

II. Dans les leviers du 2e genre, le point d'appui est à une extrémité tandis que la résistance est appliquée en un point intermédiaire en tre la force et l'appui (fig. 526).

Ici, le mouvement a peu d'ampleur, mais beaucoup de force.

Exemple : Les jumeaux et le soléaire (muscles du tendon d'Achille), soulevant le poids du corps, les orteils reposant sur le sol (fig. 528).

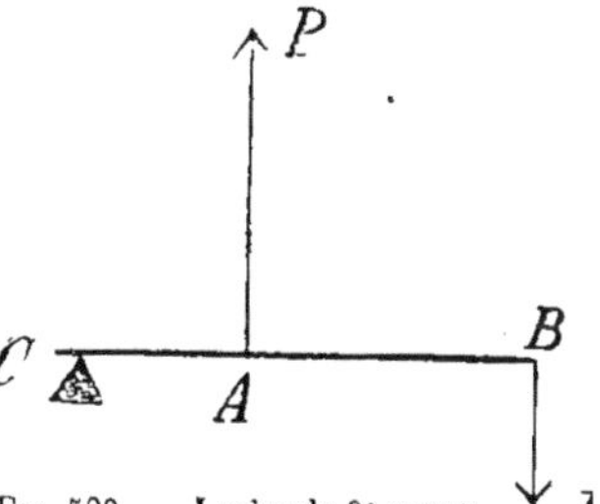

Fig. 529. — Levier du 3e genre. Légende comme fig. 525.

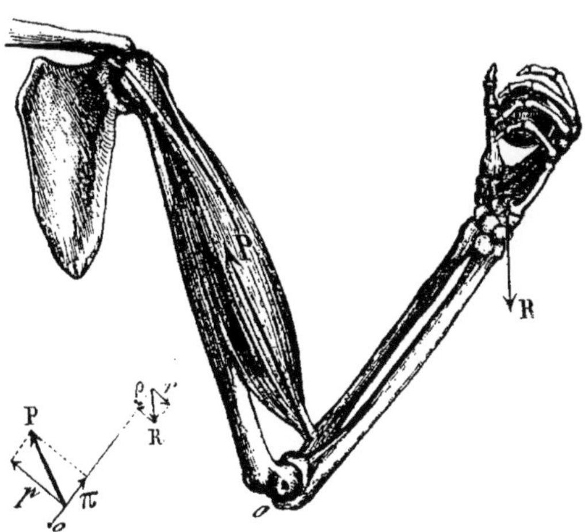

Fig. 530. — Biceps soulevant un poids tenu en main : P, puissance ; R, résistance ; o, point d'appui.

III. Dans les leviers du 3e genre, la force agit au contraire en un point situé entre le point d'appui et la résistance.

Ici le mouvement atteint une grande amplitude, mais ce que l'on gagne en grandeur on le perd en force (fig. 529).

Exemple : Les muscles biceps et brachial antérieur soulevant l'avant-bras (fig. 530).

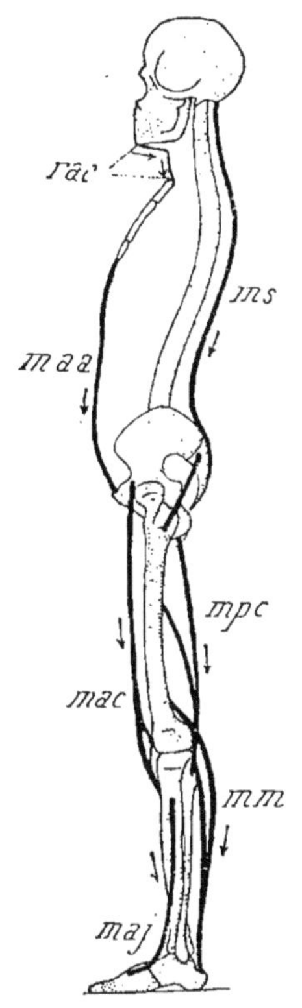

Fig. 531. — Diagramme montrant les insertions des muscles les plus importants qui maintiennent le corps dans la rectitude : *mm*, muscles du mollet ; *maj*, muscles antérieurs de la jambe ; *mpc*, muscles postérieurs de la cuisse ; *mac*, muscles antérieurs de la cuisse ; *ms*, muscles spinaux ; *maa*, muscles antérieurs de l'abdomen ; *rac*, muscles de la région antérieure du cou. Les flèches indiquent la direction dans laquelle tirent les muscles quand le pied est fixé.

Station. — Droite et tranquille, elle peut se faire sans l'intervention de muscles. Mais d'ordinaire, quelques uns renforcent les conditions d'équilibre, et c'est de là que résulte la fatigue de cette position (fig. 531).

Marche. — La marche consiste en une série de chutes en avant.

Après un appui unilatéral, il y a descente suivie d'un double appui auquel succède un appui simple sur l'autre jambe avec légère ascension.

Course. — Dans la course, l'appui n'est jamais bilatéral. Le poids du corps passe d'une jambe sur l'autre, avec position intermédiaire suspendue en l'air, la jambe active s'étant retirée.

VII. — ANATOMIE COMPARÉE DE L'APPAREIL MUSCULAIRE

La disposition du système musculaire présente de grandes différences dans la série animale, mais, comme pour le squelette, elles peuvent s'expliquer par l'adaptation à un genre de vie déterminé.

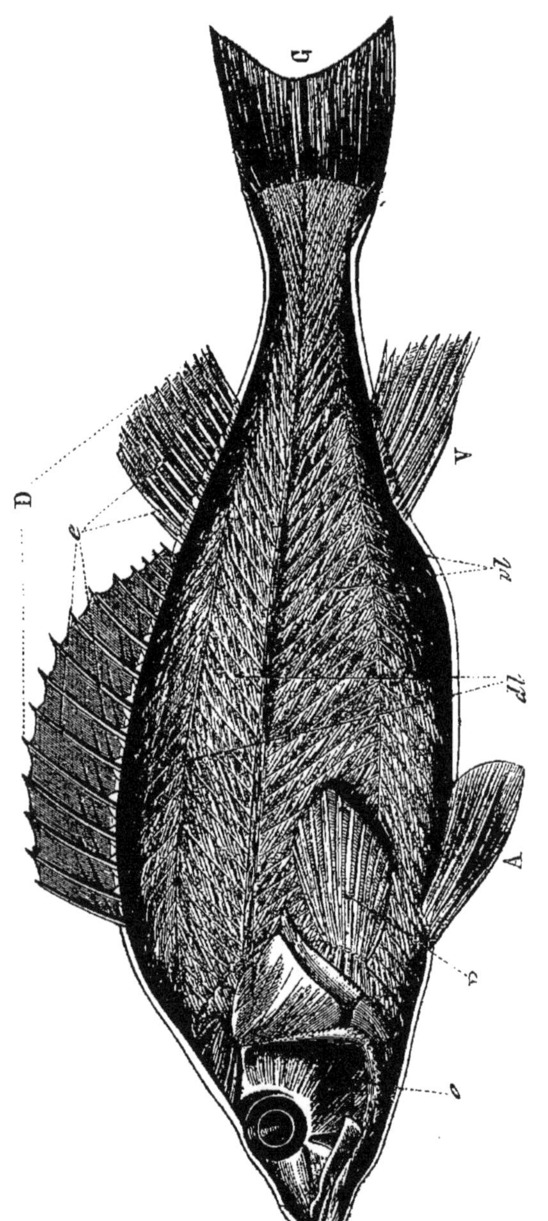

Fig. 532. — Appareil musculaire de la perche : D, nageoire dorsale ; C, nageoire caudale ; P, nageoires pectorales ; A, nageoires abdominales ; V, nageoire ventrale (anale) ; c, rayons épineux ; o, muscles qui soulèvent l'opercule ; *dl*, muscles dorsaux latéraux ; *vl*, muscles ventraux latéraux.

D'ailleurs, chez tout animal, il manque les muscles qui se fixent normalement sur des os dont son squelette est dépourvu.

Chez l'homme, nous avons vu que le développement individuel de chaque muscle dépendait, en grande partie, de

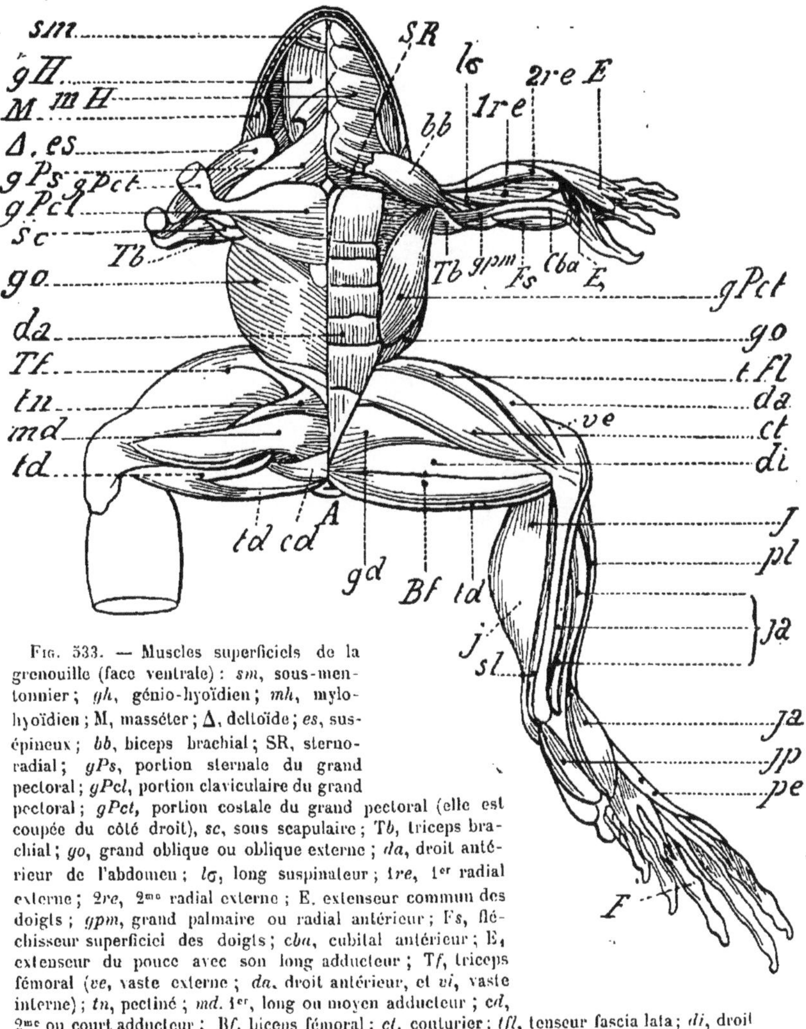

Fig. 533. — Muscles superficiels de la grenouille (face ventrale) : *sm*, sous-mentonnier ; *gh*, génio-hyoïdien ; *mh*, mylo-hyoïdien ; M, masséter ; Δ, deltoïde ; *es*, sus-épineux ; *bb*, biceps brachial ; SR, sterno-radial ; *gPs*, portion sternale du grand pectoral ; *gPcl*, portion claviculaire du grand pectoral ; *gPct*, portion costale du grand pectoral (elle est coupée du côté droit), *sc*, sous scapulaire ; *Tb*, triceps brachial ; *go*, grand oblique ou oblique externe ; *da*, droit antérieur de l'abdomen ; *lσ*, long supinateur ; *1re*, 1er radial externe ; *2re*, 2me radial externe ; E, extenseur commun des doigts ; *gpm*, grand palmaire ou radial antérieur ; *Fs*, fléchisseur superficiel des doigts ; *cba*, cubital antérieur ; E_1 extenseur du pouce avec son long adducteur ; *Tf*, triceps fémoral (*ve*, vaste externe ; *da*, droit antérieur, et *vi*, vaste interne) ; *tn*, pectiné ; *md*. 1er, long ou moyen adducteur ; *cd*, 2me ou court adducteur ; *Bf*, biceps fémoral ; *ct*, couturier ; *tfl*, tenseur fascia lata ; *di*, droit interne ; *td*, demi tendineux ; *gd*, 3me ou grand adducteur ; *j*, jumeaux (gastro-cnémien) ; *pl*, péronier ; *ja*, jambier antérieur ; *sl*, soléaire ; *jp*, jambier postérieur ; *pe*, pédieux ; F, fléchisseur des doigts.

l'exercice auquel il a été soumis durant son développement. Chez les divers animaux vertébrés, il semble que le même fait se retrouve, mais comme accentué par l'hérédité.

1° Les régions du corps qui ont à exécuter des mouvements énergiques présentent des muscles volumineux (fig. 534 *g*P);

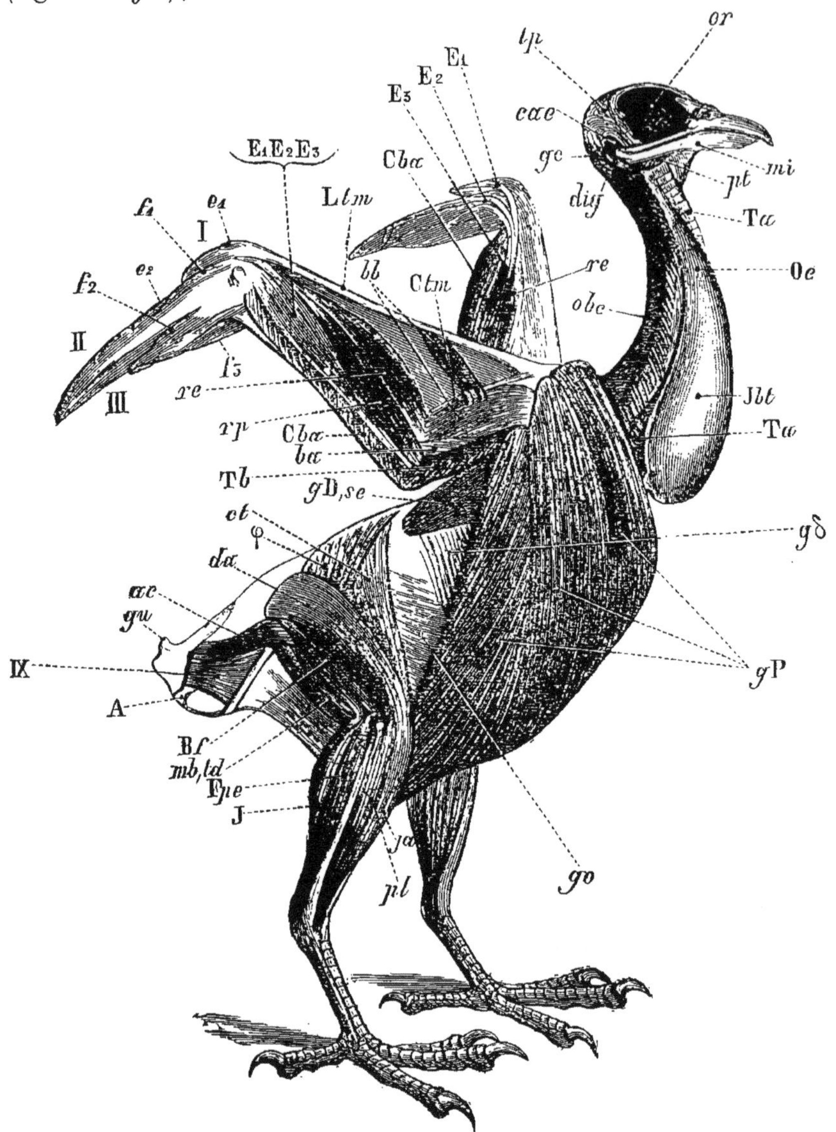

Fig. 534. — Muscles superficiels du pigeon : *or*, orbite ; *tp*, temporal ; *mi*, maxillaire inférieur; *pt*, ptérygoïdien; *cae*, conduit auditif externe; *gc*, grand complexus; *dig*, digastrique ; *œ*, œsophage; *Jbt*, jabot; T*a*, trachée-artère; *g*P, grand pectoral; T*f*, triceps fémoral; I, pouce; II, index ; III, médius ; *Ltm*, long tenseur de la membrane alaire ; *ctm*, court tenseur; *bb*, biceps brachial ; *ba*, brachial antérieur; *re*, radiaux externes ; E_1, E_2, E_3, longs extenseurs des doigts correspondants ; e_1, e_2, e_3 courts extenseurs des doigts correspondants ; f_1, f_2, f_3, courts fléchisseurs des doigts correspondants ; *rp*, rond pronateur ; *Cba*, cubital antérieur T*b*, triceps brachial · *se*, sous épineux ; D, grand dorsal ; *g*δ, grand dentelé ; *go*, grand oblique ; *m*φ, moyen fessier ; *g*φ, grand fessier ou fessier externe ; *ac*, abducteur de la queue ; *gu*, orifice de la glande uropygienne ; IX, ischio-coccygien ; A, anus ; B*f*, biceps fémoral; T*f*, triceps fémoral ; *ct*, couturier ; *mb*, demi-membraneux ; *td*, demi-tendineux ; J, jumeaux ; *ja*, jambier antérieur ; F*pe*, fléchisseur perforé des doigts ; *pl*, péronier latéral.

2° Les segments qui ont besoin de déplacements peu compliqués possèdent une musculature très simple ; la différenciation se produit en même temps que les mouvements à produire sont plus variés.

Elle porte : 1° sur l'adjonction de muscles surnuméraires ; 2° sur des modifications dans la forme, la constitution, l'insertion et les rapports des muscles du type simple.

Ainsi les poissons (fig. 532) possèdent des muscles intercostaux et intervertébraux très développés, mais très simples ; les muscles des

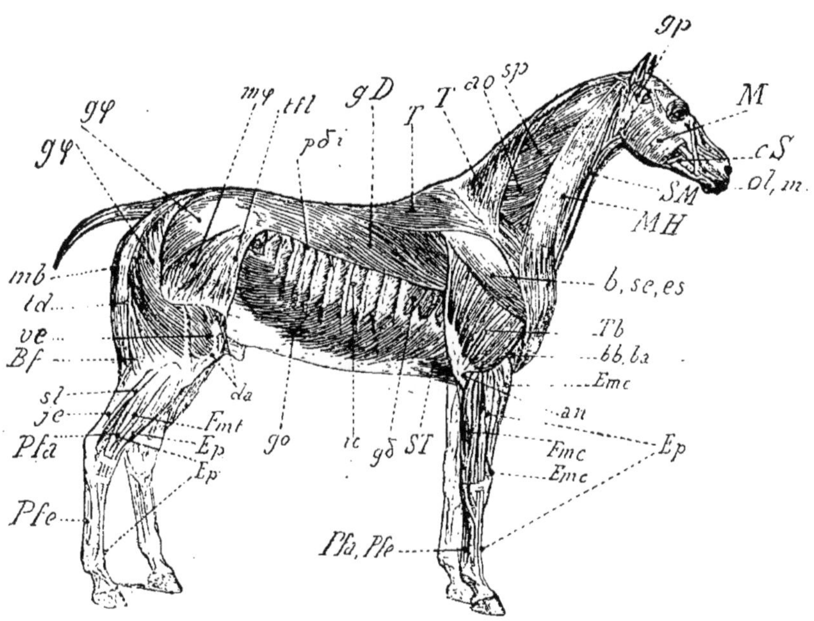

Fig. 535. — Muscles superficiels du cheval (face latérale droite) : cS, canal de Sténon ; M, masséter ; *ol*, orbiculaire des lèvres ; *m*, houppe du menton ; *gp*, glande parotide ; *sp*, splénius ; *ao*, angulaire de l'omoplate ; T, trapèze ; *g*D, grand dorsal ; *pδi* petit dentelé postérieur et inférieur ; *tfl*, tenseur fascia lata ; *mφ*, fessier moyen ; *gφ*, grand fessier ; *mb*, demi-membraneux ; *td* demi-tendineux ; B*f*, biceps fémoral ; *ve*, vaste externe ; *sl*, soléaire ; *je*, jumeau externe ; P*fa*, fléchisseur perforant ; P*fe*, fléchisseur perforé ; E*p*, extenseur des phalanges ; F*mt*, fléchisseur du métatarse ; *da*, droit antérieur ; *go*, grand oblique ; *ic*, intercostaux externes ; *gδ*, grand dentelé ; ST, sterno-trochinien ; SM, sterno-maxillaire ; MH, mastoïdo-huméral ; *b*, *es*, *se*, abducteur, sus-épineux et sous-épineux ; T*b*, triceps brachial ; *bb*, biceps brachial ; *ba*, brachial antérieur ; E*mc*, extenseur du métacarpe ; F*mc*, fléchisseur du métacarpe ; E*p*, extenseurs des phalanges.

membres sont réduits presqu'entièrement à ceux qui prennent leur insertion fixe sur les ceintures. Au contraire, chez la grenouille, la musculature non seulement du tronc, mais encore celle des membres est très compliquée (fig. 533).

Chez les oiseaux (fig. 534) les mouvements que doivent exécuter les membres supérieurs sont peu compliqués, aussi la musculature en est-elle relativement simple, mais les pectoraux qui abaissent l'aile possèdent un développement considérable ; ils constituent à eux seuls à peu près la moitié du poids des muscles (blancs de poulet).

Chez le cheval, la musculature est presqu'aussi compliquée que chez l'homme (fig. 535). Beaucoup de mouvements devant être exécutés avec une grande énergie, on s'explique le volume considérable qu'elle possède.

VIII. — RÉSUMÉ DU SYSTÈME MUSCULAIRE

Les muscles sont les organes actifs des mouvements.

De couleur rouge dans leur partie moyenne élargie, leurs extrémités rétrécies, dures, blanches appelées tendons, sont fixées sur les os.

La propriété capitale de ces organes est la contractilité ; quand on les excite ils se raccourcissent en s'épaississant.

Le muscle est formé de fibres parallèles réunies par du tissu conjonctif ; vues au microscope elles présentent des bandes alternativement claires et obscures d'où leur nom de fibres striées.

La paroi de l'intestin, celle des artères est également capable de se contracter ; cette propriété leur vient de cellules allongées sans striation d'où le nom de fibres lisses qu'on leur a donné.

Les muscles consomment surtout des hydrocarbures pour leur fonctionnement.

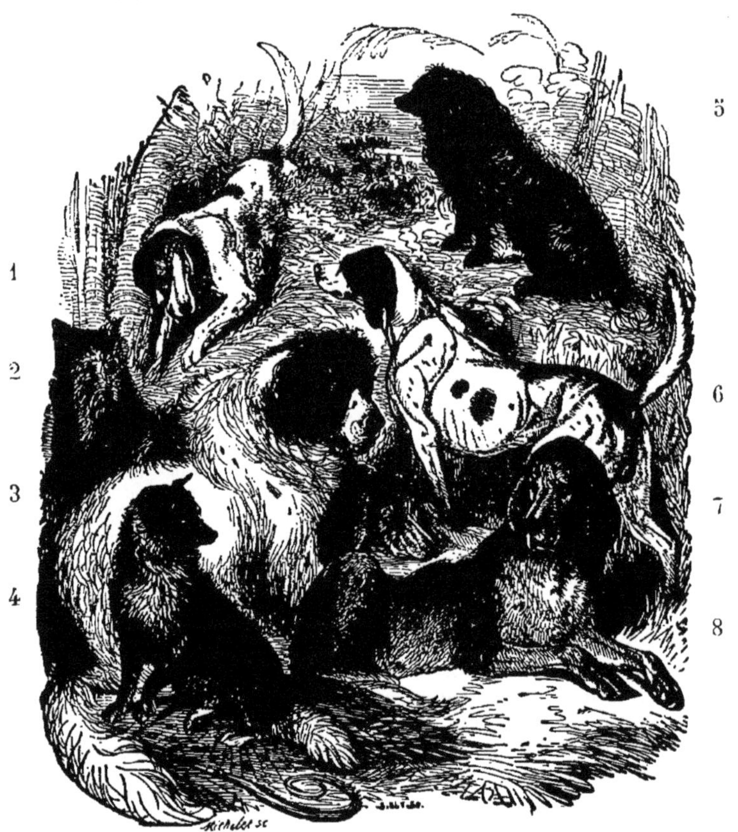

Fig. 536. — Groupe de chiens appartenant à des races diverses : 1. braque français ; 2, chien de berger ; 3, Terre-Neuve ; 4, roquet ; 5, petit griffon ; 6, chien d'arrêt ; 7, courant ; 8, limier.

TROISIÈME PARTIE

NOTIONS SUR LA CLASSIFICATION

CHAPITRE PREMIER

IMPORTANCE RELATIVE DES DIFFÉRENTS GROUPES

But de la classification. Subordination des caractères. — Le but de la classification a varié avec les époques. Dans la période ancienne (Aristote, Pline, Linné) on se préoccupait surtout de dresser le catalogue du monde vivant; accessoirement on avait été amené à réunir les divers individus dans un certain nombre de groupes définis par des caractères arbitraires (couleur du sang, etc...).

Dans la période moderne qui commence avec Cuvier (1812) une préoccupation plus élevée apparaît : *Exprimer par la classification le degré de ressemblance, de parenté idéale et sans doute de parenté réelle* (classification naturelle).

Il faut pour cela comparer la valeur des caractères, en distinguer de fondamentaux et de secondaires. Les premiers se reconnaissent à ce que :

1° Ils sont communs à un *grand nombre* d'individus (Cuvier) ;

2° Leurs variations sont accompagnées de *modifications semblables* du reste de l'organisme (loi de la corrélation des parties, Cuvier) ;

3° Ils sont tirés non de la forme, de l'aspect des parties, mais de leur *situation réciproque* (principe des connexions ; Geoffroy Saint-Hilaire) ;

4° Leur apparition est *précoce* dans le développement embryonnaire.

On peut effectivement grouper les divers individus autour d'un certain nombre de types qui possèdent chaque fois la même organisation. Les animaux compris dans chacun de ces groupes semblent être des moulages plus ou moins parfaits d'un même modèle.

Types animaux. — La symétrie du corps est certainement un caractère fondamental.

Beaucoup d'animaux présentent un plan de symétrie unique; le plan qui passe par la ligne médiane du dos de l'homme et celle du ventre partage le corps en deux parties symétriques, il en est de même chez les chiens, les vers, les écrevisses; au contraire les étoiles de mer (fig. 285), les anémones de mer (fig. 142), les éponges, présentent plusieurs plans de symétrie qui rayonnent autour d'une droite (constituant quelquefois un *axe de symétrie*) comme les fleurs des plantes, c'est pourquoi on dit que ces derniers animaux possèdent le type des *animaux-plantes* ou *zoophyte* ou *phytozoaire* ou *rayonné* tandis que les premiers présentent le type *artiozoaire.*

Les artiozoaires ont encore pour caractère qu'ils sont tous capables de se déplacer; ils portent alors toujours en avant une extrémité de leur corps appelée la *tête;* l'extrémité opposée est appelée la *queue.* En se mouvant, ils tournent toujours vers le sol la même face de leur corps appelée *face ventrale;* celle qui est opposée porte le nom de *face dorsale.* Au contraire beaucoup de phytozoaires sont fixés au sol pendant toute ou presque toute leur existence. Ils sont tous aquatiques presque tous marins.

Enfin les animaux peuvent appartenir encore à un 3me type, celui des *protozoaires.* Les animaux qui le présentent sont de très petite taille; leur structure est tellement simple que l'on ne peut plus y distinguer de tissus cellulaires différenciés, souvent leur forme varie d'un instant à l'autre (fig. 291), ce qui ne permet même pas de distinguer un plan de symétrie constant. Exemple : les infusoires que le microscope montre dans toutes les eaux stagnantes riches en matières organiques.

TABLEAU DES CARACTÈRES DIVISANT LE RÈGNE ANIMAL EN TROIS GROUPES POSSÉDANT UN TYPE DÉTERMINÉ

1° Symétrie bilatérale du corps, qui présente une extrémité céphalique et une face ventrale.............	Artiozoaires.
2° Symétrie rayonnée du corps........	Phytozoaires.
3° Pas de symétrie définie, organisation rudimentaire............................	Protozoaires.

Embranchements. — Beaucoup d'animaux qui présentent un même type, diffèrent cependant par des caractères très importants comme : la *disposition des parties centrales du système nerveux*, les *formes embryonnaires*. La concordance d'un certain nombre de ces caractères a permis de distinguer des groupes secondaires ou *embranchements* dans l'ensemble des animaux qui possèdent un des types que nous avons défini. Ainsi au type artiozoaire appartiennent les embranchements suivants : vertébrés, annelés, articulés, mollusques, tuniciers et molluscoïdes.

Classes. — Chacun de ces embranchements renferme des animaux encore très différents. Ainsi celui des vertébrés comprend les chiens (mammifères), les pigeons (oiseaux), les lézards (reptiles), les grenouilles (batraciens) et les carpes (poissons). Quoique tous ces animaux possèdent les dispositions fondamentales qui les distinguent des vers, ils diffèrent cependant les uns des autres par des particularités qui impriment encore une trace profonde dans leur organisation et sont communes à un grand nombre d'individus voisins. Ainsi les chiens, les tigres, les moutons et les souris se ressemblent beaucoup plus entre eux qu'ils ne ressemblent à un pigeon et tout autant que celui-ci ressemble à un moineau ou à un aigle. Aussi a-t-on réuni les animaux de chacune de ces séries dans un groupe tertiaire appelé *classe*. L'embranchement des vertébrés comprendra donc les 5 classes suivantes : mammifères, oiseaux, reptiles, batraciens et poissons.

Ordres. — De même que les embranchements se sont subdivisés en classes, celles-ci se subdivisent en *ordres*.

Ainsi les tigres, les chiens et les ours se ressemblent bien plus entre eux qu'ils ne le font avec les moutons, les bœufs et les antilopes, quoiqu'ils soient tous des mammifères. On exprime l'affinité que présentent entre eux les individus de chacune de ces séries en les réunissant chaque fois dans un groupe appelé *ordre*. Les premiers constitueront l'ordre des carnassiers et les seconds l'ordre des ruminants.

Genres. — Quelque semblables que soient les animaux contenus dans un ordre, beaucoup d'entre-eux diffèrent encore d'une manière fort appréciable ; chacune des particularités que l'on observe est commune à un certain nombre d'individus qui forment, par suite une subdivision nouvelle appelée un *genre*. Ainsi les tigres, forment dans l'ordre des carnassiers, le type du genre *felis* lequel comprend encore les chats, les panthères, etc..., tandis que le chien constitue avec les loups et les renards le genre *canis*.

Espèces. — Les chiens, quoique très voisins des loups et des renards, en diffèrent encore plus qu'ils ne diffèrent d'autres chiens, ce que l'on a exprimé en subdivisant le genre canis en *espèces* ayant pour noms : chiens, loups, renards.

On peut avec Cuvier définir ainsi les limites de ce groupe :

« *L'espèce est la réunion des individus descendus l'un de l'autre ou de parents communs et de ceux qui leur ressemblent autant qu'ils se ressemblent entre eux.* »

Races. — Les différents individus d'une même espèce sont presqu'identiques entre eux non seulement par l'organisation, mais encore par les mœurs, la taille et la couleur du pelage. Cette identité surtout manifeste pour les espèces sauvages l'est beaucoup moins pour celles qui sont domestiques parce que l'homme en choisissant des reproducteurs présentant généralement d'une manière accidentelle une particularité donnée a fini par la renforcer et la perpétuer. Celle-ci devient par suite le caractère d'un groupe comprenant un nombre encore plus restreint d'individus et appelé une *race*. Ainsi l'espèce chien comprend un grand nombre de races dont les principales sont les lévriers sveltes, les bouledogues lourds et massifs, les bassets, etc. (fig. 536).

Variétés. — Les individus d'une même race présentent quelque fois des modifications accidentelles soit dans la taille, la couleur du pelage, etc. Avant que l'homme ne les ait fixées par la sélection (choix des reproducteurs) et le maintien dans les circonstances qui semblent favorables au développement de la particularité, celle-ci n'est le partage que d'un petit nombre d'individus constituant une *variété*.

Les races sont donc simplement des variétés fixées ; les espèces semblent être des réunions de races suffisamment voisines. Ainsi les unions d'individus de races différentes mais appartenant à la même espèce sont fécondes ; les jeunes ainsi obtenus appelés des *métis* présentent des caractères intermédiaires entre les races qui leur ont donné naissance et ils sont fertiles, tandis que les unions d'individus appartenant à des espèces différentes quoique voisines sont rarement fécondes, cependant quelquefois on obtient ainsi des individus intermédiaires appelés *hybrides* qui sont d'ordinaire inféconds, il y a cependant quelques exceptions, mais la multiplication des produits semble impossible sauf si les descendants des hybrides font retour à l'une des espèces primitives. Ainsi le mulet provenant du croisement du cheval avec l'âne ne se multiplie pas.

Transformisme. — Linné avait cru d'abord que les espèces étaient invariables et distinctes les unes des autres « il y a autant d'espèces que de couples sortis des mains du Créateur » mais plus tard il a reconnu l'existence d'intermédiaires.

Cuvier admettait que les embranchements sont séparés par des abîmes infranchissables ; mais on connaît aujourd'hui des formes (actuelles ou éteintes) de passage non seulement entre des espèces appartenant au même ordre, mais encore entre des ordres et même des embranchements différents.

Il semble vraisemblable d'admettre *(école transformiste)* que ce passage des formes est la preuve d'un passage généalogique (Lamark, Geoffroy Saint-Hilaire, Darwin). Cette hypothèse est confirmée par les faits suivants :

1° *Homologies anatomiques.* Les parties semblablement placées sont semblablement construites ;

2° *Organes transitoires* et *formes larvaires* chez les espèces élevées qui sont définitifs chez les espèces inférieures ;

3° *Production artificielle* des races et des variétés ;

4° *Distribution géographique* des organismes ;

5° *Succession* dans le temps (paléontologie) de formes progressivement mieux adaptées.

Le développement de l'individu et par suite aussi la caractérisation de l'espèce seraient régis par les lois suivantes :

1° *Conservation des caractères, hérédité.* L'organisme nouveau formé par le développement de l'œuf tend à reprendre les caractères des parents immédiats ou ceux des ancêtres ;

2° *Variations des caractères,* résultant des modifications anormales :

a. Du milieu ambiant : composition chimique, radiations lumineuses ou calorifiques, état mécanique, électricité qui influent sur les phénomènes nutritifs *(influence du milieu extérieur)* ;

b. De la composition chimique des tissus eux-mêmes sous l'influence de leur fonctionnement. Les déchets formés dans leur sein semblent être une cause de stimulation pour les phénomènes formatifs d'où les effets de l'*usage* et de la *désuétude.*

Les modifications ainsi produites, surtout pendant la période embryonnaire, ou bien amènent une *adaptation* plus parfaite à des conditions actuelles de vie ; elles ont alors un effet heureux *(spécialisation)* grâce à la concurrence (lutte pour la vie, sélection) qui s'établit entre les animaux qui les présentent et ceux qui sont restés sous la forme primitive. Elles peuvent aussi amener une adaptation moins parfaite à des conditions actuelles de vie ; généralement alors les animaux qui les présentent disparaissent par la sélection sauf s'il y a *ségrégation* (isolement accidentel ou voulu par l'homme) ou si un perfectionnement s'établit sur une autre partie du corps compensant la transformation nuisible. Grâce à l'effet de l'usage, il se pourra qu'une modification défavorable d'une partie de l'organisme soit la cause d'un *progrès de l'ensemble.* Ainsi, le manque de revêtement pileux à la surface de la peau des sauvages et d'organes de défense est compensé par un plus grand développement de l'intelligence.

Dénomination des animaux. — Le nombre des espèces est trop considérable pour que l'on puisse facilement inventer un nom distinct pour chacune d'entre elles ; mais il est très facile d'en donner à chaque genre. Aussi depuis Linné (1707-1778) est-on convenu de désigner chaque espèce par deux noms placés l'un derrière l'autre ; le nom du genre qui sera l'analogue de notre nom de famille et le nom d'espèce qui correspondra à notre prénom. Ainsi le chat sera appelé *felis catus,* et le tigre *felis tiger* tandis que le chien sera nommé *canis familiaris* et le loup, *canis lupus.*

Familles. — Souvent entre l'ordre et le genre on intercale un groupe intermédiaire, la *famille*.

Connaissant le type, l'embranchement, la classe, l'ordre, la famille, le genre auquel appartient un individu d'une espèce que nous n'avons pas vu nous aurons une idée de son organisation puisqu'il possède les caractères de tous ces groupes.

CHAPITRE II

ETUDE DES EMBRANCHEMENTS

A. *Caractères distinctifs des embranchements présentant le type artiozoaire.*

Le type artiozoaire (symétrie bilatérale) est présenté par 6 embranchements : vertébrés, annelés, articulés, mollusques, tuniciers et molluscoïdes.

I. — CARACTÈRES DE L'EMBRANCHEMENT DES VERTÉBRÉS

Les animaux compris dans l'embranchement des vertébrés possèdent en commun les caractères suivants qui résultent immédiatement de l'étude spéciale que nous avons faite de l'homme.

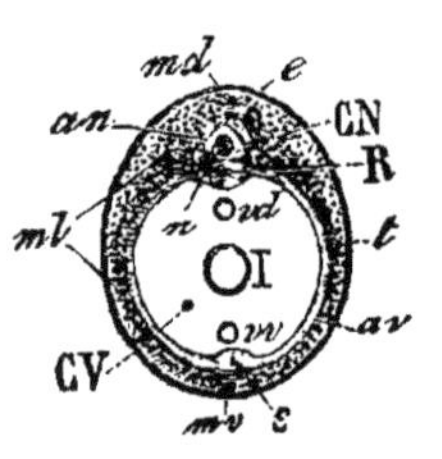

Fig. 537. — Coupe transversale schématique d'un vertébré : *cv*, cavité viscérale ; I, intestin ; *vv*, vaisseau ventral (cœur) ; *vd*, vaisseau dorsal (aorte) ; R, colonne vertébrale ; CN, canal spinal contenant la moëlle épinière ; *e*, apophyse épineuse ; *n*, moelle épinière ; *an*, arc neural ; *s*, sternum ; *md*, muscles dorsaux ; *ml*, muscles latéraux ; *mv*, muscles ventraux ; *t*, tégument.

1° Leur corps possède dans sa forme une *symétrie bilatérale ;* le plan médian dorso-ventral divise le corps en deux parties semblables.

2° Ils possèdent un *squelette interne*, cartilagineux ou osseux qui est alors divisé en segments articulés les uns avec les autres. Sa partie centrale est constituée par la *colonne vertébrale* présentant des appendices dorsaux (arc neural) qui limitent une cavité pour la moelle épinière et l'encéphale et des appendices ventraux (côtes) qui constituent une cavité protectrice pour les organes végétatifs (fig. 537).

3° Les membres pairs sont au plus au nombre de 4.

4° Comme nous l'avons vu (fig. 260 et p. 267) la partie centrale du système nerveux est située entièrement du côté dorsal par rapport au tube digestif.

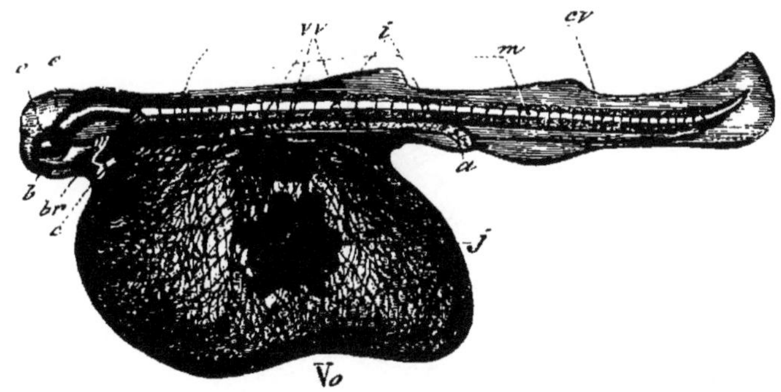

Fig. 538. — Jeune saumon venant d'éclore (très grossi) : *o*, œil ; *e*, encéphale ; *m*, muscles *cv*, colonne vertébrale ; *i*, intestin ; *b*, bouche ; *a*, anus ; *br*, fentes branchiales ; *c*, cœur ; *vo*, vésicule ombilicale ; *j*, jaune ou vitellus ; *vv*, vaisseaux omphalo-mésentériques.

5° Ils possèdent du sang rouge foncé dont la coloration appartient à des corpuscules différenciés, hématies nageant dans un liquide incolore (Voir p. 82 et p. 127) sauf l'amphioxus qui a du sang incolore.

6° Le cœur possède une situation ventrale.

7° Les embryons des vertébrés se développent la face ventrale appliquée à la surface de l'œuf qui, diminuant peu à peu constitue la vésicule ombilicale (fig. 261 et 538).

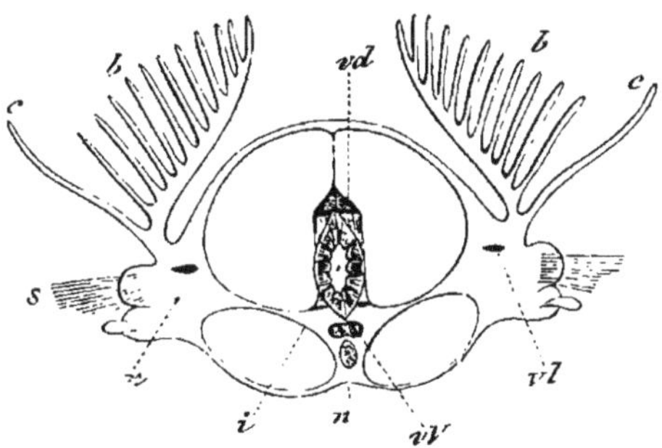

Fig. 539. — Coupe transversale d'un anneau d'Eunice (annélide) : *i*, intestin ; *n*, coupe de la chaîne ganglionnaire ; *vd*, vaisseau dorsal ; *vV*, vaisseau ventral ; *p*, pied avec des faisceaux de soies *s* ; *c*, cirres ; *b*, appendices branchiaux.

II. — CARACTÈRES DE L'EMBRANCHEMENT DES ANNELÉS

Pour établir les caractères principaux de l'embranchement des annelés, nous étudierons un type commun, le ver de terre.

1° Le corps présente une *symétrie* bilatérale aussi bien interne que externe. Il est décomposé extérieurement en *anneaux* par des sillons trans-

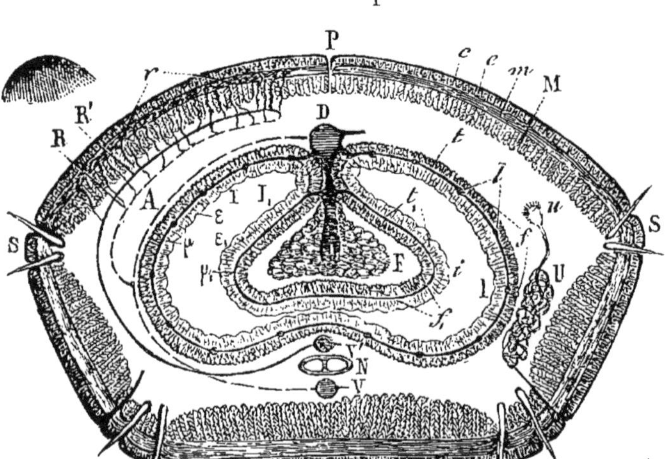

Fig. 540. — Coupe transversale d'un ver de terre: S, soies locomotrices; U, organe segmentaire; *u*, son néphrostome; I, intestin; F, foie enfoncé dans le typhlosolis *t* (dépression longitudinale profonde de la face supérieure de l'intestin); N, chaîne nerveuse; D, vaisseau dorsal contractile (cœur); V', veine sus-nervienne donnant des vaisseaux respiratoires R' dans la peau; R, vaisseaux ramenant le sang artérialisé dans le vaisseau sous-nervien V; *l*, vaisseau de l'intestin; *t* et t_1, veines de l'intestin; *c*, cuticule de la peau; *e*, couche de cellules; *m*, couche de muscles transversaux; M, couche de muscles longitudinaux; ε et ε_1, épithélium de l'intestin; μ et μ_1, portion musculaire de la paroi de l'intestin; *f* et f_1, revêtement péritonéal de l'intestin.

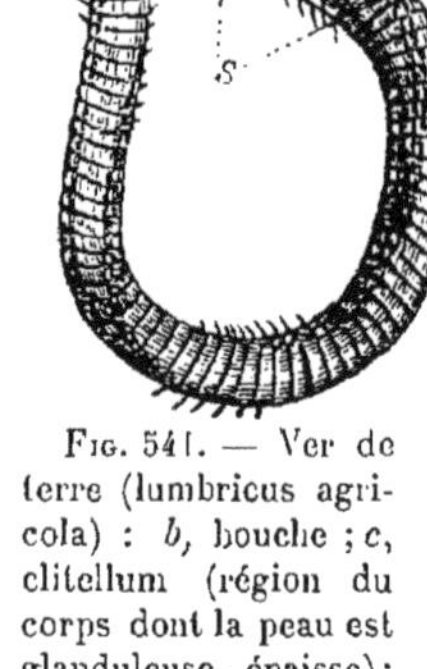

Fig. 541. — Ver de terre (lumbricus agricola) : *b*, bouche ; *c*, clitellum (région du corps dont la peau est glanduleuse, épaisse); *s*, soies locomotrices.

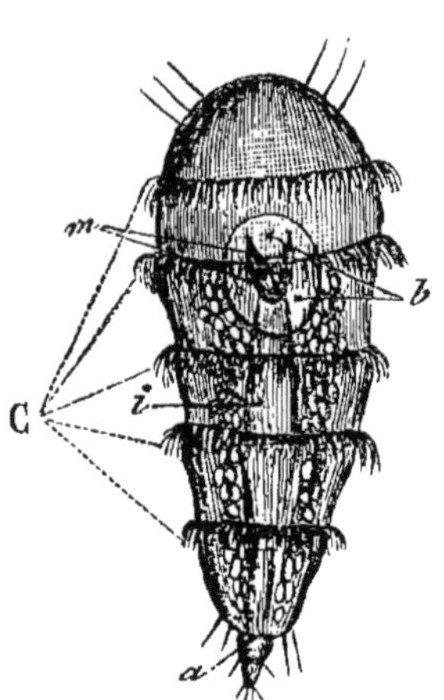

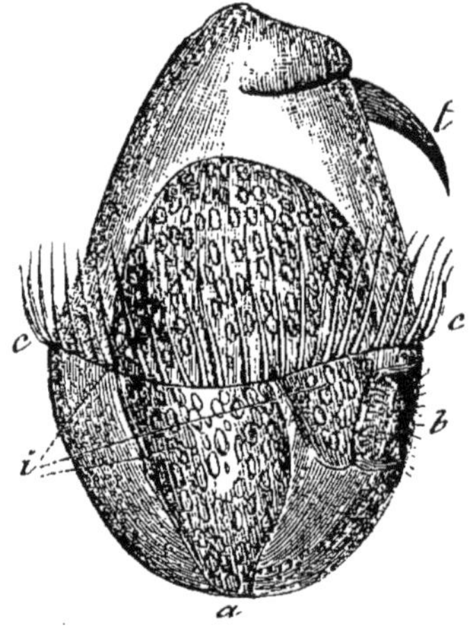

Fig. 542. — Larve polytroque d'ophriotrocha puerilis (vue de face).

Fig. 543. — Larve céphlotroque de Phyllodoce (annélide, profil).

C, couronnes de cils; *t*, tentacule; *b*, bouche; *m*, mâchoires; *i*, intestin; *a*, anus.

versaux et intérieurement par des cloisons correspondantes. Les segments ainsi délimités sont presque semblablement constitués d'un bout à l'autre de l'animal.

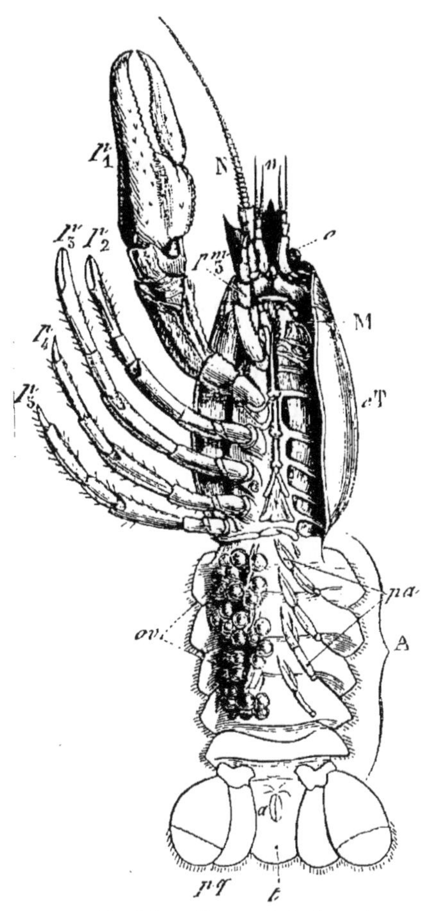

Fig. 544. — Face ventrale d'une écrevisse femelle : M, mandibule ; pm_3 3° paire de pattes-mâchoires ; p_1 à p_5, les 5 paires de pattes ; cT, céphalo-thorax ; A, abdomen ; *ov*, grappes d'œufs fixées sur les pattes abdominales *pa*.

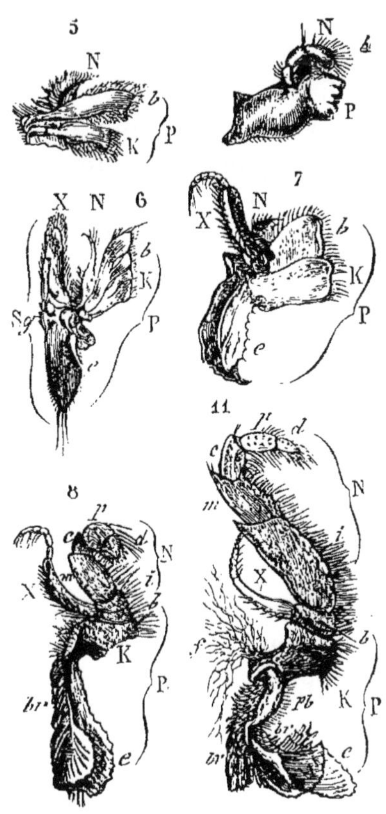

Fig. 545. — Organes masticateurs de l'écrevisse (dissociés et grossis) (côté droit), face ventrale : 4, mandibules ; 5 et 6, les deux paires de mâchoires ; 7, 8 et 9, les 3 paires de pattes-mâchoires ; P, portion basale ; N, portion ambulatoire ; X, palpe de chaque membre ; K, coxopodite ; *f*, soies qu'il porte ; *gr*, lame branchiale ; *e*, epipodite (fouet) ; *sg*, scaphognatite ; le reste de la légende comme fig. 547.

2° Ces animaux ne possèdent *pas de squelette*. Le corps est entièrement mou ; s'il conserve sa forme celatient à l'épaisse couche de muscles qui double intérieurement la peau.

3° Le ver de terre est dépourvu de membres, mais la plupart des vers marins possèdent des organes locomoteurs, constitués, par *un moignon du corps* non divisé en segments articulés (fig. 539 et 584).

4° Comme nous l'avons vu (p. 272, fig. 274 à 276), les parties centrales du système nerveux comprennent un cerveau dorsal et une chaîne ganglionnaire ventrale plus ou moins dissociée en deux cordons symétriques par rapport au plan médian du corps. La première paire de ganglions est réunie au cerveau par un collier qui embrasse l'œsophage (*collier œsophagien*).

5° Le *sang* contenu dans des vaisseaux quoique coloré en rouge (chez la plupart des vers il est jaune ou vert), ne contient que des globules blancs.

6° Le *cœur* est dorsal.

7° Les organes excréteurs sont disposés symétriquement une paire par anneau (d'où leur nom d'*organes segmentaires*) (Voir p. 187, fig. 205).

8° Les vers de terre se reproduisent au moyen d'œufs qui donnent naissance à des *larves* possédant une couronne de cils autour de la tête. Chez beaucoup d'autres vers les larves possèdent plusieurs couronnes de cils locomoteurs (fig. 542).

III. — CARACTÈRES DE L'EMBRANCHEMENT DES ARTICULÉS

Nous déduirons les caractères principaux de l'embranchement des articulés ou arthropodes de l'étude d'un type vulgaire : l'écrevisse.

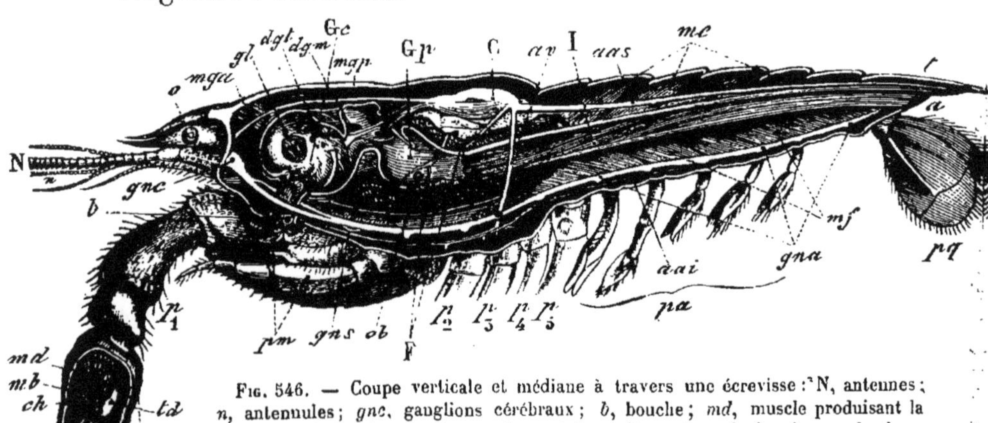

Fig. 546. — Coupe verticale et médiane à travers une écrevisse : N, antennes ; *n*, antennules ; *gnc*, ganglions cérébraux ; *b*, bouche ; *md*, muscle produisant la fermeture de la pince ; *mb*, muscle produisant l'ouverture de la pince ; *ch*, charnière ; *dp*, dactylopodite ; *pp*, propodite ; *td*, prolongement cartilagineux servant à l'insertion du muscle *md* ; p_1, 1re paire de pattes ambulatoires ; *pm*, pattes-mâchoires ; *gns*, ganglion sous-œsophagien ; *ob*, orifices des conduits biliaires ; F, foie ; p_2, p_3, p_4, p_5, pattes ambulatoires ; *aai*, artère abdominale inférieure ; *aas*, artère abdominale supérieure ; *pa*, pattes abdominales ; *gna*, ganglions de la chaîne abdominale ; *mf*, muscles fléchisseurs de l'abdomen ; *pq*, éléments latéraux de la nageoire caudale ; *o*, œil ; *mga*, muscle gastrique antérieur ; *gl*, gastrolithe (pierre appelée improprement œil d'écrevisse) ; *dgt*, dents gastriques latérales ; *dgm*, dents gastriques médianes ; Gc, région cardiaque de l'estomac ; *mgp*, muscle gastrique postérieur ; Gp, région pylorique de l'estomac ; C, cœur ; *av*, artère sternale ; I, intestin ; *me*, muscles extenseurs de l'abdomen ; *l*, telson (dernier anneau) ; *a*, anus.

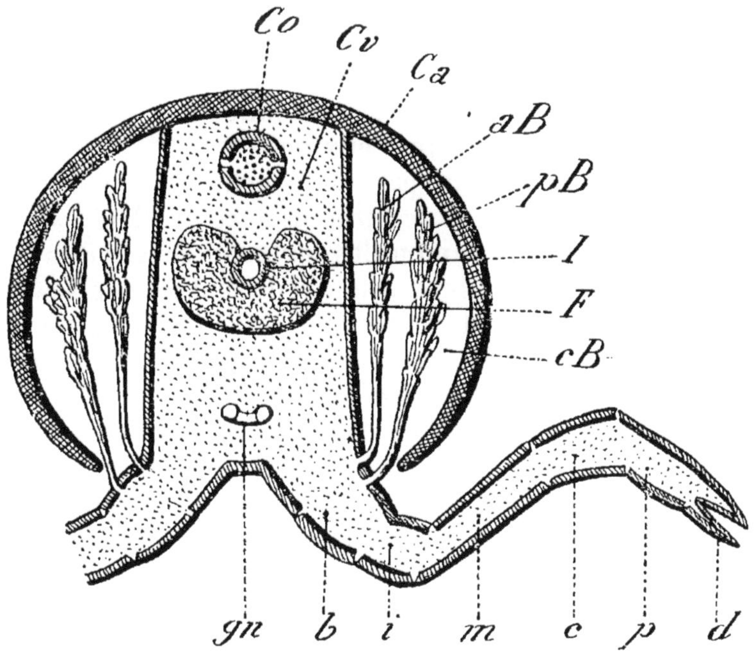

Fig. 547. — Coupe transversale d'une écrevisse au niveau de la 3e paire de pattes : *Ca*, carapace ; *Cv*, cavité viscérale ; *Co*, cœur ; I, intestin ; F, foie ; *gn*, chaine ganglionnaire nerveuse ; cB, chambre branchiale ; *a*B, arthro-branchie ; *p*B, podo-branchie ; *b*, basipodite ; *i*, ischiopodite ; *m*, mésopodite ; *c*, carpopodite ; *p*, propodite ; *d*, dactylopodite.

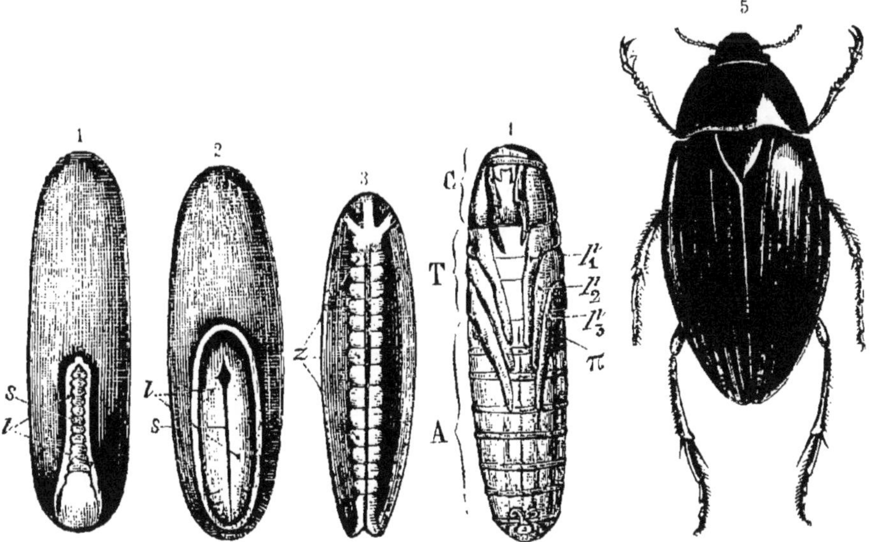

Fig. 548. — Principales phases du développement de l'hydrophile : 1, 2, 3, 4, œufs fortement grossis montrant l'embryon (de la larve) par sa face ventrale en train de se soulever et de se différencier ; 5, insecte parfait, vu par la face dorsale ; *s*, sillon primitif qui sépare les deux soulèvements latéraux *l* dont les bords finissent par se rejoindre, constituant un tube : *z*, division du corps de l'embryon en zonites ou anneaux ; C, tête ; T, thorax ; A, abdomen ; p_1, p_2, p_3, les paires de pattes.

1° Le corps présente une symétrie bilatérale aussi bien interne que externe. Il est divisé extérieurement par des sillons transversaux en *anneaux* articulés bout à bout; ceux de la région antérieure du corps tendent à se fusionner. Les segments ainsi délimités diffèrent beaucoup plus les uns des autres que ceux des vers.

2° Le corps est revêtu par une couche cornée et calcaire constituant un *squelette externe* protecteur, il n'y a pas de squelette interne. A l'union des segments consécutifs il subsiste une région membraneuse qui permet les déplacements.

3° Chaque anneau du corps porte sur les côtés une paire de *membres* recouverts également par le tissu de la cuirasse et divisés en *segments articulés*.

4° La portion centrale du système nerveux comprend un cerveau dorsal réuni à une chaîne ganglionnaire ventrale par un *collier œsophagien* (Voir p. 274 et fig. 281).

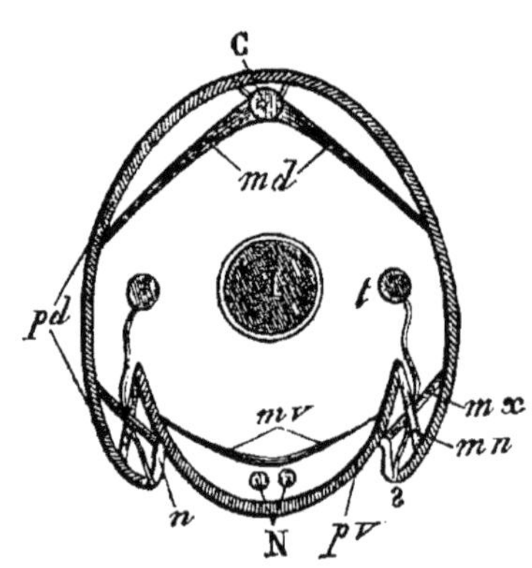

Fig. 549. — Coupe schématique à travers l'abdomen d'un insecte ; *pd*, plaque dorsale du revêtement corné ; *pv*, plaque ventrale du revêtement corné ; I, intestin ; C, cœur ; N, coupe de la chaîne ganglionnaire nerveuse ; *t*, tronc trachéen ; *s*, stigmate ; *md*, cloison musculaire dorsale à l'état de relâchement ; *mv*, cloison musculaire ventrale à l'état de relâchement ; *mx*, muscles expirateurs ; *mn*, muscles inspirateurs.

5° Le *sang* est presque incolore (Voir p. 128).

6° Le *cœur* est dorsal (Voir p. 128).

7° Les *organes masticateurs* sont constitués par la base, modifiée d'un certain nombre de pattes qui entourent la bouche (Voir p. 72 et 467).

8° Les embryons se développent en étant appliqués par leur face dorsale à la surface de l'œuf. Ils présentent des formes larvaires chez beaucoup d'espèces (Voir p. 495 et suivantes).

IV. — CARACTÈRES DE L'EMBRANCHEMENT DES MOLLUSQUES

Nous déduirons les principaux caractères de l'embranchement des mollusques de l'étude rapide de deux types : l'escargot et l'anodonte.

A. *Escargot* (gastéropode).

1° Le corps présente une *symétrie bilatérale* marquée quoique le fait de demeurer dans une coquille enroulée en spirale ait amené une certaine altération de ce caractère. Il n'y a pas trace de division en anneaux.

2° Le corps est entièrement mou; il ne possède pas de squelette.

La *coquille*, qui recouvre le corps, lui maintenant sa forme, résulte de la solidification d'une matière riche en calcaire, sécrétée par la peau. Celle-ci, dure, coriace, porte le nom de *manteau*. A mesure que l'animal grandit une bande s'ajoute à la coquille tout autour de son ouverture.

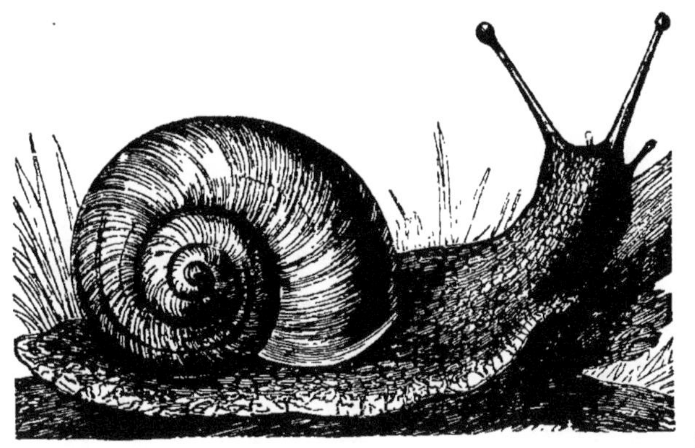

Fig. 550. — Escargot (Helix Pomatia).

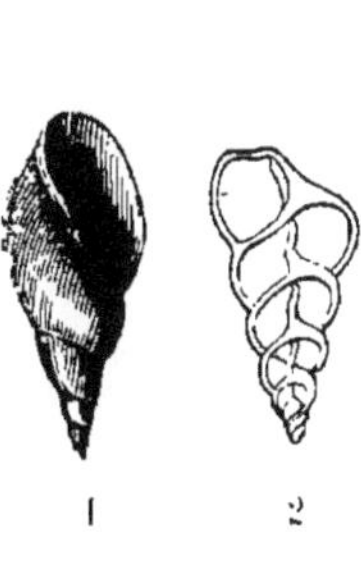

Fig. 551. — 1, coquille de Limnée ; 2, section.

3° La face ventrale du corps sert à la progression ce qui lui a fait donner le nom de *pied*.

4° Nous avons vu (p. 275 et fig. 283) que la portion centrale du système nerveux comprend *2 colliers* situés autour du tube digestif et partant du cerveau dorsal.

5° Le *sang* est presqu'incolore.

6° Le cœur est dorsal.

7° Les mollusques se reproduisent au moyen d'œufs ; ils présentent des formes larvaires.

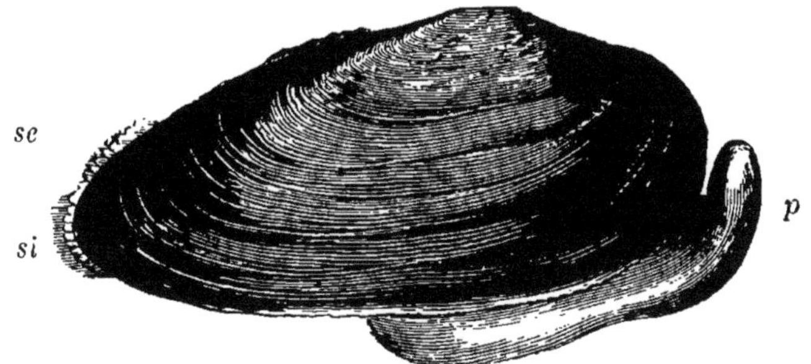

Fig. 552. — Unio, mollusque acéphale épanoui : *p*, pied ; *se*, siphon expirateur ; *si*, siphon inspirateur.

B. *Anodonte* (*acéphale, lamellibranche, bivalve*). Ces mollusques vivent dans les eaux douces, dormantes ou courantes, ils rampent lentement sur le fond et enfoncent partiellement l'extrémité la moins effilée de leur corps dans la vase ou le sable lorsqu'ils ont trouvé un endroit qui leur convient.

La coquille, formée de deux valves, montre manifestement une symétrie bilatérale. On peut assez facilement en extraire l'animal, même lorsque celui-ci est vivant, parce quelle adhère faiblement à sa peau ou *manteau*, sauf au niveau de l'insertion des muscles qui sont situés près de ses deux extrémités. Le mieux est d'agir par surprise. Profitant de ce que l'animal a entr'ouvert sa coquille pour respirer, on introduit une petite cale entre elles, ce qui permet de détacher à loisir l'insertion des muscles en râclant la coquille à leur niveau avec le manche d'un scalpel.

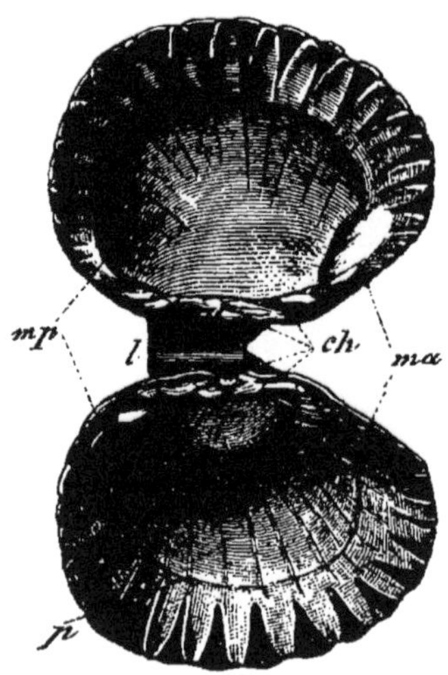

Fig. 553. — Coquille d'un acéphale, le Bucarde : *l*, ligament ; *ch*, charnière ; *ma*, impression musculaire ou point d'attache du muscle antérieur qui fait fermer la coquille ; *mp*, insertion du muscle adducteur postérieur ; *p*, impression palléable (du bord du manteau).

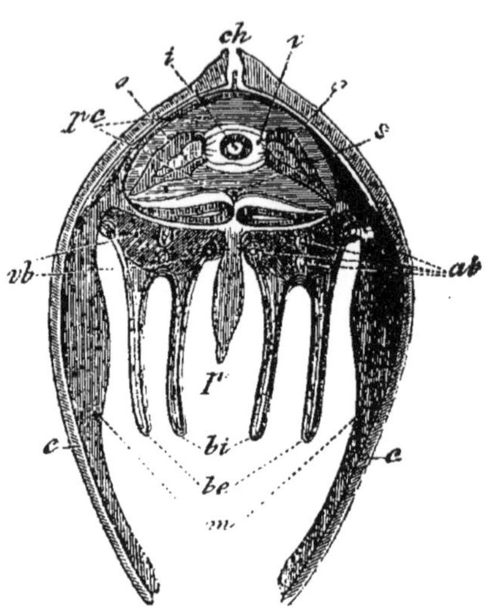

Fig. 554. — Coupe faite perpendiculairement au plan médian à travers une anodonte (schèma): *c*, coquille ; *ch*, chârnière; *m*, manteau ; *p*, pied; *bi*, lame branchiale interne ; *be*, lame branchiale externe ; *i*, intestin ; *o*, oreillette ; *v*, ventricule ; *ab*, artères branchiales ; *vb*, sinus veineux branchiaux ; *pc*, péricarde ; *s*, sinus veineux.

L'animal, contenu dans la deuxième valve, se présente alors comme le représente la figure 284. Son corps, entièrement enveloppé dans le manteau ne lui est adhérent que par la région postérieure qui correspond à la charnière de la coquille ; il peut donc être comparé à un livre enfermé dans sa couverture.

Sur la figure 284, on a supposé enlevé le feuillet supérieur du manteau. La partie libre du corps a la forme d'une bosse de polichinelle ; dont l'extrémité saillante porte le nom de *pied* parce qu'elle peut s'allonger hors de la coquille et servir à ramper. La bouche, munie de chaque côté de palpes frangés, se trouve dans la dépression qui surmonte sa partie la plus saillante au-dessous du muscle correspondant. Elle détermine le haut de l'animal ; l'anus se trouve à l'autre extrémité au-dessous du deuxième muscle adducteur.

De chaque côté de la masse viscérale, fixées suivant l'arête de l'angle dièdre qui la sépare du manteau, se trouvent deux lames libres le long de leur autre bord. Ce sont les *lames branchiales*. Chacune d'entre elles est constituée par deux membranes superposées et décomposées par une série de fentes parallèles en filaments transversaux comparables aux dents d'un peigne ; c'est sous la forme d'une série linéaire de filaments que ces organes se développent, les anastomoses transversales naissent ensuite. Les lames branchiales sont couvertes de cils vibratiles dont le jeu produit, dans l'espace qui sépare la lame branchiale externe du manteau un courant inspirateur dirigé de l'extrémité aigue à l'extrémité obtuse de la coquille. Tout le long de ce trajet l'eau filtre à travers les fentes branchiales et tombe dans l'espace intérieur compris entre les lames internes symétriques où il se produit un courant expirateur de sens inverse balayant hors de l'animal les excréments, les déchets urinaires et les œufs qui s'y déversent. Les particules alimentaires arrêtées par le filtre branchial sont dirigées vers la bouche et avalées.

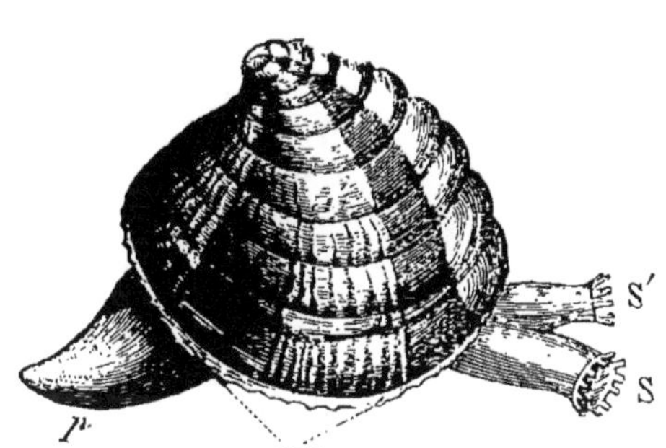

FIG. 555. — Venus fasciata épanouie : *p*, pied ; *m*, bord du manteau dépassant la coquille ; S, siphon inspirateur ; S', siphon expirateur.

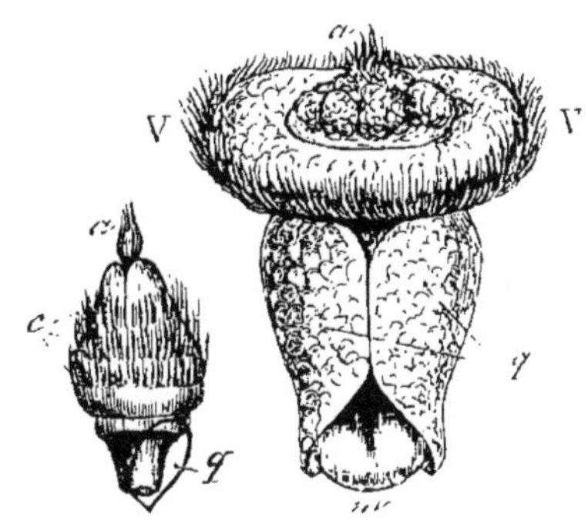

FIG. 556. — Larves de dentale, 1, après l'éclosion. 2, après apparition de la coquille : *c*, coquille ; V, disque vibratile ; *a*, bouquet de poils tactiles ; *m*, manteau ; *c*, cercles ciliés.

Les 2 colliers nerveux issus du cerveau sont très allongés. Le 1er, embrassant l'œsophage se termine dans le pied par une paire de ganglions accolés, et le 2e, entourant l'intestin, porte sur la ligne médiane ventrale 2 ganglions viscéraux ou branchiaux appliqués contre le muscle postérieur. Le cœur est dorsal, son ventricule entoure l'intestin, le sang est presqu'incolore.

Ces mollusques prennent pendant leur développement embryonnaire des formes larvaires compliquées (fig. 556).

Chez beaucoup de mollusques voisins, les deux lobes du manteau sont soudés par leur bords ventraux, sauf en face de l'extrémité du pied qui peut encore faire saillie hors de la coquille, et à l'extrémité postérieure où se trouvent ménagés deux orifices : l'un un peu ventral pour le courant inspirateur, l'autre plus dorsal pour le courant expirateur (fig. 555). Souvent le bord du manteau se prolonge sous forme de tubes plus ou moins développés, les *siphons*, autour de ces orifices. Ils permettent aux mollusques de respirer et de se nourrir même pendant qu'ils sont complètement enfouis dans la vase.

V. — CARACTÈRES DE L'EMBRANCHEMENT DES TUNICIERS

1° Ces animaux marins en forme de sac ou de tonneau présentent une *symétrie bilatérale*. Ils renferment une large chambre branchiale communiquant avec l'extérieur par un orifice inspirateur qui occupe l'un des pôles, tandis que l'orifice expirateur est rejeté un peu sur le côté dans le plan de symétrie.

2° Leur nom vient de la *tunique cartilagineuse* ou gélatineuse épaisse qui recouvre tout le corps remplaçant la coquille des mollusques, il n'y a pas de squelette interne;

3° Nous avons vu, page 271, que la partie centrale du système nerveux est réduite à un ganglion situé entre les deux orifices.

La face interne de la tunique adhère en beaucoup de points à une membrane, le *manteau*, qui est séparée du sac branchial par un espace surtout large au niveau de l'orifice expirateur. Cette cavité (*péribranchiale* ou *cloacale* parce que l'anus s'y ouvre) reçoit l'eau qui a servi à la respiration pendant son passage à travers les nombreuses rangées d'ouvertures que présente le sac branchial. Les particules alimentaires introduites avec l'eau dans le sac branchial sont absorbées par l'orifice du tube digestif qui en occupe le pôle supérieur.

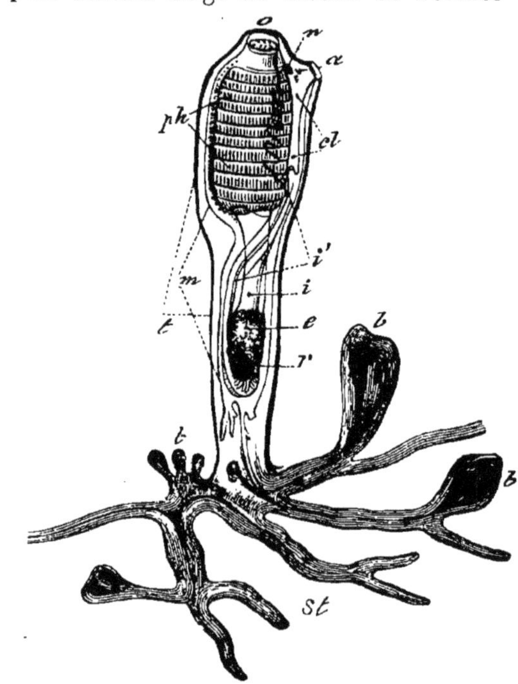

Fig. 557. — Claveline (tunicier) (ascidie sociale) : *b*, bourgeons donnant de nouveaux individus ; *st*, stolons (rameaux qui rampent sur le sol) ; *o*, orifice inspirateur (bouche) ; *a*, orifice expirateur (anus) ; *t*, tunique ; *m*, manteau ; *ph*, sac branchial (pharynx) ; *i*, intestin supérieur ; *e*, estomac ; *i'*, intestin postérieur le long duquel se trouve le canal excréteur de la glande reproductrice *r'* ; *cl*, cloaque ; *n*, ganglion nerveux.

Au point de vue de la forme, on peut donc comparer les tuniciers à des mollusques acéphales, dont les deux valves, devenues cartilagineuses, se seraient soudées, sauf au niveau des deux siphons. Les lames branchiales symétriques, ainsi que les lobes du manteau se seraient également soudés par leurs bords voisins médians ventraux.

Mais nous avons vu, p. 271, que l'existence d'une forme larvaire jointe à la considération de l'amphioxus nécessitent la disjonction des tuniciers d'avec les mollusques.

Un certain nombre de tuniciers bourgeonnent des individus qui restent associés en *colonies* avec celui qui leur a donné naissance.

VI. — CARACTÈRES DE L'EMBRANCHEMENT DES MOLLUSCOÏDES

Nous prendrons comme exemple un *bryozoaire* :

1° Ces animaux vivent presque tous groupés en colonies à la surface des corps plongés dans la mer formant des membranes ou des arborescences comparées à des mousses, d'où leur nom.

Elles possèdent la consistance de la corne. Chacun des divers individus qui concourt à former la colonie est logé dans une cellule régulière, *squelette externe*, à l'ouverture de laquelle il est rattaché par une membrane souple lui permettant de s'y réfugier ;

2° Le corps de ces petits animaux possède une symétrie bilatérale manifeste, il n'est pas divisé en anneaux ;

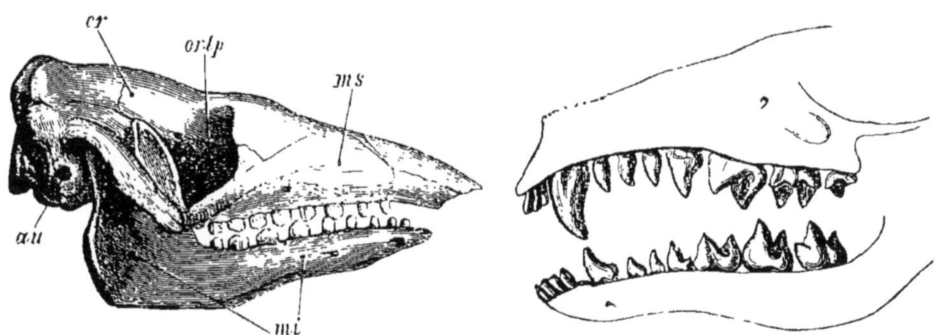

Fig. 558. — Crâne d'édenté (tatou) : *au*, conduit auditif externe ; *cr*, frontal ; *ortp*, fosse temporale confondue avec l'orbite ; *ms*, maxillaire supérieur ; *mi*, maxillaire inférieur.

Fig. 559. — Dentition de la Taupe (grossie) :

3° Le tube digestif recourbé en anse possède une bouche entourée par une couronne en fer à cheval de tentacules ciliés ;

4° Nous avons vu, (page 278, figure 288), que la partie centrale du système nerveux est représentée par un ganglion situé entre la bouche et l'anus ;

5° Ces animaux présentent une forme larvaire assez semblable à celle des vers.

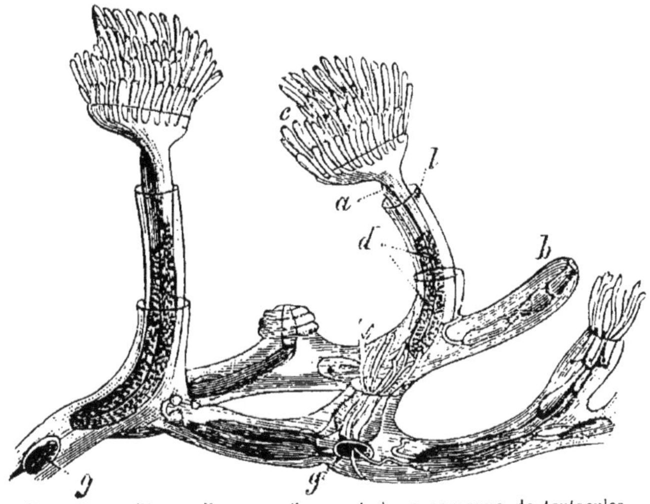

Fig. 560. — Plumatella repens (bryozoaire) : *c*, couronne de tentacules d'un individu ; *d*, tube digestif ; *a*, anus ; *g*, statoblastes ; *l*, loge de l'animal ; *b*, bourgeons en train de se différencier.

TABLEAU DES CARACTÈRES QUI DISTINGUENT LES DIVERS EMBRANCHEMENTS PRÉSENTANT LE TYPE ARTIOZOAIRE

Squelette intérieur dont la partie fondamentale est constituée par la colonne vertébrale, sytème nerveux entièrement situé du côté dorsal par rapport au tube digestif.			I Vertébrés.
Pas de squelette intérieur	Corps divisé en anneaux successifs; présentant une double chaîne nerveuse ventrale et un collier œsophagien.	Corps entièrement mou; membres non articulés..	II Annelés.
		Corps revêtu d'une enveloppe cornée; membres articulés.	III Articulés.
	Corps non annelé.	Corps habituellement enfermé dans une coquille, système nerveux composé de ganglions réunis en un double collier autour du tube digestif	IV Mollusques.
		Corps recouvert d'une tunique, partie centrale du système nerveux réduite à un ganglion....	V Tuniciers.
		Corps enfermé dans une cellule cornée, fixée sur des objets plongés dans l'eau; un seul ganglion..	VI Molluscoïdes.

B. *Etude particulière des embranchements présentant le type artiozoaire.*

I. — EMBRANCHEMENT DES VERTÉBRÉS

Division en classes. — Les animaux compris dans l'embranchement des vertébrés se répartissent dans 5 classes qui sont: mammifères, oiseaux, reptiles, batraciens ou amphibiens et poissons.

A. Classe des mammifères.

Prenons comme exemple le chien. Les caractères de cette classe sont :

1° Le corps est couvert de poils ;

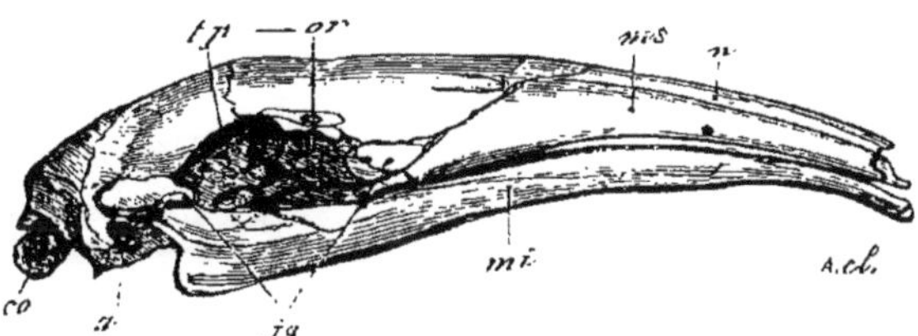

FIG. 561. — Crâne de fourmilier : *co*, condyle de l'occipital ; *jg*, os jugal ; *n*, os nasal ; le reste de la légende comme fig. 558.

2° Animaux à sang chaud (température interne constante) présentant une respiration pulmonaire ;

3° Ils mettent au monde des petits tout vivants (vivipares);

4° Ils sont pourvus de mamelles sécrétant du lait qui sert à la nutrition des jeunes ;

5° Leur cœur ne porte qu'une seule crosse aortique tournant à gauche (V. p. 133).

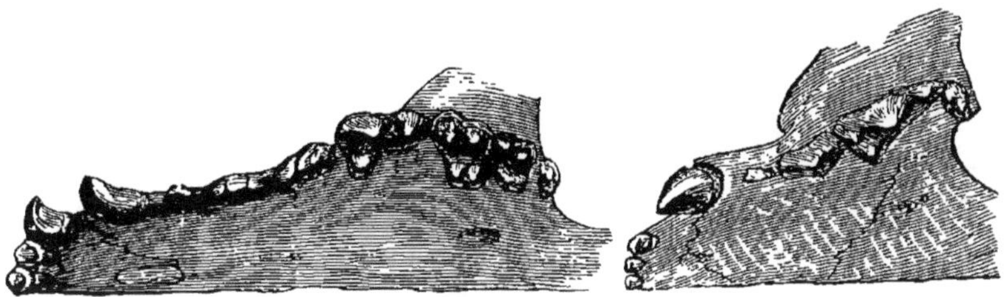

FIG. 562. — Demi-mâchoire supérieure du Chien, vue en dessous.

FIG. 563. — Demi-mâchoire supérieure du Chat domestique.

Placenta. — Chez la plupart des mammifères, les échanges entre la mère et l'embryon qu'elle porte se localisent dans une région limitée des enveloppes de l'œuf où il apparaît un tissu nouveau très-vasculaire appelé *placenta*. Il n'y a cependant pas à cet endroit libre communication entre les vaisseaux des deux individus.

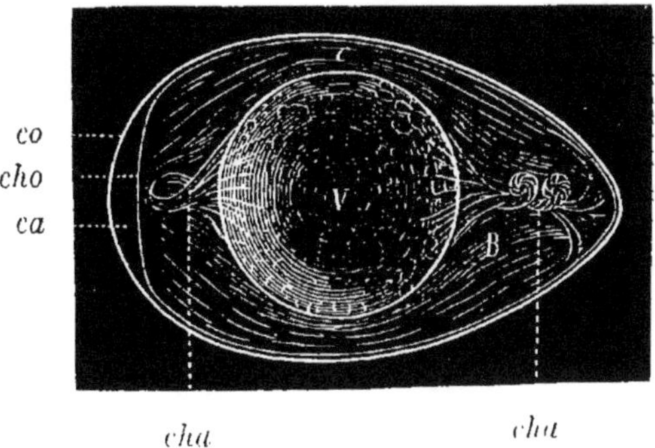

FIG. 564. — Coupe théorique d'un œuf d'oiseau : *co*, coquille ; *cho*, membrane coquillière ; *ca*, chambre à air ; V, vitellus, ou jaune contenu dans sa membrane vitelline ; B, albumine ou blanc de l'œuf ; *cha*, *cha*, chalazes ; *c*, cicatricule.

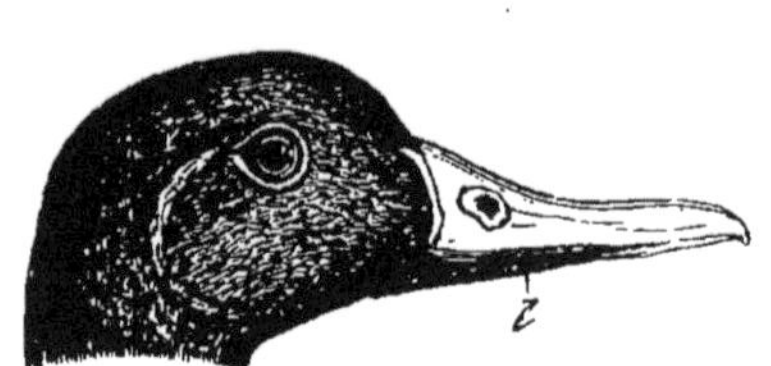

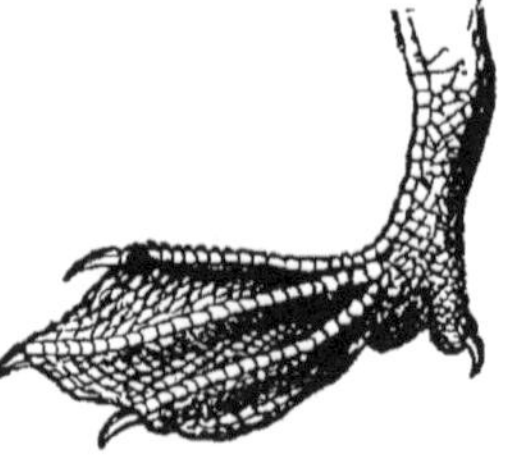

Fig. 565. — Tête et patte de palmipède (canard) : *l*, lamelles.

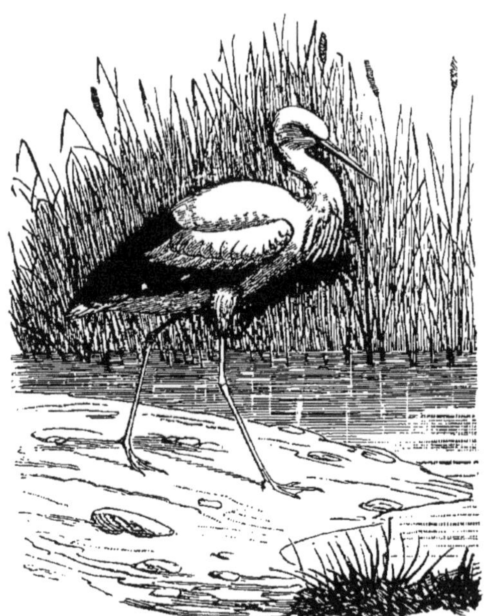
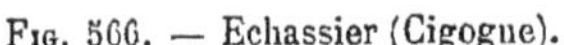

Fig. 566. — Echassier (Cigogne).

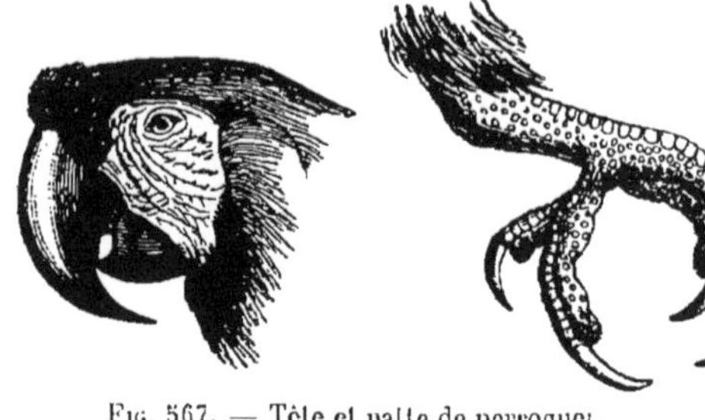

Fig. 567. — Tête et patte de perroquet.

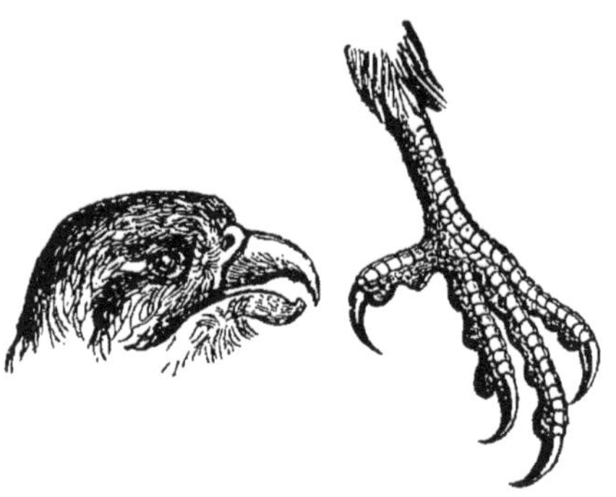

Fig. 568. — Tête et patte d'un rapace (aigle).

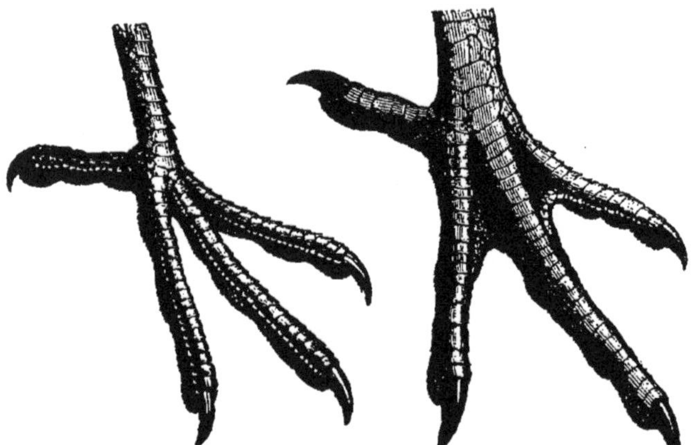

Fig. 569. — Patte de pigeon.

Fig. 570. — Patte de poule.

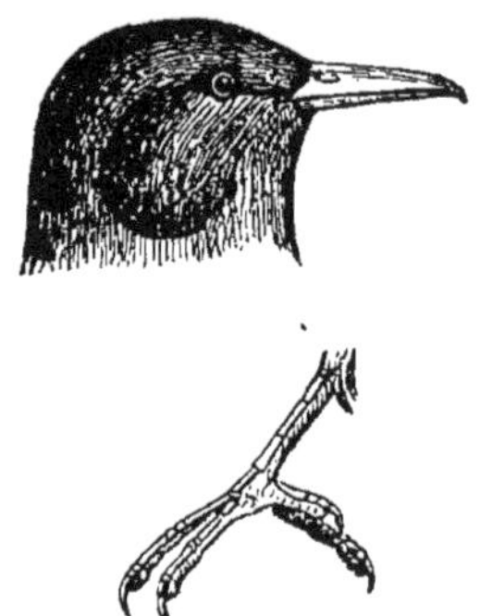

Fig. 571. — Tête et patte d'un grimpeur (coucou).

CARACTÈRES PERMETTANT DE DIVISER LA CLASSE DES MAMMIFÈRES EN ORDRES

								ORDRES	EXEMPLES
Les jeunes possèdent un placenta (**placentaires** ou **monodelphes**)	Possèdent 4 membres.	Dents de plusieurs formes (Hétérodontes).	Ongle n'entourant pas complètement l'extrémité de la dernière phalange. (*onguiculés*)..	3 sortes de dents	Molaires broyeuses.	Possèdent des mains.	Orbites complètes, rien que des mamelles pectorales..........	Primates.	Homme.
							Orbites incomplètes, mamelles pectorales et abdominales..........	Prosimiens.	Maki.
						Pas de mains.	Membres antérieurs en forme d'ailes..........	Cheiroptères.	Chauve-souris.
							Membres antérieurs ordinaires..........	Insectivores.	Taupe.
					Molaires à couronne coupante (Fig. 563)		Membres antérieurs ordinaires..........	Carnassiers.	Chat.
							Membres antérieurs modifiés en vue de la vie aquatique..........	Amphibies.	Phoque.
			Ongle (sabot) entourant complètement l'extrémité de la dernière phalange. (*ongulés*)...	2 sortes de dents (fig. 79.) condyle du maxillaire inférieur longitudinal..........				Rongeurs.	Lapin.
				5 doigts à chaque pied, nez en forme de trompe..........				Proboscidiens	Éléphant.
				Moins de 5 doigts à chaque pied.	Doigts en nombre pair (artiodactyles).	Estomac simple..........		Porcins.	Porc.
						Estomac multiple..........		Ruminants.	Bœuf.
					Doigts en nombre impair (Perissodactyles)..........			Jumentés.	Cheval.
		Dents d'une seule sorte ; pas d'incisives (fig. 558) (Homodontes) ; quelquefois point de dents (fig. 561)..........						Edentés.	Fourmilier.
	La première paire de membres subsiste seule (Mammifères pisciformes)..........							Cétacés.	Baleine.
Dépourvus de placenta (**implacentaires**), pourvus d'os marsupiaux.	Possèdent un système dentaire plus ou moins complet..........							Marsupiaux.	Kanguroo.
	Mâchoires munies d'un bec, portant chacune au plus une paire de dents cornées..........							Monotrêmes.	Ornithorhynque.

B. Classe des oiseaux.

Prenons le pigeon comme exemple de cette classe :

1° Le corps est couvert de plumes ;

2° Ce sont des animaux à sang chaud, présentant une respiration pulmonaire (sacs aériens fig. 176) ;

3° Les membres antérieurs sont transformés en ailes (V. p. 456) ;

4° Ils se reproduisent au moyen d'œufs (ovipares) ;

5° Leur cœur ne porte qu'une seule crosse aortique droite (V. p. 133).

TABLEAU DES CARACTÈRES
PERMETTANT DE DIVISER LA CLASSE DES OISEAUX EN ORDRES.

					ORDRES	EXEMPLES
Ailes impropres au vol ou à la natation, sternum dépourvu de bréchet					Coureurs.	Autruche (fig. 496)
Ailes disposées pour le vol ou la natation, Sternum pourvu d'un bréchet. fig.	Doigts des membres postérieurs palmés				Palmipèdes	Canard, (fig. 565)
	Doigts des membres postérieurs plus ou moins libres...	Cou et tarse (métatarse) longs			Echassiers.	Cigogne, (fig. 566)
		Tarse (métatarse) de longueur moyenne...	2 doigts en arrière..	bec droit	Grimpeurs.	Pic, (fig. 568).
				bec crochu	Perroquets.	Perroquet, (fig. 567)
			un doigt en arrière ou point	pattes fortes, les doigts antérieurs réunis à leur base par une membrane (fig. 570)	Gallinacés.	Poule.
				pattes faibles, les 2 doigts externes réunis à leur base	Passereaux.	Moineau.
				doigts complètement libres, (fig. 569) — terminés par des griffes (serres) bec fort et crochu	Rapaces.	Aigle, (fig. 568).
				doigts complètement libres, (fig. 569) — pas de serres bec faible presque droit	Colombins.	Pigeon, (fig. 328)

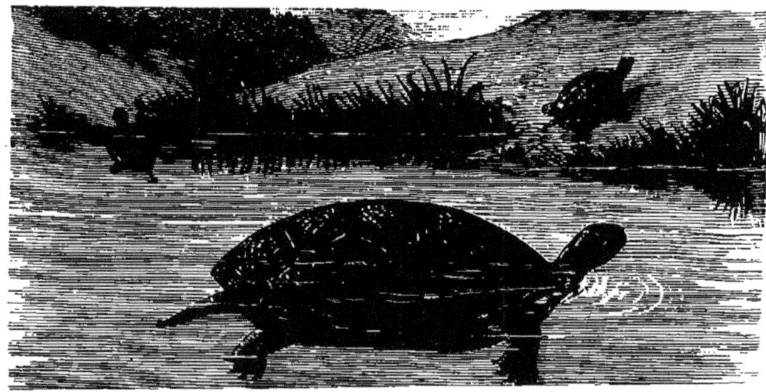

Fig. 572. — Tortue boueuse ou Cistude d'Europe.

C. Classe des reptiles.

Prenons comme exemple les lézards. Les caractères de classe sont :

1° Leur corps est couvert *d'écailles ;*

2° Il est d'ordinaire très *bas sur pattes ;*

3° Ce sont des animaux à *sang froid* (température variable) présentant une respiration exclusivement pulmonaire ;

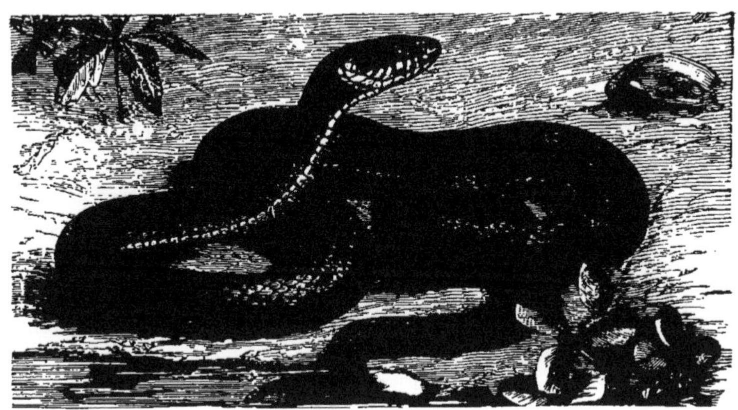

Fig. 573. — Couleuvre.

Les poumons de ces animaux présentent une structure beaucoup plus simple que celle décrite chez l'homme.

Ils se présentent sous la forme de sacs membraneux dont la face interne présente des soulèvements qui limitent des alvéoles semblables aux vésicules pulmonaires des animaux supérieurs (fig. 574).

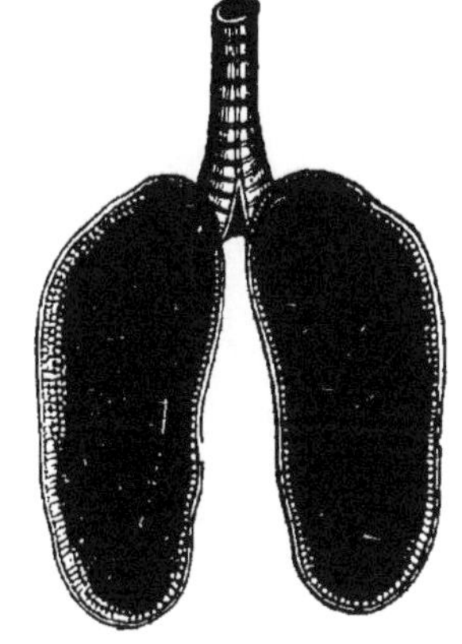

Fig. 574. — Trachée et poumons d'un lézard.

4° Ils sont *ovipares*, cependant les œufs contiennent quelquefois déjà un petit tout formé quand ils sont mis en liberté ; on dit alors qu'ils deviennent *ovovivipares* (par exemple, lorsque ces animaux ne se sentent pas en sécurité au moment où ils devraient pondre) ;

5° Leur *cœur* est muni de 2 ventricules incomplètement séparés et 2 racines aortiques : l'une gauche, l'autre droite (V. p. 132).

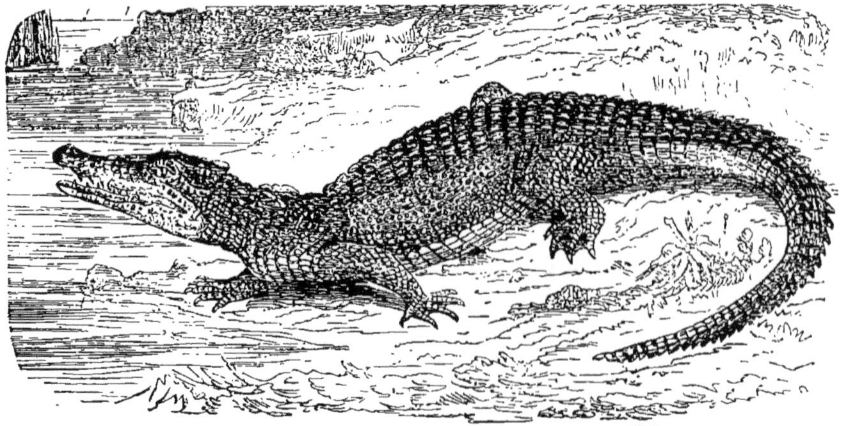

Fig. 575. — Crocodile.

DIVISION DE LA CLASSE DES REPTILES ACTUELS EN ORDRES.

			ORDRES	EXEMPLES
Corps ramassé, recouvert par une carapace			Chéloniens.	Tortues. (fig. 572).
Corps allongé non recouvert par une carapace...	Cœur à 4 cavités, plaques dermiques osseuses..		Crocodiliens	Crocodiles, (fig. 575).
	Cœur à 3 cavités, pas de plaques osseuses..	Bouche non dilatable. Œil muni de paupières..........	Sauriens.	Lézards, (fig. 576).
		Bouche dilatable. Œil dépourvu de paupières.....	Ophidiens.	Serpents, (fig. 573).

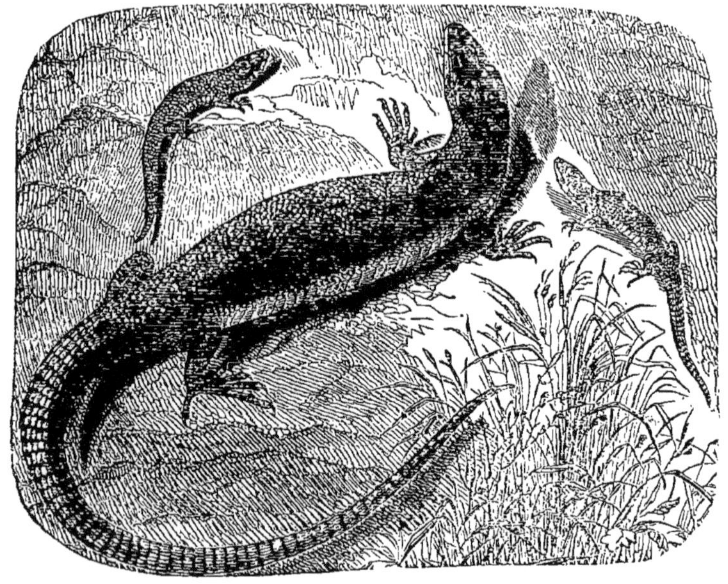

Fig. 576. — Lézard vivipare et deux petits.

D. Classe des amphibiens.

Prenons comme exemple, la grenouille :

1° La peau n'est pas écailleuse c'est pourquoi on a appelé ces animaux des *reptiles à peau nue* ;

2° Ils possèdent du *sang froid* (température interne variable) ;

3° Leur *respiration* est pulmonaire à l'état adulte ;

4° Leur *circulation* est *double*, incomplètement séparée (V. p. 131) ;

5° Leur développement est accompagné de *métamorphoses*.

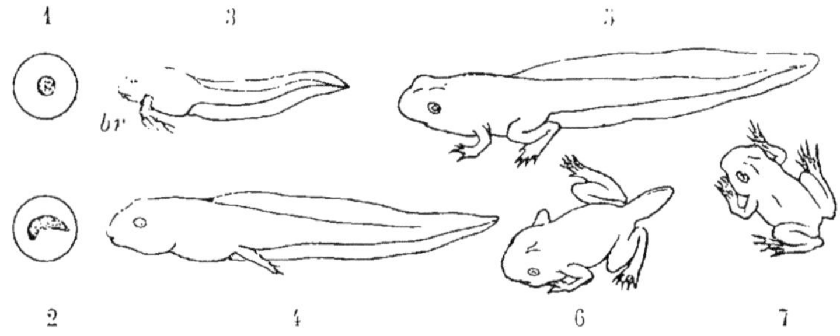

Fig. 577. — Métamorphoses de la grenouille : 1, œuf ; 3, têtard : *br*, branchies ; 7, animal adulte.

Les œufs, dont le diamètre a 2 millimètres environ, sont entourés d'une sphère gélatineuse nutritive qui les agglutine les uns aux autres. Pondus dans l'eau, ils se transforment petit à petit en *têtards* qui deviennent libres en perforant la gélatine qui les entoure. Ces larves ressemblent à de petits poissons. Dépourvus de membres, ils nagent à l'aide de leur queue et respirent au moyen de branchies portées sur les côtés du cou. Les poumons n'existent pas encore, ils se développent plus tard sous la forme de sacs membraneux lorsque l'animal devenu plus gros commence à présenter les moignons des pattes sur les côtés du corps, en même temps que la queue s'atrophie.

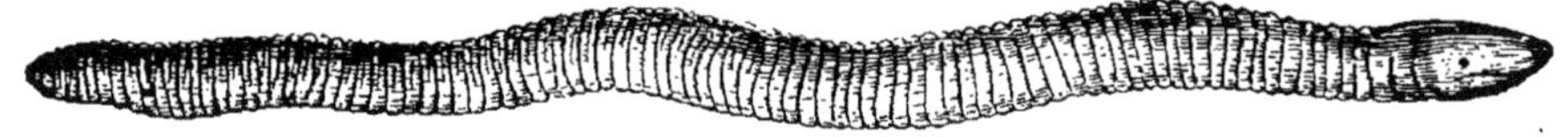

Fig. 578. — Siphonops mexicana (batracien apode).

DIVISION DE LA CLASSE DES BATRACIENS EN ORDRES.

		ORDRES	EXEMPLES
Privés de membres, (fig. 578), corps couvert de petites écailles......		Apodes.	Cæcilie.
Pourvus de membres, peau nue.	Possèdent une queue à l'état adulte..............	Urodèles.	Triton. (fig. 583.)
	Dépourvus de queue à l'état adulte................	Anoures.	Grenouille.

E. Classe des poissons.

Prenons comme exemple, la carpe (fig. 404) :

1° Le corps est couvert d'*écailles ;*

2° Animal *aquatique* présentant une adaptation parfaite à ce genre de vie.

a. Les membres sont représentés par les *nageoires paires :* pectorales et abdominales.

b. En outre, il y en a d'*impaires*, médianes et un prolongement caudal.

c. La respiration est uniquement *branchiale* (V. p. 154).

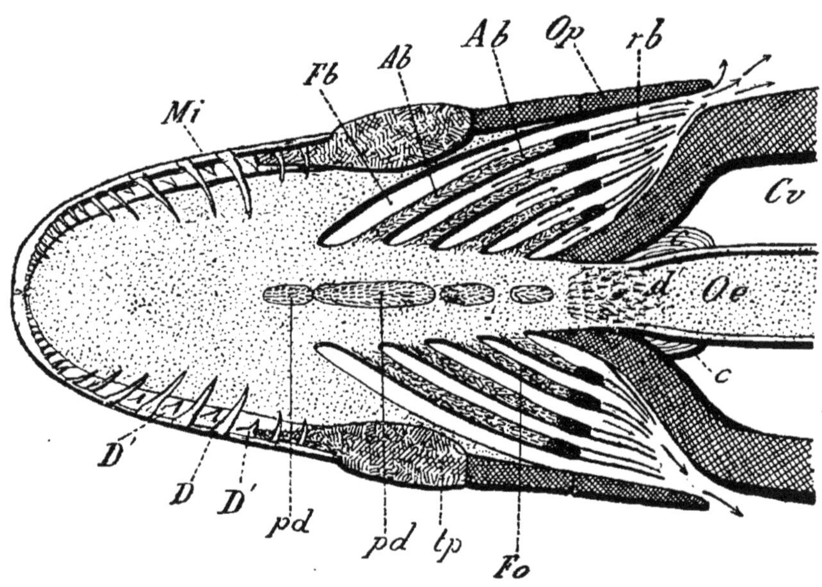

Fig. 579. — Coupe horizontale faite à travers la tête d'un brochet (segment ventral) ; *Mi*, maxillaire inférieur ; *tp*, muscle temporal ; D, dents ; D', dents de remplacement ; *pd*, plaques linguales couvertes de dents ; *d'*, dents de l'arrière-bouche ; A*b*, arcs branchiaux couverts de dents à leur face interne ; *rb*, rayons branchiaux ; F*b*, fentes branchiales ; O*p*, opercule ; C*v*, cavité viscérale ; O*e*, œsophage ; *c*, cœur. Les petites flèches indiquent le parcours de l'eau.

Elle est réalisée de la manière suivante :

L'arrière-bouche présente de chaque côté 5 fentes en forme d'arcs parallèles dirigées du dos vers le ventre, mettant la cavité buccale en communication avec l'extérieur. Les bandes de tissu qui séparent ces fentes l'une de l'autre, appelées *arcs branchiaux*, contiennent un squelette cartilagineux ou osseux. Chacun d'entre eux porte sur sa lèvre externe deux lamelles verticales parallèles formées chacune par une rangée de filaments comparables aux dents d'un peigne. On les appelle *rayons branchiaux*. Très vasculaires, le sang veineux qui pénètre dans leur intérieur est transformé en sang artériel car il enlève l'oxygène qui est dissous dans l'eau ambiante, lui restituant de l'acide carbonique. Le renouvellement de l'eau est assuré par des mouvements de déglutition continuellement renouvelés. Ils s'accompagnent d'une fermeture de l'œsophage, tandis que l'*opercule*, membrane ossifiée protectrice fixée par son bord antérieur, soulève son bord postérieur qui est libre pour laisser plus facilement échapper l'eau.

3° Animaux à *sang froid* ;
4° *Cœur simple* veineux (V. p. 129);
5° Ils se multiplient au moyen d'*œufs*.

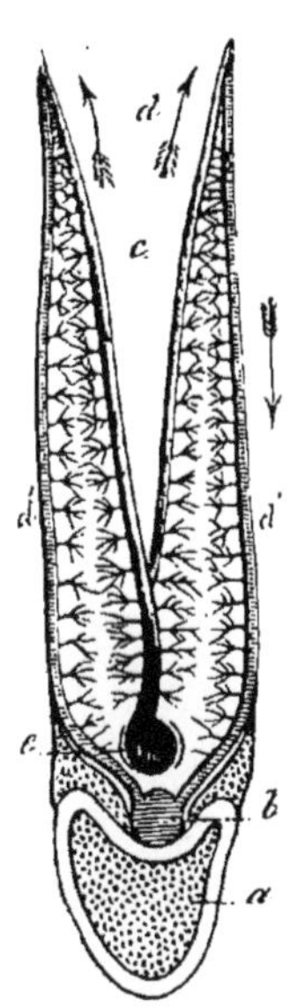

Fig. 580. — Distribution des vaisseaux sanguins dans les lamelles branchiales d'un poisson : *a*, coupe de l'arc branchial ; *d*, lamelles branchiales ou rayons branchiaux ; *e*, tronc d'origine des artères branchiales *c* ; *b*, tronc artériel qui reçoit les veines branchiales *d' d'*.

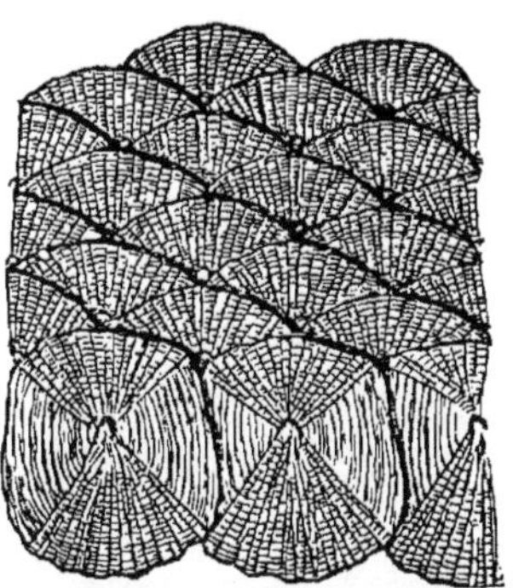

Fig. 581. — Écailles cycloïdes.

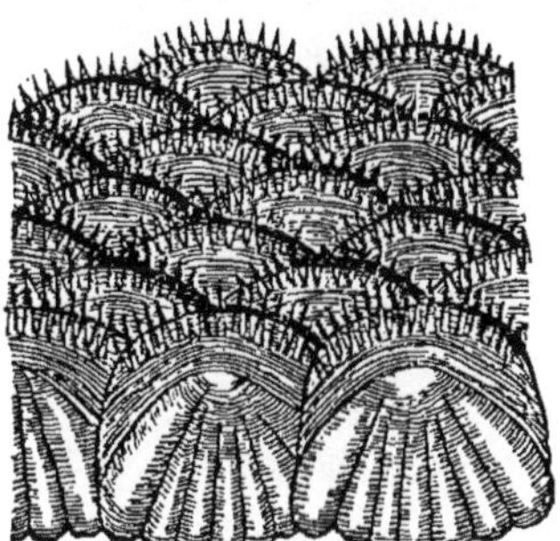

Fig. 582. — Écailles cténoïdes.

DIVISION DE LA CLASSE DES POISSONS EN ORDRES.

<table>
<tr><td colspan="5"></td><td>ORDRES.</td><td>EXEMPLES</td></tr>
<tr><td rowspan="5">Possèdent un crâne</td><td colspan="4">Possèdent un poumon outre les branchies, (fig. 147)....</td><td>Dipneustes.</td><td>Ceratodus.</td></tr>
<tr><td rowspan="4">Pas de poumon.</td><td rowspan="3">Présentent 2 orifices nasaux. (fig. 312)</td><td rowspan="2">Bouche ordinaire</td><td>Ecailles sans émail.....</td><td>Téléostéens.</td><td>Brochet, Carpe, (fig. 404).</td></tr>
<tr><td>écailles émaillées......</td><td>Ganoïdes.</td><td>Esturgeon.</td></tr>
<tr><td colspan="2">Bouche transversale à la face inférieure de la tête..........</td><td>Sélaciens.</td><td>Raie, Requin, (fig. 314).</td></tr>
<tr><td colspan="3">Un seul orifice nasal médian ; bouche annulaire, pas de nageoires paires..........</td><td>Cyclostomes.</td><td>Lamproie.</td></tr>
<tr><td colspan="5">N'ont pas de crâne (acraniotes) ; pas de cœur unique, sang blanc..........</td><td>Leptocardes.</td><td>Amphioxus, (fig. 272).</td></tr>
</table>

TABLEAU RÉSUMANT LES CARACTÈRES QUI DIFFÉRENCIENT LES CINQ CLASSES DISTINGUÉES DANS L'EMBRANCHEMENT DES VERTÉBRÉS

			ORDRES
Vertébrés respirant toute leur vie l'air libre à l'aide de poumons.	Température interne constante (sang chaud) cœur à 4 cavités.	Corps couvert de poils, vivipares, allaités par leur mère, crosse aortique gauche	Mammifères
		Corps couvert de plumes ; ovipares, sacs pulmonaires, crosse aortique droite, membres antérieurs en forme d'aile	Oiseaux.
	Température interne variable (sang froid)	Corps couvert d'écailles, poumons très simples, crosses aortiques symétriques	Reptiles.
Vertébrés respirant au moins à leur naissance par des branchies.	acquérant des pattes et des poumons, finissent par respirer l'air libre, cœur à 3 cavités, métamorphoses......		Batraciens.
	ne possédant que des nageoires, respiration branchiale persistante, cœur simple veineux		Poissons.

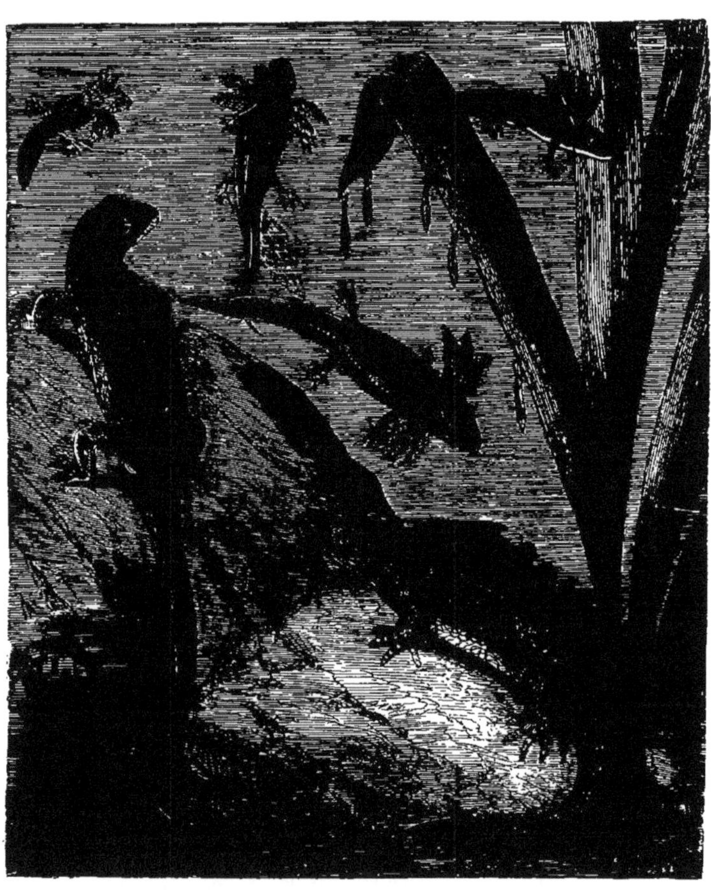

Fig. 583. — Triton (batracien urodèle). En bas et à droite le mâle ; à gauche la femelle ; en haut formes larvaires.

II. — EMBRANCHEMENT DES ANNELÉS

Division en classes. — L'embranchement des annelés comprend 3 classes principales : celle des *annélides* à laquelle appartient le ver de terre que nous avons décrit comme type d'annelé, celle des *némathelminthes* ou *vers ronds* et celle des *plathelminthes* ou *vers plats*.

A. Classe des annélides.

Cette classe comprend tous les vers organisés comme le ver de terre (lumbricus agricola) c'est-à-dire possédant une segmentation interne correspondant à la segmentation externe, un cerveau, un collier œsophagien, une chaîne nerveuse ventrale et des vaisseaux sanguins.

On la divise en deux sous-classes : celle des *chétopodes* caractérisée surtout par l'existence de faisceaux de soies locomotrices disposées symétriquement sur les côtés du corps (chez les vers de terre elles sont peu visibles parce qu'elles peuvent rentrer dans des cavités creusées au sein de la peau) et celle des *hirudinées* dépourvues de ces soies mais munies d'une ventouse buccale.

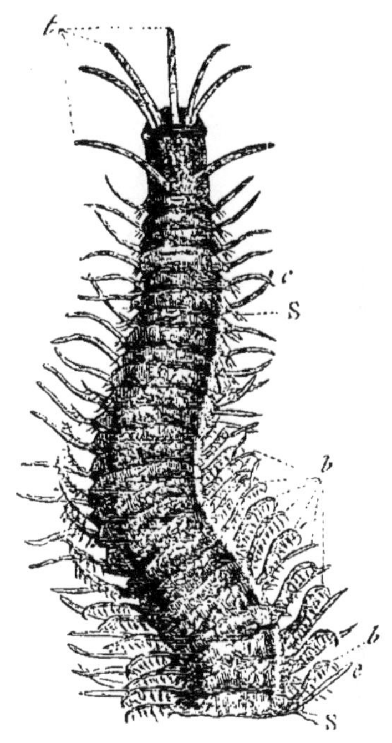

Fig. 584. — Extrémité antérieure du corps d'une annélide (Eunice) (face dorsale) : *t*, antennes ; *c*, cirres ; S, soies locomotrices ; *b*, branchies.

Chétopodes. — Les chétopodes comprennent, outre les vers qui vivent dans la terre, un grand nombre de vers aquatiques. Beaucoup d'entre ces derniers vivent libres (annélides errantes). Exemple : les eunices, chaque anneau porte alors sur ses côtés une paire de pieds rudimentaires appelés *parapodes* ou *rames*. Munis de soies qui servent à la locomotion, ils concourent à assurer les échanges respiratoires par les prolongements vasculaires appelés *branchies* qu'ils présentent et la fonction du toucher par les *cirres*. D'autres vivent dans des tubes plus ou moins solides (parchemin ou calcaire) qu'elles sécrètent (annélides sédentaires ou tubicoles) (fig. 585). Alors les appendices des anneaux moyens sont très réduits de taille, tandis que ceux portés par la tête prennent un grand développement. On y distingue des *panaches branchiaux* servant surtout à la respiration, car ils sont très vasculaires, ainsi que des *tentacules* tactiles et préhenseurs.

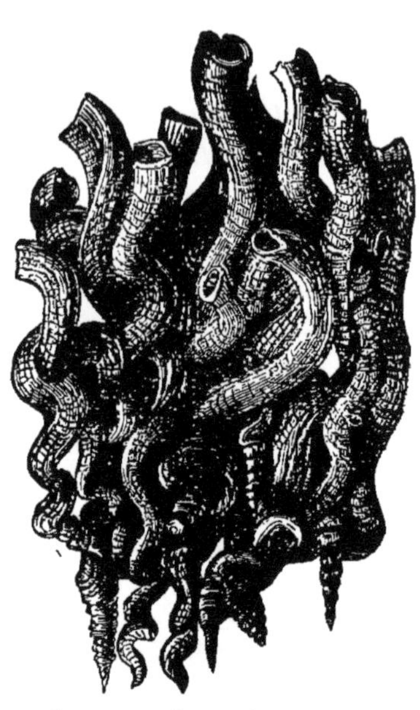

Fig. 585. — Groupe de tubes de serpules (annélides).

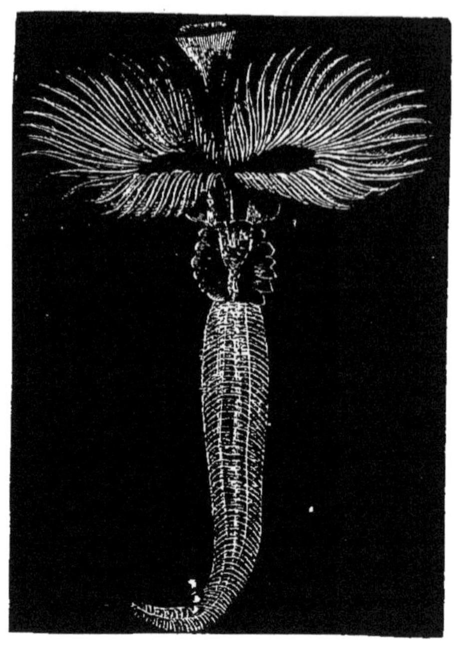

Fig. 586. — Serpule contournée de Cuvier.

Equivalence des segments, — Généralement les annélides s'allongent pendant une grande partie de leur vie, par suite d'un bourgeonnement de l'extrémité antérieure du *dernier anneau*. Le tissu nouvellement formé se différencie en un segment qui s'intercale dans la chaîne.

Quand on coupe un lombric transversalement en deux, le dernier anneau du fragment antérieur se met à bourgeonner, remplaçant le segment terminal de l'individu primitif. Il paraîtrait que semblablement le premier anneau du fragment postérieur se transforme en tête, complétant ainsi un deuxième individu.

Chez beaucoup d'annélides, le même phénomène se produit spontanément sans qu'il soit précédé d'une rupture. Un ou plusieurs segments intercalaires se différencient en têtes (fig. 587 et 588) qui se détachent ultérieurement, entraînant avec eux les anneaux non différenciés qui occupent leur extrémité postérieure.

Cette transformation d'un anneau quelconque en un anneau spécialisé indique que les divers segments sont fondamentalement équivalents, que le ver annelé peut être considéré comme une colonie linéaire d'individus restés associés constituant ainsi une individualité d'un ordre supérieur.

Hirudinées. — Les sangsues appartiennent à cette dernière sous-classe. Vivant dans l'eau elles se fixent par la ventouse buccale sur les proies qu'elles peuvent approcher en nageant ou rampant à l'aide de la deuxième ventouse qui se trouve au-dessous de leur extrémité caudale. Elles aspirent alors le sang qui s'écoule des blessures faites à la peau au moyen des mâchoires qui garnis ent la bouche : lames ovalaires au nombre de 3 dont le bord libre est denté (fig. 589 et 590).

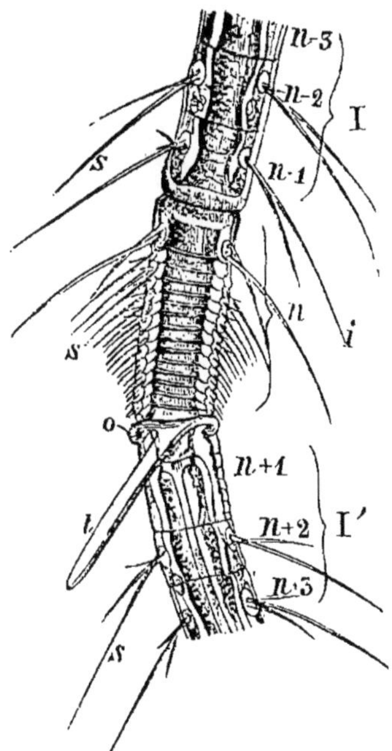

Fig. 587. — Segment d'une naïs (annélide) en train de donner un individu par son bourgeonnement ; I, résidu de l'individu primitif qui continue à former un individu ; I', 2e individu résultant de la différenciation du $n+1^e$ anneau en une tête dont *o* sont les yeux et *t*, la trompe ; *n*, anneau en train de bourgeonner un 3e individu mais dont la tête n'est pas encore différenciée ; *s*, soies locomotrices.

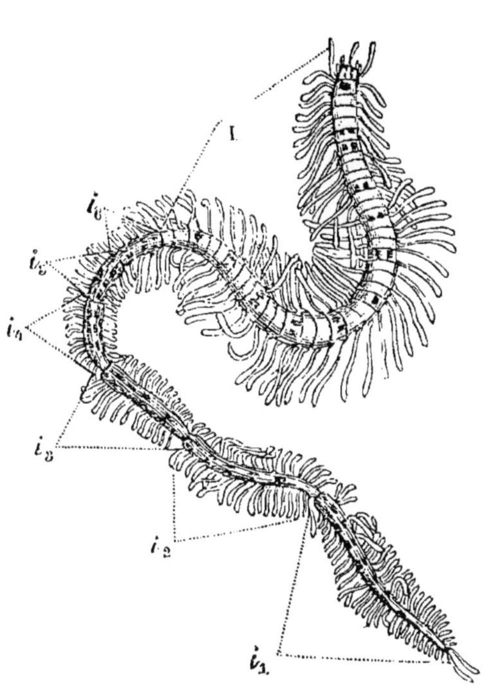

Fig. 588. — Myrianide se divisant en 7 individus par suite de la différenciation de 6 têtes aux dépens d'anneaux ordinaires répartis sur la longueur de l'individu primitif : I, résidu de celui-ci ; i_1 à i_6, individus nouveaux.

B. *Classe des némathelminthes.*

Cette classe a pour type un ver qui ressemble beaucoup au lombric ordinaire dont il possède aussi la taille, d'où son nom de ascaris lombricoïde (fig. 591). Il vit en parasite dans l'intestin de l'homme et n'est pas très rare, surtout chez les enfants qui en rendent fréquemment avec les excréments, plus rarement par les orifices supérieurs du tube digestif.

Le corps cylindrique ne présente qu'une faible segmentation, uniquement externe, ne frappant que la cuticule ; la cavité du corps n'est pas cloisonnée ; il n'y a pas répétition des organes.

C. *Classe des plathelminthes.*

Division en ordres. — La classe des plathelminthes ou platodes se subdivise en deux ordres principaux : les *cestodes* ou vers rubanés (fig. 592) et les *trématodes* (fig. 593).

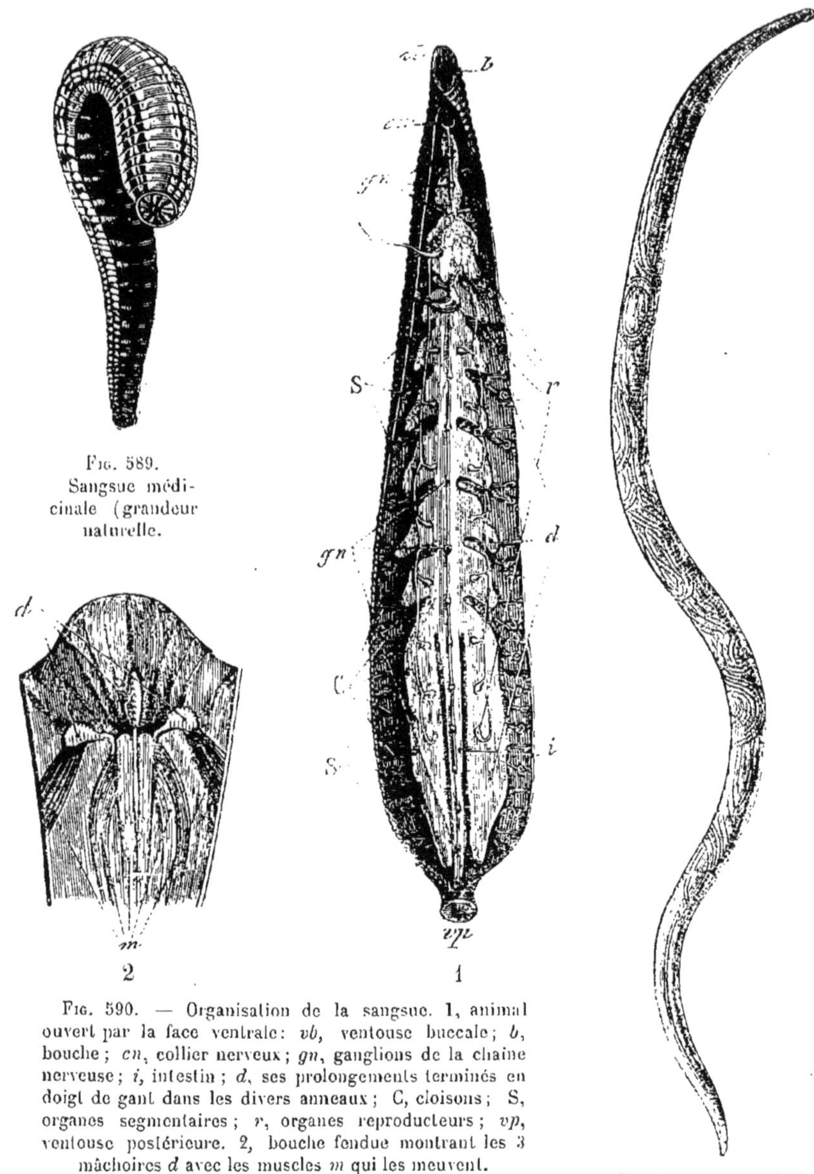

Fig. 589. Sangsue médicinale (grandeur naturelle.

Fig. 590. — Organisation de la sangsue. 1, animal ouvert par la face ventrale : *vb*, ventouse buccale ; *b*, bouche ; *cn*, collier nerveux ; *gn*, ganglions de la chaîne nerveuse ; *i*, intestin ; *d*, ses prolongements terminés en doigt de gant dans les divers anneaux ; C, cloisons ; S, organes segmentaires ; *r*, organes reproducteurs ; *vp*, ventouse postérieure. 2, bouche fendue montrant les 3 mâchoires *d* avec les muscles *m* qui les meuvent.

Fig. 591. — Ascaris lombricoïde.

Cestodes. — Les cestodes ont comme type le ver solitaire (taenia solium). Ils ont un corps *allongé*, *aplati*, en forme de ruban, nettement *annelé*, *sans bouche ni appareil digestif*. C'est que, vivant dans l'intestin des animaux vertébrés, ils sont plongés dans des matières digérées qu'ils n'ont qu'à absorber ; de là les troubles dans la nutrition occasionnés par la présence de ces parasites.

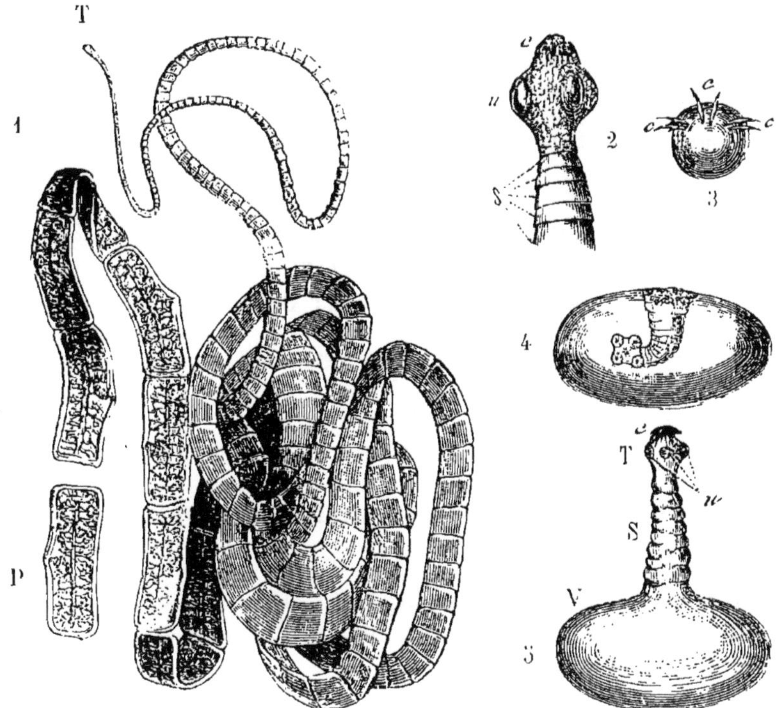

Fig. 592. — Tænia solium. 1, animal entier ; P, proglottis (anneau) isolé, mûr ; T, tête ; 2, tête (très grossie) ; c, double couronne de crochets ; u, ventouses ; S, premiers articles ; 3, embryon devenu libre ; c, crochets ; 4, cysticerque avec la tête du ver déjà formée ; 5, cysticerque en train de se développer en dehors de sa vésicule V.

L'extrémité supérieure appelée *tête* ou *scolex*, légèrement renflée par rapport à la région voisine qui est très grêle et porte le nom de *cou*, présente des *organes de fixation* sous la forme de couronnes de crochets et de ventouses (fig. 592, 2). A l'inverse des autres vers, c'est dans le cou que se produit le bourgeonnement intercalaire de nouveaux anneaux. Ceux-ci, encore appelés *proglottis*, se remplissent d'œufs, à mesure qu'ils sont repoussés plus loin de la tête ; les derniers segments de la chaîne arrivés à maturité se détachent isolés ou par tronçons.

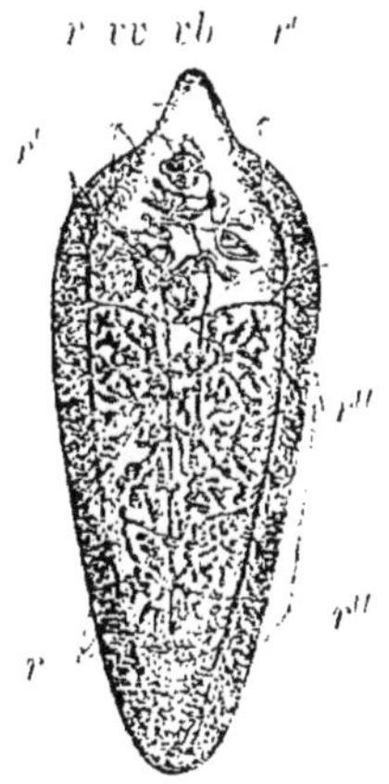

Fig. 593. — Douve du foie (face ventrale) : *vb*, ventouse buccale ; *rv*, ventouse ventrale ; *r*, *r'* et *r''* glandes reproductrices.

Rejetés avec les matières fécales, les œufs qu'ils contiennent sont avalés avec leurs aliments par des animaux herbivores ou omnivores. Ils ne sont pas digérés mais laissent échapper dans l'intestin une petite larve qui, armée de 6 crochets acérés perfore les tissus de son hôte allant s'enkyster dans divers organes constituant les *vers cystiques* ou *cysticerques* (fig. 592,4). Ils ne deviennent vers rubannés sexués que si un carnassier absorbe les kystes ainsi formés avec le tissu qui les dissimule (viande ladre).

Trématodes. — Ils ont pour type la *douve* qui vit dans les canaux biliaires du foie. Leur corps foliacé présente 2 *ventouses* sur sa face ventrale. L'une d'elles, située au-dessous de la tête, entoure la bouche, sert à aspirer la bile et le sang dont l'animal se nourit; l'autre médiane sert à la fixation. Le tube digestif bifurqué ne possède *pas d'anus*.

Le corps n'est *pas segmenté* (fig. 593).

A part les particularités citées plus haut, on peut comparer tout à fait la douve à un proglottis de taenia.

CARACTÈRES DIFFÉRENCIANT LES PRINCIPALES CLASSES QUE L'ON DISTINGUE DANS L'EMBRANCHEMENT DES ANNELÉS

		CLASSES	EXEMPLES
Système nerveux composé d'un collier œsophagien et d'une chaîne ventrale		Annélides.	Ver de terre.
Système nerveux rudimentaire ou nul	corps rond	Némathelminthes.	Ascaris.
	corps plat	Plathelminthes.	Taenia.

III. — EMBRANCHEMENT DES ARTICULÉS OU ARTHROPODES

Division en classes. — L'embranchement des articulés comprend 4 classes principales : les myriapodes (mille-pattes), les insectes (abeille), les arachnides (araignée) et les crustacés (écrevisse).

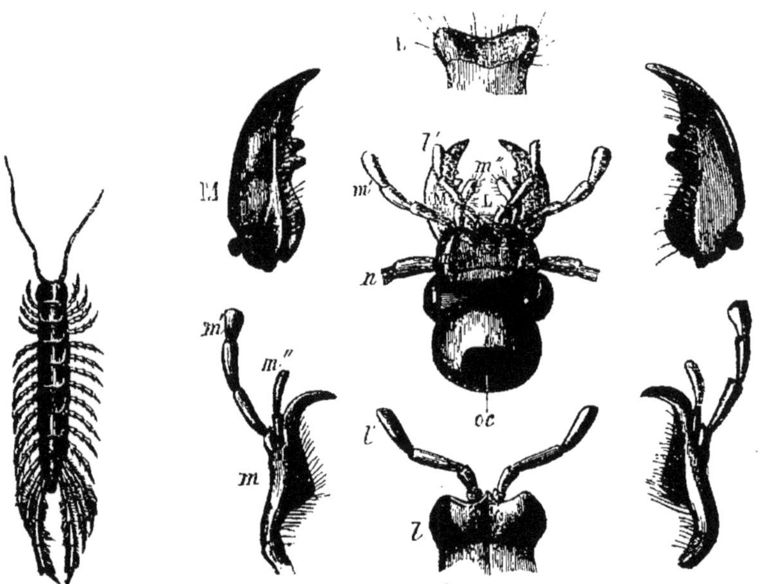

Fig. 594. — Lithobius forficatus (myriapode.

Fig. 595. — Pièces de la bouche du carabe : au centre les pièces en place ; tout autour les pièces dissociées ; L, labre (lèvre supérieure) ; M, mandibules ; m, mâchoires ; m' et m'', palpes maxillaires ; l, lèvre inférieure ; l'. palpes labiaux.

A. Classe des myriapodes.

Nous tirerons les caractères de cette classe de l'examen d'un mille-pattes (scolopendre).

1° Ce sont des animaux *terrestres ;*

2° Le corps est composé d'une tête distincte et de *nombreux anneaux semblables* les uns aux autres. La tête porte une paire d'antennes, des yeux et 2 paires de mâchoires ; chaque anneau du tronc présente une paire de pattes articulées;

3° La respiration est *trachéenne* (voir p. 154).

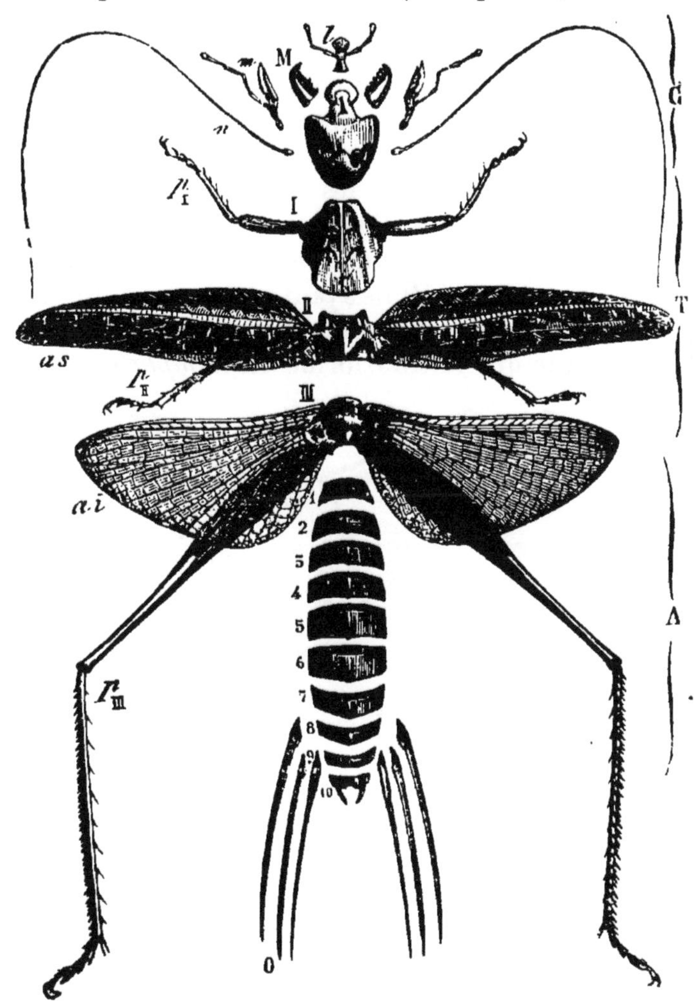

Fig. 596. — Dectique verruciforme femelle (orthoptère). Les diverses pièces du squelette sont dissociées : C, Tête ; T, thorax ; I, II, III, ses 3 anneaux ; p_1, p_2, p_3, les 3 paires de pattes correspondantes ; A, abdomen ; 1, 2, 3, 4, 5, 6, 7, 8, 9, 10, ses divers anneaux ; *l*, lèvre inférieure et ses palpes ; M, mandibules ; *m*, mâchoires avec les palpes maxillaires ; *n*, antennes ; *as*, ailes supérieures ou antérieures ; *ai*, ailes inférieures ou postérieures ; O, oviscapte.

B. Classe des insectes.

Nous prendrons l'abeille comme type :

1° Animaux *aériens* au moins à l'état adulte ;

2° Leur corps est divisé nettement en *tête, thorax, abdomen*.

La tête porte une paire d'antennes, puis entourant la bouche : la lèvre supérieure, une paire de mâchoires supérieures ou mandibules ; une paire de mâchoires inférieures ou mâchoires proprement dites, enfin la lèvre inférieure. Ces diverses pièces peuvent être fort modifiées de forme suivant le régime auquel l'insecte s'est adapté (trompe des mouches (fig. 353), des papillons (fig. 598), etc.).

Le thorax, composé de *trois anneaux*, porte sur chacun d'entre eux une paire de pattes ; les deux postérieurs présentent en outre normalement une paire d'*ailes*. L'abdomen est formé par 10 anneaux plus ou moins distincts.

3° La respiration est *trachéenne* (voir p. 154) ;

4° D'ordinaire les insectes, au sortir de l'œuf ont la forme d'un ver appelé *larve* ou *chenille* (fig. 597 et 600) qui, avide de nourriture, grossit rapidement. Puis ayant acquis une taille suffisante, elle tombe en immobilité et subit une dernière mue qui la transforme en *nymphe* ou *chrysalide*.

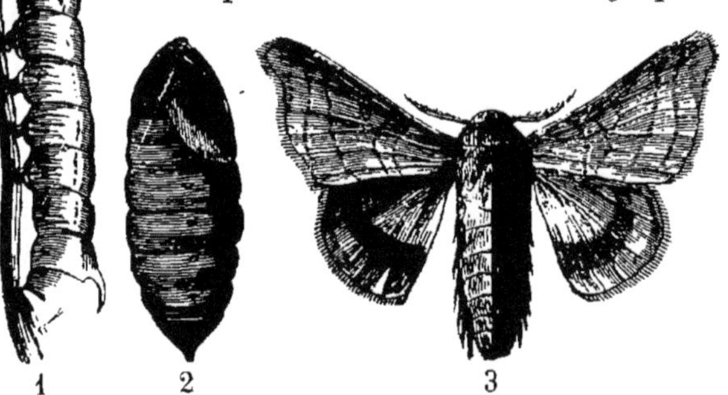

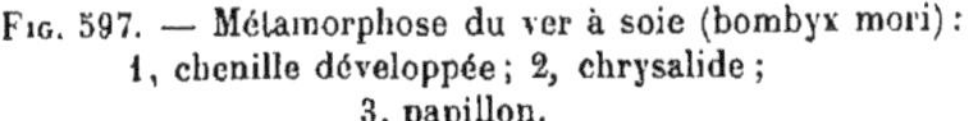
Fig. 597. — Métamorphose du ver à soie (bombyx mori) : 1, chenille développée ; 2, chrysalide ; 3, papillon.

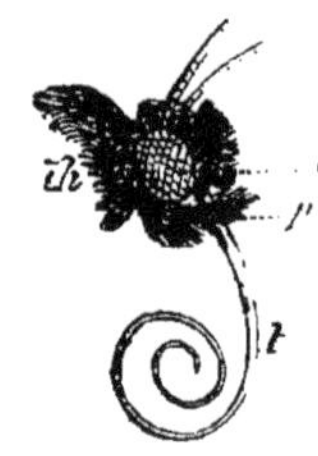

Fig. 598. — Tête d'un Papillon : *t*, trompe ; *th*, thorax ; *p*, palpes.

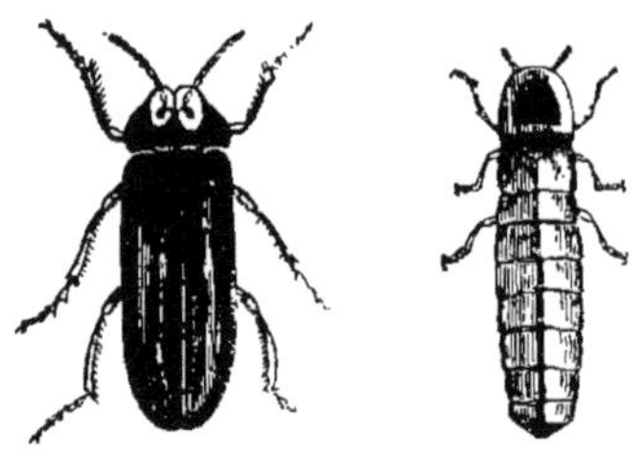

Fig. 599. — Lampyre noctiluque, mâle et femelle (Ver luisant).

Dépourvue de membres, immobile, recouverte d'une enveloppe cornée il se produit à ce moment une transformation complète des tissus internes qui dure un temps variable. Enfin, la peau se rompt et il en sort l'insecte parfait muni d'ailes.

DIVISION DE LA CLASSE DES INSECTES EN ORDRES

				ORDRES	EXEMPLES
Possèdent 4 ailes...	*dissemblables* entre elles. Les supérieures..	complètement dures forment des *élytres entières*. — Bouche propre à broyer. — Secondes ailes pliées.	transversalement.....	Coléoptères.	Carabes. Hannetons. Capricornes. Coccinelles.
			longitudinalement en éventail..........	Orthoptères.	Blattes. Sauterelles.
		seulement cornées à leur base constituent des *demi-élytres*. Bouche en suçoir solide ou bec		Hémiptères..	Punaises. Cigales. Pucerons.
	semblables entre elles.	nues.........	nervures nombreuses, fines. — Bouche propre à broyer.....	Névroptères.	Libellules.
			nervures peu nombreuses, plus plus grosses ; possèdent des mandibules et un suçoir mous	Hyménoptères	Fourmis. Guêpes. Bourdons. Abeilles.
		recouvertes d'*écailles*. — Une trompe molle enroulée (fig. 598)......................		Lépidoptères. (Papillons)	Vanesse. Sphinx. Bombyx. Teignes.
Ne possèdent que 2 ailes.— Bouche en suçoir.......		ailes étendues, formées par la 1re paire.		Diptères	Cousins. Taons. Mouches.
		ailes pliées en éventail formée par la 2e paire...........................		Rhipiptères.	Stylops.

Autrefois on distinguait plusieurs ordres ayant en commun le caractère de ne pas posséder d'ailes (aptères) mais on y renonce généralement aujourd'hui, parce que chez un assez grand nombre d'espèces (certains papillons, ver luisant (fig. 599), etc.) les mâles seuls étant ailés, il faudrait mettre les femelles dans les ordres aptères. Dans beaucoup d'ordres d'insectes nous admettrons l'existence de formes aberrantes non ailées présentant sans cela tous les autres caractères de l'ordre.

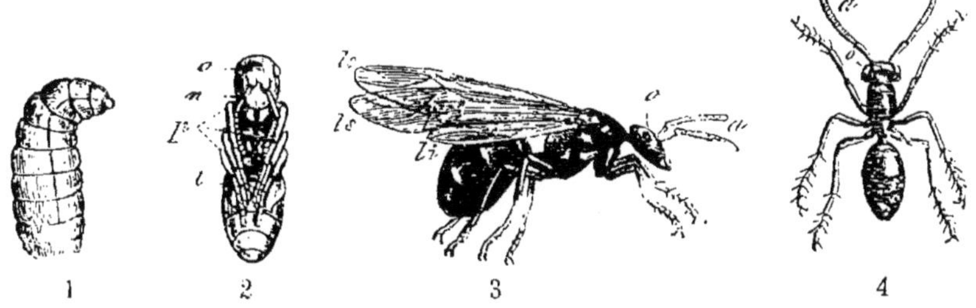

Fig. 600. — Développement de la fourmi : 1, larve ; 2, nymphe ; 3, mâle ou femelle ailés ; 4, neutre ou ouvrière; *a* et *n*, antennes; *p*, les trois paires de pattes ; *o*, œil ; *ls*, ailes supérieures ; *li*, ailes inférieures ou postérieures.

C. Classe des arachnides.

Nous prendrons comme exemple l'araignée :

1° Le corps se décompose en un *céphalo-thorax* (la tête et le thorax sont confondus) qui porte 2 paires de mâchoires et 4 paires de pattes et un *abdomen* dépourvu de membres.

Ces animaux ne possèdent pas d'ailes.

2° La respiration est *aérienne* (trachées ou sacs pulmonaires communiquant avec l'extérieur par des stigmates).

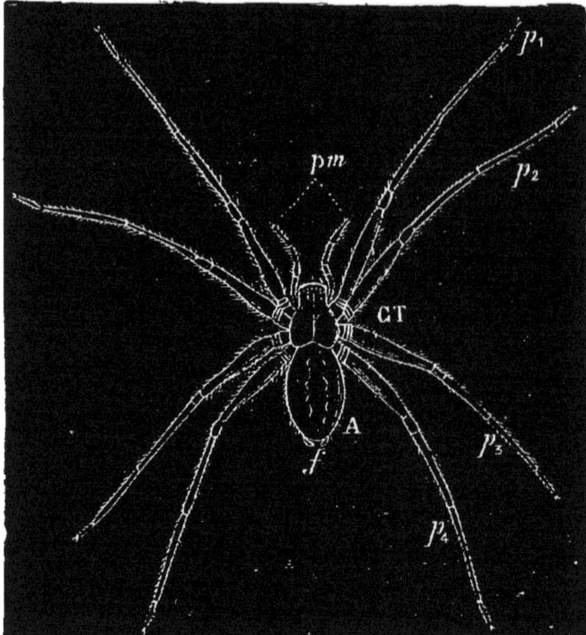

Fig. 601. — Face dorsale d'une araignée : CT, céphalo-thorax ; A, abdomen ; *pm*, palpes maxillaires ; p_1 à p_4, les 4 paires de pattes ; *f*, filières.

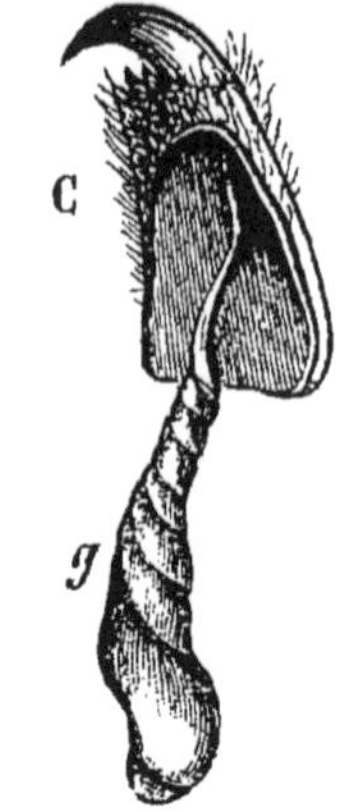

Fig. 602. — Chélicère (mâchoire de la 1re paire) d'une araignée : C, chélicère ; *g*, glande à venin.

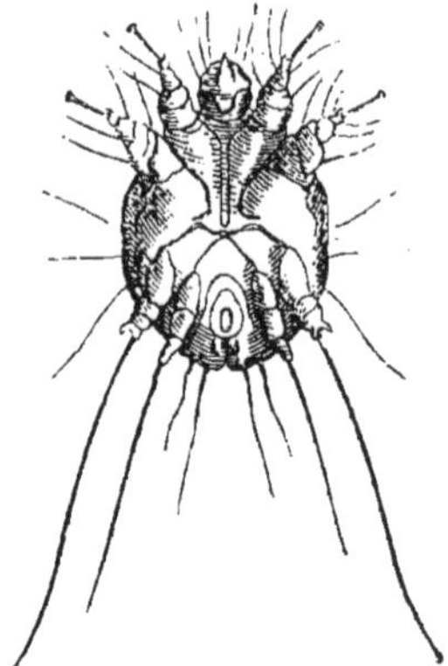

Fig. 603. — Sarcopte de la gale.

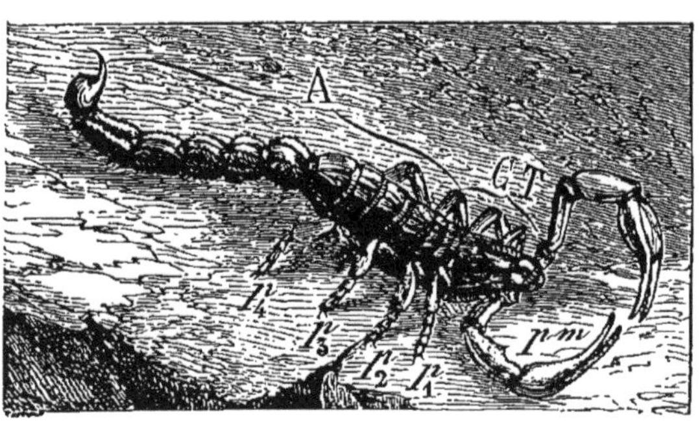

Fig. 605. — Scorpion.

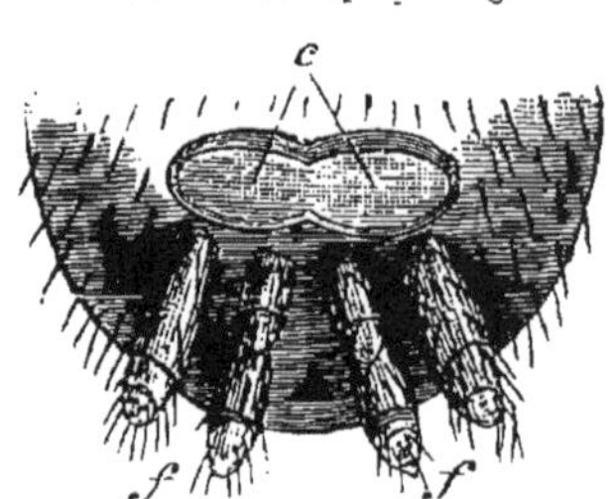

Fig. 604. — Extrémité postérieure d'une araignée(face ventrale): *f*, filières ; *c*, cribellum.

Division en ordres.— Outre ces caractères communs à tous les animaux de sa classe, l'araignée possède les dispositions caractéristiques de l'ordre des *aranéïdes* dont elle forme le type. Les mâchoires de la 1re paire (chélicères) sont en forme de griffes contenant des glandes venimeuses, tandis que celles de la 2e portent un palpe semblable à une patte. Enfin, l'abdomen pédiculé porte à son extrémité 4 ou 6 *filières*, mamelons percés de canalicules très fins et nombreux qui laissent écouler le produit sécrété par des glandes particulières. Celui-ci, visqueux, se dessèche à l'air donnant les fils de soie.

Un 2me ordre est celui des *scorpionides*, comprenant les scorpions dont les chélicères sont en forme de pinces didactyles et dont l'abdomen très allongé (16 anneaux) devient grêle et porte un aiguillon venimeux à son extrémité postérieure (fig. 605).

Un troisième ordre, celui des *acariens*, comprend beaucoup de parasites. Exemple : le sarcopte, qui cause la maladie de la gale. Chez ces animaux l'abdomen est confondu avec le céphalo-thorax (fig. 603).

D. Classe des crustacés.

Le type que nous choisirons pour établir les caractères de cette classe est l'écrevisse, qui nous a déjà servi comme exemple d'animal appartenant à l'embranchement des articulés.

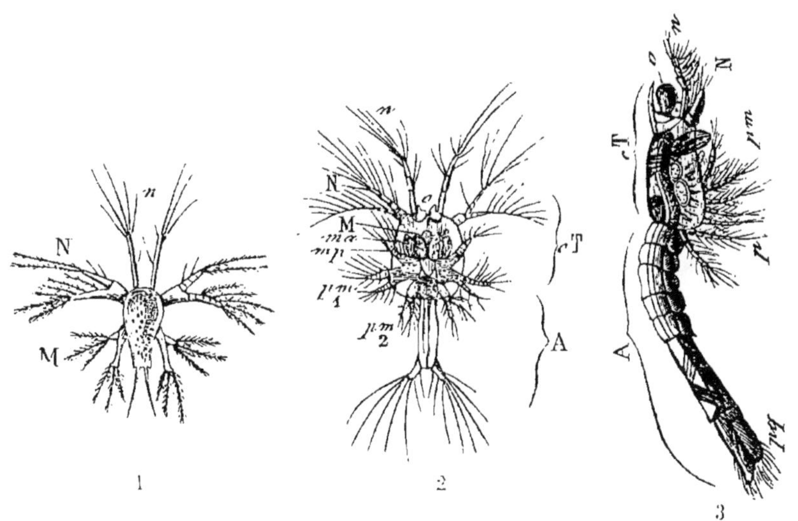

Fig. 606. — Développement du penaeus ; 1, larve avec la forme nauplius ; 2 et 3, larve avec la forme zoé (2 est vu par la face ventrale, 3 est vu de profil) : *n*, futures antennules ; N, antennes ; M, futures mandibules ; cT, céphalo-thorax ; A, abdomen ; o, yeux ; *ma*, mâchoires antérieures ; *mp*, mâchoires postérieures ; pm_1, pm_2, les paires correspondantes de pattes-mâchoires ; *p*, pattes thoraciques ; *pq*, nageoire caudale.

Les caractères de la classe sont :

1° Vie *aquatique* et respiration *branchiale* (V. p. 155 et fig. 547) ;

2° Tête portant *deux paires d'antennes* fig. 544) ;

3° Les pattes thoraciques nombreuses sont transformées partiellement au moins en *pattes-mâchoires* (fig. 544) ;

4° Il y a des *pattes abdominales* ;

5° La plupart des crustacés abandonnent les enveloppes de l'œuf sous une forme larvaire appelée *nauplius* (fig. 606, 1) ; d'autres présentent à ce moment un développement plus complet affectant de suite la forme zoé (fig. 606, 2 et 3).

CARACTÈRES DIFFÉRENCIANT LES CLASSES QUE L'ON DISTINGUE DANS L'EMBRANCHEMENT DES ARTICULÉS.

			CLASSES	EXEMPLES
Respiration trachéenne ou au moyen de sacs pulmonaires..	Tête et thorax distincts....	10 paires de pattes ou plus...	Myriapodes	Mille-pattes
		3 paires de pattes...........	Insectes.	Abeille.
	Tête et thorax confondus en un céphalo-thorax portant 4 paires de pattes..................		Arachnides	Araignée.
Respiration branchiale (quand il y a des organes respiratoires différenciés)...			Crustacés.	Ecrevisse.

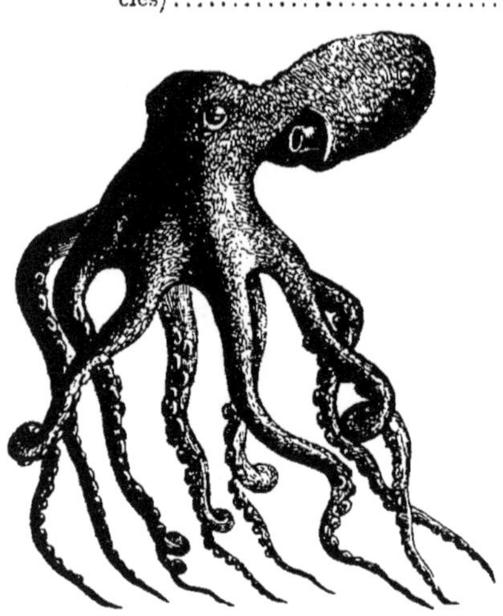

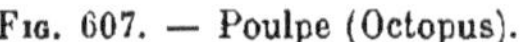
Fig. 607. — Poulpe (Octopus).

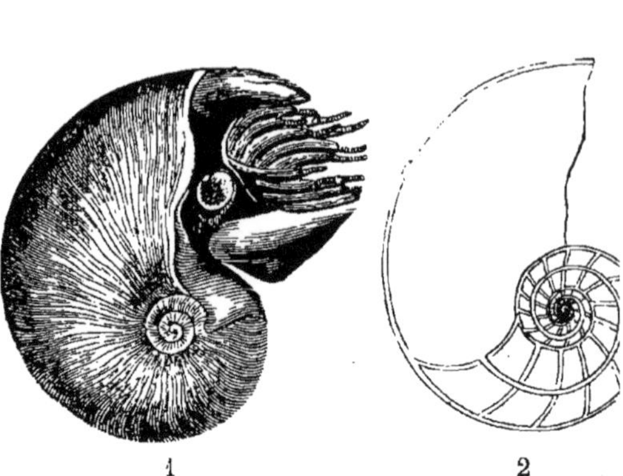

Fig. 608. — Nautile: 1, l'animal avec sa coquille; 2, cou[pe] de la coquille, l'animal n'occupe que la dernière loge.

IV. — EMBRANCHEMENT DES MOLLUSQUES

Division en classes. — Nous avons étudié l'escargot et l'anodonte ou l'unio (p. 472) comme exemples de mollusques. Quoique ces animaux présentent entre eux de grandes différences; ils possèdent cependant en commun beaucoup de particularités d'organisation. C'est pourquoi ces animaux ont été réunis dans un même embranchement dont ils constituent les types de deux classes : l'escargot celui de la classe des *gastéropodes*, ainsi appelée, parce que la face ventrale du corps leur sert d'organe locomoteur (γαστηρ, ventre ; πους, pied) et l'anodonte celui de la classe des *acéphales* dont la tête n'est pas distincte du reste du corps (α, privatif et κεφαλη, tête).

L'embranchement des mollusques comprend encore une troisième classe d'animaux dont l'aspect extérieur diffère également beaucoup des types précédents. C'est la classe des *céphalopodes* (κεφαλη, tête ; πους, pied) qui comprend la seiche, le poulpe, etc. Ces animaux marins portent sur leur tête, autour de la bouche, une couronne de 8 grands bras munis de ventouses. L'organisation de ces animaux est tout à fait comparable à celle des types précédents. L'existence d'une coquille est presque caractéristique de l'embranchement; elle semble absente chez ces animaux à un premier examen ; cependant on la retrouve, englobée dans l'épaisseur du manteau ; elle constitue l'os de la seiche encore appelé biscuit de mer parce qu'il se détache des cadavres de ces animaux puis est rejeté par la marée sur le rivage où on les récolte principalement en vue d'obtenir un corps d'une moyenne dureté permettant aux petits oiseaux de s'aiguiser le bec. Chez d'autres céphalodes (nautile, argonaute) la coquille est externe, elle recouvre le corps plus ou moins complètement (fig. 608 et 609).

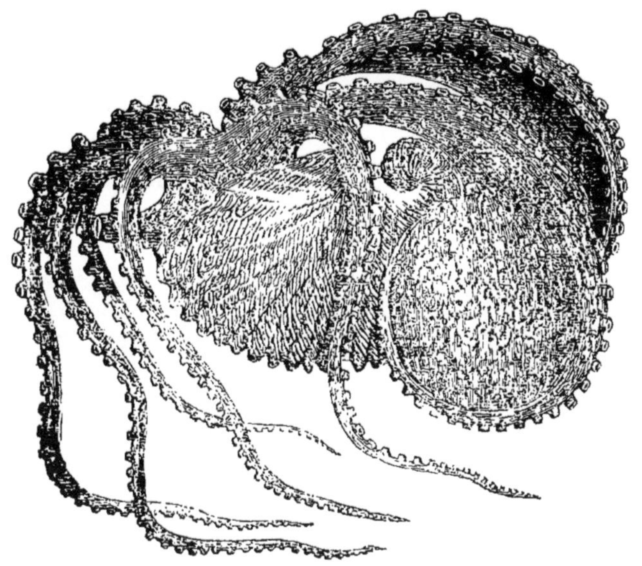

Fig. 609. — Argonaute.

CARACTÈRES DIFFÉRENCIANT LES PRINCIPALES CLASSES DISTINGUÉES DANS L'EMBRANCHEMENT DES MOLLUSQUES

		CLASSES	EXEMPLES
Tête distincte..	portant des bras qui peuvent servir à la progression...	Céphalopodes.	Poulpe, (fig. 607.)
	organe locomoteur constitué par la face ventrale de l'animal..................	Gastéropodes.	Escargot.
Pas de tête distincte, coquille bivalve.......		Acéphales ou Lamellibranches.	Anodonte. Moule.

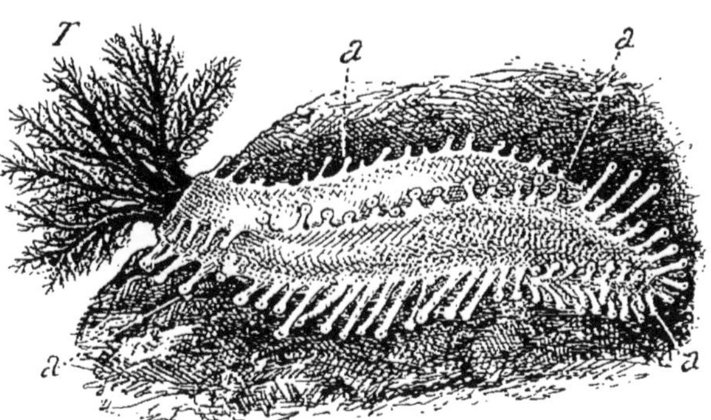

Fig. 610. — Holothurie (Echinoderme) : T, tentacules ; *a*, ambulacres.

C. *Etude des embranchements présentant le type rayonné.*

Les animaux qui présentent le type rayonné peuvent être distribués dans les trois embranchements suivants : échinodermes, polypes et spongiaires.

I. — EMBRANCHEMENT DES ÉCHINODERMES.

Nous prendrons comme exemple l'étoile de mer, animal assez fréquent sur les plages :

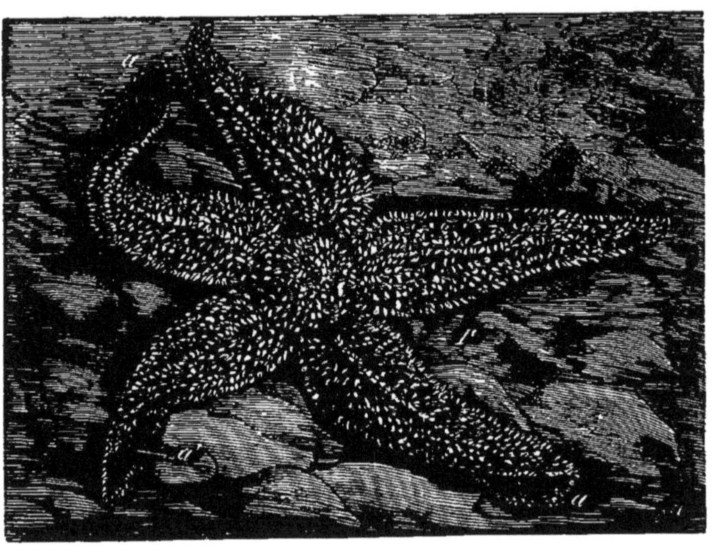

Fig. 611. — Astérie orangée (Astérias glacialis) : *a* et *a'*, ambulacres (pieds) ; *p*, plaque madréporique.

1° Déjà à l'extérieur l'animal présente une *symétrie rayonnée* bien caractérisée par les cinq bras qui définissent autant de plans de symétrie ;

2° Le *squelette* uniquement *externe* est constitué par des plaques dermiques calcifiées souvent munies de piquants ;

3° La bouche de l'animal se trouve au centre de la face appelée ventrale parce qu'elle est appuyée sur le sol ; il y a un anus au niveau du pôle supérieur. L'estomac présente dans chaque bras un prolongement dont les rameaux sont terminés en doigt de gant ;

4° Ces animaux possèdent un appareil vasculaire.

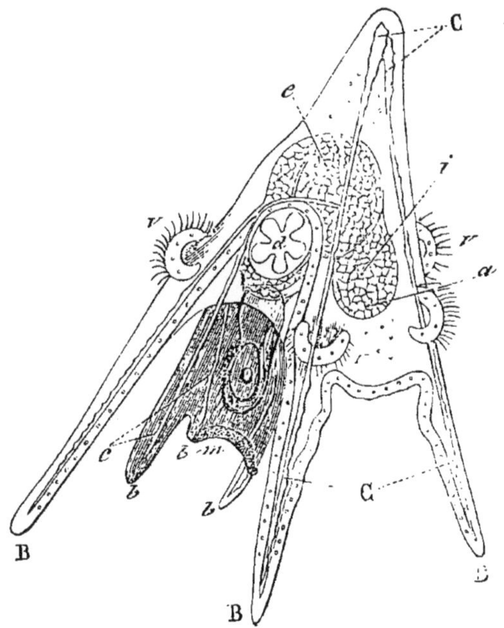

Fig. 613. — Larve pluteus d'oursin ; *o*, bouche ; *e*, estomac ; *i*, intestin ; *a*, anus ; C, baguettes calcaires soutenant les bras B et b.

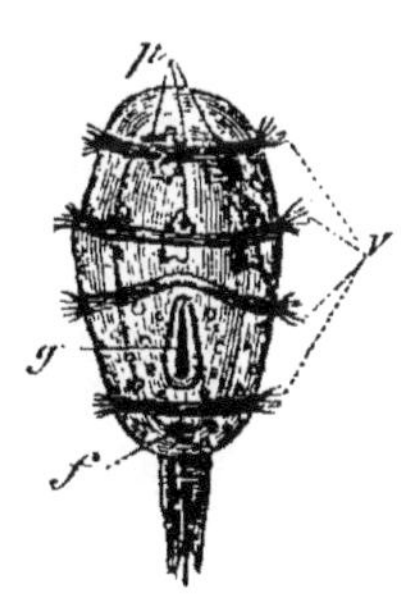

Fig. 612. — Jeune larve de comatule (crinoïde, échinoderme) : V, cercles ciliés : *p*, plaques calcaires ; *g*, fossette résultant de la fermeture de la bouche primitive ; *f*, plaque calcaire terminale du pédoncule.

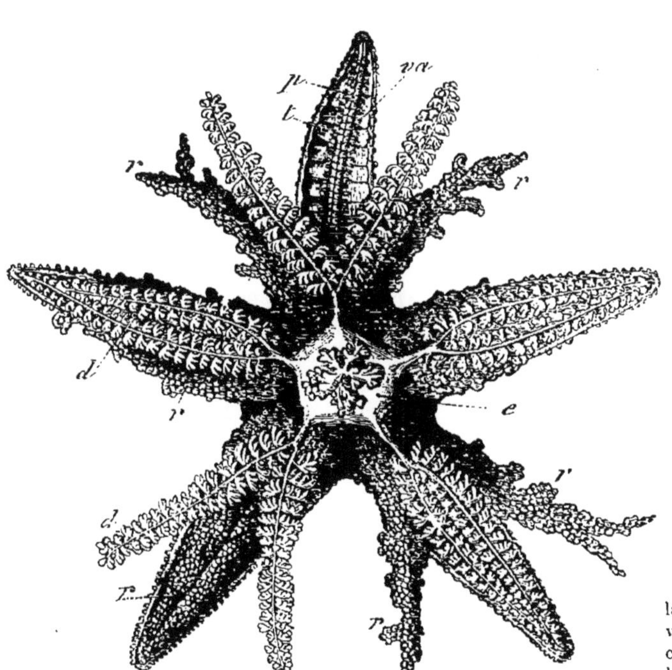

Fig. 614. — Organisation de l'étoile de mer (Astérias glacialis). L'animal est ouvert par la face supérieure, dorsale : *e*, estomac ; *d*, ses prolongements ramifiés dans chacun des bras où ils se terminent en doigt de gant ; *r*, glandes reproductrices ; *t*, test de l'animal ; *va*, vaisseau ambulacraire ; *p*, pieds (ambulacres).

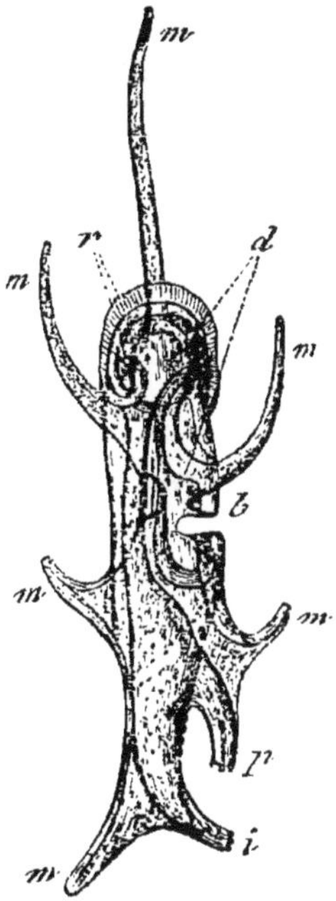

Fig. 615. — Brachiolaire, larve d'étoile de mer vue du côté droit : *b*, bouche ; *d*, tube digestif ; *m*, bras flexibles couverts de cils vibratiles le long des bandes noires ; *p*, bras pairs et impairs caractéristiques des brachiolaires ; *r*, rudiment de la face dorsale de la future étoile.

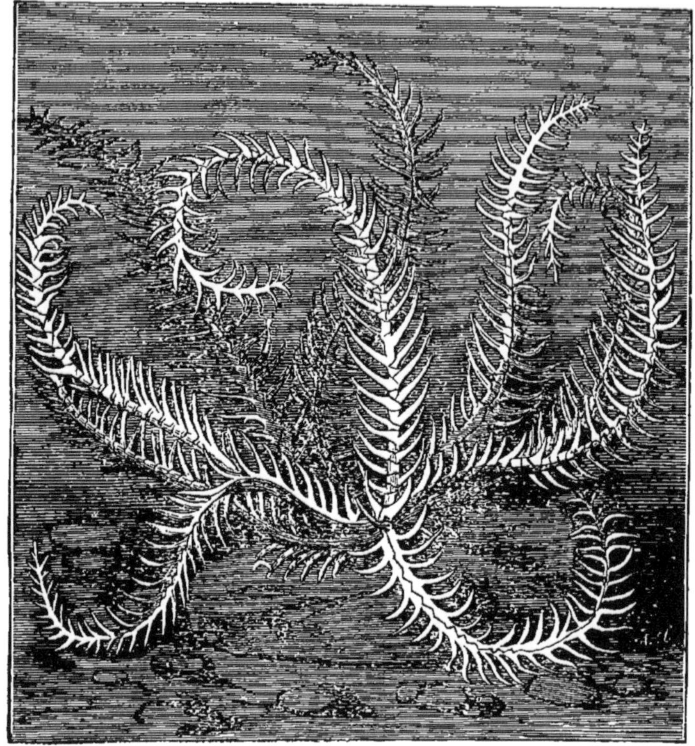

Fig. 616. — Comatule (Antedon rosaceus), sous sa forme libre.

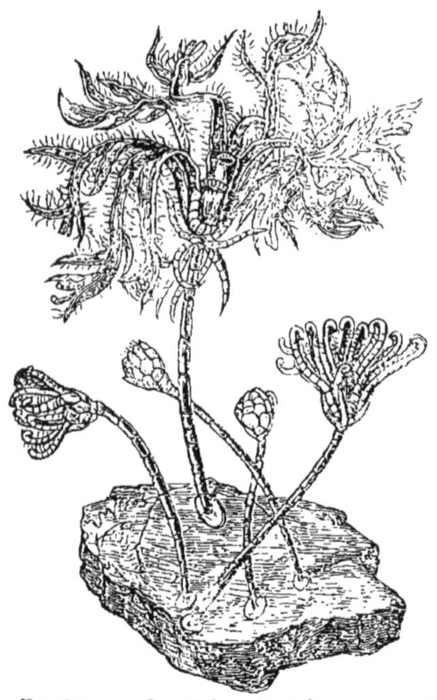

Fig. 617. — Comatules (Antedon rosaceus) (Crinoïdes) à l'état de pentacrines (fixées). L'une d'elles est prête à se détacher.

Constitué par un canal annulaire situé autour de l'œsophage, il communique avec l'extérieur au moyen du *canal du sable* tandis qu'un tronc s'en détache au niveau de la base de chacun des bras qu'il parcourt donnant des branches transversales régulièrement disposées sur la face interne du test ventral. Celles-ci donnent de place en place des rameaux grêles qui traversent normalement la carapace de l'animal. Terminés par des ventouses, ils portent le nom de *tubes* ou *pieds ambulacraires* parce qu'ils servent à la progression de l'animal. A cet effet, tous ces petits organes, très nombreux, se fixent aux objets voisins après s'être tous allongés dans la direction que l'animal veut suivre. Leur raccourcissement amène un déplacement du corps (fig. 618).

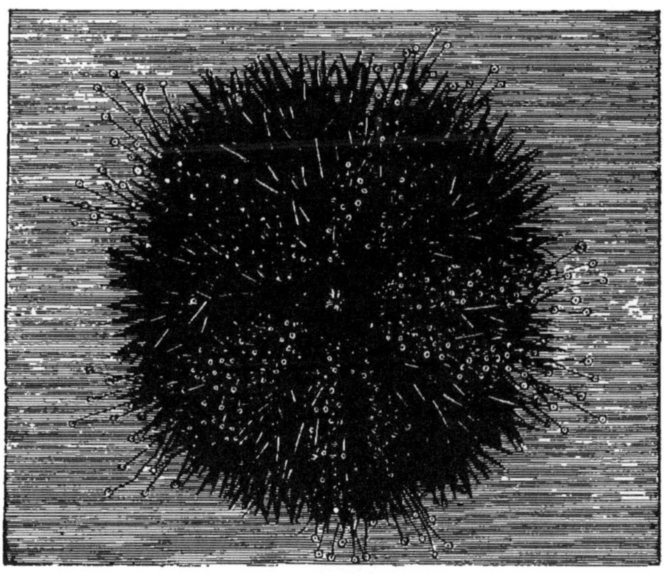

FIG. 618. — Oursin grimpant sur les parois d'un aquarium avec ses tubes ambulacraires ou pieds épanouis. Au centre de la face visible on distingue la bouche avec ses cinq mâchoires.

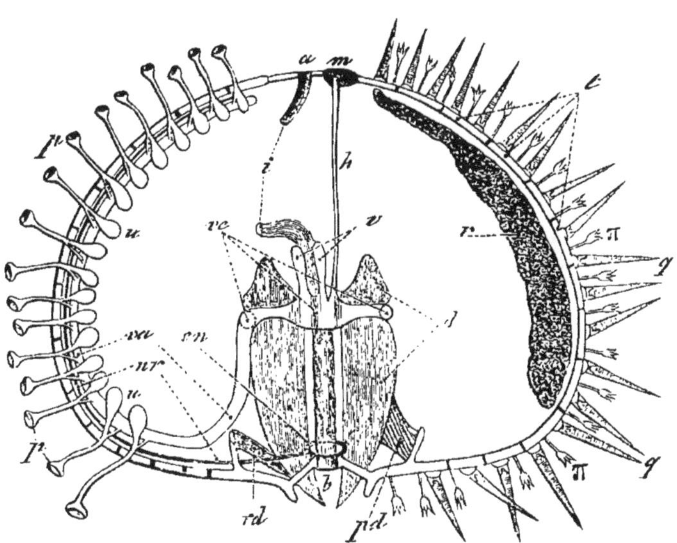

FIG. 619. — Schéma d'un oursin (échinoderme, coupe verticale faite suivant l'un des plans de symétrie, à gauche elle passe par une zone ambulacraire et à droite dans une zone interambulacraire) : *b*, bouche ; *i*, intestin ; *a*, anus ; *cn*, collier nerveux ; *nr*, cordon nerveux radiaire ; *m*, plaque madréporique ; *h*, canal du sable ; *vc*, canal annulaire ; *v*, vésicules de Poli ; *va*, vaisseau ambulacraire ; *u*, ampoules à la base des ambulacres ; *p*, pieds (ambulacres) ; *t*, test de l'animal ; *q*, piquants ; *π*, pédicellaires (pinces, organes d'attaque et de défense) ; *d*, mâchoires (lanterne d'Aristote); *pd*, muscles projecteurs des mâchoires ; *rd*, muscles rétracteurs des mâchoires ; *r*, glandes productrices.

5° Nous avons vu (fig. 278) que la partie centrale du système nerveux de l'étoile de mer est constituée par un collier œsophagien émettant une branche radiaire dans chacun des bras ;

6° Ces animaux présentent des formes larvaires très différentes de l'état adulte.

Elles possèdent généralement d'abord une symétrie bilatérale et sont assez semblables à celles des vers annelés (fig. 612) ; puis leur forme se complique on leur donne alors les noms de pluteus, bipinnaria, auricularia (fig. 612 à 615).

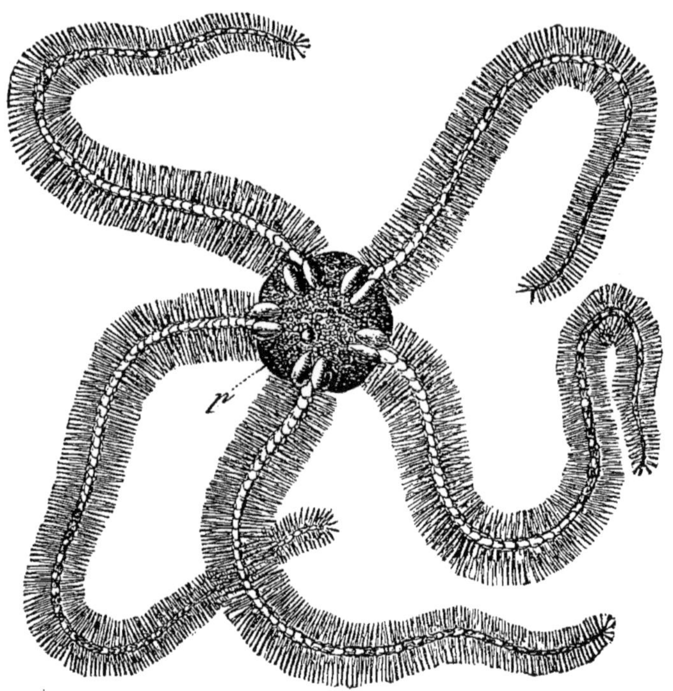

Fig. 620. — Ophiure : *p*, plaque madréporique.

TABLEAU RÉSUMANT LES CARACTÈRES QUI PERMETTENT DE DIVISER L'EMBRANCHEMENT DES ÉCHNODERMES EN CINQ CLASSES

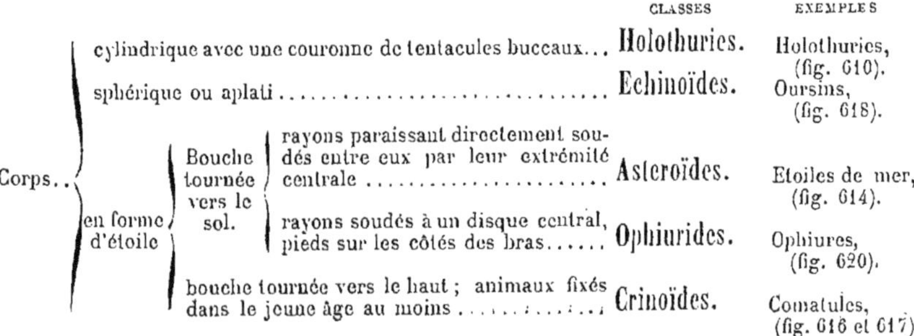

				CLASSES	EXEMPLES
Corps..	cylindrique avec une couronne de tentacules buccaux...			Holothuries.	Holothuries, (fig. 610).
	sphérique ou aplati			Echinoïdes.	Oursins, (fig. 618).
	en forme d'étoile	Bouche tournée vers le sol.	rayons paraissant directement soudés entre eux par leur extrémité centrale	Asteroïdes.	Etoiles de mer, (fig. 614).
			rayons soudés à un disque central, pieds sur les côtés des bras......	Ophiurides.	Ophiures, (fig. 620).
		bouche tournée vers le haut ; animaux fixés dans le jeune âge au moins		Crinoïdes.	Comatules, (fig. 616 et 617)

II. — EMBRANCHEMENT DES POLYPES

a. **Forme simple, hydraire.** — Nous prendrons comme exemple l'*hydre*. Ces animaux de couleur grise ou verte ont une longueur de 1 à 2 centimètres; ils ressemblent à de petits vers, mais non segmentés, et vivent fixés sur les herbes ou les débris qui flottent à la surface de l'eau peu courante (Fig. 289).

1° Ils possèdent une *symétrie rayonnée* comme le montre la couronne de tentacules qui entoure la bouche. Celle-ci se trouve à l'extrémité opposée au point de fixation;

2° Le tube digestif en forme de sac ne possède qu'*un seul orifice* qui sert d'abord à l'introduction des particules alimentaires capturées par les bras, puis au rejet des résidus de la digestion. Sa cavité est confondue avec celle du corps car sa paroi est constituée par la peau;

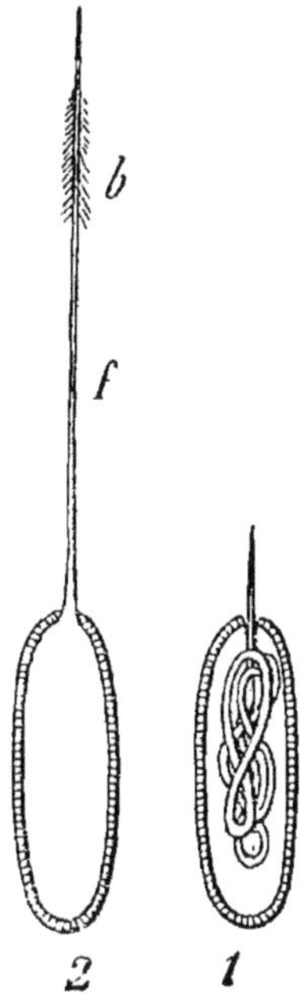

Fig. 622. — Cellules urticantes (nématocystes) d'une anémone de mer; 1, position de repos; 2, après qu'une excitation a produit le développement du filament *f*; *b*, barbelures.

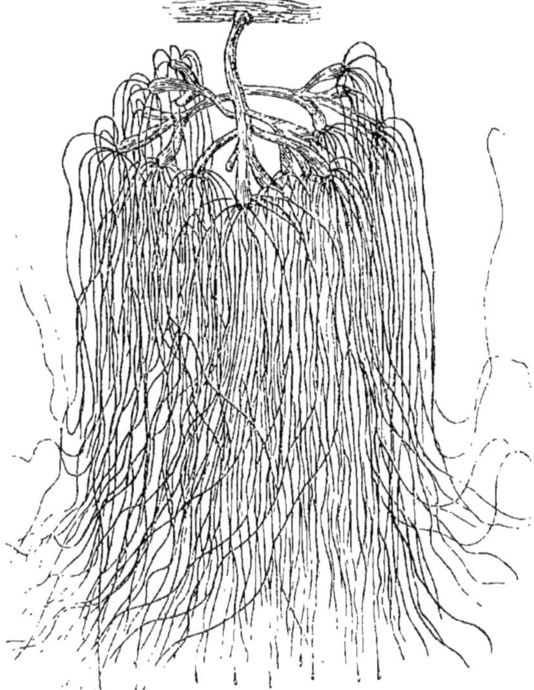

Fig. 621. — Colonie formée par l'hydre grise, abondamment nourrie en captivité (19 individus).

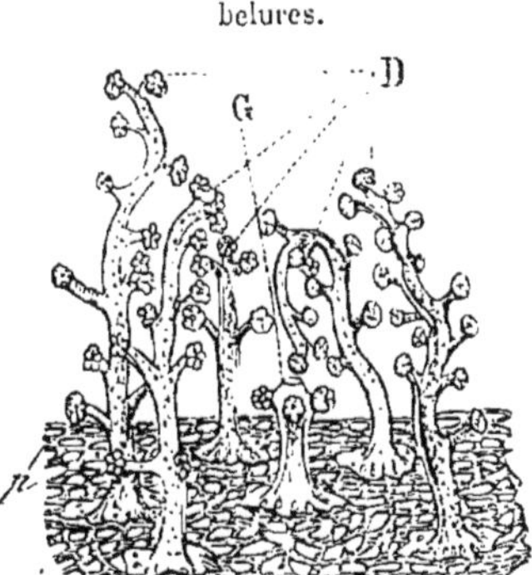

Fig. 623. — Fragment d'un polypier du *Millepora nodosa*: groupe de polypes (zooïdes): G, bouche d'un gastrozoïde; D, dactylozoïdes; *p*, polypier.

3° Nous avons vu (p. 279) que le *tissu nerveux* est diffus;

4° A la surface des bras des hydres, déjà une forte loupe montre des spirales assez régulières dessinées par de petits groupes de *capsules urticantes* ou *nématocystes* qui permettent à ces animaux d'immobiliser les proies dont ils veulent s'emparer.

Ces organes se présentent sous la forme de vésicules remplies d'un liquide transparent dans lequel baigne un fil très fin enroulé en spirale. Au moindre contact la vésicule se déchire, et le fil projeté au dehors comme un ressort fortement bandé pénètre dans les tissus de la proie, entraînant avec lui un peu du liquide venimeux dans lequel il était plongé (fig. 622).

Ces formations se retrouvent dans les téguments de tous les individus appartenant à cet embranchement ; elles en sont caractéristiques. Ce sont elles qui provoquent la sensation de brûlure avec inflammation que donne le contact des méduses et des actinies ou anémones de mer faisant donner encore à ces gracieux animaux avec raison le nom d'*orties de mer*. La fidélité avec laquelle ces organes se retrouvent chez les animaux de cet embranchement montre bien qu'il existe entre eux une affinité naturelle.

5° Ces animaux se reproduisent d'ordinaire par le développement de *bourgeons latéraux*.

Quand les conditions (température, humidité, nourriture) sont favorables, les jeunes restent d'ordinaire fixés pendant un certain temps sur leur parent qui continue à bourgeonner d'autres individus. Eux-mêmes peuvent être le siège de bourgeonnement, il en résulte la formation de colonies transitoires (fig. 621) qui possèdent une certaine individualité propre. Ainsi il suffit qu'un ou un certain nombre des petits polypes se nourrissent pour que toute la colonie prospère.

b. **Forme coloniale.**—Un certain nombre de polypes, surtout ceux qui vivent dans la mer, présentent d'une manière constante la forme de colonies arborescentes. Souvent il y a alors division du travail physiologique: certains des individus élémentaires (*gastrozoïdes*, fig. 623) sont spécialisés dans la digestion des matières nutritives que d'autres individus également spécialisés (*dactylozoïdes*) leur capturent; d'autres ont pour fonction de former les éléments reproducteurs (*gonozoïdes*).

c. **Forme méduse.** — Certains polypes hydraires produisent des

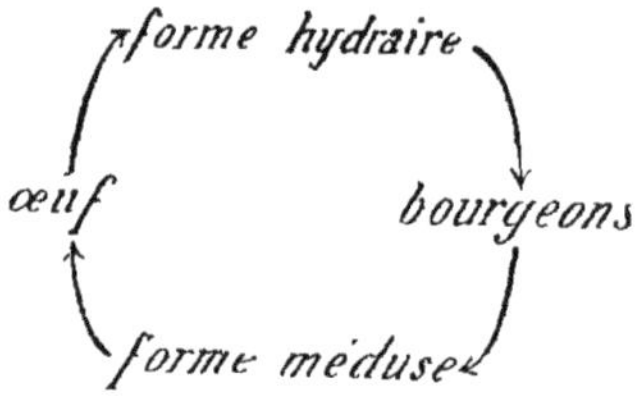

forme hydraire → bourgeons → forme méduse → œuf → forme hydraire

Fig. 624. — Schéma de l'alternance de génération présentée par beaucoup de méduses.

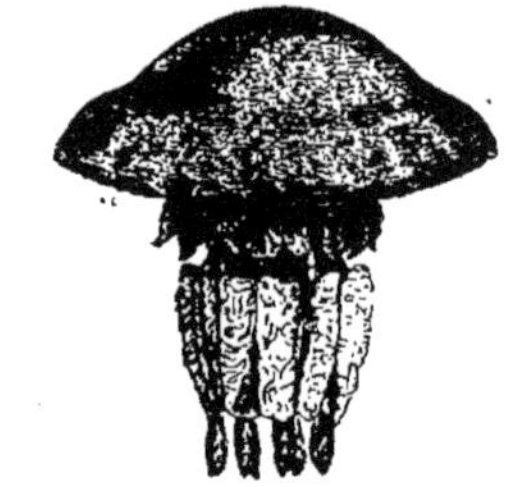

Fig. 625. — Méduse (Rhizostome) très réduite.

bourgeons en forme de cloches qui deviennent libres et portent alors le nom de *méduses*. Elles représentent une génération sexuée du polype hydraire car il se développe des œufs sur leur face interne, œufs qui, mis en liberté, reproduisent souvent le polype fixé primitif.

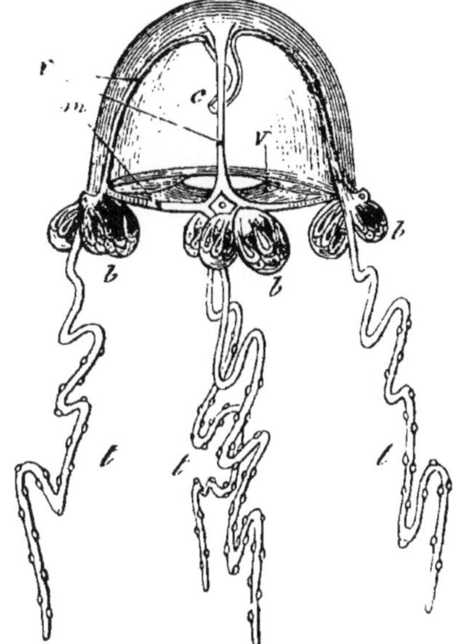

Fig. 626. — Méduse d'une syncoryne portant de jeunes individus *b* en train de bourgeonner : *v*, velum ; *c*, sac stomacal ; *m*, canal circulaire gastro-vasculaire ; *r*, canal radiaire ; *t*, tentacules marginaux.

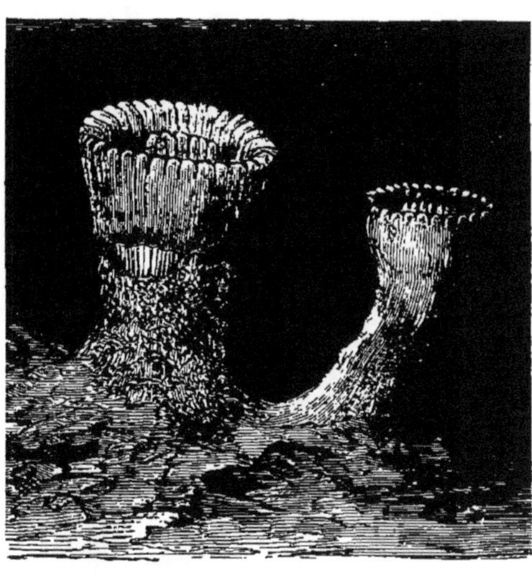

Fig. 627. — Squelettes de 2 individus madréporaires (caryophyllie) ne formant pas de colonies.

Cependant un certain nombre de méduses que l'on trouve flottant près de la surface de la mer se comportent différemment. Leurs œufs donnent de suite des méduses semblables à elles-mêmes. Il faut admettre que cette modification du développement tient à une accélération des phénomènes embryogéniques. Les méduses de cette catégorie possèdent un appareil digestif ce qui leur permet de vivre indépendantes.

d. **Forme actinie**. — Sur presque toutes les plages la marée découvre des polypes aux brillantes couleurs qui vivent fixés. Ce sont les actinies ou anémones de mer, qui semblent au premier aspect être simplement des hydres de grande taille. Leur structure est notablement différente de celle de ces animaux. Tout d'abord les bras ne sont pas en nombre quelconque, mais un multiple de 6, puis la cavité gastro-vasculaire est partagée à sa périphérie en un système de loges verticales par des cloisons radiaires qui ne se rejoignent pas au centre. Ces loges correspondent chacune à l'un des tentacules péribuccaux dans l'intérieur desquels elles se continuent (fig. 143) ; les tentacules sont donc creux ici. A leur partie supérieure, les cloisons rayonnantes sont soudées par leur bord interne à un tube de calibre moindre que celui de l'animal, dont l'extrémité supérieure se confond avec la bouche, tandis que l'extrémité inférieure pend librement dans la cavité gastro-vasculaire.

Les œufs ne se forment pas comme chez les hydres dans la paroi extérieure du corps, mais dans les cloisons rayonnantes.

Comme les hydres, ces animaux peuvent se multiplier par bourgeonnement, d'où la possibilité de former des colonies qui atteignent quelquefois un développement considérable et dont les individus restent alors en communication les uns avec les autres par un système de canaux. Souvent il se dépose des corpuscules calcaires de forme

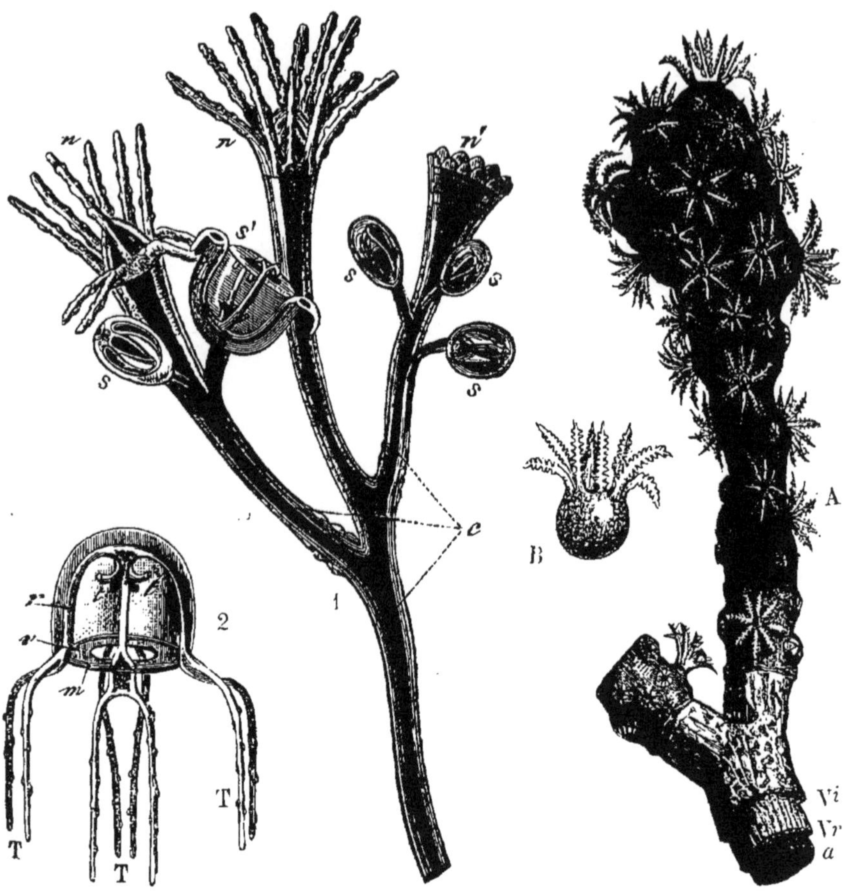

Fig. 628. — 1, Colonie de Bongainvillea ramosa. 2, Méduse devenue libre gr. = 10/1 : *n*, polype nourricier épanoui ; *n'* polype nourricier rétracté ; *s* et *s'* individus sexués (méduses) à divers états de développement ; T, tentacules ; *v*, vélum ; *m*, canal circulaire ; *r*, canaux radiaires.

Fig. 629. — Corail : A, rameau; B, un polype isolé ; à la partie inférieure du rameau le revêtement charnu étant enlevé, l'axe pierreux *a* est visible ; *Vr*, couche des vaisseaux réguliers, laissant leur empreinte à la surface de l'axe · *Vi* vaisseaux irréguliers.

très diverses dans les tissus, qui acquièrent ainsi une consistance plus ferme. Quand ces spicules se soudent entre eux, il en résulte la formation d'un squelette qui subsiste après la mort de l'animal. Chez ceux qui vivent en colonies, ce squelette s'étend d'un polype au suivant; il persiste sous la forme d'une arborescence plus ou moins compliquée appelée un *polypier* après la mort des divers individus, tandis que les jeunes générations recouvrent les extrémités des rameaux.

Telle est l'origine du corail ; c'est le squelette d'une colonie de polypes dont les divers individus se présentent sous la forme de panaches constituées par 8 pétales blancs régulièrement frangés sur leurs bords (fig. 629). Les polypes du type actinie ne prennent pas la forme méduse pendant leur développement.

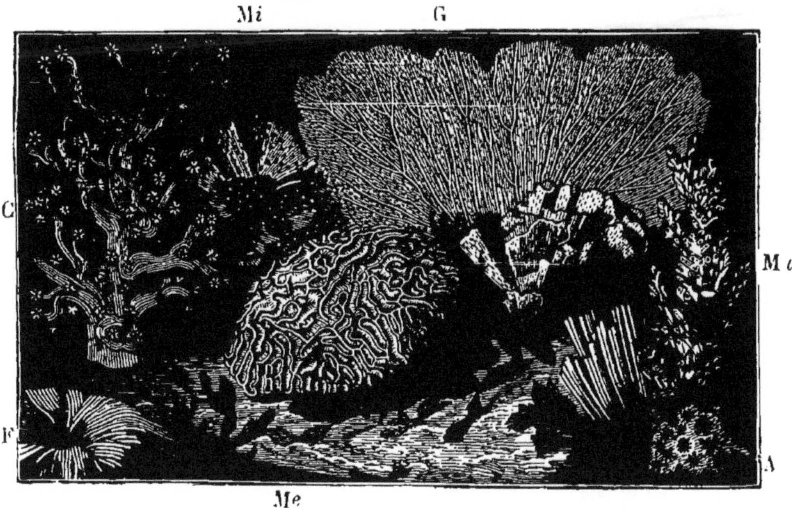

Fig. 630. — Formes diverses de polypiers : C, corail ; F, fongi ; Me, méandrine ; A, astre ; Ma, madrépore ; G, gorgone ; Mi, millépore.

Division en classes. — Toutes ces différences ont fait que l'hydre a été prise comme type d'une classe : celle des *hydro-médusaires*, tandis que les actinies et les polypes analogues ont formé une 2me classe celle des *coralliaires*.

TABLEAU DES CARACTÈRES DIFFÉRENCIANT LES DEUX CLASSES PRINCIPALES QUE L'ON PEUT DISTINGUER DANS L'EMBRANCHEMENT DES POLYPES

	CLASSES	EXEMPLES
Les polypes ne contiennent pas de tube stomacal distinct de la paroi extérieure et ils ne présentent pas de cloisons rayonnantes périphériques en rapport avec les tentacules. Ils peuvent donner naissance à une 2e génération médusoïde sexuée ou à des méduses libres....................................	Hydroméduşaires.	Hydres, méduses.
Les polypes sont pourvus d'un tube stomacal pendant dans la cavité du corps et de replis mésentéroïdes avec organes sexuels internes (pas de génération médusoïde). Ils sont réunis fréquemment en colonies qui forment les coraux par leur squelette calcaire interne..........................	Coralliaires.	Actinie ou anémone de mer, corail.

III. — EMBRANCHEMENT DES SPONGIAIRES

Les éponges se présentent à l'état vivant sous la forme de masses charnues, creusées de canaux ramifiés et anastomosés aboutissant à deux espèces d'orifices. Les uns très nombreux, petits, servent à la pénétration de l'eau : *pores inhalants*, tandis que les autres, plus rares mais plus gros, appelés *oscules*, servent à l'écoulement de l'eau introduite dans le réseau vasculaire (fig. 632 et 334)

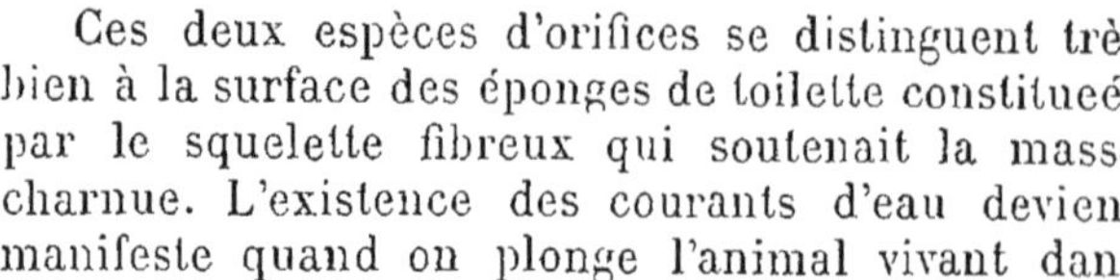

Ces deux espèces d'orifices se distinguent très bien à la surface des éponges de toilette constituées par le squelette fibreux qui soutenait la masse charnue. L'existence des courants d'eau devient manifeste quand on plonge l'animal vivant dans de l'eau tenant en suspension des particules colorées. Ils proviennent des mouvements exécutés par le filament vibratile que portent

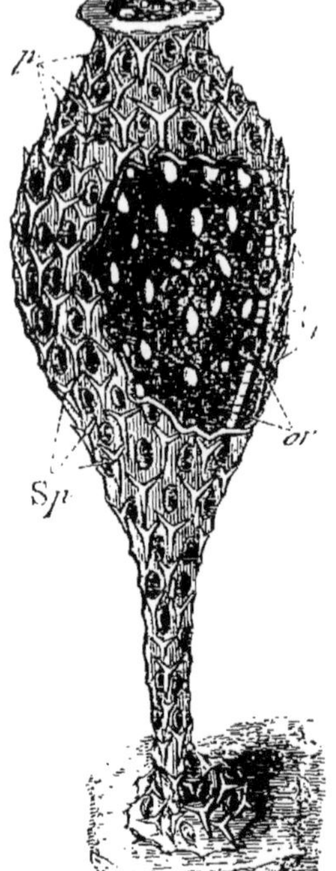

Fig. 631. — Olynthus.

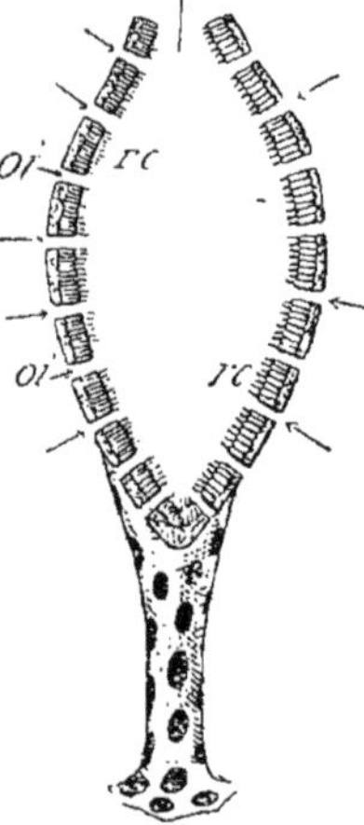

Fig. 632. — Coupe longitudinale de l'olynthus individu éponge.

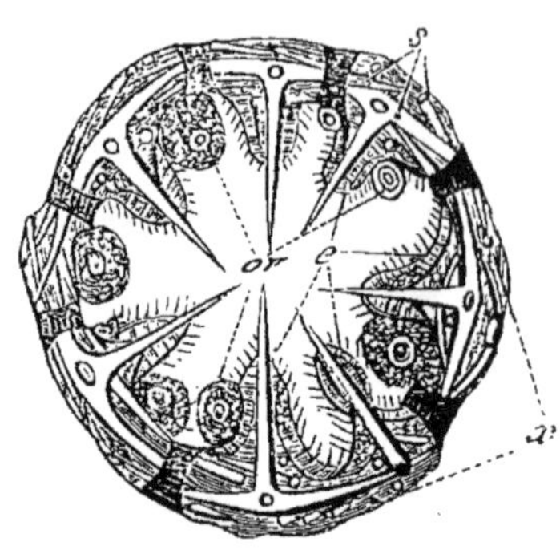

Fig. 633. — Coupe transversale d'une éponge (Ascaltis gegenbauri).

O et *oe*, orifice expirateur ou oscule ; *p* et *oi*, orifices inspirateurs ; *x*, couche amiboïde ; Sp et *s*, spicules ; *ov*, œufs ; *rc* et *e*, couche des cellules flagellifères.

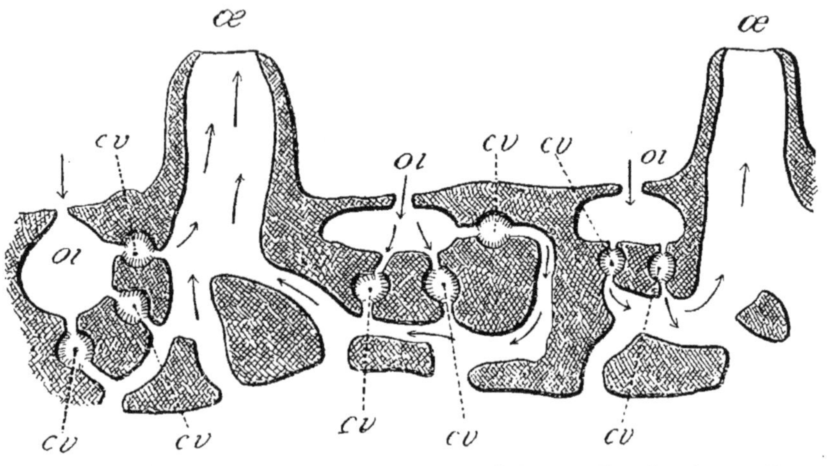

Fig. 634. — Coupe schématique à travers une spongille (éponge d'eau douce) : *oi*, orifices inspirateurs ; *oe*, orifices expirateurs (oscules) ; *cv*, corbeilles vibratiles.

des cellules du revêtement interne formant une couche continue chez les éponges simples (fig. 632) ou réunies à la surface de petites chambres sphériques (*corbeilles vibratiles*) situées près des pores inhalants (fig. 634) des éponges composées. Les éponges simples en forme d'urnes ne possédant qu'un seul oscule représentent manifestement un individu malgré le grand nombre de leurs pores inhalants — dans les éponges compliquées il y a souvent séparation complète entre les systèmes de canaux issus chaque fois des oscules voisins; on devra donc dire que chacun de ces domaines représente un individu dans la colonie.

Chez certaines éponges, le squelette fibreux est renforcé par des productions calcaires ou siliceuses selon les espèces appelées *spicules* et de forme parfaitement définies également (fig. 636). Souvent même les fibres manquent, le squelette est alors entièrement minéral, celui-ci manque simultanément chez certaines espèces appelées pour ce fait éponges gélatineuses.

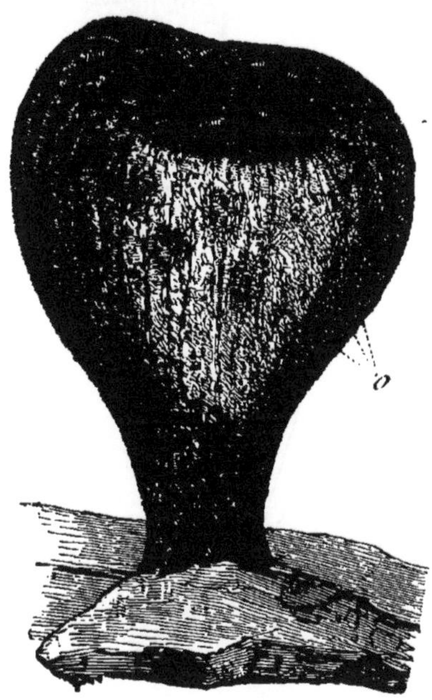

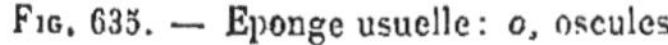

Fig. 635. — Eponge usuelle : *o*, oscules.

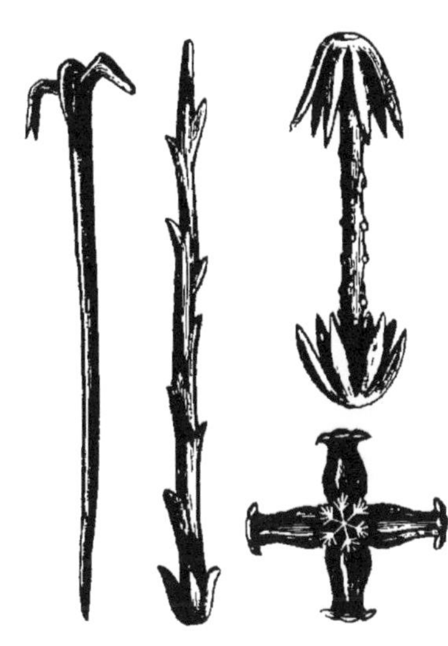

Fig. 636. — Spicules d'éponge fortement grossis.

TABLEAU DES CARACTÈRES QUI DIFFÉRENCIENT LES EMBRANCHEMENTS PRÉSENTANT LE TYPE ZOOPHYTE.

		EMBRANCHEMENTS	EXEMPLES
Tube digestif distinct des parois du corps qui sont imprégnées de calcaire		Echinodermes.	Etoile de mer
Parois du corps servant de tube digestif	Animaux saisissant leur proie au moyen de tentacules. Possèdent des capsules urticantes	Polypes.	Hydre.
	Animaux vivant de matières apportées par un torrent d'eau qui traverse incessamment leur corps. Dépourvus de capsules urticantes	Spongiaires.	Eponge.

D. *Embranchement présentant le type protozoaire.*

Les animaux présentant le type protozoaire ne constituent qu'un seul embranchement portant le même nom. Nous avons vu que leur caractère fondamental est la simplicité de l'organisation. Leur multiplication se fait par bourgeonnement suivie de scission, quelquefois, les individus nouvellement formés ne se séparent pas, il en résulte la production de colonies.

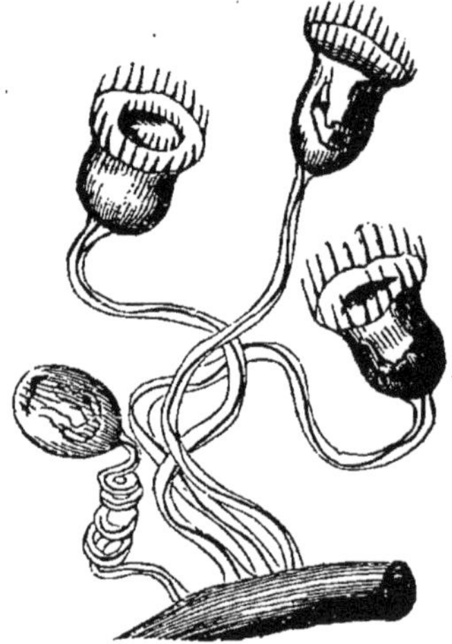

Fig. 637. — Vorticelle.

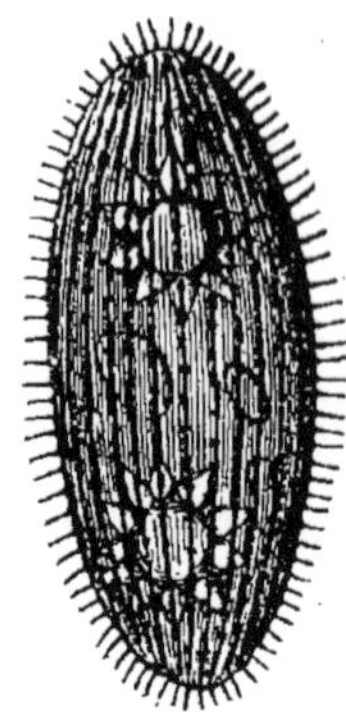

Fig. 638. — Paramécie.

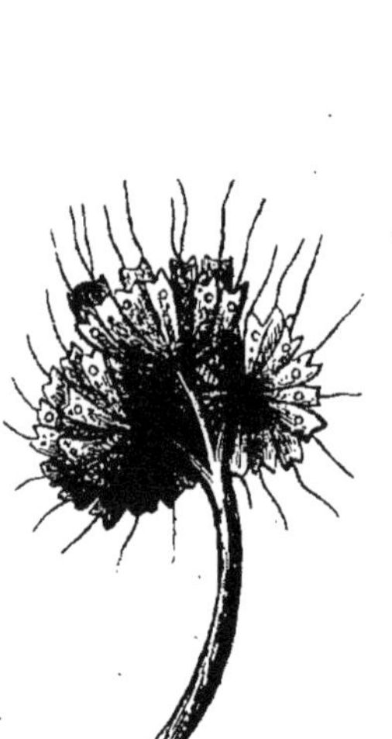

Fig. 639. Céphalothamnium cyclopum.

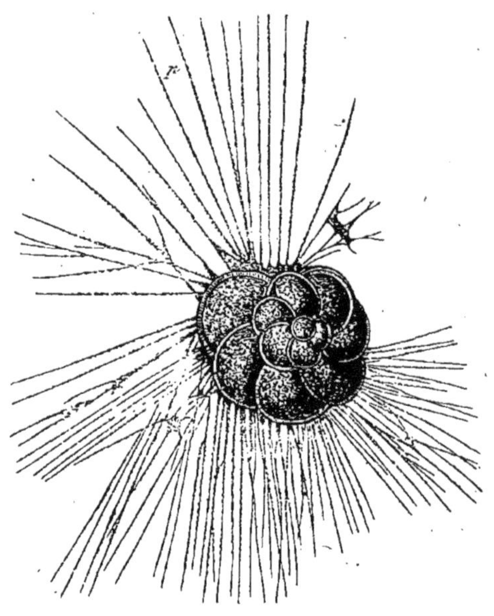

Fig. 640. — Foraminifère à coquille perforée avec pseudopodes déployées (*Discorbina globularis*).

CARACTÈRES QUI DIFFÉRENCIENT LES CLASSES COMPRISES DANS L'EMBRANCHEMENT DES PROTOZOAIRES

Corps formé de protoplasma non différencié, sans membrane, et émettant des expansions filamenteuses souvent pourvu d'un squelette siliceux ou d'une coquille calcaire incomplètement fermée.. RHIZOPODES.

Corps limité par une membrane différenciée portant des appendices mobiles (cils, lèvres, flagellums), souvent muni d'une ouverture buccale et parfois d'une ouverture anale.. INFUSOIRES.

COMPIÈGNE. — IMPRIMERIE HENRY LEFEBVRE, RUE SOLFERINO, 31

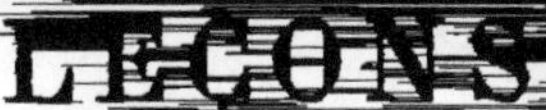

LEÇONS D'ANATOMIE ET DE PHYSIOLOGIE ANIMALES

SUIVIES D'UN EXPOSÉ DES PRINCIPES DE LA CLASSIFICATION

Ouvrage conforme aux programmes officiels des 28 janvier 1890 et 10 août 1886

Pour la Classe de Rhétorique,
les Classes de V^{e} et VIe années de l'Enseignement spécial et les Candidats
au Baccalauréat ès sciences restreint

PAR

E. BESSON

ANCIEN ÉLÈVE DE L'ÉCOLE NORMALE SUPÉRIEURE
AGRÉGÉ DE L'UNIVERSITÉ

AVEC UNE PRÉFACE DE M. A. DASTRE

2e fascicule contenant 171 figures dans le texte

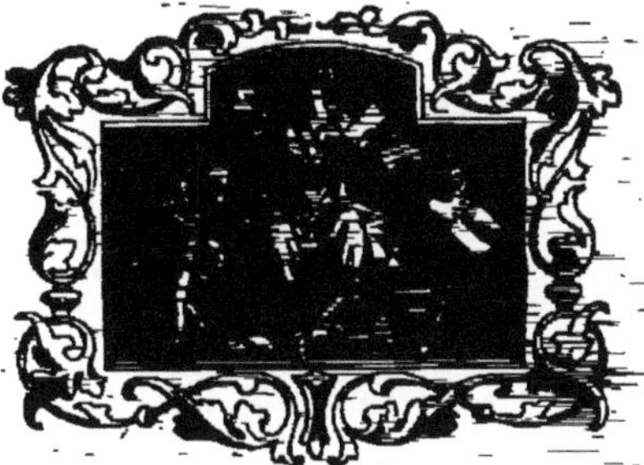

PARIS
LIBRAIRIE CH. DELAGRAVE
15, RUE SOUFFLOT, 15

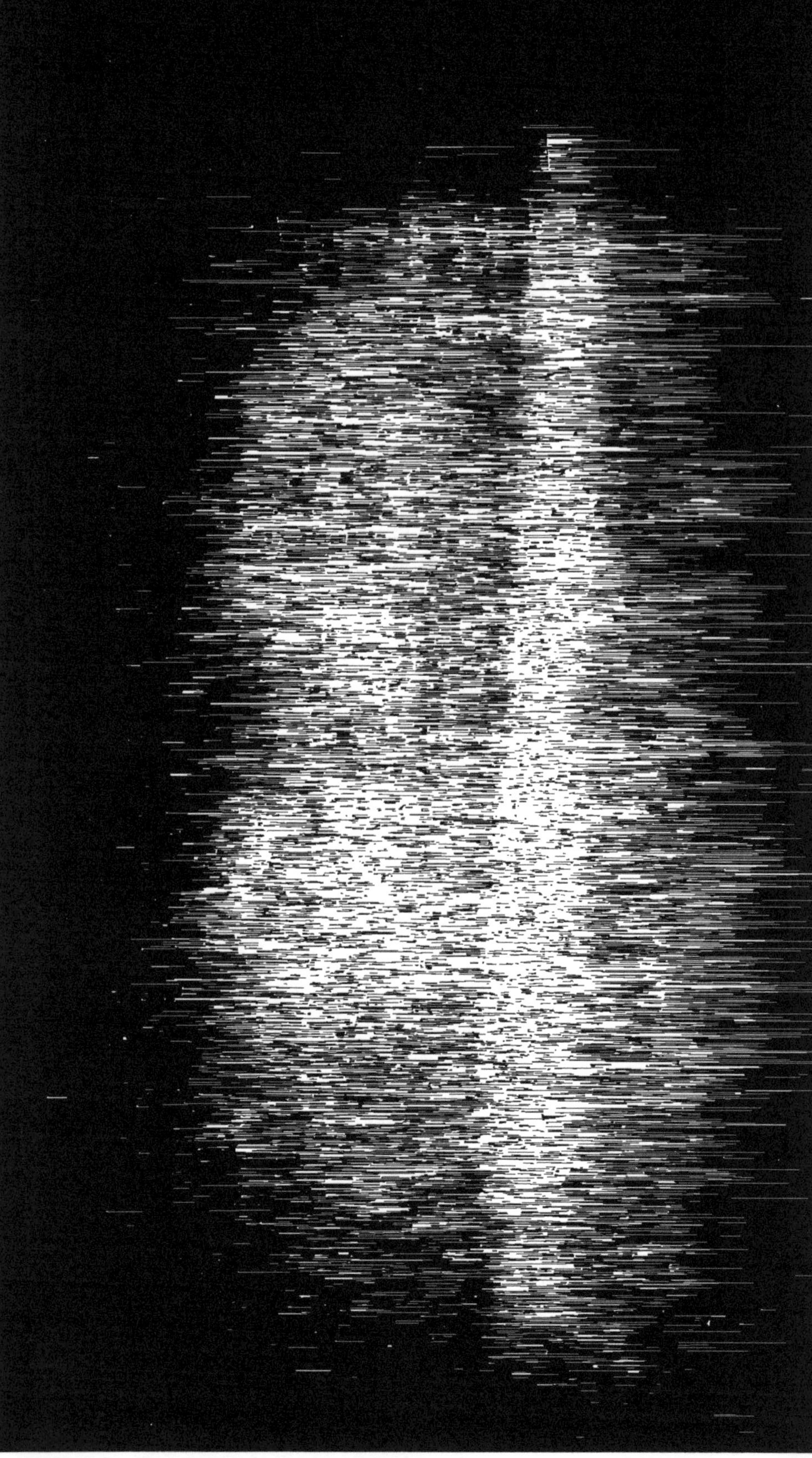

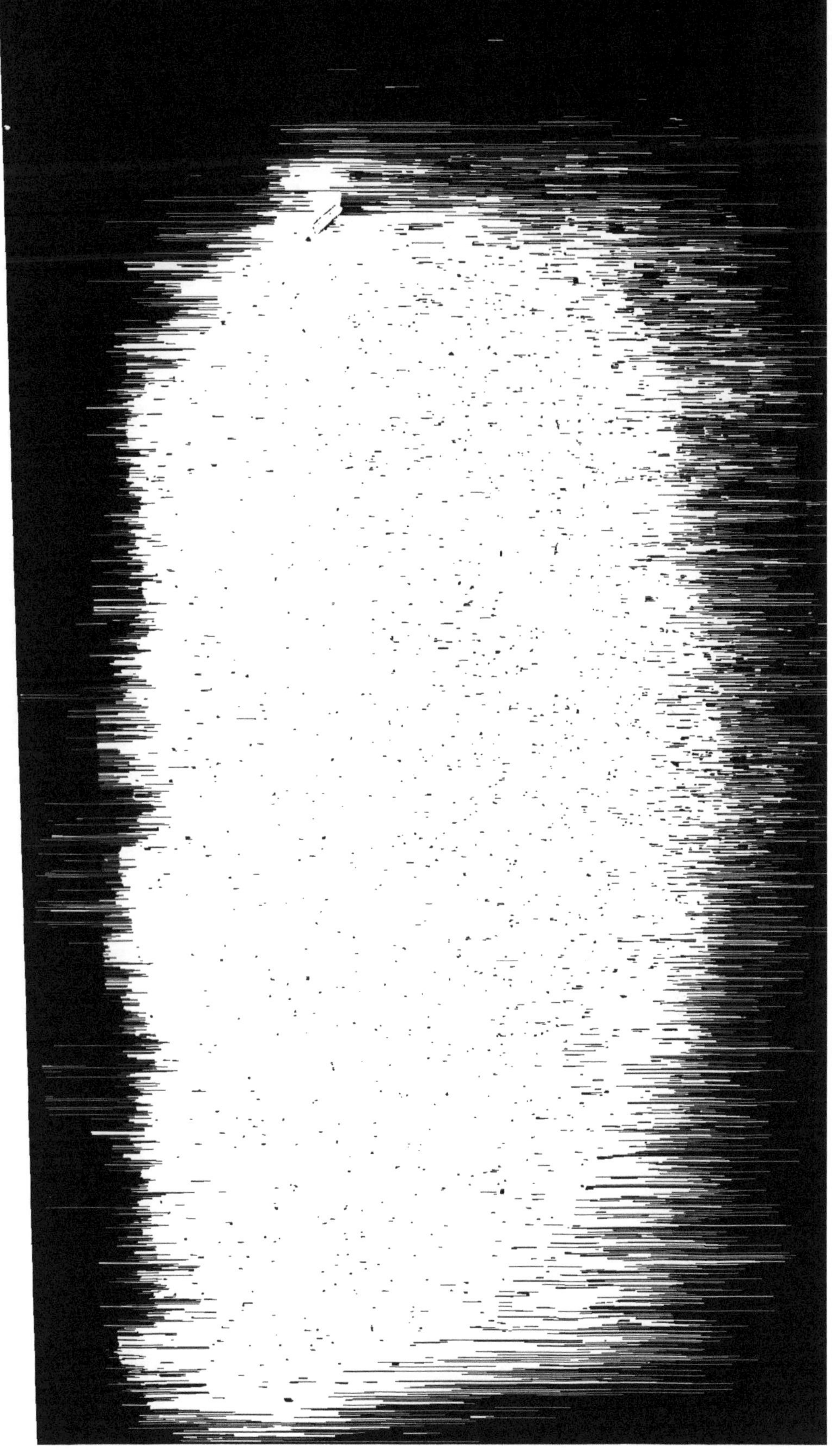

LIBRAIRIE

la classe de philosophie

Histoire naturelle par ... teur ès sciences, ... Chaptal.

Zoologie in-8 broché.
cartonné

Botanique, in-8 broché.
cartonné.

Leçons de chimie à l'usage ... de rhétorique et de philosophie ... Pouré. In-22 broché.
Cartonné

Leçons de physique à l'usage ... de philosophie, par ... in-12

Leçons d'anatomie et de physiologie animales, par E. Besson, in-8

AUTEURS PHILOSOPHIQUES

Prescrits par les Programmes du 22 janvier 1885

... Discours de la méthode ... une notice biographique, une ... les notes, par E. Rabier, maître ... à l'école normale supérieure ... 1 25

... suivi d'études critiques ... de la philosophie de Descartes ... sujets de dissertation ... du baccalauréat ès lettres ... des Méditations et d'Ex... in-12 broché ... 2 »

... principes de la philosophie ... introduction et un commentaire ... ancien recteur de l'Académie ... 12 broché ... 1 50

... De l'imagination (la Recherche de la vérité) ... G. Lyon, professeur au ... Un vol. in-12, cart. ... 2 »

... Opuscules, comprenant ... en matière de philosophie ... sur la géométrie ... De l'art de persuader ... le texte authentique a été ... introduction et des notes ... membre de l'Institut, professeur ... de France, in-12 br. ... 2 75

... avec M. de Sacy sur ... Montaigne et de l'Autorité ... de philosophie, avec ... et éclaircissements sur ... l'idée de progrès ... 2 50

... sans les ...

... Monadologie ... Émile Boutroux ... l'école normale ... sur les ... Descartes, et ... Poincaré ... à la Faculté ... broché ... 2 50

LEIBNITZ. Nouveaux essais sur l'entendement humain, avant-propos et livre I, par E. Boutroux, in-12 br. ...

CONDILLAC. Traité des sensations, livre I, avec une introduction et des notes, par Picavet, agrégé de philosophie, 1 volume, in-12 cartonné ...

XÉNOPHON. Entretiens mémorables de Socrate, traduction de ... suivis d'extraits de Platon, Aristote, Sénèque, Épictète, etc., avec introduction et notes philosophiques par M. A. ... 2 50

— Mémoires sur Socrate, texte grec avec un argument, des sommaires et des notes en français par Th. H. Martin, in-12 cartonné ...

— Livre I, seul, in-12 broché ...

ÉPICTÈTE. Manuel, traduction nouvelle, suivie d'extraits des Entretiens d'Épictète et des pensées de Marc-Aurèle, avec une étude sur la philosophie d'Épictète et des notes par Guyau, in-12 broché ... 2 50

— Le même ouvrage, sans les extraits, in-12 broché ... 1 ...

CICÉRON. De Officiis (1er livre), avec une traduction en regard du texte latin et des notes au bas des pages, précédé d'une introduction, d'une analyse ... appendice par Ponsot, ancien professeur de philosophie au lycée Fontanes, in-12 br. ... 2 ...

SÉNÈQUE. Lettres à Lucilius ... avec une traduction française ... du texte et des notes en bas des pages, précédé d'une introduction et d'une analyse par Chauvet, professeur de philosophie à la Faculté des lettres de Caen, in-12 br. ... 2 50

Extrait des principaux philosophes, par ... maître de conférences à l'école normale supérieure, in-8° br. ...

Histoire de la philosophie, par ... in-8 broché ...

ANIMALES

DES PRINCIPES DE LA

Classe de Rhétorique,

de l'Enseignement spécial

PAR

BESSON

PRÉFACE DE M. A.

171 figures

PARIS

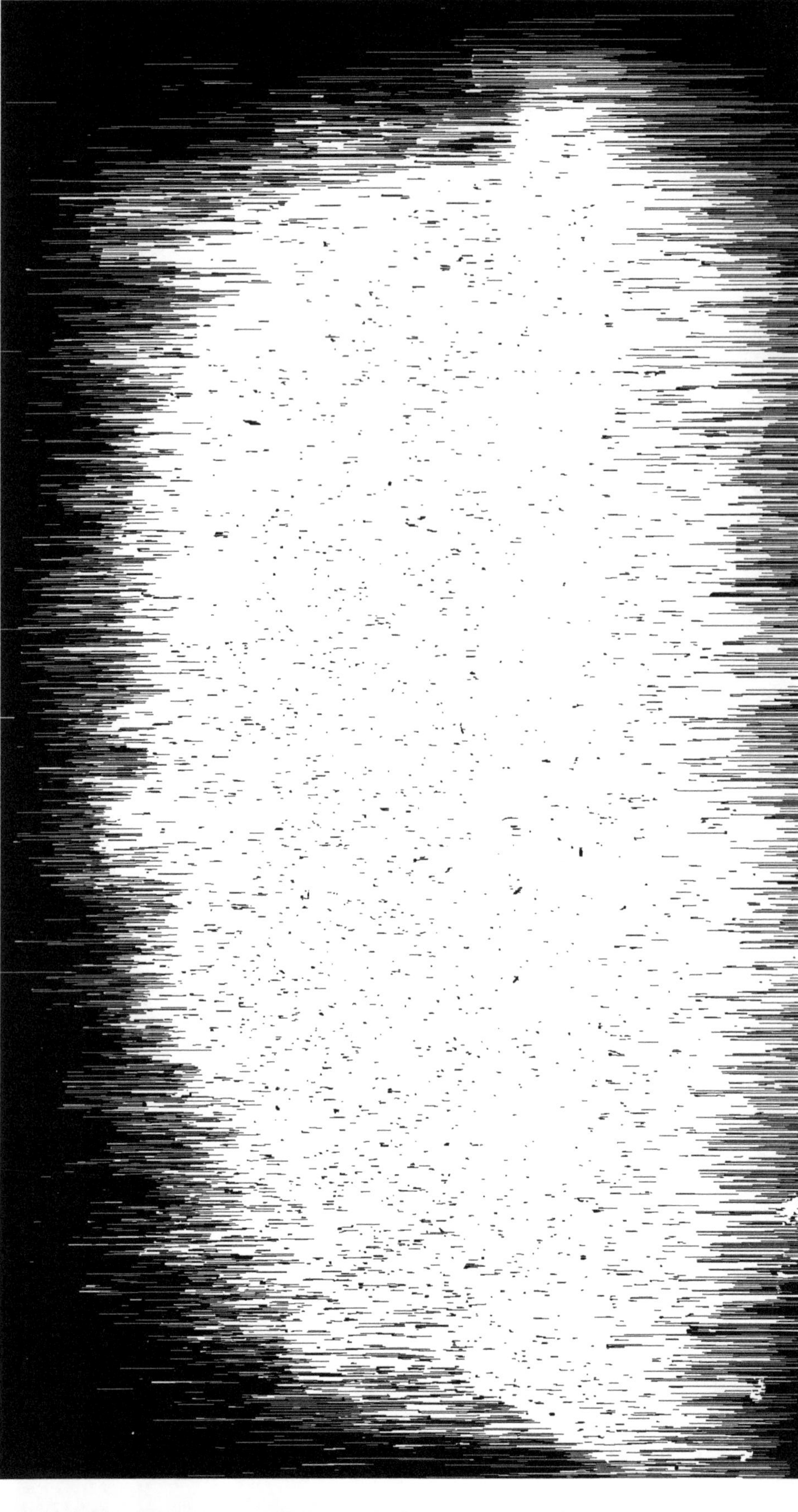

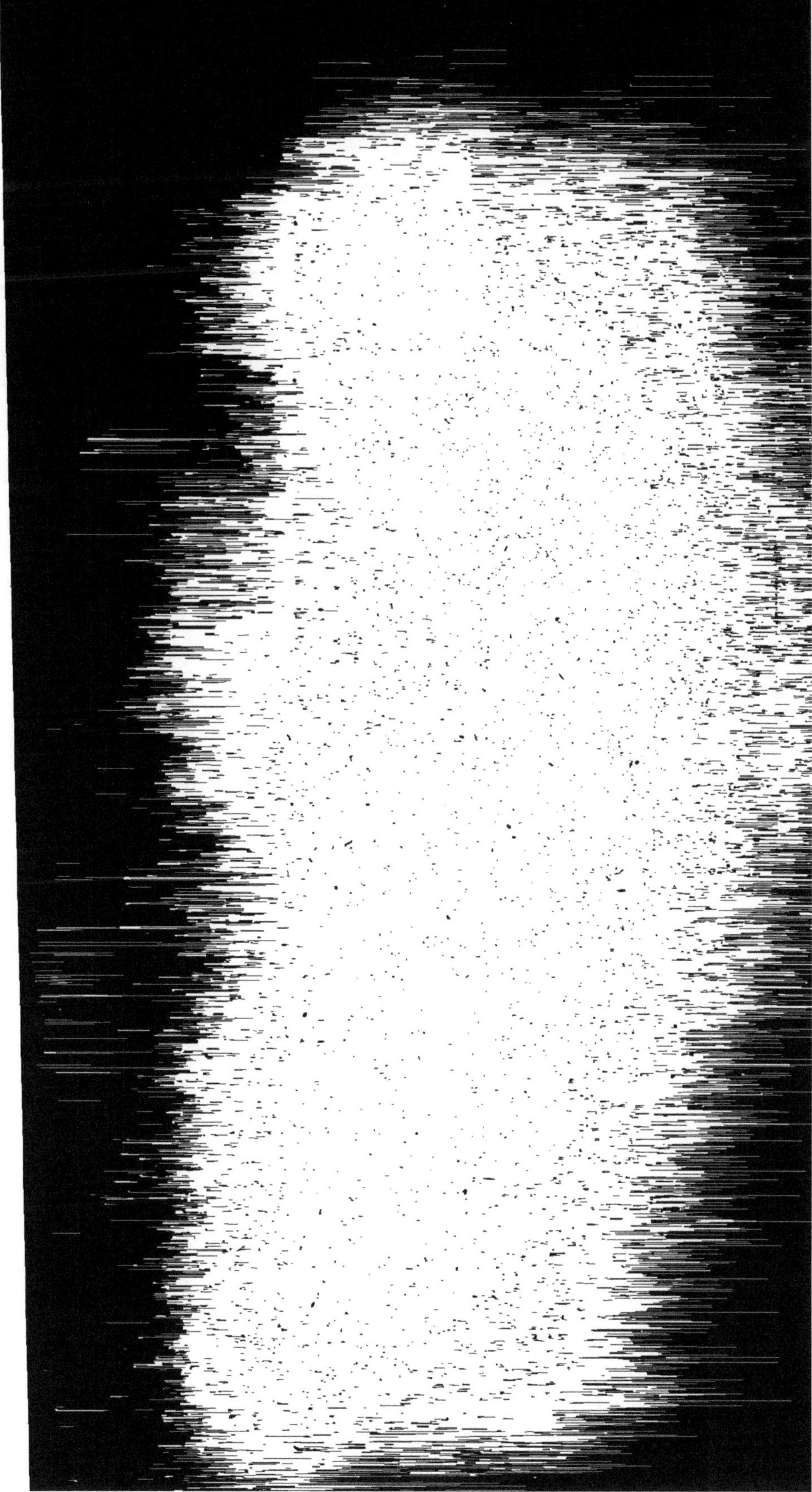

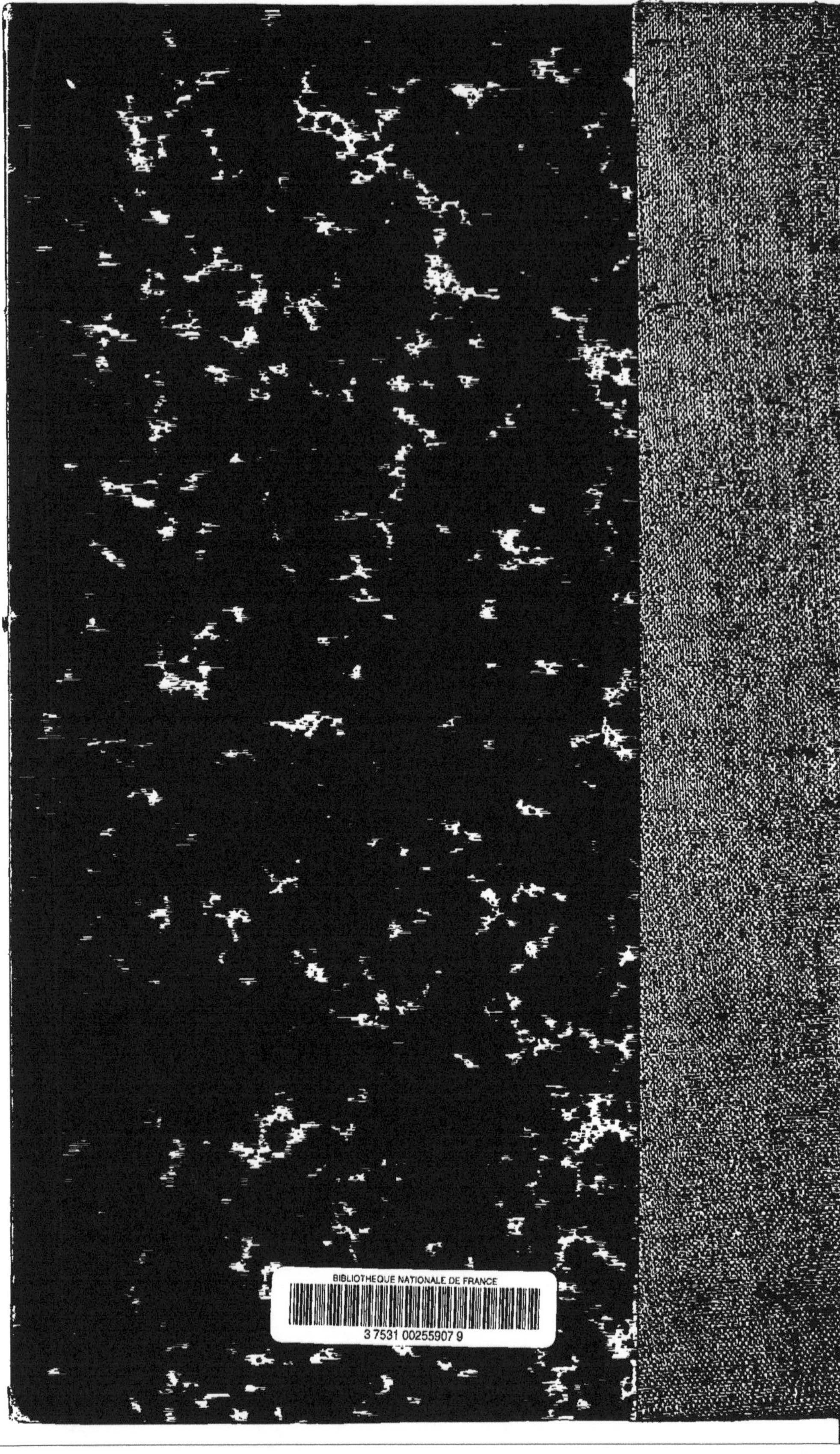